NARKOSE
ZU OPERATIVEN ZWECKEN

VON

DR. HANS KILLIAN
PRIVATDOZENT FÜR CHIRURGIE UND ORTHOPÄDIE
OBERARZT DER CHIRURGISCHEN UNIVERSITÄTSKLINIK
FREIBURG I. BR.

MIT 165 ABBILDUNGEN

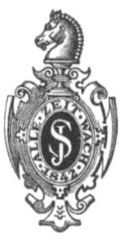

Springer-Verlag Berlin Heidelberg GmbH

1934

© SPRINGER-VERLAG BERLIN HEIDELBERG 1934
URSPRÜNGLICH ERSCHIENEN BEI JULIUS SPRINGER IN BERLIN 1934
SOFTCOVER REPRINT OF THE HARDCOVER 1ST EDITION 1934

ISBN 978-3-662-35599-2   ISBN 978-3-662-36428-4 (eBook)
DOI 10.1007/978-3-662-36428-4

EDUARD REHN

ZUGEEIGNET

Vorwort.

Dieses Narkosebuch entstand aus der Erkenntnis, dem Studenten und Assistenten ein Werk geben zu müssen, auf Grund dessen er sich über die Einzelheiten der Allgemeinnarkose orientieren kann. Es lag in dieser Hinsicht ein Bedürfnis vor, da auch in der ausländischen Literatur kein modernes Buch über die Allgemeinnarkose existiert, welches deutscher Wissensbegierde und deutschen Ansprüchen genügt. Mit Absicht habe ich die praktischen Ergebnisse mit den experimentellen Resultaten der Pharmakologen und Physiologen zu einem Gesamtbild vereinigt, damit beide Teile davon Anregung und Befriedigung haben können. Das Buch stellt gewissermaßen den Abschluß langjähriger experimenteller und klinischer Arbeit, sowie Lehrtätigkeit auf dem Gebiete der Narkose dar; ich darf daher hoffen, damit einen Teil zur Verbesserung der Narkoseverhältnisse beizutragen. Das schwierigste Problem der vorliegenden Arbeit bestand darin, eine Einteilung zu schaffen, in die sich das gesamte Wissen über die Narkose einordnen ließ und die eine Weiterentwicklung gestattete. Die ungeheure Literatur dieses Gebietes zwang zur Beschränkung der Angaben.

Freiburg, im Februar 1934.

DR. H. KILLIAN.

Inhaltsverzeichnis.

I. Die Entwicklung der Narkose und Anästhesie im Laufe der Zeiten.

Es wäre eine Vermessenheit zu glauben, die Allgemeinnarkose sei eine moderne Erfindung. Viel eher wäre man dazu berechtigt, die örtliche Betäubung eine solche zu nennen, aber auch diese hat schon zahlreiche Vorläufer im grauen Altertum und auch im Mittelalter.

Vielfach hat man der Meinung Ausdruck gegeben, daß die Entwicklung der Chirurgie im Laufe der Jahrhunderte sich gewissermaßen in Parallelität mit der Kenntnis narkotisch wirksamer Mittel und Methoden vollzogen habe. Dies erweist sich aber bei näherem Studium als Irrtum. Ausschließlich die Entfaltung moderner chirurgischer Technik erhielt ihren Impuls durch die Entdeckung der Lachgas-, Äther- und Chloroformnarkose. Vor dem Jahre 1847 wurde eine Unzahl operativer Eingriffe mit virtuoser Technik am schmerzduldenden Patienten ausgeführt.

Operiert haben die Menschen zu allen Zeiten, und je nach Höhe der Kulturstufe machte man für die Ausschaltung des Schmerzes zu operativen Zwecken von Drogen Gebrauch. Eine auffallende Lücke in der bewußten Anwendung solcher Mittel während einer Zeitspanne von annähernd $3^1/_2$ Tausend Jahren besteht nachweisbar etwa zwischen dem 15. und 18. Jahrhundert. Diese äußerst merkwürdige Tatsache sucht man durch den Niedergang exakteren medizinischen Wissens und Könnens als Teilerscheinung der Geistesverfassung während des 13.—15. Jahrhunderts zu erklären. Die bis zum Mittelalter überlieferte antike Technik ging verloren. Daß hierfür zum großen Teil kirchliche Einflüsse, die Herrschaft klerikaler Dogmen, geistiger Terror und Aberglaube verantwortlich gemacht werden müssen, scheint richtig zu sein. Die Furcht, Mittel wie Bilsenkraut, Mandragora, Schierling u. a. für therapeutische Zwecke zu verwenden, dürfte nicht nur durch Fehlschläge hervorgerufen worden sein, sondern, wie DARMSTAEDTER annimmt, mit dem Hexenglauben in Zusammenhang stehen.

Ein zweiter und vielleicht ebenso wichtiger Grund für das Verschwinden betäubender Mittel aus dem Arzneischatz der Ärzte des 15. und 18. Jahrhunderts ist meines Erachtens jedoch in der Tatsache zu erblicken, daß die überlieferten Verfahren (Schlafschwämme) keine genaue Dosierung gestatteten. Gerade aus der jüngsten Periode der Rectalnarkose hat man wiederum die Erfahrung bestätigen müssen, wie außerordentlich verschieden die individuelle Empfindlichkeit gegen Narkotica aller Art ist, und wir ahnen deshalb, daß Überdosierungen mit tödlichem Ausgang bei Patienten in schlechtem Allgemeinzustand häufiger vorgekommen sein müssen, als es die spärlichen Überlieferungen darzutun scheinen. Diese Unfälle und Todesfälle aber sowie die Möglichkeit, drakonische Strafen erdulden zu müssen, werden die Ärztegeneration der genannten drei Jahrhunderte veranlaßt haben, auf die Bekämpfung des Schmerzes mit Drogen beim Brennen und Schneiden überhaupt zu verzichten und es vorzuziehen, ihr ganzes Augenmerk auf rasche Durchführung des operativen Eingriffes selbst, d. h. die Entwicklung der operativen Technik zu richten. Wir wissen aus den Berichten der Kriegschirurgen, zu welch bewundernswerter Routine man es ohne Verwendung von Narkose und Anästhesie gebracht hat.

Erst als man lernte, die Dosierung schlafmachender Mittel einigermaßen zu beherrschen, konnte wieder bewußt von ihnen Gebrauch gemacht werden. Die Entdeckung steuerbarer Narkoseverfahren hat dann all diesen Bestrebungen nach schmerz- und spannungslosem Operationsschlaf eine gewisse Vollkommenheit und Vollendung verliehen.

Altertum.

Die Überlieferungen, in welcher Weise Patienten etwa zu einer Incision oder Operation im Altertum vorbereitet wurden, sind spärlich. Die früheste Nachricht entstammt allgemeiner Ansicht nach aus dem Papyros Ebers, einem babylonischen Schriftstück des 15. Jahrhunderts v. Chr. Es ist daraus zu entnehmen, daß die Antropa Mandragora, das Bilsenkraut und der Mohn die wesentlichste Rolle spielten. Die merkwürdige, fast allen Völkern um das Mittelmeerbecken und Mitteleuropas bekannt gewesene, sagenumwobene Alraunwurzel (Mandragora) wurde als eine Art Mittelwesen zwischen Mensch und Pflanze angesehen. Kein Wunder, daß besonders geheimnisvolle Vorschriften über die Suche und Behandlung dieser Wunderpflanze bestanden. Aus Ägypten scheint die Kenntnis der Wirksamkeit des Mohns, der Mandragora und des Bilsenkrautes nach Griechenland und später in römischen Besitz gelangt zu sein. Aus den Berichten des DIOSKURIDES, eines römischen Militärarztes der Kaiserzeit Neros und Vespasians, geht hervor, daß in Alexandrien vermittels des Mandragoraschlafes größere chirurgische Operationen durchgeführt worden sind. Aus Alexandria stammt die Technik der Schlafschwämme, welche unseren Kenntnissen nach Gemische dieser verschiedenen wirksamen Pflanzen enthielten; aber noch immer sind die Schlafschwämme mit einem undurchdringlichen Geheimnis insofern belastet, als man die Technik ihrer Verwendung nicht kennt. Den neuesten Darstellungen DARMSTAEDTERs zufolge, hat es sich hierbei um Schwammstückchen gehandelt (Spongia somnifera), die mit den Säften von Opium und Mandragorablättern, Cicuta (wahrscheinlich Schierling) und Hyoscyamus (Bilsenkraut) getränkt und getrocknet waren. Zum Gebrauch wurden sie mit warmem Wasser angefeuchtet und dem Patienten angeblich unter die Nase gehalten. Modernen Vorstellungen entsprechend hat man gedacht, daß es sich um eine Art Inhalationsnarkose der Dämpfe gehandelt habe, aber Versuche von SCHLEMMER, WILLSTÄTTER, MARGUERITE BAUR und DARMSTAEDTER erwiesen, daß eine Flüchtigkeit all dieser Substanzen nicht vorliegt. Dagegen wirken Alkaloide ganz besonders stark von der Nasenschleimhaut aus (W. STRAUB, STASINSKI), weshalb wir anzunehmen gezwungen sind, daß man Stückchen dieser angefeuchteten Schlafschwämme in die Nase der Patienten steckte, um durch Resorption narkotischen Schlaf zu erzeugen. An der Wirksamkeit dieser Technik und der Zuverlässigkeit der Berichte kann meines Erachtens nicht gezweifelt werden. Hierfür sprechen vor allem die Berichte, daß dem eigentlichen Lähmungsstadium bei vielen Patienten ein Erregungsstadium vorausging.

Den griechischen Ärzten, vor allem HIPPOKRATES (400 v. Chr.), war die Alraune gut bekannt. Man verwandte ein Dekokt aus Wurzeln und Blättern der Pflanze und wußte die einschläfernde Wirkung auszunutzen. Ob allerdings HIPPOKRATES selbst narkotisiert und operiert hat, ist nicht sicher. Das Opium, der Mohnpreßsaft, fand zu internen Zwecken reichlich Verwendung, es steht jedoch nicht fest, ob die einschläfernde Wirkung auch zur Erzeugung eines Operationsschlafes benutzt wurde. Die Knidische und die Koische Schule sollen viel operative Chirurgie getrieben haben (H. SCHMIDT). Große Operationen wurden aber nachweisbar auch ohne Anästhesie durchgeführt. Gelegentlich soll eine Art Operationsvorbereitung durch Verabfolgung eines Glases Mandragorasaft, der auf $\frac{1}{3}$ des ursprünglichen Volumens mit Wein eingekocht war, verabfolgt worden sein. Sowohl in den Schriften des ARISTOTELES wie in den Werken des DEMOSTHENES und PLATON finden sich Angaben, die von der Kenntnis der Mandragorawirkung zeugen.

Von den Griechen übernahmen die Römer ihre medizinischen Kenntnisse. DIOSCURIDES beschreibt unter anderen Drogen eine Mandragoraart, Morion genannt, von welcher eine Drachme innerlich gegeben Bewußtseinsverlust und im Durchschnitt 3—4stündigen Schlaf verursachte. Hierbei scheint es sich ebenfalls um ein Weindekokt der Alraune gehandelt zu haben, das zu rein hypnotischen Zwecken und gegen Schmerzen Verwendung fand. Daß man damit Gefühllosigkeit beim Schneiden und Brennen erzeugen könne, wird besonders hervorgehoben. Ähnliche Angaben finden wir bei PLINIUS. Von PLUTARCH (80 v. Chr.) stammt die eingehende Schilderung einer Varicenoperation ohne Betäubungsmittel, und von FRONTINUS kennt man eine Bemerkung, daß die einschläfernde Wirkung der Mandragora mit Giftwirkung gepaart sei. Die frührömischen Mediziner verwandten die Mandragora für operative Zwecke in der Dosis einer gewöhnlichen Schöpfkelle. Auch CELSUS überlieferte einige Jahre n. Chr. Rezepte für schmerzstillende und schlafbringende Pillen (Catapodien), in welchen Mandragora, Bilsenkraut, Mohnsaft, manchmal auch Schierling enthalten war. Es hat sich auch hier um Kombination von Tropa- und Opium-Alkaloiden gehandelt. CELSUS empfahl jedoch, sie nur im Notfall zur Anwendung zu bringen, da sie den Magen angreifen würden. GALEN beschreibt die Wirkung dieser Stoffe je nach Höhe der Dosis und betont die Gefahr für das Leben bei Verwendung zu großer Mengen. 300 Jahre später empfiehlt TRALLIANUS Rezepte ähnlicher Zusammensetzung unter Warnung vor Überdosierung.

HERODOT (484 v. Chr.) verdanken wir die Überlieferung der Tatsache, daß bei den Skythen und Thrakern die berauschende Wirkung des Hanfes beliebt und bekannt war (ähnlich dem Haschisch der Araber). Den germanischen Stämmen war die Alraune gut bekannt. Im Talmud und der Bibel werden Schlaftränke erwähnt, deren Zusammensetzung aber nicht näher bekannt ist. In Indien benutzte man für narkotische Zwecke Hyoscyamus und Canabis indica. Aus China und Japan hat man Kunde von einem Arzte HOA-TOU (220 v. Chr.), welcher Ma-Jo, eine einschläfernde Arznei, die mit dem Hanf identisch sein soll, zu operativen Zwecken anwandte.

Zu allen Zeiten und bei allen Völkern ist außerdem die berauschende und damit auch schmerzstillende Wirkung des Alkohols verschiedenster Herkunft bekannt gewesen. Auch heute noch finden zum Zwecke des Schneidens und Brennens bei den Naturvölkern Narkosen durch Palmwein, Bananenwein u. a. alkoholische Getränke statt. Man darf wohl sagen, daß, wo immer die Menschen berauschende und betäubende Gifte pflanzlicher oder tierischer Herkunft gefunden haben, sie zur Erzeugung von Lust und zur Bekämpfung von Leid Verwendung fanden.

Mittelalter.

Die Überlieferung medizinischer Kenntnisse und der Art der Schmerzbetäubung während des Mittelalters ist an zwei Ortsnamen geknüpft, und zwar Bologna und Salerno. Hier befanden sich die berühmtesten Medizinschulen der damaligen Zeit, hier schöpften die Ärzte ihr Wissen aus griechischen und römischen Quellen, und es wurden neue Lehren verkündet. Die Blütezeit von Salerno, der bedeutenderen Lehrstätte, liegt zwischen dem 10. und 12. Jahrhundert. Von MAZZEO DE LA MONTAGNA von Salerno wissen wir, daß er seine Operationen unter schlaf- und anästhesieerzeugenden Mitteln durchführte.

Die Resorption von Medikamenten durch die Haut war bekannt, man verwandte Öle, Salben, Kataplasmen und auch offenbar anästhesierende Drogen. Schlafmittel wurden per os und per klysma verabfolgt, so daß eigentlich die Vorläufer der heutigen Rectalnarkose aus Salerno stammen. Allerdings war die Tatsache, daß man durch rectale Applikation geeigneter Säfte Schlaf machen könne, auch schon DIOSKURIDES bekannt. In einem Rezept von MONTE CASSINO tauchen dieselben wirksamen Substanzen: Mohn, Mandragora, Cicuta, Hyoscyamus auf. Die Verwendung des Schierling ist von jeher aufgefallen, weil dieser Stoff eine curareähnliche Wirkung hat. Nach W. STRAUB soll jedoch die Möglichkeit bestehen, daß das Coniin die erregende Wirkung der Solanaceen-Tropa-Alkaloide durch seinen curareartigen Einfluß auf die motorischen Nervenendigungen ausgeglichen hat. Man nimmt an, daß die Narkoserezepte, welche PFOLSPRUND im 15. Jahrhundert zitiert, von NICOLAUS SALERNITANUS und anderen Ärzten dieser Schule übernommen wurden. Damals ist es offenbar auch Sitte gewesen, den Gefangenen vor der Folter und Hinrichtung reichlich Narkotica zu verabfolgen. Man gab ihnen, wahrscheinlich zur Linderung der Schmerzen und um die abschreckenden Beispiele der Strafe möglichst drastisch zu gestalten, den Trank der Verdammten (Scopolamin enthaltend).

Die Kenntnis der aus Alexandrien stammenden Schlafschwämme überlieferte uns UGO BORGOGNONI DA LUCCA, etwa um das Jahr 1270 in Bologna wirkend. Sein Sohn, Schüler und Nachfolger, THEODORICO BORGOGNONI, hat uns wichtige Aufzeichnungen der chirurgischen Erfahrungen und Praktiken seines Vaters UGO hinterlassen. THEODERICH machte selbst im 13. Jahrhundert von der Mandragora dem Opium- und Bilsenkraut, teils im Gemisch mit geringen Mengen Schierling, Gebrauch.

Aus dem 12. Jahrhundert ist ferner eine Sammlung von 140—150 narkotisch wirkenden Mitteln und zahlreichen Rezepten, das sog. Antidotarium parvum des NICOLAUS PRAEPOSITUS, uns erhalten geblieben.

Während die Technik Salernos zumeist durch italienische Schriften des 12. Jahrhunderts überliefert wurde, ist uns glücklicherweise eine sehr wichtige medizinische Sammelhandschrift deutscher Herkunft aus dem 9.—10. Jahrhundert erhalten geblieben, nämlich das berühmte Bamberger Antidotarium (moderne Ausgabe H. SIGERIST 1923, Leipzig). Hier finden wir manche Angabe über die Schlafschwämme. Es wird erwähnt, daß man die Patienten dadurch zu erwecken suchte, daß man ihnen essiggetränkte Schwammstückchen unter die Nase hielt. DARMSTAEDTER zitiert wörtlich in seiner Arbeit den Titel des betreffenden Kapitels dieses seltenen Werkes: ,,Ypnoticum adiutorium, id est somnificum conveniens his qui cirurgiam operantur aut sectiones, ut dolorem non sentiant soporati" (Cod. L. III. 6. Bl. 45 v. bis 94 r.).

1500—1760.

Vom 15. Jahrhundert an etwa gewinnt man aus den Berichten den Eindruck, daß die Technik der Narkose nur noch durch ältere Angaben bekannt ist, aber nur in seltenen Fällen wirklich angewandt wird. Sie geriet in Vergessenheit. Daran mögen in erster Linie mystische und magische Vorstellungen der damaligen Medizin schuld gewesen sein. Erst durch die Reformation und ihre Folgen macht sich allmählich wieder eine Lösung des in Fesseln geschlagenen Geistes bemerkbar. Die Verwendung der bisher gebräuchlichen Mittel zu Betäubungszwecken wurde offenbar für gefährlich gehalten und deshalb abgelehnt. Zeugnis dafür, daß man um die Technik des künstlichen Schlafes wußte, liefern eine Reihe von Schriften, wie diejenigen des GILBERTUS ANGLICUS oder des französischen Arztes GUY DE CHAULIAC, aus dem 14.—15. Jahrhundert stammend.

HANNS V. GERSDORFF warnt um das Jahr 1600 ausdrücklich vor der Anwendung hoher Dosen, weil man davon „schellig und unsinnig" werden könne. Auch JOH. SCHENCK in Würzburg (1481) sind Narkotica bekannt gewesen, aber er verwandte sie offenbar nicht. HEINRICH VON PFOHLSPFEUND (auch PFOLSPRUNDT geschrieben), ein derber Kriegschirurgicus aus der Zeit der Kämpfe des Deutschen Ordens gegen Polen wußte noch „Wye man eynen schlaffen macht, den man schneiden wolde, oder sunst gerne schloffen machen, der krangk were, und nicht schloffen kunde" (aus seinem Buch der Bündth-Ertznei — zitiert nach DARMSTAEDTER). HYERONYMUS BRUNSCHWIG, dem wir das älteste chirurgische Lehrbuch in Buchform verdanken, lehnt die Verwendung von narkotischen Mitteln zu Operationen ab. 1616 berichtete J. B. PORTA in seiner Magia Naturalis über ätherische Substanzen, die nach Einatmung tiefen Schlaf erzeugen sollen. Es finden sich in derselben Zeit die Spongia somnifera in einigen Kräuterbüchern erwähnt.

Nun aber nehmen die Warnungen vor der Anwendung dieser Mittel immer mehr zu. FABRY VON HILDEN, um das Jahr 1600 wirkend, lehnt sie ausdrücklich ab. AMBROISE PARÉ trennt das Erregungsstadium mit lautem Schreien, motorischer Unruhe, von dem Lähmungsstadium, dessen Ausnützung für operatives Brennen und Schneiden zu analgetischen Zwecken nur erwähnt wird. Dieser Zustand hat sich auch in den folgenden Jahrhunderten nicht wesentlich geändert. DARMSTAEDTER berichtet, daß in einem Ulmer medizinischen Lexikon aus dem Jahre 1755 mit einer Vorrede von ALBRECHT VON HALLER das Opium, die Datura (Stechapfel), Mandragora, Belladonna, Bilsenkraut als schlafmachende Mittel erwähnt werden, mit denen ein kluger Arzt zu Beruhigungszwecken Gutes ausrichten könne. Aber zu Betäubungen für operative Zwecke fanden sie keine Verwendung, die Schlafschwämme waren vergessen. SCHAARSCHMIDT, ein Berliner Chirurg (1740), lehnt ausdrücklich alle Hypnotica für operative Zwecke ab, dagegen soll LORENZ HEISTER (1730 in Nürnberg) Mohnabkömmlinge als Beruhigungsmittel für Verwundete benutzt haben, weil der Heilverlauf danach ein besserer gewesen sei.

Ein letzter Versuch mit den Spongia somnifera, welche mit Hyoscyamus, Scopolamin und Atropin getränkt waren, fällt in das Jahr der Entdeckung der Äthernarkose (1847) und wurde von dem Franzosen DAURIOL ausgeführt, dessen Mitteilungen in einer englischen und französischen Fachzeitschrift durch den Siegeszug der Inhalationsnarkose unbeachtet blieben.

Ende des 18. und Beginn des 19. Jahrhunderts.

1781 war der französische Chirurg SASSARD, der in der Charité in Paris wirkte, der erste, welcher wiederum zur Verwendung von schmerzlindernden Mitteln bei operativen Eingriffen riet. Allerdings wollte er offenbar die Drogen nicht eigentlich zur Ausschaltung des Schmerzes angewandt wissen, sondern gegen die Entstehung des operativen Shockes, den man damals stark zu fürchten hatte. Auch der Leibarzt August des Starken von Sachsen, WEISS, verwandte wieder den Alkohol und das Opium, um schmerzlos zu amputieren.

Die Entwicklung der Inhalationsnarkose beginnt gegen Ende des 18. Jahrhunderts mit der Entdeckung und Darstellung des Sauerstoffs (1765) durch PRIESTLEY. Damit war das Nährgas für den Warmblüter gefunden. Frühzeitig fand der Sauerstoff therapeutische Verwendung. Kurz nach seiner Entdeckung wurde 1766 der Wasserstoff, 1772 der Stickstoff und im selben Jahr das Lachgas dargestellt. Es entstand die sog. Pneumatic Chemistery. Aus dem Jahre 1774 stammt eine Beschreibung der anästhesierenden Wirkung der Kohlensäure auf Wunden von PERCIVAL. Der Schwefeläther war schon PARACELSUS von HOHENHEIM bekannt. Man kannte die Flüchtigkeit dieser Substanz und empfahl sie zu therapeutischen Zwecken. PEARSON in Birmingham benutzte schon 1785 Ätherinhalationen gegen Asthma und Lungenkrankheiten. Im Anfang des 19. Jahrhunderts schien man sich allgemein über die analgetische Wirkung der Ätherinhalation klar geworden zu sein, denn man bekämpfte damit schmerzhafte Zustände von Neuralgien und Kolikanfälle. Es wurde sogar ein Ätherinhalationsapparat für Luftgemische konstruiert.

Damals entstand auch (1789) nahe bei Bristol das berühmte Medizinische Pneumatische Institut des Dr. BEDDOES, in welchem Gastanks aufgestellt waren, aus welchen die Patienten zu therapeutischen Zwecken inhalieren konnten. Neuerdings hat MILLER das Lebenswerk dieses Mannes und die Entwicklung seines Institutes für Gastherapie biographisch dargestellt. THORTON versuchte, Lungenkranke mit Schmerzen und Kompressionsgefühl hier durch Ätherdampfinhalationen zu heilen. Von BEDDOES scheinen nur indirekt die Anregungen zu den ersten Narkoseversuchen ausgegangen zu sein. HUMPHRY DAVY, später der Leiter des Instituts, hat um die Entwicklung der Dinge sich größtes Verdienst erworben. Er hat als erster experimentell und an sich selbst die betäubende und schmerzstillende Wirkung des Stickoxydul festgestellt (1799). Er war auch der erste, welcher das Lachgas zu chirurgischen Zwecken empfahl. Niemand hörte jedoch seine Anregung. Eine Frau soll damals zufällig bis zum Stadium völliger Bewußtlosigkeit betäubt worden sein. Aber auch dieses Ereignis wurde in seiner Bedeutung nicht erkannt. Nach 1805 verwandte WARRON in Boston den Schwefeläther gegen Asthma und Tuberkulose, nicht aber zu narkotischen Zwecken.

Ein FARADAY zugeschriebener kleiner Artikel im englischen Journal of science and Art 1818, London, macht darauf aufmerksam, daß die Ätherwirkung durchaus derjenigen des betäubenden Stickoxyduls ähnlich sei. Es wird deshalb ausdrücklich zur Vorsicht beim Experimentieren mit Ätherdämpfen geraten, denn, wie es heißt, ,,sei ein Gentleman in einen tiefen 30stündigen Schlaf hierdurch gekommen, so daß man für sein Leben bangte''. Von ORFILA berichtet man, er habe Versuchshunde durch Ätherinjektion und orale Zufuhr von Äther regelrecht betäuben können. BRODI, JACKORMINI und CHRYSTISON (zit. nach SCHMIDT) erwähnen, es sei ein Mann durch Äther völlig bewußtlos und unempfindlich geworden.

Aber trotz all dieser Einzelbeobachtungen wurde noch jahrelang der Äther als Narkoticum verkannt. Dennoch müssen diese Berichte in der Öffentlichkeit Eindruck gemacht haben, denn die Kenntnis der Wirkung des Äthers wurde Allgemeingut. Man wußte, daß die Inhalation der Dämpfe exzitierend, berauschend, schließlich analgetisch und betäubend wirken. Studenten haben in den Laboratorien und auf den Kneipen in England und Amerika damit ihren Ulk getrieben (MAUPASSANTs Berichte über die sog. ether frolics).

Aber die reversible Narkose war nicht entdeckt.

Es ist interessant zu wissen, wie man sich anderweitig in Ermangelung brauchbarer Anästhesieverfahren zu helfen suchte. Vielfach hat man offenbar von der Hypnose und Suggestion zur Erzeugung von Schmerzlosigkeit mit mehr oder weniger gutem Erfolg Gebrauch gemacht. Der erste Bericht dieser Art stammt aus dem Jahre 1829. Es handelte sich um die Amputation einer Mamma in Hypnonarkose oder dem sog. magnetischen Schlaf durch CLOQUET, ferner eine Oberschenkelamputation (1842) durch WARD. BRAID-Manchester entdeckte erst 1858 den sog. kataleptischen Zustand. Den Naturvölkern war die Hypnose längst bekannt. Sie soll in Indien besonders verbreitet gewesen sein. Später ist sie in hunderten von Fällen von ESTAILLE in Kalkutta zu operativen Zwecken verwendet worden.

Ferner versuchte man während dieser Zeit unter Umgehung von betäubenden Mitteln Schmerzlosigkeit zu erzielen. Es ist ganz klar, daß man dabei uralte Methoden wieder aufgriff. JAMES MOORE empfahl 1787 die Kompression des Nervus ischiadicus und cruralis für $1\frac{1}{2}$ Stunden mit einer besonderen Druckpelotte zur Herabsetzung der Empfindlichkeit. Für die Amputation der unteren Extremität versuchte man Lokalanästhesie durch Quetschung oder Zerschneiden regionaler Nerven. Glieder wurden abgeschnürt und forciert eingewickelt (Ligatura fortis). Man wird an Methoden erinnert, wie sie schon in der arabischen Medizin üblich waren. Ferner hat man die Kälte zur Erzeugung von Empfindungslosigkeit ausgenutzt. Hiervon zeugen die Versuche von HUNTER und Napoleons berühmtem Feldchirurg LARREY. Von letzterem wird berichtet, daß er bei Deutsch-Eylau in strengster Kälte auf dem Schlachtfeld schmerzlos amputieren konnte. Die Druckanästhesie fand auch durch MORGAGNI und FLEMMING Anwendung. BOUISSON in Paris pflegte zur Operation der Hasenscharte die Wundränder durch Quetschen unempfindlich zu machen. LISFRANC soll vor der Mammaamputation zur Erzeugung von Anästhesie in der Achselhöhle die betreffenden Nerven durchschnitten haben.

Zur selben Zeit jedoch kam aus Japan die Kunde von dem Arzt SEISHU HANAOKA, er habe ein Mittel, das im wesentlichen aus Strammonium bestand, zur Erzeugung eines tagelang anhaltenden tiefen Schlafes verwendet. — In Arabien soll sich der Gebrauch der Canabis indica zu betäubenden Zwecken erhalten haben.

Die Geschichte der Lachgasnarkose.

Die Entwicklung der Lachgasnarkose geht auf den Namen DAVY zurück. Er hatte in den Jahren 1799—1800 die narkotische Wirkung dieses Gases dadurch bemerkt, daß seine Zahnschmerzen in der Stickoxydulkammer vergingen. Er schloß aus experimentellen Versuchen und aus Selbstversuchen: Wenn das Lachgas fähig ist, physische Schmerzen zu nehmen, dann sollte es bei chirurgischen Eingriffen Verwendung finden. Aber niemand schenkte diesem Ausspruch besondere Beachtung. DAVY gab dem Stickoxydul auf Grund seiner Eigenschaft, in den ersten Rauschstadien eine Art Euphorie zu erzeugen, die Bezeichnung Lachgas. 1821 ereignete sich bei der Demonstration der Lachgaswirkung durch den Chemiker STOCKMANN zufällig ein Unfall, welcher geeignet gewesen wäre, die Entdeckung der Narkose schon damals zu ermöglichen. Ein Junge nämlich machte sich an den Gastanks zu schaffen; dabei, so wird erzählt, sei ein Tank undicht geworden, der Lachgas enthielt, das Gas strömte aus und der Junge wurde in tiefer Bewußtlosigkeit aufgefunden. Aber auch dieses Ereignis blieb unbeachtet.

Die weitere Entwicklung der Dinge ist für alle Zeiten mit dem Namen HENRY HILL HICKMANN (1800—1829 in Schropshire, England) verbunden, einem englischen jungen Arzt, der schon mit 20 Jahren Mitglied des Königlichen Kollegiums der Chirurgen war. Wahrscheinlich hatte er als Schüler DAVYS von dessen Versuchen Kenntnis und begriffen, um was es sich eigentlich handelte. In den Jahren 1820—1828 experimentierte er mit Kohlensäure und Lachgas an Tieren, um Narkose zu erzielen. Die Protokolle seiner Versuche sind teilweise erhalten. HICKMANN gab zuerst Kohlensäure, um die Atmung anzuregen, fügte dann 100%iges Lachgas hinzu und wartete tiefe Bewußtlosigkeit ab. Seine Tierversuche fielen derartig eindeutig aus, daß er sich entschloß, die Genehmigung zur Erprobung am Menschen zu erlangen. Er soll einen Brief an Karl X. von Frankreich geschrieben haben, der an die Königliche Medizinische Akademie weitergeleitet wurde. GÉRARDAIN referierte am 21.10.28 vor dem Plenum und lehnte die Forderung wegen Gefährlichkeit und Zwecklosigkeit ab. Man verlachte den Autor des Briefes. Nur ein einziger Mann trat begeistert für ihn ein, das war LARREY. Er bot sich sogar selbst als Versuchsobjekt an. HENRY HILL-HICKMANN kehrte völlig resigniert und enttäuscht in die Heimat zurück. Er ist kurz danach im 29. Lebensjahr gestorben. So kam es, daß nach 1829 alle seine wertvollen Versuche in Vergessenheit gerieten. Sogar VELPEAU, einer der bedeutendsten französischen Chirurgen der damaligen Zeit, hatte es für eine Utopie erklärt zu glauben, daß man jemals schmerzlos operieren könne. Schmerzen wurden als unabänderlich hingenommen.

1830 sollen sich zwei Todesfälle durch Lachgas auf Grund von Undichtigkeiten einiger Behälter ereignet haben. Man glaubt, daß 1839 ein amerikanischer Arzt namens COLLYER eine Operation in Stickoxydulnarkose ausgeführt habe. Erst 1844, zwei Jahre nachdem CRAWFORD LONG heimlich mit Äther zu narkotisieren begonnen hatte, ereignete sich die Entdeckung der Lachgasnarkose durch den Zahnarzt HORACE WELLS in Hardford, der einer Vorlesung des Chemikers und Wanderredners COLTON über Lachgas mit Demonstrationen zugehört hatte. Man berichtet, er habe gesehen, daß ein junger Mann sich im Rauschzustand unter Stickoxydul am Bein erheblich verletzte und blutete. WELLS frug den Patienten nach dem Erwachen, ob er denn keine Schmerzen empfunden habe. Dies konnte der junge Mann erstaunt verneinen, denn er hatte seine Verletzung gar nicht bemerkt, woraus HORACE WELLS die geniale prägnante Schlußfolgerung zog, daß also das Stickoxydul eine vollkommene Anästhesie und Narkose erzeugt habe. WELLS hat sich daraufhin von seinem Kollegen COLTON selbst eine Lachgasnarkose machen lassen, während der ihm sein Freund RIGGS einen Zahn zog. Er hatte weder von der Operation noch von der Extraktion irgend etwas bemerkt und war begreiflicherweise von seiner Entdeckung begeistert. Seitdem verwandte WELLS das Lachgas für Zahnextraktionen bei seinen Patienten.

Im Jahre 1845 ging er nach Boston an die Harward-Medizinschule, um dort eine Demonstration der Lachgasnarkose vorzunehmen. Der Patient schrie aber laut bei der Extraktion und so betrachtete man den Fall als völligen Mißerfolg, ungeachtet der Tatsache, daß trotz der Schmerzenslaute der Patient retrograd anamnestisch war. Dieser Mißerfolg von WELLS beruhte sicherlich auf rein technischen Gründen, die uns heute verständlicher geworden sind. WELLS war über seine Blamage äußerst deprimiert. Er hat aber dennoch weiter privat Lachgasnarkosen ausgeführt, und zwar hat man Kenntnis von drei größeren Operationen des Jahres 1847 und 1848 unter Stickoxydulverwendung. Dennoch verübte er im Gram und verzweifelt 1848 Selbstmord durch Öffnen der Pulsader und Äthervergiftung, da andere den Ruhm der Entdeckung der Narkose ernteten.

Die Entwicklung der Lachgasnarkose, um den Dingen voraus zu greifen, hat dann ein recht wechselvolles Schicksal erlitten. Zunächst wurde sie vollkommen durch den Äther und das Chloroform verdrängt; aber derselbe COLTON, der einst WELLS narkotisiert hatte, machte im Jahre 1863 erneute Anstrengungen, die praktische Verwendung des Lachgases durchzusetzen. Er kam damals mit einem Zahnarzt SMITH in New Haven Connecticut zusammen und führte ihm bei einer schwächlichen Patientin zur Extraktion von 7 Zähnen einen Lachgasschlaf aus, weil man sich fürchtete, Äther oder Chloroform in Anwendung zu bringen. Der eindrucksvolle Erfolg veranlaßte beide, das Verfahren künftig beizubehalten und so hatten sie in 3 Wochen die stattliche Zahl von 3929 Zähnen schmerzlos extrahiert. Es wird weiter berichtet, daß SMITH noch im gleichen Jahre mit seinem Kollegen J. ALLEN ein Anästhesierungsinstitut in New York gründete, welches ausschließlich dem Zweck schmerzloser Zahnextraktionen diente. Sie sollen in $3^{1}/_{2}$ Jahren 17601 schmerzlose Extraktionen unter Lachgas durchgeführt haben, alle ohne Todesfall. Die Bekanntmachung dieser Erfolge hatte natürlicherweise zur Folge, daß auch bald in anderen Städten Amerikas ähnliche Institute entstanden. Man arbeitete stets mit 100%igem Lachgas, das einem Gastank oder einem Beutel entnommen war und den Patienten durch eine Maske mit Ventilen zugeführt wurde. Nähere Einzelheiten sind in der vorzüglichen Darstellung der Geschichte des Lachgases von ARONSON zu lesen.

COLTON gründete eine Gesellschaft der Zahnärzte, um die Einführung des Lachgases für zahnärztliche Zwecke zu erreichen. Im Jahre 1867 sollen schon 20 000 Lachgasnarkosen ohne Zwischenfälle durchgeführt worden sein. Von COLTON hatte der Zahnarzt EVANS die Lachgasnarkose gelernt und 1864 in Paris und London eingeführt. Sein Apparatmodell wurde als erstes Gerät in einem Zahnhospital in London aufgestellt. EVANS soll schon damals namhaften Chirurgen und Zahnärzten Lachgasnarkosen gemacht haben, woraus sich eine natürliche Teilung der therapeutischen Funktionen am Patienten ergab, die ja später in den englisch sprechenden Ländern zum Berufsanästhesistentum geführt hat. Seit dieser Zeit auf alle Fälle datiert die Bevorzugung des Stickoxyduls für zahnärztliche Eingriffe in allen englisch sprechenden Ländern. Jenseits des Atlantik haben die großen Erfolge mit Lachgas (damals 90 000 Fälle von Rauschnarkose ohne Todesfall) schon 1866 zu praktischen Versuchen geführt, das Gas auch auf dem Gebiete der großen Chirurgie zur Anwendung zu bringen. Da aber der Rausch für längere Eingriffe zu kurz anhielt, protrahierte man ihn in Form der sog. Intervallnarkose, die für besonders gefährdete und labile Patienten indiziert erschien. Durchgesetzt hat sich dieses Verfahren jedoch in Kreisen der Chirurgen vorerst nicht, weil die Technik der Applikation noch zu mangelhaft ausgebildet war.

Die erste Stickoxydulsauerstoffnarkose schreibt man ANDREWS zu (1868). Erst viel später, nämlich 1877, griff PAUL BERT den Gedanken der Lachgasnarkose wieder auf und trug durch seine wissenschaftlichen Arbeiten viel zur Klärung des Wesens dieser Narkose bei. Der Grund, daß das Stickoxydul sich als Narkoticum nicht recht durchsetzen konnte, ist einerseits in seiner geringen narkotischen Kraft, andererseits in den damaligen schlechten Dosiermöglichkeiten zu erblicken.

In Deutschland und Frankreich hat sich die Verwendung des Lachgases nur stellenweise erhalten. Bekannt sind Lachgasnarkosen der Brüder PRÉTEAU in Paris, BERGHAMMER in München und Wien, des Zahnarztes SAUER (1869) und BERNHARD-HISS (1870—1873) in Dänemark und der Schweiz. Letzterer hatte schon eine Statistik von 1100 gelungenen Fällen aufzuweisen. Der Kampf um die Technik richtete sich hauptsächlich gegen die Vermeidung der Cyanose, über deren Entstehung man sehr lange im unklaren war (vgl. hierzu die Ausführungen von ARONSON). An Rückschlägen fehlte es nicht. NUSSBAUM hatte 1874 unter 280 Narkosen 37 Versager und sogar einen Todesfall. Wenn wir ihn heute auch nicht als durch Lachgas bedingt ansehen können, so hat er damals doch Aufsehen und Bedenken erregt. Dieser erste Todesfall ist eher einer chronischen Chloroformvergiftung zuzuschreiben, denn der Patient, ein Potator, war 53 Tage hintereinander unter Chloroformnarkose bougiert worden. In England verwarfen RICHARDSON und SANSOM das Lachgas, in Frankreich DUMAS, JEANNEL u. a., in Deutschland HERMANN (1866). 1872 und 1873 ereignete sich je ein Lachgastodesfall in England und Amerika.

Auch die Überdruckexperimente PAUL BERTs haben nicht zum vollen Erfolg geführt. 1879 wurde zwar in dem sog. Etablissement ärotherapeutique von dem Chirurgen DUPLEY die erste Lachgasnarkose in der BERTschen Überdruckkammer von PRÉTERE als Narkotiseur und LABBÉ als Operateur mit Erfolg ausgeführt, und an manchen Orten sollen Imitationen stattgefunden haben.

Ja sogar eine fahrbare pneumatische Kammer wurde gebaut, aber der Umständlichkeit des Verfahrens halber ließ man die Methode fallen. Überraschend sind die hohen Zahlen, welche zwischen 1778 und 1780 in den Statistiken von v. BLUMM (400) und C. SCHRAUTH (1070) genannt werden. Sie werden aber noch durch die Angaben von TELSCHOW über 12 000 und GROHNWALD über 10 000 Lachgasnarkosen weit übertroffen. Es sollen in England und Amerika damals schon mehrere Hunderttausend Stickoxydulnarkosen ausgeführt worden sein.

Die Verwendung des Stickoxydul in der Geburtshilfe scheint auf Anregung von JAMES FOX (1868) begonnen, aber erst 1880 von dem russischen Arzt KLIKOWITSCH in Petersburg fortgeführt worden zu sein. Seine Erfolge dienten deutschen Frauenärzten, TITTEL (1883) und DÖDERLEIN (1885), als Anregung. HILLICHER, der schon 1886 über eine Erfahrung von 15 000 Narkosen verfügte, hat die Entwicklung der Technik dadurch wesentlich voran gebracht, daß er die Luft durch Sauerstoff ersetzte. Er bemerkte aber schon, daß im allgemeinen ein Gemisch von 80: 20 nicht ausreichte, sondern daß man durchschnittlich 90: 10 zur Erzeugung eines tieferen Schlafes benötigte. Von HEWITT stammt ein viel gebrauchter Lachgas-Sauerstoff-Narkoseapparat. Bis 1900 hat sich dann wenig an den Verhältnissen geändert; trotzdem die Mortalität durch enorme Statistiken als außerordentlich günstig erkannt wurde, hat das Verfahren erst 1910 durch Überwindung gewisser technischer Schwierigkeiten und Einführung der Rückatmung endgültige Verbreitung gefunden.

Geschichte der Äthernarkose.

VALERIUS CORDUS, Dozent der Medizinischen Fakultät zu Wittenberg zu Beginn des 16. Jahrhunderts, Verfasser der ersten europäischen Pharmakopoe, berichtet uns eingehend von einem flüchtigen, stark riechenden Öl, das später von FROBENIUS (1730) den Namen Äther erhalten hat. Das Jahr 1842 gilt als das eigentliche Entdeckungsjahr der Inhalationsnarkose, obschon die berauschende Wirkung eingeatmeter Ätherdämpfe allgemein seit dem Ende des 18. Jahrhunderts bekannt war. Wir haben weiter vorne schon eine Reihe von Berichten über zufällige Äthernarkosen oder experimentelle Versuche, die als Vorläufer dieser Entdeckung zu gelten haben, zitiert. HUMPHRY DAVYs Buch über die „Medical vapors", d. h. über die Therapie mit Gasen und Dämpfen erschien 1831. Es dürfte zu den ältesten Belegen über die Kenntnis der Ätherwirkung gehören. 1839 soll durch Zufall am Schluß einer Studentenkneipe sich eine richtiggehende Äthernarkose ereignet haben. Man zwang nämlich einen Negerjungen unter einem Handtuch zur Inhalation von Äther. Er schlief etwa eine Stunde in richtiger Narkose.

Einzelheiten über die Entstehungsgeschichte der Äthernarkose finden sich in dem Lehrbuch von GWATHMEY, dem Senior der Anästhesisten Amerikas, der zum Teil noch persönlich Kenntnis von diesen Dingen hat.

Der erste, welcher Äthernarkosen zu praktischen operativen Zwecken ausgeführt hat, war WILLIAM CRAWFORD LONG aus Jefferson Georgia USA. Er war bewußt über die exzitierende und berauschende Wirkung einer Ätherinhalation hinaus gegangen und hatte es zum narkotischen Zustand kommen lassen. Am 30. 5. 1842 nahm er die erste Operation und zwar die Exstirpation eines Nackentumors in Äthernarkose vor. Bis zum Jahre 1845 hatte er schon acht gut verlaufene operative Fälle in Äthernarkose gesammelt. LONG wußte nichts von den Versuchen MORTONS. Es spricht für das Pflichtbewußtsein und das Verantwortungsgefühl dieses Mannes, daß er mit seinen Kenntnissen so lange Jahre zurückgehalten hat, um sicher zu sein. So kam es, daß andere für ihn den Ruhm der Entdeckung der Äthernarkose ernteten. Man hat als Beleg für die erste Äthernarkose und Operation einer Miss Venable eine Rechnung LONGs gefunden.

Daß er wirklich erkannt hat, um welch bedeutsame Sache es sich hier handelte, geht aus der Tatsache hervor, daß CRAWFORD LONG nicht nur für Operationen den Äther an Patienten verabreichte, sondern auch seine Wirksamkeit sozusagen im Laboratorium durch Verabfolgung an Medizinstudenten festzustellen suchte. Gelegentlich einmal mußte er die Amputation von zwei Fingern vornehmen. Der eine Finger wurde nun von ihm ohne, der andere mit Äthernarkose abgesetzt. Im letzteren Falle hatte der Patient keine Schmerzen. So bewies er sich kritisch die anästhetische Wirkung der Substanz. LONG war ein sehr honoriger Mann. Seines Zögerns wegen wollte man ihm später — völlig zu unrecht — Vorwürfe machen, daß er seine Versuche der Öffentlichkeit zu lange vorenthalten hätte. Auch JENNER hat 20 Jahre lang über seine epochemachende Entdeckung geschwiegen. Es wäre wahrscheinlich überhaupt niemals bekannt geworden, daß LONG Äthernarkosen vor MORTON und JACKSON ausgeführt hat, wenn nicht LONG dem Drängen seiner Freunde nach 8jährigem Schweigen nachgegeben und dem amerikanischen Senat seine Versuche mitgeteilt hätte. Er selbst neigte zur Bescheidenheit und wollte sich nicht in den damals schon zwischen MORTON und JACKSON im Gang befindlichen Prioritätsstreit um die Entdeckung der Äthernarkose mischen.

Wie so oft geschah es, daß eine große Erfindung zeitlich präformiert, eines Tages gleichzeitig von mehreren Autoren gemacht wurde. W. MORTON war ein Schüler des Zahnarztes WELLS. Er hatte von ihm die Lachgasnarkose gelernt. MORTON hatte auf Grund eigener eingehender Tierversuche Kenntnis der betäubenden Wirkung des Äthers erworben. Daher war er in der Lage, bewußt das Lachgas durch den Äther für narkotische Zwecke zu ersetzen. Die Ätherbereitung für seine experimentellen Zwecke und später auch für den klinischen Gebrauch übernahm sein Freund, der Chemiker JACKSON, der hierdurch zum Mitentdecker des Verfahrens geworden ist. Wie man sagt, litt aber in der ersten Zeit der von JACKSON hergestellte Äther an Verunreinigungen durch Alkohol, was anfänglich die Narkoseergebnisse sehr beeinflußt haben soll. Als man sich entschlossen hatte, die Versuche am Menschen zu wagen, gewannen beide den bekannten Chirurgen WARRON für einen Narkoseversuch mit Äther.

Diese erste öffentliche Demonstration der Äthernarkose ereignete sich am 16. 10. 1846 im Massachusetts Hospital. Man bedenke, daß MORTON damals noch Medizinstudent war. Eingehende Beschreibungen der Vorgänge bei diesem ersten öffentlichen Versuch liegen vor. Offenbar war der junge MORTON seiner Sache sehr sicher, denn er ließ eine ganze Weile den Patienten, seinen Lehrer und Chirurgen WARRON und eine Reihe bedeutender Ärzte ungeduldig warten. Spöttische Bemerkungen konnten ihn nicht aus der Ruhe bringen; er begann seine Narkose. Die demonstrative Operation verlief vorzüglich, WARRON konnte völlig schmerzlos dem schlafenden Patienten eine Geschwulst am Halse entfernen. Man war sich der historischen Bedeutung des Augenblickes bewußt. BIGELOW äußerte sich begeistert über das, was er eben gesehen habe, und versicherte, diese Entdeckung werde binnen kurzem den Weg durch die Welt machen.

Der kleine Ätherapparat, welchen MORTON zu seinen Narkosen verwendet hatte, bestand aus einer sog. WULFFschen Flasche (Abb. bei GWATHMEY), d. i. nichts anderes als eine Glaskugel mit zwei Öffnungen. In eine dieser Öffnungen war ein Holzrohr mit Hahnen gesteckt, die andere diente zur Luftzufuhr. Der Patient nahm das Holzrohr in den Mund und atmete durch dieses System aus und ein. Die Inhalationsluft wurde so auf einfache Weise mit Ätherdämpfen angereichert. Mit dieser Technik dauerte es zwar etwas lange bis zur Erreichung des Schlafes, aber sie war unseren heutigen Begriffen nach durchaus gut, gewährleistete eine milde Anflutung und kehrte im Laufe der Jahrzehnte in vielen Variationen wieder.

Morton und Jackson gerieten dann bald in heftigen Prioritätsstreit. Jeder beanspruchte für sich den Ruhm der Entdeckung der Äthernarkose. Die Pariser Akademie verlieh meines Wissens beiden zu gleichen Teilen den Mouthyonpreis. Jackson wurde als der Genius der Erfindung bezeichnet. Später hat aber der amerikanische Senat demgegenüber 1853 den Streit zugunsten Mortons entschieden, was der allgemeinen Anschauung der Ärzte nach wohl richtig war. Da Morton nicht durch Zufall, sondern auf dem Wege wissenschaftlichen Experimentes vorgegangen war, und da er als erster öffentlich die Äthernarkose demonstriert und propagiert hatte, gebührt ihm das Hauptverdienst und der Ruhm der Entdeckung.

Beide hatten übrigens versucht, sich das Verfahren patentieren zu lassen, um Vorteile daraus zu ziehen. Aber es zeigte sich bald, daß dieser Plan gänzlich undurchführbar war. Der Äther hatte damals den Patentnamen „Lethon". Beide Autoren haben von ihrer epochemachenden Entdeckung außer dem Ruhm nur Nachteile gehabt. Jackson wurde infolge der Aufregungen über den Prioritätsstreit 1850 irrsinnig und starb im Jahre 1878. Morton dagegen wurde zum Trunkenbold; er verkam in tiefstem Elend und starb in New York 1868.

Die erste wissenschaftliche Mitteilung über die Entdeckung der Äthernarkose geschah durch Bigelow und zwar durch einen Vortrag im Dezember 1846 vor der wissenschaftlichen Akademie in Boston und durch eine Veröffentlichung im Medizinischen und Chirurgischen Bostoner Journal des Jahres 1846. Bigelow brachte auch den Äther nach London in das berühmte Haus des Dr. Bott in der Goverstreet, wo die erste Operation unter Äthernarkose, und zwar eine Zahnextraktion, vorgenommen wurde. Zwei Tage später soll auch bei Liston unter Äther operiert worden sein. 1847 verwandte der Chirurg und Gynäkologe Simpson, ein schottischer Arzt, Äther für geburtshilfliche Eingriffe. Die Unzufriedenheit mit diesem Körper hat ihn später veranlaßt, nach besseren Narkotica zu suchen.

Die Verbreitung der Äthernarkose über die ganze Welt geschah in Windeseile. Schon sehr bald narkotisierte Jobert mit Äther in Paris. Velpeau setzte sich im Januar 1847 als begeisterter Anhänger für die neue Methode ein, und am 12. 1. 1847 wurde die erste Äthernarkose in Deutschland von Heyfelder in Erlangen ausgeführt. Einen Tag später folgte Rothmund in München und von Brunn in Tübingen. Am 27. 1. 1847 hat Schuh in Wien seine erste Äthernarkose ausgeführt. Diese Versuche führten durchaus nicht in allen Fällen sofort zum Erfolg. Man hatte mit Schwierigkeiten der Dosierung und mit häufigen Ezcitationszuständen zu kämpfen. Schließlich gelang es aber doch in allen Fällen, die Patienten in einen ruhigen tiefen Schlaf zu bringen.

Es fehlte merkwürdigerweise nicht an Strömungen gegen die Verwendung der Narkose und zwar nicht nur von seiten der Geistlichkeit, sondern auch von seiten des Publikums und einiger Ärzte. Man verachtete Frauen, welche die Schmerzen während der Geburt nicht ertragen wollten. Vor allem wurde Simpson stark angefeindet, aber er ließ sich nicht in seinen Versuchen beirren. Einige Ärzte behaupteten, der Schmerz sei natürlich und geradezu erwünscht, die Narkose sei zu gefährlich, und einige nannten das Verfahren sogar gemein. Durch Einführung der Äthernarkose war es in der Tat Wirklichkeit geworden, ohne Schmerzen den Patienten operieren zu können. Damit wurden automatisch alle die unsicheren Methoden und Verfahren, auf andere Weise Schmerzlosigkeit zu erzeugen, beseitigt. Es ist klar, daß nunmehr der Chirurg genügend Zeit für seine operativen Eingriffe gewann und nicht mehr genötigt war, auf das Tempo zu drücken. So konnte die feinere chirurgische Technik entstehen.

Ätherersatzversuche.

Man merkte bald, daß auch dem Äther starke Mängel anhafteten, und zwar war es besonders die stark exzitierende Wirkung, welche störte und manchesmal zum Kampf mit dem Patienten auf dem Operationstisch geführt hatte. Weniger sprach man von den üblen Nachwirkungen, dem Erbrechen, Speichelfluß und anderen Folgeerscheinungen. Viele fühlten sich deshalb veranlaßt, in den folgenden Jahrzehnten nach neuen Substanzen zu suchen, die für narkotische Zwecke brauchbar waren. Die Fülle der zu Narkosezwecken versuchten Mittel ist außerordentlich groß, nähere Angaben sind im MÜLLERschen Buch zu finden. Die unmöglichsten chemischen Körper, wie Schwefelkohlenstoff, Kohlenoxyd u. a. hat man ernstlich erprobt.

Außer Stickstoff, Alkohol, Dichloräthan, Tetrachloräthan, Trichloräthylen und vielen anderen wurden neuerdings das Tetrachlormethan, das Trichlor-äthylen und das Dichloräthylen experimentell untersucht. Außerdem erkannte man die außerordentliche Giftigkeit des Äthylenoxyds. Geprüft wurden ferner jüngst das Venylchloryd (H. SCHMIDT) und die gasförmigen Körper der un-gesättigten Kohlenwasserstoffreihe, das Äthylen, das Acetylen, Propylen, Allen, Isobutylen, das N.-Butylen und das Butadien (SHIPWAY, HENDERSON, BRAUN, KILLIAN u. a.). Dagegen fehlt noch die Untersuchung des Allylen in dieser Reihe. Mit Ausnahme des Äthylen und des Acetylens (Narcylen), welche große Be-deutung erlangt haben, ist keiner der genannten Körper für Menschennarkose geeignet gefunden worden. Die höheren Olefine zeigten schädliche, toxische Kreislaufwirkung, vor allem auch Reizleitungsstörungen am Herzen, wie sie ja von Kohlenstoffverbindungen mit mehr als zwei Kohlenstoffatomen im Molekül bekannt sind. Neuerdings hat eine ringförmige Verbindung von ähnlicher Bruttoformel wie das Propylen, nämlich das Cyclopropan (E. BROWN und HENDERSON) Beachtung und Interesse erregt. Was daraus werden wird, weiß man aber noch nicht.

Chloroform.

Unter die Gruppe der Ersatzkörper für den Äther gehört auch das Chloroform. Diese Substanz wurde, wie kürzlich SPETER berichtet hat, zuerst von SAMUEL GUTHRIE (1782--1840), einem Arzt in Sachetts Harbour, hergestellt in der Meinung, er habe den gewünschten Chloräther bereitet. GUTHRIE empfahl das Mittel als Stimulanz innerlich. Unabhängig von ihm haben SOUBEIRAN-Paris und LIEBIG in Gießen getrennt das Chloroform entdeckt (1831). Auch hierüber entstand ein Prioritätsstreit, der aber nie besondere Bedeutung erlangt hat. Die richtige Formel und der Name Chloroform stammen von DUMAS-Paris aus dem Jahre 1833/34. Die außerordentlich starke anästhetische Wirkung des Chloroform wurde 1831 von FLOURENCE, Paris, zum erstenmal beobachtet. Der erste Versuch einer Chloroformnarkose soll von SÉDILLOT, Straßburg 1847 vor-genommen worden sein. Offenbar blieb er aber unbeachtet. Die eigentliche Ent-deckung der Chloroformnarkose wird SIMPSON zugeschrieben, der das Mittel als Ersatz für Äther auf Anraten des Chemikers WALDIN versuchte. DUMAS soll übrigens zufällig bei der ersten Chloroformnarkose durch SIMPSON anwesend gewesen sein. Die erste wissenschaftliche Mitteilung über die Eigenschaft des Chloroforms an die Akademie geschah am 8. 3. 1847 durch FLOURENCE. Er hatte in gemeinsamer Arbeit mit LONGET die Reihenfolge der narkotischen Wirkungen des Chloroforms auf das Zentralnervensystem studiert. Es wird ferner erwähnt, daß VON BELL, offenbar vor SIMPSON, eine Chloroformnarkose durchgeführt worden sei. Ein sorgfältiger Bericht über die praktischen Erfahrungen mit der Chloroformnarkose (80 Fälle) stammt von SIMPSON selbst.

Auch die Geschichte des Chloroforms verlief sehr eigenartig. Zuerst verdrängte die Methode auf Grund der stärkeren Wirkung des Chloroforms die Anwendung des Äthers fast vollkommen, doch hat es schon um diese Zeit nicht an Warnungen vor diesem Mittel gefehlt. Wir wissen auf alle Fälle, daß DIRAY im Jahre 1849 einen Todesfall durch Chloroform mitgeteilt hat und zur Vorsicht riet.

SNOW, der an der Entwicklung der Dinge wesentlichen Anteil hat, machte seiner Zeit genauere Vergleichsuntersuchungen über die Wirkung des Chloroforms und Äthers. Er bemühte sich vor allen Dingen schon im Jahre 1847 um eine genauere Dosierung der Dämpfe. Die erste wissenschaftlich einwandfreie Arbeit über die Chloroformnarkose erschien 1848. Darin wird zum erstenmal mitgeteilt, daß die Chloroformtodesfälle auf Grund einer Herzlähmung zustande kommen. Es dämmerte allmählich die Erkenntnis, daß das Chloroform bei Verwendung zu narkotischen Zwecken doch nicht so harmlos sei, wie man geglaubt hatte. SNOW starb frühzeitig und wurde so aus dem Gang der Ereignisse ausgeschaltet. CLOVER, später bekannt durch Konstruktion einer Narkosemaske, veröffentlichte 1861 einen Dosierapparat für Chloroforminhalation.

Nachdem man einigermaßen über die Gefahren der Chloroformnarkose orientiert war, wurde in Großbritannien 1864 das sog. erste englische Chloroformkomitee aus Mitgliedern der medizinischen und chirurgischen Ärztekreise gebildet, welches die Aufgabe hatte, die Giftigkeit des Chloroforms zu untersuchen und die Ergebnisse von SNOW nachzuprüfen. Die Resultate dieser Bemühungen standen in völliger Übereinstimmung mit den Ansichten SNOWs. Die Gefahren der Verwendung des Chloroforms mußten zugegeben werden. Damals entstand dann die sog. A.C.E.-Mischung, welche ursprünglich von GEORG HARLEY verwendet worden war. Sie bestand aus 1 Teil Alkohol, 2 Teilen Chloroform und 3 Teilen Äther. Das Komitee empfahl ausdrücklich, daß mit freier Luftzufuhr und nicht geschlossener Maske narkotisiert werde. JUNKER beschrieb 1857 den ersten Dampfinhalor für Chloroform und zwar speziell für die Verwendung bei Hals-, Nasen- und Mundoperationen. Die erste Anwendung eines Chloroform-Sauerstoff-Gemisches geht auf DU CRAY zurück (1859). Zum Zwecke der Chloroformersparung führte ALEXANDER CROMBILL, ein Chirurg in Kalkutta, die Vorbehandlung mit Morphin ein. CROMBILL folgte damit einer Idee CLAUDE BERNARDs aus dem Jahre 1869. Er gestaltete durch diese Methode nicht nur seine Narkosen ruhiger, schonte den Patienten psychisch, sondern benötigte weniger Chloroformmengen. Die Kombination von Opiaten und Tropaalkaloiden als vorbereitende Maßnahme für die Narkose hat sich erst später entwickelt und erhalten. Das zweite englische Chloroformkomitee faßte die praktischen Ergebnisse von 26 000 Chloroformnarkosen zusammen. Auch hierbei kamen die Nachteile und Gefahren der Methode klar zum Vorschein. Ausführlicheren Bericht über die Studien und Auseinandersetzungen dieser Kommission finden wir in dem Buch v. BRUNNs. Um das Jahr 1890 begann man allgemein die Chloroformnarkose wieder durch die ungefährlichere Äthernarkose zu ersetzen, weil in den verflossenen Jahrzehnten doch eine zu große Anzahl von Zwischenfällen und Todesfällen sich ereignet hatte, die nunmehr als Narkosetodesfälle erkannt werden konnten. In England spielten sich damals um die Ursache der Chloroformtodesfälle harte Kämpfe ab. Während SYME und die sog. Edinbourgher Schule in dem Atemstillstand die hauptsächlichste und einzige Gefahr der Chloroformnarkose sahen, vertraten ERICHSON und die Londoner Schule die Ansicht, daß man sich während der Narkose nicht allein durch die Atembeobachtung, sondern vor allem durch die Feststellung der Pulsqualität leiten lassen solle, weil der Herzstillstand bei Chloroform in der Hauptsache zu fürchten sei. Die kommenden Jahrzehnte haben dargetan, daß die Beobachtung beider Symptome unerläßlich erforderlich ist, daß die Depression der Atmung aber gerade bei der Chloroformnarkose nicht immer, wie bei anderen Narkosen, die Katastrophe einleitet, da diese Substanz spezifische Herzwirkungen besitzt. Schon damals hat sich das sog. Glasgow-Komitee und das Komitee der Königlichen Medizinischen und Chirurgischen Gesellschaft Englands für die Londoner Schule ausgesprochen. Ferner haben die sog. Haiderabad-Kommissionen in den Jahren 1888 und 1889 mit ungeheurem Aufwand an Tierexperimenten die Frage der Chloroformgefahr zu klären versucht, ohne den Dingen auf den Grund kommen zu können. Die endgültige Klärung scheint erst REIN durch seine Thermostromuhrversuche am Coronarkreislauf (1932) gelungen zu sein.

Den entscheidenden Einfluß auf die Abkehr von der Chloroformnarkose und Wiedereinführung der Äthernarkose in Deutschland hat GURLT durch seine riesige Statistik ausgeübt. Zufolge den Ergebnissen der dritten englischen Chloroform-Kommission 1901, welche den Einfluß kleinster und größter wirksamer narkotischer Chloroformdosen studierte, wurde ein Dosierapparat von HARCOURT konstruiert, der nicht mehr als 20% Luftgemisch zuließ.

NEUDÖRFER in Wien soll als erster schon im Jahre 1886 eine Chloroform-Sauerstoffnarkose durchgeführt haben. Gegen Ende des 19. Jahrhunderts war der Chloroformverbrauch etwa um die Hälfte herabgesunken und mit dem Beginn des 20. Jahrhunderts verschwindet dieser Körper fast vollständig aus den Operationssälen. Nur selten macht man von dem Chloroform heute noch als verstärkendem Zusatz zu Äther Gebrauch. Die A.C.E.-Mischung hat viele Nachahmungen erfahren, aber auch an diesen ist der Chloroformanteil immer mehr reduziert worden.

Andere Anästhesierungsverfahren am Ende des 19. und Anfang des 20. Jahrhunderts.

Kälteanästhesie und Lokalanästhesie.

Es ist interessant, im Vergleich zur Entwicklung der Narkose, einen Blick auf die Entwicklung der örtlichen Betäubung zu werfen. Unter denjenigen Verfahren, welche man in der vornarkotischen Zeit zur Schmerzbekämpfung ersann, spielte die Kältewirkung eine gewisse Rolle. Der früheste Bericht über Kälteanästhesie soll von BARTOLINUS aus dem Jahre 1661 stammen. Aus dem grauen Altertum hat man Kunde von dem merkwürdigen Stein von Memphis, offenbar zerriebenem Marmor, der mit Essig versetzt Kohlensäure entwickelte, welche vielleicht eine Art örtlicher Anästhesie erzeugte. Aber alle diese Methoden sind in Vergessenheit geraten. Außer den Versuchen der Kriegschirurgen LARREY und HUNTER wurde die erste Kälteanästhesie mit Äther angeblich von ARNOT im Jahre 1848 ausgeführt. Man verwandte in den 60iger Jahren den Äther vermittels des RICHARDSONSchen Zerstäubers. VON ROTTENSTEIN hat damals zum ersten Male (1867) mit der gleichen Methode das Chloräthyl zur Kälteanästhesie benützt. Der Zahnarzt CARLTON entdeckte 1896 bei Verwendung des Chloräthylsprays im Mundbereich die allgemein-narkotische Wirkung dieser flüchtigen Substanz. Danach hat das Chloräthyl dann bald (1906) reichliche Verwendung in Frankreich und England gefunden. Die Einführung des Chloräthyl in Deutschland zu Rauschzwecken verdanken wir LOTHEISSEN und KUHLENKAMPF. Bromäthyl und Pental (s. im Buch VON BRUNN) sind ebenfalls zu denselben Zwecken eine Zeitlang in Anwendung gewesen, haben sich aber nicht halten können.

Ganz unabhängig von der Inhalationsnarkose vollzog sich die Entwicklung der örtlichen Betäubung. Als Vorläufer dürfen eine Reihe von Methoden angesehen werden, welche die Kompression oder Durchschneidung peripherer

Nerven betrafen. Die örtliche Betäubung aber im modernen Sinne beruht auf bewußter Anwendung von chemischen Substanzen, welche die Nervenleitung zu unterbrechen imstande sind. Die Tatsache, daß die Peruaner Urbewohner Kokasaft in ihre Wunden zur Anästhesierung träufelten, hätte im 15. Jahrhundert zu einer Entdeckung der örtlichen Betäubung führen können. Der früheste Versuch, auf diese Weise Schmerzbetäubung zu erzielen, geschah aber erst im Jahre 1853 durch MUTH. Er hoffte, mit Morphin den gewünschten Effekt zu erreichen. Der Erfolg auf dem Gebiet der Lokalanästhesie war an die Erfindung der Injektionsspritze durch NEUNER und ALEXANDER WOOD im Jahre 1853 gebunden. PRAVAS führte dieses Instrument allgemein ein. Das Cocain wurde um das Jahr 1858 von ALBERT NIEMANN zum erstenmal dargestellt. Aber die bewußte Anwendung dieser Droge zu anästhetischen Zwecken in Europa geschah erst 1884 durch den Wiener Augenarzt KOLLER. CORNING berichtet 1886 über die Cocainwirkung bei Quaddelbildung und bei Gewebsinfiltration zum Zwecke der Unterbrechung von Nervenstämmen. Er machte dabei die sehr wesentliche Beobachtung, daß im abgeschnürten Glied das Cocain stärker und länger wirke als bei freiem Blutumlauf. Durch Abschnürung konnte CORNING die notwendigen Konzentrationen an Cocain auf 0,2% herabsetzen.

Die ersten Leitungsanästhesien fallen in das Jahr 1885 von HALLSTEDT und 1888 von OBERST (Umspritzung der Grundphalangen). Das SCHLEICHsche Buch über die Infiltrationsanästhesie erschien 1894 und die Monographie von RECLUS wurde unabhängig hiervon 1895 publiziert. Auch PERNICE und später HACKENBRUCH haben Leitungsanästhesien in den 90er Jahren ausgeführt. Der entscheidende Fortschritt kam durch die Einführung des ungiftigeren Novocains von EINHORN (1904) und die Entdeckung der verstärkenden Wirkung durch Adrenalinzusatz von HEINRICH BRAUN. Erst durch diesen Umstand ist die Lokalanästhesie zu der Bedeutung gelangt, die sie heute erreicht hat. Deshalb ist es richtig, HEINRICH BRAUN die größten Verdienste um die örtliche Betäubung zuzuschreiben. SCHLEICH verwandte unbewußt zur Fixation seiner unterschwelligen Cocainlösungen den Chloräthylspray, also Kälte. Das wesentliche Moment seines Verfahrens entging ihm und fehlt deshalb in der literarischen Darstellung seiner Methode. Daher hatten die Nachahmer der SCHLEICHschen Infiltrationsanästhesie zunächst auch keine Erfolge. Durch HEINRICH BRAUN selbst und viele andere Chirurgen sind uns eine ungeheure Fülle von Methoden und Anwendungsmöglichkeiten der örtlichen Betäubung geschenkt worden. Sie hat die Anwendung der Allgemeinnarkose zu 50—60% an modernen Kliniken verdrängt (vgl. die Erinnerungen von HEINRICH BRAUN).

Neuzeit nach 1900.

Auf dem Gebiet der Inhalationsnarkose mit Äther, Chloroform sind nach 1900 keine wesentlichen Fortschritte erzielt worden, nur die Dosierungsmöglichkeiten sind durch die Konstruktionen verschiedenster Apparate verbessert worden. Fälschlicherweise wurde die Erwärmung der Ätherdämpfe und deren größere Wirksamkeit durch eine Erleichterung der Einatmung erklärt, statt durch die Erhöhung des Partialdruckes. Hier handelt es sich um nichts prinzipiell Neues, denn auch der CLOVERsche Apparat arbeitete schon 1877 mit vorgewärmtem Äther. Von besonderer Bedeutung ist die Einführung des DRÄGERschen Sauerstoff-Ätherapparates im Jahre 1895 gewesen. Die aus dem Jahre 1877 stammende JUILLARDsche Erstickungsmethode mit Äther und Chloroform wurde verlassen und durch das WITZELsche Tropfverfahren in verschiedenen Varianten ersetzt. In Amerika bevorzugt man seit langem Apparatnarkose und dosiert mit Sprudelflaschen den Äther. Sie sind analog der sog. JUNKERschen Ätherflasche gebaut. Erwähnenswert ist ferner die Ausnutzung und

Empfehlung des Ätherrausches durch Sudeck im Jahre 1901 (ähnlich wie 1872 Packard). Nach 1900 haben sich Mischnarkosen mit Äther, Chloroform, Sauerstoff immer mehr verbreitet und zwar unter Verringerung des Anteiles Chloroform. Die erste derartige Mischnarkose soll 1866 schon von Allis ausgeführt worden sein. Erst später, 1886/87, wurden die Billrothschen Gemische und die Schleichschen Siedegemische hergestellt und verwendet, im allgemeinen ohne Sauerstoff. Auch heute noch versuchen manche Autoren, mit Gemischen verschiedener Narkotica voran zu kommen. Man ist sich aber klar darüber geworden, daß aus derartigen Gemischen die betreffenden Substanzen je nach Lage des Siedepunktes abdunsten, also zum größten Teil nicht gleichzeitig sondern nacheinander, so daß deshalb die Wirkung nicht den Vorstellungen entspricht. Zusätze von ätherischen Ölen werden neuerdings als Geschmackshorrigenzien narkotischer Lösungen verwendet, ungeachtet der Gefahr der Zersetzlichkeit. Nach 1910 etwa stieg die Verwendung des Chloräthyl und verschwand das Bromäthyl.

Auf dem Gebiet der Gasnarkose wurden entscheidende Fortschritte erzielt. Der Beginn rationeller Lachgasnarkosen ist durch die Einführung der Rückatmung von Gatsch (1910) erreicht worden. 1912 setzte dann eine außerordentliche Entwicklung der amerikanischen Narkoseindustrie zur Erzeugung von Spezial-Narkoseapparaten ein. McKesson konstruierte seine dosierbare Rückatmungseinrichtung und automatische Mischkammer. Gwathmey hatte seine Dosierflasche erfunden, v. Foregger konstruierte seine Metric-bottle, und andere Firmen stellten Spezialmanometer für die Regulierung der Gasstromzufuhr her. 1924 erfolgte die Einführung des Äthylens zu allgemein-narkotischen Zwecken durch Luckardt in Chikago, 1924 auch diejenige des Narcylen in Deutschland durch Gauss und Wieland. Das Propylen und höhere verwandte Gasarten sind von einer Reihe Autoren durchuntersucht worden, mußten aber wegen Schädigungen wieder fallen gelassen werden.

Die Entwicklung der Überdrucknarkose vollzog sich in den ersten 10 Jahren des 20. Jahrhunderts durch Sauerbruch und seine Schüler. Hierdurch wurde die Thoraxchirurgie ermöglicht. Man ging ursprünglich von der Unterdruckkammer aus, mußte dies Verfahren aber auf Grund technischer Schwierigkeiten wieder aufgeben. Es entstand damals der Tiegel-Hehnlesche Spezial-Überdruckapparat. In Amerika begnügte man sich zu gleichen Zwecken mit den sog. McKesson-Valve- oder ähnlichen Konstruktionen. Unterdruckverfahren zur Erzeugung von Hirnanämie sind neuerdings ebenfalls in der Sauerbruchschen Klinik (1930) versucht worden, jedoch ist ihr Schicksal ungewiß.

Auf dem Gebiet der örtlichen Betäubung kam 1899 die epochemachende Entdeckung der Lumbalanästhesie durch August Bier. Er hatte diese im Selbstversuch und an seinem Schüler Hildebrand erprobt. Neuerdings ist durch Pitkin eine kontrollierbare Spinalanästhesie mit Spinocain angegeben worden, die uns wiederum um einen Schritt vorwärts in der Kenntnis spinaler Anästhesierungsmöglichkeiten gebracht hat. Auch diese Methode ist von verschiedener Seite erheblich variiert, neuerdings durch Kirschner zu einer sog. segmentären Anästhesie ausgebaut worden.

Eine Reihe von neuen Präparaten ähnlicher Konstruktion wie das Novocain wurde mit mehr oder weniger Erfolg eingeführt; so das Tropacocain, Tutocain, Stovain, Allypin, Psicain, Butellin, Eucain und viele andere mehr. Aus dem Jahre 1928 stammt das Panthesin, und kurz danach lernten wir das Larocain kennen. Eine Neuigkeit stellt das Percain (1929) aus der Chiningruppe dar, während das gleich wirksame Pantocain der Novocainreihe angehört. Die Kombinationen zwischen lokalanästhetischen Methoden und der Allgemeinnarkose sind besonders von Crile empfohlen worden und heute Allgemeingut.

Durch GWATHMEY ist die rectale Applikation der Narkotica neu belebt worden. Wir haben gehört, daß sie schon in Salerno üblich war und daß PIRO-GOFF in der ersten Hälfte des 19. Jahrhunderts die Äther-Rectalnarkose versucht hatte. GWATHMEY verwendete nach verschiedenen vergeblichen, eigenen Versuchen und denjenigen einiger anderer Autoren den Äther im Ölgemisch nach ausgiebiger medikamentöser Vorbereitung durch Magnesiumsulfat in Kombination mit einem Alkaloid. Die Methode war an sich nicht neu, wurde aber immer wieder verlassen, da es zu Schleimhautschädigungen des Darmes kam. Zunächst hat man sie dem Äther zur Last gelegt; erst später zeigte sich, daß die zur Lösung verwandten Öle Reizmittel enthielten. Durch EICHHOLZ wurde 1927 das Avertin zur Rectalnarkose eingeführt. Die Gefahren schlechter Dosierbarkeit führten im großen und ganzen zur Ablehnung der Vollnarkose. Es wiederholten sich Rückschläge, Todesfälle wie zu allen Zeiten, in denen man nicht steuerbare narkotische Verfahren versucht hat. So entstand im Jahre 1928 der neue Begriff der Basisnarkose mit Avertin oder anderen Operationsschlafmitteln, welche durch ein zweites steuerbares Inhalationsnarkoticum zur Vollnarkose ergänzt wurde (W. STRAUB). Für Kinder ist seit längerer Zeit die rectale Hedonalnarkose in manchen Fällen in Gebrauch gekommen; für den Erwachsenen reichte sie nicht aus.

Die in Rußland viel geübte iv-Hedonalnarkose hat sich an anderen Stellen nicht durchsetzen können. Auch wird das Präparat unseres Wissens nicht mehr hergestellt. Gleichartige Versuche mit intravenöser Isopral-, Somnifen-, Numalnarkose sind als gescheitert zu betrachten. Dagegen hat sich das Natriumsalz des Noctals, das Pernocton, 1927 von BUMM eingeführt und erhalten, es wird vielfach zur Einleitung der Narkose oder zu Dämmerschlafzwecken, manchmal in Verbindung mit Scopolamin, verwendet. In Amerika findet neuerdings das Amytal zu gleichen Zwecken Verwendung, es scheint, daß das noch abbaufähigere Präparat Evipan Natrium oder „Endorm" nach WEESE alle übrigen Barbitursäureabkömmlinge verdrängen wird.

Der Dämmerschlaf mit Scopolamin in Kombination mit irgendeinem Alkaloid, Morphin, Pantopon, Narkophin, Laudanon ist für geburtshilfliche Zwecke hauptsächlich von der KRÖNIGschen Schule, insbesondere GAUSS, ausgearbeitet und eingeführt worden. Vielfache Varianten finden Anwendung. Der intravenöse Avertinrausch wurde mit besonderer Apparatur 1929 von KIRSCHNER angegeben, dürfte sich aber nicht erhalten. Auch der elektrische Strom ist zu anästhetischen Zwecken verwendet worden und zwar in Form der Jontophorese zur örtlichen Betäubung und zur Allgemeinnarkose, bei dieser allerdings noch nicht mit praktischem Erfolg.

Die Spezialisierung der Narkose als Sonderberuf stammt aus den 80er Jahren und zwar aus England. Man nannte früher die Anästhesisten im britischen Reich „Chloroformer". Schon 1893 entstand die Gesellschaft der britischen Anästhesisten, in der bestimmt wurde, daß nur approbierte Ärzte Narkose ausführen dürfen, eine Forderung, die in anderen Ländern, insbesondere auch in Deutschland, durchaus nicht eingehalten wurde. Die Gründung einer amerikanischen Gesellschaft der Berufsanästhesisten vollzog sich im Jahre 1912. Kanada, Australien und einige andere Staaten folgten dem Beispiel, so daß heute die Gemeinschaft der Berufsanästhesisten etwa 3000 Köpfe zählt. Seit dem Jahre 1920 existieren in England und Amerika je eine Fachzeitschrift für Narkose und Anästhesie, seit 1927 zwei dieser Art in Deutschland, die 1929 zu einer einzigen Zeitschrift vereinigt wurden.

In Deutschland haben die wirtschaftlichen Verhältnisse und die Einstellung der Chirurgen eine Spezialisierung zum Berufsanästhesistentum in der Nachkriegszeit verhindert. Im allgemeinen wird von dem deutschen operierenden

Arzt die vollkommene Beherrschung der Narkose und Anästhesie genau so verlangt, wie die Beherrschung operativer Technik. Vielfach wird die Spezialisierung direkt verworfen. Die Zukunft wird lehren, ob diese Einstellung wirklich im Interesse der Patienten liegt.

Als Hauptquellen für diese historische Zusammenstellung dienten die Abhandlungen über die Geschichte der Narkose in den Büchern von v. BRUNN, FLAGG, GWATHMEY, ferner das Buch über die Geschichte der Chirurgie von v. BRUNN und die Erinnerungen H. BRAUNS. Aber auch die jüngsten historischen Zusammenfassungen dieses Gebietes von ARONSON, H. SCHMIDT, DARMSTAEDTER und SPETER fanden besondere Verwendung.

Literatur.
Die Entwicklung der Allgemeinnarkose und Anästhesie im Laufe der Zeiten.

ARONSON, S.: Kyklos. Jb. Gesch. u. Phylos. Med. 3 (1930). — AUBEAU, A.: Österr.-ung. Vjschr. Zahnheilk. Ref. 2 (1886).

BAAS: Leitfaden zur Geschichte der Medizin. Stuttgart: Ferdinand Enke 1880. — BARDELEBEN, A.: Lehrbuch der Chirurgie und Operationslehre. I. Berlin 1870. — BAUR, MARG. L.: Inaug.-Diss. Zürich 1927. — BERGSON: Die medizinische Anwendung der Ätherdämpfe. Berlin 1847. — BERT, PAUL: C. r. Acad. Sci. Paris 87 (1878); C.r. Soc. Biol. Paris VI. s. 1880; C. r. Acad. Sci. Paris 96 (1883). — BIBRA, E. v. u. E. HARLESS: Erlangen 1847. — BIGELOW: Amer. J. med. Sci. Philad. 1876, 164. — BINZ: Der Äther gegen den Schmerz. Stuttgart 1896. — BLUMM, V.: Stickstoffoxydul als Anaestheticum. München 1878; Dtsch. Vjschr. Zahnheilk. 1880. — BRAUN, H.: Chirurg 1929, H. 110, 462—466. — v. BRUNN: Allgemeinnarkose, 1914. Schmerz 1, H. 3 (1928). — BURCKHARDT-HIS M.: Korresp.bl. Schweiz. Ärzte 3 (1873).

CABANÈS, M.: Janus (Leyden) 3 (1898). — CLOVER, J. T.: Inhalation of nitrous oxide gas. Brit. med. J. 1868 II, 201, 491. — COLEMAN, A.: Lancet 1868, 513, 563; Brit. med. J. 1868. — COLTON, G. Q.: Lancet 1868; Brit. med. J. 1868.

DAVY, HUMPHRY: Researches chem. and phil. chiefly concern. nitrous oxide etc. London 1800. — DARMSTAEDTER, E.: Schmerz, Narkose u. Anästh. 4 (1931/32). — DARMSTÄTTER: Hexen, Hexenchemie und Narkose. Med. Welt 1930, Nr 51. — DIEFFENBACH: Der Äther gegen den Schmerz. Berlin 1847. — DÖDERLEIN, A.: Tagebl. Verslg dtsch. Naturf. u. Ärzte Straßburg 1885, 58.

ECKSTEIN: 60. Geburtstag der Äthernarkose. Prag. med. Wschr. 1906, 41; Übersetzung und Referat von J. MORTON. Wien. med. Presse 1906, Nr 37. — EVANS, TH. W.: Brit. med. J. 1868.

FISCHER, J. (Wien): Schmerz 1, H. 1/2 (1928). — FLOURENS: Liebigs Ann. 65, 121 (1848). — FORRAHN: Mitteilung zur Geschichte der Medizin, Bd. 5, S. 190 bis 204. — FOX, CH. J.: Brit. med. J. 1868.

GEIST-JACOBI, J. P.: Tübingen 1896. — GERSUNY, R.: Wien. klin. Wschr. 1889. — GOLTSTEIN, M.: Arch. ges. Physiol. 17 (1878). — GRÜNWALD, J. (Wien): Schmerz 2, H. 1 (1928). — GWATHMEY, J. T.: Anesthesia Second Edition. — GURLT: Geschichte der Medizin und ihrer Ausführung. Berlin 1898; Geschichte der Chirurgie. Berlin 1898. — GUTHRIE, O.: Memoirs of Dr. SAMUEL GUTHRIE, and the History of the Discovery of Chloroform. Chikago 1887.

HANKEL: Handbuch der Inhalationsanästhetica. Würzburg 1891. Handbuch der Inhalationsanästhetica. Leipzig 1898. — HÄSER: Grundriß zu Geschichte der Medizin, 1884. — HERMANN, L.: Arch. Anat. u. Physiol. 1864; Berl. klin. Wschr. 1866 III. — HEWITT, F.: Lancet 1885; Med. Chir. Trans. roy. med.-chir. Soc. 82 (1899). — HEYFELDER: Erlangen 1847. — HILLISCHER, H. TH.: Österr. ung. Vjschr. Zahnheilk. 2 (1886). — HIRSCH, C.: Schmerz 1, H. 1/2 (1928). — HIRSCHBERG: Dtsch. med. Wschr. 1921 I, 18. — HIRSCHFELD, M.: Österr.-ung. Vjschr. Zahnheilk. 2 (1886). — HOFFMANN, KASPAR: De chorea, bib. II. c. 29. 1625. Druckanästhesie. — HUSEMANN: Dtsch. Z. Chir. 42, 576 (1896); 42, 517f. (1896).

JÄGER: Prähistorische Chirurgie. Dtsch. Z. Chir. 102, 1—2 (1909). — JEANNEL: Gaz. hebd. 2 (1870).

KAPPELER: Dtsch. Chir. 1880, Lief. 20. — KAPPELER-BILLROTH u. LÜCKE: Dtsch. Chir. Lief. 20, 219. — KARGER-Verlag: Preuß. Bibl.-talmud. Medizin. Berlin 1921. — KAUFMANN, M.: Diss. Halle 1874. — KLEIN: Münch. med. Wschr. 1902, 22. — KLIKOWITSCH, S.: Virchows Arch. 94 (1883); Berl. klin. Wschr. 1884. — KOLLER, C. (New York): Curr. Res. 8, H. 1 (1928). — KÖNIG: Berl. klin. Wschr. 1904, 23. — KREUTZMANN: Berl. klin. Wschr. 1887. — KÜSTNER: Diss. Heidelberg 1925.

LAFFONT, M.: C. r. Acad. Sci. Paris 102 (1886); C. r. Soc. Biol. Paris 8, 2 (1885). — LAMMERT: Geschichte der Narkose. Bayer. Korresp.bl. 1868. — LEAKE: Histor. Development of surgical Anesthesie. Rec. Routhly 20 (1925). — LEEDS, A. R.: Brit. med. J. 1868. — LIEBIGS Annalen der Chemie, Bd. 162, S. 161—164. Leipzig-Heidelberg 1872.

MARTIN, ALOYS: Habil.schr. München 1847. — McMECHAN, F. H. (Avon-Lake): Curr. Res. 8, H. 1 (1929). — MEIER-STEINECK-SUDHOFF: Mitt. Gesch. Med. u. Naturwiss. 1 (1902). — MILLER, A. H. (Providence): Curr. Res. 7, H. 4 (1928); Curr. Res. Anesth. a. Analytica 12, 137 (1933). — MOORE, JAMES: Lancet 1848; Med. Tim. 1850, Nr 57/58. — MORTON: Ber. 32. Congr. 2. session, Jan. 1853, 135, 582. Äthernarkose. Wien. med. Presse 1906, 37; Geschichte der Äthernarkose. Repr. Postquardalty, April 1905.

NEUBURGER: Wien. klin. Wschr. 1904, 45; Geschichte der Medizin. Stuttgart: Ferdinand Enke. — v. NUSSBAUM: München 1866, S. 3; Verh. dtsch. Ges. Chir. Berlin 1874 II.

PAGEL: Geschichte der Chirurgie. Janus (Leyde) 9, 298; Geschichte der Medizin, 1898, 1 u. 2. Handbuch der Geschichte der Medizin, Jena. — PATRUBAN: Wien. med. Ztg 1866 III. PFOLSPRUNDT, H. v.: Buch der Bündth-Erztnei, S. 21. Herausgeg. von H. HAESER und A. MIDDELDORP, Berlin 1868. — Physiological action of nitrous and nitric oxide. Brit. med. J. 1868 I, 378. — PITHA-BILLROTH: Handbuch der allgemeinen und speziellen Chirurgie, Bd. 3. Stuttgart 1878. — PUSCHMANN: Handbuch der Geschichte der Medizin, 1901.

McQUAKER, M.: Curr. Res. Anesth. a. Analgesia 8, H. 1 (1929).

RICHARDSON: Korresp.bl. Zahnärzte 24, 12; Lancet 1868. — ROCHARD, J.: Histoire de la chir. francaise au XIXe siècle. Paris 1875. — ROTH: Inaug.-Diss. 1903; Geschichte der Medizin und Hippokrates. Münch. med. Wschr. 1904, 31; Ther. Rdsch. 1910. — ROTHE: Vortr. Münch. med. Wschr. 1896, 980. — ROTTENSTEIN, J. B.: Traité d'anesthésie chirurgicale. Paris 1880. — RÜHL, F. J.: Diss. Halle a. d. S. 1881.

SABARETH, FRIEDR.: Das Chloroform, S. 62, 63. Würzburg 1866. — SANSOM, A. E.: Brit. med. Journ. 1868. — SAUER, CARL: Dtsch. Vjschr. Zahnheilk. 1869, H. 4. — SCHMIDT, H.: Münch. med. Wschr. 1929, Nr 50, 2086; Nr 51, 2136. — SCHMIDT, H. (Hamburg): Chirurg 1, H. 21, 958—964 (1929). — SCHRAUTH, CARL: Ärztl. Intell.bl. 27 (1880); Slg klin. Vortr. 1886, Nr 281. — SCHWALBE: Zur Geschichte der Medizin SUDHOFF, 1905. — SIGERIST, H.: Studien und Texte zur frühmittelalterlichen Rezeptliteratur. Leipzig 1923. — SILLIMANN, B.: Amer. J. Sci. a. Arts 21, 65 (1832, Jan.). — SIMS, J. M.: Brit. med. J. 1868. — SILVESTER: Lond. med. Gaz., N. s. 6, 513 (1848). — SPETER, M.: Schmerz, Narkose u. Anästh. 4 (1931/32). — STASINSKI, JAN: Beitrag zur Physiologie des Geruchsinnes. Diss. Würzburg, Posen 1894.

TITTEL: Jber. Ges. Natur- u. Heilk. Dresden 1883.

UNDERWOOD: Lancet 1868.

VIERORDT: Medizinisches geschichtliches Hilfsbuch.

WALTON, H. and WILKINSON: Lancet 1868. — WARREN: Etherization with surgical remarks. Boston 1848. — WEBSTER, W.: Brit. J. Anaesth. 6, 94—97 (1928).

ZUNTZ, N.: Arch. ges. Physiol. 17 (1878). — ZUR NEDDEN, A.: Brit. med. J. 1868 II.

II. Die Allgemeinnarkose. Theoretischer Teil.

A. Definition, Einteilung und Wesen der Narkose.

Die Vorstellungen, welche man von klinischer und theoretischer Seite mit dem Ausdruck Narkose verbindet, stehen nicht in Übereinstimmung, trotzdem sie im Grunde genommen auf genau derselben biologischen Erscheinung beruhen. Während der Kliniker gewohnt ist, die Worte Narkose und Anästhesie im allgemeinen nur auf den Menschen, oder allenfalls auf ein Versuchstier zu beziehen, so können vom theoretischen Standpunkt aus solch enge Grenzen nicht gezogen werden, sondern man muß prinzipiell das Narkosegeschehen auf alle Daseinsformen lebender Substanz ausdehnen. Es liegt darüber hinausgehend sogar eine Fülle von Berichten vor, welche narkotische Wirkungen auf leblose Substrate, Fermente, Enzyme, so z. B. auf das Pepsin, das Labferment, die Diastase, Katalase, Invertin usw. beschreiben.

WINTERSTEIN bezeichnete die Narkose als eine Teilerscheinung der allgemeinen Wirkungen auf die Erregbarkeit des Protoplasmas. In dem klassischen Buch dieses Autors über die Narkose und ihre biologische Bedeutung, einem Werk, das leider vom Kliniker meist enttäuscht weggelegt wird, weil er nichts Praktisches darin findet, ist folgende klare Definition zu finden:

„Die Narkose ist ein durch chemische Agenzien hervorgerufener Zustand allgemeiner Verminderung des Reaktionsvermögens der lebenden Substanz, dessen Intensität innerhalb gewisser Grenzen sich im gleichen Sinn verändert, wie die Konzentration der ihn bedingenden Agenzien. Die Stoffe, deren Hauptwirkung in der Herbeiführung dieses Zustandes besteht, bezeichnen wir als Narkotica."

WINTERSTEIN bringt darin deutlich zum Ausdruck, daß es die Hauptwirkung derartiger Substanzen ist, nach denen sie benannt werden, daß aber auch Nebenwirkungen vorhanden sind, die berücksichtigt werden müssen, um die Verwendungsfähigkeit eines solchen Präparates im klinischen Betrieb zu erweisen. Es kommt in seiner Definition ferner zum Ausdruck, daß Beziehungen zwischen der Wirkungsstärke der Narkotica und den Konzentrationen bestehen, in welchen sie die lebenden Zellen umspülen. Die Bedeutung der Konzentrationen liegt darin, daß gesetzmäßig *bei niedrigen Werten eine Steigerung der Lebensfunktionen, bei höheren Konzentrationen dann Lähmungserscheinungen auftreten.* Insofern entspricht die Wirkungsweise der Narkotica dem allgemeinen biologischen Grundsatz von ARNDT-SCHULZE. Das Charakteristische der Narkose ist der Lähmungszustand. Sein Wesen besteht in einer *reversiblen Vergiftung* als Ausdruck einer funktionellen Störung ohne Dauerveränderung. Kommt es dagegen unter höheren Vergiftungsgraden zu Koagulationserscheinungen des Protoplasmas, so bedeutet das den Übergang in eine irreversible Phase der Schädigung, die meistens mit dem Zelltod gleichbedeutend ist.

Vom klinischen Standpunkt aus möchte ich der scharf gefaßten theoretischen Definition eine allgemeinere Begriffsbestimmung der Narkose gegenüberstellen und sie als einen künstlichen Schlaf durch chemische Mittel bezeichnen; einen Schlaf zu irgendwelchen therapeutischen Zwecken. Der Unterschied zwischen der biologischen und unserer Fassung der Definition liegt darin, daß der praktische Mediziner unter dem Begriff Narkose nicht die Zellnarkose als biologische Erscheinung versteht, sondern nur an die Narkose des Zentralnervensystems zu denken gewohnt ist. Aber auch er betrachtet eine reversible Vergiftung als das Wesen dieser Narkose.

Vom klinischen Standpunkt aus bezeichnet man ferner die Narkose des Menschen als Allgemeinnarkose, um sie hierdurch gegenüber einer örtlichen Narkose peripherer Nerven bzw. der örtlichen Betäubung abzugrenzen. Wie man weiß, stehen die beiden Verfahren im praktischen Gebrauch in schärfster Konkurrenz. Es lassen sich nicht nur alle Operationen in Allgemeinnarkose, sondern auch alle in örtlicher Betäubung oder Leitungsanästhesie durchführen. Der Chirurg muß sich von Fall zu Fall entscheiden, was das Bessere ist.

Es tauchte vom theoretischen sowohl wie klinischen Standpunkt die Frage auf, ob diejenigen Substanzen, die zur Allgemeinnarkose und zur örtlichen Betäubung Verwendung finden können, gemeinsame Merkmale aufweisen und wie sich das Wesen beider Verfahren unterscheidet.

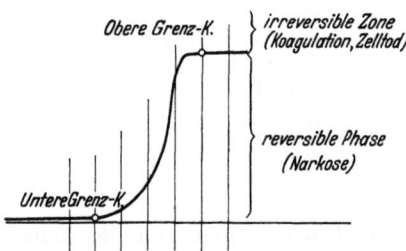

Abb. 1a. Schematische Kurve der Wirksamkeit eines Narkoticums nach Konzentrationen. Obere und untere Wirkungsgrenze. Reversible und irreversible Zone der Vergiftung. Die Wirkungskurve stellt eine S-förmige Linie dar.

Narkotica und Lokalanästhetica sind beide allgemeine Protoplasmagifte. Sie zeichnen sich beide durch Wasserlöslichkeit und durch hohe Affinität zu den Lipoiden des Organismus aus. Das aber sind die einzigen Merkmale, auf Grund welcher eine Zusammenfassung beider Gruppen chemischer Individuen erfolgen kann (GROS). Ihr Wirkungsmechanismus zeigt tiefgehende Unterschiede, welche vom klinischen Standpunkt aus zum mindesten eine scharfe Trennung ermöglichen. Innerhalb gewisser Konzentrationen nämlich *reizen die Allgemeinnarkotica den peripheren Nerven und lähmen die Nervenzellen. Demgegenüber lähmen Körper mit lokalanästhetischen Eigenschaften in durchaus charakteristischer Weise die Nervenendorgane und Nervenstämme, während sie am Zentralorgan zur Gruppe der Krampfgifte gehören* (FROMHERZ). Diese Erkenntnis ist insofern von großer Bedeutung, als man niemals Allgemeinnarkotica zu irgendwelchen lokalanästhetischen Zwecken verwenden kann, ohne dem Individuum erhebliche Schmerzen und Schädigungen zuzufügen. Andererseits muß man stets bei dem Übergang größerer Mengen lokalanästhetischer Mittel in die Blutbahn mit Vergiftungserscheinungen am Zentralorgan rechnen, welche sich klinisch fast immer in Krämpfen äußern und erst bei höchsten Vergiftungsgraden einer Lähmung weichen. Man sieht also, daß in bezug auf das Zentralorgan zum mindesten lokalanästhetisch wirksame Mittel und Narkotica Antagonisten sind. Man kann im Falle der Gefahr von ihnen wechselseitig Anwendung machen; jedoch hat die Erfahrung gelehrt, daß eine Prüfung unbedingt von Fall zu Fall erforderlich ist. Nur diejenigen Narkotica sind praktisch brauchbar, welche abgesehen von genügender narkotischer Wirksamkeit eine therapeutisch breite, zentrale Lähmungszone besitzen.

Aber es bestehen noch andere Unterschiede zwischen beiden Substanzgruppen und Methoden. Während lokalanästhetisch wirksame Substanzen als Depot örtlich in die Gewebe gebracht werden, so überliefert man im allgemeinen narkotisch wirksame Mittel einmalig oder kontinuierlich während der erforderlichen Zeit in gewissen Mengen der Blutbahn, aus welcher sie dann automatisch und unserem Einfluß entzogen an die Orte der Wirksamkeit gelangen. Damit ist *die Frage der Spezifität beider Verfahren* aufgeworfen worden. Während vom theoretischen Standpunkt aus die Lokalanästhesie als ein recht unspezifischer Vorgang sich darstellt, der mit einer ungeheuren Anzahl von Körpern chemischer

Art, aus deren Reihe sich besonders brauchbare erwiesen haben, durchgeführt werden kann, so muß man die Narkose demgegenüber als spezifisch ansehen. Zwar mag es unter biologischem Gesichtspunkt durchaus gerechtfertigt erscheinen, den Vorgang der Zellnarkose an sich als Adsorptionsvorgang verschiedenen Grades oder verschiedenen Ausmaßes anzusehen und deshalb unspezifisch zu nennen. Für uns aber besteht die zwingende Notwendigkeit, die Narkose als spezifisch zu bezeichnen, weil jedes Narkoticum seinen eigenen Aktionsradius besitzt und das Bild der Erfolgsreaktionen außerordentlich wechselt. Im Gegensatz zu den örtlich betäubenden Mitteln müssen wir an dieser Spezifität festhalten, weil die Narkotica in die Blutbahn gegeben werden und sich entsprechend ihren Affinitäten zu bestimmten Geweben im Organismus verteilen. Daß diese Spezifität der Narkotica nicht mit dem Grade spezifischer Wirkungen von Curare, Adrenalin, Strychnin und anderen Körpern verglichen werden kann, hat praktisch keine Bedeutung. Für den Kliniker steht die Tatsache im Vordergrund, daß bei ein und derselben Schlaftiefe unter Verwendung differenter Mittel verschiedenartige Beeinflussungen des Zentralnervensystems auftreten, die sich in einem differenten Verhalten der Atmung, des Stoffwechsels, des Kreislaufes und der zur Erkennung der Schlaftiefe verwendbaren Reaktionen äußert. *Die Spezifität einer Narkose besteht also in einer Spezifität der Verteilung.*

B. Die verschiedene Empfindlichkeit nervösen Gewebes.

Daß die Allgemeinnarkose tatsächlich eine Narkose des Zentralnervensystems ist, wurde schon im Jahre 1870 von BERNSTEIN gezeigt. Er fand noch im Stadium tiefer Chloroform- oder Äthernarkose bei fehlenden Reflexen die peripheren motorischen Nerven durchaus erregbar. Zu gleichartigen Anschauungen kamen außer CLAUDE BERNARD und OVERTON viele andere Autoren, so daß diese Erkenntnis heute als völlig gesichert gelten kann. Ein Vergleich der Wirkungen verschiedener Narkotica stellt demnach nichts anderes dar, als einen Vergleich ihrer Wirkungen auf das Zentralorgan bei verschiedenen Konzentrationen. Daraus darf keineswegs der Schluß gezogen werden, daß während der Narkose ausschließlich das Zentralnervensystem von der Giftwirkung betroffen werde. Gerade das Gegenteil ist der Fall. Es unterliegen grundsätzlich alle Zellen des Körpers dem Einfluß der einverleibten Substanzen, jedoch ist die Verteilung der körperfremden Stoffe im Organismus sehr verschieden, die Empfindlichkeit oder die Resistenz der einzelnen Zellgruppen und Zellsysteme sind verschieden, und endlich zeigen die Reizschwellen der Erfolgsorgane große Differenzen. Organschädigungen, wie sie klinisch häufig nach längeren Narkosen beobachtet worden sind, könnten niemals erklärt werden, wenn sich die Giftwirkung unserer Narkotica ausschließlich auf das Zentralnervensystem erstreckte.

Es gibt eine Fülle von Beobachtungen über die Empfindlichkeitsskala verschiedener Gebiete des Organismus. Übersieht man zunächst, in welchen Gewebsarten während einer allgemeinen Narkose die Hauptmengen der einverleibten Substanzen sich sammeln, so wird man zunächst entdecken, daß die lipoidreichen Gebiete und Zellgruppen, Organe oder Organsysteme viel größere Mengen adsorbieren als Muskeln oder Bindegewebe. Aus Versuchen von OVERTON geht hervor, daß zur Lähmung der motorischen Nervenendigungen die dreifache Konzentration des betreffenden Narkoticums, Chloroform oder Äther, erforderlich war, als zur Lähmung der zentralen Synapsen, d. h. daß die Zentralorgane ihre Funktionen bei erheblich niedrigeren Konzentrationen des umgebenden Mediums einstellen, als periphere Teile des Nervensystems. Man erkannte sehr bald, daß das Großhirn viel empfindlicher ist als der Hirnstamm, die Medulla oblongata oder das Rückenmark. WALLER beobachtete bei Verwendung von

Chloroform und Äther eine wesentliche Differenz zwischen der narkotischen Grenzkonzentration und dem Ausfall der Muskeltätigkeit. Letztere war nämlich 3—6mal höher als erstere. Die indirekte Reizung des Muskels versagte in Versuchen mehrerer Autoren gesetzmäßig erheblich früher und bei niedrigeren Konzentrationen als die direkte Reizung (Literatur s. WINTERSTEIN). Die Empfindlichkeitsskala nervöser Apparate gegen narkotische Wirkungen wird von WINTERSTEIN in folgender Reihe angegeben:

1. Die zentralen Verbindungsgewebe (Synapsen);
2. die peripheren Verbindungsgewebe (Nervenendorgane);
3. die peripheren Nerven;
4. die Muskeln.

Auch von dem Herzen kennt man derartig erhebliche Unterschiede der Empfindlichkeit verschiedener Teile des Reizleistungssystems. Im Herzen werden nämlich die nervösen Mechanismen viel früher und stärker beeinflußt, als die motorischen Gewebe. Hier lautet die Empfindlichkeitsskala: Ganglion, Nerven oder Nervenendigungen, Muskeln. Die autonome und die Reflextätigkeit des Herzens verschwinden unter dem Einfluß von narkotischen Substanzen gleichzeitig, die Nerven reagieren doppelt, die Muskeln 3—4mal solange Zeit als das Ganglion (Literatur s. KOCHMANN).

Praktisch ist in dieser Hinsicht von besonderer Bedeutung, daß auch innerhalb des Zentralorganes keine einheitliche und gleichartige Wirkung der Narkotica stattfindet, sondern daß sich auch anatomisch zusammengehörige Abschnitte different verhalten. So entsteht ein überaus verwirrendes und buntes Bild der verschiedensten Erfolgsreaktionen. Erregungszustände und Lähmungszustände der verschiedensten Zonen überlagern einander.

Am bekanntesten und auffallendsten ist in dieser Hinsicht *die hohe Resistenz des verlängerten Markes und seiner lebenswichtigen Zentren gegen narkotische Gifte.* Während z. B. die Tätigkeit des Atemzentrums unter Vollnarkose mit Äther sich noch ungestört vollzieht oder sogar zu Beginn des Toleranzstadiums angeregt sein kann, befindet sich der größte Teil des Gehirns, vor allen Dingen die Regionen des Großhirns, schon im Lähmungszustand. Das Bewußtsein ist erloschen, die Sensibilität ist erloschen und die Reflexe sind ausgefallen. Auf der hohen Resistenz der Zentren des verlängerten Markes *beruht in der Hauptsache die praktische Anwendungsmöglichkeit der Narkose, denn wir wären niemals in der Lage einen Menschen zu betäuben, wenn gleichzeitig die lebenswichtigen Zentren von vornherein mit ausgeschaltet würden.*

Im Zustande der Reflexlosigkeit während der Narkose sind die peripheren Nervenstämme noch gut reaktionsfähig und nahezu unbeeinflußt. So, wie dies die Physiologen und Pharmakologen im Experiment am Tier gefunden haben, kann jeder intra operationem feststellen, daß während der Vollnarkose bei Reizung eines peripheren motorischen Nerven der zugehörige Muskel noch zuckt.

HITZIG hat seinerzeit Versuche ausgeführt, die erwiesen, daß im direkten Reizversuch unter Äthernarkose die motorischen Zentren des Großhirns noch lange, nachdem die Reflexe und sensiblen Bezirke des Gehirns erloschen waren, reagierten. Unter Chloroform- und Äthernarkose kann man stets durch Heraufgehen mit den Dosen auch eine völlige Ausschaltung der motorischen Regionen erreichen, mit Alkaloiden z. B. Morphin (GOTTLIEB-MEYER) dagegen starben die Tiere vor Erreichung völliger Reaktionslosigkeit der motorischen Großhirnbezirke. Versuche von BERNSTEIN haben am Rückenmark dieselbe Differenz der Empfindlichkeit zwischen motorischen und sensiblen Elementen ergeben.

Es gibt Parallelerscheinungen dieser Art auf dem Gebiete der Leitungsanästhesie. A. BIER hat hier nämlich schon 1899 gefunden, daß bei Vornahme der Lumbalanästhesie die verschiedenen sensiblen Qualitäten für Schmerz,

Kälte, Berührung und Tiefensensibilität nicht gleichzeitig ausfallen, sondern daß eine bestimmte, geradezu gesetzmäßige Reihenfolge zustande kommt. Stets fallen die sensiblen zentripetalen Bahnen erheblich früher, oder bei niedrigeren Konzentrationen aus als die zentrifugalen, motorischen Nervenelemente. Diese eigenartige Beobachtung konnte in vergleichenden Versuchen mit verschiedenen Lokalanästhetica und verschiedenen Methoden von JONAS und KILLIAN erneut bestätigt werden. Man kam, entgegen der WINTERSTEINschen These, daß nur ein Schwellenunterschied vorliege, doch zu dem Ergebnis, daß eine echte verschiedene Empfindlichkeit sensibler und motorischer Nervenelemente gegen Gifte von der Art der Lokalanästhetica vorliegen müsse, eine Meinung, die von den meisten Pharmakologen geteilt wird.

Insofern glauben wir auch nicht, daß bei der Allgemeinnarkose, die hier genannten Empfindlichkeitsdifferenzen verschiedener Gebiete des Zentralnervensystems ausschließlich und allein auf dem Verteilungsschlüssel beruhen, sondern daß auch für gleichartige Konzentrationen wesentliche Unterschiede der Schwellenwerte vorliegen.

Die verschiedene Empfindlichkeit der Hirnregionen ist für die Praxis der Narkose von außerordentlich großer Bedeutung, da wir ja gezwungen sind, an der Art und dem Grad der Erfolgsreaktionen die Tiefe des Schlafes zu erkennen. Die mannigfaltigen Verschiedenheiten der Wirkung auf das Atemzentrum, auf die Pupillenreaktion und die Pupillengröße, auf das Verhalten des Herzens, des Pulses, des Blutdruckes, der strömenden Blutmenge usw. bei Verwendung verschiedenartiger Narkotica sehen wir als Symptom an, daß hier nicht nur Empfindlichkeitsdifferenzen, sondern wahrscheinlich auch Verteilungsdifferenzen vorliegen, die praktisch als spezifische Affinitäten in Erscheinung treten. Die verschiedene Empfindlichkeit der Gehirnbezirke bedarf einer Erklärung. Es scheint nach den Versuchen von SHERRINGTON, daß in der Hauptsache die Umschaltstellen (Synapsen) die empfindlichsten Teile des Nervengewebes sind und daß sie am frühesten ausfallen. Zu der gleichen Auffassung kamen jüngst FORBES und MILLER auf Grund elektrischer Reizversuche an Groß- und Kleinhirn von Katzen unter Äther. Daher muß man erwarten, daß alle diejenigen nervösen Systeme, welche viele Synapsen enthalten, empfindlicher sind und früher ausfallen als andere mit einer geringen Anzahl von Umschaltstellen. Auf Grund dieser Anschauung erklärt man sich heute die vielfach beobachtete Resistenz gewisser autonomer Zentren, z. B. diejenige für die Atmung, für gewisse Bewegungsvorgänge, wie Kratz-, Flucht- und Laufbewegungen (GRAHAM-BROWN), deren Tätigkeit noch vorhanden sind, wenn die Reflextätigkeit des Rückenmarkes schon erloschen ist.

Nach SCHLEICH werden entwicklungsgeschichtlich die ältesten Bezirke zuletzt, die jüngsten Hirnbezirke zuerst von der Lähmung betroffen. Auch die Länge des Weges, den die Erregungsimpulse zu durchlaufen haben, scheint eine gewisse Bedeutung für die gesamten Vorgänge zu besitzen. Man ist zu der Anschauung gekommen, daß, je größer die Strecken eines Systems sind, desto früher sich Ausfallserscheinungen durch Narkotica bemerkbar machen.

Erregung und Lähmungsphase.

In der WINTERSTEINschen Definition der Narkose ist die Bedeutung der Konzentration für das Zustandekommen narkotischer Erscheinungen hervorgehoben. Wir haben in dieser Hinsicht schon bemerkt, daß die Bedeutung der Konzentrationen sich dahingehend äußert, daß entsprechend dem ARNDT-SCHULZEschen Gesetz bei schwachen Konzentrationen Erregungszustände auftreten, welche bei höheren Konzentrationen in Lähmungserscheinungen übergehen.

Beide Phänomene spielen sich aber, sofern es sich um Narkose handelt, im reversiblen Gebiet ab und sind scharf von der irreversiblen Phase der Zellveränderungen zu trennen. Die charakteristische Wirkung der Narkotica ist deshalb auch nicht die pränarkotische Erregbarkeitssteigerung, sondern sozusagen die zweite Phase ihrer Wirkung, die Erregbarkeitsverminderung oder Lähmung.

Daß es tatsächlich gesetzmäßig vor Ausbildung narkotischer Lähmungen zu einem Stadium der Erregung kommt, war Gegenstand außerordentlich zahlreicher physiologischer und pharmakologischer Untersuchungen. Die Beobachtung an den verschiedenen Organen und Organsystemen, am Herz, am Muskel, an der glatten Muskulatur, Beobachtung der Stoffwechselvorgänge und Oxydationsprozesse usw. haben alle zu dem übereinstimmenden Ergebnis geführt, daß schwache Konzentrationen die Lebensfunktionen der Zellen steigern, starke sie dagegen lähmen.

Natürlicherweise hat man sich über das Vorkommen dieser Erregungsphase Gedanken gemacht und sie zu erklären versucht. Am deutlichsten erleben wir

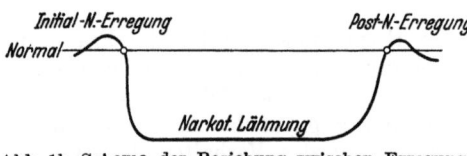

Abb. 1b. Schema der Beziehung zwischen Erregung und Lähmungsphase einer Narkose.

sie klinisch in der Form der Exzitation. Es ist dies ein Zustand von motorischer Unruhe, erhöhtem Muskeltonus mit Rigidität, manchesmal sogar tonisch-klonischen Zuckungen, krampfartigen Erscheinungen, welche endlich der Entspannung weichen. Gleichzeitig finden sich in dem klinischen Verlauf einer Narkose während der Erregungsphase Hyperventilation, Tachykardie, Erhebung des Blutdrucks über das Ausgangsniveau und auch manchmal entsprechende Veränderungen am Stoffwechsel. Für das Atemzentrum hat CUSHNY bewiesen, daß diese initiale Ventilationssteigerung tatsächlich auf einer zentralen Erregung beruht, weil sie trotz Durchschneidung der beiden Vagi und trotz Ausschaltung höherer Hirnzentren bestehen bleibt.

Unter den Erklärungsversuchen für das Phänomen der pränarkotischen Erregbarkeitssteigerung spielte die sog. Hemmungstheorie seiner Zeit eine gewisse Rolle. Man glaubte nämlich, die Erregungsphänomene kämen durch einen Wegfall von Hemmungsimpulsen zustande, etwa so, wie KRAEPELIN dies vom Alkoholrauschzustand angenommen hat. Neuerlich erklärt man von physiologischer Seite dagegen die Steigerung der Erregbarkeit und Steigerung der Leistung in der Initialphase der Narkose durch eine Störung des sog. Erholungsvorganges. Diese Erkenntnisse beruhen vor allen Dingen auf den Untersuchungen von MEYERHOFF, FRÖHLICH, WALLER und BORUTAU (Literatur bei WINTERSTEIN), die zunächst den Muskelstoffwechsel bzw. die Milchsäureresynthese betreffen. Ihren Anschauungen zufolge soll nämlich die Kontraktion der Muskelfibrillen sekundär durch die nervös eingeleitete, explosionsartige Entstehung einer wirksamen Muskelsubstanz zustande kommen, welche wahrscheinlich mit der Milchsäure identisch ist. Sozusagen im Augenblick der Entstehung dieser wirksamen Substanz werden aber $^4/_5$ durch Resynthese neutralisiert. Auf diese Weise soll es nur zu einer Teilwirkung der gebildeten Milchsäure kommen können. Verzögert sich dieser Resynthesevorgang etwas, so würde die gebildete Milchsäure in größerem Umfange als Reiz zur Kontraktion sich auswirken können und daher praktisch eine Leistungssteigerung resultieren. Unter diesen Umständen kann man nicht von einer effektiven Steigerung der Erregbarkeit, sondern höchstens von einer scheinbaren sprechen. Nach WINTERSTEIN darf diese zunächst nur auf den Muskelstoffwechsel beschränkte Vorstellung verallgemeinert werden, so daß sie auf alle Bewegungs- und Leistungsvorgänge im

Organismus Anwendung finden kann, also auch zur Erklärung der Erregungsphase durch Narkotica herangezogen werden darf.

Von klinischer und wohl auch pharmakologischer Seite verbindet man stets
die Beobachtung von Exzitationserscheinungen während der Narkose mit der
Vorstellung einer Reizung der motorischen Rindenregionen durch die dorthin
gelangenden, zunächst schwachen Konzentrationen des Narkoticums. Daß das
Potentialgefälle eine wichtige Rolle bei dem Ausbruch motorischer Unruhe
spielt, haben wir mehrfach hervorgehoben auf Grund der Beobachtung, daß
milde Anflutungsweise die Exzitationserscheinungen fast vollkommen unter-
drücken kann, ein Umstand, auf den man von pharmakologischer Seite bisher
nicht genügend geachtet hat.

Das Stadium der Erregung wird gesetzmäßig bei jeder Narkose zweimal
durchlaufen und zwar bei der Anreicherung sowohl, wie während der Ausscheidung. Zum Teil sind die Erscheinungen der Erregung klinisch gänzlich bedeutungslos, zumeist aber recht unangenehmer Natur, und wenn es in der Macht
des Praktikers steht, so sucht er sie zu vermeiden. Gelegentlich wohl können
analeptische Erscheinungen von Vorteil für das betreffende Individuum sein.
So zeigte es sich z. B., daß die bekannte analeptische Wirkung des Äthers auf
das Atemzentrum überaus günstig ist. Meist jedoch verschwinden alle diese
Vorteile unter einem Übermaß von Nachteilen. Oft ist man geradezu gezwungen,
das Erregungsstadium eines Narkoticums durch Vorausdosierung irgendwelcher
Mittel, welche die motorischen Zentren dämpfen, zu mildern. Das Ziel eines jeden
Narkotiseurs ist deshalb die Erreichung des schmerzlosen Stadiums, der Bewußtlosigkeit und Entspannung ohne besondere Exzitationserscheinungen. Es ist
daher auch zu verstehen, daß man im medizinischen Sprachgebrauch mit
dem Ausdruck „Narkose" niemals die erregenden Wirkungen, sondern ausschließlich die zu therapeutischen Zwecken brauchbare reversible Lähmungs-
erscheinung meint.

C. Die Bedeutung der chemischen Konstitution der Narkotica.

Die Narkose beruht auf einem Zusammentreffen eines chemischen Agens
mit einem lebenden Organismus. Der Ausfall der Gesamtreaktion hängt einerseits von der Empfindlichkeit des betreffenden Organismus und seiner einzelnen
Teile gegen das zur Verwendung gelangende Gift ab, andererseits von der Wirkungsstärke des betreffenden Narkoticums. Was die Empfindlichkeitsunter-
schiede des menschlichen Organismus, vor allen Dingen zwischen dem normalen
und dem kranken Körper anbetrifft, so sollen die klinischen Erfahrungen hierüber in einem besonderen Abschnitt über die Narkoseempfindlichkeit und erhöhte Shockbereitschaft in ihren Beziehungen zur Indikation erläutert werden.
Hier beschränken wir uns kurz auf die Nennung einiger Einflüsse biologischer Art.

Man konnte die eigenartige Feststellung machen, daß erhebliche Unterschiede
narkotischer Wirkungen zwischen dem Kaltblüter und dem Warmblüter bestehen
und daß die Empfindlichkeit hoch entwickelter Organismen eine weitaus größere
gegen Narkotica ist, als irgendwelcher Individuen einer niederen Entwicklungsstufe. Die Differenzen drücken sich in den zur Narkose erforderlichen Grenzkonzentrationen deutlich aus; das schwache Narkoticum Kohlensäure z. B. tötet
schon in Konzentrationen von 20—30% einen Warmblüter in wenigen Stunden.
Der Kaltblüter dagegen verträgt derartige Gasmengen tagelang. Offenbar hängt
diese merkwürdige Tatsache mit dem Einfluß der Körpertemperatur zusammen.
Das gesamte Stoffwechseltempo ist eben beim Kaltblüter ein bedeutend lang-
sameres als beim Warmblüter. Allerdings haben die Bemühungen, die Einflüsse

der Temperatur auf die Wirkungsstärke gleicher Konzentrationen zu erklären, keine einheitlichen und zuverlässigen Resultate ergeben. Ohne Zweifel jedoch hat die Temperatur Einfluß auf die Löslichkeitsverhältnisse und auf diese Weise auch auf die Wirkung (und zwar durch Änderung des Teilungskoeffizienten). Ein schöner Versuch von H. H. MEYER kann dies demonstrieren. Kaulquappen, welche mit der Grenzkonzentration von Chloralhydrat narkotisiert worden waren, erwachten durch Abkühlung der Lösung, in der die Tiere schwammen, und durch Erwärmen derselben, konnte wiederum ein Einschlafen erzielt werden. Zahlreiche Narkotica zeigen bei Temperaturzunahme Verstärkung der Wirkung; andere wieder, darunter auch das Chloroform und der Äther, verlieren durch Temperaturerhöhung an narkotischer Kraft, ein Phänomen, das sich meines Erachtens zwanglos durch die Ausdehnung der Gase und Dämpfe erklären läßt. Die Unterschiede zwischen dem Kaltblüter und dem Warmblüter machen sich auch beim Dauerversuch bemerkbar. So ist es bekannt, daß man den Kaltblüter, z. B. den Frosch, mühelos stunden- und tagelang in einem reversiblen, tiefen narkotischen Zustand erhalten kann, während der Warmblüter gesetzmäßig schon nach wenigen Stunden derartig geschädigt ist, daß er zumeist eingeht. Hier sei nebenbei ergänzend bemerkt, daß man am Kaltblüter (Frosch) durch seine ausreichende Hautatmung in der Lage ist, reversible Narkosetiefen zu erzeugen, welche mit Atemstillstand, ohne daß das Tier stirbt, einher gehen. Auf diese Weise ist man in die Lage versetzt, Narkosestadien und Symptome zu untersuchen, welche beim Warmblüter jenseits der Todesgrenze (durch Atemlähmung) liegen.

Durch eine Reihe moderner Untersuchungen über die Wirkung der Lokalanaesthetica hat man Kenntnis davon bekommen, daß Elektrolytverschiebungen und das Vorhandensein bestimmter Ionen die Wirkungsstärke zu beeinflussen imstande sind. Ob diese Beobachtung auch generell auf das Gebiet der Narkose übertragen werden darf, ob also Verschiebungen der p_H-Zahl und ein Wechsel im Gleichgewicht der im Körper normalerweise vorhandenen Ionen Veränderungen der Wirkung verursachen, ist meines Erachtens möglich, aber bisher praktisch noch nicht durchuntersucht. Dagegen hat man andererseits festgestellt, daß die Narkose selbst einen Eingriff in den Säurebasenhaushalt des Organismus bedeutet und hier Verschiebungen zur Folge hat.

OVERTON äußerte einmal die Ansicht, daß die Empfindlichkeit des Organismus mit der Entwicklungsstufe wachse. Hierfür scheinen FÜHNERs berühmt gewordene Versuche mit höheren Alkoholen zu sprechen. Er beobachtete tatsächlich eine Zunahme der Giftigkeit in der Reihe der Entwicklungsstufen des Zentralnervensystems.

Viel faßbarer als die Einflüsse von seiten des lebenden Organismus auf die Verlaufsreaktionen der Narkose ist die Beziehung zwischen chemischer Konstitution der Mittel und der aus ihr resultierenden narkotischen Wirkungsstärke. Sie hängt ganz von der Struktur des Moleküls und den dadurch bedingten physikalisch-chemischen Eigenschaften des Mittels ab.

Man hat im Laufe der Zeit immer wieder feststellen können, *daß alle diejenigen Substanzen, welche Wasserlöslichkeit und Fettlöslichkeit gleichzeitig besitzen, narkotisch wirken können,* eine Tatsache, auf welche wir noch oft zurückkommen müssen. Es gelten für derartige Substanzen eine Reihe wichtiger Gesetze. So hat man für die kohlenstoffhaltigen Narkotica die Regel erkannt, daß innerhalb homologer Reihen die narkotische Wirksamkeit mit der Zahl der Kohlenstoffatome im Molekül ansteigt. Diese Erscheinung wird kurz als das „RICHARDSONsche Gesetz der homologen Reihen" (1862) bezeichnet. Die Steigerung der narkotischen Kraft von Glied zu Glied einer Kette ist an den verschiedensten biologischen Reaktionen geprüft worden (vgl. hierzu die Literatur bei KOCHMANN und bei WINTERSTEIN). Sie bezieht sich sowohl auf das periphere Nervensystem als auf den muskulären Apparat, auf Stoffwechselprozesse, Entwicklungshemmungen, Reaktionen am Flimmerepithel, enzymatische Prozesse und viele andere Reaktionen. Das RICHARDSONsche Gesetz ist gültig für die Alkohole und für alle Gruppen indifferenter Narkotica. WINTERSTEIN betont, daß dieses Gesetz allgemein von großer Bedeutung sei, denn es beschränke sich nicht nur auf vitale Erscheinungen und sei nicht gebunden an morphologische oder physikalisch-chemische Strukturen, ferner nicht gebunden an das Vorhandensein eines organisierten Substrates oder für den Organismus charakteristischer Verbindungen.

Gelegentlich des Studiums der höheren Gasnarkotica und ihrer Wirkungsstärke konnten wir erneut die Richtigkeit dieser Regel bestätigen. Die Wirkung dieser Mittel, so wie sie in der folgenden Tabelle vergleichsweise aufgezeigt wird, nahm von Stufe zu Stufe in der Reihe der gasförmigen Substanzen zu und es war der erste flüssige Körper dieser Reihe, nämlich das Amylen mit 5 Kohlenstoffatomen im Molekül weit stärker als die 4-kohlenstoffatomigen, gasförmigen, verwandten Substanzen, die Butylene und das Butadien.

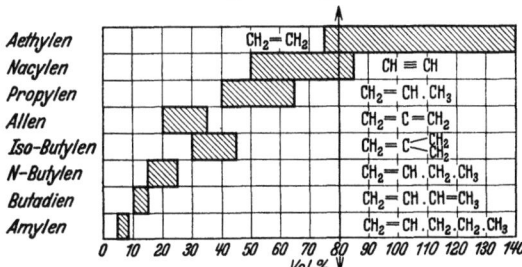

Abb. 2. Vergleich der narkotischen Wirkungsbreite der ungesättigten Kohlenwasserstoffe (Gase) in Beziehung zu ihren Konstitutionsformeln nach eigenen Untersuchungen am Tier. Die schraffierten Zonen stellen den möglichen Verwendungsbereich des betreffenden Gases unter Aufrechterhaltung der 20 %-Grenze für das Nährgas, den Sauerstoff dar. Die Werte für Äthylen über 90 % sind von anderer Seite durch Überdruckversuche ermittelt worden.

In derselben Untersuchungsreihe bestätigte sich damals eine zweite Gesetzmäßigkeit, die wir die „Regel der verzweigten Ketten" zu nennen pflegen. Es tritt nämlich eine Wirkungsminderung bei isomeren Verbindungen mit verzweigter Kette ein. Je stärker die Verzweigung, desto ausgesprochener wird die Abschwächung der narkotischen Kraft. Vergleiche hierzu die Formeln und Wirkungsstärken des normalen Butylen und das Isobutylen. Umgekehrt tritt bei dem Auftreten von Doppelbindungen oder gar Dreifachbindungen im Molekül eine Steigerung der narkotischen Wirksamkeit auf, und zwar ist graduell die Dreifachbindung der Doppelbindung erheblich überlegen. Wir fanden damals nicht nur das Isobutylen dem normalen Butylen narkotisch stark unterlegen, sondern wir fanden das Butadien mit 2 Doppelbindungen im Molekül dem normalen Butylen mit einer Doppelbindung überlegen. Das alles (vgl. hierzu stets die Tabelle) mit 2 Doppelbindungen erwies sich als stärker wie das Propylen, welches eine solche Doppelbindung besitzt. Am markantesten zeigt sich diese eigenartige Gesetzmäßigkeit jedoch, wenn man das Äthylen und das Narcylen vergleicht. Die Dreifachbindung des Acetylen führt zu einer fast doppelt bis dreifach so starken narkotischen Wirkung als diejenige des Äthylen, ein Unterschied, welcher ja klinisch stark in Erscheinung getreten ist.

Am Menschen nämlich ebenso wie am Tier benötigt man bei der Verwendung des Äthylen zu narkotischen Zwecken eine Konzentration von mindestens 70—80% im Sauerstoffgemisch, während man im Durchschnitt bei einer Narcylennarkose mit 45—55%, ja manchmal sogar mit nur 30% auskommt.

Schon seit langer Zeit war ferner bekannt, daß die Halogensubstitution einen erheblichen Einfluß auf die Wirksamkeit der Narkotica ausübe. Am deutlichsten trat diese Wirkungssteigerung bei der Chlorsubstitution in Erscheinung. Irrtümlich glaubte man früher, daß sich hier eine spezifische Wirkung des Halogens bemerkbar mache, daß auf seinem Vorhandensein letzten Endes die Wirkungssteigerung beruhe. Man hat jedoch bald erkennen müssen, daß die Anzahl der substituierten Chloratome nicht das Wesen der Wirkungssteigerung darstellen. Führner fand z. B. eine Verbindung CCl_4 bei Einatmung nicht stärker, sondern deutlich narkotisch schwächer als das Chloroform ($CHCL_3$) mit drei Chloratomen im Molekül. Nach Binz steigt die Wirksamkeit in der Richtung steigender Chloratome im Molekül, also CH_4, $< CH_3 CL$, $< CH_2 CL_2$, $< CHCl_3$. Es erwies sich das CH_4 als sehr schwach wirksam. Kionka sowohl wie Führner vertreten die Anschauung, daß nicht das Chloratom an sich, sondern nur die durch sein Eintreten in das Molekül bedingte Gesamtveränderung der physikalisch-chemischen Eigenschaften der Substanz es sind, welche zur Verstärkung der narkotischen Wirkung führen. Eine Reihe von Autoren schlossen sich dieser Anschauung an. Eigenartigerweise soll das CCl_4 in wäßrigen Lösungen dem Chloroform überlegen gewesen sein, wie man annimmt, infolge einer Änderung der dynamischen Verteilungsverhältnisse.

Die Verstärkung der narkotischen Wirkung durch Einführung von Halogenen bezieht sich durchaus nicht nur auf die Abkömmlinge des Methan, sondern ist allgemein für die verschiedensten chemischen Körper gefunden worden. Aus der Praxis der Narkose sei hier vor allen Dingen an den Tribromäthylalkohol, das Avertin, und an zwei Barbitursäuren gedacht, nämlich das Noctal und das Pernocton, welche ein Bromatom in ihrem Molekül besitzen und sich durch besondere Wirkungsstärke ausgezeichnet haben.

Auch der Einfluß von Alkylradikalen auf die narkotische Wirkung ist bekannt. So ändern z. B. Anzahl und Stellung von Äthylgruppen bei den Disulfonen, Sulfonal, Trional, Tetronal die narkotische Wirkung.

Diese Angaben dienen nur als Beispiele für die Beziehungen zwischen Konstitution der Mittel und Wirkung. Auf Sondererfahrungen in chemischer und pharmakologischer Hinsicht kann hier nicht eingegangen werden.

D. Die Wirkung der Narkotica in Beziehung zur Applikationsart und die dadurch bedingten typischen Verlaufskurven.

Wir haben als die wesentlichsten Eigenschaften der Narkotica die Wasserlöslichkeit und Lipoidlöslichkeit bezeichnet. Auf ihnen nämlich beruht das Vermögen dieser Substanzen, in die Gewebe des Organismus einzudringen, zu verweilen und zu wirken. Hierbei kommt offenbar der Wasserlöslichkeit die Rolle des Vehikels zu. Durch sie nämlich wird die Lösung des Narkoticums in den wäßrigen Anteilen des Blutes und der Gewebe ermöglicht. Dagegen scheint die Fettlöslichkeit, oder besser die Affinität der Narkotica zu den Lipoiden des Organismus, irgendwie im engeren Sinne mit dem Narkosegeschehen in der Zelle zusammen zu hängen. Zu welchen Vorstellungen man in dieser Beziehung gelangt ist, wird in dem Abschnitt über die Theorie der Narkose kurz erörtert werden. Praktisch interessiert zunächst der Wirkungsverlauf einer Narkose in Abhängigkeit von der Applikationsart und der Grenzkonzentration.

Auf Grund einer Mitteilung von Verzar findet keine allmähliche Zunahme narkotischer Wirkung statt, sondern es sollen von einer bestimmten Grenzkonzentration an bei allen Narkotica relativ plötzlich die bekannten Wirkungen auftreten. Zu ähnlichen Anschauungen ist jüngst auch die Mansfeldsche Schule gekommen, welche ein „Alles- oder Nichtsgesetz" der Narkose proklamiert und verteidigt hat. Eine Anerkennung der These konnte, wie aus den heftigen literarischen Polemiken mit Winterstein hervorgeht, nicht durchgesetzt werden.

Die Wirkungskurve der Narkotica sowohl wie der Lokalanästhetica verläuft S-förmig, d. h. unter einer minimalen Grenzkonzentration findet überhaupt keine Wirkung statt, über einer maximalen Grenzkonzentration kommt es zu einer irreversiblen Schädigung. Aus allen bisher bekannt gewordenen Versuchen der verschiedensten narkotischen Substanzen einschließlich der Gase weiß man, daß im Durchschnitt zwischen den Konzentrationen eines Mittels und den Reaktionsgrößen, welche sich in praxi als verschiedene Grade der Schlaftiefe äußern, im großen und ganzen ein proportionales Verhältnis besteht. Steigerungen der Konzentrationen haben parallel gehende Steigerungen der narkotischen Wirkung zur Folge. Eine von KOCHMANN angegebene, diese Beziehungen darstellende schematische Zeichnung sieht daher wie eine Treppe aus, deren Stufen durch Konzentrationsänderungen bewirkt sind und deren Niveau jeweils dem Anstieg der Anreicherung in Blut und Geweben entspricht.

Unter dem rein physikalischen Gesichtspunkt der Massenwirkung haben nun MEYER und GOTTLIEB BILLROTH, später auch MEYER und HOPF versucht, die molaren Konzentrationen der Narkotica am Orte der Wirksamkeit, nämlich den Gehirnlipoiden, zu berechnen. Sie haben angeblich im Durchschnitt für alle Inhalationsnarkotica und Gasnarkotica bei verschiedenen Tierarten eine mittlere molare Konzentration von 0,06 Moliküle pro Liter bei Beginn narkotischer Wirkungen für die Lipoide des Gehirns berechnet. Wir geben zur Demonstration der Verhältnisse eine Zusammenstellung ihrer Werte für diejenigen Narkotica wieder, die von praktischer Bedeutung sind.

Substanz	C=narkotische Konzentration in Vol.-%	W=Wirkungs-stärke = $\frac{100}{c}$	L = Löslich-keit. Koeffi-zient bei 37°	C-Lipoid = Konzentration des Nark. in Lipoid in Mol. pro Liter
N$_2$O	100	1	1,4	0,06
Chloräthyl . . .	5,0	20	40,5	0,08
Diäthyläther . .	3,4	29	50	0,07
Bromäthyl . . .	1,9	53	95	0,07
Chloroform . . .	0,44	228	265	0,05

KOCHMANN hat nun aber auf Grund der Löslichkeitswerte von 5 anderen Autoren dieselben Berechnungen für Chloroform durchgeführt und nur 0,021 bis 0,038 anstatt 0,05 wie MEYER und GOTTLIEB uns angaben, gefunden. Ja, KOCH-MANN hat sogar die Zahlen für andere Narkotica, insbesondere auch für die Gasnarkotica, durchgerechnet und außerordentliche Zahlendifferenzen, nämlich Werte zwischen 0,004 Mol. pro Liter bis 0,591 Mol. pro Liter, gefunden und dadurch den Nachweis erbracht, daß die Berechnungen von MEYER und seinen Schülern zu keinen genauen Ergebnissen geführt haben, aus denen man irgendwelche Schlüsse auf das Wesen der Narkose ziehen kann. Er selbst lehnt deshalb auch die Vorstellung ab, daß die Narkose eigentlich nichts weiteres bedeute, als eine Lösung in den Lipoiden des Zentralnervensystems, und nimmt eine spezifische Wirkungsdifferenz an.

Wären die MEYERschen Zahlen richtig, so könnten sie als wesentliche Stütze einer rein physikalischen Erklärung des Narkosegeschehens herangezogen werden. Dieser Versuch ist als gescheitert zu betrachten, eine Meinung, welche auch WINTERSTEIN in seinem Buch vertreten hat.

Bei gleicher narkotischer Wirkung fand man ferner in den wichtigsten Geweben analytisch sehr verschiedene Mengen differenter Narkotica; so z. B. 5mal so hohe Gewichtsprozente Äther als Chloroform und etwa doppelt so hohe Gewichtsprozente Chloroform al: Tetra-Chlorkohlenstoff (vgl. NICLOUX, STORM van Leeuven, Fühner, Kochmann u. a.), ein Ergebnis, das die Unrichtigkeit der Berechnungen von Meyer und Hopf, sowie der an sie geknüpften theoretischen Vorstellungen darlegt. Vor allen Dingen scheint mir der Einwand Wintersteins, daß bei allen derartigen Versuchen doch niemals die wahren Konzentrationsverhältnisse am Wirkungsort erfaßt werden könnten, sehr berücksichtigenswert zu sein.

Es bereitet keine besonderen Schwierigkeiten, wirksame narkotische Substanzen einem Organismus in beliebiger Menge einzuverleiben. Die mannigfaltigsten Methoden stehen zur Verfügung. Während die Kliniker gezwungen waren, sich eingehender mit diesem Problem zu befassen, um den Patienten Unannehmlichkeiten zu ersparen, hat man sich von pharmakologischer Seite gezwungen gesehen, viel größeres Interesse der Frage nach der Elimination der einverleibten Mittel zuzuwenden. Die Ausscheidungsverhältnisse sind nicht nur für den Narkoseverlauf, sondern geradezu für das Schicksal des Patienten von ausschlaggebender Bedeutung (vgl. hierzu die vorzügliche Arbeit von Loewe über die Exhalationsnarkotica gelegentlich der Avertindiskussion). Von welch praktischer Wichtigkeit es ist, ob ein Narkoticum in chemisch unverändertem Zustand den Körper wieder verläßt, so etwa wie Inhalations- und Gasnarkotica, oder ob die Ausscheidung auf dem Wege eines chemischen Abbaues zum Zwecke der Entgiftung vor sich geht, werden wir noch sehen. Das Tempo der Entgiftung beherrscht bei allen Hypnotica und Operationsschlafmitteln die Schlafdauer und unter Umständen eventuell Gefahren einer Kumulation.

Da die Entstehung einer Narkose nur dadurch erreicht werden kann, daß man die narkotische Substanz der Blutbahn übergibt, so interessiert zunächst einmal die Frage, welchen Einfluß die Applikationsmethode bezüglich des Verlaufes der Narkose ausübt. Die Wege, auf welchen man die Beschickung des Blutes zum Zwecke der Anreicherung in den lipoidreichen Zentralorganen vornimmt, beeinflußen wesentlich die Verlaufskurve der Allgemeinnarkose. Hiervon, und nicht nur von der Eigenart des verwendeten Moleküls, hängt die für einen genügend tiefen Schlaf in der Zeiteinheit erforderliche Dosis ab.

Betrachtet man vergleichsweise einmal kurz die verschiedenen Arten der Blutanflutung, so ergeben sich auffallende Unterschiede. Bei der iv-Injektion einer relativ hochprozentigen Lösung eines Narkoticums, wie es z. B. das Pernocton, das Endorm, das Amytal darstellt, wird durch einmalige Injektion eine sofortige Durchmischung des Blutes mit dem betreffenden Mittel erzielt. Dies hat zur Folge, daß unmittelbar während der Injektion die Anreicherung des Blutes vor sich geht und am Ende derselben der höchste Blutspiegel erreicht ist. Danach tritt, entsprechend der Labilität und Abbaufähigkeit der Substanz, ein über Stunden hinweg reichender Abfall der Eliminationskurve gemäß dem spezifischen Tempo der Entgiftung und Ausscheidung ein. Aus der Tatsache, daß am Ende der Injektion der höchste Blutspiegel erreicht ist, darf aber nicht geschlossen werden, daß auch die größte Schlaftiefe zur selben Zeit besteht. Da nämlich aus dem Blutorgan erst die lipoidreichen Zentren angereichert werden, so kann man auch bei denjenigen Substanzen, die große Affinität zu den Lipoiden besitzen, stets die Erreichung der größten Schlaftiefe nach Verlauf einer Zeitspanne von einigen Minuten feststellen. Je nach Eigenart des Mittels liegt der Kulminationspunkt der Schlaftiefe bei den iv-Methoden kürzer oder später hinter dem Kulminationspunkt des Blutspiegels.

Bei Einatmung von narkotisch wirksamen Gasen oder auch Dämpfen ist das Tempo der Aufnahme prinzipiell etwa demjenigen der iv-Injektion gleichzusetzen, weil die zarten Wände der Alveolen keinen allzu großen Widerstand für die Diffusion in das Blut darstellen. Jedoch hat man es hier durchweg mit chemischen Individuen zu tun, welche alle unverändert durch Exhalation wieder ausgeschieden werden. Deswegen kann man in diesen Fällen nicht von einer echten Depotbildung sprechen, wie man sie durch iv-Injektion eines Schlafmittels erreicht. Man ist vielmehr gezwungen, einen gewissen Blutspiegel durch kontinuierliche Zufuhr von frischen Mengen der Substanz, unter Berücksichtigung des Verlustes durch Abgabe an die Gewebe einerseits und durch Exhalation andererseits, auf der gewünschten Höhe zu erhalten. *Bekanntlich bringen diese Verhältnisse den bedeutenden Vorteil mit sich, derartige Narkosen willkürlich steuern zu können.* Gewiß besteht auch bei solchen Methoden schließlich ein gewisses Depot narkotischer Substanzen im Organismus unter Bevorzugung der fettreichen Regionen, aber derartige Depots sind dem Charakter nach, verglichen mit den Hypnotica und den Operationsschlafmitteln, viel labilerer Art, da sie bei Unterbrechung der Zufuhr sofort steil abfallen. Es ist eine bekannte Tatsache, daß die Quantität vorhandenen Körperfettes und die Größe lipoidreicher Gewebe eine praktisch nicht unbedeutende Rolle als Reservoir spielen und auf die zeitlichen Verhältnisse der Anflutung und Abflutung narkotischer Mittel, sowie auf die Gesamtdosen wesentlichen Einfluß haben.

Bei der Rectalnarkose wird die Verlaufskurve, abgesehen von der Resorbierbarkeit des hierzu verwendeten Präparates, durch die Schleimhäute des Darmes, von dem Resorptionstempo der zur Verfügung stehenden, resorbierenden Fläche und der Konzentration des Mittels bestimmt. Es liegen hier insofern besondere Verhältnisse vor, als die Anreicherung des Blutes gegenüber den anderen Verfahren wesentlich veränderte Verhältnisse aufweist. Ähnliche Bedingungen liegen bei den selten verwendeten im- und sc-Methoden vor. Während Substanzen, die man zwischen die Muskelcapillaren gebracht hat, noch relativ rasch vom Organismus aufgenommen werden, so ist es für die subcutane Injektionsmethode charakteristisch, daß die Aufnahme in einem sehr flachen, milden Anstieg verläuft und daher auch sehr lange dauert. Nur relativ selten hat man ferner für rein narkotische Zwecke die orale Einverleibung benutzt. Neuerdings hat SELLHEIM eine likörartige Scopolaminmischung, „Skopan" genannt, angegeben, welche einen leichten Dämmerzustand mit relativer Schmerzlosigkeit zu erzeugen vermag. Wir wissen, daß im Durchschnitt die Resorption per os langsam verläuft und die Anflutung daher relativ lange Zeit in Anspruch nimmt.

Die Resorptionsverhältnisse spielen eine entscheidende Rolle für die zu narkotischen Zwecken erforderlichen mittleren Dosen. Es hat sich fast in allen pharmakologischen und klinischen Versuchen immer wieder die Tatsache feststellen lassen, daß ziemlich regelmäßige Beziehungen zwischen den Größenordnungen der Dosen bestehen, je nachdem sie per os, im oder iv, einverleibt worden sind, und zwar hat man gefunden, daß die Dosen in einer bestimmten Reihenfolge ansteigen. Die geringsten Mengen sind stets für die iv-Injektion erforderlich. Es folgt die im-Dosis, welche im Durchschnitt 2—3mal, die sc, welche durchschnittlich 6mal und die Dosis per os, die durchschnittlich 10mal so groß wie die iv-Dosis ist. Natürlich variieren diese Verhältniszahlen von Präparat zu Präparat. Eine Durchschnittsdosis für die Inhalation kennen wir dem Charakter dieser Methode nach nicht. Hier ist man gezwungen, sich lediglich auf die für gewisse Schlaftiefen erforderlichen Grenzkonzentrationen im Blut selbst zu beziehen, allenfalls auch die Konzentrationen in der Inhalationsluft zu berücksichtigen. Würde man einen Vergleich mit der Dosierung bei anderen Applikationsarten ziehen, so käme meines Erachtens nur die etwaige Gleichsetzung mit den intravenösen Dosen bei Dauerinfusion in Frage, so wie sie von der iv-Hedonal- oder Isopralnarkose bekannt sind.

Es gibt auf Grund der eben geschilderten Verhältnisse für die allgemeinnarkotisch wirksamen Substanzen auf Grund ihrer physikalisch-chemischen

Bedingungen, das ist die spezifische Löslichkeit in Wasser und in den Lipoiden, wesentliche Verteilungsunterschiede und Wirkungsunterschiede. Demzufolge lassen sich auch im großen und ganzen je nach der Applikationsart voraus bestimmbare Verlaufsunterschiede der Narkosekurven erkennen.

Dieselben Gesetzmäßigkeiten, welche für die künstliche Anreicherung einer narkotisch wirksamen Substanz im Blut und in den Geweben gelten, bestimmen auch die Ausscheidungsverhältnisse. Man ist tatsächlich bei allen Depot-Allgemeinnarkotica irgendwelcher Herkunft ohne Rücksicht auf die Methode der Darreichung vollkommen abhängig von den Eliminationsverhältnissen und der Ausscheidungsart des Mittels, sowie dem Ausscheidungstempo. Es kommt auf die Zerstörung, den Abbau, die Abgabe und die Entgiftung im Organismus, also nicht nur auf die Eigenart der chemischen Zusammensetzung des Mittels, sondern auch auf die Funktionen des Körpers, insbesondere auf diejenigen der

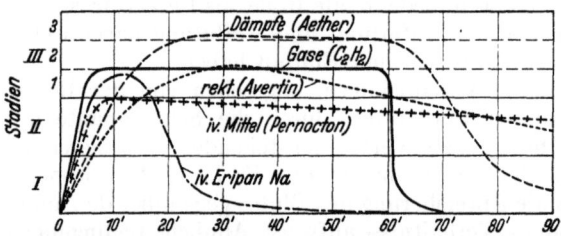

Abb. 3. Schema der typischen Verlaufskurven verschiedener Allgemeinnarkotica nach Schlaftiefe und Zeit geordnet. Man beachte vor allem die Differenz der Abflutungsphasen.

Leber, der Niere, der Atmung und des Kreislaufes an. In dieser Hinsicht, so hat die Erfahrung gelehrt, kann man fast alle Abkömmlinge der Barbitursäure, das Avertin und das Hedonal unter eine Gruppe zusammenfassen und sie den gesamten Inhalations- und Gasnarkotica gegenüberstellen. Denn bei den ersteren geschieht die Ausscheidung durch chemischen Abbau und Entgiftung, bei den letzteren dagegen durch Exhalation der unveränderten Substanz.

Zur Demonstration dieser Verhältnisse füge ich ein Vergleichsschema der typischen Verlaufskurven von Narkosen nach verschiedener Applikationsart bei, und zwar ist gewählt als Beispiel für ein Inhalationsnarkoticum der Äther in Dampfform, als Gasnarkoticum das Narcylen, als rectales Narkoticum das Avertin und als iv-Injektions-Basisnarkoticum das Pernocton, als iv-Rauschnarkoticum, das Evipannatrium. Die Schlaftiefen und Schlafzeiten sind in der kleinen Tabelle, welche nur als rohes Schema angesehen werden darf, mit berücksichtigt worden. Man erkennt aus der Zeichnung, daß entsprechend der angewandten Technik bei allen denjenigen Mitteln, welche einmalig direkt durch Injektion der Blutbahn übergeben worden sind, ein sehr steiler Anstieg während der Injektion entsteht, dessen Kulminationspunkt etwa am Ende der Injektion erreicht ist. Danach biegt die Kurve unter sanfter Neigung nach abwärts um und verläuft entsprechend dem Entgiftungs- und Ausscheidungstempo fast gradlinig kontinuierlich abfallend. Steil fällt nur das Evipannatrium ab. Bei der Rectalnarkose beginnt die Resorption vom Augenblick der Installation des Klysma an und es kommt zu einer Anflutungskurve, deren Kulminationspunkt etwa in der 20. bis 30. Minute erreicht ist. Danach geht die Kurve in den abfallenden Schenkel über, der im Durchschnitt etwas steiler als wie bei den Injektionsmitteln verläuft, aber doch fast gradlinige Formen besitzt. Die Entstehung dieser Verlaufskurve ist durch die eigenartigen Resorptionsverhältnisse aus dem Darm insofern bedingt, als im Falle der Avertinverwendung die Substanz schneller in die Blutbahn übergeht, als das zugehörige Wasser der 3%igen Lösung resorbiert wird. Wir werden noch später auf die Selbststeuerung und Plateaubildung der Avertinnarkosekurve zurückkommen.

Diesen beiden charakteristischen Kurven gegenüber stellt sich die Anflutung und auch die Abflutung aller Gasnarkotica sehr steil dar, und es bedingt die leichte Diffusionsfähigkeit der Gase eine sichere und gleichmäßige Innehaltung derjenigen Blutkonzentrationen, welche der gewünschten Schlaftiefe entsprechen. Als Steuerungsmittel dient die Veränderung des Partialdruckes bzw. die Veränderung der Gaskonzentrationen im Inhalationsgemisch. Es ist das charakteristische Merkmal der Gasnarkotica, daß die wünschenswerte Plateaubildung von Anbeginn bis zum Schlusse der Narkose von vornherein mit ungefährlichen Konzentrationen erreicht werden kann, ein Sicherheitsfaktor, den Trendelenburg in seinen klassischen Ausführungen auf dem Hamburger Kongreß der Naturforscher und Ärzte 1929 hervorgehoben hat. Man hat es also bei Verwendung der Gasnarkotica nicht nötig, wie bei den Inhalationsnarkotica (Dämpfe), eine künstliche Verkürzung der etwa zweistündigen Anflutungszeit vorzunehmen.

Zur Illustration des Unterschiedes sei gleich an dieser Stelle eine vorzügliche Darstellung der Verhältnisse über die Ätheranflutung nach Flagg wiedergegeben, aus der man ersehen kann, daß zur Erreichung der Unterhaltungsphase einer Äthernarkose an sich nur ein Partialdruck von 50 mm Ätherdampf erforderlich wäre, was einer Konzentration der Inhalationsluft von etwa 6% entspräche. Würde man nun aber, wie eine größere Anzahl von Tierversuchen verschiedener Autoren bewiesen hat, von vornherein mit dieser auf längere Dauer ungefährlichen Ätherkonzentration von 6—7 Vol.-% (50 mm Hg Queck-

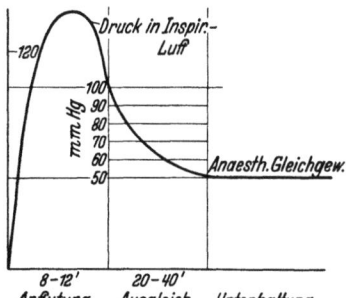

Abb. 4. Schema der Ätheranflutung nach Flagg unter Angabe des Partialdruckes der Ätherdämpfe im Inspirationsgemisch.

silber) einen Patienten oder ein Tier in Schlaf zu bringen versuchen, so würde zur Erreichung dieses Zieles eine Durchschnittszeit von $1^1/_2$—2 Stunden verstreichen. Um diese Zeitspanne auf 12—15 Minuten zu reduzieren, ist man gezwungen, in den ersten 8—12 Minuten weitaus höhere Konzentrationen Äther und höhere Partialdrucke des Dampfes verwenden zu müssen, deren Höhe in der Flaggschen Tabelle abgelesen werden kann. Man sieht, daß maximal vorübergehend Druckwerte von 160—200 mm erforderlich sind, was Konzentrationen des Ätherdampfes in der Inhalationsluft von 15—20 Vol.-% etwa entspricht; Werte, die, auf die Dauer gegeben, in relativ kurzer Zeit schon den Tod des Individuums durch Atemlähmung herbeiführen könnten.

Entsprechend diesen Verhältnissen stellt sich demnach in unserer Vergleichstabelle die Kurve des Ätherdampfes dem Prinzip nach ähnlicher den Gasnarkotica als allen anderen Mitteln dar, jedoch verläuft Anflutung sowohl wie Abflutung wesentlich flacher als bei diesen, d. h. vom praktischen Gesichtspunkt aus gesprochen zeitraubender als bei den Gasnarkotica. Mit Absicht habe ich das Plateau der Ätherdampf-Narkosekurve bis in das Narkosestadium III, 3 verlegt, weil nämlich mit diesem starken Narkoticum erheblich höhere Schlaftiefen erzielt werden können, als sie jemals mit einem klinisch verwendbaren Gasnarkoticum zu erreichen sind.

Die Verlaufskurve der Gasnarkotica ist also ohne Zweifel für unsere operative Zwecke die ideale, denn der Beginn des Schlafes fällt nur wenige Minuten vor Beginn der Operation. Das Erwachen liegt zeitlich etwa 5—10 Minuten nach Schluß des operativen Eingriffes.

Wir erblicken in dem *Unterschied des Resorptions- und Eliminationstempos, zwischen Gasen und Dämpfen die charakteristische Wesensdifferenz* dieser beiden Gruppen von Narkotica, welche ganz und gar abhängig sind von dem physikalischen Zustand, insbesondere *von der Lage des Siedepunktes* der Mittel in

Beziehung zur Körpertemperatur. Bei den Gasnarkotica liegen die Werte immer unter $+$ — Null bzw. zum mindesten unter $+ 37^0$, während sie bei den charakteristischen Vertretern der Inhalationsnarkotica, dem Äther bei $+ 37,5^0$ und dem Chloroform bei etwa $+ 62^0$ zu liegen kommen. Deshalb sind wir auch nur in der Lage, die Dämpfe der Inhalationsnarkotica bei relativ niedrigen Partialdrucken allmählich in den Körper hineinzubringen, und deshalb auch verschwinden sie so langsam wieder aus dem Organismus.

Es wird einleuchten, daß diese rein physikalisch-chemischen Bedingungen auf die Vergiftungszeit und damit auf die Möglichkeit der Entstehung von Organschäden den größten Einfluß haben. Dennoch wird man sagen müssen, daß nach dem gesamten Verlauf der Narkosekurven zwischen Gasnarkotica und Inhalationsnarkotica eine große Verwandtschaft besteht und bei ihrer Verwendung über lange Zeit hinweg eine sichere Plateaubildung durch Steuerung gefahrlos innegehalten werden kann.

Vom theoretischen Standpunkt aus hat man nun die Zone zwischen der minimal narkotisch wirksamen Grenzkonzentration und der tödlich wirkenden Grenzkonzentration als therapeutische Breite bezeichnet, ein Problem, das in neuerer Zeit von den Pharmakologen EICHLER, LENDLE und TUNGER erneut bearbeitet worden ist. Diese „therapeutische Breite" spielte früher im Wortschatz der Kliniker eine ebenso wichtige Rolle wie beim Theoretiker. Man hat aber bemerkt, daß die theoretischen Vorstellungen dieses Begriffes sich durchaus nicht mit dem praktischen decken. Sowohl die minimale Grenzkonzentration, wie die tödliche Grenzkonzentration liegen für den Kliniker nicht in dem Bereich, welcher zu seinen Zwecken erforderlich ist. Die erstere liegt zu niedrig und die letztere schon im Gefahrenbereich. Einem Vorschlag LENDLEs entsprechend sollte man deshalb auch eher auf klinischem Gebiet von „Dosierungsbreite" oder „Narkosebreite" sprechen, womit eine Zone derjenigen Dosen gemeint ist, welche von der Erzeugung des ersten brauchbaren Rauschzustandes (Analgesie) bis zur vierten Phase des Toleranzstadiums reicht, so daß der für die klinischen Zwecke wirklich ausschließlich brauchbare Raum erfaßt ist. Zur Demonstration der Verhältnisse möchte ich auf den Umstand hinweisen, daß vielfach betreffend der Avertinnarkose über eine außerordentlich günstige therapeutische Breite von pharmakologischer Seite berichtet wurde, trotzdem diese praktisch sich nicht auswirken konnte, weil zu frühzeitige Depression der Atmung und des Kreislaufes einsetzte. Deutlicher noch kommt die Unbrauchbarkeit des Begriffes der therapeutischen Breite für klinische Zwecke auf dem Gebiete der Chloräthylnarkose zum Ausdruck, bei welcher die Zone zwischen minimaler wirksamer Dosis und tödlicher Dosis etwa von 3 Vol.-% des Gases bis zu 55% beträgt, während der für therapeutische Zwecke ausnutzbare Raum höchstenfalls zwischen 4% und 8% liegt. Die Zone zwischen 8 und 45% jedoch ist eine toxisch unbrauchbare Exzitationsphase und die Zone von 45—55% stellt ein hochgradig gefährliches Lähmungsstadium dar. So ist es denn wohl verständlich, daß wir die Zahlenangaben über die „therapeutische Breite" auf das theoretische Gebiet beschränkt wissen wollen und vom Pharmakologen und Chemiker für den klinischen Gebrauch die Angabe der möglichen Dosierungsbreite fordern müssen (vgl. hierzu auch Kap. V, 1. Abschnitt, die Versuche von LENDLE und KÄRBER über Narkosekombinationen). Daß diese oftmals auf die Technik der Narkose und ihre Schwierigkeiten großen Einfluß besitzt, mag aus dem Umstand erkannt werden, daß es z. B. recht schwer gelingt, im klinischen Betrieb Gaskonzentrationen, die um 1 oder 2% differieren, sicher mit den Dosimetern einstellen und einhalten zu können.

E. Die Löslichkeitsverhältnisse der Narkotica.

Die Verteilung der Narkotica im Organismus hängt von den Löslichkeitsverhältnissen der betreffenden Substanzen in Wasser, im Blut und in den Lipoiden ab, also vom sog. *Teilungskoeffizienten.* Die Zahlen sind für alle Gruppen unserer narkotischen Mittel verschieden und liegen für jedes einzelne Mittel charakteristisch. Wir geben zunächst einmal einen Überblick über die von den verschiedenen Autoren aufgefundenen Werte, soweit sie sich erfassen ließen.

Es geht aus den beigefügten Kurven über die Löslichkeit von Äthylen nach WINKLER, Propylen nach v. THAN und Acetylen nach WINKLER, sowie aus der Methankurve nach WINKLER hervor, daß die Löslichkeitswerte abhängig sind von der Temperatur und von dem Druck, und daß sie bei gleichbleibendem Druck und verschiedenen Temperaturen im Sinne einer Kurve verlaufen. Diese Gesetzmäßigkeit gilt für alle Narkotica; ob sie Flüssigkeiten oder Gase sind, spielt dabei keine Rolle.

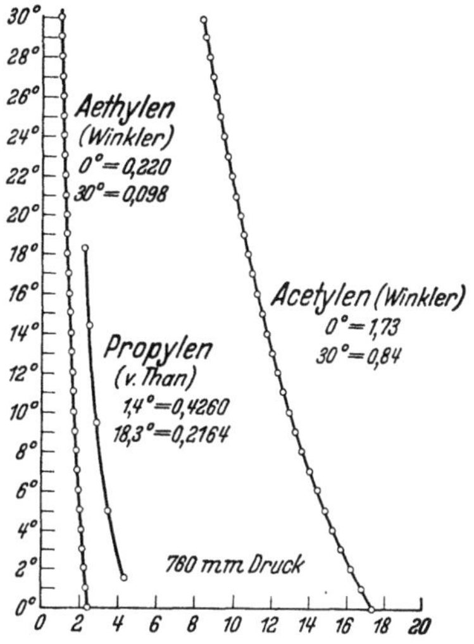

In praxi macht sich die Schwankung des Barometerstandes relativ wenig bemerkbar; dagegen spielt die Temperatur eine außerordentlich große Rolle, insofern die Körpertemperatur bzw. Bluttemperatur des betreffenden Individuums, welches narkotisiert werden soll, für den Löslichkeitskoeffizienten des betreffenden Mittels maßgebend ist. Nicht nur die absoluten Höhen der Löslichkeitskoeffizienten für Wasser und Öl sind von ausschlaggebender Bedeutung, sondern vor allem auch das Verhältnis der beiden Werte untereinander, denn durch diese Beziehungen wird die Verteilung im Blut selbst, auf Plasma und Blutkörperchen, und die Verteilung auf die wäßrigen Bestandteile des Organismus und die lipoidreichen Gewebe beherrscht. Die Anreicherung eines Narkoticums im Blut und in den Geweben kann niemals über den Sättigungsgrad hinausgehen. Liegen die Sättigungswerte niedrig, so wird einmal ein Zeitpunkt erreicht, in welchem neu zugeführte Massen narkotisch wirksamer Dämpfe oder Gase nicht mehr von den Zellen und Flüssigkeiten aufgenommen werden können und deshalb auch nicht mehr aus dem Blut in die Gewebe abfließen können. In diesem Augenblick herrscht im Organismus eine Statik

Abb. 5. Graphische Darstellung der Löslichkeitsverhältnisse nach Temperatur und Druck für Äthylen und Acetylen nach WINKLER und Propylen nach v. THAN im Bereich von 0—30°.

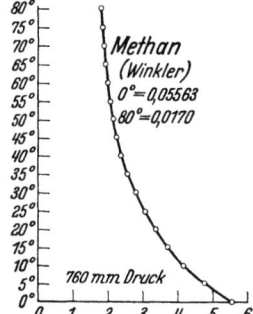

Abb. 6. Kurve der Löslichkeitsverhältnisse in Wasser für Methan nach WINKLER im Bereich von 0—80°.

der Verteilung. Es muß hierbei die Konzentration der Dämpfe oder Gase in dem Inhalationsgemisch gleich derjenigen in der Exhalationsluft sein, was tatsächlich durch GEPPERT und seine Schüler in vielen Experimenten nachgewiesen werden konnte. Als besseres Kriterium statischer Verteilung und Sättigung entsprechend dem Angebot an narkotischen Substanzen läßt sich der Vergleich zwischen dem Blutgehalt auf der arteriellen und der venösen Seite heranziehen. Sind die Werte annähernd dieselben, so ist das als Zeichen der

Gewebssättigung aufzufassen. Der Kübel ist, um eine praktische Vorstellung zu geben, vollgelaufen; neu hinzukommende Mengen fließen über die Ränder ab.

In der Praxis kommt es nur bei denjenigen Substanzen zur völligen Sättigung des Blutes und der Gewebe, die niedrige Löslichkeitszahlen für Wasser und Öl besitzen, also bei den schwach wirksamen Gasnarkotica, während dagegen bei den stärkeren Narkotica, dem Äther, Chloroform, Avertin und ähnlichen Substanzen die Werte für Wasser und für fettartige Körper so hoch liegen, daß längst vor Erreichung des Sättigungszustandes die Toleranzgrenze des Organismus überschritten ist und das Leben erlischt. *Die Kunst des Narkotiseurs besteht dementsprechend gerade bei den starken Narkotica darin, eine gefahrlose Teilsättigung des Blutes und der Gewebe (Zentralorgan) zustande zu bringen und für die wünschenswerte Dauer der Narkose aufrecht zu erhalten.*

Wir stehen bezüglich der Anschauung, daß die Wasserlöslichkeit in der Hauptsache dem Transport des Narkoticums an die Orte der Wirksamkeit dient, in Übereinstimmung mit den Anschauungen von K. H. MEYER und GOTTLIEB-BILLROTH. Mit der Blutbahn gelangen die Narkotica vor allem an diejenigen Zellen heran, welche starken Lipoidgehalt aufweisen. Auf diese Weise kommt es geradezu zu einer elektiven Verteilung der Narkotica auf das Zentralnervensystem. Seinerzeit hat man nun die Vorstellung gehabt, daß die Lösung der Narkotica in den Lipoiden des Gehirnes und des Rückenmarkes nicht an sich das Wesen der Narkose ausmache, sondern daß auch sie lediglich nur die eigentliche Narkosewirkung an der Zelle ermögliche. Man dachte, daß auch die Öllöslichkeit der Substanzen keine andere Bedeutung als diejenige der Wasserlöslichkeit besitze und dem Transport diene. In dieser Form ist sicherlich die Bedeutung der Lipoidlöslichkeit für den narkotischen Vorgang verkannt. Wir weisen auf verschiedene Stellen des Buches von WINTERSTEIN hin, in welchen deutlich zum Ausdruck gebracht wird, daß die Lipoide selbst eine überaus wesentliche Rolle bei dem Narkosegeschehen spielen, da sie wichtige Bestandteile der Zellen und ihres Stoffwechsels sind.

Löslichkeit des Äthers in H_2O nach BORNSTEIN-ROTH und Internat. Tables.

Grad	KABLIKOW und MALISCHEWA	HILL	KLOBBIE	OSAKA	SHINKICHI HORIBA	COOLIDGE
0	—	13,209	12,17	11,61	—	—
5	—	—	—	10,05	—	—
10	9,938	9,938	9,02	8,73	—	—
15	8,593	8,593	—	7,60	—	7,83
20	7,407	7,407	6,48	6,52	—	6,89
25	6,414	6,412	—	5,77	5,77	6,00
30	5,641	5,641	5,04	5,12	—	—
40	—	—	4,50	—	—	—
50	—	—	4,04	—	—	—
60	—	—	3,60	—	—	—
70	—	—	3,10	—	—	—
80	—	—	2,75	—	—	—

Bezüglich der Wasserlöslichkeit der verschiedenen gebräuchlichen Narkotica liegen eine Reihe wichtiger Mitteilungen vor. Die Zusammenstellung über die Ätherlöslichkeit in Wasser nach den Untersuchungsergebnissen verschiedener Autoren (vgl. BORNSTEIN, ROTH und die Internat. Tables) geht hervor, daß auch hier mit steigender Temperatur die Löslichkeitswerte bei gleichbleibendem Druck sinken, und zwar in recht erheblichem Umfang.

Im Durchschnitt wurde die Löslichkeit des Äthers bei 0^0 zwischen 11,61 und 13,29 g in 100 g Wasser gefunden. Einige Autoren haben Bestimmungen unter 0^0 ausgeführt, und zwar nennt KLOBBIE einen Wert für Äther bei Minus 3,5—4^0 von 12,63 g in 100 g

Wasser und HILL sogar einen Wert bei Minus 3,83⁰ von 14,616 g Äther in Wasser. Bei Körpertemperatur dagegen liegt der Löslichkeitswert für Äther nur zwischen 4,5 + 5,0 g Äther in 100 ccm Wasser.

Der von HENDERSON und HAGGARD angegebene Blutlöslichkeitskoeffizient für Äther bei 37⁰ und 760 mm Druck beträgt 15,0-%. Die Löslichkeit im Blutserum soll nach MOORE und ROAF bei 15⁰ 11,71% betragen haben.

Entsprechend sind für Chloroform von CHANCEL und PARMENTIER folgende Zahlen bei 760 mm Druck festgestellt worden:

$$0^0 = 0,983 \text{ g in } 100 \text{ g Wasser} \qquad 17,4^0 = 0,710 \text{ g in } 100 \text{ g Wasser}$$
$$3,2^0 = 0,888 \text{ g ,, } 100 \text{ g ,, } \qquad 29,4^0 = 0,703 \text{ g ,, } 100 \text{ g ,, }$$

Zwei Einzelangaben stammen von HERZ, der bei 22⁰ einen Wert von 0,617 und von REX, der bei 20⁰ 0,815 als Wasserlöslichkeitskoeffizient für Chloroform fand. Es betrug die Chloroformlöslichkeit für Blut bei 37⁰ nach NICLOUX 10,3 und 4,0. Nach MOORE und ROAF betrug die Löslichkeit des Chloroforms in Wasser bei 13⁰ 0,95 und im Serum 4,0. Hierbei fallen die großen Differenzen zwischen der Blut- und der Serumlöslichkeit auf, die meines Erachtens durch die hohe Fettlöslichkeit des Chloroforms nicht ohne weiteres erklärbar sind. Den begrenzten Löslichkeitswerten für Chloroform und Äther in Wasser steht eine unbegrenzte Mischbarkeit dieses Mittels in Ölen gegenüber.

Von dem Avertin kennen wir die Wasserlöslichkeit mit durchschnittlich 3%. Auch dieses Mittel soll sich angeblich in jedem Verhältnis mit Ölen mischen können. NILS GYLLENS-VÄRD gibt als Verteilungskoeffizienten Öl : Wasser bei 40⁰ mit 12, für Öl : Plasma mit 6—7 an.

Die Angaben für das Chloräthyl sind spärlich. In Wasser fand man bei 21⁰ und Normaldruck den Wert von 0,678 g-%. NICLOUX gibt dagegen 2,0 g-% an. Wahrscheinlich ist der letztere Wert auf 0⁰ reduziert. Im Blut soll nach EMBLEY die Löslichkeit des Chloräthyls bei 37⁰ größer als 1,3 gewesen sein. Bei NICLOUX finden wir einen Wert von 2,5 angegeben. Man sieht, wie unzuverlässig diese großen Zahlendifferenzen wirken. In Fetten kann das Chloräthyl in jedem Verhältnis gemischt werden. Es nimmt seinen ganzen Löslichkeitswerten nach eine Art Mittelstellung zwischen den Gasnarkotica einerseits und den Inhalationsnarkotica andererseits ein.

Für das Lachgas haben GEFFKEN und SIEBECK folgende Werte als Wasserlöslichkeitskoeffizienten gefunden:

GEFFKEN:	5⁰	1,048
	10⁰	0,879
	15⁰	0,738
	20⁰	0,629
	25⁰	0,544
SIEBECK:	22,9⁰	0,752
	33⁰	0,383

Ferner kennen wir eine Angabe von MANCHOT, JAHRSTORFFER und ZEPTER für das N₂O und Wasser, sie fanden bei 25⁰ und 1 Atm. 0,5314. Errechnet wurde ein reduzierter Wert auf 0⁰ von 0,533. TRENDELENBURG zitiert einen Blutlöslichkeitswert bei 1 Atm. und 37⁰ für das Stickoxydul, nach SIEBECK von 0,43. In Fetten und Ölen soll das Lachgas leicht löslich sein. DE SAUSSURE fand bei 18⁰ und 724 mm Druck 76 ccm des Gases in 100 ccm Wasser gelöst, während 100 ccm Olivenöl unter den gleichen Verhältnissen 150 ccm Lachgas absorbierten. Danach soll der Löslichkeitskoeffizient doppelt so groß sein in Öl wie in Wasser. Diese Zahl stimmt gut überein mit der von MEYER und GOTTLIEB-BILLROTH gefundenen, nämlich bei 37⁰ und 1 Atm. 1,4 für Olivenöl.

Die verschiedenen Löslichkeitswerte für die Gasnarkotica gibt bei einer Durchschnittstemperatur von 20⁰ für Wasser, Blut und Sesamöl meine beigefügte Tabelle wieder, welche meiner Arbeit über die höheren Gasnarkotica entnommen ist. Die Angaben aus der

Löslichkeitswerte bei etwa 20⁰ und 760 mm Hg, zusammengestellt nach verschiedenen Autoren.

	Wasser	Blut	Öl
Chloroform .	0,7085	—	—
Äther	7,407	—	—
Chloräthyl .	0,687	—	—
Lachgas . .	0,6295	—	1,5
Äthylen . .	0,124	0,130	1,595
Narcylen . .	1,042	0,965	2,324
Propylen . .	0,136	0,221	7,217
Allen	0,304	0,440	8,217
N. Butylen .	0,173	0,448	32,45
Iso-Butylen .	0,120	0,249	17,31
Butadien . .	0,350	0,870	37,32

Die Angaben von Äthylen bis Butadien stammen aus eigenen Versuchsreihen.

Löslichkeitswerte bei rund 37⁰ und 760 mm Druck, zusammengestellt nach verschiedenen Autoren.

	Wasser	Blut	Öl
Chloroform .	0,708	10,3	—
Äther	4,87	15,0	—
Chloräthyl . .	—	2,5	—
Lachgas etwa	0,383	0,43	1,4
Äthylen . . .	—	0,26	1,3
Narcylen . .	—	0,73	1,8

Literatur hierüber sind im übrigen spärlich, nur die wichtigsten seien, soweit dies möglich ist, wiedergegeben.

MEIER und HOPF nennen für die Löslichkeit in Wasser bei 30⁰ und 760 mm Druck für

        Stickoxydul 0,5   Narcylen 9,84
        Äthylen 0,098   Äthylen bei 37⁰ . . 1,28

SCHOEN fand für Acetylen und Blut bei 37⁰ 0,073.

In der Arbeit von HENDERSON und BRAUN sowie H. H. MEYER findet man für die Löslichkeit in Wasser:

                 Äther 20,0
                 Propylen bei 20⁰ . 0,255.

Dagegen für die Löslichkeit in Öl:

        Lachgas   1,4   Diäthyläther . . . 50,0
        Äthylen 1,3   Propylen 2,4
        Acetylen 1,8

Löslichkeit für Äthylen nach NICLOUX, SCOTTI-FOGLIENI.

Tempe-ratur Grad	Aqua dest.	Schwein		Rind	
		Blut	Serum	Blut	Serum
20	0,108	0,19	0,103	0,151	0,106
30	0,088	0,149	0,081	0,117	0,085
40	0,073	0,105	0,066	0,089	0,069

NICLOUX und SCOTTI-FOGLIENI gaben kürzlich nebenstehende Werte für Äthylen.

MANCHOT, JAHRESTORFFER und ZEPTER teilen einen Löslichkeitswert des Acetylens bei 25⁰ von 0,941 mit und MANCHOT, der größere Versuchsreihen durchführte, gibt die folgenden Zahlen für Äthylen, Lachgas und Acetylen und Wasser an:

     Äthylen   0⁰   736 mm Druck 0,27
                    763 mm   ,,   0,315
                    745 mm   ,,   0,286
            16,9⁰   762 mm   ,,   0,14
            25,5⁰   763 mm   ,,   0,125
            36,2⁰   760 mm   ,,   0,26

Für Stickoxydul wurde gefunden:

          bei   0⁰   761,4 mm 0,315 im Blut
          ,,   0⁰   759,5 mm 0,306 ,,   ,,
          ,,   15,4⁰   759,5 mm 0,241 ,,   ,,
          ,,   36,5⁰   761,0 mm 0,202 ,,   ,,

Für Acetylen:

          bei   0⁰   757,5 mm 1,733 im Blut
          ,,   0⁰   759,0 mm 1,697 ,,   ,,
          ,,   15⁰   759,0 mm 1,129 ,,   ,,
          ,,   36,5⁰   757,5 mm 0,663 ,,   ,,

Ferner gibt MANCHOT einige Werte für Serum an, und zwar fand er:

Stickoxydul gelöst

          bei   0⁰   0,067
          ,,   15,4⁰   0,043
          ,,   36,4⁰   0,026   bei 760⁰.

Entsprechend Äthylen

          bei   0⁰   0,184
          ,,   25,5⁰   0,058
          ,,   36,2⁰   0,033   bei 760⁰.

Für Acetylen

          bei   0⁰   1,560
          ,,   15⁰   1,936
          ,,   36,5⁰   0,647   bei 760⁰.

Es sei außer all diesem auf das entsprechende Kapitel über die Löslichkeit der Narkotica in WINTERSTEINs Buch „Die Narkose" hingewiesen. Vor allem auf die Tabelle der Seite 297 der 2. Auflage. Außer den in der Tabelle aufgeführten Werten über die höheren Gasnarkotica, vom Narcylen aufwärts, finden sich eine Reihe weiterer Werte für Wasser, Blut und Öl in meiner Spezialarbeit, die hier übergangen werden können, weil sie nicht von praktischer Bedeutung sind.

Überblickt man nun die gesamten Zahlen, so sieht man zunächst einen charakteristischen Unterschied zwischen den Löslichkeitsverhältnissen der Inhalationsnarkotica, Chloroform und Äther einerseits und der Gasnarkotica, Lachgas sowie den Olefinen andererseits, während das Chloräthyl eine Art Mittelstellung einnimmt. Während die Wasserlöslichkeitswerte für die Inhalationsnarkotica einschließlich Chloräthyl relativ hoch liegen, so läßt sich feststellen, daß die entsprechenden Werte bei den Gasnarkotica stets unter 1 liegen. Dieser Umstand wirkt sich bei dem Übergang der betreffenden Mittel von der Alveolarluft in die Capillaren der Lunge aus. Von viel wesentlicherer Bedeutung ist die Öllöslichkeit der Narkotica. Hier finden wir als Charakteristikum der Inhalationsnarkotica einschließlich dem Chloräthyl eine außerordentliche, sozusagen unbegrenzte Mischungsfähigkeit, während die Werte bei den Gasnarkotica begrenzt sind. Verfolgt man nun die Änderung der Löslichkeitswerte für Wasser und Öl, sowie ihre zahlenmäßige Beziehung in der Reihe der gasförmigen, ungesättigten Kohlenwasserstoffe, läßt sich sofort erkennen, daß ein erheblicher Anstieg mit Zunahme der Kohlenstoffatome im Molekül geschieht, daß ferner sich die Regel der verzweigten Kette und der Doppel- und Dreifachbindungen, soweit sie sich auf die Wirkungsstärke der Narkotica geltend gemacht hat, auch an den Löslichkeitszahlen auswirkt. Ja, wir dürfen sogar annehmen, daß eben die veränderten Löslichkeitsbedingungen letzten Endes die physikalisch-chemische Ursache für die Steigerung der narkotischen Wirkungen darstellen und daß ihre Begrenzung bei niedrigen Werten die Ursache für die begrenzte narkotische Wirkung der Gase sei. Eine gewisse Ausnahmestellung in der Reihe nimmt das Narcylen ein, bei dem die Differenz zwischen der Öl- und Wasserlöslichkeit gering ist und dessen Wasserlöslichkeit relativ hoch erscheint, nämlich um 1,0 so daß die von TRENDELENBURG erkannte Gesetzmäßigkeit nur dann Gültigkeit besitzt, wenn man die Löslichkeitswerte der Gasnarkotica auf die Bluttemperatur von 37^0 und einen Druck von 760 mm bezieht.

Von besonderer Bedeutung sind ferner die Blut- bzw. Serumlöslichkeitswerte. Auf Grund theoretischer Überlegung, daß das Blut bzw. das Plasma Salze enthalte, müßte man erwarten, daß die reine Plasma- oder Serumlöslichkeit, wahrscheinlich auch die Blutlöslichkeitswerte, unter dem reinen Wasserlöslichkeitskoeffizienten liegen. Das ist nun in keinem einzigen der Fälle festgestellt worden. MANCHOT hat, wie MORITZ und KILLIAN an anderer Stelle ausgeführt haben, daraus die Schlußfolgerung ziehen wollen, daß die betreffenden Gase mit dem Hämoglobin eine echte, chemische Verbindung eingehen. Durch spektroskopische Untersuchungen konnte letzterer diese Vermutung widerlegen, und es erklären sich die Differenzen auf ganz andere Weise. Die reinen Serumlöslichkeitswerte liegen allerdings im allgemeinen unter der Wasserlöslichkeitszahl, so auch die reinen Löslichkeitswerte für das Hämoglobin. Aber es stellt das Blut eine hoch kolloidale Lösung dar, welche eben nicht nur aus einem Lösungsmittel, sondern auch aus geformten Elementen besteht: den roten Blutkörperchen und, in geringerem Umfang, den Leukocyten. Diese roten Blutkörperchen besitzen Hüllen, deren Oberflächen enorm groß sind und Cholesterine, d. h. lipoidähnliche Substanzen, enthalten. Wenn also durchweg bei allen Narkotica und zwar sowohl bei den Gasnarkotica wie bei den Inhalationsnarkotica die Blutlöslichkeitskoeffizienten erheblich über dem Löslichkeitswert für Wasser gefunden worden sind, so erklärt sich das einfach aus der Tatsache, daß hier der Einfluß der Lipoidlöslichkeit der Narkotica sich insofern geltend machte, als große Teile der narkotischen Substanzen an den roten Blutkörperchenoberflächen, vielleicht auch an den im Serum enthaltenen Eiweißen und Fetten haften geblieben sind. Man kann zahlenmäßig verfolgen, daß diese Differenzen da am größten sind, wo die Differenzen zwischen der reinen Wasserlöslichkeitszahl und dem Öllöslichkeitskoeffizienten ebenfalls besonders groß sind. So vergleiche man, um dies zu erkennen, z. B. einmal die Zahlen des Äthylen, des Narcylen mit denjenigen des Butadien oder der Butylene.

F. Die Gesetze der Verteilung.

Sowohl der Gasaustausch zwischen der Alveolarluft und dem Blut einerseits, sowie der Austausch der narkotischen Substanzen zwischen dem Blut und den Geweben unterliegen bestimmten physikalisch-chemischen Gesetzmäßigkeiten. Da die narkotische Wirkung mit der Konzentration im allgemeinen parallel zu gehen pflegt, so haben wir in dem Mittel der Konzentrationsänderung oder Änderung des Partialdruckes eines Gases im Inspirationsgemisch die Möglichkeit, eine derartige Narkose zu steuern. Der Austausch von Gasen und Dämpfen zwischen Inspirationsluft und Blut vollzieht sich nach dem unter dem Namen HENRY DALTON bekannten Gesetz, welches besagt, daß die vom Blut aufgenommenen Mengen direkt von der Spannung des betreffenden Gases in der Inhalationsluft in Abhängigkeit stehen. Das Aufnahmevermögen des Blutes ist praktisch relativ konstant, aber der Löslichkeitskoeffizient ist, wie wir gesehen haben, abhängig von der Körpertemperatur einerseits und dem Barometerstand andererseits. Genau dieselbe Gesetzmäßigkeit macht sich geltend, wenn eine gasgesättigte Flüssigkeit mit einer zweiten ungesättigten Flüssigkeit, wie dies im Organismus allerorten vorkommt, sich berührt. In diesem Fall verteilt sich die narkotische Substanz in beiden Flüssigkeiten automatisch entsprechend den spezifischen Löslichkeitskoeffizienten beider Flüssigkeiten für die betreffende Substanz, oder wie man sagt, nach dem Teilungskoeffizient. Auch dieser Gleichgewichtszustand unterliegt Veränderungen durch Schwankungen der Temperatur und des Druckes. Die Abhängigkeit des sog. Teilungskoeffizienten Luft—Flüssigkeit oder Flüssigkeit—Flüssigkeit von der Temperatur stellt sich graphisch als eine Kurve dar. Da nach BERTELOT und JUNGFLEISCH die Konzentrationen eines Gases in zwei nicht mischbaren Flüssigkeiten den Löslichkeitszahlen proportional sind, so bleibt das Verhältnis der Konzentrationen dieser Gase in den beiden Flüssigkeiten, oder der Teilungskoeffizient konstant.

Man hat sich aus theoretischen Gründen aufs äußerste bemüht, die Verteilungsverhältnisse oder spezifischen Konzentrationen der Narkotica im Zustand der Vollnarkose für die verschiedenen Gewebsarten festzustellen. Derartige Untersuchungen stoßen auf die allergrößten Schwierigkeiten, weil eine Reihe von Faktoren, denen die Verteilung solcher Mittel im Organismus während des Narkoseverlaufes unterliegt, nicht genügend faßbar sind. So z. B. der Einfluß der Atmung, Veränderungen der Alveolarwände, d. h. der Membranen, Veränderungen des Blutes selbst, der Blutzusammensetzung, der Blutmenge, Veränderungen des Gefäßsystemes, der strömenden Blutmenge u. dgl. Infolgedessen darf es nicht überraschen, daß die im Schrifttum vorzufindenden Angaben außerordentlich differieren und zu keinem praktisch sicheren Ergebnis geführt haben.

Man hat sich ferner von theoretischer Seite lebhaft für die Frage interessiert, ob die Aufnahme narkotischer Substanzen durch die Zellen den Gesetzen von HENRY und BERTELOT wirklich entsprechen, und ob der Teilungskoeffizient tür jede Konzentration auch wirklich der gleiche bleibt. Wäre dies nämlich der Fall, dann müßte die Funktionslinie, welche die Abhängigkeit von der Konzentration des betreffenden Mittels graphisch darstellt, eine gerade Linie sein. Demgegenüber haben die Untersuchungen WARBURGs und seiner Schüler die Annahme wahrscheinlich gemacht, daß die Anreicherung der Narkotica wie die Kurve einer Absorptionsisotherme verläuft. Die Frage ist unentschieden und praktisch für uns von geringer Bedeutung. WINTERSTEIN gibt zu dem Streitfall in seinem

Buch eine brauchbare Vorstellung. Er sagt nämlich, daß, solange an den adsorbierenden Teilen freie Oberflächen vorhanden seien, die Aufnahme des Adsorbendum durch die Teilchenzahl bedingt sei, welche in der Zeiteinheit in den Bereich der Attraktionskräfte geraten, daß also die Verteilung nach dem Prinzip des Verteilungsgesetzes von HENRY DALTON vor sich gehe. Ist dagegen, so meint er, die freie Oberfläche im Verhältnis zu der Konzentration zu gering, so wird um so weniger aufgenommen werden können, je mehr Oberfläche schon besetzt ist, d. h. die Adsorption wird in diesem Falle zu einer Exponentialfunktion der Konzentrationen des betreffenden Narkoticums.

TRENDELENBURG hat in seiner Arbeit über die Theorie der Gasnarkose 1929 sich auf den Standpunkt gestellt, daß die Adsorption der Gasnarkotica der Gesetzmäßigkeit von HENRY entspricht, daß also die vom Blute aufgenommenen Mengen des betreffenden Narkosegases in direkter Abhängigkeit von dessen Spannung in der Inspirationsluft stehen. Er zitiert hierzu ein leicht verständliches, praktisches Beispiel.

Für eine tiefe Äthernarkose beträgt die im Blute erforderliche Menge 1,4 g Äther pro Liter Blut. Diese Konzentration kann bei 760 mm Druck im Blut dann erreicht werden, wenn das betreffende Blut mit einer großen Menge von Gas (Luft oder Sauerstoff) mit einem Gehalt von 0,1 g pro Liter durchgeschüttelt wurde. Will man nun die Hälfte der Ätherkonzentration im Blut erreichen, so kann das durch zweierlei Methoden bewerkstelligt werden, dadurch, daß man die in der Luft enthaltene Äthermenge auf die Hälfte reduziert oder, daß man die gleiche Konzentration von 0,1 g pro Liter Luft nur bei $^1/_2$ Atm. Druck auf das Blut einwirken läßt. Es geht daher hieraus praktisch die Tatsache hervor, daß wir die Narkose mit Dämpfen und Gasen auf zweierlei Weise steuern können; entweder durch Veränderung der Konzentrationen in der Inspirationsluft oder aber durch Veränderung des Druckes. Von der letzteren Methode wird höchstenfalls bei Anwendung von Überdruck Gebrauch gemacht. Dagegen stellt das Verfahren der Konzentrationsänderung die in der Praxis gebräuchliche Methode zur Steuerung der Inhalations- und der Gasnarkose dar.

TRENDELENBURG machte in der betreffenden Arbeit auch einige wichtige Angaben zu dem Problem des Tempos der Anreicherung. Er brachte dies in direkte Beziehung zu den Löslichkeitsverhältnissen der betreffenden Substanzen im Blut. Als Beispiel erwähnt er zunächst den Äther. Die Blutlöslichkeit des Äthers beträgt nach HENDERSON und HAGGARD bei 37° C 15,0. Bei jedem Atemzug würden demnach $^{14}/_{15}$ auf 1 l vorbeiströmenden Blutes in den Lungen entfallen, während nur $^1/_{15}$ in der betreffenden Alveolarluft zurückbleibt. Daraus geht hervor, daß, um das Blut und die Gewebe mit Äther anzureichern, sehr viele Atemzüge d. h. lange Zeit erforderlich wäre, denn es würde ja das Inspirationsgemisch jedesmal einen außerordentlichen Konzentrationsabfall erleiden. Die entsprechende Löslichkeitszahl für Chloroform beträgt nach NICLOUX für Blut bei 37° 10,3, so daß hier etwas günstigere Verhältnisse vorliegen. Schon weit höhere Konzentrationen in der Alveolarluft bleiben bei dem Äthylchlorid zurück, denn die Löslichkeit dieses Mittels im Blut von 37° beträgt nach NICLOUX 2,5. Am günstigsten liegen die Verhältnisse bei den Gasnarkotica, denn ihre Löslichkeitswerte bei 37° und normalem Barometerstand im Blute liegen alle unter 1, d. h. daß in der Inspirationsluft nach jedem Atemzug bei den Gasnarkotica stets ein recht hoher Partialdruck bestehen bleibt, woraus TRENDELENBURG die Schlußfolgerung zieht, daß hierdurch die Erklärung der außerordentlich raschen, für die Gasnarkotica sogar charakteristischen Anflutungszeit abgeleitet werden könne. An der Richtigkeit dieser Vorstellungen zweifle ich nicht, jedoch scheint es mir nicht sicher festzustehen, daß diese physikalischen Gesetzmäßigkeiten den ausschlaggebenden Faktor für die Differenz der

Anflutungszeiten zwischen Inhalationsnarkotica und Gasnarkotica darstellen. Da nämlich im Falle der hohen Ätherlöslichkeit so außerordentlich viel Äther bei einem Atemzug in das Lungenblut übergeht, so könnte man eher auf den Gedanken kommen, daß der Narkoseeintritt hierdurch gegenüber denjenigen Mitteln mit niedrigen Löslichkeitszahlen beschleunigt werde. Man könnte auf den Verdacht kommen, daß die Gasnarkotica mit ihren niedrigen Löslichkeitswerten de facto doch nicht so schwach wirksame, narkotische Substanzen darstellen, wie dies praktisch täglich in Erscheinung tritt.

Tabelle über die Tension des Chloroformdampfes bei verschiedenen Temperaturen.

Temp. °C	Spannung des Chloroformdampfes in mm Hg	Gesättigte Luft enthält bei 750 mm Hg Voll.-% Chloroform
10	102	13,6
12	113	15,0
14	124	16,5
15	129	17,5
16	135	18,0
17	144	18,8
18	147	19,6
19	153,5	20,5
20	160,5	21,4
22	175	23,3
24	191	25,4
26	207,5	27,6
28	225,5	30,1
30	246	32,8

Wir haben uns stets auf den Standpunkt gestellt, daß die Differenz des Tempos in der Hauptsache durch den physikalischen Zustand des betreffenden Mittels selbst und die zu den verschiedenen Gasen und Dämpfen gehörigen Partialdruckwerte bei verschiedenen Temperaturen allein bedingt ist. Daß außerdem noch Differenzen der Molekulargröße bei der Diffusion durch die Alveolarwände eine gewisse Rolle spielen, wäre möglich, ist aber bis heute unbewiesen. Welche außerordentlichen Unterschiede bezüglich der Partialdrucke in Abhängigkeit von den Temperaturen bei den Inhalationsnarkotica vorliegen, mögen die nebenstehenden beiden Tabellen über Äther und Chloroform demonstrieren. Es wird hieraus erkennbar, daß durchschnittlich bei Zimmertemperatur von 22° das Chloroform unter einer Spannung von 175 mm Hg und der Äther unter einer Spannung von 471 mm Hg steht. Diese Zahlen gelten aber nur für einen geschlossenen Raum und treffen deshalb z. B. für die Verhältnisse einer Tropfnarkose durchaus nicht zu, ganz abgesehen davon, daß wir zumeist nicht mit gesättigten Luftquanten arbeiten können.

Tabelle über die Tension des Ätherdampfes bei verschiedenen Temperaturen.

Temperatur	Tension des Ätherdampfes in mm Hg	Volumen %
10	286	38,13
11	299	39,87
12	313	41,73
13	327	43,6
14	341	45,47
15	356	47,47
16	371	49,47
17	386	51,47
18	402	53,6
19	418	55.73
20	435	58,0
21	453	60,4
22	471	62,8
23	490	65,33
24	510	68,0
25	532	70,93
26	555	74,0
27	576	76,1
28	597	79,6
29	617	82,27
30	637	84,93

Wenn trotz der höheren Dampfdrucke und höheren Löslichkeitswerte des Äthers das Tempo der Anreicherung doch noch langsamer ist als bei Chloroform, so beruht das auf der Differenz der spezifisch narkotischen Wirkungsstärke beider Mittel, die niemals außer acht gelassen werden darf.

PAUL BERT vertrat die Anschauung, daß die Konzentration eines Narkoticums in der Atemluft allein die Intensität der Narkose bestimme. Er erhoffte dadurch, daß er die Konzentrationen der Inhalationsluft absolut konstant hielt, eine völlige Sicherheit und Kontinuität der Schlaftiefe zu erreichen. Dieser Gedanke hat seine Bedeutung und Berechtigung auch heute noch nicht verloren, kann aber praktisch nur auf eine beschränkte Anzahl von Narkotica, nämlich das Lachgas, das Narcylen und Äthylen Anwendung finden. Hier ist es möglich, durch Einstellen der volumetrischen Gaskonzentrationen im Inspirationsgemisch eine konstante Narkosetiefe zu unterhalten, die nicht weiter überschritten werden kann. Da man es nicht einmal nötig hat, bei der Anflutung diese Konzentrationen zu überschreiten, da die Zeiten kurz sind, so ist tatsächlich die Ungefährlichkeit einer derartigen Methode garantiert, ein Umstand, auf den TRENDELENBURG besonders aufmerksam gemacht hat. Wir sind dagegen nicht in der Lage, die Ideen BERTs bei den Inhalationsnarkotica zu verwirklichen, weil man eben während der Anflutung gezwungen ist, vorübergehend von Konzentrationen Gebrauch zu machen, die weit über denjenigen liegen, welche auf die Dauer für die Unterhaltung des Schlafes erforderlich sind. Im übrigen sei schon hier erwähnt, daß die Empfindlichkeit aller Individuen bei längerer Dauer der Narkose stark zunimmt, und aus diesen Gründen die BERTsche Idee absolut undurchführbar bleibt.

G. Dynamische und statische Phasen der Narkose.

Man unterscheidet vom theoretischen Standpunkt aus bei der Einverleibung von narkotischen Substanzen in den Organismus *eine dynamische Phase und eine statische Phase der Verteilung.* Darunter ist zu verstehen, daß während der dynamischen Phase die narkotischen Substanzen sich in Bewegung befinden, daß sie also von der Inhalationsluft in das Blut gelangen und von dort in die Gewebe vordringen, oder aber bei der Elimination aus den Geweben über die Blutbahn durch die Niere oder die Lungen wieder verschwinden. Dementsprechend muß man zwei dynamische Phasen im Verlaufe einer reversiblen Narkose unterscheiden, nämlich *1. die dynamische Anreicherungsphase, 2. die dynamische Eliminationsphase.* Während der ersteren findet naturgemäß eine Konzentrationssteigerung, während der letzteren ein Konzentrationsabfall im Organismus statt. Diese dynamischen Phasen sind bei den verschiedenen Narkosen je nach der Applikationsart etwas verschieden. Bei einer Injektionsmethode z. B. wird eben das Mittel sofort in die Blutbahn gespritzt und verteilt sich nun von hier aus auf die verschiedenen Bezirke des Körpers, während bei der Inhalationsnarkose zunächst ein Ausgleich zwischen der narkoticumhaltigen Inhalationsluft und den Capillaren der Lunge stattfinden muß.

Der dynamischen Phase der Narkose stellt man vom theoretischen Standpunkt aus eine sog. statische Verteilung im Organismus gegenüber, welche aber faktisch in dem klinischen Narkoseverlauf eigentlich niemals, oder höchstens im Moment der Reversion erreicht wird. Daher ist die statische Verteilung, streng genommen, klinisch bedeutungslos um so wichtiger aber ist sie für die Theorie, da erst nach Erzielung des Ausgleiches zwischen den Gaskonzentrationen in der Alveolarluft, den Blutkonzentrationen und den Gewebskonzentrationen einigermaßen richtige Aufschlüsse über die wahren Verteilungsbeziehungen gezogen werden können.

H. Die statische Verteilung der Narkotica auf die verschiedenen Gewebe.

Da die narkotischen Mittel bei der klinischen Narkose, wie oben erwähnt wurde, sich eigentlich immer in Bewegung befinden, und bei den meisten Narkotica nur eine Teilsättigung stattfindet, so seien zunächst hier nicht die Konzentrationen während der verschiedenen Narkosestadien berücksichtigt, sondern die Verteilung der Mittel schlechthin, wie sie sich auf Grund der Löslichkeitsverhältnisse oder Affinitäten im Zustand des anästhetischen Gleichgewichtes einstellen. Man hat von pharmakologischer und von physiologischer Seite die umfassendsten Experimente angestellt, um diesen Verteilungsmechanismus zu klären, weil man hoffte, dadurch Schlüsse auf das Wesen der Narkose selbst ziehen zu können. Eine große Anzahl von Autoren, unter denen an erster Stelle NICLOUX und seine Schüler, ferner STORM VAN LEEUVEN und HANSEN, SEBENING, GILLENSWÄRD zu nennen sind, haben Analysen der verschiedenen Gewebsarten durchgeführt. Zunächst hat man sein Interesse dem Blut selbst zugewendet und gefunden, daß durchschnittlich die Konzentration im Blute an Chloroform während der Narkose zwischen 0,015% und 0,0247 g-% (VAN DESSEL) betrugen. Dies wurde erreicht bei einer durchschnittlichen Konzentration der Einatmungsluft von 1,5 bis 2 Vol.-%. Bei den verschiedensten Tierarten lagen die mittleren Werte etwa bei 0,19—0,04 g-% für Chloroform. Demgegenüber fand GRAMÈN bei Menschen einen Mittelwert von 0,088 % im Blut. Beim Äther lagen die entsprechenden Blutkonzentrationen während der Narkose zwischen 0,039 + 0,175 g-%. Innerhalb dieser Zahlen spielen sich diejenigen Wirkungen ab, welche wir als Narkosestadien zu bezeichnen pflegen. Die zugehörigen Blutwerte werden uns noch zu beschäftigen haben. Hier sei lediglich hervorgehoben, daß ein großer Teil dieser Versuche vergeblich angestellt worden ist. Man

Gehalt der Narkotica in den Organen und dem Blut. Mittelwerte nach NICLOUX und YOVANOVITCH, STORM VAN LEUWEN (Hunde im Moment des Atemstillstandes). Milligramm in 100 g.

	Chloroform	Äther	Avertin tödlich
Arterielles Blut	44 — 70,64	131—175	—
Venöses Blut .	34 — 52,9	125—169	40,8— 70,3
Leber	46,1— 52,5	102—139	97,1—154,6
Niere.	37,54— 46,5	85—140	37,7— 49,5
Milz	22,2 — 38,0	107—132	37,7— 49,5
Lungen. . . .	25,5	107—132	37,7— 49,5
Herz	39,0 — 43,5	85—149	33,8— 58,2
Muskeln . . .	15,0 — 25,1	100—120	6,1— 12,7
Unterhautfett .	10,37	93—118	52,3
Bauchfett. . .	72,0 —165,0	135—363!	52,3
Nierenkapsel .	87,5 —194	314—460!	52,3

Die Werte von HANSEN für Chloroform und Äther, sowie die Werte von SEBENING für Avertindurchschnittsnarkose liegen alle erheblich niedriger. Auch ergaben die Versuche von GYLLENSWÄRD für Avertin niedrigere Werte.

hoffte nämlich, aus dem Prozentgehalt des Blutes auf den Grad der Schlaftiefe schließen zu können. Es hat sich aber herausgestellt, daß der Vergiftungsgrad durchaus nicht mit der Blutkonzentration parallel geht, wenigstens nicht im Bereich der durchschnittlichen, experimentellen und klinischen Narkose. Ein annäherndes Parallelgehen findet man nur bei ganz allmählicher Anflutung und wenn das statische Gleichgewicht einigermaßen erreicht ist, also unter Anwendung von Methoden und bei Zuständen, die klinisch nur selten in Frage kommen. Bei den flüssigen Narkotica stimmt der Blutspiegel mit der vorhandenen Schlaftiefe, mit Ausnahme der Initialphase, weitaus besser überein, als dies bei den Inhalationsnarkotica der Fall ist. Besser liegen ferner die Verhältnisse bei den Gasen als bei den Dämpfen. Die Ursachen dieser Differenzen suchen wir in den Löslichkeitsverhältnissen und den Diffusionsverhältnissen. Zum Zwecke der genauen Fragestellung der Konzentrationen hat man Dauernarkosen durchgeführt, das statische Gleichgewicht möglichst lange Zeit gleichförmig erhalten und im Augenblick des Atemstillstandes die Tiere dann getötet. Analytisch wurden die prozentualen Anteile der betreffenden Mittel im Blut und den Geweben ausgewogen. In der vorstehenden Tabelle ist der Gehalt der Narkotica in den Organen und im Blut in Milligrammprozent Gewebe für Chloroform, Äther und Avertin nach den Angaben der verschiedensten Autoren zusammengetragen. Die Resultate von HANSEN, wie sie im WINTERSTEINschen Buche reproduziert worden sind, differieren ziemlich erheblich von den hier zitierten Werten für Chloroform und Äther. Auch liegen die Avertinwerte für die Avertindurchschnittsnarkose, so, wie sie uns SEBENING mitgeteilt hat, erheblich niedriger.

Aus den Zahlenreihen sieht man, daß bei allen Narkotica ziemlich übereinstimmend eine annähernd ähnliche Verteilung auf die verschiedenen Gewebe
stattfindet, daß ferner fett- und blutreiche Organe im allgemeinen hoch angereichert sind. Unter den Organen stehen die Leber und die Milz an der

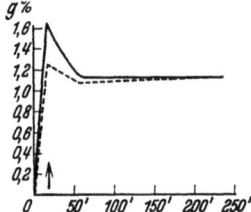

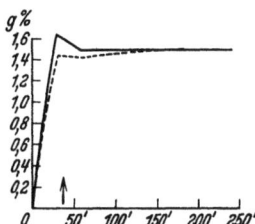

Abb. 7. Konzentrationen des Äthers im arteriellen
und im venösen Blut eines Hundes. Während der
ersten 18 Min. wurde 0,5 g Äther/Liter, danach
0,079 g Äther/Liter eingeatmet (nach HENDERSON-
HAGGARD). Die ausgezogene Linie stellt den
arteriellen, die punktierte den venösen
Blutspiegel dar.

Abb. 8. Konzentration des Äthers im arteriellen
und venösen Blut eines Hundes. Während der
ersten 32 Min. wurde 0,51 g Äther/Liter, danach
0,11 g Äther/Liter eingeatmet (nach
HENDERSON-HAGGARD). Bezeichnung
wie auf Abb. 7.

Spitze. Auffallend hoch sind ferner die Werte für das Bauchfett, und am höchsten
für die Nierenkapsel. Was die letztere anbetrifft, so mag vielleicht die relativ
starke Blutversorgung dieser Regionen mit beteiligt sein.

Daß die hier angegebenen Werte über den Gehalt des arteriellen und venösen
Blutes differieren, liegt darin, daß die Tiere noch während der Zufuhr des
Narkoticums getötet worden sind. Man findet gesetzmäßig
während der Darreichung und insbesondere in der Anflutungszeit stets den arteriellen Spiegel höher als den venösen. Eine
Umkehr der Verhältnisse tritt ein, sowie die Zufuhr von Frischmengen abgestoppt ist und die Elimination des Mittels begonnen hat.

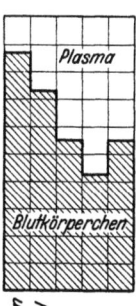

Bezüglich der Verteilung der betreffenden Substanzen im
Blut selbst können wir uns auf die vorzüglichen Angaben
von NICLOUX und seiner Mitarbeiter beziehen, der in schöner
Weise in seinem Buch die prozentualen Verteilungsverhältnisse zahlenmäßig und graphisch wiedergegeben hat. Entsprechend den Löslichkeitszahlen für fettige Substanzen und
Wasser finden wir bei den vier Hauptnarkotica relativ große
Unterschiede bezüglich der Verteilung auf die festen Bestandteile des Blutes und das Plasma. Beim Chloroform haftet am
meisten an den Lipoidenhüllen der Erythrocyten, beim Äther
dagegen noch weniger als beim Chloräthyl und Lachgas.

NICLOUX fand als Verhältnis zwischen Plasmagehalt und
Gehalt der roten Blutkörperchen:

Abb. 9.
Graphische Dar-
stellung und Ver-
teilung unserer 5
gebräuchlichsten
Narkotica auf
Plasma und Blut-
körperchen nach
den Untersuchun-
gen von NICLOUX
und SEBENING.

für Chloroform . . . . 12 : 88   für Lachgas . . . . 36 : 64
„ Chloräthyl . . . . . 27 : 73   „ Äther . . . . . . 48 : 52

Wie aus der graphischen Tabelle hervorgeht, und nach
SEBENINGs Analysen errechnete ich einen Durchschnitt für Avertin von 36 : 64.
GYLLENSWÄRD gibt neuerdings für Avertin 50 : 50 an.

Daß die Leber, abgesehen vom Zentralnervensystem, dasjenige Organ darstellt, welches durchschnittlich die größte Menge des Narkoticums aufnimmt,
hängt nicht nur mit dem Fettgehalt, sondern mit der enormen Durchblutung
dieses Organes zusammen. Klinisch hat diese geradezu spezifische Anreicherung
in der Leber manchmal schädliche Folgen, insofern Funktionsstörungen dieses

wichtigen Organes und sogar Degenerationserscheinungen eintreten. Milz und Herz fallen ebenfalls durch ihren Reichtum an narkotischen Substanzen auf, während im Durchschnitt die Werte für den peripheren, quergestreiften Muskel niedrig sind.

Besonders interessant ist nun zu beobachten, wie die Verteilung der narkotischen Substanzen sich innerhalb des Zentralnervensystems vollzieht. Die beigefügte Zusammenstellung läßt erkennen, daß nicht das Großhirn die größte Menge narkotischer Substanzen aufnimmt, sondern daß die Kopfmarkanteile durchschnittlich $1/_3$ höhere Werte an Äther und Chloroform aufweisen. Worauf diese merkwürdigen Unterschiede zurückzuführen sind, bleibt eine offene, ungeklärte Frage. Wir nehmen an, daß auch hier nicht nur Differenzen der chemischen Zusammensetzung, sondern Differenzen der Blutversorgung sich geltend machen. Es erscheint nunmehr durch diese Analysen die Resistenz der Bezirke des verlängerten Markes noch viel auffallender als man durchschnittlich annahm.

Verteilung der Narkotica im Zentralnervensystem nach NICLOUX, YOVANOVITCH, STORM VAN LEEUWEN und HANSEN in mg-%.

.	Chloroform	Äther
Großhirn.	14,0— 59	198—163
Hirnstamm	—	—
Kleinhirn	16,0— 55,8	110—129
Kopfmark	39,0— 85	120—158
Rückenmark	52,4— 83	120—158
Geh. weiße Substanz . . .	46,0— 52	120—158
Geh. graue Substanz . . .	28,4— 48	120—158
Halsmark	28,4— 48	150—172
Vierhügelgebiet	28,4— 48	145
Brustganglien des Sympathicus	145 —155	145
Splanchnicus und Ganglion	166	145
Vagus central	161 —243,5	145
Vagus peripher	166! —245	145
Phrenicus	180 —215,5	145
Nervus ischiadicus	70,0— 76,3	145
Nervus brachialis . . .	83 — 95,5	145

Besonders überraschend sind die Befunde bezüglich der Anreicherung im peripheren Nervensystem. Wie die Zahlen zeigen, ist stets der Nervus vagus und der Nervus phrenicus außerordentlich reich an narkotischen Substanzen gefunden worden. Ferner zeigten die sympathischen Ganglien auffallend hohe Werte. Wir müssen diese eigenartigen Ergebnisse vorläufig hinnehmen, ohne eine andere Erklärung als den Reichtum an Lipoiden angeben zu können.

NICLOUX hat sich der Mühe unterzogen, den Übergang narkotischer Mengen auf Föten zu studieren. Er fand die höchsten Werte in der kindlichen Leber. Hier fand man auch schon gelegentlich Degenerationserscheinungen. Das erscheint verständlich, da ja in so frühem Alter der Gesamtanteil der Leber am Organismus ein außerordentlich größerer ist als im späteren Lebensalter, und dieses Organ ungeheuer stark durchblutet ist.

NICLOUX stellte auch in einigen Versuchen mit Chloroform und Äther den Übergang der betreffenden Mittel in die mütterliche Milch fest und zwar fand er folgende Werte:

Während der Anflutung konnte bei einem Blutspiegel zwischen 20 und 37,8 mg-% Chloroform und einer Narkosedauer von 94 Minuten etwa 60 mg-% in der mütterlichen Milch nachgewiesen werden. Dieser Spiegel sank durch Abflutung nach 3 Stunden auf 9 mg-%. Sehr häufig fand man die Werte in der mütterlichen Milch höher als im Blut. Sinngemäß wurden gleichartige Versuche mit Äther durchgeführt und ergaben während einer Anreicherungszeit bis zu 90 Minuten Werte bis 120 mg-%, die während der Abflutung bis zur 7. Stunde auf 0 % gesunken waren.

Nach weiteren NICLOUXschen Analysen zeigte es sich, daß in der kindlichen Leber durchschnittlich höhere Werte als in der mütterlichen Leber festgestellt werden können, und zwar fand er bei Chloroform 38 mg-% im mütterlichen Gewebe, gegen 26 mg-% im fötalen Lebergewebe. Bei Verwendung von Äther 94 mg-% in der mütterlichen Leber, 113 mg-% in der kindlichen Leber. In einer einzelnen Versuchsreihe wurde auch der Liquorgehalt bei Chloroformnarkose untersucht. Man fand einen Spiegel von 10—12 mg-%.

Es darf nicht unerwähnt bleiben, daß diese hier angegebenen Werte sich ausschließlich auf Analysen am Tier im Zustand des Atemstillstandes durch Überdosierung beziehen. Sie können deshalb lediglich als eine relative Orientierung der Verteilungsverhältnisse gewertet werden, dürfen aber niemals irgendwie als absolute Zahlen, welche für den klinischen Verlauf der Narkose Bedeutung hätten, angesehen werden. Immerhin geht mit besonderer Deutlichkeit aus den Tabellen hervor, daß tatsächlich der Lipoidgehalt der Gewebe bei dem Verteilungsschlüssel der Narkotica im Organismus eine überragende Rolle spielt.

I. Anreicherung und Elimination.

Mit dem Anreicherungsvorgang narkotischer Substanzen im tierischen oder menschlichen Organismus haben sich eine große Anzahl von Autoren beschäftigt (NICLOUX, GEPPERT, KOCHMANN, TRENDELENBURG, HARCOURT und viele andere). Man hat die Zeiten gemessen, welche erforderlich sind bis zur Erreichung des anästhetischen Gleichgewichtes, d. h. die Zeit der ersten dynamischen Anreicherungsphase. Bevor wir auf die Resultate bei den gebräuchlichen Narkotica eingehen, sei hier an einen eindrucksvollen Versuch erinnert, der seinerzeit von LENDLE angegeben und später von uns zur Feststellung der Narkosezeiten bei Grenzkonzentrationen verschiedener, in Wasser löslicher, Mittel vorgenommen wurde. Die Versuche wurden damals angestellt, um das Resorptionstempo einer Avertin-

Tabelle der Grenzkonzentration und Narkosezeit.

Narkoticum	Grenz-Konz. in %	Narkose-zeit in Minuten
Veronalnatrium . .	1,5	420
Chloralhydrat . . .	0,2	122
Sulfonal	0,1	94
Äthylalkohol . . .	2,0	78
Urethan	0,23	58
Isopral	0,02	46
Avertin	0,02	35
Äther (unsicher). .	0,3	34
Amylenhydrat . .	0,2	29
Paraldehyd	0,2	29

lösung im Vergleich zu anderen ähnlichen Mitteln festzustellen. Die Experimente sind in der Weise ausgeführt, daß man kleine Fische (Silberfohren) in Wasserbecken schwimmen läßt, welche die minimalen Grenzkonzentrationen der in der kleinen Tabelle aufgeführten Mittel enthielten. Entsprechend dem spezifischen Eindringungsvermögen der Substanzen zeigt es sich nun, daß die Tiere zu verschiedenen Zeiten Koordinationsstörungen und schließlich Narkose aufweisen. Man sieht z. B., daß beim Veronalnatrium die einfache Narkosezeit 420 Minuten, dagegen beim Paraldehyd nur 29 Minuten gedauert hat. Es drückt diese Differenz den Unterschied des spezifischen Eindringungsvermögens oder der Resorptionsgeschwindigkeit beider Mittel aus. Da aber diese Vorgänge reversibel sind, so lassen sich aus diesen Zahlen ohne weiteres Schlußfolgerungen auf die Eliminationsverhältnisse ziehen. Mit Ausnahme unwesentlicher kleiner Differenzen verhalten sich die Ausscheidungszeiten genau so wie die Anreicherungszeiten. Man kann dadurch, daß man Tiere von einer Lösung in die andere bringt, Überschneidungen beider Kurven erleben, insofern als zwischen der Narkose durch das erste, rasch abflutende Mittel und der Narkose des zweiten, langsam anflutenden Mittels ein Wachintervall auftritt, dessen Dauer in Abhängigkeit von den einfachen Narkosezeiten steht. Dieser leicht auszuführende Versuch gewährt einen schönen Einblick in den Mechanismus der dynamischen Phasen, der prinzipiell beim Kaltblüter genau so wie beim Warmblüter verläuft.

Ganz ähnlich liegen die Dinge bei den gebräuchlichen Narkotica. Nach einer Angabe von HARCOURT beträgt der Prozentgehalt der Ausatmungsluft nach einstündiger Äther- oder Chloroformnarkose 80—90% der Inspirationsluft, ein Zeichen, daß zu diesem Zeitpunkt noch kein völliger Ausgleich erreicht worden war. In den ersten Stadien der Anreicherung pflegt der Anstieg der Konzentrationen in der Inspirationsluft außerordentlich rasch, später aber sehr langsam vor sich zu gehen, so daß wir es stets mit einer Anreicherungskurve zu tun haben, welche sich immer mehr dem horizontalen Verlauf nähert. Als Durchschnittszahlen zur Erreichung einer tiefen Narkose mit Äther oder Chloroform und Ausgleich zwischen Inspirations- und Exspirationskonzentration als Zeichen der Sättigung, werden 2—3 Stunden im Schrifttum angegeben. Auch BERT und TISSOT haben seinerzeit schon die auffallende Langsamkeit des Anflutungsvorganges bis zur Erreichung des Ausgleiches für Äther und CHCl₃ festgestellt. Nach 8stündiger Narkose mit Chloroform war der völlige Ausgleich noch immer nicht erzielt. TISSOT gibt für die Chloroformnarkose folgende interessante Zahlen an. 4 g Chloroform in 100 Liter Luft ergaben:

Nach der 102. Minute 27   mg = 27% Absättigung
  ,,   ,, 110.   ,,   30,5 mg = 63%   ,,
  ,,   ,, 315.   ,,   36,7 mg = 76%   ,,
  ,,   ,, 416.   ,,   42,4 mg = 89%   ,,
  ,,   ,, 480.   ,,   46,2 mg = 96%   ,,

Und nach GEPPERT-KOCHMANN verhält sich der Ausgleich bei Chloroform und Äther wie die folgende Tabelle zeigt.

Tabelle.

	Vol.-%		Absättigung in %	Dauer der Einatmung in Minuten
	der Einatmungsluft	der Ausatmungsluft		
Chloroform	0,83	0,68	82	60
	0,90	0,80	89	60
	0,92	0,80	87	35
	0,97	0,98	100	35
	0,6	0,52	86	30—45
	0,6	0,59	98	165
	0,92	0,75	82	30—45
	0,92	0,89	97	156
	1,41	1,14	81	10
		1,28	1,14...		
	1,28		91	49
	1,32		94	60
Äther	2,4—2,6	2,0	80	5
	3,6	2,4	66	5
		3,5	99	40
	3,6	3,4	99	40

Diese sehr langsame Anflutungszeit ist aber nur ein Charakteristikum der Inhalationsnarkotica Äther, Chloroform und ähnlicher Mittel, welche in Dampfform inhaliert werden. Bei den Gasnarkotica vollzieht sich die Anflutung außerordentlich rasch. Auch hierfür besitzen wir eine Reihe wichtiger Angaben von TRENDELENBURG, SCHOEN, SLIWKA und einiger anderer. Durch Experimente in TRENDELENBURGS Laboratorien ließ sich feststellen, daß die Anreicherungszeit von Äthylen, Narcylen und Lachgas, d. h. die Sättigungszeit im Blut und in den Geweben ebenso rasch vor sich geht, wie bei Verwendung von reinem Stickstoff, so daß man sagen kann, daß sie in 10—15 Minuten, klinisch manchmal noch viel schneller, beendet ist. Die Sättigung stellt sich auf ein Niveau ein, welches dem Partialdruck des Gases in der Inhalationsluft, d. h. der Volumenkonzentration in derselben, entspricht. Wie wir gesehen haben, erfolgt dabei der Ausgleich nach der Gesetzmäßigkeit von HENRY DALTON. Dadurch, daß der Ausgleich mit Gasen so überaus schnell vor sich geht, besitzen die Gasnarkotica den Vorzug ungefährlicher Anflutung und vorzüglicher Steuerbarkeit. Wenn man in praxi nicht immer bei den Gasnarkotica die Möglichkeit ausnützt, von vornherein die zur Unterhaltung der Narkose erforderlichen niedrigen Konzentrationen anzuwenden, so geschieht dies zum Zwecke der Zeitersparnis. Aus den beigefügten Kurven, welche einer Mitteilung von Trendelenburg entnommen sind, geht die durchschnittliche Anflutungszeit für Chloroform und Äther hervor. Im Vergleich zur normalen Anflutungskurve, die sich für den Äther bis in die 2. Stunde erstreckt und beim Chloroform noch nicht in der 8. Stunde ganz beendet ist, sieht man aus dem Flaggschen Schema (s. S. 35) sehr schön, wie die Reduktion der Ätheranflutungszeit für klinische Zwecke auf 12—15 Minuten erreicht wird. Es geht aus dieser graphischen Tabelle hervor, daß die Steigerung der Konzentrationen in der Anflutungsphase weit über das durchschnittliche Niveau von 50 mm Partialdruck Äther, welcher zur Unterhaltung der Narkose erforderlich ist, hinausgetrieben werden muß, um den praktischen Zweck der Zeitersparnis zu erreichen. Werte von 180—200 mm Quecksilberdruck, was einer Volumenkonzentration in der Inspirationsluft von durchschnittlich 20% entspricht, bilden die Regel.

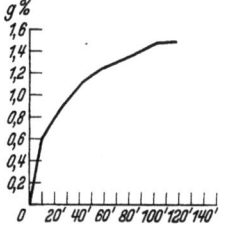 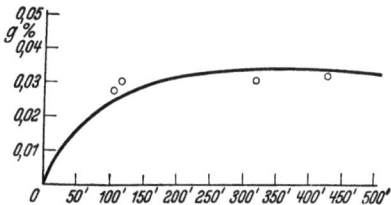

Abb. 10. Anflutungskurve des Äthers im arteriellen Blut eines Hundes nach Konzentrationen und Zeit bei Einatmen von 0,2 g Liter nach Henderson und Haggard.

Abb. 11. Sättigung des arteriellen Blutes von Kaninchen durch Chloroformbeatmung. (Nach Tissot.)

Andererseits stellt aber gerade bei den hoch wirksamen Körpern, wie Äther und Chloroform, die langsame Anreicherung eine Art Sicherheitsfaktor dar; denn es ist hierdurch eine natürliche Hemmung gegen plötzliche Überdosierungen gegeben. Würden diese Mittel ebenso schnell in den Körper gelangen wie die Gase, dann wäre wahrscheinlich der Gefahren wegen ihre praktische Verwendungsmöglichkeit überhaupt in Frage gestellt.

Solche Anflutungskurven entstehen nur, wenn während der ganzen Anflutungszeit die Konzentrationen in der Inhalationsluft unverändert erhalten bleiben. Läßt man aus einem vorhandenen Gemisch ein Tier im geschlossenen Raum abatmen, so fällt die Konzentration des Narkoticums solange, bis nach den physikalischen Gesetzmäßigkeiten Blut und Gewebe des betreffenden Tieres gesättigt sind. Ändert man andererseits während der Anflutungsphase die Konzentrationen in der Inspirationsluft so, wie das bei jeder klinischen Narkose gemacht wird, so erhalten wir eine andere Anflutungskurve, als sie in den Abbildungen gezeigt wird. Ihr Verlauf entspricht dann den Konzentrationsänderungen nach Zeit und Ventilationsgröße.

Es interessiert nun die Frage, wie sich während der Anreicherungsphase der Blutspiegel in Beziehung zu den Schlaftiefen verhält. Zunächst sei noch einmal betont, daß der Blutspiegel nicht nur von den Konzentrationsverhältnissen im Inspirationsgemisch und der Ventilationsgröße abhängt, sondern auch von dem Abfluten der Mittel nach den Geweben, und auch bei bestimmten Mitteln von dem Abbau und der Elimination des Moleküls durch die Organe. Bei den dampf- und gasförmigen Körpern muß außerdem noch stets ein gewisser Verlust der Restgase durch die Exhalation und die Senkung der Inhalationskonzentrationen nach Diffusion des Mittels in das Alveolarblut berücksichtigt werden (vgl. hierzu die Ausführungen von Trendelenburg zu dem Tempo der Anflutung).

Der Blutspiegel stellt sich als Resultante der verschiedensten Einflüsse dar. In den Experimenten NICLOUXs mit Chloräthyl haben sich diese Einflüsse in besonderer Weise geltend gemacht. Je nachdem man nämlich die Anflutung steil und kurzfristig oder langsam mit niedrigen Konzentrationen durchführte, konnten die verschiedensten Blutwerte gefunden werden. Die Differenz betrug manchmal das 7—8fache. Der Blutspiegel ist also sozusagen ein Durchgangsdepot und kann deshalb nur unter besonderen Voraussetzungen zur Beurteilung der Schlaftiefe herangezogen werden. Daß die Anreicherungsphase von dem Druck und der Temperatur einerseits und von der Ventilationsgröße, der Durchblutungsgröße der Lungen, der Blutversorgung des Gehirns und Rückenmarks, der Blutzusammensetzung u. dgl. mehr abhängt, dürfte ohne weiteres verständlich sein. HENDERSON hat seinerzeit die Resorption und Anreicherung nach physikalischen Formeln berechnet und erhielt Werte, die gut mit der Erfahrung im

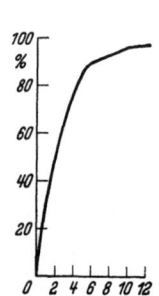

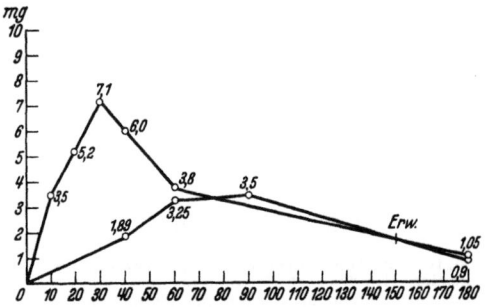

Abb. 12. Sättigung des arteriellen Blutes vom Kaninchen durch 100%ige Beatmung mit Acethylen. (Nach SCHÖN u. SLIWKA.)

Abb. 13. Anflutungskurve des Avertin. 1. bei rascher Anflutung; 2. bei langsamer Anflutung nach Blutanalysen von SEBENING.

Tierexperiment übereinstimmten. HENDERSON und HAGGARD fanden auch, daß bei wenig löslichen Inhalationsnarkotica die Anreicherung in der Hauptsache von der Lungenzirkulation und viel weniger von der Ventilation, daß sie bei leicht löslichen dagegen im wesentlichen von der Atemleistung abhängt. HESSE konnte beobachten, daß Aufnahme und Abbau flüchtiger Narkotica im Hochgebirge rascher vor sich gehen als im Tiefland, ein Umstand, der sich nicht durch den Druckunterschied, sondern durch die Ventilationsvermehrung der Individuen in Höhenlage meines Erachtens am besten erklärt.

Sehr ähnlich wie bei den Inhalationsnarkotica und Gasnarkotica verläuft die Anflutung eines Mittels, welches durch Resorption aus einem Flüssigkeitsdepot in den Körper gelangt. Als besonders interessantes Beispiel hierfür nennen wir die Anflutung der rectalen Avertinnarkose, so, wie sie von EICHHOLTZ, STRAUB, SEBENING und einigen anderen festgestellt wurde. Nach Einverleibung des rectalen Einlaufes der 3%igen Avertinlösung erfolgt zunächst eine sehr rasche Resorption des Mittels durch die Schleimhäute des Colons. Die Resorption des Avertins aus der 3%igen Stammlösung geschieht bedeutend schneller als diejenige des Lösungsmittels (W. STRAUB). Es wird also zunächst die Anflutung einer steileren Kurve entsprechen, und im Blut binnen kurzer Zeit ein relativ hoher Avertinspiegel erreicht sein. Aus diesem Blutreservoir wird dann einerseits das Avertin in die Gewebe abwandern, andererseits von vornherein ein guter Teil in der Zeiteinheit in der Leber durch Glukuronsäurepaarung entgiftet und in diesem Zustand von der Niere eliminiert.

Bei der Anflutung des Avertins macht sich nun aber durch den Konzentrationsabfall in dem rectalen Klysma eine Art automatische Selbststeuerung, wie W. STRAUB dies genannt hat, geltend, dadurch nämlich, daß die Avertinkonzen-

tration im Rectaldepot fällt und die Resorptionsgröße im selben Maße nachläßt.
Auf diese Weise kommt es zu einer Art Plateaubildung oder zu einem ständigen
Flacherwerden der Anflutungskurve, bis etwa in der 30.—40. Minute der Kulminationspunkt erreicht ist und die Kurve in ihren abfallenden Schenkel übergeht.
Das findet statt, wenn die Entgiftung und Elimination in der Zeiteinheit größer
als die Resorption wird. Dieser Vorgang trifft natürlich
nicht allein für das Avertin zu, sondern gilt genau so für
alle anderen Mittel, welche rectal einverleibt werden und
von der Schleimhaut resorbiert werden können, also auch
für die rectale Hedonalnarkose. Es stellen sich demnach die Verhältnisse der Anflutung bei einer rectalen
Narkose mindestens ebenso kompliziert dar, wie diejenigen bei den Gasnarkosen und den Inhalationsnarkosen.

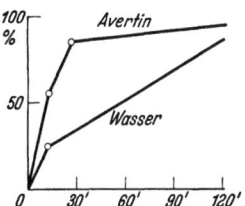

Abb. 14. Differenz des
Resorptionstempos von
Avertin und Wasser bei
einer Avertin-Rectalnar-
kose und die hierdurch
hervorgerufene automati-
sche Selbststeuerung.
(Plateaubildung nach
W. STRAUB.)

Die Unterhaltungsphase wird von den amerikanischen
Autoren als „Phase des *anästhetischen Gleichgewichtes*"
bezeichnet. Es ist darunter zu verstehen, daß eine gewisse Teilsättigung des Organismus, welche für den narkotischen Effekt ausreichend erscheint, erhalten werden
soll, was sinngemäß nur bei den Inhalations- und Gasnarkotica oder bei Dauerinfusionen möglich ist. Die
Kunst des Narkotiseurs besteht deshalb darin, diejenigen minimalen Konzentrationen zu finden, welche den Verlust durch Exhalation einerseits und das
Abströmen narkotischer Mittel aus dem Blut in die Gewebe andererseits ausgleicht. Wenn wir es vermeiden, hierfür den theoretisch so wichtigen Ausdruck
der Statik anzuwenden, so geschieht dies in der praktischen Erkenntnis,
daß diese Unterhaltung niemals auf einem wirklich gleichförmigen Niveau
durchgeführt werden kann, sondern daß, entsprechend
den Einwirkungen von seiten des Operateurs auf den
Organismus des Patienten und den daraus resultierenden
Veränderungen, stets wellenartige Bewegungen erfolgen,
im Sinne einer dynamischen Phase. Die Anpassung der
narkotischen Konzentrationen an die erforderlichen
Schlaftiefen bringt es mit sich, daß man während der
Unterhaltungsphase dauernd gezwungen ist, mit kleinen
Änderungen der Konzentrationen in der Zeiteinheit die
Schlaftiefe zu steuern.

Grundsätzlich unterliegt die zweite dynamische Phase,
diejenige der Elimination, genau denselben Gesetzmäßigkeiten wie die Anreicherung, mit dem Unterschied,
daß die Ausscheidung in viel höherem Maße unserer willkürlichen Beeinflussung entzogen ist und sich schicksals-
gemäß als eine Reaktion des Organismus mit der nar-

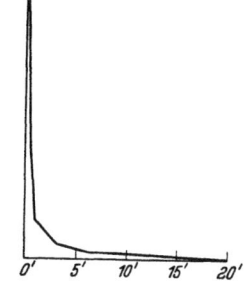

Abb. 15. Abflutungskurve
einer Narcylennarkose am
Tier (100 %) nach SCHÖN
und SLIWKA. Der Kurven-
verlauf gilt sinngemäß für
alle anderen Gasnarkotica.

kotischen Substanz abspielt. Von dem Tempo der Ausscheidung hängen nicht
nur die Unannehmlichkeiten der Narkose, welche wir als *Nachwirkungen* bezeichnen, ab, sondern im großen und ganzen auch alle *Narkoseschäden*, weil
von ihr die *Vergiftungszeit* beherrscht wird.

Bei den Gasnarkotica liegen die Ausscheidungsverhältnisse am einfachsten
und auch am günstigsten. Zersetzungen dieser Gase sind niemals beobachtet
worden, so daß man allen Grund zu der Annahme hat, daß sie 100 %ig durch
Exhalation wieder aus dem Körper gelangen. Entsprechend der außerordentlich
raschen Diffusion der Gase in das flüssige Medium Blut wandern sie auch ebenso
schnell in umgekehrter Richtung aus dem Blut in die Exhalationsluft zurück,
so daß praktisch etwa 10—15 Minuten nach Absetzen der Narkosemaske eine

Gasnarkose irgendwelcher Art beendet ist. Hiervon macht auch das Chloräthyl keine Ausnahme. Die Anflutungsphase ist zeitlich etwa so lang wie die Abflutungsphase. Das Vorteilhafte bei diesen Verhältnissen liegt in der Tatsache, daß der Organismus schon 10—15 Minuten nach Abstoppen der Narkosezufuhr völlig giftfrei wird, daß also auch auf die Organe keine längere Giftwirkung stattfindet. Dieser Umstand kann nicht genug bezüglich der Ungefährlichkeit der Gasnarkosen hervorgehoben werden. Wie steil die Abflutung einer solchen Gasnarkose verläuft, zeigt eine Eliminationskurve für das Narcylen nach SCHÖN und SLIWKA, die sinngemäß für alle Gase gilt, ferner die in dem Buch von NICLOUX wiedergegebenen Kurven für Lachgas und Chloräthyl.

Anders liegen die Verhältnisse bei den Inhalationsnarkotica. Entsprechend den Schwierigkeiten der Anflutung und dem viel langsameren Tempo der

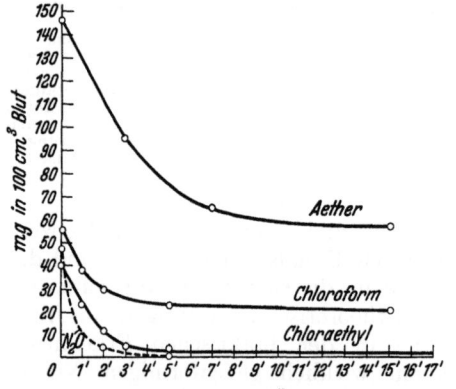 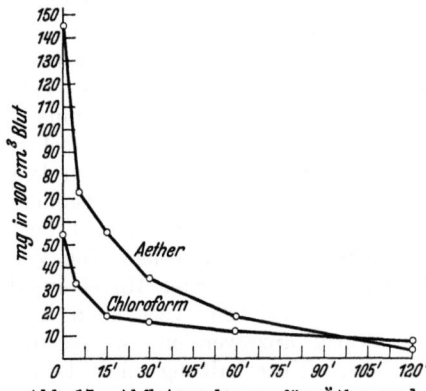

Abb. 16. Abflutungskurven für Äther, Chloroform, Chloräthyl und Lachgas nach Zeit und Konzentrationen im Blut nach NICLOUX.   Abb. 17. Abflutungskurve für Äther und Chloroform innerhalb 2 Stunden nach NICLOUX.

Anreicherung verläuft auch die Ausscheidungskurve ganz allmählich und erstreckt sich über längere Zeit. Allerdings findet unmittelbar nach dem Absetzen der Narkosemaske in den ersten Minuten ein steiler Abfall der Konzentrationen im Blut, in den Lipoiden des Gehirnes und auch in der Exhalationsluft statt; dann aber wird die Kurve flacher, und es zieht sich die Ausscheidung durchschnittlich über 2—3 Tage hinweg. Man vergleiche hierzu die Ausscheidungskurven nach NICLOUX für Äther und Chloroform in ihrem Gesamtverlauf über 2 Stunden. Diese verzögerte Ausscheidung bringt man mit der Aufstapelung in den überaus großen Fettdepots des Organismus in Beziehung. Zwar kommt ein solcher Patient nach einer Äther- oder Chloroformnarkose im Durchschnitt innerhalb $1/_2$ bis 1 Stunde zu sich und hat in dieser Zeit schon die größten Mengen in Dampfform durch die Lungen ausgeschieden, aber mit der Wiedererlangung des Bewußtseins ist die Entgiftung des Organismus noch nicht beendet. Der Vergiftungszustand verschiedener Grade dauert solange an, bis die letzten Spuren der einverleibten Substanz den Körper verlassen haben. Daher wird es verständlich, daß die empfindlichen Organe durch Inhalationsnarkotica viel eher eine Schädigung erleiden als durch Gasnarkotica. Bei letzteren dauert eben die Vergiftung von Beginn der Narkose bis 15 Minuten nach Absetzen derselben, während bei den Inhalationsnarkotica die Vergiftungszeit von Beginn der Zufuhr bis zum Ende der Ausscheidung letzter Reste, also im Durchschnitt mehrere Tage anhält.

Die Ausscheidungskurve der verschiedenen Narkotica, insbesondere für Äther und Chloroform, ist nicht nur von NICLOUX, sondern von einer großen Anzahl von Autoren studiert worden, unter welchen HAGGARD, GRAMÉN, SCHAFFER und RONZONI besonders hervorgehoben werden sollen. Sie alle stimmen darin überein, daß die Ausscheidung dieser Mittel sehr langsam erfolge. GRAMÉN fand noch 48 Stunden nach der Narkose 0,01 g-% Äther im Blut. Die Ausscheidungskurven sind mathematisch von HAGGARD und WIDMARK errechnet worden. Nur in den ersten Minuten nach Absetzen der Narkosezufuhr erfolgte ein steilerer Abfall, als dies zahlenmäßig zu erfassen war. Im übrigen aber standen die errechneten Werte mit der praktischen Wirklichkeit in guter Übereinstimmung. Die Steilheit der Abflutungskurve in den ersten Minuten erklärt WINTERSTEIN durch das plötzliche Abströmen des Narkoticums aus den Geweben in das Blut. Dieses ist meines Erachtens nur dadurch verständlich, daß das Potentialgefälle zwischen Blut und Inspirationsluft nach Absetzen der Maske außerordentlich groß wird.

Die großen Unterschiede, welche zwischen der Ausscheidungszeit des Äthers und der Ausscheidungszeit des Chloroforms, also Substanzen, welche ein und derselben Gruppe von Narkotica angehören, vorhanden sind, erklären sich durch die Differenz der Dampfspannungsverhältnisse beider Mittel, wie sie auch in der Lage des Siedepunktes ihren Ausdruck finden. Bei einer Körpertemperatur von 37^0 haben wir eben einen Partialdruck des Äthers von etwa 760 mm Hg, denn der Siedepunkt des Äthers liegt ja bei 37^0. Demgegenüber haben wir eine Dampfspannung des Chloroform bei Körpertemperatur von nur annähernd 300 mm Hg, das ist weniger als die Hälfte. Diese Differenzen dürften geeignet sein, die großen Unterschiede in den Eliminations- und Vergiftungszeiten beider Substanzen zu erklären, wobei die größere Wirksamkeit des Chloroform und vor allem seine größere Giftigkeit mit in Rechnung gestellt werden muß. Letzte Spuren von Äther konnten nach einstündiger Narkose zwischen der 24. und 48. Stunde nachgewiesen werden. Dagegen hat man gefunden, daß beim Chloroform die Ausscheidung etwa die doppelte Zeit in Anspruch nimmt und mit einer Reihe von Funktionsstörungen und Stoffwechselstörungen des Organismus zusammenfällt. Nimmt man den Grad der Schädigungen des Stoffwechsels und der Organe als Maßstab der Chloroformwirkung, so liegen die Verhältnisse noch weitaus ungünstiger. Man konnte nämlich Schädigungen des Leberparenchyms noch 8 Tage nach Chloroformnarkosen nachweisen, ja es gelang sogar den Autoren ROSENTHAL und BOURNE, mit der Bromsulfthaleinprobe nach zweistündiger Chloroformnarkose 100%ige Retention in den ersten beiden Tagen und abnorme Werte bis zur 6. Woche festzustellen (vgl. den Abschnitt über Leberschädigungen).

Es dürfte wohl aus dem erwähnten mit aller Deutlichkeit hervorgehen, welch außerordentlichen Einfluß die Ausscheidungsverhältnisse auch klinisch besitzen und welchen Einfluß sie auf unsere Indikationen haben müssen.

Daß die rasche Ausscheidung der Gasnarkotica tatsächlich eine Folge ihres physikalischen Zustandes und nicht etwa spezifisch bedingt ist, lehrt das Beispiel des Chloräthyls, das wir ja gewöhnlich in den Ampullen in flüssigem Zustand zu sehen gewohnt sind. Schon in einem Vergleich der Anflutungskurve mit anderen Gasen hat sich ergeben, daß das Chloräthyl durchaus keine wesentliche Differenz gegenüber diesen zeigt und so verhält es sich auch mit dem Ausscheidungstempo. In Wirklichkeit ist eben das Chloräthyl mit einem Siedepunkt von $+ 12^0$ während des Gebrauchs im Verhältnis zur Körpertemperatur von 37^0 ein Gas. Daß es sich in diesem Falle um eine Halogenverbindung, ähnlich dem Venylchlorid handelt, ist ohne Einfluß auf die Vergiftungszeit. Es haben eben die Gase das Bestreben, viel eher eine flüssige Phase zu verlassen als die Dämpfe von Äther und Chloroform. Ihr Haftdruck, im Sinne TRAUBES gesprochen, ist erheblich geringer.

Bei Elimination von Stoffen durch chemische Umsetzung erfolgt die Ausscheidung nicht in einer anfänglich steilen und dann flachen Kurve (logarythmischen Kurve), sondern etwa gradlinig mit einer sog. Umsetzungskonstante. Den Verlauf derartiger Abflutungskurven haben wir in unserem Schema für das Pernocton und auch das Avertin früher angedeutet. Ein steiler initialer Abfall in konvexem Sinne der Kurve, wie er so typisch für die Inhalations- und Gasnarkotica ist, fehlt. Das Tempo der chemischen Entgiftung und Elimination durch die Nieren verläuft gleichförmig und mindert in der Zeiteinheit den Blutspiegel um fast gleichgroße Quanten, entsprechend der Leistungsfähigkeit der Entgiftungsorgane. Auch bei der Avertinnarkose kommt ein Patient nach 1—2 Stunden aus dem eigentlichen Narkosezustand wieder heraus, aber es tritt, entsprechend der typischen allmählichen Abflutungskurve, nun ein protrahierter Zustand tieferen Dämmerschlafes ein, welchen wir als Nachschlaf bezeichnet haben. Die Dauer dieses Nachschlafes und seine Tiefe ist ganz und gar von der Leistungsfähigkeit der Entgiftungsstätten, insbesondere der Leber abhängig. Insofern haben wir es ja gerade bei Patienten mit schlechter Leberfunktion auch mit einer verschleppten Narkose, einem abnorm langen und tiefen Nachschlaf zu tun, so daß wir sagen können, je flacher die Abflutungskurve verläuft, desto mangelhafter ist die Entgiftungsfähigkeit des Präparates oder die Entgiftungsfunktion des Organismus. Es geht hieraus hervor, daß bei den avertinähnlichen Mitteln die Dauer der Narkose und des Nachschlafes durchaus nicht immer von der Höhe der Gesamtdosis bestimmt wird, sondern daß sie in ebenso großem Maße von dem Tempo der Entgiftung abhängt. Im Durchschnitt beträgt die Gesamtausscheidung des Avertin, ähnlich wie bei der Äthernarkose, 2×24 Stunden.

So können wir zusammenfassend sagen, daß die Ausscheidungsverhältnisse eines Narkoticums nicht nur vom theoretischen Standpunkt aus, sondern auch vom klinischen genaueste Beachtung verdienen und für die Beurteilung der Leistungsfähigkeit und Schädlichkeit eines narkotisch wirksamen Körpers von allergrößter Wichtigkeit sind. Die Sicherheit unserer Verfahren hängt im wesentlichen von den Ausscheidungsverhältnissen ab, weil sie die Vergiftungszeiten beherrschen. Es erscheint vorteilhafter für den Organismus, wenn ein Narkoticum in kurzer Zeit und ohne chemische Veränderung den Körper als Fremdling wieder verläßt, als daß die Organe mit seiner Entgiftung und Ausscheidung belastet werden. Im letzteren Falle kommt es zu einer starken Beanspruchung der funktionellen Kräfte der Leber, insbesondere auch der Nieren. Als Ausnahme gelten gewisse Präparate, die zu körpereigenen Substanzen abgebaut werden.

Es unterliegt einem Zwang der Verhältnisse, daß derjenige, welcher sich mit diesen Problemen abgegeben hat, immer wieder auf die Gasnarkotica stößt, weil sie in allen kritischen Punkten dem Ideal eines Narkoticums am nächsten kommen. Wir hätten sicherlich längst gelernt, auf mehr oder weniger alle anderen Verfahren der Allgemeinnarkose zu verzichten, wenn nicht der Wirksamkeit der Gase durch ihre physikalisch-chemischen Eigenschaften Grenzen gesetzt wären, welche zu überwinden bisher nicht gelang.

K. Die Theorie der Narkose.

Unter Theorie der Narkose versteht man Erklärungsversuche des Wirkungsmechanismus der Narkotica.

Die Geschichte der Narkosetheorien ist eine sehr eigenartige gewesen. Überblickt man den Wandel der Anschauungen im Laufe der Zeit, so läßt sich heute erkennen, daß das Parallelgehen einer ganzen Reihe von physikalischen und chemischen Erscheinungen mit der Wirkungsstärke der Narkotica Veranlassung gegeben hat, diese als Ursache für das Narkosegeschehen anzusehen. Man hat also gewissermaßen die Ursache mit der Wirkung verwechselt.

Die Ausführungen über das Wesen des Narkosemechanismus können und brauchen an dieser Stelle nur knapp zusammengefaßt werden, denn wir sind in der glücklichen Lage, in Deutschland über ein einzigartiges Buch der Narkose und ihrer biologischen Bedeutung von WINTERSTEIN zu verfügen, welches in der Weltliteratur kein Analogon besitzt. In diesem Werk sind alle Einzelheiten genauestens zusammen getragen und zu einem Gesamtbild auf Grund persönlicher Erfahrungen abgerundet. Dort findet sich auch ein Verzeichnis der ungeheuer mannigfaltigen Literatur (1120 Arbeiten aller Länder und aller derjenigen medizinischen Disziplinen, welche das Kernproblem der Narkose interessieren).

Früher glaubte man, daß die sog. Hirnnarkose durch eine Veränderung der Blutzirkulation im Gehirn hervorgerufen sei. Diese Anschauung konnte sich aber nicht lange halten, denn man mußte sehr bald erkennen, daß während gewisser narkotischer Stadien oder unter Anwendung von Gasnarkotica die Durchblutung des Gehirnes erheblich vergrößert sein kann.

Eine Zeitlang dachte man daran, daß die Narkotica die fettigen Substanzen der lebenswichtigen Zentren herauslösen, auf diese Weise die Funktionen derselben stören, und daß diese durch das Blut in die Leber abtransportiert werden. Man sprach von einer Auslaugungstheorie. Eine solche Anschauung konnte entstehen auf Grund der Beobachtung, daß man nach Narkosen eine starke Fettanreicherung in dem Gebiet des Leberparenchyms fand und gleichzeitig eine Erhöhung des Fettspiegels im Blut durch Narkose und nach Narkose beobachtete. Zwar können die Angaben von REICHER und einigen anderen Autoren über den erhöhten Fettspiegel im Blut unter dem Einfluß narkotischer Substanzen als richtig gelten, aber es ist durch diese Feststellung noch nicht der Beweis einer Auslaugung des Zentralnervensystems erbracht. Auch weiß man heute, daß die in dem Leberparenchym seinerzeit aufgefallene Anreicherung fettartiger Substanzen nicht durch einen Transport von Fetten dorthin erzeugt wird, sondern durch örtliche Degeneration der Leberzellen entstehen kann.

Eine gewisse Bedeutung hat auch einmal die Dentritentheorie der Narkose gespielt. Sie erklärte das Phänomen der Narkose auf Grund pathologisch-anatomischer Veränderungen im feineren Bau des Gehirnes und zwar an den sog. Dentriten. Es mag sein, daß schwere und langdauernde Narkosen gewisse Veränderungen in den Zellen des Gehirnes zurücklassen, aber da sie nicht regelmäßig zu finden sind, muß ein ursächlicher Zusammenhang mit dem Wesen der Narkose abgelehnt werden.

BERNARD vertrat seinerzeit die Anschauung, daß es sich während der Narkose um eine Art Sauerstoffmangel des Zentralorgans handle, vielleicht hervorgerufen durch eine Anämie. Man sieht, daß diese Vorstellungen an die ältesten Anschauungen über die Zirkulationsänderungen im Gebiete des Gehirnes während der Narkose anknüpfen. Tatsächlich haben die Zustände der Erstickung und der Narkose sehr viel ähnliche und gemeinsame Merkmale.

Die VERWORNsche Erstickungstheorie der Narkose (1903) hat deshalb lange Zeit eine erhebliche Rolle gespielt. Der verschiedenartige Mechanismus der Erstickung und der Narkose führen eben zu einem sehr ähnlichen Endresultat, dessen Differenzierung damals noch nicht möglich war. Während bei der Erstickung nun aber die oxydativen Prozesse verhindert sind, so können dieselben unter der Narkose wenigstens in gewissen Stadien manchmal sogar erhöht gefunden werden. Erst in dem Zustand tiefer narkotischer Vergiftung findet man schließlich auch Erscheinungen der Oxydationshemmung. Das wichtigste Kriterium zur Widerlegung der Erstickungstheorie war die Beobachtung, daß man echte narkotische Lähmungserscheinungen auch an anoxybiotisch lebenden Organismen feststellen konnte. Daraus geht mit aller Deutlichkeit hervor, daß das Wesen der Narkose mit einer Erstickung oder mit Sauerstoffmangel nichts zu tun haben kann.

WIELAND hat im Jahre 1924 gelegentlich der Entdeckung der narkotischen Eigenschaften des Acetylen noch einmal auf diese alte Erstickungstheorie zur Erklärung der narkotischen Wirkungen betäubender Gase zurückgegriffen. Aber auch seine Vorstellungen sind längst überholt. SCHLOSSMANN konnte durch direkten Zellatmungsversuch nach WARBURG beweisen, daß unter der Wirkung dieses Gases die Atmung des Gewebes nicht wesentlich verändert ist. Diese Differenz des Wirkungsmechanismus der Gasnarkotica gegenüber anderen Narkotica, insbesondere dem Äther und dem Chloroform, wie er durch die Theorie der betäubenden Gase als möglich hingestellt wurde, muß heute unbedingt abgelehnt werden. Oxydationshemmungen können eine Teilerscheinung der Narkose sein, sind aber niemals die Ursache derselben.

Aus dem Jahre 1884 stammt die sog. Deshydratationstheorie von DUBOY. Er erklärte das Zustandekommen der Narkose durch Wasserverlust und zwar auf Grund der Beobachtung, daß trockene Pflanzensamen nicht narkotisiert werden konnten; dagegen solche mit normalem Wassergehalt ohne weiteres narkotischen Wirkungen ausgesetzt waren. Diese merkwürdige Beobachtung beruht unseren heutigen Vorstellungen nach lediglich darauf, daß die narkotischen Substanzen durch die ausgetrockneten Samenhüllen gar nicht einzudringen imstande waren. Wasserverlust der Zellen tritt nachgewiesenermaßen nur bei sehr hohen und sicher tödlichen Narkosedosen auf (OVERTON, JOHANNSEN), so daß auch diese Theorie als irrig abgelehnt werden muß.

Praktisch spielten die sog. Lipoidtheorien von MAYER und OVERTON, die etwa gleichzeitig im Jahre 1899 und 1901 entstanden, wohl die größte Rolle. Die MAYERsche Theorie lautete im Jahre 1899 etwa folgendermaßen:

1. Alle chemisch indifferenten Stoffe, welche für Fett und fettähnliche Körper löslich sind, wirken narkotisch.

2. Die Wirkung tritt an denjenigen Zellen am schnellsten und stärksten hervor, in deren Aufbau solche Stoffe vorwalten und besonders wichtige Funktionen besitzen, also in erster Linie an den Nervenzellen.

3. Die Wirkungsstärke der Narkotica hängt von dem Teilungskoeffizienten Wasser : Lipoiden ab.

Demgegenüber hat OVERTON die narkotische Wirkung verschiedener Substanzen an dem Eindringungsvermögen in die Zellen gemessen. Insofern war, wie WINTERSTEIN in seinem Buch ausführt, seine Lipoidtheorie eigentlich eine Theorie der Permeabilität der Gewebe. Eine große Anzahl von Wissenschaftler hat sich nun bemüht, ein riesiges Beobachtungsmaterial zusammen zu tragen, welches die Richtigkeit dieser Theorie dartun sollte. Man stellte die Zunahme der Wirkungsstärke mit der Länge der Kohlenwasserstoffkette im Molekül, die Abnahme mit ihrer Verzweigung, die Verminderung ihrer Wirkung nach Zahl der OH-Gruppen, die Steigerung durch Doppelbindungen und vieles andere fest und zeigte, daß die Veränderungen der Wirksamkeit all dieser chemischen Individuen mit den Veränderungen ihrer Löslichkeitsverhältnisse parallel gingen. Ihre Wirkungsstärke wurde durch den Quotienten der Löslichkeit Wasser : Öl, also das, was man den Teilungskoeffizienten nennt, ausgedrückt. OVERTON beobachtete nun, daß dem Teilungskoeffizienten das sog. Permeierungsvermögen (Eindringungsvermögen) parallel ging. Er stellte sich vor, daß der Mechanismus der Narkose in der Hauptsache durch Veränderung der Plasmagrenzschichten bedingt sei.

Für die Lipoidtheorie sprach eine sehr große Anzahl experimenteller Ergebnisse über die verschiedene Empfindlichkeit der Organe im Körper je nach dem Grade des Fettgehaltes, über Veränderungen der Wirkungsstärke nach Temperatur in Parallelität mit den Veränderungen der Löslichkeitsverhältnisse, also den Teilungskoeffizienten (MEYER u. a.) (s. WINTERSTEIN). Man hat aber vergebens zu beweisen versucht, daß zwischen den Wirkungsstärken und den jeweiligen Konzentrationen eines Narkoticums, so wie sie sich während der verschiedenen Narkosestadien in den lipoidhaltigen Geweben vorfanden, tatsächlich quantitative anstatt nur qualitative Beziehungen sich vorfanden. Wie wir erwähnt haben, konnten die Ergebnisse von MEYER, GOTTLIEB und BILLROTH über die durchschnittliche molare Konzentration im Zentralnervensystem von 0,06 Mol. pro Liter Substanz für alle Narkotica nicht bestätigt werden. Als Hauptargument gegen die Richtigkeit der Lipoidtheorie werden von WINTERSTEIN die grundlegenden Versuche von HANSTEEN CRANNER angeführt, welche erwiesen, daß die Eigenschaften der Lipoide im Zellverband in vivo ganz andere sind, als wir sie in vitro nach allerhand Extraktionsverfahren kennen gelernt haben. Die Lipoidtheorie wurde ferner durch die Erkenntnis hinfällig, daß eben der Parallelismus zwischen den Löslichkeitsverhältnissen und den Wirkungsstärken der Narkotica nur ganz allgemein gleichsinnig, aber niemals in konstanten Proportionen verlief. Nach den OVERTONschen Zahlen des Teilungskoeffizienten für Körper-Fett-Wasser müßte gemäß der Lipoidtheorie der Chloroformgehalt des Gehirnes mindestens 4—5mal größer sein, als er tatsächlich festgestellt worden ist. Auch der Lipoidgehalt der Organe geht nicht quantitativ parallel mit der Aufnahme der narkotischen Substanzen während des statischen Gleichgewichtszustandes. Endlich hat man entdeckt, daß auch lipoidfreie Substrate narkotischen Wirkungen unterliegen, und damit ist eigentlich die Lipoidtheorie hinfällig geworden. Die reaktionshemmende Wirkung der Narkotica, der Fermente und Enzyme beweist, daß das Wesen des Phänomens der Narkose nicht unbedingt an die Anwesenheit fettähnlicher, chemischer Substanzen geknüpft ist.

Dennoch steht außer allem Zweifel fest, daß die Lipoidtheorie sich als Arbeitshypothese außerordentlich fruchtbar erwiesen hat. Der Praktiker wird deshalb gut daran tun, sich den Vorstellungen der Lipoidtheorie nicht völlig aus wissenschaftlichen Gründen zu entfremden. Die Vorstellung, daß unsere Narkosemittel sich an denjenigen Orten in der Hauptsache anreichern, an welchen hoher Lipoidgehalt vorhanden ist, bleibt brauchbar, weil eben in praxi im Organismus dasjenige Gewebe, auf welches es bei der Narkose ankommt, außerordentlichen Lipoidreichtum besitzt.

Außer der Wasserlöslichkeit und der Lipoidlöslichkeit entdeckte man, daß die Narkotica als eine der charakteristischsten und wesentlichsten Eigenschaften starke Oberflächenaktivität besitzen. Aus zahlreichen Arbeiten von TRAUBE geht hervor, daß die Veränderungen der Oberflächenaktivität eine weitgehende Parallele mit der Wirkungsstärke der Narkotica aufweisen. Man rechnet es TRAUBE als großes Verdienst an, als erster auf die Wichtigkeit der Vorgänge an der Zelloberfläche bei dem Vorgang der Narkose hingewiesen zu haben. TRAUBE kam zufolge seiner experimentellen Ergebnisse zu der Anschauung, daß die Oberflächenaktivität der Narkotica mit dem Wesen der Narkose aufs engste zusammenhängen. Man nennt seine Theorie im allgemeinen die Haftdrucktheorie.

An der Grenze zweier Phasen, z. B. Luft, Wasser, wie sie für uns ganz besonders wichtig ist, stehen die Teilchen der flüssigen Phase Wasser unter einer Zugwirkung nach innen, weil ihre Attraktionskräfte größer sind als diejenigen der Luftteilchen. Die Oberfläche der Flüssigkeit gerät so unter eine Oberflächen-

oder Grenzflächenspannung. Werden in dieser Flüssigkeit Substanzen gelöst, so tritt eine gesetzmäßige Veränderung der Zugkräfte und damit eine Veränderung der Oberflächenspannung ein im Sinne der Vermehrung oder im Sinne der Verminderung. Es wurde nun gefunden, daß die Gruppe der narkotisch wirksamen Mittel in charakteristischer Weise die Oberflächenspannung des Wassers vermindern, ihr „Haftdruck" im Wasser daher gering ist. Infolgedessen sammeln sich ihre Teilchen an den Oberflächen (GIBBSsches Theorem) und können leicht in eine andere Phase übergehen. Nach TRAUBE ist die Haftfähigkeit eines Stoffes im Wasser um so geringer, je oberflächenaktiver er ist, d. h. je stärker er die Oberflächenspannung des Wassers vermindert. Desto geringere Kräfte sind aber auch erforderlich, um ihn in der Lösung gegen die Oberflächen hin zu treiben. Je geringer der Haftdruck, desto leichter wandert der betreffende Stoff aus seinem Lösungsmittel, um sich an eine zweite Flüssigkeit oder an eine feste Phase (Zelloberfläche) zu adsorbieren. Damit rückt zum erstenmal das Phänomen der Adsorption in den Mittelpunkt der ganzen Fragestellung.

Der Parallelismus zwischen Wirkungsstärke und Oberflächenaktivität ist weitgehend und erfolgt nach dem Gesetz der homologen Reihen. Infolgedessen vollzieht sich die Veränderung der Oberflächenaktivität ebenfalls parallel mit den übrigen Eigenschaften der Narkotica, welche ihrerseits mit der Wirkungsstärke Parallelität aufweisen (nach der Lipoidtheorie in Abhängigkeit vom Teilungskoeffizienten Wasser: Öl). Auch die Regeln der verzweigten Ketten der Doppel- und Dreifachbindungen und anderer Veränderungen des Moleküls machen sich alle in Veränderungen der Oberflächenaktivität der neuen Körper bemerkbar.

Das Wesentliche aber hierbei ist die Tatsache, daß im Gegensatz zu den Verhältnissen von MEYER-OVERTON sich die Gesetzmäßigkeiten zum Teil quantitativ und nicht nur qualitativ feststellen ließen. Solche mathematischen Beziehungen zwischen Veränderungen der Moleküle und Wirkung der Mittel sind seinerzeit schon von FÜHNER (1891) gelegentlich der Untersuchungen homologer Reihen von Alkoholen festgestellt worden. Er konnte beobachten, daß die Wirkung äquivalenter Mengen capillar aktiver Stoffe innerhalb homologer Reihen eine Wirkungssteigerung von Glied zu Glied im Verhältnis $1: 3^2: 3^3$ aufweisen, wie dies nach der von TRAUBE aufgestellten Regel mit der Oberflächenaktivität der Fall ist.

Aber auch für diesen Parallelismus zwischen Oberflächenaktivität und Wirkungsstärke gelten Einschränkungen, auf die WARBURG hingewiesen hat, denn man findet ihn nur bei narkotisch wirksamen Substanzen ähnlichen Charakters und ein und derselben chemischen Reihe.

Im Organismus selbst spielen die Grenzflächen flüssig und flüssig-fest im allgemeinen die wesentliche Rolle. Die Veränderungen der Oberflächenspannung geschehen hierbei im Sinne der Differenz der Oberflächenspannungen beider Phasen. Nach FÜHNER fällt die molare Wasserlöslichkeit ungefähr im gleichen Verhältnis, wie die Oberflächenaktivität der Substanzen ansteigt. Es ist infolgedessen der Wert der Wasserlöslichkeit durchaus kein schlechter Maßstab für die Oberflächenkräfte des betreffenden Narkoticums.

Die neueste Adsorptionstheorie der Narkose stammt von WARBURG. Er ging von Oxydationshemmungsversuchen am Kohlemodell aus. Es gelang hierbei zu zeigen, daß durch die enorme Vergrößerung der Oberflächen an fein verteilter Kohle eine Oxydation von Oxalsäure und Aminosäure eintritt, daß aber der Zusatz von irgendeinem Narkoticum den Oxydationsvorgang hemmt und zwar offenbar dadurch, daß die Oberflächen von diesen Mitteln besetzt werden. Der Grad dieser Oxydationshemmung war mathematisch faßbar, d. h. errechenbar für jede der verschiedenen narkotisch wirksamen Substanzen. Die am leblosen Kohlemodell vorgefundenen Werte zeigten nun überraschend gute Übereinstimmung mit den Wirkungsstärken der betreffenden Narkotica im Tierexperiment. Der Grad der Oxydationshemmung konnte daher als direkter Maßstab für die Wirkungsstärke des betreffenden Mittels gelten.

Wie es scheint, hat die Zellstruktur selbst einen außerordentlich großen Einfluß auf diese Verhältnisse. Es ließ sich gelegentlich der Beobachtung von Stoffwechselversuchen nachweisen, daß strukturfreie Flüssigkeiten erheblich weniger durch Narkotica beeinflußt werden als strukturreiche. Die „Saftwirkungsstärke" der Narkotica hat sich als schwächer erwiesen, als ihre „*Strukturwirkungsstärke*".

Das wesentlich Neuartige an der WARBURGschen Theorie ist die Berücksichtigung der Zellstruktur einerseits und des Molekularvolumens andererseits. Durch Hineintragen dieser beiden neuen Faktoren gelang es tatsächlich, ein viel genaueres Bild der Wirkungsstärken der Narkotica zu bekommen, als es durch andere Berechnungen oder dergleichen jemals der Fall war. Wenn man die wirksame Konzentration irgendeines Narkoticums einer homologen Reihe kennt, dann ist es mit Hilfe der WARBURGschen Gleichung möglich, eine gleich wirksame Konzentration eines beliebigen anderen Narkoticums aus der Adsorptionskonstante und dem Molekularvolumen des neuen Mittels zu errechnen. Allerdings weist WINTERSTEIN darauf hin, daß alle diese Ergebnisse bis heute noch keine Bestätigung an der lebenden Substanz erfahren haben. WARBURGs Adsorptionstheorie des Wirkungsmechanismus der Narkotica gipfelt darin, daß es eine besondere Eigenschaft all dieser chemischen Körper ist, die für den gesamten Stoffwechsel wichtigen Strukturen der Zellen so zu besetzen, daß die lebenswichtigen Atmungsenzyme verdrängt und damit die Stoffwechselvorgänge der lebenden Substanz gehemmt oder gar vernichtet werden.

Von besonderer Bedeutung erscheint nach WINTERSTEIN für das Verständnis der narkotischen Beeinflussung der Erregbarkeit die Adsorption an den Zellgrenzen. Erregungsphänomene der Zellen stehen auf Grund der Forschungen von NERNST und HÖBER mit Ionenkonzentrationsveränderungen an den Zellgrenzflächen in engstem Zusammenhang. Die Narkotica verändern, wie man weiß, die Durchlässigkeit der Zellmembranen. Sie verändern den semipermeablen Apparat der Zellen (MEYER). Man hat seinerzeit auf Grund dieser Eigenschaft allein das Wesen der Narkose erklären wollen und die sog. Permeabilitätstheorie der Narkose geschaffen. In der Tat sind die Permeabilitätsveränderungen durch narkotische Substanzen von einer großen Anzahl von Autoren studiert worden. Die wesentlichste unter all diesen Beobachtungen scheint mir von WINTERSTEIN selbst zu stammen, und zwar verwandte er als Präparat Muskelmembranen, welche dem Einfluß von Alkohol, Chloroform, Äther und einigen Urethanen unterworfen wurden. Auf Grund seiner Erfahrungen machen die Narkotica bei Konzentrationen, welche noch reversible Funktionsstörungen bewirken, eine reversible Permeabilitätsveränderung für Wasser und wasserlösliche Stoffe. Dagegen verursachen sie bei toxischen Dosen eine irreversible Schädigung, welche sich im Sinne einer Steigerung der Zelldurchlässigkeit äußert. Letztere, nämlich die irreversible Permeabilitätssteigerung, hängt offenbar mit dem Herauslösen der Zellipoide durch die Wirkung narkotischer Substanzen in Zusammenhang. Vielleicht entsteht hierbei das von REICHER, HÖBER, LOHR und BURZELLER beschriebene Phänomen der Erhöhung des Fettspiegels im Blut unter dem Einfluß narkotischer Substanzen. Die Phase der reversiblen Permeabilitätsveränderung entspricht der Phase reversibler Herabsetzung der Erregbarkeit während der Narkose. Dagegen scheint die irreversible Steigerung der Durchlässigkeit, welche durch höhere Giftdosen gesetzmäßig hervorgerufen wird, der irreversiblen Gewebsschädigung, dem Zelltod durch Narkotica zu entsprechen.

Die Veränderungen der Ionenverhältnisse an den Zellgrenzen durch Narkotica bedeuten eine Veränderung der elektrischen Verhältnisse und der osmotischen Kräfte, welche durch neuere Theorien über die Narkose von LOEB und auch von BEUTNER berührt werden (Ölkettentheorie 1917). Vielleicht wird es der weiteren Forschung gelingen, an dieser Stelle in das Geheimnis des Wesens der Narkose weiter vorzudringen. Die WARBURGsche Adsorptionstheorie gibt zwar eine mathematische Formel für die Wirkungsstärke der Narkotica, wie sie noch niemals bisher geschaffen worden ist, aber sie läßt letzten Endes doch die Frage nach den waltenden Kräften offen und enthüllt uns keineswegs das Geheimnis der Narkose. Wenn WINTERSTEIN *am Ende seines Buches den Wirkungsmechanismus der Narkotica auf ihre leichte Adsorbierbarkeit an die Strukturbestandteile lebender Systeme bezieht,* so charakterisiert er mit einem einzigen klaren und auch dem Kliniker verständlichen Satz den Kernpunkt des ganzen Problems. Daß gerade die fettartigen Substanzen und Strukturbestandteile derjenigen Zellen, auf welche es bei dem Narkosevorgang ankommt, die ausschlaggebende Rolle spielen, soll nicht vergessen werden.

Man hat auch schon versucht, auf elektrischem Wege narkotische Wirkungen zu erproben, aber die sog. Elektronarkose hat bisher zu keinen praktisch irgendwie brauchbaren Erfolgen geführt und kann deshalb im Rahmen dieser Betrachtungen übergangen werden.

Literatur.
Die Allgemeinnarkose. Theoretischer Teil.

ANNAN, E. u. J. HERGLOU: Arch. f. exper. Path. **127**, 93. — ANSELMINO, K. J.: Pflügers Arch. **220**, 524, 633 (1928).

BERNARD, CL.: Les Anaesthesique. Paris 1875. — BERNSTEIN: MOLESCHOTTs Untersuchungen zur Naturlehre, Bd. 10, S. 280. 1870. — BERT: Gaz. med. **1878**, 579; **1879**, 123. C. r. Soc. Biol. Paris **35**, 241, 409, 522, 665 (1883); C. r. Acad. Sci. Paris **98**, 63 (1884); Curr. Res. Acad. Sci. **1885**, 1528; C. r. Acad. Sci. Paris **93**, 768 (1887); Arch. f. exper. Path. **141**, 158 (1898). — BERTELOT: Ann. de Chir. **26**, 396 (1872). — BEUTNER, R.: Anästhesistenkongr., Juni 1928; Klin. Wschr. **1928**, 2199. — BONGERS: Arch. f. exper. Path. **35**, 405 (1895). — BORUTAU: Pflügers Arch. **84**, 309 (1901). — v. BRUNN: Allgemeinnarkose. Stuttgart: Ferdinand Enke 1913. — BÜDINGER: Wien. klin. Wschr. **1901**, 735. — BUKMASTER u. GARDNER: Proc. roy. Soc. of London **79**, 558 (1917). — BURKHARDT: Arch. f. exper. Path. **61**, 323 (1909).

CHUCHARD, A. et B.: C. r. Soc. Biol. Paris **99**, 1495. — CHOQUARD: Z. Biol. **60**, 101 (1913). — CLARK: J. of Pharmacol. **29** (1926). — CLERC, R. LE: C. r. Soc. Biol. Paris **191**, 865 (1929). — CLOETTA: Arch. f. exper. Path. **103**, 5/6, 260 (1924). — CSILLAG, E.: Arch. f. exper. Path. **131**, 279. — CUSHNY: J. of Physiol. **40**, 17 (1910); Z. Biol. **28**, 365, 374 (1891).

DE SAUSSURE: Ann. Physik **47**, 167. — DRAMBE, J., L. J. WEBER u. C. GUIRINI: Biochem. Z. **217**, 400 (1930). — DRESER: Beitr. klin. Chir. **10** (1893). — DUNKER: Diss. Gießen 1907.

EICHLER: Arch. f. exper. Path. **126**, 204. — EMBLEY: Proc. roy. Soc. Lond. 78, 391 (1906); Biochemic. J. **5**, 19 (1910).

FISCHER, H.: Arch. f. exper. Path. **138**, 169 (1928). — FLAGG: Lehrbuch The Art of An. Lippingott, Philadelphia-London. — FLEISCHMANN, W. u. E. TREVANI: Biochem. Z. **232**, 123 (1931). — FORBES, MILLER: Amer. J. Physiol. **162**, Nr 1, 113 (1922). — FRANKEN, H. u. A. SCHÜRMEYER: Narkose und Anästh. **1928**, H. 9. — FREI: Z. exper. Med. **31**, H. 3/6, 350 (1923). — FRITZ: Orv. Hetil. (ung.) **70**, Nr 29, 785 (1926). — FRÖHLICH u. BORUTAU: Z. Physiol. **4**, 153 (1904). — FROMHERZ: Arch. f. exper. Path. **93**, H. 1/3, 34. — FÜHNER: Arch. f. exper. Path. **51**, 1 (1904); **69**, 348 (1912). Ber. dtsch. chem. Ges. **42** I, 887 (1909); **57**, 510 (1924). Dtsch. med. Wschr. **36**, 103 (1910). Münch. med. Wschr. **58**, 178 (1911). Dtsch. med. Wschr. **1929**, Nr 55. Verh. Ges. dtsch. Naturforsch. und Ärzte Münster II **1932**, H. 2, 309 (weitere Literatur bei WINTERSTEIN).

GASKEL u. SHORE: Brit. med. J. **1893**. — GEFFKEN: Z. physiol. Chem. **49**, 276 (1904). — GEPPERT, Gießen: Dissertationen seiner Schüler. — GIEBALLA: Arch. f. exper. Path. **1894**, 34, 137. — GIRNDT: Arch. f. exper. Path. **1932**, 164. — GRAMÉN: Acta chir. scand. (Stockh.) **1922**. — GROSS: Arch. f. exper. Path. **62**, 380; **63**, 80; **64**, 67; **67**, 132 (1910). — GRÜNINGER: Inaug.-Diss. Gießen 1906. — GWATHMEY: Anästhesie Lehrbuch, 2. Aufl. — GYLLENSWÄRD: Acta chirurg. scand. **1933**.

HABERLANDT, L.: Pflügers Arch. **223**, 171—179 (1929); **224**, 297—303 (1930). — HAGGARD, J. of Biochem. **55**, 231 (1923); **56**, 737; **59**, 753, 771, 783, 795 (1924). — HANSEN, OLAF NORLI: Oslo 1925. Skand. Arch. Physiol. (Berl. u. Lpz.) **46**, 315 (1925). — HARCOURT: Brit. med. J. **1905** II, 157. — HECHT, K.: Arch. f. exper. Path. **131**, 289. — HENDERSON and BROWN: J. of Pharmacol. **29**, 1 (1926). — HENDERSON, HAGGARD and COBURNE: J. amer. med. Assoc. **74**, 783 (1920). — HESSE: Arch. f. exper. Path. **105**, 350 (1925). — HITZIG: Arch. Anat. u. Physiol. **1873**, 397, 402. — HOFF, H. u. P. WERMER: Klin. Wschr. **1929**, 488—491. — HÖLSCHER: Inaug.-Diss. Gießen 1906.

JAHRSTORFFER u. ZEPTER: Z. org. Chem. **141**, 56 (1924). — JONAS: Dtsch. Z. Chir. (noch unveröffentlicht).

KÄRBER u. LENDLE: Arch. f. exper. Path. **142**, 1—16 (1929); **143**, H. 1/2 (1929); **160** (1931). — KIONKA: Arch. klin. Chir. **58** (1899). Arch. internat. Pharmacodynamie **7**, 475 (1900). Jkurse ärztl. Fortbildg **1**, H. 8 (1910). — KNOLL: Sitzgsber. Wien. Acad. **78** (1878). KOCHMANN: Münch. med. Wschr. **1905**. Dtsch. med. Wschr. **1912**, 1589. Handbuch der Pharmakologie, Bd. 1. Berlin: Julius Springer 1923. Ferner die Abschnitte über Narkotica im Handbuch der Pharmakologie. — KULENKAMPFF: Bruns' Beitr. klin. Chir. **136**, H. 2, 224 (1926).

LÁNCZOS, A.: Pflügers Arch. **223**, 709—716 (1929). Arch. f. exper. Path. **131**, 297; **141**, 248—256 (1929). — LAUNOY, L. et P. NICOLLE: C. r. Soc. Biol. Paris **106**, 265 (1931). — LEAKE, C. D., CHARLOTTE BACKUS, HOBART BURCH and KATHARINE P'SHEA: Proc. Soc. exper. Biol. a. Med. **20**, 92—93 (1927). — LEHMANN u. HASEGAVA: Arch. Hypnose **72**, 327 (1911). — LENDLE, L.: Jkurse ärztl. Fortbildg, Aug. **1932**. Arch. f. exper. Path. **125**, H. 5/6; **126**, H. 1/2, 85; **129**, H. 1/2; **132**, 214 (1928); **134**, 113; **139**, H. 3/4, 179—200 (1929); **142**, H. 1/2 (1929); **143**, H. 1/2; **144**, H. 1/2; **146**, H. 3/4; **149**, H. 5/6. Klin. Wschr. **9**, Nr 35, 1609, 1615. — LENDLE, L. u. H. TUNGER: Klin. Wschr. **9**, Nr 28, 1293, 1296. — LEUZE: Arch. f. exper. Path. **94**, H. 3/4, 145 (1928). — LÖB: Arch. exper. Path. **51** (1904). — LOBMAYER, G. v.: Zbl. Chir. **1927**, Nr 11, 659. — LOEWE, S.: Klin. Wschr. **1927**, H. 39, 1848. — LOEWE, S. u. MOLJAWKO-WYSSOTZKI: P. Biochem. Z. **1929**, Nr 206, 194.

MADELUNG: Arch. f. exper. Path. **62**, 409 (1910). — MAGNUS: Körperstellreflexe, Berlin 1924. — MacMILLAN Comp.: New York-London 1925. — MANCHOT: Liebigs Ann. **370**, 260 (1909). — MANSFELD, G.: Arch. f. exper. Path. **131**, 268; **144**, 142—151 (1929). — MANSFELD, G., K. Hecht u. A. KOVÁCS: Pflügers Arch. **223**, 265—281 (1929). — MANSFELD, G. u. A. LÁNCZOS: Arch. f. exper. Path. **144**, 152—163 (1929). — MEIER u. KRÖNIG: Verh. dtsch. Ges. inn. Med. **1927**, 391. — MEYER, H. H.: Arch. f. exper. Path. **42**, 109 (1899); **46**, 338 (1901). Münch. med. Wschr. **56**, 1577 (1909). Wien. klin. Wschr. **34**, Nr 25, 300 (1921). — MEYER, K. H.: Wien. med. Wschr. **71**, Nr 27, 1201; Nr 4, 1254 (1921). — MEYER u. G. BILLROTH: Experimentelle Pharmakologie, 3. Aufl., 1914. Z. physik. Chem. **112**, 55 (1920). Münch. med. Wschr. **68**, 8 (1921). Biochemica e Ter. sper. **9**, H. 12, 41 (1922). Experimentelle Pharmakologie, neueste Auflage. Wien u. Berlin: Urban Schwarzenberg **1933**. — MEYER u. HOPF: Z. physik. Chem. **126**, 281 (1923). — MOORE u. ROAF: Proc. roy. Soc. Lond. **73**, 382 (1904). — MÜLLER, Narkiologie, Bd. 1. Berlin: R. Trenkel. — MUSKENS: Proc. roy. Soc. Med. **5**, 49 (1912).

NICLOUX: Les Anaestésiques géneraux. Paris 1905. C. r. Acad. Sci. Paris **142**, 303 (1906). C. r. Soc. Biol. Paris **60**, 144, 147, 206, 248, 373, 720 (1906); **62**, 8, 160 (1907). C. r. Acad. Sci. Paris **144**, 431 (1907). J. Physiol. et Path. gin. **11**, 576 (1909); **12**, 657, 681 (1910). C. r. Acad. Sci. Paris **179**, 439 (1924). — NICLOUX et FRISON: C. r. Soc. Biol. Paris **62**, 1153 (1907). — NICLOUX et L. SCOTTI-FOGLIENI (Straßburg): C. r. Soc. Biol. Paris **97**, 1720 (1927); **98**, 229, 1544 (1928); **106**, 1053 (1931). — NICLOUX u. YVANOVITSCH: C. r. Soc. Biol. Paris **91**, 1285 (1924); **93**, 272 (1925). Ann. de Physiol. **1**, 444 (1925). C. r. Soc. Biol. Paris **93**, 1657 (1926).

OLDAG: Dtsch. med. Wschr. **1927**, Nr 45, 1907. — OSTERTAG: Virchows Arch. **118**. — OVERTON: Studien über die Narkose. Jena 1901. Pflügers Arch. **92**, 115 (1902). Vjschr. naturforsch. Ges. Zürich **40**, 159 (1895). Skand. Arch. Physiol. (Berl. u. Lpz.) **46**, 335 (1925).

PICK: Arch. f. exper. Path. **49**, 339 (1899). — PICKFORD, L. M.: J. of Physiol. **63**, 19. — PLATTNER, F. u. O. GALEHR: Pflügers Arch. **220**, 606 (1928). — POHL: Arch. f. exper. Path. **28**, 246 (1890).

RITSCHL u. STANGE: Arch. internat. Pharmacodynamie **23**, 291 (1913). — ROSENFELD: Arch. f. exper. Path. **37** (1896); **55** (1906). — ROSENTHAL and BOURNE: Brit. Journ. Anaesth. **5**, Nr 1, 46 (1927).

SCHAFFER u. RONZONI: J. of biol. Chem. **57** (1922). — SCHEINESSON u. ŠCHMEY: Diss. Dorpat 1868. Arch. Heilk. **172** (1869). Diss. Berlin 1885. — SCHRAM, STORM VAN LEEUVEN u. VAN DER MADE: Pflügers Arch. **165**, 123 (1916) —. SCOTTI-FOGLIENI, L.: Curr. Res. Soc. Biol. **105**, 961 (1931); **106**, 222, 224, 226 (1931). — SHERRINGTON and SNOWDON: Brit. med. J. **2**, 162 (1904) (s. bei WINTERSTEIN). — SIEBECK: Skand. Arch. Physiol. (Berl. u. Lpz.) **21**, 378 (1909). — SNOW (London): J. of Med. **1852**. — SPAGNOL, G.: Arch. f exper. Path. **137**, 250—256 (1928). — SPENZER: Arch. f. exper. Path. **33** (1894). — STEIN-METZER, K.: Arch. f. exper. Path. **132**, 172) 1928). — STORM VAN LEEUVEN: Pflügers Arch. **154**, 307 (1913); **159**, 291 (1914); **165**, 84, 594 (1916). — STRASSMANN: Virchows Arch. **115**.—STRAUB, W.: Münch. med. Wschr. **1928**, Nr 14, 593; Nr 30, 1279. Klin. Wschr. **1928**, Nr 49, 2346. — SZIRMAY: Arch. f. exper. Path. **101**, H. 5/6 (1924).

TISSOT: Arch. Physiol. et Path. **6**, 860 (1894). J. Physiol. et Path. gén. **8**, 417, 442 (1906). C. r. Soc. Biol. Paris **60**, 195, 198, 200, 203 (1906). C. r. Acad. Sci. Paris **142**, 234 (1906). J. Physiol. et Path. gén. **8**, 492 (1906). Curr. Res. Soc. Biol. **60**, 195 (1906). — TRAUBE, J.: Pflügers Arch. **218**, 749. — TRENDELENBURG: Schmerz, Narkose u. Anästh. **1930**, H. 1. — TUNGER, H.: Arch. f. exper. Path. **160**, H. 1.

UNGER: Vjschr. gerichtl. Med. **47**.

VAN DENEL: Arch. internat. Pharmacodynamie **27**, 1 (1923). — VAN DER VELDEN: Münch. med. Wschr. **1919**, Nr 10. — VERZAR: Pflügers Arch. **128**, 398 (1909); **152**, 279 (1913). Biochem. Z. **107**, 98 (1920). Pflügers Arch. **199**, 109 (1923).

WALLER: Proc. roy. Soc. Lond. **4**, 153 (1904). J. of Physiol. **37**, 174 (1908). — WARBURG: Literatur bei WINTERSTEIN. — WHIPPLE: J. of biol. Chem. **49** (1921). — WHIPPLE and HURWITZ: J. of exper. Med. **13** (1911). — WHIPPLE and SPARRY: J. Hopkins Hosp. Bull. **20** (1909). — WHITE: Arch. Surg. **7**, 347 (1913). — WIDMARK: Acta med. scand. (Stockh.) **52**, 87 (1919). — WINTERSTEIN: Monographie „Die Narkose", 2. Aufl. Berlin: Julius Springer 1926. Klin. Wschr. **5**, Nr 15, 642 (1926). Zbl. Chir. **1927**, Nr 4, 226. Narkose u. Anästh. **2**, 33—38 (1929). Arch. f. exper. Path. **152**, 34—46 (1930). — ZELLER: Z. physik. Chem. **8**, 70 (1883).

Weitere Literatur siehe besonders bei WINTERSTEIN und KOCHMANN.

III. Funktionelle und organische Veränderungen durch Narkotica.

A. Atmung.

Die Versorgung des Organismus mit Sauerstoff ist abhängig von der Ventilationsleistung, von der Durchblutungsgröße der Lungen in der Zeiteinheit, von der Zusammensetzung und dem Zustand des Blutes bzw. von dem Hämoglobingehalt des Blutes, von dem Zustand der Membranen in der Lunge, welche den Gasaustausch vermitteln und endlich von dem Partialdruck Sauerstoff im Inspirationsgemisch.

Dadurch, daß die Durchblutungsgröße bei diesem Vorgang eine so maßgebende Rolle spielt, sind Kreislauf und Atemfunktion auf das engste und unzertrennlich miteinander gekuppelt. Die Förderung der einen Komponente wirkt fördernd auf die andere, und umgekehrt führt ein Versagen der Atmung schließlich zu einem Versagen des Kreislaufes. Sauerstoffaufnahme und Kohlensäureabgabe stehen hierbei in engster Korrelation. Man erkennt, daß die Narkotica an den verschiedensten Stellen diesen Mechanismus der Sauerstoffversorgung des Körpers angreifen können.

Die Ventilationsleistung hängt von der Frequenz und der Atemtiefe ab. Die Atemfrequenz wird durch den Eigenrhythmus des Atemzentrums oder der Atemzentren, wie manche Autoren annehmen, bestimmt. Dieser an sich langsame Eigenrhythmus von etwa 10 Zügen pro Minute beim Menschen wird durch dauernde Einflüsse nervöser oder chemischer Art beeinflußt, so daß der normale Rhythmus der Atmung, wie er uns klinisch in Erscheinung tritt, erheblich über dem Eigenrythmus der Atemzentren zu liegen kommt. Die Narkotica erregen zuerst die normale Atmung, darauf drosseln sie die Frequenz, schließlich auch die Tiefe des einzelnen Atemzuges bis zum Atemstillstand.

Die Anschauungen über das Atemzentrum differieren. Während einige die Existenz eines speziellen Atemzentrums geleugnet haben und daran dachten, an seine Stelle den Vaguskern zu setzen, ist doch die weitaus überwiegende Anzahl der Autoren heute von dem Vorhandensein eines speziellen, doppelseitig angelegten Atemzentrums fest überzeugt. Es wird in den lateralen Anteil der Formatio reticularis der Medulla oblongata verlegt, etwa an die Ursprungsstelle der 9.—12. Hirnnerven. Allerdings hat es den Anschein, als ob gewisse Gase, wie die Kohlensäure, das Narcylen und vielleicht auch der Äther direkt auf den motorischen Vaguskern einzuwirken im Stande seien (vgl. KELLER und LOESER).

LUMSDEN hat mehrere Abschnitte des eigentlichen Atemzentrums unterschieden und zwar ein pneumogastrisches Zentrum, ein Keuchzentrum, ein spinales Zentrum. Jedes dieser Zentren sollte seiner Auffassung nach eine eigene Funktion besitzen. Das spinale Zentrum hat angeblich einen langsamen Eigenrhythmus und soll weitaus am widerstandsfähigsten sein. Ja, es soll sogar die Atmung noch allein aufrecht erhalten können, wenn die höher liegenden Teile schon gelähmt sind. Den Angaben ABDERHALDENs nach scheint tatsächlich zum mindesten ein die Atmung beherrschendes Zentrum in der Pons zu liegen und ein untergeordnetes spinales Zentrum zu existieren, das gelegentlich allein noch nach Ausschaltung des Ponszentrums die Atembewegungen unterhält. Das von LUMSDEN in der oberen Hälfte der Brücke angenommene übergeordnete Zentrum scheint jedoch bisher nicht anerkannt worden zu sein.

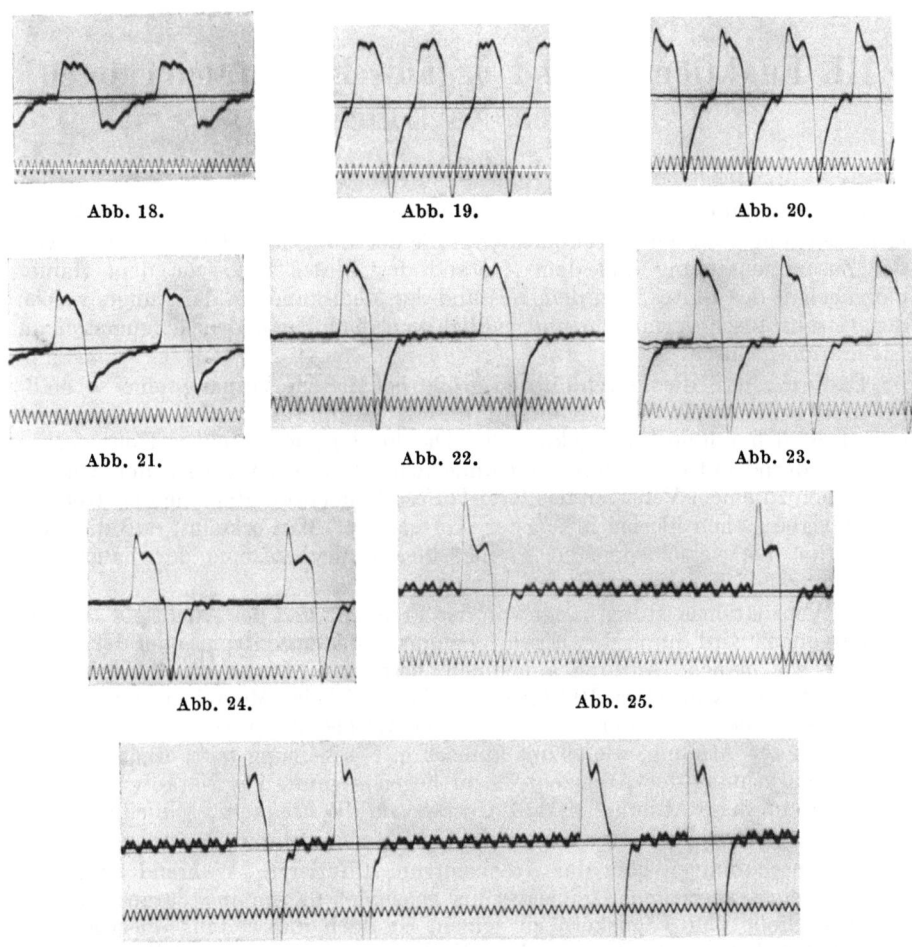

Abb. 18.   Abb. 19.   Abb. 20.

Abb. 21.   Abb. 22.   Abb. 23.

Abb. 24.   Abb. 25.

Abb. 26.

Abb. 18—26. Versuch über den Einfluß künstlicher Säuerung auf die Atmung am Kaninchen durch Registrierung mit einem empfindlichen Pneumotachometer (Differentialmanometer). Abb. 18. Vorkontrolle nach geringer Somnifengabe zur Beruhigung des Tieres. Abb. 19. 60 Sekunden nach der ersten Säuregabe (5 ccm) Hyperventilation. Abb. 20. 2½ Minuten später. Abb. 21. 12 Minuten später. Abb. 22. 20 Minuten später. Abb. 23. 30 Sekunden nach weiteren 5 ccm Säure. Abb. 24. 3 Minuten später. Abb. 25. 66 Minuten später. Abb. 26. 75 Minuten später. Man erkennt, daß die Wirkung der Säure (Ammonium-Chloridlösung, welche HCl im Organismus abspaltet) stets zunächst in einer Hyperventilation besteht, welcher aber später, besonders nach der 2. Injektion eine deutliche Verlangsamung der Atmung unter Vertiefung der einzelnen Atemzüge und schließlich erheblichen Atemstörungen folgen. Die auf Abb. 25—26 erkennbaren kleinen Schwankungen zwischen den einzelnen Atemzügen stellen auf dem Luftwege geschriebene pulmonale Pulse dar.

Bei Lähmung des Atemzentrums durch narkotische Substanzen geschähe dann der Ausfall in einer ganz bestimmten Reihenfolge, nämlich von der Hirnrinde nach dem Rückenmark zu, so daß das spinale Atemzentrum zuletzt von der Lähmung betroffen wird. Vielleicht erklärt uns die Existenz des spinalen Zentrums letzte reflektorische Notatemzüge im 4. Stadium der Narkose, deren Entstehung bis jetzt immer ein Rätsel war.

Als adäquaten Reizbildner für den Atemvorgang sieht man heute nach der WINTERSTEINschen Theorie die Wasserstoffionenkonzentration des Blutes an. Die p_H-Zahl des Blutes liegt durchschnittlich bei 7,3 und wird von einer Reihe von Regulatoren bekanntlich sehr zäh festgehalten, weil die Gesamtfunktionen des lebenden Organismus hierauf abgestimmt sind. Die Atmung selbst spielt andererseits als wirksamster und wichtigster Regulator zur raschen Kompensation von Störungen der Wasserstoffionenkonzentration des Blutes eine große Rolle, dadurch nämlich, daß sie den Abtransport von sauren Valenzen durch Abgabe von Kohlensäure per exhalationem ermöglicht. Hierdurch ist sie in den Komplex der Stoffwechselvorgänge und des Säurebasenhaushaltes eingebaut. Das Atemzentrum ist außerordentlich empfindlich gegen Veränderungen der p_H-Zahl des Blutes. Die Zufuhr von Säuren der verschiedensten Art ruft eine Verschiebung der Blutreaktion nach der sauren Seite hervor und führt zur Hyperventilation. Nach hohen Dosen aber haben wir stets im Experiment später Atemstörungen und sogar Atemstillstand beobachtet, wie dies die beigefügten Kurven demonstrieren können. Für den Vorgang der Narkose sind diese Dinge nicht ganz gleichgültig, denn wir haben es unter den Verhältnissen einer Operation sowohl wie einer längeren Narkose mit dem Einströmen von Säuren in das Blut zu tun, welche Veränderungen der Atemleistung bewirken.

Es ist nicht gleichgültig, in welchem Milieu sich die Tätigkeit der Atemzentren abspielt. Bei sauer ernährten oder künstlich gesäuerten Versuchstieren haben wir eine Neigung zu Dissoziationen der Atmung, bei alkalisch eingestellten Tieren eine resistente Atemleistung wahrgenommen. Dies hat insofern praktisch Bedeutung, als man bei gefährdeten Patienten, welche sich im Zustand einer kompensierten oder gar unkompensierten Azidose befinden, niemals Narkotica gebrauchen darf, welche an sich zu einer stärkeren Verschiebung des Säurebasengleichgewichtes nach der sauren Seite und damit zu Katastrophen führen können.

Im allgemeinen bestehen zwei Möglichkeiten, den Rhythmus der Atmung zu beschleunigen und eine Mehrleistung zustande zu bringen. Der erste Weg ist der physikalisch-chemische durch Veränderung der p_H-Zahl des Blutes nach der sauren Seite. Ich vermute, daß auch die anregende Wirkung unserer Gasnarkotica und die erregende Wirkung dünner Ätherkonzentrationen letzten Endes auf diesem Mechanismus beruhen.

Die zweite Art, die Atmung zu beeinflussen, betrifft den Nervenweg. Hier handelt es sich teils um willkürliche Änderungen, teils auch um reflektorische Reize aus den verschiedensten Hirnbezirken und aus der Peripherie. Die zentrifugalen und zentripetalen Schenkel der nervösen Bahnen, welche die Atmung beeinflussen, gehen in sehr schöner Weise aus dem bekannten HASSELWANDERschen Schema hervor, welches in dem Lehrbuch der Physiologie von ABDERHALDEN reproduziert worden ist. Für den Vorgang der Narkose sind besonders die Reflexe aus dem Gebiet der Luftwege, aus dem Gebiet der Lungen selbst und mechanische sowie chemische Irritationen sensibler Endorgane im Operationsgebiete wichtig.

Wir haben die eigenartige Beobachtung gemacht, daß eine Reihe von analeptisch wirksamen Gasen und Dämpfen in erster Linie die Frequenz ändern (so auch Lobelin) und erst in zweiter Linie die Atemzüge vertiefen. Worauf das letzten Endes beruht, ist bisher nicht entschieden worden. Man kennt auch Mittel, die umgekehrt in der Hauptsache eine Vertiefung der Atmung bei annähernd gleichbleibender Frequenz hervorrufen, so z. B. das Coramin. Sensible Reize aus der Peripherie machen sich vorzugsweise durch Frequenzänderung bemerkbar, deren Ausmaß von der Narkosetiefe stark abhängig ist.

Die Beziehungen des Sinus caroticus zur Atmung sind mit Hilfe der ge-
kreuzten Zirkulationen von HEYMANS und seinen Schülern (BURCKART und
DAUTREBANDE) nach dem Vorbild von FRÉDERIC ermittelt worden. Anoxämie
des spendenden Hundes verursachte bei dem zweiten Tier, dessen Sinus caroticus
durchspült wurde, eine Reflexhyperpnoe. Ferner konnte durch künstliche
Senkung der Wasserstoffionenkonzentration des ersteren Tieres, an welches
der Sinus caroticus des zweiten angeschlossen war, eine reflektorische Hemmung
des Atemzentrums bei dem Empfängertier erzielt werden. Es geht ohne weiteres
aus diesen Versuchen hervor, daß tatsächlich vom Sinus carotis aus die Atemleistung in förderndem oder hemmendem Sinne durch Änderung des Blutdruckes
beeinflußt wird. v. BRANDIS und KILLIAN konnten beobachten, daß mit Erregung der Blutdruckzügler und Blutdruckfüllung nach Adrenalin fast immer
gleichzeitig eine Beeinflussung der Atmung zustande kommt und zwar, je nach
der Dosis und dem Grade der Veränderung, entweder ein vorübergehender Atemstillstand oder nur eine vorübergehende Verminderung der Ventilation. Diese
reflektorischen Atemveränderungen sowie auch Atemreflexe aus dem Gebiet
der Lungenoberfläche mit Spannungsdifferenzen fallen alle weg nach Durchschneidung des Vagus und — wie wir sahen — auch bei Schlaftiefen vom Stadium
III—IV. Die typische Adrenalin-Blutdruckreaktion durch periphere Gefäß-
veränderung war in diesem Stadium noch vorhanden und deutlich nachweisbar,
wenn auch durchschnittlich geringer als beim normalen Tier, während die reflektorische Atemwirkung vollkommen fehlte. Es sei ferner an gewisse mechanische
Einflüsse durch die Atmung aus dem Lungengebiet selbst erinnert, die durch die
sog. BRÄUER-HERINGschen Bahnen im Vagus ermittelt wurden. Es handelt sich
um die Auswirkung von Spannungsdifferenzen im Lungengebiet bei Ein- und
Ausatmung, welche als Reiz auf die Atemzentren wirken und das Inspirations-
und Exspirationsgeschehen regulatorisch im Sinne einer Dämpfung beeinflussen.
Hierdurch wird offensichtlich die Ökonomie der Kraftanstrengungen für die
Durchführung der Atemleistung sichergestellt. Wir vermuten, daß mit einer
Dämpfung des Vaguszentrums durch Alkaloide oder Narkotica in höheren
Dosen gewisse Atemveränderungen in Zusammenhang stehen. Es hat sich
nämlich herausgestellt, daß gerade der Vagus, der Phrenicus und Sympathicus
bei den Analysen besonders hohe Prozente der betreffenden Narkotica enthielten.
Man sieht oft bei tiefen Narkosen am Tier und Mensch die Übergänge zwischen
Inspiration und Exspiration sehr hart und unausgeglichen sich vollziehen; eine
Veränderung, welche durchaus an diejenigen erinnert, welche man nach Vagus-
durchschneidung zu sehen bekommt.

Zu dieser Frage sind neuerdings von KELLER und LOESER Versuche ausgeführt worden, welche das Problem der Selbststeuerung in den Lungen erheblich
geklärt haben. Es gelang ihnen unter Verwendung von Röhrenverstärkern, die
zentripetalen Induktionsstöße des Vagus bei Spannungsdifferenzen im Lungengebiet zu registrieren und festzustellen, daß tatsächlich sowohl für den Inspira-
tions- wie für den Exspirationsvorgang getrennte Erregungen im Sinne einer
Hemmung der muskulären Tätigkeit stattfinden. Ich vermute, daß die beiden
Autoren nichts anderes als die „Induktionssalven" der BRÄUER-HERINGschen
Bahnen im Vagus gemessen haben; ein Beweis allerdings hierfür ist bis heute nicht
erbracht. Von englischer Seite liegt eine Meldung aus Cambridge von ADRIAN
vor, welche nicht nur eine Bestätigung der Resultate von KELLER und LOESER
darstellt, sondern auch die Tatsache verzeichnet, daß es durch Aufsplitterung
des Nervenstammes gelang, die zentripetalen Fasern im Vagus für Inspiration
und Exspiration zu isolieren und ihre Erregungen getrennt zu schreiben.

Außerdem haben alle drei Autoren festgestellt, daß Veränderungen des
Tonus der quergestreiften Muskulatur, insbesondere der auxilliären Atem-

muskulatur, wie sie vielfach während der Narkose und bei Verwendung der verschiedensten Mittel zustande kommt, eine Veränderung der Atemmittellage hervorrufen.

Die Receptoren der zentripetalen Fasern des Vagus im Lungengewebe sind bis heute nicht entdeckt. Die Größe der Erregung zeigt sich nicht nur vom absoluten Lungenvolumen, sondern auch von der Geschwindigkeit der Volumenveränderung abhängig. Nach all diesen Ergebnissen besteht kein Zweifel mehr, daß es eine periphere Atemsteuerung durch den Lungenvagus gibt, für die unter physiologischen Bedingungen das Lungenvolumen und das Tempo der Veränderungen bei der Atmung maßgebend sind.

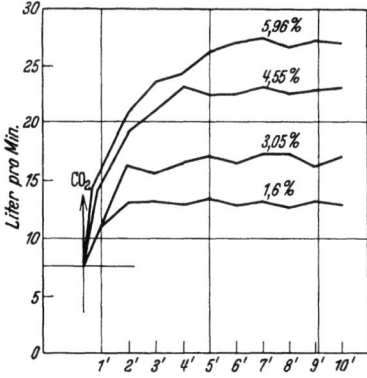

Abb. 27. Wirkung verschiedener Kohlensäurekonzentrationen auf die Atmung des Menschen (nach PAGET).

Neuerdings hat bekanntlich HEYMANS sich außerordentliche Mühe gegeben, die Wirkung der Kohlensäure auf die Atmung zu studieren und festzustellen, ob die analeptische Wirkung dieses Gases auf das Atemzentrum ausschließlich eine Säurewirkung darstellt, oder ob die Kohlensäure am Ende eine spezifische Wirkung auf gewisse Nervenendigungen in der Lunge ausübt. Das Problem als solches ist alt. Schon im Jahre 1837 hat MARSHALL die Lehre von der nervösen Atemsteuerung durch den peripheren Kohlensäurereiz der Lunge begründet, die aber durch GAD und seine Schüler widerlegt schien. Erst neuerdings ist die Frage erneut experimentell von SUNNER und BELLIDO, von HENDERSON, EPPINGER, HEYMANS und seinen Schülern angegangen worden. Die Untersuchungen von HEYMANS mit gekreuzter Zirkulation an 2 oder sogar an 3 Tieren verliefen aber insofern vollkommen negativ, als es nicht gelang, eine andere Wirkung der Kohlensäure festzustellen, als diejenige über die Veränderung der p_H-Zahl des Blutes. Auch unsere eigenen Versuche, eine Wirkung der Kohlensäure von der Lungenoberfläche aus nachzuweisen, verliefen negativ. Einflüsse von sensiblen Reizen aus dem Gebiet der Lungenoberfläche wurden nicht gefunden. Sie müssen deshalb auch für alle

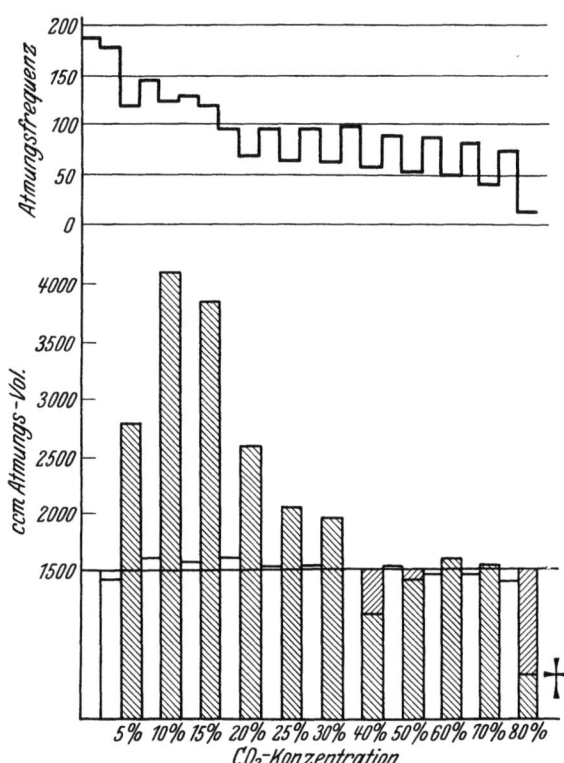

Abb. 28. CO_2-Leistung nach $1^1/_2$ Min. Einwirkungsdauer. (Kan.) Weiße Säulen: Kontrollversuche ohne CO_2: Normalatmung. positive CO_2-Leistung. negative CO_2-Leistung. — Höhe der durchschnittlichen Normalatmung: horizontale schwarze Linie (1500 ccm).

anderen Narkotica abgelehnt werden. Diejenigen Atemveränderungen, welche durch Einatmung dieser Gase zustande kommen, sind rein zentral bedingt und außerdem mechanisch durch Veränderung der Atemlage als Folge einer Ver-

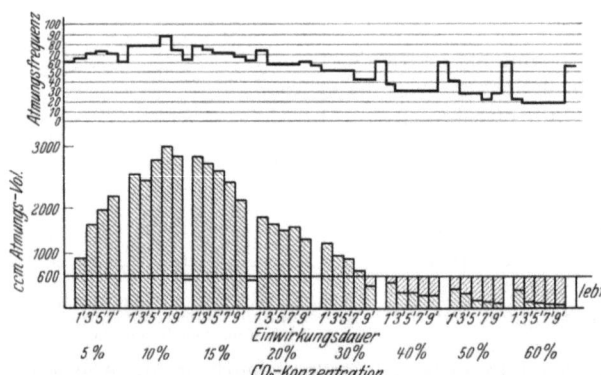

änderung des Tonus der Atemmuskulatur, welche auch eine Änderung des BRÄUER-HERINGschen Reflexes nach sich zieht.

Es sind von den verschiedenen Autoren Beobachtungen gemacht worden, daß die Kohlensäureempfindlichkeit des Atemzentrums unter dem Einfluß der Narkose allmählich sinkt. Um hier nur einen kurzen Begriff von den Größenordnungen zu geben, sei erwähnt, daß mit dem optimalen Kohlensäure - Sauerstoffgemisch von 8—10%

Abb. 29. CO₂-Leistung während je 9 Min. dauernder Einwirkungsdauer, gemessen in regelmäßigen Abständen von je 2 Min. — Weiße Säulen: Kontrollversuche ohne CO₂: Normalatmung. ⧓ positive CO₂-Leistung. ⧓ negative CO₂-Leistung. — Höhe der durchschnittlichen Normalatmung: horizontale schwarze Linie (600 ccm).

schon nach 1—2 Minuten am Tier eine Hyperventilation von 100 und mehr Prozent erreicht wird. Dagegen kann man mit dem gleichen Gemisch unter gleichen Bedingungen im Toleranzstadium 2—3 bei verschwindendem Cornealreflex nur noch eine Ausbeute von 30—50% erreichen. Bei eben beginnender

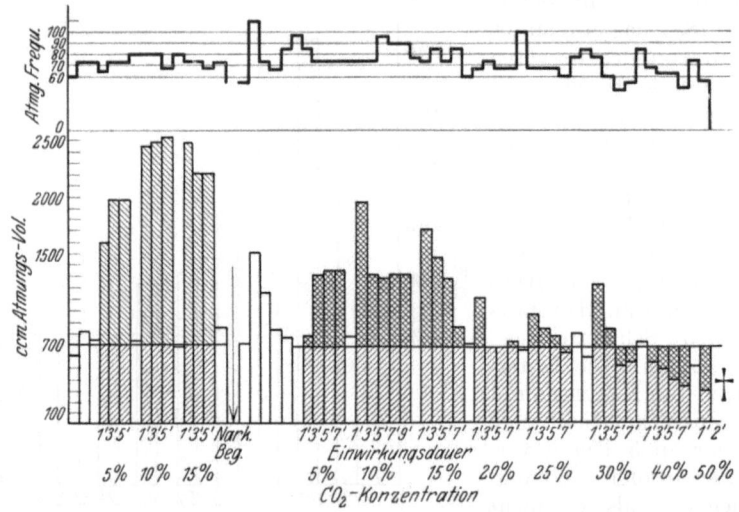

Abb. 30. Wirkung der Kohlensäure verschiedener Konzentrationen vor und während Äthernarkose.

Asphyxie findet man sogar nur noch eine Steigerung der Ventilation um 10%, ja bei manchen Tieren und auch beim Menschen ist eine Schädigung durch die Kohlensäure beobachtet worden, die sich durch ein weiteres Sinken der Ventilationsleistung äußerte. Sie steht mit der narkotischen Wirkung dieses Gases selbst in Zusammenhang. Die Senkung der CO₂-Empfindlichkeit des Atemzentrums tritt im allgemeinen erst im Toleranzstadium III 2 deutlich in

Erscheinung. Sie findet sich also nur bei denjenigen Narkotica, mit denen diese Schlaftiefe erreicht werden kann. Unterschiede zwischen den verschiedenen Mitteln bestehen aber nicht nur auf Grund der narkotischen Wirksamkeit, sondern auch nach der spezifischen Affinität zu dem Atemzentrum. So fanden wir stets die Kohlensäureempfindlichkeit bei Avertinnarkose besonders stark herabgemindert (vgl. hierzu v. BRANDIS-KILLIAN).

Die Durchschnittsform der Atmung stellt graphisch eine gleichmäßige, wellenförmige Linie dar, bei welcher die Exspiration etwa gleich der Inspiration verläuft. Unter dem erregenden Einfluß der Kohlensäure oder anderer analeptisch wirkender Gase kommt zwar eine Hyperventilation zustande, aber es bleibt im allgemeinen doch eine regelmäßige Schwankung um die normale

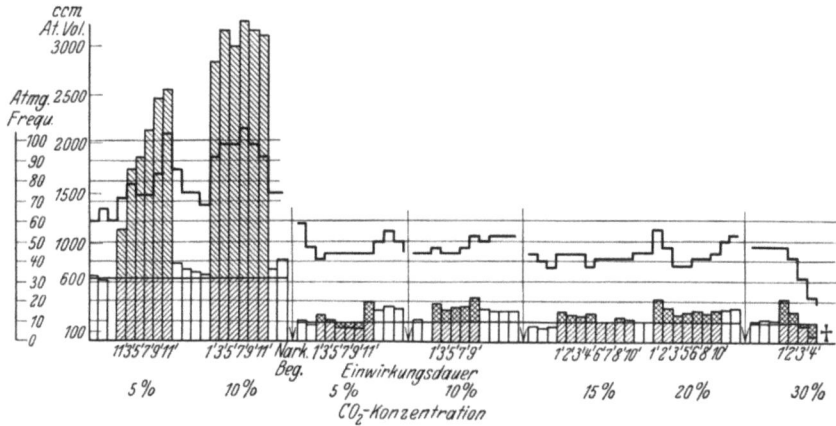

Abb. 31. Wirkung der Kohlensäure vor und während einer Avertinnarkose.

O-Lage bestehen. Bei stärkerer Hyperventilation sieht man oft eine Erhöhung der Mittellage. Die Beobachtungen der Atmung bei Verwendung von Kohlensäure stimmen mit den Wahrnehmungen nach Anwendung der gebräuchlichen Narkotica überein. Bei Hyperventilation kommt es nicht nur zu einer Frequenzsteigerung oder auch Vertiefung der Atmung, sondern oft zu einer Erhöhung der Mittellage, was nichts anderes besagt, als daß nunmehr die Atemexkursionen aus einer stärkeren Inspirationsstellung vorgenommen werden. Es scheint eine Regel zu sein, daß Tiere und Menschen die Atemexkursionen bei irgendwelcher Reizatmung gegenüber der normalen hindernislosen Atmung in stärkerer Inspirationsstellung vornehmen.

Im Verlaufe des Vergiftungsbildes durch Narkotica finden wir eine sehr große Mannigfaltigkeit der Atemformen. Man kann 2 Hauptphasen unterscheiden und zwar: 1. mäßige oder mittelstarke Hyperventilation bei allen Narkotica im Stadium I—II, eine Übergangsphase bis III 1—2 dann 2. Hypoventilation bis IV.

Je nach der Anflutungsart ist ferner die Atmung im II. Stadium unregelmäßig durch Muskelspasmen u. dgl. beeinflußt oder noch regelmäßig und ruhig. Mit Beginn des Toleranzstadiums setzt im Durchschnitt bei allen Narkotica eine Abnahme der Hyperventilation und Rückkehr zur Norm ein, die durchschnittlich im 1. Abschnitt des Toleranzstadiums erreicht wird. Jenseits dieser Phase haben wir es bei mehr oder weniger allen Narkotica mit einer Depression der Atemleistung verschiedenster Form und verschiedener Tiefe zu tun. Der Beginn dieser Depression und das Ausmaß der Hyperventilation in den ersten beiden Narkosestadien ist sehr verschieden bei den diversen gebräuchlichen Mitteln. Sie werden später vergleichsweise einander gegenüber gestellt werden, weil der Narkotiseur gezwungen ist, die Unterschiede zu kennen, um die Schlaftiefe richtig zu beurteilen.

Auf einige Besonderheiten sei hier hingewiesen: So nimmt z. B. der gebräuchliche Äther eine gewisse Ausnahmestellung unter den Narkotica dadurch ein, daß im 1. und 2. Abschnitt des Toleranzstadiums noch eine mäßige Hyperventilation besteht und erst am Ende des 2. Abschnittes die normale Atmung durchschritten wird, so daß im 3. Abschnitt eine gewisse Hypoventilation zur Beobachtung kommt. Daher kann man sagen, daß die Äthernarkose bezüglich der Atemleistung

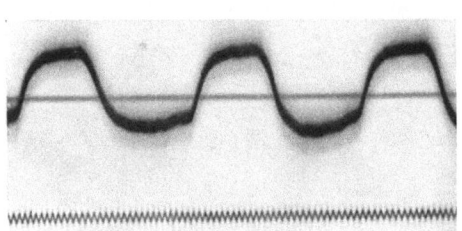

Abb. 32. Normales Pneumotachogramm eines Menschen.

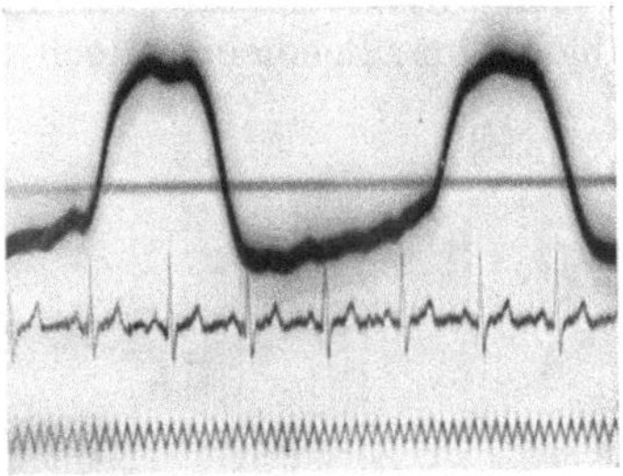

Abb. 33. Desgleichen mäßig verlängertes Expirium.

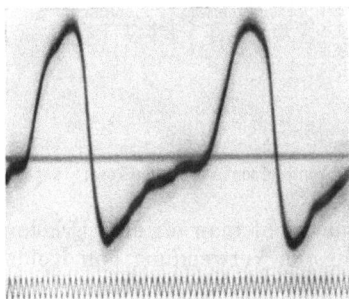

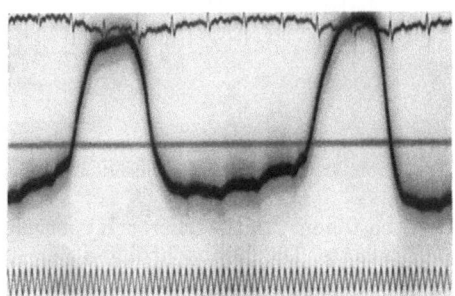

Abb. 34. Desgleichen Hyperventilation.

Abb. 35. Leicht inspirationsbetonte Atmung und verlängertes Expirium.

unserer Patienten überaus günstige Verhältnisse zeigt, im Gegensatz zu dem Avertin, das schon im 1. Abschnitt des Toleranzstadiums Depressionswerte von 10—20, im 2. Abschnitt von 20—40 und im 3. Abschnitt des Toleranzstadiums schon unerträgliche Werte zwischen 50—75% erzeugt, die fast immer zur Cyanose führen.

Zu Beginn einer Narkose folgen zunächst die Inspirations- und Exspirationswellen einander in absolut regelmäßiger Reihenfolge und reihen sich pausenlos aneinander. Dann aber tritt mit zunehmender Schlaftiefe eine allmähliche Dissoziation der Atemfolge auf, und zwar wird nunmehr das zeitliche Verhältnis zwischen Exspirations- und Inspirationsdauer im Verhältnis zur Norm verschieden groß und es treten zwischen den einzelnen Atemzügen lange, aber regelmäßige Pausen auf. Oftmals haben wir aber nicht nur zwischen der Gesamtheit einer Atemwelle (Inspiration plus Exspiration) Pausen auftreten sehen, sondern es wurde das Inspirations- und Exspirationsgeschehen durch Pausen getrennt. Dies könnte als Bestätigung dafür gelten, daß zweierlei verschiedene Zentren, nämlich eines für die Inspiration und eines für die Exspiration, wie manche Autoren annehmen, vorhanden seien. Während bei vielen Individuen die Zeiten für Exspiration und Inspiration normalerweise fast gleich lang sind, so finden wir oftmals schon bei tieferem Schlaf eine Verlängerung der Exspirationszeit allein,

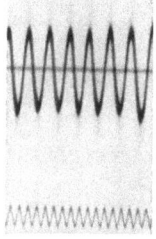

Abb. 36. Erregungsatmung mit hoher Frequenz und kleinen Volumen am Tier.

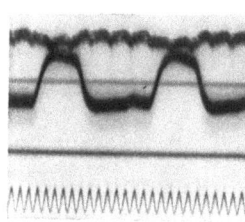

Abb. 37. Normale Atmung am selben Tier.

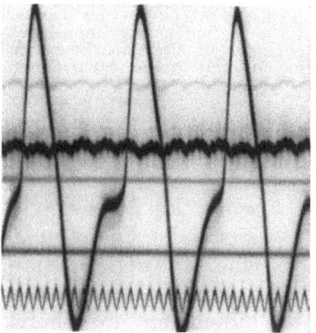

Abb. 38. Starke Hyperventilation desselben Tieres.

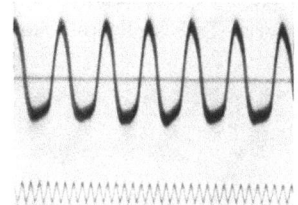

Abb. 39. Inspirationsbetonte mäßige Hyperventilation desselben Tieres.

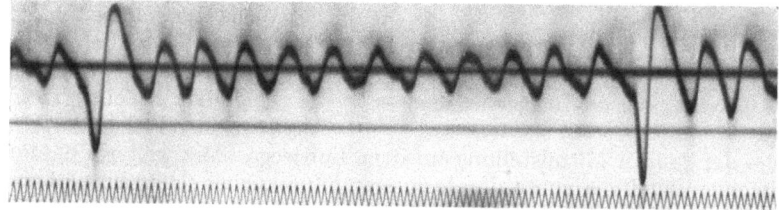

Abb. 40. Periodische Wiederkehr eines großen Atemzuges in tiefer Narkose am Tier.

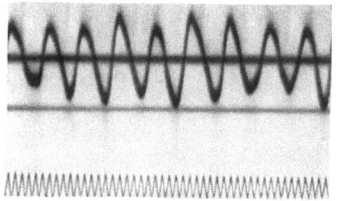

Abb. 41. Absolute Irregularität der Atemtiefe im II. Stadium.

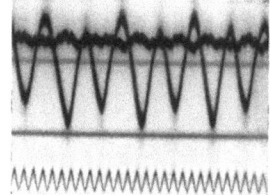

Abb. 42. Bigeminusartige Atmung beim Übergang vom II. in das III. Narkosestadium.

oder eine kleine Pause zwischen Exspiration und der folgenden Inspiration. Auch kommen sehr häufig Betonungen der einzelnen Phasen vor. So haben wir z. B. bei Intoxikationen charakteristisch die Exspirationsphase betont, gerade, als ob das Tier oder der Mensch sich der Gifte entledigen wollte. Andererseits finden wir bei Cyanose und Sauerstoffmangel manchmal die Inspirationsphase betont, so daß die Kurve wie ein nach-Luft-schnappen aussieht. Die Betonung

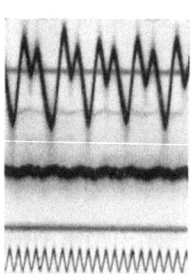

Abb. 43. Staccatierende Inspirationsform in tiefer Narkose am gleichen Tier.

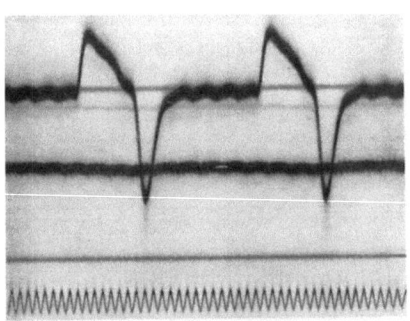

Abb. 44. Typische Atemform des Kaninchens im Stadium III 3—4 unter Avertinnarkose. Starke Atemdepression in Avertinnarkose. Niedrige Frequenz mit langen Atempausen.

einer Phase zeichnet sich in dem Pneumotachogramm dadurch aus, daß der akzentuierte Teil steil und hoch ausfällt. Aus den beigefügten Kurven sind

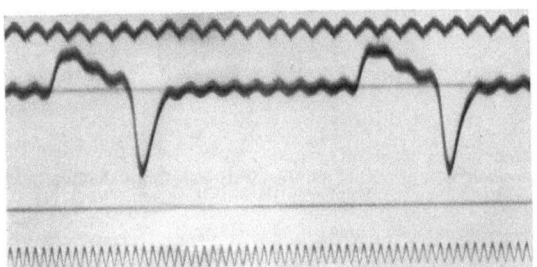

Abb. 45. Zunehmende Schlaftiefe und Zunahme der Atemdepression. Weitere Frequenzabnahme und Exspirationsbetonung. Beginnende Cyanose.

derartige Veränderungen zu sehen. Bei den asphyktischen Zuständen findet man meist eine stoßweise, exspirationsbetonte Atmung unter Zuhilfenahme auxilliärer Muskelgruppen; während im allgemeinen meistens die Exspirationsphase die mildere Welle darstellt, ist gerade sie dann steil und hoch. Mit fein registrierenden Instrumenten kann man bei einer Trennung der beiden Phasen der Atmung während der Pause in Mittelstellung auf dem Luftwege ohne weiteres die Pulmonalpulse mitregistrieren, so wie dies in unseren Säurekurven schön erkennbar wird.

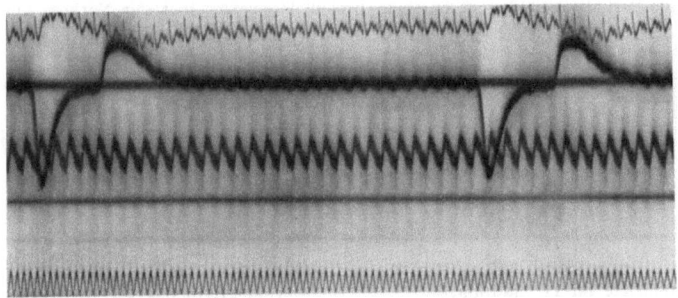

Abb. 46. Sehr seltene Umkehrform der Atmung im IV. Stadium einer Narkose: Exspiration. — Inspiration. — Pause; Exspiration. — Inspiration. — Pause usw.

Je tiefer die Narkose, desto mehr kommt der langsame Eigenrhythmus des Atemzentrums zum Vorschein, desto schwächer wird außerdem die sensible, reflektorische Beeinflussungsmöglichkeit aus der Peripherie oder auch über die Bahnen des Vagus. Bei zunehmender Atemstörung kommt es endlich zu Lähmungserscheinungen am Atemzentrum, die sich in völliger Dissoziation der einzelnen Phasen und auch Irregularitäten der Frequenz äußern. Typen jedoch, wie sie die BIOTsche Atmung oder die SHEYNE-STOKEsche Atmung darstellen und wie sie so charakteristisch für die Morphinvergiftung sind, erleben wir im Finalstadium der Allgemeinnarkose relativ selten. Hier werden meistens die Pausen zwischen den einzelnen Atemzügen allmählich immer länger, bis dann plötzlich der Atemstillstand eintritt. Das mag zum Teil allerdings auch daran liegen, daß bei unseren starken Inhalationsnarkotica die Überdosierung meistens rasch zum

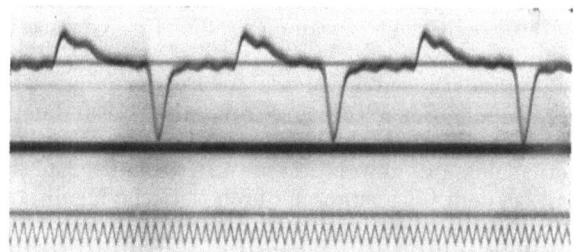

Abb. 47. Beginnende Trennung des Inspirations- und des Exspirationsgeschehens in tiefer Narkose (Avertin).

Atemstillstand oder Ende führt und deshalb gar keine Zeit zur Ausbildung von Frequenzstörungen der obengenannten Typen übrig bleibt. Demgegenüber findet bei der Überdosierung mit Schlafmitteln der Vorgang der Depression des Atemzentrums ganz allmählich statt, so daß die einzelnen Dissoziationsphasen der Atemstörung deutlicher erkennbar werden.

Es bestehen große Unterschiede zwischen denjenigen Mitteln, welche durch die Lungen ausgeschieden werden und denjenigen, welche im Organismus entgiftet werden, insofern als wir bei den ersteren die Möglichkeit haben, eine Überdosierung rasch auszukorrigieren und auf diese Weise die verschlechterte Atmung wieder in Gang zu bringen. Im 2. Falle jedoch bleibt nichts anderes übrig, als durch atemanregende Mittel die Depression des Atemzentrums zu bekämpfen. Dies trifft vor allen Dingen für die Abkömmlinge der Barbitursäure zu, für das Avertin, und

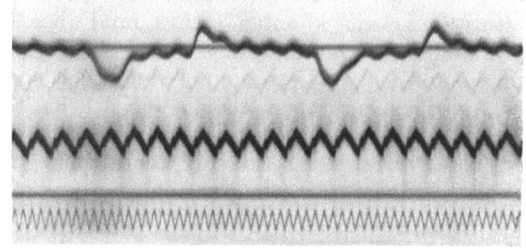

Abb. 48. Seltene völlige Dissoziation der Atmung und völlige Trennung des Inspirations- und Exspirationsvorganges durch Pausen bei starker Atemdepression und hoher Schlaftiefe durch Avertin.

für die zu Dämmerschlafzwecken verwendeten Alkaloide, die durchweg als Depotnarkotica verwendet werden.

Wie die eigenen, experimentell vergleichsweise durchgeführten Untersuchungen über die Atmung der verschiedenen Narkotica zeigten, gibt es keine spezifische Atemform für irgendeines der Narkotica, auch nicht für das Narcylen, dem man eine Preßatmung oder Reizatmung nachgesagt hat. Reizwirkungen, welche Atembeschleunigung verursachen, sind bei Chloroformverwendung in geringem Maße, bei Äther dagegen erheblich vorhanden. Das N_2O ist indifferent, Äthylen und Narcylen schwach reizend. Wenn Hyperventilation unter Einwirkung dieser Mittel zustande kommt, dann dürfte sie wohl in der Hauptsache zentraler Natur sein. Sauerstoffzufuhr hat stets, je nach verwendetem Partialdruck, eine Reduktion der Atemleistung mäßigen Umfanges verursacht. Alle rectal einverleibten Mittel und andere Depotnarkotica zeichnen sich dadurch aus, daß eine initiale Erregung höchstenfalls angedeutet vorkommt, und daß im Durchschnitt klinisch sowohl wie experimentell mit Eintritt der Narkose sich sofort eine depressive Wirkung erkennen läßt. Bei Barbitursäure-präparaten sind innerhalb der Gruppen deutliche Unterschiede bezüglich der Atemleistung erkennbar. So fanden wir z. B. bei Pernocton die Atemleistung erhöht, bei gleicher Schlaftiefe durch Somnifen aber schon reduziert. Offenbar hängt die Hyperventilation durch Pernocton irgendwie mit der Steigerung der Reflexerregbarkeit zusammen, die für gewisse Körper der Barbitursäuren charakteristisch ist.

Veränderungen der Membranen in der Lunge während und durch die Narkose können die Sauerstoffversorgung des Gesunden beeinträchtigen. Lange Zeit hat man diesen Punkt bei Beurteilung der Ventilationsverhältnisse vollkommen vernachlässigt, obwohl es in wissenschaftlichen Kreisen längst bekannt war, daß bei dem Gasaustausch durch tierische Membranen die Qualität der letzteren von ausschlaggebender Bedeutung sei. Durch Untersuchungen von RÜHL aus der EPPINGERschen Klinik sind wir erneut auf diesen Umstand aufmerksam gemacht worden, und zwar hat er die Sauerstoffsättigung des Blutes im Zustande des Kreislaufshockes durch Histamin und bei hohen Vergiftungsgraden durch Narkotica, insbesondere den Äther, studiert. Bei dieser Gelegenheit fand man, daß die Ventilation der Tiere zwar erheblich depressiv beeinflußt war, aber an sich noch für eine genügende Sättigung des Blutes mit Sauerstoff ausgereicht hätte. Dennoch bestand hochgradige Cyanose, und die Sauerstoffanalyse des Blutes zeitigte erschreckend niedrige Werte. Anstatt der normalen Sättigungs-grade des Hämoglobins von 95—96% fand RÜHL am Tier nunmehr nur noch Werte von 34, 40 und 50%. Zunächst dachte man, daß ausschließlich die Kreis-laufverhältnisse, insbesondere diejenigen im Lungengebiet, eine derartige Ver-minderung der Sauerstoffversorgung durch Veränderung der Strömungsver-hältnisse erzeugen könnten. RÜHL fand aber an den histologischen Präparaten ein Präödem der normalerweise etwa 5 μ dicken Alveolarwände im tiefen Shock und bei ausgiebiger Verwendung von Äther, so daß nunmehr die Veränderungen der Alveolarmembranen als die eigentliche Ursache des Mangels ausgiebiger Sättigung mit Sauerstoff angesehen werden müssen. Zwar sind die Versuche von RÜHL meines Wissens bis heute nicht nachgeprüft, doch scheinen seine Resultate zuverlässig genug zu sein, um uns manche Cyanose bei ausreichender Ventilation unter dem Einfluß starker Narkotica zu erklären. Meiner persönlichen Erfahrung nach kommen derartige Zustände besonders gerne bei alten Patienten und bei Menschen vor, deren Kreislauf und Muskelstoffwechsel sich nicht in bestem Zustand befindet. Durch Erhöhung des Partialdruckes des Sauerstoffes im Inspirationsgemisch gelingt es prompt, das Sättigungsdefizit des Hämoglobin auszugleichen, eine Beobachtung, welche praktisch von allergrößter Bedeutung ist.

Entgegen den RÜHLschen Angaben hat aber PITT gefunden, daß offenbar nicht nur die Veränderung der Alveolarmembranen, sondern Veränderungen des Blutes selbst an dem Sättigungsmangel des Blutes schuld sind. Er fand nämlich im Blut von einem narkotisierten Tier gegenüber Blut von einem normalen Tier, unter gleichartigen Bedingungen mit Luft durchspült, Differenzen des Sättigungsgrades an Sauerstoff, und zwar enthielt das ätherhaltige Blut weniger Sauerstoff, gab aber schneller die Kohlensäure ab als das normale Blut. Diese auffallenden Befunde sind von größter Wichtigkeit, bedürfen aber noch der Bestätigung von anderer Seite.

Außer den Befunden von RÜHL und PITT können Veränderungen des kleinen Kreislaufes mit beteiligt sein. Angaben über die Veränderungen des Lungen-kreislaufes, den Zustand der Lungengefäße und die Blutfülle in der Lunge während der Narkose sind sehr spärlich im Schrifttum zu finden, obschon die meisten Versuche am relativ unversehrten Tier unter leichter Narkose durchgeführt wurden, so z. B. auch die Experimente von REIN, von HOCHREIN und KELLER.

STERNBERG und TAMARI machten die interessante Beobachtung, daß narkotisierte Tiere iv. Tusche in viel größerer Menge vertrugen, als nicht narkotisierte Tiere. Da aber gewöhnlich der Tod nach Tuschinjektionen durch Verstopfung des Lungenfilters eintritt, lag die Vermutung nahe, daß unter der Narkose die Durchblutung der Lunge bzw. der Capillarfilter der Lunge vergrößert sei. Sie haben nun dieses Problem unter Verwendung von Äther, Urethan, Chloroform, Chloralhydrat, Isopral und einigen anderen Barbitursäurepräparaten experimentell geprüft und feststellen können, daß bei keiner oder nur geringer Narkose die Tiere jeweilig bei langsamer Injektion unter Krampferscheinungen und Erstickung zugrunde gehen, während sie bei tiefer Narkose, gleichgültig welches Mittel verwendet wurde, am Leben blieben. Die Tusche befindet sich dann in den arteriellen Anteilen des capillären Lungengefäßnetzes, die alveolaren Capillaren im engeren Sinne sollen frei gefunden worden sein. Diese Beobachtung zeigt direkt, daß die Lungengefäße während tiefer Narkose erweitert sind. STERNBERG und TAMARI fanden in Enthirnungsversuchen, daß die Kontraktion der Lungencapillaren reflektorisch von einem Zentrum, das im Mittel- und Zwischenhirn gelegen ist, beherrscht wird und daß die Einflüsse dieses Zentrums offenbar während der tiefen Narkose allmählich erlöschen.

Es sei in diesem Zusammenhang auf ähnliche Ergebnisse bei der experimentellen Fettembolie von GOLD und LÖFFLER, sowie meine eigenen Untersuchungen über die Beziehungen zwischen Shock und Fettembolie hingewiesen.

Über die strömende Blutmenge in der Lunge habe ich in jüngster Zeit eigene Untersuchungen angestellt, um ihre Veränderungen in bezug auf die Einwirkung der Narkotica kennen zu lernen. Nachdem es gelungen war, einen Quotienten, gebildet aus der kürzesten Lungendurchströmungszeit, ausgedrückt in Pulsen, und der Schlagvolumenzahl des betreffenden Versuchstieres in Kubikzentimeter Blut festzustellen, konnte zum erstenmal ein quantitativer Einblick in Lungenfüllungsverhältnisse unter verschiedenen Kreislaufzuständen gewonnen werden. Es ergab sich, daß der kleine Kreislauf bzw. die Lungenfüllung in recht erheblichem Maße den Veränderungen der strömenden Blutmenge im großen Kreislauf folgt, daß dagegen die Blutdruckhöhe im großen Kreislauf nur relativ wenig Einfluß hat. Es sei hier nicht auf die zahlreichen Ergebnisse anderer Autoren über die Druckverhältnisse in kleinen Kreislauf eingegangen, sondern nur das erwähnt, was sich aus unseren Untersuchungen für die Narkose ergab.

Wir fanden stets während der analeptischen Kreislaufphase, also im allgemeinen während des II. Stadiums einer Narkose und vor allen Dingen während der Äthernarkose, gleichgültig ob der Äther rectal oder per inhalationem zugeführt worden war, die Blutfüllung in der Lunge mäßig und in physiologischen Grenzen vermehrt und die Durchströmungszeit dementsprechend relativ verlängert. Man muß deshalb annehmen, daß während dieses Zustandes nahezu alle Lungencapillaren laufen und daß auf diese Weise der Gesamtquerschnitt der Lungengefäße vergrößert ist. Das ändert sich jedoch in dem Augenblick, in welchem die Narkose depressiven Charakter annimmt. Mit sinkendem Blutdruck und sinkender strömender Blutmenge im großen Kreislauf sinkt auch zunächst der Blutgehalt der Lunge, er folgt jedoch nicht plötzlich den Veränderungen des großen Kreislaufes, sondern erst allmählich. Dieses Bild ändert sich aber sofort in tiefer Narkose bei Schädigung des Herzmuskels durch das zur Verwendung gelangende Mittel. Bei hoher Dosierung mit Chloroform z. B. in tiefer Narkose erhielten wir stets eine außerordentliche Verlängerung der kürzesten Lungenzeit. Das Blut schleicht bei stärkerer Erniedrigung des Druckes in den Lungengefäßen durch die erweiterten Capillaren. Ich erwähne als normale Zeit die Dauer von 3—5 Sekunden, die 7—9 Pulsen (bei der Katze) entspricht. Unter Chloroformwirkung dagegen fand man Werte für die kürzeste Lungenzeit von etwa 15 Sekunden und dementsprechend Pulszahlen bis zu 40. Trotzdem unter der depressiven Chloroformwirkung das Schlagvolumen außerordentlich stark abgenommen hatte, ergab doch die Berechnung der strömenden Blutmenge in allen Fällen *eine enorme Auffüllung der Lunge im Sinne einer pathologischen Anschoppung.* Wir erklären sie aus der Abnahme der Leistung des rechten Herzens, dessen Kraft nicht mehr ausreicht, um die angebotene Blutmenge durch den Capillarfilter der Lungen hindurchzupressen. Dadurch ist auch die enorme Verlangsamung im Capillarkreislauf der Lunge bedingt. Diese Beobachtungen finden klinische sowohl wie auch pathologisch-anatomische Analoga, auf welche jedoch nicht eingegangen werden kann. Ob die Gasnarkotica entsprechend ihrer analeptischen Wirkung eine Vermehrung der strömenden Lungenblutmenge verursachen, wissen wir noch nicht bestimmt und können dies auch nicht sicher von der Kohlensäure aussagen. Den bisherigen Ergebnissen nach müßte aber eine Zunahme der Blutfüllung in der Lunge und vermehrte Durchströmung der Lungencapillaren erwartet werden.

Die PITTschen Ergebnisse sind also nicht ohne weiteres verwertbar, denn die Schlußfolgerungen sind unzutreffend. Der Anstieg der letalen Tuschedosis in seinen Versuchen kann durch Verminderung der Blutfülle bei tiefer Narkose und dementsprechend Einengung des Lungenfilters bedingt sein, beides als Folge allgemeiner Kreislaufdepression, oder es kann sich um eine Schädigung des rechten Herzens und Vollaufen der Lunge gehandelt haben, deren Gefäße aber nunmehr angeschoppt, erweitert und gelähmt sind. Sowohl im ersteren wie im letzteren Falle können die Bedingungen für die Sauerstoffversorgung des Blutes so schlecht werden, daß Cyanose auftritt. Die noch bestehenden Unklarheiten müssen durch weitere Versuche erst beseitigt werden.

Literatur.

Die Atmung.

ADRIAN: J. of Physiol. **61**, 67 (1926 u. 1933). — ABDERHALDEN: Lehrbuch der Physiologie, Bd. 2. Wien u. Berlin: Urban & Schwarzenberg. Dort weitere Literatur.

BOUCKAERT, DAUTREBANDE and HEYMANS: Proc. Physiol. Soc., V. J. of Physiol. **71** (1931). — BRETSCHGER: Pflügers Arch. **210**, H. 1/3, 134. Dort weitere Literatur. — v. BRANDIS-KILLIAN: Arch. internat. Pharmacodynamie **25**, H. 5/6, 493 (1927).

McDOWELL: Brit. med. J. **1923**, Nr 3237, 62.

FLEISCH: Pflügers Arch. **209**, 713 (1925).

GOLD u. LÖFFLER: Z. exper. Med. **38**, H. 1/3, 153 (1923).

HESSE: Monographie der Atmung. Dort weitere Literatur. — HEYMANS: Arch. internat. Pharmacodynamie **32**, H. 1/2, 1; **33**, H. 3, 276. — HOCHREIN u. KELLER: Klin. Wschr. **1932**, Nr 38, 1574. Arch. f. exper. Path. **164**, H. 5/6, 529, 552; **166**, H. 2/4, 229.

KELLER u. LOESER: Z. Biol. **89**, H. 5, 373 (1929). — KILLIAN-SCHNEIDER: Narkose u. Anästh. **1928**, H. 4. — KOCHMANN: Handbuch der Pharmakologie, Bd. 1. Dort weitere Literatur.

LUMSDEN: J. of Physiol. **57**, 153 u. 354 (1923); **58**, 111 (1923); **58**, 259 (1924).

MILLER: J. amer. med. Assoc. **54**, Nr 3, 201 (1925).

PEMBREY, M. S. and F. E. SHIPWAY: Proc. roy. Soc. Med. **19**. — PITT: Proc. physiol. Soc. **1927**. J. of Physiol. **68**, 64.

REIN: Klin. Wschr. **1933**, Nr 1, H. 1/5. — RÜHL: Arch. f. exper. Path. **158**, 282 (1930). STERNBERG u. TAMARI: Arch. f. exper. Path. **136**, 34.

TIEMANN: Arch. f. exper. Path. **135**, 213 (1928); **148**, 102 (1930).

WIELAND u. MAYER: Arch. f. exper. Path. **95**, H. 1/2, 5.

Weitere Literatur siehe bei HESSE, ABDERHALDEN und KOCHMANN.

B. Kreislauf.

Während die Ventilation der Sättigung des die Lungenalveolen passierenden Blutes mit Sauerstoff dient, so leistet der Kreislauf die Verteilung des Sauerstoffs im Organismus. Wir wissen, daß ihn auf diesem Wege sozusagen unsere narkotischen Substanzen begleiten. Es kann an dieser Stelle natürlich nicht ein Gesamtüberblick über die Kreislaufverhältnisse des Menschen gegeben werden, so wie er in den Lehrbüchern der Physiologie, Pharmakologie und der inneren Medizin zu finden ist, sondern wir sind gezwungen, uns auf diejenigen Phänomene zu beschränken, welche für die Praxis der Narkose sich als bedeutungsvoll erwiesen haben.

So wie jede Narkose und jede Operation den gesamten Menschen in Mitleidenschaft zieht, müssen wir erwarten, daß beide auch den gesamten Kreislauf in allen seinen Teilen beeinflussen. Diese Veränderungen teilen sich unter in Wirkungen auf das Herz und die von ihm beherrschten Faktoren, die zentralen und peripheren Wirkungen auf das Gefäßsystem und auf das Blut selbst. Veränderungen dieser drei Faktoren hängen unzertrennlich unter sich und wiederum mit der Atemleistung zusammen, weshalb sie alle einen Komplex von Zeichen für die Erkennung des jeweiligen Narkosezustandes darstellen. Bezüglich des Kreislaufes sind wir gezwungen, die Veränderungen des Blutdrucks, des Pulses und diejenigen der Blutfarbe besonders herauszugreifen, da sie als Zeichen der Schlaftiefe in der Praxis Verwendung finden (s. im III. Kap.)

Beginnen wir bei dem Herzen als dem Motor für die Blutbewegung, so läßt sich hier eine ganze Reihe von wesentlichen Veränderungen im Verlaufe der Narkose feststellen. Sie hängen zwar nicht alle direkt von der Giftwirkung des Narkoticums ab, finden sich aber doch gesetzmäßig während eines Narkoseverlaufes.

Wie man weiß, können sich auf die Chronotropie des Herzens die verschiedensten Einflüsse geltend machen. Gewöhnlich kommen unsere Patienten schon mit einer gewissen, psychisch bedingten Acceleransreizung auf den Operationstisch, also einer Beschleunigung der Reizbildung im Sinusknoten, welcher — wie man weiß — normalerweise das Tempo der Herztätigkeit beherrscht. Abwanderungen der Reizbildung vom Sinusknoten nach dem Atrio-Ventrikular-Knoten, Verschiebungen der Ursprungsstelle, die zur sog. Kammerautomatie führen, oder abnorme Reizbildungen, die zu Extrasystolen führen, kommen während der Narkose häufiger vor. Sie können direkt mit der Wirkung dieser Mittel auf das Reizleitungssystem zusammenhängen, sind aber auch manchmal durch Einflüsse aus dem Operationsgebiet bedingt. Vergleiche die entsprechenden Angaben von REHN, REISINGER, KILLIAN u. a. Wir haben experimentell oft chronotrope Störungen im Elektrokardiogramm gesehen, die wir zumeist früher als echte Reizleitungsstörungen durch Giftwirkung angesprochen haben. Heute jedoch bin ich eher geneigt, diese Veränderungen als reflektorisch über die Blutdruckzügler anzusehen.

Über Störungen des Elektrokardiogramms während der Narkose sind die Untersuchungen von pharmakologischer Seite noch sehr gering. Im Schrifttum befindet sich eine Mitteilung von HECHT und NOBEL über Reizleitungsstörungen bei tiefen Narkosen, und zwar handelt es sich um partielle Überleitungsstörungen sowie schließlich auch um völlige Dissoziation. Man hat versucht, diese Störungen näher zu analysieren dadurch, daß man eine Vagusblockade durchführte, um die reflektorischen Wirkungen über das Vaguszentrum auszuschalten. Es zeigte sich aber, daß ein Teil der Störungen bestehen blieb, weswegen man eine direkte Störung des HISSschen Bündels annehmen muß. Ähnliches habe ich bei der Propylennarkose zu sehen bekommen.

Es wird angegeben, daß derartige Veränderungen des Elektrokardiogramms jedoch nicht bei der klinischen Narkose vorkommen, sondern daß hier lediglich eine Abnahme der Kontraktionsgröße des Herzens beobachtet wird. Diese Angaben stimmen mit unseren Ergebnissen nicht überein, denn wir haben an vielen Patienten in der REHNschen Klinik fortlaufend elektrokardiographische

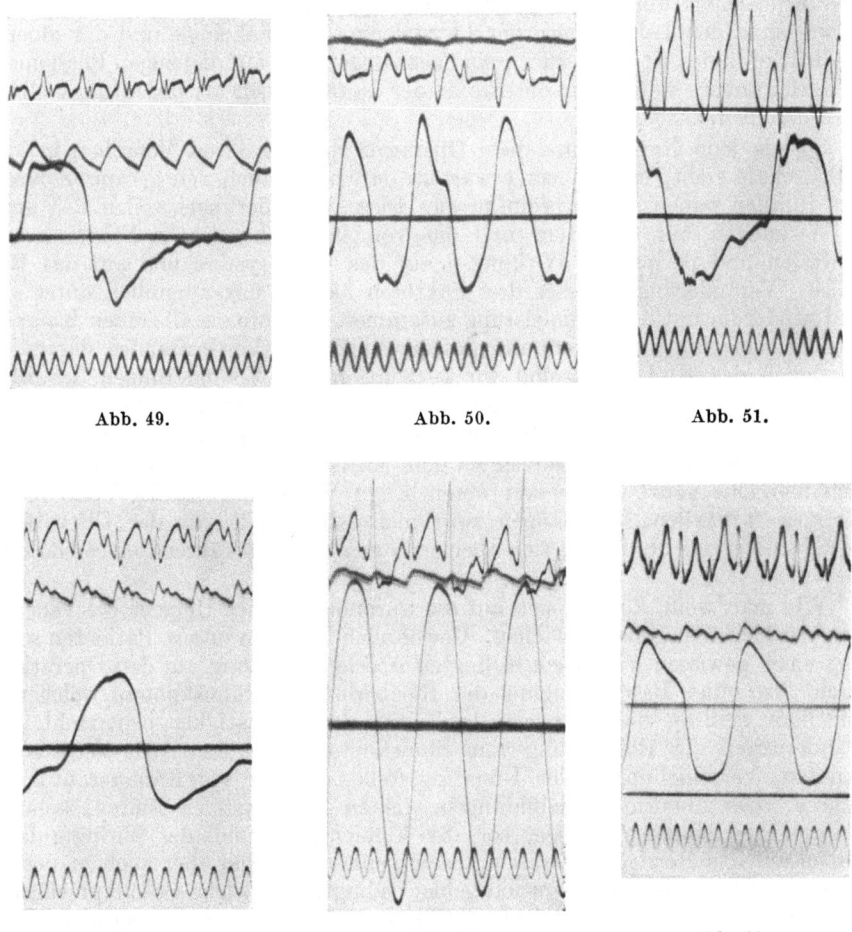

Abb. 49.   Abb. 50.   Abb. 51.

Abb. 52.   Abb. 53.   Abb. 54.

Abb. 49—54. Abb. 49. Elektrokardiogramm unter Propylennarkose am Tier normal. Abb. 50—51. Schwere Störung des Elektrokardiogramms während der Propylennarkose (vermutlich Schädigung des rechten Reizleitungsschenkels).   Abb. 52. Vorkontrolle.   Abb. 53. Veränderung des Elektrokardiogramms im Sinne einer Bigeminusbildung bei Butadiennarkose.   Abb. 54. Beeinträchtigung bei Isobutylennarkose.

Schreibungen der Herzströme vorgenommen und eine Reihe von zum Teil sehr schweren Störungen des Reizleitungssystems beobachten können, die sicherlich nicht nur durch das Operationstrauma, sondern zum Teil auch durch die Narkose bedingt waren (s. REHN-REISINGER). Es handelte sich hierbei in der Hauptsache um Patienten mit latenten, unerkannten Herzschäden, welche durch die Belastung der Narkose und Operation manifest wurden.

Die beigefügten Kurven zeigen schwere, experimentell erzeugte Störungen bei Verwendung höherer Gasnarkotica, so wie sie von einigen amerikanischen Autoren, darunter CHAPMAN and PROUT, und KILLIAN beobachtet worden sind.

Alle diese Schäden waren reversibel und verschwanden nach Verminderung der Narkosekonzentrationen.

Ein während einer Thoraxoperation in unserer Klinik aufgenommenes Elektrokardiogramm zeigt typische Extrasystolenbildung, dadurch entstanden, daß die Überdrucknarkose schlecht gesteuert war und offenbar die abnorme Reizbildung, auf dem Wege der Blutdruckzügler, über den Vagus zustande kam. Die Extrasystolen verschwanden sofort nach Korrektur des Narkoseverlaufs.

FROMMEL hat im Experiment am Meerschweinchen Elektrokardiogramme unter verschiedenen Narkosebedingungen beschrieben. In der Hauptsache kam Chloroform zur Verwendung. Er unterschied zwei Phasen der Wirkung: 1. eine Bradykardie, offensichtlich durch Vagusreflex, 2. eine Phase der toxischen Wirkung auf das Reizleitungssystem mit den verschiedenartigsten Rhythmusstörungen und Reizleitungsstörungen. Beim Menschen hat er ähnliche

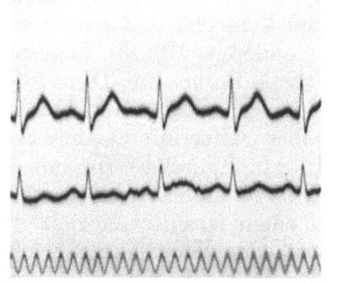

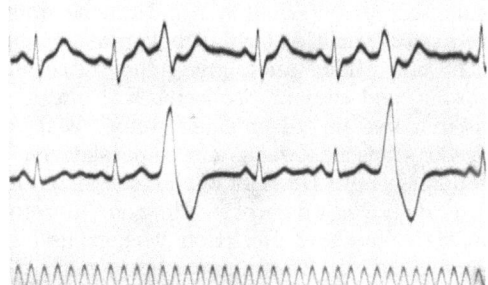

Abb. 55. Elektrokardiogramm eines Menschen während eines Thorakoplastikop.

Abb. 56. Störungen der Überdrucknarkose, hierdurch Störungen am Reizleitungssystem und infolgedessen ein verändertes Elektrokardiogramm (Extrasystolenbildung).

Veränderungen des Reizleitungssystems und dementsprechend des Elektrokardiogramms vermutet. Atropinisierung der Tiere wirkte genau wie die Vagusdurchschneidung. Zunächst kam es zur Sinustachykardie und dann später zur leichten Bradykardie beim Erwachen und schließlich zur Rückkehr zum normalen Typus, wie vor der Narkose. Trat kein Erwachen ein, so war der Übergang in die toxische Phase fließend. Wurde vor der Narkose Morphin verabfolgt, dann trat Bradykardie und Reizleitungsverlangsamung ein, die sich allmählich zum aurikuloventrikulären Block steigerte. Der Eintritt in diesen Schädigungsgrad wurde durch Morphin verzögert, was wir durch die Chloroformersparnis wohl zu erklären imstande sind. Scopolamin soll die Herzhemmungsapparate ausschalten. Von Anfang an kam es offenbar in den Versuchen FROMMELs zu aurikulärer, ventrikulärer Dissoziation. Scopolamin wirkt also nicht im Sinne der Vermeidung solcher Störungen, sondern begünstigt geradezu die Entstehung von Extrasystolen und anderen Dissoziationsstörungen. Das Gemisch von Morphin und Scopolamin verminderte die Häufigkeit der Entstehung eines Aurikulo-Ventrikular-Blockes, verminderte aber nicht die Bradykardie und die Verzögerung der intrakardialen Leitung. Im Gegenteil, es trat eher eine Steigerung der toxischen Wirkung auf das Herz ein.

Diese Versuche zeigen in Übereinstimmung mit den bisherigen Erfahrungen, daß es tatsächlich im Experiment leicht gelingt, durch Verwendung stärkerer Narkotica Reizleitungsstörungen zu erhalten.

Ob den Narkotica in denjenigen Konzentrationen, welche zur klinischen Narkose erforderlich sind, ausgesprochen dromotrope Wirkung zukommt, bleibt dahingestellt. Bei Untersuchungen über die höheren Gasnarkotica hatten wir öfters den Eindruck, daß Propylen und seine höheren Verwandten die an sich langsame Erregungsüberleitung im Tavaraknoten zu den übrigen Teilen des Reizleitungssystems sperren können, denn wir haben mehrmals Elektrokardiogramme mit Veränderungen im Sinne des Herzblocks und den nur noch vom Accelerans beeinflußten automatisch schlagenden Kammern gesehen.

Ähnlich ist es mit der bathmotropen Wirkung der Narkotica. Es sind mir keine Untersuchungen am Menschen bekannt, die Veränderungen der spezifischen Anspruchsfähigkeit der motorischen Endapparate im Herzen in klinischen Konzentrationen angeben. Daß bei höheren Konzentrationen von Chloroform und Äther die Erregbarkeit und offenbar auch die Erregungsleitung der Endapparate verändert wird, steht wohl außer allem Zweifel.

Von der Tonotropie und Inotropie des Herzens hängt die Leistung im wesentlichen ab. Wir müssen annehmen, daß besonders die herzschädlichen, halogenhaltigen Körper beim Menschen in dieser Richtung ungünstig wirken können.

Aus Tierversuchen von pharmakologischer Seite (s. KOCHMANN) hat man über das Verhalten des Herzens unter dem Einfluß der verschiedensten Narkotica wenig Aufschluß bekommen. Die meisten Versuche sind mit Chloroform und einige auch mit Äther, Aceton und anderen Mitteln angestellt worden, und zwar am isolierten Kaltblüter- und Warmblüterherzen. Diese interessieren uns im allgemeinen wenig, weil es sich hier um Sonderfälle handelt, die für klinische Zwecke nur sehr relativen Wert haben. Eine interessante Feststellung konnte DREYER am Froschherzen machen; er fand, daß der Herzmuskel unter dem Einfluß geringer Mengen Chloroform seine besondere Art der Kontraktionsfähigkeit und Reaktion verliert und daß auf einen faradischen Reiz nun nicht mehr die Zusammenziehung nach dem Alles- oder Nichtsgesetz erfolgt, sondern ein echter Muskeltetanus entsteht. Unter der Reihe von Untersuchungen ist auch diejenige von RASCHE am freigelegten Kaltblüter- und Warmblüterherzen wichtig, weil seine Tiere durch Inhalationsnarkose und nicht durch Infusionen mit Chloroform betäubt worden sind. Er fand fast immer negativ inotrope Wirkung und lang dauernden Vorhofstillstand, manchmal rhythmische Wiederkehr der inotropen Störungen und vereinzelt Vorhofs- und Ventrikelstillstand. Ferner wurde eine negativ-dromotrope Wirkung festgestellt. Am überlebenden Warmblüterherzen fand er negativ-chronotrope und inotrope Wirkung. Diese Untersuchungen sind von einer Anzahl Autoren bestätigt worden (Literartur s. bei KOCHMANN im Kapitel über Chloroform). Im allgemeinen fand man, daß Chloroform bei höheren Konzentrationen schließlich einen Stillstand in Diastole verursacht. Die schädigenden Wirkungen herrschen vor, nur TUNECLIFFE und ROSENHEIM berichten, daß bei niedrigen Konzentrationen chloroformhaltiger Loke-Lösung die Herzschläge kräftiger, allerdings auch etwas seltener geworden seien.

Nach SHERRINGTON und SNOWTON sollen isolierte Herzen wesentlich empfindlicher sein als Herzen in situ, ein Umstand, der für die Beurteilung der verschiedenen Versuche von Bedeutung ist. CUSHNY fand in seinen Versuchen erhebliche Koordinationsstörungen und Herzflimmern vor dem Herzstillstand; Beobachtungen, die von mehreren anderen Stellen, unter anderen auch von HERING, bestätigt werden konnten.

Mit Äther hat DEROUAUX am Herzpräparat bei gewissen Konzentrationen Verkleinerung der Amplituden und Verlangsamung gesehen. In den Versuchen von McWILLIAM am ganzen Tier sind bei tiefer Äthernarkose und negativem Cornealreflex keine Herzschädigungen in Erscheinung getreten. Dasselbe erlebten STORM VAN LEEUVEN und VAN DER MADE gelegentlich Versuchen am Starling-Präparat mit Ätherbeatmung. Sie konnten keinen Herzstillstand erzielen. Immerhin sahen sie zwischen 0,075 und 0,16% Herzdilatation ohne wesentliche Frequenzänderung, während bei 0,39 deutliche Abschwächung der

Herzarbeit um etwa 50% und Blutdrucksenkung erfolgte. Das ist eine Konzentration, welche das Dreifache derjenigen beträgt, welche beim Atemstillstand unter Äthernarkose im Blut gefunden wird. Künstlich geschädigte Herzen verhalten sich empfindlicher.

Es dürfte aus diesen Untersuchungen eindeutig hervorgehen, daß Chloroform nicht nur reflektorische Störungen am Herzen verursacht, sondern direkt am Herzmuskel und Reizleitungssystem angreift, während beim Äther derartige Schädigungen im allgemeinen außerhalb des Bereiches der narkotischen Dosen liegen.

Das Tempo der Erregungen im Sinusknoten wird vom Vagus und Accelerans beherrscht. Ihre Zentren erhalten bekanntlich Impulse durch den Carotissinusnerven, durch den Aortennerven aus dem Gebiet der großen herznahen Venen und von den Vorhöfen, abgesehen von direkten Reizungen aus der Peripherie, z. B. den Vagusendigungen der Pleura, der Lunge, des Oberbauches, oder aber auch durch Überspringen von Schmerzreizen der Peripherie auf das Vaguszentrum. Wir müssen deshalb bei unseren Narkosen darauf gefaßt sein, daß sich gerade in der Initialphase durch die allgemeine analeptische oder Reizwirkung der Narkotica die mannigfaltigsten Veränderungen der Chronotropie feststellen lassen. Dies hängt nun wesentlich davon ab, wie der Organismus vor Beginn der Narkose eingestellt war, vor allem, wie hoch sein Vagustonus war. Man weiß, daß Menschen mit hohem Vagustonus Bradykardie aufweisen und daß bei ihnen die vor den Narkosen so übliche Atropingabe eine wesentliche Beschleunigung der Pulszahl hervorruft, ohne daß hieran das Narkoticum schuld wäre. Ähnliche Zustände von Bradykardie kommen bekanntlich auch bei Krankheitszuständen, insbesondere bei dem Ikterus (Gallensäuren) vor, bei denen von vornherein vom Narkotiseur der langsam laufende, vom erhöhten Vagustonus beherrschte Puls erkannt und in Rechnung gestellt werden muß. Umgekehrt kommen die meisten Patienten, wie erwähnt, im Zustand der Tachykardie zur Operation und Narkose, entweder durch Acceleransreizung oder im Zustand eines verringerten Vagustonus. Ist das letztere der Fall, so haben wir durch eine Atropingabe keine nennenswerte Beschleunigung der Pulsfrequenz zu erwarten.

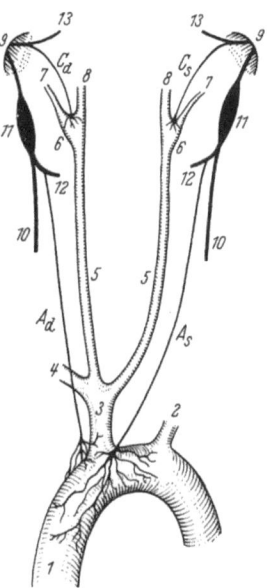

Abb. 57. Schema der Blutdruckzügler am Kaninchen nach Koch (reflektorische Selbststeuerung des Kreislaufes) 1931. A Ramus aorticus vagi (d dexter, s sinister). C Ramus caroticus glossopharyngei (d dexter, s sinister). 1 Aorta ascendens; 2 Arteria subclavia sinistra; 3 Truncus brachiocephalicus; 4 Arteria subclavia dextra; 5 Arteria carotis communis; 6 Sinus caroticus; 7 Arteria carotis interna; 8 Arteria carotis externa; 9 Foramen jugulare; 10 Nervus vagus; 11 Ganglion jugulare vagi; 12 Nervus laryngeus superior; 13 Nervus glossopharyngeus.

Bekanntlich übertönt der zentrale Vagustonus im allgemeinen den zentralen Acceleranstonus, wenn auch im Durchschnitt ein gewisser Gleichgewichtszustand besteht.

Während der initialen Phase einer Narkose machen sich gesetzmäßig Wirkungen auf dem Wege der Blutdruckzügler bemerkbar. Sie sind bei allen Narkosen gesetzmäßig und können nur dann abnorm verlaufen, wenn schon zu frühestem Zeitpunkt während der Anflutung die Herztätigkeit selbst durch die Giftwirkung empfindlich gestört wird, wie beim Chloroform. Da wir es fast immer während der initialen Phase, im analgetischen und im Rauschstadium der Narkose, mit einer analeptischen Wirkung des Kreislaufes bei fast allen Mitteln, allerdings in verschiedenem Grade, zu tun haben, so reagieren der Sinus- und

Carotisnerv sowie die übrigen reflexogenen Zonen auf die Erhöhungen und Schwankungen des Blutdruckes und auf die Vermehrung der strömenden Blutmenge, insbesondere den vermehrten Rückfluß zum rechten Herzen, und die vermehrte Füllung des rechten Vorhofes mit einer Pulsverlangsamung, die aber klinisch offensichtlich durch überlagerte Acceleransreize nicht in Erscheinung tritt. Wir müssen einen Teil der Veränderungen während dieser Zeit als indirekte Veränderungen reflektorischen Charakters ansehen, insofern sie von der primären Veränderung des Vasomotorenzentrums durch die Narkotica abhängig sind. Finden steile Blutdruckanstiege statt, so wird auf dem Wege der Blutdruckzügler die Herzfrequenz verlangsamt werden, wenn nicht durch Atropin das Vaguszentrum unempfindlich gemacht wurde. Daß dies bei manchen Patienten geradezu erforderlich ist, hat die Erfahrung gelehrt. Solche Blutdruckerhöhungen können bei leichten Narkosen durch Pressen entstehen, außerdem treten sie regelmäßig in der toxischen Zone des Chloräthylrausches oder bei Verwendung von höheren Gasnarkotica auf.

Wir müssen ferner im Verlaufe der Narkose bei sinkendem Blutdruck reflektorische Acceleransreizung und Frequenzsteigerung erwarten, deren Ausfall allerdings stark von der narkotischen Gesamtwirkung auf den Organismus abhängt.

Dadurch, daß nun gerade die Kranzgefäße des Herzens so außerordentlich stark die Herzleistung beherrschen, der Herzmuskel außerordentlich empfindlich gegen Sauerstoffmangel ist und die Coronardurchblutung, wie REIN zeigen konnte, reflektorisch aus dem Gebiet der Blutdruckzügler mit gesteuert wird, ist verständlich, daß keine Narkose durchgeführt werden kann ohne hochgradige Beeinflussung des Herzens selbst. Es spricht für die außerordentlich hohe Leistungsfähigkeit und Güte des Herzens, daß man im Durchschnitt beim Verlauf der normalen Narkose die reflektorischen Veränderungen klinisch nicht besonders störend wahrnimmt.

Man weiß, daß unter den Aortennerven der linke der stärkere ist und daß dieser vorwiegend die Coronardurchblutung reguliert, daß dagegen die Blutzuströmung zum Gehirn und zum Körper überwiegend von dem Carotissinus-Nerven gesteuert wird.

Die Leistung der Muskulatur des Herzens ist völlig abhängig von der Coronardurchblutung und von der Sauerstoffversorgung. Ischämie des Herzmuskels führt sofort zur Herzschwäche und unter Umständen zum Herztod. Die Lähmung der Herzmuskulatur führt zur Herzerweiterung bis zur vollkommenen Erschlaffung und zum Stillstand. Während dieser Zeit ist das Reizleitungssystem noch vollkommen funktionstüchtig. REIN hat mit Hilfe seiner Termostromuhr festgestellt, daß Vaguserregung Konstriktion und Vagusdurchschneidung Herzbeschleunigung mit Erweiterung der Kranzgefäße verursacht, daß ferner eine Sympathicusreizung die Coronardurchblutung verstärkt und daß Sympathicusdrosselung sie vermindert. Er fand, daß bei Frequenzsteigerung gleichzeitig eine starke Erweiterung der Coronargefäße zustande kommt, welche einen viel erheblicheren Sauerstoffverbrauch erzeugt, als sie der reinen Vergrößerung des Schlagvolumens entspräche. Bei vermehrter Herzarbeit und gleichzeitig verschlechterter Sauerstoffversorgung versagt das Herz. Das sind Bedingungen, wie sie leider häufig während der Narkose vorkommen. Gerade zur Schonung des Herzens halten wir es deshalb für unbedingt erforderlich, Unterbilanz der Sauerstoffversorgung während der Gesamtdauer der Narkose zu vermeiden. Dieser Satz gilt auch für die Lachgasnarkose, während welcher viele Anästhesisten niedrige Sauerstoffprozente unbekümmert anwenden.

REIN hat ferner die überraschende Beobachtung machen können, daß höhere Konzentrationen des Chloroforms am Hund stärkste Coronarkonstriktion verursachen können, welche zu Herzmuskelischämie und zum plötzlichen Herztod führen. Bedenkt man, daß die Coronararterien die höchsten Konzentrationen der Narkotica, zum mindesten bei Gas- und Inhalationsnarkose, erhalten, so wird die fundamentale Wichtigkeit dieses experimentellen Resultates voll erkennbar sein.

Über *Veränderungen der Gefäßreflexe unter dem Einfluß von Narkotica* sind uns nur außerordentlich spärliche Ergebnisse bekannt, die sich außerdem zum Teil widersprechen (Literatur bei KOCH). So stellt z. B. FLOREY und MARVIN unter Urethan eine Steigerung des Sinusreflexes fest, während ihn HERING normal erhalten fand. Unter Chloroformnarkose dagegen fand auch HERING ihn im initialen Stadium gesteigert. Dies soll mit einer Reizung des Vagus zusammenhängen, welche in tiefer Chloroformnarkose verstärkte Herzwirkung habe. Auffallend ist außerdem die Beobachtung, daß der Carotissinus-Reflex sich bedeutend widerstandsfähiger als der Lid- und Cornealreflex erwiesen hat. KOCH berichtet in seinem vorzüglichen Buch über die reflektorische Selbststeuerung des Kreislaufes, daß man unter Äthernarkose im Gegensatz zu Chloroform den Gefäßreflex stark abgeschwächt gefunden habe. Diese Beobachtung stimmt mit einer älteren Angabe von PORTER (1910) überein, daß nämlich eine geringe Überdosierung den Gefäßreflex zum Verschwinden bringe. FLOREY und MARVIN bestätigten den Ausfall des Carotissinus-Reflexes bei größeren Ätherdosen. ELFSTRAND versuchte seinerzeit das nicht mehr gebräuchliche Pental, ein Trimethyläthylen, am Kaninchen und hat trotz Blutdruckerniedrigung noch eine deutlich positive Reaktion gefunden.

Zusammenfassend wird man demnach sagen dürfen, daß offenbar die Ergebnisse bei der Chloroformnarkose nicht ganz richtig sind, denn wir wissen ja, daß das Chloroform ein viel stärkeres Narkoticum als der Äther ist und kein Grund für die Differenz zwischen Äther und Chloroform gefunden werden kann. Als feststehend darf betrachtet werden, daß die Blutdruckzügler länger im Tierversuch erhalten bleiben, als der Lid- und Cornealreflex, in der initialen Phase sogar manchmal gesteigert sind, entsprechend der allgemeinen Erregbarkeitssteigerung des Organismus, dann aber erlöschen. Wir plazieren im Schema des Narkoseverlaufes den Zeitpunkt des Ausfalles gemäß dieser und eigenen experimentellen Erfahrungen (v. BRANDIS-KILLIAN) etwa auf die Grenze zwischen dem 2. und 3. Abschnitt des Toleranzstadiums, woraus hervorgeht, daß bei tiefer chirurgischer Vollnarkose die reflektorischen Ausgleichsvorgänge am Kreislauf empfindlich gestört werden; ein Grund, diese tiefe Schlafzone zu vermeiden.

Die reflektorischen Veränderungen des Kreislaufes über Vagus und Sympathicus sind nicht nur rein nervös bedingt, sondern hormonal und humoral unterstützt. Ausschließlich über Veränderungen der Adrenalinausscheidung der Nebennieren weiß man Näheres. Diese ist unter Äther- und Chloroformnarkose, insbesondere unter der ersteren, von mehreren Autoren untersucht worden (vgl. hierüber insbesondere die Spezialabschnitte über die Äther- und Chloroformnarkose). CODAMA beobachtete, daß die Adrenalinausscheidung unter Äthernarkose bis 60% vermindert wird und daß nach Absetzen der Ätherzufuhr wieder eine Steigerung eintritt. Außerdem wurde während der Äthernarkose ein herabgesetzter Gehalt der Nebennieren an Adrenalin gefunden, so daß eine Hemmung der Adrenalinproduktion während der Narkose angenommen werden kann.

Von der muskulären Herzleistung, dem Tonus und der Kontraktionsgröße hängt die Förderleistung der angebotenen Blutmenge ab.

Die wesentlichsten Untersuchungen (mehrere Mitteilungen) über die Veränderungen des Schlagvolumens während der Narkose stammen von A. BLALOCK. Reihenversuche sind mit Äther, Chloroform und Chloräthyl am Hund

vorgenommen worden. Er fand, daß durchschnittlich in allen Versuchen unter
Äther gegenüber dem Kontrolltiere das Schlagvolumen um 4—44% gesteigert
war; eine Beobachtung, welche durch klinische Untersuchungen am Menschen
jüngst von Polano und Fülling unter Anwendung der Brömser-Rankeschen
Methode bestätigt worden ist. Polano (s. dort Literatur) fand in einer Versuchsreihe am Menschen durch Äther stets eine Erhöhung des Minutenvolumens.
Er fand ferner stets eine beschleunigte Herztätigkeit. Trotz Frequenzsteigerung
um mehr als 100% blieb dennoch die absolute Systolendauer auffallend konstant.
Es änderte sich die relative Systolendauer um höchstens durchschnittlich 20%.
Nur bei sehr geschwächten Patienten und bei hoher Dosierung kann es auch
einmal unter Äther zu einer Kreislaufdepression kommen, welche mit Blutdrucksenkung und Verminderung des Schlagvolumens einhergeht. In den Versuchen von
Blalock mit Äther war gewöhnlich der Puls beschleunigt, der Blutdruck am Anfang gesteigert, dann wieder von etwa normaler Höhe wie bei den Kontrolltieren.

Änderung des Minutenvolumens (M. V.) nach Eingriffen in der Bauchhöhle.
(Nach Polano-Fülling.)

Nr.	Vor der Operation			Narkose- und Operationsdauer	Nach der Operation			Änderung in %
	P_s	P_d	M.V.		P_s	P_d	M.V.	
1	115	85	6,7	Äther 50 Min. Appendektomie 30 Min.	115	78	7,6	+28
2	90	70	4,4	Äther 75 Min. Probelaparoto- mie. Lösen von Adhäsionen und Appendektomie	95	67	6,6	+50,5
3	110	70	6,3	Äther 90 Min. Cholecystektomie. 55 Min.	110	75	8,3	+31
4	110	70	5,0	Äther 80 Min. Cholecystektomie und Appendektomie. 55 Min.	100	62	8,4	+68
5	120	75	4,8	Äther 100 Min. Laparotomie. 75 Min.	115	40	6,98	+45,5
6	125	73	4,9	Äther 70 Min. G. E. 40 Min.	110	68	5,4	+10,8
7	130	70	9,9	Äther 100 Min. G. E. 45 Min.	135	60	10,8	+ 9,2

Gleiche Versuche unter Chloroform ergaben demgegenüber, daß das Schlagvolumen stets abnahm, und zwar um 4—59% entsprechend der Tiefe der Narkose,
durchschnittlich etwa 28%. Der Blutdruck nahm immer hierbei ab. Außerdem
soll eine Abnahme des Kohlensäuregehaltes im arteriellen und im venösen Blut
beobachtet worden sein. Die Pulsfrequenz nahm deutlich zu. Unter Chloräthyl
ließen sich diese Versuche entsprechend der Eigenart dieses Körpers nur sehr
schwierig durchführen. Man fand teils eine Steigerung, teils eine Senkung.
Gleichzeitig verhielt sich auch der Blutdruck wechselnd. Als durchschnittliches
Verhalten wird ein geringes Abfallen des Schlagvolumens und des Blutdruckes
von Blalock angegeben. Es sei hier eingefügt, daß unter Sauerstoffmangel
Harrison und Blalock einen Anstieg des Schlagvolumens fanden. Man weiß,
daß unter eingreifenden, lokalanästhetischen Verfahren mit Lumbalanästhesie
eine Senkung zustande kommen kann. Schlagvolumenbestimmungen unter
Lachgaswirkung und Gasnarkotica sind mir nicht bekannt. Entsprechend den
allgemeinen Veränderungen müßte man eine Steigerung des Schlagvolumens
bei Narcylen, Äthylen und auch bei Lachgas erwarten.

Die Tonusschwankungen des Gefäßsystems spielen während der Dauer einer
Narkose und Operation in der Praxis eine wichtigere Rolle als die Veränderungen
am Herzen, dadurch nämlich, daß durch Erweiterung oder Verengerung der

Gefäße in bestimmten Bezirken Veränderungen der strömenden Blutmenge und der Blutverteilung auftreten. Gesetzmäßig kann man verfolgen, daß bei fast allen Narkotica in den ersten beiden Phasen eine Vermehrung des zentralen Gefäßtonus, insbesondere der Vasomotoren auftritt und daß damit eine Erhöhung der strömenden Blutmenge, eine Leerung der Blutdepots I.—III. Ordnung, eine Mobilisierung des Geamtkreislaufes und eine vermehrte Durchblutung der Peripherie mit Eröffnung ihrer Capillargebiete eintritt. Daß diese Zirkulationsförderung sich rückwirkend auf das Herz äußert, ist ohne weiteres klar. Das vermehrte Blutangebot zum rechten Vorhof hat als direkte Folge eine Vergrößerung der Herzamplituden, eine Vergrößerung des Schlagvolumens, eine Vergrößerung des Minutenvolumens durchschnittlich bei Erhaltung der gleichen Blutdruckhöhe zur Folge. Diese Veränderungen müssen in der Hauptsache als direkte, zentral erregende Wirkung der Narkotica auf das Vasomotorenzentrum angesehen werden. Wahrscheinlich sind während dieser Phase die Gefäße des Gehirnes und der Nieren erweitert. Im weiteren Verlauf der Narkose, insbesondere während des Toleranzstadiums, macht sich nun aber gesetzmäßig eine Narkose des Vasomotorenzentrums geltend, die nunmehr in allen den Gebieten, deren Gefäßtonus erhöht war, eine Verminderung und Erschlaffung der Gefäßwände eintreten läßt. Es kommt zu einer Kreislaufdepression. Wir finden zu Beginn des Toleranzstadiums noch einen Gleichgewichtszustand, der bei Konstanz der Narkose für eine gewisse Zeit reflektorisch ausbalanciert werden kann. Die Hirn-, Nieren- und vielleicht auch die Coronargefäße sind wahrscheinlich verengert und damit die Durchblutung der betreffenden Organe herabgesetzt. Am Zentralnervensystem mag dieser Zustand sich in einer Vertiefung des Schlafes äußern, am Herzen mit einer Verschlechterung der Herzleistung, einem Sinken der Blutdruckhöhe und an den Nieren mit einer Verminderung der Sekretionstätigkeit, die sich klinisch als Oligurie äußert. Zum mindesten darf man annehmen, daß außer extrarenalen Ursachen auch der Durchblutungsfaktor in den Nieren an der Sekretionsleistung beteiligt ist.

Die Veränderungen der Gefäßweiten beherrschen die Höhe des Blutdruckes, denn er ist nicht nur die Resultante der aktiven Herzkraft, sondern auch eine Funktion der peripheren Gefäßwiderstände. Je größer der periphere Widerstand, desto eher steigt der Blutdruck als Zeichen einer veränderten Herzleistung und je weiter die Gefäßräume der Peripherie, desto geringer ihr Widerstand, desto geringer aber auch die Blutdruckhöhe. Wahrscheinlich ist, daß während der Depressionsphase durch hohe Dosen wirksamer Narkotica das Blut in den erweiterten Gefäßen des Splanchnicusgebietes und den weiten Räumen der Muskelgebiete, des subpapillaren Gewebes hängen bleibt.

Die Veränderungen der strömenden Blutmenge während der Narkose sind erst in den letzten Jahren erkannt worden; wir besitzen nicht allzu viele Arbeiten über dieses Gebiet. Zu erwähnen sind Untersuchungen von FRANKEN und SCHÜRMEYER über die Wirkung der starken Narkotica Äther, Avertin, ferner das Narcylen. REISINGER und SCHNEIDER aus der REHNschen Klinik haben diese Ergebnisse klinisch-chirurgisch wesentlich ergänzt. Es liegt außerdem aus der EPPINGERschen Klinik eine Mitteilung von EWIG und KLOTZ vor. Die Bestimmungen wurden durchweg mit der bekannten Kohlensäureoxydmethode nach SMITH und HALDANE durchgeführt. Im Experiment ließ sich von FRANKEN und SCHÜRMEYER deutlich zeigen, daß die zirkulierende Blutmenge durch Äther allein, sowie vor allen Dingen durch Avertin stark absinkt, daß sie daneben unter Narcylennarkose, wie die beigefügten Originaltabellen von FRANKEN zeigen, ansteigt. Im Dämmerschlaf mit Morphin-Scopolamin dagegen konnte keine wesentliche Veränderung gefunden werden. Die Ergebnisse für Äther stimmen mit den Resultaten von POLANO und FÜLLING über das Minutenvolumen

Zirkulierende Blutmenge in Äthernarkose.

Nr.	Normal			Nach 1½stündiger Narkose		
	Blutmenge in ccm	Blutdruck	Hämoglobin in %	Blutmenge in ccm	Blutdruck	Hämoglobin in %
1	3680	122/80	91	3060	96/68	89
2	3450	119/73	93	2970	96/65	90
3	3710	121/78	92	3110	95/72	91

Zirkulierende Blutmenge in Avertinarkose.

Nr.	Normal		In Avertinnarkose	
	Blutmenge in ccm	Blutdruck	Blutmenge in ccm	Blutdruck
1	4030	115/78	3070	90/50
2	5580	120/85	4520	75/55
3	4580	115/75	3400	85/45
4	3910	122/65	4740	145/89
5	4580	125/90	3540	95/55

Zirkulierende Blutmenge in Narcylennarkose.

Nr.	Normal			Nach 1½stündiger Äthernarkose fortgesetzt mit Narcylen nach 10 Minuten		
	Blutmenge in ccm	Blutdruck	Hämoglobin in %	Blutmenge in ccm	Blutdruck	Hämoglobin in %
1	3420	115/70	86	3750	140/90	86
2	3560	123/85	89	3750	139/84	88
3	3650	110/75	91	3810	135/80	90

Zirkulierende Blutmenge im Dämmerschlaf.

Nr.	Normal		Dämmerschlaf			
	Blutmenge in ccm	Blutdruck		Blutmenge in ccm	Blutdruck	Bemerkungen
1	3530	115/65	2mal ³/₄ N + Sc.	3485	120/70	guter Schlaf
2	3480	101/50	2 „ ³/₄ N + Sc.	3710	110/60	leichter Schlaf
3	3370	110/55	2 „ ³/₄ N + Sc.	3420	115/65	mittlerer Schlaf
4	3634	115/65	2 „ ³/₄ N + Sc.	3660	125/50	hell wach
5	3170	110/65	2 „ ³/₄ N + Sc.	3510	135/70	hell wach

(nach FRANKEN)

nicht ohne weiteres überein, sie werden sich auch nur auf die depressive Phase tiefer Äthernarkose beziehen. In leichter Äthernarkose dagegen müssen, dem Gesamtkreislaufzustand, dem Schlagvolumen, dem Blutdruck entsprechend Änderungen im Sinne einer Ausschüttung der Blutdepots und Vermehrung der strömenden Blutmenge mit Bestimmtheit erwartet werden.

REISINGER und SCHNEIDER fanden mit Hilfe derselben Methode beim Menschen unter dem Einfluß von Narkose und Operation, daß die Wahl des betreffenden Betäubungsmittels von ausschlaggebender Bedeutung sei; mit Ausnahme der Verwendung von Narcylen fanden sie in Übereinstimmung mit den experimentellen Befunden von FRANKEN und SCHÜRMEYER eine regelmäßige Verminderung der zirkulierenden Blutmenge, deren Ausmaß durchaus der Narkosetiefe und der Narkosedauer sowie der Narkosetechnik parallel ging. Die Verwendung von Chloroform und Avertin hatte ein erheblich stärkeres Absinken der strömenden Blutmenge zur Folge, als die Anwendung der Äthernarkose auf längere Dauer.

Zirkulierende Blutmenge in Lumbalanästhesie mit unzureichender
Entspannung und Anästhesie.

Nr.	Normal		Nach 30—45 Minuten		
	Blutmenge in ccm	Blutdruck	Blutmenge in ccm	Blutdruck	Bemerkungen
1	3362	130/80	3607	140/80	Prolapsoperation
2	3295	90/60	3505	120/75	Nihil
3	4445	120/60	4840	145/70	Nihil

Zirkulierende Blutmenge in Lumbalanästhesie
mit vollständiger Wirkung.

Nr.	Normal		Nach 15—30 Minuten		
	Blutmenge in ccm	Blutdruck	Blutmenge in ccm	Blutdruck	Bemerkungen
1	3536	110/60	3360	90/60	Nihil
2	3395	115/80	2910	90/60	Nihil
3	3830	120/80	3085	95/65	Laparotomie- schnitt
4	3310	105/60	3330	105/60	Nihil

Zirkulierende Blutmenge in Lumbalanästhesie
mit vollständiger Wirkung.

Nr.	Normal		Nach 30—45 Minuten		
	Blutmenge in ccm	Blutdruck	Blutmenge in ccm	Blutdruck	Bemerkungen
1	3330	130/85	3295	125/60	Nihil
2	3330	110/80	3255	95/55	Laparotomie
3	4100	115/65	3905	105/60	Laparotomie
4	4155	105/55	4100	100/60	Laparotomie
5	3333	115/65	3470	125/60	Nihil

(nach FRANKEN)

Daß REISINGER und SCHNEIDER klinisch ebenfalls meist bei Ätherverwendung
Senkung der strömenden Blutmenge fanden, liegt zum Teil an dem Zeitpunkt
der Bestimmung nach der Operation, der Tiefe des Schlafes und vor allem an
den Folgen des Operationstraumas.

Während bei Lokalanästhesie meistens normale Werte oder sogar Erhöhung
der strömenden Blutmenge gefunden worden sind, konnte man unter Lumbalanästhesie manchmal annähernd normale Werte, manchmal erhebliche Depressionen feststellen. Die Verminderung der strömenden Blutmenge kommt
stets dann zustande, wenn das Vasomotorenzentrum so stark geschädigt ist,
daß Gefäßerweiterung in den entscheidenden Strömungsbezirken stattfindet.
In der Hauptsache handelt es sich um ein allmähliches Versagen des Veno-
pressorenmechanismus bzw. des Venentonus im Splanchnicusgebiet. Wahrscheinlich kommt es bei der hochgradigen Verlangsamung des Blutstromes in
den erschlafften Venen auch vorübergehend zu Stasenbildungen und zu An-
schoppungen, deren Bedeutung für die Entstehung postoperativer bzw. postnarkotischer Thrombosen noch umstritten ist. Während dieser Zustände findet
man zumeist eine Verschlechterung der Sauerstoffversorgung. Die Gewebe werden
allmählich sauer, es findet offenbar, wie unter dem Zustand des traumatischen
Shockes, einer Eindickung des Blutes bei langdauernden Narkosen statt, dadurch,
daß dem kreisenden Blut Flüssigkeit durch die aziden Gewebe entzogen wird
(Exämie).

Dem Zustand des Kreislaufes und insbesondere der Höhe der strömenden Blut-
flüssigkeit entsprechend, habe ich seinerzeit die Gesamtheit der gebräuchlichen
Allgemeinnarkotica in 2 Gruppen eingeteilt, nämlich in diejenigen, welche Antishockwirkung entfalten, das sind die Gasnarkotica und die Kohlensäure, ferner
den Äther in dünnen Konzentrationen und in diejenigen, welche Shockwirkung
entfalten bzw. ausgiebige Kreislaufdepression verursachen, das ist vor allen
Dingen das Chloroform und das Avertin. Diese Gruppierung wurde unter dem
Gesichtspunkt der Indikation zur Narkose beim darniederliegenden und gefährdeten Patienten vorgenommen.

Die gesetzmäßigen Veränderungen der Blutverteilung und der strömenden
Blutmenge unter der Narkose fallen natürlich je nach der Labilität und dem
Allgemeinzustand des Individuums sehr verschieden aus. Neuerdings hat man
außer einer Minusdekompensation der strömenden Blutmenge auch eine Plusde-
kompensation kennengelernt (Ewig, Schneider). Es scheint sogar das letztere
den gefährlicheren Zustand für die Narkose und Operationsbelastung darzustellen.

Bezüglich der strittigen Frage, ob während der Narkose die verschiedenen
Mittel in denjenigen Konzentrationen, in welchen sie klinisch in den Gefäßen
kreisen, eine örtliche Gefäßreaktion bewirken, die an der Blutdrucksenkung
und den Veränderungen der Blutverteilung und strömenden Blutmenge beteiligt
sei, ist wenig Sicheres bekannt. Von dem Äther könnte man evtl. eine
geringe, gefäßerweiternde Wirkung erwarten, denn es befinden sich im Blut
0,12%. Nach den Versuchen von Mennicke wurde eine Gefäßerweiterung
zwischen 0,01% und etwa 3,8% gefunden. Am Froschgefäß fand er maximale
Gefäßerweiterung zwischen 2—3%, dagegen eine irreversible Verengerung
zwischen 6 und 8%. Auch bei Chloräthyl soll am isolierten peripheren Gefäß
eine Erweiterung zustande kommen.

Schäfer und Scharlieb versuchten seinerzeit festzustellen, ob an der
Blutdrucksenkung durch Narkotica örtliche Wirkungen außer der zentralen
Vasomotorenstörung beteiligt sind. Diese Autoren prüften Chloroform-Kochsalz-
gemische am Froschgefäß und fanden Konstriktion. Auch in den Versuchen
von Filehne und Biberfeld, welche Konzentrationen 1:200 bis 1:500 verwendet haben, fand man offenbar Konstriktion und Trübung der Gefäßwände. Dick machte 1899 Versuche, um während der Narkose die Aus-
flußmenge der Gehirn- und Bauchvenen festzustellen. Auch er fand Erweiterung. Endlich haben Embley und Martin die blutdrucksenkende Wirkung des
Chloroforms durch pletismographische Untersuchungen am Darm unter narkotischen Konzentrationen untersucht und Erweiterung gefunden. Campbell
sah dagegen bei einer Verdünnung von 1:600 Konstriktion und nur an den
Nierengefäßen Erweiterung. Alle diese Versuche wurden mit Kochsalzlösungen
angestellt. Als nun Campbell diese durch defibriniertes Blut ersetzte, wurde
Erweiterung gefunden. So ist denn Kochmann, dem diese kurzen Angaben
entnommen sind, zu der Anschauung gekommen, daß im allgemeinen bei hohen
Konzentrationen stets eine irreversible Gefäßverengerung nachzuweisen ist,
bei dünnen Konzentrationen aber eine Erweiterung eintritt. Das Verhältnis
der Wirksamkeit zwischen Blut- und Salzlösungen der Narkotica ist etwa
1:12 und beruht lediglich auf Konzentrationsänderungen. Kochmann hat
1920 selbst am Froschpräparat und am Splanchnicuspräparat nach Fröhlich
Gefäßwirkungen dünner Chloroformringerlösung untersucht und bei Verwendung
von 0,0004% geringe Erweiterung gefunden. Das Optimum lag bei 0,08%;
stärkere Konzentrationen hatten wiederum einen geringeren dilatatorischen
Effekt. Als Grenzkonzentration wird 0,11% angegeben; darüber fand irreversible Kontraktion statt. Neuerdings führten Catell und Mennicke Durch-
strömungsversuche am Frosch und am Meerschweinchen in Alkohol, Äther

und Chloroform aus, um die Gefäßwirkung zu studieren. Sie fanden im allgemeinen bei niedrigen Konzentrationen eine Erweiterung und bei erhöhten Konzentrationen bei allen drei Arten und beiden Tierarten stets eine Verengerung. Die Resultate stimmen also gut mit den Beobachtungen anderer Autoren überein. CATELL und MENNICKE geben folgende Werte an:

	Frosch		*Meerschweinchen*	
Chloroform	0,0004—0,11	Erweiterung	0,002—0,3	Verengerung
	0,16	Verengerung		
Äther . .	0,01—3,8	Erweiterung	0,3—0,5	Erweiterung
	4,0	Verengerung	0,5—4	Verengerung
			höher unklare Reaktion.	

Wir können also zusammenfassend sagen, daß, wenn überhaupt die Narkotica während der Narkose örtliche Gefäßwirkungen entfalten, sie im Sinne einer Erweiterung sein müssen entsprechend den Größenordnungen der kreisenden Konzentrationen. Ob dies während der Einleitungsphase der Narkose, während welcher die höchsten Blutkonzentrationen vorkommen, der Fall ist und manche Erscheinungen, wie die bessere Durchblutung der Hautgebiete, hiermit in Zusammenhang stehen, bleibt durchaus fraglich, aber nach den Versuchen von EMBLEY, CATELL und MENNICKE möglich.

Für die Versorgung der Gewebe und für die Stoffwechselprozesse ist es ferner nicht ganz gleichgültig, in welchem Maße und mit welchem Tempo sie durchströmt werden. Im Gebiet der Haut verursacht eine Verzögerung der Capillardurchblutung eine vermehrte Abgabe von Sauerstoff, ein Dunklerwerden des Blutes und dementsprechend eine Veränderung der Hautfarbe. In den Organ- und den Muskelgebieten mußten wir unter den gegebenen Verhältnissen eine Veränderung der Funktionen erwarten, die auch experimentell und klinisch im allgemeinen in Erscheinung getreten ist. Veränderungen der Stromgeschwindigkeit finden jedoch während der Narkose gesetzmäßig in beiden Richtungen statt. Entsprechend den allgemeinen Kreislaufveränderungen haben wir es in den ersten beiden Stadien der Narkose und im 1. Abschnitt des Toleranzstadiums durchschnittlich mit einer Beschleunigung des gesamten Stromes, insbesondere auch im Capillargebiet, zu tun. Meistens ist diese Beschleunigung, wie einige Messungen zu anderen Zwecken am Tier ergeben haben, auch an der Aorta descendens festzustellen, wenn auch an den großen Gefäßen bei gleichbleibender Herzleistung und gleichbleibendem Blutdruck durchschnittlich ziemlich konstante Stromgeschwindigkeiten, am Tier (Katze) zwischen 10 und 12 m pro Minute, zu finden sind. Eine gewaltige Änderung tritt jedoch bei den höheren Graden der Narkose ein. Nunmehr finden wir meistens in der Peripherie und auch anderen Ortes eine Stromverlangsamung, und dementsprechend auch die Tendenz an den größeren Gefäßen zum Sinken der Stromgeschwindigkeiten. Dabei macht sich ein großer Unterschied je nach den verwendeten Mitteln geltend, insofern die herzunschädlichen Präparate in den Stammgefäßgebieten wenig Veränderung der Durchblutungszeiten zeigen, dagegen die herzwirksamen Präparate, wie das Chloroform, eine außerordentliche Verlangsamung der Stromgeschwindigkeit in der Aorta descendens und demzufolge auch in den übrigen Gefäßabschnitten erzielen. Hier haben wir im Experiment oft eine Senkung der Durchschnittsgeschwindigkeit von 12 m im Stadium III 3—4 auf 4—6 m feststellen können, welche als direktes Zeichen der nachlassenden Herzkraft gedeutet werden muß. Senkung der Stromgeschwindigkeit in der Aorta hat Senkung der Stromgeschwindigkeit in allen übrigen Stromgebieten, insbesondere auch in den Capillargebieten, zur Folge. Dieser Umstand wirkt sich sicherlich auf die Organfunktionen und den Blutrückfluß aus.

Literatur.

Kreislauf.

ABDERHALDEN: Lehrbuch der Physiologie, Bd. 2. Dort weitere Literatur.
BLALOCK: Arch. Surg. 14, Nr 5, 978 (1927). Surg. etc. 46, Nr 1, 72 (1928). Arch. Surg. 1930, Nr 20, 959.
CAMPBELL: J. of Physiol. 42, 32 (1911). — CANNON: Traumatic Shock. London 1923. — CATELL u. MENNICKE: Z. exper. Med. 32, H. 1/4, 281 (1923). — CHAPMANN and PROUT: J. chem. Soc. Lond. 2, 1677 (1921). Dort weitere Literatur. — CODAMA: J. of Biophysics 1, Bd. 1, Nr 3, S. 38. Tohoku J. exper. Med. 5, Nr 2/3. — CUSHNY: Z. Biol. 28, 365 (1891).
DEROUAUX: Arch. internat. Pharmacodynamic 19, 63 (1909). — DREYER: Diss. Gießen 1906.
ELFSTRAND: Naunyn-Schmiedebergs Arch. 43, 435 (1900). — EMBLEY: Proc. roy. Soc. Lond. 78, 391 (1906). — EMBLEY u. MARTIN: J. of Physiol. 32, 47 (1905). — EPPINGER: Klin. Wschr. 1933, Nr 1. — EPPINGER u. SCHÜRMEYER: Klin. Wschr. 1928, 777. — EWIG u. KLOTZ: Dtsch. Z. Chir. 235, 681 (1932).
FILEHNE u. BIBERFELD: Z. exper. Path. 2, 172 (1906). — FLORY, NARVIN and DRURY: J. of Physiol. 25, 204 (1928). — FRANKEN u. SCHÜRMEYER: Narkose u. Anästh. 1, 437 (1928). FRÖHLICH: Z. Physiol. 9 (1909). Erg. Physiol. 16, 40 (1918). Weitere Literatur bei WINTERSTEIN. — FROMMEL: Schweiz. med. Wschr. 57, Nr 29, 694 (1927).
HARRISON, R. TINSLEY and JOHN BURCH: Arch. Surg. 21, Nr 2, 330 (1930). — HECHT u. NOBEL: Z. exper. Med. 1, 23 (1913). — HERING: Münch. med. Wschr. 62, 521 (1916). Carotissinusreflexe. Dresden 1922. — Münch. med. Wschr. 1910, 1931. Weitere Literatur siehe bei KOCH. Blutdruckzüglertonus usw. Leipzig 1932. — HESSE: Münch. med. Wschr. 1925, 709. Die Regulierung des Blutkreislaufes. Leipzig 1930. Literatur siehe bei KOCH. — HEYMANS, C.: Sinus carotiden. Paris 1929.
KILLIAN: Arch. klin. Chir. 147, H. 3 (1927). Schmerz, Narkose u. Anästh. 3, 121 (1930). — KOCH: Erg. Med. 13, 297 (1929). Erg. Kreislaufforsch. 1 (1931). Dort Literatur unter Chloroform. — KOCHMANN: Handbuch der Pharmakologie, Bd. 1. Weitere Literatur unter Chloroform S. 178, unter Äther S. 235.
LAKIN, C. E.: Proc. roy. Soc. Med. 19. — LIFSCHITZ, B. M.: Z. Hals- usw. Heilk. 26, 245—259 (1930).
MENNICKE: Diss. Halle 1920.
NOBEL: Z. exper. Med. 9, 400 (1919). — NISSEN: Klin. Wschr. 1933, Nr 1, 16.
PICK: Arch. f. exper. Path. 42, 399 (1899). — POLANO: Dtsch. Z. Chir. 239, H. 9/10, 505 (1933). — PORTER: Amer. J. Physiol. 27, 276 (1910). Weitere Literatur siehe bei KOCH.
RASCHE: Z. Biol. 55, 469 (1919). — REHN: 53. Chir.kongr. Berlin 1929. — REHN u. REISINGER: Mitt. Grenzgeb. Med. u. Chir. 40, 504 (1927). 53. Tagg dtsch. Ges. Chir. Berlin 1929. — REIN: Erg. Physiol. 32, 28 (1931). Klin. Wschr. 1932, Nr 5, 219; Nr 39, 1636. ABDERHALDENS Handbuch der physiologischen Arbeitsmethoden, Abt. V, S. 693. Klin. Wschr. 1933, Nr 1. — REISINGER: Mitt. Grenzgeb. Med. u. Chir. 40, 504 (1927). — REISINGER u. SCHNEIDER: Dtsch. Z. Chir. 257, H. 5/6, 303. — RÜHL: Arch. f. exper. Path. 158, 282.
SCHÄFER u. SCHARLIEB: Trans. roy. Soc. Edinbourgh 41, 311 (1901/05). J. of Physiol. 29, 17 (1904). — SCHNEIDER, H.: Klin. Wschr. 1932, Nr 27, 1129. — SERRANO, P. J, H.: Progr. Clinica, Dez. 1928, No 204. — SHERRINGTON u. SNOWTON: Brit. med. J. 1904 II, 162. — SPENCER: Arch. f. exper. Path. 33, 407 (1894). — STORM VAN LEEUVEN u. VAN DER MADE: Arch. ges. Physiol. 65, 123 (1916).
TUNECLIFFE u. ROSENHEIM: J. of Physiol. 29, 15 (1913).
McWILLIAM: Brit. med. J. 1890 II, 831, 890, 948. — WOLLHEIM: Klin. Med. 108, 463 (1928); Klin. Wschr. 1928, 1261; 1933, Nr 1, 12/16.

C. Einwirkung auf die Blutbestandteile.

Die Einwirkung der Narkotica auf die Bestandteile des Blutes hängt aufs engste mit der Wirkung auf Eiweiß im allgemeinen zusammen. Es wird durch Chloroform und ähnliche Mittel in höheren Konzentrationen eine nicht vollkommene Fällung, und zwar in der Hauptsache eine Globulinfällung zustande gebracht (RANKE, PREYER, Literatur s. bei KOCHMANN). Die Tatsache, daß Zusatz von unverdünntem Chloroform zu Blut eine Masse geronnenen Eiweißes erzeugt, ist für die Klinik der Narkose gänzlich belanglos. Fibrin soll durch Chloroform gelöst werden können, der Blutfarbstoff wird quantitativ, die übrigen Eiweißkörper nur zum Teil in Abhängigkeit von der Temperatur gefällt.

BÖTTCHER hat seinerzeit Chloroformdämpfe in einer feuchten Kammer auf Blut einwirken lassen. Er beobachtete Schrumpfung der roten Blutkörperchen, gleichzeitig eine rote Färbung des Serums dadurch, daß Hämoglobin austrat. Die Narkotica wirken auf die fettartigen Hüllen der Erythrocyten und ergeben Hämolyse. Ganz allein auf diese Weise erklärt sich das nach verschiedenen Inhalationsnarkosen beobachtete Auftreten von Blutfarbstoffen im Urin. Wichtig ist die Tatsache, daß schon bei relativ niedrigen Konzentrationen zahlreiche Narkotica Hämolyse erzeugen. So reichen für Äther schon 4% aus, eine Konzentration, welche sich allerdings außerhalb des Bereiches der narkotischen Konzentrationen bei Durchführung einer Inhalationsnarkose befindet. Die hämolytische Grenzkonzentration des Chloroforms liegt nach APITZ-KOCH-MANN bei einer 0,2%igen Lösung von 18—20° C. Vollkommene Hämolyse trat den im Schrifttum angegebenen Zahlen entsprechend bei 0,22—0,25% ein.

Veränderungen der roten Blutkörperchen während der Narkose hat man im allgemeinen nicht wahrgenommen. Nur bei außergewöhnlich langen Narkosen hat PLOCH Zerfall von Erythrocyten gesehen, die mit der selten beobachteten Hämoglobinurie in Zusammenhang gestanden haben sollen. Erst gelegentlich der Versuche, durch intravenöse Einverleibung von Äther und anderen Mitteln Narkose erzeugen zu wollen, wurde die Hämolysefrage akut. In der Praxis hat sich gezeigt, daß 5%ige Ätherkochsalzlösung noch keine Hämoglobinurie zu erzeugen imstande war (BURKARDT und seine Schüler). Dagegen kam es nach Infusion von 7%iger Lösung schon zu deutlich nachweisbarer Hämoglobinurie. Sie soll bei einer Körpertemperatur von 37° eher zustande kommen, als bei Zimmertemperatur. Nach Chloroform-Kochsalzinjektion, oder nach der Injektion ähnlicher Mittel kommt man zu gleichartigen Resultaten. Dagegen erzeugen diejenigen Barbitursäureabkömmlinge, welche zu Injektionsnarkosen Verwendung finden, und das Avertin im klinischen Verwendungsbereich keine Hämolyse.

WEBSTER hat das Verhalten der Blutkörperchen vor und nach der Operation näher untersucht. Er sah nach Äther-, Chloroform-, Chloräthyl-, Äthylen- und Lachgasnarkose bezüglich der Zahl der roten Blutkörperchen und deren Volumen sowie bezüglich des Hämoglobingehaltes kleine Abweichungen, welche innerhalb des Fehlerbereiches fielen. Er hat in 26 Fällen den Hämoglobingehalt des Serums nach der Narkose bestimmt, aber keine positiven Resultate erzielen können, und damit indirekt den Nachweis erbracht, daß bei korrekter Durchführung dieser Narkosen meßbare Grade von Hämoglobin nicht in das Serum übergehen. WEBSTER fand nur bei Narkose mit abnorm hohen Konzentrationen, und zwar solcher, welche im praktischen Narkosegebrauch nicht vorkommen, Veränderung der roten Blutkörperchen.

POGGLIONINI und GANCHITANO haben eine Verminderung der Erythrocyten nach Chloroformnarkose trotz gleichbleibendem Hämoglobingehalt gesehen. Ähnliches wurde von FEDOROW und BENASSE behauptet, aber von anderen nicht bestätigt. Chronische Chloroformzufuhr jedoch hat in Versuchen verschiedener Autoren, unter anderem NOTHNAGEL, OSTERTAG, MELTZER, Hämoglobinurie erzeugt.

Besonders wichtig ist die Beobachtung, daß eine Vermehrung der Erythrocyten um 30—50% nach langen Narkosen aufgetreten sei. Diese Vermehrung der Erythrocyten im Kubikmillimeter Blut bezieht sich auf die Veränderungen des Gesamtkreislaufes bei langen Narkosen. Sie ist als Folge einer Flüssigkeitsabwanderung nach den sauer gewordenen Geweben anzusehen und deshalb als Phänomen der Eindickung zu erkennen.

Die Resistenz der roten Blutkörperchen wird durch niedere Konzentrationen des Chloroforms nicht wesentlich, dagegen durch höhere Konzentrationen (KOCHMANN) verändert.

Daß auch die Narkose auf die Blutbildungsstätten ihre Wirkung ausübt, geht aus Versuchen von NIEDEN und SCHNEIDER hervor. Sie untersuchten das Phänomen der sog. Reversion der Hämolyse. Nach Äthernarkose wurde klinisch fast durchweg eine Erhöhung der Reversion bis zu 100% des Ausgangswertes beobachtet. Beide Autoren sind der Meinung, daß die Dauer und Tiefe der Narkose auf die Veränderungen des Reversionswertes während der Operation von wesentlichem Einfluß seien. PLOCH hat seinerzeit das Auftreten jugendlicher Erythrocyten nach Äthernarkose beschrieben. Es scheinen seine Beobachtungen vollkommen mit denjenigen von NIEDEN und SCHNEIDER übereinzustimmen. Der Reversionswert wurde während der Narkose um so mehr gesteigert, je niedriger der Ausgangswert war. War dagegen durch irgendwelche Krankheit von vornherein ein relativ erhöhter Reversionswert vorhanden, so wurde während der Narkose dieser nicht wesentlich mehr erhöht. NIEDEN und SCHNEIDER kommen zu der Auffassung, daß stets während der Äthernarkose eine Menge junger roter Blutkörperchen in den Kreislauf gelangen, welche erhöhte Reversion der Hämolyse zeigen. Im Kontrollversuch gelang der Beweis, daß der Äther selbst keine unmittelbare Veränderung der Erythrocyten hervorruft. Das Absinken der Reversion im I.—II. Stadium der Narkose ist meines Erachtens auf Blutverschiebungen im Organismus zurückzuführen, die Erhöhung der Reversion der Hämolyse im strömenden Blut, während des Toleranzstadiums als Ausdruck eines Einflusses auf die Blutbildungsstätten, welche jugendliche Erythrocyten mit erhöhter Reversionsfähigkeit im Kreislauf abgeben.

Die weißen Blutkörperchen hat man vielfach nach Narkosen vermehrt gefunden. In der älteren Literatur sind Angaben über Leukocytose nach Chloroformnarkose von FEDOROW, PERRUCCI, SYDERHOLM, HOMANN, SOSTAK und vielen anderen bekannt. Nach FEDOROW nehmen alle weißen Blutkörperchen außer den eosinophilen Zellen an dieser Vermehrung teil. Am stärksten sollen die Jugendformen an der Vermehrung beteiligt sein. FEDOROW gibt an, die Leukocytose dauere durchschnittlich 8—14 Tage (weitere Literatur s. bei KOCHMANN).

Es scheint, daß unter dem Einfluß der Narkotica eine gesetzmäßige Verschiebung des gesamten Blutbildes zustande kommt, und zwar eine Verschiebung des Bildes nach links, wenn die SCHILLINGsche Leukocytenformel zugrunde gelegt wird. ZIROVA stellte 1926 Vergleichsversuche des Blutbildes vor und nach Operation unter Narkose und Lokalanästhesie an. Er sah Vermehrung der Neutrophilenzellen, Auftreten junger Formen, Absinken der Lymphocytenzahl um etwa 50%, manchmal sogar mehr und eine Verminderung, ja sogar ein völliges Verschwinden der eosinophilen Zellen in Übereinstimmung mit älteren Angaben. Das Verhalten der Monocyten war unregelmäßig. Die Leukocytose dauerte manchmal bis zum 30. Tage nach der Narkose und Operation. Die eosinophilen Zellen, welche anfänglich fast gänzlich verschwinden, erscheinen am 3. Tage wieder im Blutbild. Auch die Senkung der Lymphocytenzahl scheint sich am 3. Tage wieder auszugleichen. Die vorübergehende Vermehrung der Stäbchenformen und der jungen Zellelemente ist zur selben Zeit verschwunden. Diese Veränderungen wurden von ZIROVA unabhängig davon, ob Komplikationen im Wundverlauf mit oder ohne erhöhte Temperaturen, vorhanden waren, gefunden. Auch scheinen sie unabhängig von der Art des Eingriffes, dagegen direkt abhängig von der Dauer und Intensität der Narkose mit Äther oder Chloroform gewesen zu sein. Vergleichsversuche unter Lokalanästhesie haben keine nennenswerte Verschiebung des Blutbildes nach links ergeben. Es muß sich um eine Giftwirkung handeln, denn unter Chloroform fiel die Linksverschiebung am stärksten aus. SOSTAK gibt an, daß das Maximum der Hyperleukocytose im Kaninchenversuch in der 1. Stunde nach der Narkose vorhanden sei und daß die Erscheinungen innerhalb von 48—72 Stunden zurückgingen. Auch der Lymphocytensturz wurde eindeutig bestätigt.

Über das Verhalten der Elektrolyte des Blutes während und nach der Narkose am Tier und Menschen besitzen wir sehr wenige Angaben. EISLER und seine Mitarbeiter haben im Experiment am Hund Äther- und Somnifennarkosen durchgeführt. Sie fanden, daß der Chlorgehalt, ferner der Gesamtstickstoff und Reststickstoff bei Äther und Somnifen einzeln oder in Kombination keine nennenswerte Änderung erleidet. Der Kaliumgehalt sank bei verschiedenen Narkosearten kurz nach Eintritt der Vollnarkose ab. Calcium fand man bei Somnifen- oder Somnifen-Äthernarkose erniedrigt und bei Verwendung von Äther allein erhöht. Der Magnesiumspiegel sank im Blut bei Äther- und Somnifennarkose allein und stieg bei Mischnarkose. Der Gesamtphosphorgehalt des Serums stieg bei Äthernarkose und sank bei Verwendung von Somnifen.

Veränderungen bei der Pernoctonnarkose sind nicht gefunden worden, wenigstens lagen sie nur im Fehlerbereich. PINKUSON fand das Verhältnis zwischen Magnesium und Calcium während der Narkose erheblich verändert, aber auch rasch wieder ausgeglichen. Fast immer fand eine Verschiebung der Kationen zugunsten der Anionen statt.

Seinerzeit sind durch CLOETTA und seine Mitarbeiter Verschiebungen des Calcium-Kaliumgehaltes im Blutplasma während des Schlafes und der Narkose beobachtet worden. Man hat damals angenommen, daß während der Narkose eine Calciumanreicherung im Gehirn, und dementsprechend eine Verminderung an Calcium im Blut eintrete. Diese Verschiebung der Calciumionen soll nach der Anschauung von DEMOLLE einer zentralen Steuerung unterliegen, und zwar soll das sog. Schlafzentrum an einer bestimmten Stelle des Zwischenhirns lokalisiert sein. Aus Versuchen von FISCHER geht hervor, daß unter Somnifen- und Äthernarkose in der Tat der Calciumgehalt des Blutes absinkt, genau so wie bei Tieren, denen man die Hirnrinde entfernt hat. Umgekehrt war bei Erregungszuständen, wie dies schon CLOETTA gefunden hatte, der Calciumgehalt des freien Blutes höher als im Normalzustand. Wurde das Gehirn vollkommen entfernt, so war eine Änderung des Blutes durch Narkotica, oder auch unter dem Einfluß von Ermüdungsmitteln, nicht mehr vorzufinden. Die Bewegungen des Kaliumspiegels verliefen durchaus synchron aber gegenläufig den Veränderungen des Calciumspiegels. FISCHER hat später seine Versuche über den Kalium-Calciumspiegel am rindendezerebrierten Tier unter Somnifennarkose weiter verfolgt und hierbei eine Abnahme des Calciumspiegels im Plasma vorgefunden. Der Kaliumspiegel änderte sich wiederum in entgegengesetztem Sinne. Hatte man das Gehirn total entfernt, so kam überhaupt keine Veränderung des Kalium-Calciumgleichgewichtes im Plasma durch Narkotica oder Erregungsmittel zustande.

Es scheint demnach in der Tat auf Grund dieser interessanten Versuche, daß das Verhältnis dieser beiden Körper im Blut und ihre Verschiebung mit der Funktion eines im Zwischenhirn gelagerten hypothetischen Schlafzentrums zusammenhängt. Auch SPIRO (Basel) und HEUSSNER haben Bestimmungen von Calcium und Magnesium im Blut vorgenommen, unter dem Gesichtspunkt, daß es möglich sei, durch Ionenverschiebung einen narkotischen Zustand zu vertiefen oder aufzuheben. Sie prüften damals die bekannte Tatsache nach, daß durch Einverleibung von Calciumionen die Magnesiumnarkose unterbrochen werden kann und es gelang SPIRO, das Calcium durch andere Ionenarten mit ähnlichem Erfolg zu ersetzen.

POTTA hat gelegentlich der Prüfung der Alkalireserve die Blutphosphate während der Narkose untersucht und konnte einen Anstieg feststellen, der sich jedesmal als eine Vermehrung des organischen Phosphors herausstellte. Offenbar, so nimmt man an, wird der anorganische, in der Leber gespeicherte Phosphor in der Narkose mobilisiert.

Von wesentlicher Bedeutung sind die Veränderungen der Bluteiweißkörper und der Kolloide des Blutes. Vom Chloroform weiß man aus älteren Untersuchungen von BUCK, daß die löslichen Globuline etwa nach 1 Stunde deutlich vermindert sind. Mit den Veränderungen der Eiweiße hängen aufs engste Veränderungen der physikalisch-chemischen Eigenschaften des Blutes zusammen. Zum Teil sind allerdings die Angaben hierüber stark widersprechend. Was zunächst die *Senkungsgeschwindigkeit* anbelangt, welche nicht nur vom kolloidalen Eiweißzustand, sondern vom Erythrocytenvolumen abhängt, so wurden vor und nach der Narkose Messungen von BÜCHE und PLASS vorgenommen. Man fand im Tierexperiment nach langdauernder Chloroformnarkose gesetzmäßig eine Verringerung der Senkungsgeschwindigkeit. Sie lief parallel mit einer Senkung des Fibringehaltes des Blutes. Man fand also nach langer Chloroformnarkose einen Zustand von Hypinose. Das Maximum der Veränderung liegt am 2.—4. Tag nach der Narkose, dann klingen die Erscheinungen allmählich ab. Die *Albumin- und Globulinfraktion* zeigte keine nennenswerten oder irgendwie typischen Veränderungen.

DRÜCK untersuchte den *Refraktometerwert* und die *Viscosität* des Blutserums nach Narkosen. Er fand eine Verminderung um 60—70%. Sie war am niedrigsten bei Äthernarkose, hochgradig dagegen nach Avertinnarkose. Der Gesamt-Eiweißgehalt des Blutserums soll im allgemeinen normal geblieben sein. Die Verschiebung des Albumin-Globulinquotienten (LEHNDERTZ), den wir auch in der REHNschen Klinik oft untersucht haben (ACHELIS) war häufig nach der einen oder der anderen Richtung verschoben. Ein gesetzmäßiges Verhalten ließ sich nicht auffinden. Nach OLIVA nimmt die Viskosität und der *Gefrierpunkt* des Blutserums durch Narkotica zu. Die *Oberflächenspannung* und die *elektrische Leitfähigkeit* werden dagegen verringert. Das spezifische Gewicht des Blutes wird erhöht. Gefrierpunktsbestimmungen stammen von HELLFRITSCH. Man fand im Gegensatz zu OLIVA eine Erniedrigung, die aber bald nach der Narkose wieder verschwand.

HEBLER beobachtete unter dem Einfluß der Allgemeinnarkose keine wesentliche Veränderung des *osmotischen Druckes* des Blutplasmas, dagegen zeigte der osmotische Druck des Serums allein einen Anstieg, der mit dem Gesamtätherverbrauch parallel verlief. Denselben Anstieg konnte er in vitro am defibrinierten Blut beobachten. Dagegen verlief der Versuch mit Serum allein negativ. Die Veränderungen sollen sich rasch nach Absetzen der Narkose ausgleichen. BURTON-OPITZ haben demgegenüber eine Erhöhung des osmotischen Druckes, ferner Hyperglykämie und Wasserverlust beobachtet. In der Tat scheinen ihre Ergebnisse richtiger zu sein als die älterer Autoren. Es wird ferner noch im Schrifttum erwähnt, daß BULLIA und SIMON die Viscosität des Blutes nahezu unverändert, OPITZ sie aber leicht abnehmend gefunden hat (weitere Literatur s. bei KOCHMANN, Kapitel Chloroform).

Man sieht, wie widersprechend die Ergebnisse an verschiedenen Stellen ausgefallen sind. Dies rührt meines Erachtens ausschließlich daher, daß die Narkosestadien bzw. -tiefen nicht mitberücksichtigt worden sind. Während Erregung und Lähmung sind aber meistens die Einzelbefunde ebenso gegensätzlich wie diese Erscheinungen selbst. Über die *Gerinnungsfähigkeit* des Blutes finden sich mehrere Angaben in der Literatur. MULZER untersuchte sie nach Äthernarkose und fand, daß sie zunehme. Er bezog die Entstehung von thrombotischen Prozessen nach lang dauernden Äthernarkosen auf diese Erscheinung; wohl zu unrecht, denn es dürfte sich hier eher um postoperative Kreislaufschäden handeln. Veränderungen der Gerinnungsfähigkeit des Blutes sind seinerzeit auch von

PHILIPP für die Narcylennarkose behauptet worden. Nach Äthernarkose soll eine Steigerung, nach Narcylen eine deutliche Abnahme der Gerinnungsfähigkeit vorgekommen sein. In Wirklichkeit sind die von PHILIPP durchgeführten Untersuchungen in technischer Beziehung unzulänglich, so daß jede Schluß-folgerung hierüber abgelehnt werden muß. BLOMFIELD fand eine Verkürzung der Gerinnungszeit, aber Erhöhung der Viscosität des Blutes nach Äthernarkose. In der älteren Literatur findet man eine Angabe von DOJON, daß die Gerinnungs-fähigkeit des Blutes nach Chloroformverwendung stark herabgesetzt sei. Ein auffallend niedriger Fibrinogengehalt des Blutes soll gleichzeitig beobachtet worden sein. Dieser wird in Zusammenhang mit einer Leberschädigung gebracht. WHIPPLE und HURWITZ sind 1911 zu gleichartigen Ergebnissen gekommen. Parallel mit der Entstehung von Lebernekrose durch Chloroform geht eine aus-giebige Senkung des Fibrinogenspiegels im Blut. Es soll sogar hierdurch Ver-blutungsgefahr der Tiere bestehen. Aus der Klinik der Leber- und Gallen-erkrankungen wissen wir, daß bei Vorhandensein von Cholämie eine erhebliche Herabsetzung der Gerinnungsfähigkeit des Blutes vorliegt und Nachblutungs-gefahr, ja sogar Verblutungsgefahr besteht. Todesfälle sind beschrieben worden. Diese Erscheinungen stimmen also mit den Beobachtungen von WHIPPLE und HURWITZ durchaus überein. Veränderungen des Kalkspiegels oder Veränderungen der Thrombinmenge sind dabei nicht beobachtet worden. MENDENHALL hat eine Verlängerung der Gerinnungszeit beobachtet und sie mit Funktionsstörungen der Nebennieren in Zusammenhang gebracht.

In vitro wirkt das Chloroform gerinnungsfördernd. Sogar Oxalatblut kann durch Zusatz von Chloroform zur Gerinnung gebracht werden, angeblich, weil das Antithrombin unwirksam werde, während Thrombin und Fibrinogen zur Gerinnung komme. Der Antithrombingehalt soll durch Chloroform-Ölinjektionen vermindert worden sein. Vereinzelt bleibt die Angabe von MULZER, daß nach tötlichen Narkosen mit Zerfall von roten Blutkörperchen Fibringerinnsel und geschichtete Thromben in den Gefäßen erkennbar seien. Er nahm eine Erhöhung der Gerinnungsfähigkeit als Ursache an.

Nach Äther- und Chloroformnarkose fanden sich deutliche Veränderungen *des Fettspiegels* im Blut, und zwar hat man eine Vermehrung des Fettanteiles gefunden. Ich erinnere daran, daß diese Beobachtung zu einer Theorie der Narkose im Sinne der Auslaugung der Lipoide des Gehirnes geführt hat. Die Ursache der Lipämie nach der Narkose ist auch heute noch nicht geklärt. Man weiß nur, daß sie nach Chloroform stärker auftritt als nach Äthernarkose, und daß sie um so deutlicher in Erscheinung tritt, je länger die Narkose dauert. So konnte CHIARELLO feststellen, daß nach Chloroform- und Äthernarkose eine Hyperlipämie zustande komme und daß hauptsächlich das freie Cholesterin, nicht aber immer gleichzeitig das Neutralfett, vermehrt sei. Gelegentlich soll sogar eine Verminderung des neutralen Fettgehaltes vorkommen. In Äther-narkose soll eine Cholesterinverminderung vorhanden sein. Auch CATORETTI und BOHR haben eine Erhöhung des Fettgehaltes im Blut nach Chloroform-narkose gefunden. Der Höhepunkt scheint einige Stunden nach der Narkose zu liegen, dann wieder eine Verminderung zur Norm einzutreten. Ähnliche Beobachtungen stammen von REICHER. Sie haben jüngst in der Frage der Fett-embolie wieder eine gewisse Rolle gespielt.

Über die *Blutfermente* und ihre Veränderungen während der Narkose wissen wir sehr wenig. GRÖNBERG prüfte mit der ABDERHALDENschen Dialysiermethode das Blut von Menschen und Tieren nach Äther- und Chloroformnarkose auf den Fermentgehalt und hat angeblich nach Narkosen Abwehrfermente gegen Gehirn- und Nervensubstanz festgestellt. Meines Wissens sind diese Ergebnisse weder nachgeprüft noch bestätigt worden. BURGE fand nach Äther- und Chloroformverwendung den Katalasegehalt des Blutes herabgesetzt, und zwar bei letzterer Substanz stärker als bei dem Äther. Auch der Lipasegehalt des Blutes soll nach KESSEL herabgesetzt sein. Das Maximum der Verminderung liegt offenbar in der 8. Stunde nach der Chloroformnarkose. Rückkehr zur Norm geschieht nach 72 Stunden, also etwa zur selben Zeit, während welcher alle übrigen Veränderungen nach einer Chloroformnarkose abklingen.

Bezüglich der *Inkrete* sind einige Angaben über den Insulingehalt des Blutes nach Narkosen vorhanden. SEISE prüfte den *Insulingehalt* an 100 ccm Hundeblut nach Äthernarkose und fand nur 0,29 Einheiten statt 2,93 bzw. 1,60 beim diabetischen Hund. Es wurde demnach im Experiment ein Sturz des Insulinspiegels durch Narkose festgestellt. Dieser Sturz soll auch beim Menschen vorhanden sein aber viel geringere Ausmaße annehmen als beim Tier, so daß Besorgnisse in klinischer Beziehung niemals bestehen.

Der *Adrenalingehalt* des Blutes vor und nach Narkosen ist unter Verwendung verschiedener pharmakologischer Gefäßreaktionen geprüft worden. Größere Untersuchungsreihen stammen von CORBET. Er fand im allgemeinen einen ziemlich erheblichen Sturz des Adrenalingehaltes nach Äther- und Chloroformnarkose. Beigaben von Morphin sollen günstig gewirkt haben, vielleicht in Zusammenhang mit einer Ersparnis an Narkoticum. Zu denselben Ergebnissen kam der Japaner CODAMA, der nicht nur eine Verminderung des Adrenalingehaltes im Blut nach Narkosen feststellte, sondern auch eine Verminderung oder Hemmung der Adrenalinproduktion in der Nebenniere.

Von nicht unwesentlicher Bedeutung für klinische Zwecke waren die serologischen Untersuchungen bezüglich Veränderungen der *Blutgruppenzugehörigkeit* nach Narkosen durch GOBREF, HUCK und PEYTON. Der erstere fand unter 73 Fällen nur ein einziges Mal unter Chloroformnarkose eine Änderung der Blutgruppenzugehörigkeit. Diese Zahl ist so verschwindend klein, daß man einen Fehler der Vorproben in Rechnung stellen muß. Ältere Behauptungen von LEWINE und SEGALL, daß dreimal nach Äthernarkose ein Wechsel der Zugehörigkeit zu einer bestimmten Blutgruppe vorgekommen sei, konnten von HUCK und PEYTON nicht bestätigt werden, so daß man heute allgemein annimmt, daß die Narkose praktisch auf die Blutgruppenzugehörigkeit keinen Einfluß hat. Es ist auch niemals in praxi irgendwelche unangenehme Erscheinung aufgetreten. Das liegt allerdings auch daran, daß zur Transfusion stets unnarkotisierte Spender und meist auch Empfänger kommen.

Die Untersuchungen von WOLFSOHN, REICHER und LATTERI beziehen sich auf das Verhalten der *Komplementablenkung* nach BORDET-GANGOU bzw. der Wa.R. nach Narkosen. WOLFSOHN hatte seinerzeit angegeben, daß unter einem Material von 50 Patienten mit negativem Wassermann nach der Narkose einige Male positive Reaktionen aufgetreten seien. Dieses Resultat ist später von REICHER bestätigt worden. Dagegen hat LATTERI unter 75 Fällen nach Chloroform- und Äthernarkose niemals einen Umschlag der Komplementablenkung beobachtet. Trotz seiner negativen Ergebnisse halte ich es doch durchaus für möglich, daß nach langdauernden tiefen Narkosen Veränderungen im kolloidalen Zustande der Bluteiweiße eintreten, die gelegentlich einmal dieses Phänomen ändern können, denn wir wissen ja auch, daß die Wa.R. bei fieberhaften Patienten, Malaria, Gravidität und vielen anderen Zuständen schwach positiv ausfällt. Nach Narkose findet man eine Zerstörung des hämolytischen Komplementes bei Erhaltensein der Agglutinationsfähigkeit. Selbsthemmungen der Komplementbindungsreaktionen nach Narkose sind oft beobachtet worden und spielen klinisch eine gewisse Rolle.

PFALZ prüfte, ob Narkose und Anästhesie die natürliche *Immunität* und *bactericide Kraft* des Blutes ändere. Er fand im Bactericidieversuch mit

Venenblut gegen hämolytische Streptokokken nach Äther- und Chloroformnarkose am Menschen die Abwehrkräfte auf das 20fache des ursprünglichen Wertes gesteigert. Das Maximum der Steigerung lag in der 7. Stunde nach der Operation. Da die gleichen Verhältnisse aber auch nach Verwendung von örtlichen Anästhesierungsmethoden verschiedener Art erzielt wurden, liegt die Frage offen, ob diese Steigerung die Folge des Operationstraumas sei. Kontrollen ergaben jedoch, daß die Operation an sich nur eine untergeordnete Rolle spielt; denn auch bei Narkose ohne Operation fand man eine Steigerung der Abwehrkräfte im Blut. Infolgedessen muß es sich um Wirkungen der einverleibten Mittel handeln. Wie die Steigerung der bactericiden Kraft zustande kommt, ist unbekannt. In Anlehnung an die Vorstellungen von MADSEN (Kopenhagen), daß die Immunität vielleicht eine Art Sekretionsvorgang bestimmter Zellen darstelle, könnte man daran denken, daß die Wirkung der Narkotica in einer Reizung zur Hypersekretion bestehe und hierdurch vielleicht eine Ausschüttung der Immunkörper in das freie Blut (Abtrennung sessiler Receptoren) erfolge.

Auch die *Phagocytose* nach Narkose ist mehrfach untersucht worden. SIENIN, BIDGENBACH und REICHER beobachteten eine Abnahme derselben. THORACCA prüfte die Veränderungen nach Chloroform- und Äthernarkose am Phagocytoseversuch, unter Verwendung von Staphylokokkenkulturen in vitro. Er konnte 2 Phasen deutlich unterscheiden: zunächst eine Reizphase, dann eine Hemmung. THORACCA fand für Äthernarkose in der Zone zwischen 1:12 000—1:4000 eine deutliche Steigerung der phagocytären Eigenschaften der Leukocyten, bei höheren Konzentrationen als 1:3000 jedoch eine Hemmung, und zwar bezog sie sich nicht nur auf die Anzahl der einverleibten Bakterien, sondern auch auf das Tempo der Phagocytose. THORACCA nimmt wohl zu Recht auf Grund seiner Beobachtungen eine direkte Wirkung der Narkotica auf die weißen Blutkörperchen an. Seine Untersuchungen erscheinen uns durchaus glaubhaft.

Der Gehalt des Blutes an *Kohlensäure* und *Sauerstoff* ändert sich während der Narkose. JONES fand, daß der Sauerstoffgehalt während der Narkose um 20—24% nach Verwendung verschiedener Mittel sinke. ROST und ELLINGER geben an, daß während Operationen unter Allgemeinnarkose manchmal das Blut plötzlich ohne erkennbare Ursache dunkler geworden sei, vor allen Dingen, ohne daß eine ausgesprochene Atembehinderung bestanden habe. Ähnliche Meldungen sind auch von anderen Stellen bekannt geworden. Sie stellten Tierversuche dieserhalb an und sollen angeblich beim Menschen und beim Tier *Methämoglobinbildung* nach Äther- und Chloroformnarkose gefunden haben. Es ist auch behauptet worden, die Gasnarkotica von Äthylen aufwärts und das Lachgas könnten ähnliche Verbindungen mit dem Hämoglobin eingehen wie das Kohlenoxyd, allerdings seien sie hoch dissortiiert. Auf Grund eingehender Studien der Löslichkeitsverhältnisse und der Spektren mit derartigem Gas gesättigten Blut konnten diese Behauptungen von MORITZ und KILLIAN widerlegt werden (Literatur in der Spezialarbeit). Hingewiesen sei in diesem Zusammenhang auf die Untersuchungen von RÜHL (vgl. Abschnitt III A), welcher uns eine Erklärung für das O_2-Sättigungsdefizit gibt und zwar dadurch, daß die Diffusionsverhältnisse in den Alveolen sich unter dem Einfluß tieferer Äthernarkose ändern. Offenbar handelt es sich um eine Folge der Veränderung des Säurebasenhaushaltes unter der Narkose und die Entstehung eines Präödems der Alveolenwände. Abgesehen davon gibt es aber auch im Schrifttum eine Angabe von PITT, daß der Gasgehalt des Blutes sich sogar in vitro ändere. PITT stellte kurz nach Beginn einer Äthernarkose beim Kaninchen eine Senkung des Sauerstoffgehaltes im arteriellen Blut fest. Bei weiterer Vertiefung der Narkose betrug sie 2 Vol.-%. Es gelang ihm, genau wie in den RÜHLschen Versuchen, das Defizit durch Erhöhung des Sauerstoffpartialdruckes um 80% in der Einatmungsluft glatt zu kompensieren.

Der Kohlensäuregehalt soll nach seinen Untersuchungen bei Beginn der Narkose um 5—10% gesunken gewesen sein. Das ist meines Erachtens nur erklärlich auf Grund der spezifischen reizenden Wirkung dünner Ätherkonzentrationen auf das Atemzentrum, so wie wir dies während der Einleitungsphase

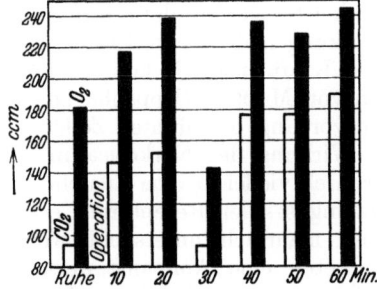

Abb. 58. Hernia inguinalis. Anästhesie mit 80 ccm 1%igem Novocain.

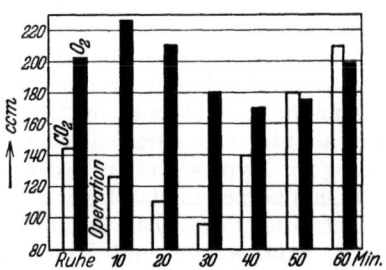

Abb. 59. Operation einer Phimose. Anästhesie mit 25 ccm 1%igem Novocain.

und der Exzitationsphase der Äthernarkose erleben. PITT fand bei größerer Narkosetiefe wiederum normale Werte. Im Zustand der Toleranz ist auch die Ventilation unter Äther normal bzw. etwas subnormal, und es scheint mir gerade aus diesem Umstand heraus der Zusammenhang mit der Ventilation eindeutig und klar hervorzugehen.

Auf den abnormen Kohlensäureverlust durch Hyperventilation haben ja seinerzeit HENDERSON und HAGGARD hingewiesen. Unter asphyktischen Zuständen

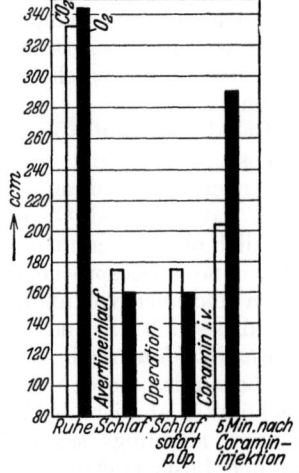

Abb. 61. Operation einer Osteomyelitis des Unterschenkels in Avertinvollnarkose.

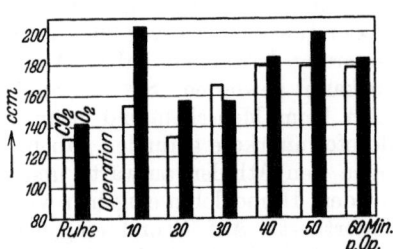

Abb. 60. Operation eines gangränösen Unterschenkels. Lumbalanästhesie mit Tropacocain.

kommt es zur Kohlensäurestau und zu erhöhtem Gehalt des Blutes. Daß der Kohlensäuregehalt des Blutes sich während der Narkose ändert, ist zweifellos richtig und gelegentlich der Stoffwechseluntersuchungen sowie der Studien über den Säurebasenhaushalt nachgewiesen worden. In dem Stoffwechselabschnitt finden sich die näheren Angaben über die Tatsache, daß die Veränderungen der Bicarbonate des Blutes, der Alkalireserve, die Verminderung des Kohlensäuregehaltes des Blutes, gesetzmäßig von der Einwanderung abnormer saurer Stoffwechselprodukte, Milchsäure und Phosphorsäure, abhängen und auch durch den Grad der Ventilationsleistung unter der Narkose bestimmt werden.

Über die Veränderungen des Sauerstoffverbrauches unter der Narkose weiß man nicht sehr viel. Aus einer Untersuchung von BIJLSMA geht hervor, daß nach Somnifen-, Chloroform- und Urethannarkose im Tierexperiment nur in einzelnen Fällen eine Abnahme des Sauerstoffverbrauches gefunden wurde. Parallelismus zwischen der Narkosetiefe und dem Sauerstoffverbrauch wurde keineswegs gefunden. Deshalb kann auch nicht angegeben werden, ob die Herabminderung

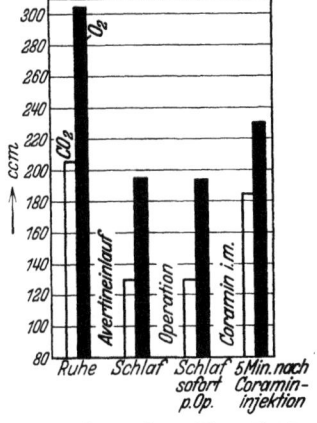

Abb. 62. Anlage einer Blasenfistel wegen Prostatahypertrophie in Avertinvollnarkose.

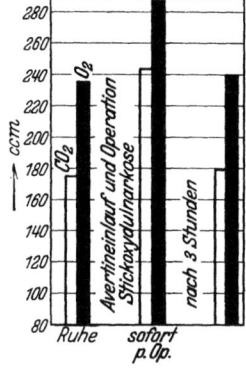

Abb. 63. Blutige Reposition einer Olecranonfraktur. Narkose: Avertin-N₂O.

des Sauerstoffverbrauches etwa eine direkte Folge der Narkose sei. Wir vermuten, daß sie mit der Entspannung der Muskulatur zusammenhängt, so wie sie während des Toleranzstadiums auftritt. Ob sie mit einer Störung der Resynthese direkt in Zusammenhang steht (vgl. das Stoffwechselkapitel) ist nicht sicher bekannt.

Einige Autoren haben unter dem Einfluß von Narkotica eine Abnahme des *Grundumsatzes* beobachtet. Man darf aber derartige Beobachtungen nur dann als richtig anerkennen, wenn eine Abnahme der Atemgröße und eine Abnahme des Minutenvolumens mit Sicherheit ausgeschlossen werden können. Das ist unter den Bedingungen der Narkose außerordentlich schwer inne zu halten. VIOLATA fand im Tierexperiment nach Äthernarkose eine Senkung des Grundumsatzes von 50%, nach Chloroform von 40%. Nach dem Erwachen der Tiere soll es zu einer reaktiven Phase gekommen sein, nämlich einer Steigerung über die Norm hinaus, um 20% des Normalwertes des

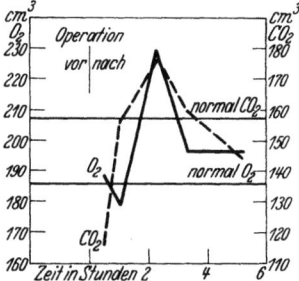

Abb. 64. Sauerstoff- und Kohlensäuregehalt des Blutes vor und nach der Operation (nach SCHNEIDER).

Im übrigen wird bezüglich des Gehaltes des Blutes an abnormen Stoffwechselprodukten, wie Aceton, Acetessigsäure, β-Oxybuttersäure, ferner Ammoniak, Reststickstoff, Zucker, Milchsäure u. dgl. m. auf das Stoffwechselkapitel und den Abschnitt über die Niere verwiesen.

BÜHLER fand mit dem Grundumsatzgerät O_2- und CO_2-Werte bei Operationen unter verschiedenen Anästhesierungsmethoden, wie es die beifolgenden Diagramme zeigen. Man sieht deutlich, daß der Gehalt des Blutes an diesen Gasen ganz und gar von der Ventilation beherrscht wird. Unter Lokal- und Lumbalanästhesie zeigen die Kurven dementsprechend zwei Gipfelpunkte, nämlich zu Beginn der Operation und nach Abklingen der Betäubung und Rückkehr der Schmerzempfindung. Unter Avertin macht sich die depressive Wirkung auf die

Atmung sehr stark bemerkbar, sie konnte durch $N_2O : O$-Zusatz beseitigt werden, entsprechend unseren klinischen Erfahrungen. Gleichartige Untersuchungen mit Inhalat-Narkotica fehlen bisher aus technischen Gründen.

E. Schneider hat seinerzeit im Rahmen einer Arbeit über das Wesen der Operationsgefährdung O_2-Verbrauch und CO_2-Abgabe an einigen Patienten vor und nach der Operation trotz der großen technischen Schwierigkeiten verfolgt. Eine dieser Kurven sei hier als Beispiel wiedergegeben. In allen Fällen war die O_2-Aufnahme unmittelbar nach dem Eingriff geringer als der Ausgangswert bzw. Ruhewert zur Feststellung des Grundumsatzes. Das Ausmaß der Schwankungen der Sauerstoff-werte und die Größe der CO_2-Retentionen waren nicht sehr groß und er-reichten nicht die von anderer Seite festgestell-ten hohen Werte nach schwerer Muskelarbeit. Gesetzmäßig tritt stets noch vor der 4. Stunde post operationem dann eine Mehraufnahme an O_2

Nephrektomie $^1/_2$ Std. in Acetylen-N. Die Werte der Tabelle gelten jeweils für die übliche Versuchsdauer von 10 Min. pro Minute.

	O_2-Verbrauch	CO_2-Abgabe	RQ.
Vor Operation	186,4	157,5	0,83
30 Min. nach Operation	188,8	115,5	0,69
60 ,, ,, ,,	178,2	155,5	0,89
$2^1/_4$ St. ,, ,,	229,0	175,7	0,76
$3^1/_4$,, ,, ,,	196,7	160,8	0,81
$5^1/_4$,, ,, ,,	196,1	144	0,73

auf, die in der 8. Stunde bei Normalverlauf abgeklungen ist. Man sieht, daß dieser Termin mit dem Zeitpunkt der Erholung der Alkalireserve des Blutes, d. h. den Veränderungen der Pufferungsfähigkeit des Blutes und des Säurebasen-gleichgewichtes zusammenfällt. Diese postoperative Mehraufnahme an Sauer-stoff wird von uns deshalb auch als reaktiver Vorgang zum Ausgleich eines durch Narkose und Operation entstandenen Defizits angesehen, welcher der Verbrennung angehäufter Milchsäure dient. Vergleiche hierzu die Erörterungen über die Herkunft der postnarkotischen Azidose im Abschnitt über Leber-funktion und Stoffwechsel.

Literatur.
Einwirkung auf die Blutbestandteile.

Albertoni: Acad. de Sci. Bologna, Vol. 3, p. 74. 1899. — Apitz u. Kochmann: Arch. f. exper. Path. 87, 226 (1920). — Arloing et Livon: C. r. Soc. Biol. Paris 94, 1319 (1903). Bass u. Klassner: Biochem. Z. 56, 105 (1913). — Benasse: Gaz. Osp. 1901, No 21. — Benasse u. Fedorov: Russ. biochem. Zbl. 3, 471 (1903/04). — Bert: C. r. Soc. Biol. Paris 37, 442 (1885). — Bidgenbach: Diss. Berlin 1913. — Bloch: Dtsch. Z. Chir. 97, 152 (1909). Bolognesi-Zanconi: Chimica Chirurg, 1908. — Böttcher: Virchows Arch. 32, 126 (1865). — Buck: J. of Pharmacol. 5, 553 (1914/15). — Bucmaster u. Gardner: J. of Physiol. 41, 246 (1910). Tabelle der Analysen, S. 173. — Bühler: Arch. klin. Chir. 172, 560. — Bürge: J. amer. med. Assoc. 79, Nr 7, 545 (1922). — Burton-Opitz: J. of Physiol. 32, 385 (1905). Catoretti: Arch. di Fisiol. 13, 135 (1904). — Catoretti e Micheti: Acad. Med. Torino, Mai 1911. — Chevrier, Bernard u. Sorrel: C. r. Soc. Biol. Paris 67, 596 (1909). — Chiarello, Alfonso Giovanni (Napel): Ann. ital. Chir. 9, 853 (1930). — Cloetta: Korresp.bl. Schweiz. Ärzte 45, 65 (1915). Arch. exper. Path. 103, 260 (1924). — Codama: s. unter Kreislauf, Literatur von Kapitel III. — Corbet: J. amer. med. Assoc. 19, Nr 7, 543 (1922).

Drück (Köln): Dtsch. Z. Chir. 222, H. 3/5.

Eisler, B., S. Geness u. S. Dienerstein: Z. exper. Med. 68, 529—539, (1929).

Franz: Diss. Würzburg 1895.

Gorev: Irkutsk. med. Z. 4, Nr 3/4, 9 (1926). — Grönberg: Finn. Ref. Z.org. Chir. 16, 187. Hawk: Ref. Biochem. Z.bl. 2, Nr 852 (1903/04). — Hellfritsch: Diss. Würzburg, S. 23. — Hermann: Lehrbuch der experimentellen Toxikologie. Berlin 1874. — Hirsch: Zbl. psych. Chem. 91, 292; 93, 355. — Hübler: Zbl. Chir. 53, Nr 16, 1013 (1926). — Huck u. Peyton: J. amer. med. Assoc. 80, Nr 10, 670 (1923).

Joel: Arch. Psychiol. 161, 5 (1915). — Jones: Curr. Res. Anaesth. a. Analg. 4, H. 1, 25 (1925).

KESSEL, F.: Z.org. Chir. **11**, H. 9, 494 (1927). — KOCHMANN: HEFFTERS Handbuch der Pharmakologie, Bd. 1.

LATTERI: Ann. ital. Chir. **2**, H. 4, 421 (1923).

MACKAY, R. L. M. D. and S. C. D. M. DYKE: Brit. J. Anat. **6**, 61. — MATHIEN et URBAN: C. r. Acad. Sci. Paris **74**, 190 (1874). — MENDENHALL: Amer. J. Physiol. **38**, 33 (1915). — MULZER: Münch. med. Wschr. **54**, 408 (1907).

NICLOUX: Les anesth. géneraux. Paris 1908. — NIEDEN u. SCHNEIDER: Dtsch. Z. Chir. **235**, H. 1/3, 1. — NOTHNAGEL: Berl. klin. Wschr. **1866**, 31.

OLIVA: Z. klin. Med. **77**, 136 (1913). — OSTERTAG: Virchows Arch. **118**, 250 (1889).

PFALZ, G. (Breslau): Klin. Wschr. **1930**, 1343. — PHILIPP: Münch. med. Wschr. **1924**, Nr 20, 639. Zbl. Gynäk. **1925**, Nr 1. — PINKUSSON u. DIMITRIJEVIČ: Klin. Wschr. **5**, Nr 19, 849 (1926). — PITT: Proc. Physiol. Soc. **1927**. J. of Physiol. **68**, 64. — PLÖTZ: Biochem. Z. **103**, 243. — POGGLIONI, GANGITANO: Arch. ital. de Biol. (Pisa) **51**, 65 (1909). Sez. Chir. **18**, 104 (1911). — POHL: Arch. f. exper. Path. **1928**, 238, 1891. — POTTER: Quart. J. Med. **18**, Nr 71, 261 (1925).

RANKE-PREYER: Arch. f. Physiol. **1**, 445 (1868). — REICHER: Z. klin. Med. **65**, 235 (1908). Dtsch. med. Wschr. **36**, 617 (1910). — ROSS u. McGUIGAN: J. of biol. Chem. **22**, 407. ROST u. ELLINGER: Münch. med. Wschr. **69**, Nr 21, 772 (1922). — ROURKE, M. D. and E. S. PLASS (Detroid): Amer. J. Physiol. **84**, H. 1, 42. — RÜHL: s. Literatur Atmung.

SCHNEIDER: Dtsch. Z. Chir. **226**, H. 3/4, 165 (1930). — SCOTTI-FOGLIENI, L.: Curr. Res. Soc. Biol. **195**, 959 (1931). C. r. Soc. Biol. Paris **106**, 1049 (1931). — SIENIN: Nachr. ksl. Univ. Tomsk **32**, 1 (1909). — SISE: Amer. J. Surg. **39**, Nr 10, 250 (1925). — SOSTAK: Irkutsk. med. Ž. **3**, Nr 10, 250 (1925). — SPIRO: Klin. Wschr. **2**, Nr 44, 2039 (1923). — STORM VAN LEEUWEN: Arch. f. Physiol. **165**, 84, 594 (1916). — SYDERHOLM, HOMANN: Arch. f. exper. Path. **100**, H. 5/6, 322 (1924).

THOMAS: Arch. f. exper. Path. **41**, 1 (1898). — TISSOT: C. r. Acad. Sci. Paris **140**, 384 (1905). — TORRACA: Haematolysia **1**, H. 4, 454 (1926).

WEBSTER: Brit. J. Anat. **6**, 23—27 (1928). An. and Analg., Vol. 8, p. 106—108. 1929. — WEBSTER, W.: Anästhesistenkongr. Juni 1928. — WHIPPLE u. HURWITZ: J. of exper. Med. **13**, 136 (1911). — WOLFSOHN: Zit. nach. LATTERIA.

ZIROVA: Zazansk. med. Z. **22**, Nr 5/6, 581 (1926).

Weitere Literatur bei KOCHMANN.

D. Der Wärmehaushalt.

Aus der älteren pharmakologischen Literatur sind Beobachtungen bekannt, welche dartun, daß die Körpertemperatur während der Narkose sinkt. Diese Beobachtungen sind nicht nur experimentell, sondern sehr oft auch klinisch bestätigt worden. Nach KOCHMANN stammen die ersten Angaben über die Senkung der Körpertemperatur unter Narkose von DUMERILLE und MOHAUPT aus dem Jahre 1848. Sie beobachteten, daß der Temperatursturz um so größer ausfiel, je länger die betreffende Narkose dauerte. Die größten Erfahrungen sind offenbar bei der Chloroform- und der Äthernarkose gemacht worden (BUISSON, BERT, MOHAUPT, RUMPF u. a.; s. weitere Literatur bei KOCHMANN). Senkungen am Tier von 38⁰ auf 29⁰ sollen vorgekommen sein. Wesentliche Differenzen zwischen der Chloroform- und Äthernarkose bezüglich des Verlaufes der Temperaturschwankungen scheinen den Autoren damals verborgen geblieben zu sein. Erst in jüngster Zeit hat man Unterschiede wahrgenommen. STARLINGER hat 478 Patienten teils in Allgemeinnarkose, teils in Lokalanästhesie durchuntersucht und fand bei Verwendung von örtlicher Betäubung eine Temperatursteigerung bei 50%, keine Änderung bei 12% und einen geringen Temperaturverlust bei 38% der Fälle. Im Durchschnitt betrug die Zunahme 0,5⁰, die Abnahme 0,45⁰. Als höchster Wert wurde eine Erhöhung von 1,2⁰, als tiefste Senkung eine Verminderung um 1⁰ festgestellt. Die Messungen geschahen von der Achselhöhle aus, die Durchschnittstemperatur im Operationssaal betrug 26—27⁰. STARLINGER konnte keinen wesentlichen Zusammenhang mit der Art der Operation, mit der Dauer des Eingriffes und dem Fettpolster des Patienten finden. Auch der Verbrauch an Narkoticum machte sich an den Zahlen nicht besonders geltend. Bei reiner Äthernarkose war stets eine Einbuße an

Körpertemperatur vorhanden. Bei 71% der Fälle sah man eine Verminderung um durchschnittlich 0,4⁰ und in 18% der Fälle eine Zunahme der Temperatur um 0,4⁰. In 11% der Fälle war keine Temperaturveränderung wahrzunehmen. Tiefster Temperatursturz kam bei einer Cholecystektomie mit einer Senkung von 1,4⁰ und einem Stundenverbrauch von 160 ccm Äther vor. Der höchste Anstieg der Temperatur betrug bei Äthernarkose 1,2⁰, und ereignete sich bei einer Operation eines Schleimbeutels von 20 Minuten Dauer, bei welcher 80 ccm Äther verbraucht worden waren. Diese beiden Angaben sind relativ wichtig, da sie Schlußfolgerungen auf die Ursachen der Änderungen der Körpertemperatur zulassen. Im allgemeinen machte sich die Dauer und die Tiefe der Narkose im Sinne einer Senkung der Körpertemperatur bemerkbar. Aber auch viele Ausnahmen kamen vor. Der Ätherverbrauch in den STARLINGERschen Fällen scheint ziemlich erheblich gewesen zu sein; es werden Zahlen von 450—500 ccm für eine Gastroenterostomie oder Resektion angegeben, sowie 200 ccm für die Operation eines Brustcarcinoms. RECK beobachtete während und nach der Narkose eine Temperaturabnahme bis zu 2,4⁰.

Außer diesen und später noch zu erwähnenden Untersuchungen von WATKINS und WILSON über die Temperaturveränderungen hat IPSEN bei 400 Operierten die Fußtemperaturen isoliert geprüft. IPSEN verwandte die Äthernarkose. Er sah gesetzmäßig einen Anstieg der Fußsohlentemperatur, der mit Eintritt in das vollnarkotische Stadium aufhörte, und erkannte, daß das Sistieren der Temperatursteigerung als ein sehr empfindliches Zeichen für den Eintritt der Anästhesie (Entspannung) gelten kann. Die durchschnittliche Fußtemperatur betrug 30⁰. Sie stieg unter dem Einfluß der Anflutung auf 34—36⁰, dann blieb sie konstant in dieser Höhe. IPSEN fand in 18% der Fälle unter seinem Material eine wesentliche Abweichung von diesem Verhalten und erklärte sie durch lokale Einwirkungen, so z. B. durch Abschnürung der Extremität, durch Verstopfungen der Gefäße und dergleichen mehr. Es fehlte der Temperaturanstieg bei Beschädigung des Nervus ischiadicus. Das ist sehr wichtig, denn im Nervus ischiadicus verlaufen die zentral gesteuerten Thermoregulatoren. Ferner konnte er die interessante Feststellung machen, daß eine Einwirkung auf die sympathischen Ganglien der gleichen Seite eine Senkung der Temperatur auf der gleichen Seite hervorruft, ein Phänomen, welches als Gefäßreflex im Sinne einer Konstriktion der zuführenden Gefäße zu deuten ist. Bei denjenigen Fällen, welche eine ab norme Temperaturreaktion ohne eine der genannten Ursachen zeigten, handelte es sich stets um Schwerkranke oder ältere Personen mit schlechtem Allgemein- und schlechtem Kreislaufzustand. Der Temperaturanstieg blieb, durch Konstriktion der Gefäße, welche entweder zentral bedingt war, oder indirekt durch eine Einengung der strömenden Blutmenge, wie sie im Shockzustand vorkommt, aus. So stellte sich diese Probe nicht nur als ein Zeichen des Eintritts der Anästhesie dar, sondern sie konnte prognostisch für den betreffenden Fall ausgewertet werden. Es zeigte sich dies am deutlichsten an dem Vergleich der Mortalitätswerte. Unter denjenigen Patienten nämlich, welche normale Kurven aufwiesen, starben 7,4%, unter denjenigen von abnormer Kurve jedoch 42,9%.

Die als IPSENsches Narkosephänomen bezeichnete Probe hat sich unseres Wissens in die Praxis nicht eingebürgert, da es nicht darauf ankommt, erst während der Narkose, sondern vor der Operation und Narkose prognostische Aufschlüsse über den Fall zu erhalten.

IPSEN hat auch Vergleichsuntersuchungen an verschiedenen Körperregionen vorgenommen. Er fand, daß die Temperatur der Muskulatur an den Extremitäten und des Bauches etwa 1—2⁰ unter der normalen Temperatur liege, daß die subcutane Temperatur 1—1,5⁰ niedriger liege und die Haut- und Muskeldifferenz etwa 8—10⁰ betrage, daß ferner die Temperatur der Haut der Füße um durch-

schnittlich 6—7⁰ niedriger als die Körpertemperatur gefunden wird. Es sinkt bei
tiefer Narkose diese Temperatur um weitere 6—7⁰. Die peritoneale und rectale
Temperatur soll während der Narkose — 0,5—1,5 von der Norm differieren.
Bei intraperitonealen Entzündungsprozessen soll eine Erhöhung um 2⁰ gegenüber gesunden Regionen der Bauchhöhle vorhanden sein. Die rectale Temperatur
ist in derartigen Fällen konstant erhöht.

Ipsen fand während der Narkose gegenüber den Starlingerschen Zahlen
nur in 10% eine Steigerung, in 90% eine Senkung durchschnittlich um 1,5⁰.
Die Dauer der Narkose war merkwürdigerweise ohne Einfluß auf den Grad
des Temperaturabfalles. Bei stärkerer Untertemperatur handelte es sich fast
immer um Operationen im Infektionsgebiet. Der Temperaturabfall beginnt
angeblich mit dem Bewußtseinsverlust.

Man hat in verschiedenster Weise diesen Temperatursturz durch Narkose
zu erklären versucht. Die Einflüsse der Raumtemperatur, der Abdunstung,
spielen sicher eine wesentliche, aber nicht die ausschlaggebende Rolle. Wichtiger
sind die Vorgänge im Organismus selbst. Im großen und ganzen sahen die älteren
Autoren als Ursache für den Wärmeverlust eine Verminderung der Wärmeproduktion an. Nicolaides, Dontas und Simpson scheinen allerdings schon
an eine Lähmung der Wärmeregulation gedacht zu haben. Es besteht gar kein
Zweifel, daß die Vorgänge in dem subpapillären Gefäßraum und im engeren Sinne
dem Gebiete der Haut aufs Engste mit den Temperaturschwankungen während
des Verlaufes einer Narkose zusammenhängen. Rumpf fand den Stoffwechsel während der Narkose gestört. Er sah eine Verminderung der Sauerstoffaufnahme
und der Kohlensäureabgabe und dachte deshalb an eine Verminderung der
Verbrennungsprozesse, also an eine Verminderung der Wärmeproduktion.
Endlich hat Richet entgegen anderen Beobachtungen feststellen können, daß
die Störungen der Temperatur von der Dosis des betreffenden Narkoticums
abhängen. Er sah unter Verwendung von Chloroform in kleinen Dosen zunächst
eine vermehrte Wärmeabgabe und erst bei Verwendung von höheren Dosen
eine Verminderung der Wärmeproduktion. Damals dachte man offenbar an
Einflüsse aus dem Gebiete der Muskulatur, die während der Narkose erhebliche
Veränderungen erleiden.

Aus diesen wenigen Angaben geht schon hervor, daß seinerzeit eine eindeutige
Klärung der Verhältnisse nicht stattfinden konnte, und so sah sich Kochmann
nach Durchsicht der älteren Literatur (bis etwa 1911) veranlaßt, das Ergebnis
dahin zusammenzufassen, daß der Abfall der Temperatur nicht nur durch den
Verlust der Wärmeregulation allein zustande komme, sondern auch durch eine
Verminderung der Wärmeproduktion.

Erst durch die Untersuchungen von Rein mit der Thermostromuhr ist es
klar geworden, wie außerordentlich stark der Gesamtkreislauf durch Veränderungen der Außentemperatur beeinflußt wird. Seine klassischen Versuche
am überhitzten, vor allen Dingen am frierenden Tier, haben gewaltige Veränderungen der Stromverhältnisse und der Blutverteilung im Organismus aufgedeckt.
Die Wärmeregulation ist von dem Wärmezentrum aus gesteuert, und zwar
dadurch, daß die Blutverteilung in der Peripherie auf dem Wege der Vasomotoren geregelt wird. Bei Abkühlung der Außentemperatur findet man gesetzmäßig eine Drosselung der peripheren, feinen zuführenden Gefäße; die Entleerung der Peripherie von Blut dient als Vorbeugungsmaßnahme gegen eine
übermäßige Abgabe von Wärmevalenzen. Umgekehrt hat immer, wie jeder an
sich selbst nachweisen kann, eine Erhöhung der Außentemperatur, eine Blut-
verschiebung nach der Peripherie, Eröffnung der Capillaren der Peripherie und
Beschleunigung des Blutstromes in diesen Bezirken, Schweißbildung zwecks
erhöhter Abgabe von Calorien von der Hautoberfläche aus, zur Folge.

REIN konnte nun feststellen, daß die Narkose einen außerordentlich starken und frühzeitig einsetzenden Einfluß auf die Thermoregulation bzw. den Wärmehaushalt hat. Wir müssen den Gesamtveränderungen während einer Allgemeinnarkose, den Stadien entsprechend, Veränderungen im positiven und negativen Sinne erwarten, und zwar müssen wir während der analeptischen Kreislaufphase, die fast immer mit einer Erhöhung der strömenden Blutmenge, mit einer Reizung des Vasomotorenzentrums und Verschiebung des Blutes aus zentralen Gebieten in die Peripherie einhergeht, eine Erhöhung der Hauttemperatur und vermehrte Wärmeabgabe erwarten. Aus diesem Vorgang heraus erklärt sich auch die von einigen Autoren, insbesondere von IPSEN, beobachtete Zweiphasigkeit des Verlaufes der Temperaturveränderungen während der Narkose. Die Temperatursteigerung während der Anflutungsphase, wie sie IPSEN an der Fußsohle entdeckt hat, stellt sich nunmehr zwangslos als durch die Kreislaufverhältnisse allein bedingt dar, und es wird verständlich, warum sie auf die Anflutungsphase, bis zum Übergang in das Toleranzstadium, beschränkt bleibt. Das Endresultat ist immer bei Erreichen des Toleranzstadiums, insbesondere des 2. Abschnittes, also bei Vorliegen der chirurgischen Vollnarkose, ein Absinken der Körpertemperatur; denn die periphere Zirkulation ist nicht mehr auf die Wärmeproduktion und Körpertemperatur abgestimmt, sie ist zu hoch.

Die Tatsache, daß der Kreislauf außerordentlich stark durch Temperaturschwankungen beeinflußt wird, zwingt zu der Annahme, daß in der postnarkotischen Phase mit Wiedereinsetzen der Thermoregulation das Herz und der Gesamtkreislauf einer außerordentlichen Belastung ausgesetzt sind, denn beide müssen nicht nur über die Folgen des Operationstraumas und Shocks Herr werden, sondern auch die gestörten Wärmeverhältnisse bewältigen. Vielleicht sind aus diesen Gründen viele Patienten in der postoperativen Phase nach längeren Eingriffen viele Stunden lang blaß und zeigen relativ niedrige Hauttemperaturen.

IPSEN hat seinerzeit selbst sein Phänomen auf die Veränderungen der Zirkulation bezogen. Wir müssen auf Grund unserer heutigen Kenntnisse die Anstiegsphase, wie erwähnt, in der Hauptsache auf das Rauschstadium und den Exzitationsbereich beziehen. Die Erhöhung der Hauttemperatur auf Grund der besseren Durchblutung muß aber gesetzmäßig zu einer erhöhten Wärmeabgabe, zur erhöhten Hautstrahlung führen und deswegen halten wir gegenteilige Angaben von SCHEINESSON für unrichtig. Im allgemeinen blieb die Fußtemperatur bis zum Ende des III. Stadiums konstant. Dies trifft unseres Erachtens aber nur zu, wenn die Narkosetechnik so einwandfrei unter Verwendung von Äther war, daß depressive Kreislaufphasen vermieden wurden.

Neuere Untersuchungen von WATKINS und WILSON haben die eigenartige Zweiphasigkeit der Veränderungen unter Verwendung elektrischer Registrierinstrumente bestätigt. Sie haben die Temperaturveränderungen vom Rectum aus während der Narkose aufgeschrieben und feststellen können, daß der Calorienverlust bzw. das Sinken der Körpertemperatur in 2 Abschnitten verläuft. Zunächst kommt ein relativ steiler Sturz zustande, der in der 6.—8. Minute beginnt, und in der 25.—30. Minute beendet ist. Diese Phase fällt offensichtlich in den analeptischen Kreislaufbereich und ist identisch mit der von IPSEN festgestellten Phase der Temperaturerhöhung der Fußsohle. Später kommt dann ein langsames Absinken der Temperatur bis zum Ende der Operation nach der 25. Minute zustande.

WATKINS und WILSON haben die außerordentlich wichtige Beobachtung gemacht, daß bei oberflächlicher Narkose der Temperaturabfall viel erheblicher als bei tiefer Narkose sei! Dies beweist die Richtigkeit unserer Vorstellungen; denn während oberflächlicher Narkose bleibt die Peripherie lange Zeit in erhöhtem

Maße durchblutet, und es findet auf dieser Basis ein größerer Verlust an Calorien statt, als wenn der Kranke bis zum Toleranzstadium betäubt worden wäre.

Beide Autoren fanden während der ersten 25 Minuten durchschnittlich einen Verlust der Körpertemperatur in der 1. Phase um 1⁰, dann in der 2. Phase pro Stunde ein weiteres Sinken von je 0,5⁰ C. Ausnahmen, nämlich Temperatursteigerungen, sollen vorgekommen sein.

Entsprechend diesen Verhältnissen mußte auch erwartet werden, daß sich Differenzen zwischen den einzelnen Verfahren nachweisen lassen. In der Tat scheint es, daß der Temperatursturz nach Verwendung von Chloroform relativ geringer ausgefallen ist, wie nach der Verwendung von Äther, welcher bekanntlich für längere Dauer die Atmung anregt und die Kreislaufverhältnisse in analeptischem Sinne beeinflußt. Genauere Wärmemessungen unter Verwendung von Chloräthyl, Narcylen, Äthylen sind meines Wissens nicht ausgeführt. Aber wir müssen eine ziemlich erhebliche Wärmeabgabe, vor allen Dingen unter Narcylen, erwarten. Für Lachgas ist mir nur eine einzige Angabe von BERT bekannt, dahingehend, daß eine starke Temperaturabnahme festgestellt worden sei, eine Beobachtung, welche durchaus im Sinne unserer Vorstellungen aufgefaßt werden darf.

Wenn deshalb unserer heutigen Meinung nach die Veränderungen der Körpertemperatur unter dem Einfluß der Narkose in überragender Weise von der zentralen Störung der Thermoregulation herrühren, so darf doch nicht angenommen werden, daß die Vermutungen über eine Veränderung der Wärmeproduktion unrichtig seien. Der Nachweis von Stoffwechselstörungen deutet direkt an, daß tatsächlich eine Verminderung der Wärmeproduktion stattfindet, aber sie dürfte sich auf die Vollnarkose beschränken, also auf die von IPSEN, WATKINS und WILSON gefundene 2. Phase.

Literatur.
Der Wärmehaushalt.

BERT: C. r. Soc. Biol. Paris 35, 241 (1883). — BUISSON: Paris 1855 (siehe bei MOHAUPT).
DUMERILL, DEMARQUAY: Zit. nach KOCHMANN siehe bei MOHAUPT. Inaug.-Diss. Leipzig 1899.
IPSEN: Hosp.tid. (dän.) 69, Nr 16, 365 (1926). Arch. klin. Chir. 158, H. 4, 713 (1930); 165, H. 4, 732 (1931). Acta skand. chir. (Stockh.) 69, 197. Arch. klin. Chir. 169, H. 3, 585 (1932). Münch. med. Wschr. 1933, Nr 25, 968.
KOCHMANN: Handbuch der Pharmakologie, Bd. 1, S. 205. Dort weitere Literatur.
MOHAUPT: Inaug.-Diss. Leipzig 1899.
NICOLAIDES u. DONTAS: Zbl. Physiol. 25, 292 (1911).
RECK: Mschr. Geburtsh. 65, H. 1/2, 81 (1925). — RUMPF: Arch. Physiol. 33, 538, 1884.
STARLINGER: Wien. klin. Wschr. 37, Nr 41, 1057 (1924).
WATKINS-WILSON: Brit. J. Anaesth. 4, Nr 4 (1927).

E. Nieren und Urinbefunde.

Da die Nieren Filtrationsorgane sind, welche bei einmaliger Umlaufzeit der gesamten strömenden Blutmenge etwa siebenmal unter hohem Druck durchblutet werden, so mußten Veränderungen der Nierenfunktion und dementsprechend Veränderungen in der Urinzusammensetzung verschiedenster Art unter dem Einfluß narkotischer Substanzen erwartet werden. Wir können zwischen funktionellen Veränderungen, welche reversibler Natur sind und rasch nach der Narkose ausgeglichen werden, sowie ernsten Schädigungen dieser Organe, welche nur zum Teil ausheilen und gelegentlich zur Katastrophe führen, unterscheiden. Es ist klar, daß die Filtrationsleistung nicht nur vom Zustand des Kreislaufes und der Durchblutungsgröße der Nieren, dem Zustand der Glomeruli und Tubuli während der Narkose abhängt, sondern daß das Endprodukt, der Urin, ganz und gar durch die Zusammensetzung des Blutes bedingt ist. Es werden dementsprechend an der Eigenart des Urins extrarenale und renale Störungen durch Narkotica erkennbar sein. Die ersten beziehen sich größtenteils auf Störungen des Stoffwechsels und Störungen des Säurebasenhaushaltes, sowie des Wasserhaushaltes, die letzteren auf das Maß der sekretorischen Tätigkeit der Zellen an sich und Störungen des Filters, erkennbar an dem Auftreten abnormer Produkte, die aus der Niere selbst stammen und im Urinsediment zu finden sind oder vom geschädigten Filter nur durchgelassen werden.

Leichte Funktionsstörungen der Niere werden klinisch bei der urologischen Untersuchung durch Funktionsproben, insbesondere durch Ausscheidungsproben mit irgendeinem Farbstoff zu erfassen versucht. So scheint es, daß die Methylen-Blauprobe zur Prüfung von Chloroformschäden der Niere einige Male in Anwendung gekommen ist. Die ersten Angaben stammen von GALEAZZI und GRILLO. Sie fanden die Blauausscheidung der Nieren durch Chloroformnarkose erheblich mehr vermindert, als nach Äthernarkose. Die Indigocarmin-Ausscheidungsprobe wurde von HAINES und seinen Mitarbeitern verwendet. Man konnte aber nach $^1/_2$stündiger Äthernarkose damit keine Funktionsänderungen der Nieren feststellen. Allerdings sind offenbar die zu diesen Zwecken vorgenommenen Narkosen zu kurz gewesen, um positive Resultate zu erzielen. TAYLOR und ZILLEKEN fanden im Jahre 1927 am Menschen eine starke Verminderung der Harnmenge bis zur völligen Anurie während der Narkose. Die Ausscheidung zugeführter Farbstoffe verzögerte sich infolgedessen, oder sie hörte überhaupt auf. Beide Autoren dachten auf Grund ihrer tierexperimentellen Erfahrungen an eine Vasokonstriktiom der Nierengefäße unter Äther- und Chloroformnarkose. Ihr soll später als Reaktion eine Hyperämie der Nierengefäße folgen, welche die so häufig nach der Äthernarkose einsetzende Hypersekretion und Albuminurie erklärt. Bei Vorbehandlung mit Morphin-Atropin fehlte die Störung der Nierenfunktion vollkommen. Worauf dies beruht, läßt sich vorderhand mit Sicherheit nicht angeben. Die Hemmung der Nierensekretion unter der Narkose ist offenbar zum Teil nervös bedingt, denn die vorherige Entnervung der Nieren ließ die Mindersekretion wegfallen.

Interessanterweise hat man auch gelegentlich die Durchgängigkeit der Nieren für bakterielle Gifte geprüft, und zwar wurden Diphtherietoxine verwendet. Man konnte feststellen, daß durch Chloroformnarkose die Durchlässigkeit der Nieren für derartige Mittel vermindert werde und schon unterschwellige Dosen Diphtherietoxin wirksam wurden. Diese Untersuchungen sind von RENAUT und von SPENASSI bestätigt worden. SCHIFONE fand die Methylen-Phloridzinprobe stets intakt. Das dürfte sich aus der Flüchtigkeit dieser Substanz erklären.

Es hat sich also gezeigt, daß während eingreifender Narkose in der Tat mit den Farbstoffproben sich eine Störung der Nierensekretion vorübergehender Art feststellen läßt. Allerdings sagen diese Proben noch nichts Direktes über den Zustand der Nieren insofern aus, als nämlich die Nierensekretion gerade während der Narkose durch extrarenale Ursachen, wie wir noch sehen werden, beeinflußt wird.

Im klinischen Betriebe pflegt man die Reaktion des Urins zu beachten. Mit auffallender Regelmäßigkeit wurde von allen Autoren eine Verschiebung der Reaktion des Urins nach der sauren Seite gefunden. Die ersten Mitteilungen dieser Art stammen von KAST und MESTER aus dem Jahre 1891. Diese sind so oft bestätigt worden, daß daran kein Zweifel besteht. Aber erst in jüngster Zeit, gelegentlich der Untersuchungen über den Säurebasenhaushalt von WYMER u. a. ist entdeckt worden, daß die Verschiebung der Reaktion des

Urins weder qualitativ noch quantitativ gleichartig nach den Narkosen verläuft, sondern daß erhebliche Unterschiede bestehen. Nachdem man gelernt hat, die Wasserstoffionenkonzentration des Urins nach MICHAELIS colorimetrisch zu messen, war es möglich, die Säureverhältnisse des Urins viel genauer zu verfolgen als ehedem. Wir wissen heute, daß im Prinzip bei allen Narkosen eine Verschiebung der p_H-Zahl des Urins nach der sauren Seite stattfindet, daß sie jedoch in einigen Stunden nach der Narkose, in Abhängigkeit von Dauer und Tiefe des Schlafes, wieder verschwindet und die Werte zur Norm zurückkehren, ja sogar manchmal ein Umschlag in die alkalische Zone erfolgt (WYMER). Diese Veränderungen sind durch Störungen des Säurebasenhaushaltes und durch Einwanderung von sauren Stoffwechselprodukten, Aminosäuren, Milchsäure u. a. in das Blut bedingt. Während die Abgabe saurer Valenzen teilweise als Kohlensäure auf dem Wege der Lungen erfolgt, verlassen bestimmte Quantitäten saurer Produkte durch die Nieren den Körper, ein Vorgang, der der Aufrechterhaltung der Alkalescenz des Blutes auf der Höhe p_H 7,3 dient. Es folgt also stets das Ausmaß der Verschiebung nach der sauren Seite durch die Narkose den Pufferungsverhältnissen des Blutes, der Ventilationsleistung des betreffenden Patienten, der Stoffwechselleistung der Leber und endlich der Leistung des Nierenparenchyms.

REHN und v. PANNEWITZ haben bekanntlich die Veränderungen des Ausscheidungsvermögens alkalischer und saurer Valenzen der Nieren als Funktionsprobe zu diagnostischen Zwecken ausgebaut und bei dieser Gelegenheit die feineren spontanen Reaktionsveränderungen, vor allen Dingen die Verschiebungen bei den verschiedensten Nierenkrankheiten des Menschen, festgestellt. Sie haben drei Haupttypen auf Grund der experimentellen und klinischen Ergebnisse unterscheiden können, und zwar je nach dem topischen Sitz der Erkrankung. Regelmäßig fand man bei glomerulärer Erkrankung eine Einschränkung oder gar völliges Fehlen der Alkaliausscheidung, so daß der Urin stets trotz Alkalibelastung sauer blieb. Man fand ferner, daß bei tubulärem Sitz der Affektionen ein Fehlen der Säureausscheidung vorhanden war, so daß der Urin neutral oder leicht alkalisch blieb, obwohl vorher Salzsäure verabfolgt worden war. Bei kombinierten Erkrankungen des Parenchyms, also Krankheiten, welche die Tubuli contorti und die Glomeruli erfaßt haben, besteht eine Starre der Reaktion bei 6,8 p_H, dem Neutralpunkt oder dem Umschlagspunkt. Demzufolge müssen wir entsprechend dem Zustand der Nieren Änderungen der normalen Reaktionskurven des Urins nach Narkosen erwarten. Im Falle, daß z. B. der tubuläre Apparat schon vor der Narkose geschädigt ist, wird ein alkalischer Urin resultieren, trotz der durch die Narkose verursachten Einschwemmung von abnormen sauren Stoffwechselprodukten in das Blut.

Nach HIRSCH sind sehr hohe Aciditätswerte des Urins unter Äther oder Chloroformnarkose erreicht worden. Bei Avertinnarkose scheint die Säuerung sich nur in niedrigen Zonen gehalten zu haben, wenn die Atemleistung nicht allzu sehr gedrosselt war. Dagegen ist die Säuerung nach Gasnarkosen aller Art und ebenso nach Verwendung von Barbitursäurepräparaten, wenn nicht überdosiert war, sehr mäßig ausgefallen.

Bei Chloroformverwendung hat man die Säuerung des Urins mehrere Tage anhaltend beobachtet, und es können infolgedessen auch reichlich Harnsäuresedimente auftreten. WYMER hat in seinen Stoffwechselarbeiten, die weiter vorne besondere Erwähnung fanden, festgestellt, daß die Reaktion des Urins bei der Chloroform- und der Avertinnarkose einphasig verläuft, nämlich im Sinne einer Verschiebung nach der sauren Seite über 2—3 Tage hinweg. Dagegen findet nach Äthernarkose zunächst eine Verschiebung nach der sauren Seite, später aber eine reaktive Phase mit einer Verschiebung nach der alkalischen

Seite statt, eine Reaktion, die etwa in 2×24 Stunden abgelaufen ist. Man sieht deshalb, daß bei Äthernarkose die p_H-Reaktion des Urins zweiphasig verläuft.

In der Klinik der Nierenkrankheiten spielt die Kryoskopie des Blutes eine wesentliche Rolle. RYDIGIER fand im allgemeinen bei leistungsfähigen, gesunden Nieren nach der Verwendung von Chloroform keine Veränderung der Kryoskopie, als Beweis dafür, daß die Gesamtfiltrationsfunktion der Nieren zum mindesten erhalten blieb und die Gesamtstickstoffausscheidung nicht so geschädigt war, wie wir es nach Nierenkrankheiten manchmal zu sehen bekommen. Dagegen sah RYDIGIER stets bei erkrankten Nieren, daß die Verwendung des Chloroforms eine ganz erhebliche Verschlechterung der Kryoskopiewerte verursachte, was auf eine direkte Verschlechterung der Nierenfunktion schließen läßt. Diese sehr wichtige Beobachtung steht in völliger Übereinstimmung mit den Befunden einer großen Anzahl von Autoren, die in anderer Weise die Schäden der Narkose bei vorliegender Nierenkrankheit verfolgt haben.

Nach Äthernarkose soll die AMBARDsche Konstante gleich hoch geblieben sein.

Auch die Bestimmung der Urinmenge und der im Urinsediment befindlichen Bestandteile, welche aus dem Gebiet der Nieren selbst stammen, läßt funktionelle Nierenschädigungen durch die Narkose erkennen. Was zunächst die Urinmenge anbetrifft, so sind im Schrifttum seit mehr als 50 Jahren Angaben zu finden, daß je nach Art und Dauer der Narkose die ausgeschiedenen Mengen in bestimmter Gesetzmäßigkeit nach der Narkose verändert seien. Nach Chloroform- und Äthernarkose haben außerordentlich viele Autoren (vgl. die vorzügliche Zusammenstellung von HIRSCH) eine erhebliche Verminderung der Urinsekretion, ja sogar manchmal am ersten Tage eine komplette Anurie feststellen können. Diese Beobachtung kann jeder operierende Arzt aus der Praxis bestätigen. Dementsprechend stellte man fest, daß die ersten Portionen des postnarkotischen Urins stark eingeengt, hoch konzentriert und dunkelfarbig waren. Die genaueren Untersuchungen von THOMPSON ergaben für Chloroform, daß in der Initialphase zunächst einmal die Urinmenge vorübergehend vermehrt sei, daß aber bei Erreichung des vollnarkotischen Stadiums, und vor allen Dingen gegen Ende der Operation, dann gesetzmäßig eine Verminderung der Urinproduktion eintrete. Nach dieser Hyposekretionsphase der Nieren, welche ihren Höhepunkt nach THOMPSONs Angaben für Chloroform etwa in der 5. Stunde nach der Narkose erreicht hat, setzt allmählich wieder eine Vermehrung der Sekretion ein, welche die Norm passieren und die durchschnittliche Stundenproduktion des Urins um das 4fache überschreiten kann. Diesen Angaben stehen Beobachtungen von HAWK am Tier gegenüber, der unter Verwendung von Äther in einem Zeitraum von 5 Stunden die Urinsekretion nur vermehrt fand, so daß die Tagesmenge der betreffenden Tiere um das 6fache die Norm überstieg.

Man könnte aus diesen Beobachtungen die Schlußfolgerung ziehen, daß entweder große Differenzen zwischen Chloroform und Äther vorhanden, oder am Ende Versuchsfehler vorgekommen seien. Diese scheinbar sich widersprechenden Beobachtungen lassen sich jedoch meines Erachtens zwanglos verstehen, wenn man die Veränderungen des Kreislaufes und der Nierendurchblutung während des Verlaufes einer Narkose berücksichtigt. Die Untersuchungsergebnisse von HAWK halten wir für richtig, sofern seine Versuchstiere nur bis zum 1. oder 2. Abschnitt des Toleranzstadiums narkotisiert worden waren, und das scheint der Fall gewesen zu sein. Die Hypersekretion der Nieren unter Äther erklärt sich demnach als Folge der analeptischen Gesamtkreislaufwirkung, der Vermehrung der strömenden Blutmenge und des relativ hohen Blutdruckes. Da langdauernde Narkosen von HAWK durchgeführt worden sind, so ist auch verständlich, warum die Ausscheidungszeit des Äthers und damit die Hypersekretion der Nieren sich über längere Zeit hinweggezogen hat. Sinngemäß läßt sich die in der Anflutungsphase unter Chloroform von THOMPSON beobachtete Vermehrung der Urinsekretion gegebenenfalls unter dem Gesichtspunkt der initialen, analeptischen Kreislaufwirkung der Narkotica erklären.

Wir finden jedoch stets eine Urinsekretionsverminderung, wenn das vollnarkotische Stadium durch irgendein narkotisch wirksames Mittel erreicht wird und dieses entsprechend der Eigenart der pharmakologischen Substanz kreislaufdepressive Wirkungen entfaltet. Dementsprechend kann man erwarten, daß Oligurie und Anurie im großen und ganzen postnarkotisch nur dann auftreten, wenn starke Narkotica für längere Zeit Kreislaufdepression milderen oder stärkeren Grades verursacht haben, oder der Operationsshock an der Depression beteiligt ist. Ferner müssen wir erwarten daß die Kreislaufanaleptischen Narkotica eher eine Hypersekretion hervorrufen, als eine Hemmung der Urinproduktion. Diese Vermutungen sind in der Praxis bestätigt worden. Eine gewisse Sonderstellung nehmen die Alkaloide und die Barbiturabkömmlinge ein, insofern manche von ihnen auch in relativ niedrigen Dosen eine Mindersekretion der Nieren verursachen. Allerdings können oberflächliche Beobachtungen an Patientenmaterial zu falschen Voraussetzungen führen, insofern nämlich stark wirksame Hypnotica und Narkotica einschließlich Morphin, Scopolamin, Veronal und anderen Mitteln die spontane Entleerung des Urins durch psychische Beeinflussung der Patienten für eine gewisse Zeit herabmindern.

Ergänzend zu diesen Angaben seien aus der Literatur Versuche von MCNIDER zitiert, der mit großer Sorgfalt bei seinen Tieren auch die Blutdruckhöhe und die Alkalireserve bestimmte und laufend die Tropfenzahl des Urins pro Minute feststellte. Er sah nach $1/_2$stündiger Chloroformnarkose Blutdrucksenkung, die Alkalireserve noch unvermindert, jedoch schon Anurie. Injektion von 5% Traubenzuckerlösung erhöhte den Blutdruck und brachte auch die Urinsekretion wieder in Gang. Bei einem unter seinen 58 Versuchstieren kam es zu einer 2stündigen Anurie. Gerade bei diesem Tier war auch die Alkalireserve erheblich gesunken. Er bezieht die Verminderung der Urinsekretion auf eine direkte Intoxikation des Nierengewebes, die durch das Sinken des Blutdruckes begünstigt wird.

Über die Ursache dieser gesetzmäßig auftretenden Anurie und Oligurie nach tiefen Narkosen ist bis heute noch keine restlose Klarheit zustande gekommen. Man weiß lediglich, daß verschiedene Ursachen hierfür offenbar zusammenwirken. Sofern halogenhaltige, hochgiftige Narkotica zur Anwendung kamen, kann es natürlich zur direkten Schädigung des Nierenparenchyms kommen und durch sie zu einer mangelhaften Sekretionstätigkeit, so wie dies MCNIDER beobachtet und angenommen hat. Andererseits müssen in bestimmten Fällen Mängel der zentralen Steuerung der Nierengefäße, und zwar vor allen Dingen die Kontraktion, an der Mindersekretion beteiligt sein.

Ich bin jedoch zu der Anschauung gelangt, daß es sich im wesentlichen bei der Erscheinung der postnarkotischen Oligurie und Anurie um eine extrarenale Ursache handelt, und zwar um eine Flüssigkeitsabwanderung aus dem Blut in die Gewebe. Es dürfte sich um ähnliche Verhältnisse handeln, wie dies seinerzeit EPPINGER bei Untersuchungen über die Kohlensäurewirkung festgestellt hat. Auch BERNHEIM ist seinerzeit unabhängig zu genau denselben Anschauungen gekommen, daß nämlich die Sekretionsstörungen der Niere nach Narkosen mit Äther und Chloroform als direkter Säureschaden extrarenalen Ursprungs aufgefaßt werden müsse. Er fand, daß die Sekretionstätigkeit der Niere nicht mit Eintritt der Narkose erlischt oder vermindert ist, so wie dies gelegentlich einmal von HOLZBACH angegeben worden ist, sondern daß sie erst ganz allmählich im Verlauf der Narkose, entsprechend den Veränderungen des Säurebasenhaushaltes zustande kommt. Zu Beginn der Narkose hat man stets noch Urinmengen, die frei von Eiweiß, von Zylindern und anderen pathologischen Bestandteilen waren, erhalten können. Aber es zeigte sich auch schon in diesen Proben deutlich erkennbar die beginnende Verminderung der Kochsalz- und Wasserausscheidung.

Wir müssen die auftretende Mindersekretion beider Nieren nach der Narkose wenigstens zum Teil als eine reaktive Schutzmaßnahme zur Aufrechterhaltung einer ausreichenden strömenden Flüssigkeitsmenge in den Gefäßen ansehen, bedingt durch ein sich entwickelndes Präödem der Gewebe. Hierauf hat auch schon McNIDER hingewiesen. Er erwähnt, daß bei sinkender Alkalireserve Ödeme auftreten können und daß diuretische Mittel, im Falle die Urinsekretion nach der Narkose vermindert sei, therapeutisch sich als wertlos erwiesen haben.

Beim Normalen werden die Störungen der Nierenfunktionen rasch ausgeglichen. Beim Nierengeschädigten jedoch treten sie in verstärktem Maße in Erscheinung. Es hat die postnarkotische Anurie schon manches Mal zu urämischen Zuständen geführt. Befindet sich ein Patient vor der Operation im Zustand einer allgemeinen Azidosis oder im Zustand der Ödembereitschaft, so kann es unter dem Einfluß einer längerdauernden, tiefen Narkose nicht nur zu Erscheinungen der Säurevergiftung, sondern auch an den Prädilektionsstellen zu einer Anreicherung von Flüssigkeit in den Geweben kommen. Glücklicherweise jedoch sind diese Komplikationen unter dem Einfluß der heutigen Narkosetechnik äußerst selten geworden. Manches Mal macht die Überwindung der Oligurie und Anurie an den ersten beiden Tagen nach der Operation und Narkose, wenn Äther, Chloroform, Avertin oder größere Mengen Barbitursäure verwendet worden sind, Schwierigkeiten. Wichtigster Umstand bezüglich der Anregung der Sekretion scheint mir nicht in diesen Fällen die medikamentöse Anregung der Nierensekretion durch irgendwelche spezifisch wirksame Mittel zu sein, weil sie nahezu unwirksam wird, wie dies McNIDER beobachtet hat, sondern die Alkalisierung des Patienten und vor allen Dingen die Flüssigkeitszufuhr. Übrigens hat FRANK (zitiert nach HIRSCH) im Experiment seinerzeit festgestellt, daß trotz Verabfolgung von Diuretica die postnarkotische Urinmenge nur $^1/_6$—$^1/_7$ der normalen Zahl betrug.

Man hat auch daran gedacht, daß die Oligurie nach der Narkose mit einem erhöhten Wasserverlust in Zusammenhang stehe, daß sie am Ende hervorgerufen sei durch Schweißausbruch infolge Exzitation oder durch Blutverlust. Dies trifft gewiß in einer Reihe von Fällen zu; dann nämlich, wenn die Operation an sich blutig verlief oder wenn die Narkose schlecht gesteuert worden war, so daß die Patienten lange Zeit im II. Stadium oder an der Grenze des II. und III. Narkosestadiums gehalten wurden. Solche Kranke liegen längere Zeit naß und ausgekühlt unter den Operationstüchern und erleiden zweifellos erhöhten Wasserverlust. Da man aber auch bei gut gesteuerten Narkosen ohne diesen Wasserverlust genau dieselben Nierenstörungen (Oligurie und Anurie) beobachtet hat und da gerade bei der Chloroformnarkose die Exzitation und der Schweißausbruch höchst selten ist, so kann die erhöhte Wasserdampfabgabe nicht der letzte Grund der verminderten Salz- und Wasserausscheidung sein.

Tritt einmal nach einem gewissen Intervall von 2—3 Tagen nach der Narkose — insbesondere mit Chloroform — erneut Oligurie oder Anurie auf, so ist dies als sicheres Zeichen einer Nierenparenchymschädigung im Sinne einer Spätschädigung durch das Narkoticum anzusehen. Diese Schäden organischer Art sind in der Hauptsache durch Chloroformnarkose, seltener nach Äthernarkose und gelegentlich einmal bei Verwendung zersetzter Lösungen von Avertin vorgekommen. Meist handelt es sich um Fälle, welche die typischen Krankheitserscheinungen toxischer Spätwirkung zeigen und an Urämie zugrunde gehen. Bei Verwendung von Chloräthyl und den Gasen ist der reine Nierentod durch völliges Versagen der Nierensekretion meines Wissens noch nie beobachtet worden; es sei denn, daß vor der Operation und Narkose ernstere doppelseitige Nierenerkrankungen im Sinne einer Nephritis oder Nephrose vorgelegen haben. Nur wenige Mitteilungen klären uns über die Wirkungen der Barbitursäureabkömmlinge auf.

BOMANN suchte den Einfluß der Pernoctonnarkose auf die Diurese zu klären. Er fand in schlafmachenden Dosen auch bei tieferer Narkose nur eine schnell vorübergehende Diuresehemmung. Dagegen sollen andere Barbitursäurepräparate, wie Luminal-Natrium, die Nierensekretion schon bei nicht schlafmachenden Dosen erheblich gehemmt haben. Morphin hat nach den Untersuchungen von BAHR, ISERBECK und LINDEMANN desgleichen eine hemmende Wirkung auf die Diurese, die aber durch Zusatz von Atropin oder gleichen Mengen Adrenalin vermindert, manchmal sogar aufgehoben wird.

STEHLE und WHESLY-BOURNE haben ähnliche Versuche mit der Kombination Morphin-Äther durchgeführt. Sie konnten am Blasenfistel-Hund beobachten, daß sowohl durch Äther wie durch Morphin allein die Nierenleistung vermindert werde. Nach Äther fand man manchmal Oligurie oder Anurie. In den letzteren Fällen war das Konzentrationsvermögen der Nieren deutlich geschädigt. Die Resultate mit reiner Morphinvorbehandlung waren wechselnd, und zwar wurde bei vorliegender Hypersekretion die ausgeschiedene Menge vermindert; die Salzkonzentration jedoch gesteigert. Die Kombination von Morphin und Äther ergab merkwürdigerweise eine auffallend geringe Beeinflussung der Nierenfunktion, die sich deutlich von der Hemmung beider Mittel, sofern sie allein verwendet worden waren, unterschied.

Es ist klar, daß das spezifische Gewicht des Urins stets in enger Korrelation mit den Veränderungen des Wasserhaushaltes durch die Narkose und in Abhängigkeit vom Zustand des Nierenparenchyms bzw. der Konzentrationsfähigkeit der Nieren verläuft. Die ältesten Mitteilungen hierüber stammen von PATHEIN und dem Chirurgen GARRÉ. Später folgten AJELLO, VIDAL u. a. (s. bei HIRSCH). Selbstverständlich fand man gesetzmäßig bei Verminderung der Gesamtmenge des Urins eine Erhöhung des spezifischen Gewichtes und entsprechend der Einengung eine dunklere Urinfarbe. In engster Beziehung zu den Veränderungen der Wasserausscheidung und den funktionellen sowie organischen Störungen stehen auch die Befunde im Urinsediment.

Man darf das Auftreten von Eiweiß, von Epithelzylindern, von weißen und roten Blutkörperchen, als Zeichen einer Nierenreizung bzw. leichten Schädigung der Nierenkanälchen ansehen. HIRSCH hat aus dem Schrifttum bis zu 1908 mit großer Sorgfalt die Erfahrungen der verschiedensten Beobachter zusammengestellt und gefunden, daß tatsächlich in einem relativ erheblichen Prozentsatz der Fälle Albuminurie und Cylindrurie nach der Narkose aufgetreten ist. Allerdings sind diese Erscheinungen nur vorübergehender Natur gewesen und bald nach der Narkose wieder verschwunden. Waren schon vor Durchführung der Narkose und Operation Eiweiß und Zylinder im Harn des betreffenden Patienten feststellbar, dann fand man stets zum mindesten durch Chloroformnarkose eine erhebliche Verschlechterung. Daß die Resultate außerordentlich verschieden ausfielen für Äther- und Chloroformnarkose, zeigen die nach der Originalarbeit von HIRSCH hier wiedergegebenen Tabellen der Resultate verschiedener Autoren. Die Differenzen sind auffallend und beruhen offenbar auf der Genauigkeit der in Anwendung gebrachten Untersuchungsmethoden.

Außerdem scheint es, daß die Befunde stark subjektiven Einflüssen unterworfen waren.

Albuminurie findet sich nach Chloroformnarkose:

HEGAR und KALTENBACH in 100%			BABACCI und BEBI in 29%	
LUTHER	„	100%	LEDOUX	„ 25%
GOODWIN	„	100%	DALIMIER	„ 13%
AJELLO	„	80%	DOYER	„ 12,5%
TERRIER	„	66,6%	WUNDERLICH	„ 11,5% (2. Serie)
LUTZE	„	66,6%	KOUWER	„ 7,5% (2. Serie)
FRIEDLÄNDER	„	66,6%	NACHOD	„ 7%
ALESSANDRI	in	10—60%	WUNDERLICH	„ 5% (1. Serie)
ZACHRISSON	in	38,06—44,5%	KOUWER	„ 5% (1. Serie)
RINDSKOPF	in	33,3%	GRUBE	„ 4%
EISENDRAHT	„	32%		

Albuminurie nach Äthernarkose:

MANN	in 50%	LERBER	in 6%
DOYER	„ 43%	KÖRTE	„ 2,9%
GRÖHNDAHL	„ 36%	ZIEGLER	„ 1%
DEAVER und FRESE	„ 30%	BARENSFELD	„ 0,66%
EISENDRAHT	„ 25%	BUTTER	„ 0,2%
ZACHRISSON	in 16,59—20,77%	ROUX	„ 0%
BABACCI und BEBI	in 18,89%	FUETER	„ 0%
ANGELESCO	„ 7,8%	TSCHMARKE	„ 0%
WUNDERLICH	„ 6,9%	GROSSMANN	„ 0%

(nach HIRSCH).

HEGAR und KALTENBACH haben als erste während der Zeit des Krieges
von 1870/71 bei 5 Patienten, welche mit Chloroform narkotisiert worden
waren, Eiweiß, Zylinder und Epithelien im Urin festgestellt. Unter den außerordentlich zahlreichen Bestätigungen dieser Befunde fallen die Bemerkungen
von FRAENKEL besonders auf, daß bei Chloroform-Spättodesfällen stets schon
während der Lebenszeit der Urin Eiweiß, Epithelien und Fetttröpfchen-Zylinder
enthielt. Außerdem ist eine Angabe von LUTHER bemerkenswert, daß
nämlich das Auftreten dieser pathologischen Elemente im Urin, wie hyaline
oder gekörnte Zylinder und Eiweiß, desto sicherer erwartet werden müsse, je
länger die Narkose mit Chloroform durchgeführt werde.

Ganz ähnliche Befunde, wie man sie nach Chloroformnarkose festgestellt
hat, ließen sich auch nach Äthernarkose erheben. Es ist aber ohne weiteres aus
den vergleichenden Zusammenstellungen von HIRSCH zu erkennen, daß die
positiven Befunde nach Äthernarkose doch erheblich geringer gewesen sind
als nach Chloroformverwendung.

	Chloroformnarkose	Äthernarkose
ZACHRISSON	.38,06—44,5%	16,59—20,77%
EISENDRAHT	32%	25%
BABACCI und BEBI	29%	18,89%
WUNDERLICH	11,5%	6,9%

(nach HIRSCH).

In amerikanischen Anästhesisten- und Chirurgenkreisen hat man, durch
das Auftreten von Eiweiß und Zylindern im Urin erschreckt, geradezu eine Zeitlang von einer Äthernephritis gesprochen, offenbar zufolge eines Todesfalles,
welcher seinerzeit von CARPENTER im Jahre 1886 beschrieben worden ist und
der dadurch zustande kam, daß bei einer Nephritis die Äthernarkose schädigend
gewirkt hatte. Von deutschen und Schweizer Ärzten, so z. B. von GARRÉ, ist
das Vorhandensein einer spezifischen Äthernephritis stets abgelehnt worden.
Wir finden in der Zusammenstellung von HIRSCH große Statistiken zitiert, so

z. B. eine Sammlung von 1200 Fällen nach Kouwer. In einer 1. Serie fand man 5%, in einer 2. Serie 5,7% positive Eiweißbefunde nach Chloroformnarkose. Im Durchschnitt verschwanden die pathologischen Bestandteile im Urin nach einigen Tagen. Nur ein einziges Mal blieben sie 14 Tage lang fortbestehen. In diesem einen Fall dürfte es sich um eine schwere Parenchymschädigung gehandelt haben.

Demgegenüber fanden Nachod und Gruber 1898 in einer mit großer Sorgfalt zusammengetragenen Statistik relativ niedrige Zahlen positiver pathologischer Befunde im Urin. Es scheint aber die Mucinurie nach Chloroformnarkose sehr häufig vorgekommen zu sein, und deshalb betrachteten diese Autoren die Ergebnisse über positive Albuminurie anderer Autoren zum großen Teil für fehlerhaft, weil bei der Prüfung kein Unterschied gegenüber dem Mucin gemacht worden war.

Ähnliche Befunde, wie sie damals für Chloroform- und Äthernarkose erhoben worden waren, sind neuerdings gelegentlich der Verwendung der Avertinnarkose gemacht worden. Man darf annehmen, daß stets dann positive Ergebnisse, besonders bezüglich des Vorhandenseins von Eiweiß, gemacht wurden, wenn der Einlauf für die Rectalnarkose zersetzende Avertinlösungen enthielt und auf diese Weise Parenchymschädigungen der Niere erzeugt wurden. Im allgemeinen aber zeigte es sich doch, daß den negativen Befunden beim Erwachsenen ziemlich regelmäßig nach Avertineinläufen positive Befunde im Kindesalter gegenüberstehen, die aber klinisch relativ bedeutungslos sind. Bis zum 1. Lebensjahr nämlich hat man vorübergehend fast immer im kindlichen Urin nach Avertinnarkose Zellelemente, Erythrocyten und Leukocyten 2—3 Tage lang nachweisen können, die dann wieder verschwanden. Sievers, der wohl die größte Erfahrung auf diesem Gebiete besitzt, gibt an, daß niemals ernstere Schädigungen von längerer Dauer bei der kindlichen Avertinnarkose trotz dieser positiven Befunde vorgekommen seien. Die Ergebnisse erinnern daran, daß es bestimmte Tierarten gibt, die auch die einwandfreie Avertinlösung nicht ohne weiteres vertragen. So wird z. B. stets die Darmschleimhaut des Kaninchens durch frisch bereitete und geprüfte Avertinlösung geschädigt.

Bei Verwendung der Gase Narcylen, Äthylen und Lachgas ist meines Wissens das Auftreten von Zylindern, Epithelien und Eiweiß niemals in solchen Mengen vorgekommen, daß man sie hätte als eine Schädigung des Nierenparenchyms ansehen müssen. Dadurch, daß diese Gase so indifferent gegenüber dem Gewebe sind und den Organismus in unverändertem Zustand wieder verlassen, sind auch die Bedingungen für eine Organschädigung nicht gegeben. Dasselbe trifft für die Verwendung der Barbitursäuren zu, die man wohl als harmlos für das Nierenparenchym betrachten darf, weil sie im Organismus weitgehend abgebaut werden und nur verschwindend kleine Reste im Urin erscheinen.

Welche schweren Veränderungen sich durch unvorsichtige Verwendung starker Narkotica ereignen können, insbesondere, wenn schon eine Nierenschädigung vorhanden war, geht am ehesten aus den zahllosen Berichten über die Todesfälle nach Narkosen hervor, und zwar insbesondere denjenigen Fällen, welche unter urämischen Zeichen verliefen. Die ältesten Angaben über den Chloroformtod stammen offenbar von Langenbeck und Caspar. Seit dieser Zeit hat man sich mit spezifischen Nierenschädigungen nach Chloroform- und Äthernarkose beschäftigt unter der Annahme, daß diese Organe offenbar in besonderem Maße unter der Giftwirkung zu leiden hätten. Die ersten, im Schrifttum wiedergegebenen Befunde sprechen nach den Sektionsergebnissen von einer Hyperämie der Nieren und Degenerationserscheinungen am Nierenparenchym nach Chloroformverwendung. Zuverlässige Mitteilungen gehen auf das Jahr 1890/92 zurück unter den Namen Bastianelli und Fraenkel. Beide Autoren konnten einwandfrei fettige Entartung und Degenerationsprozesse der Nieren, insbesondere *im Gebiete der Tubuli contorti*, feststellen. FRAENKEL hob damals schon hervor, daß es sich offenbar um einen spezifisch pathologisch-anatomischen Prozeß handle. Er fand schwerste degenerative Erscheinungen des Nieren-parenchyms, und zwar insbesondere der des sekretorischen Epithels. Die Glo-meruli blieben meistens unversehrt. Nekrosen der Parenchymzellen waren keine Seltenheit. AJELLO hat diese Beobachtungen bestätigen können und erwähnt, daß in den nekrotischen Gebieten sich Hyperämie und sogar manchmal kapilläre Blutungen gefunden hätten. Er sah in den Harnkanälchen Desquamation und Zylinderbildung. Manchmal war auch in den Glomeruli Exsudat, und es ent-stand hierdurch eine Kompression der Capillaren. Als Zeichen degenerativer Vorgänge hat man lebhafte Zellteilungsvorgänge histologisch beobachtet. Nicht nur die typischen Degenerationserscheinungen im Gebiet der Tubuli contorti, sondern auch manchmal nephritisähnliche Bilder wurden nach Chloroform-verwendung gesehen. So fand z. B. STEINTHAL bei einem Patienten, der am 5. Tage nach Chloroformverwendung gestorben war, typische Zeichen einer hämorrhagischen Nephritis, und in einem weiteren Falle von TEUFEL, der erst in der 3. Woche an Urämie zugrunde ging, ergab die Sektion eine doppelseitige parenchymatöse, subakute, interstitielle Nephritis. In den feinen Nierengefäßen hat MULZER Thrombenbildungen entdeckt. Der Grad der Nierenschädigung hängt offenbar von der Intensität und Dauer der Chloroformwirkung ab. Dies hat sich besonders bei der experimentellen Erzeugung von Nierendegeneration gezeigt. Die Beobachtungen beweisen, daß die Schädigungen im Gebiet der Tubuli contorti, Verfettung und Nekrose, schon nach der einmaligen Ver-wendung von Chloroform entstehen, daß aber Rezidivnarkosen besonders un-günstig wirken. Derartige Feststellungen sind nicht nur am Tier, sondern auch am Menschen von JACOBI, BABACCI und BEBIE und vielen anderen ge-macht worden. FRAENKEL fand Nekrosen der Parenchymzellen und körniges oder scholliges Pigment im Gebiete der HENLEschen Schleifen nicht nur bei Patienten, welche an Chloroform gestorben waren, sondern auch bei solchen, welche unter Chloroform operiert, aber aus anderen Gründen zugrunde gegangen waren.

Es besteht nach allen Befunden kein Zweifel, daß sehr oft nach der Verwendung von Chloroform die Niere das am stärksten geschädigte Organ ist und die urämischen Erscheinungen im Vordergrund stehen. Den seltenen Befund einer Schädigung im Glomerulusgebiet teilte SCHELLMANN mit.

In viel geringerem Maße hat man Nierendegenerationserscheinungen nach Äthernarkose gefunden. So sind z. B. 2 Fälle von ROBERTS und EUSTACHE bekannt geworden, welche das Bild einer fettigen Entartung des Nieren-parenchyms zeigten, so etwa, wie es nach Chloroformnarkose zu sehen ist. Auch GRÖNDAHL berichtete über 2 Todesfälle nach Äthernarkose, bei welchen man Nekrose der Nierenepithelien vorgefunden hat. Allerdings sollen diese Fälle durch Zersetzungsprodukte des Äthers entstanden sein.

In Übereinstimmung mit der relativen Seltenheit des Auftretens organischer Nierenschädigungen am Menschen stehen die experimentellen Ergebnisse zur Erzeugung von Degenerationen mit Äther. So hat sich HAHN bemüht, am Tier fettige Entartung und Nekrose des Nierenparenchyms mit Chloroform und Äther zu erhalten. Während dies bei Verwendung von Chloroform auf ver-schiedene Weise stets gelang, konnte er Degenerationserscheinungen durch Äther am Tier nicht künstlich herstellen. Ganz abgesehen davon wurde beobachtet, daß die diuretischen Störungen nach Ätherverwendung viel schneller zurück-gingen als nach Chloroformnarkose. Außer MÜLLER ist es offenbar kaum jemals einem Autor gelungen, durch einmalige oder wiederholte Äthernarkose

Degenerationserscheinungen und fettige Entartung in verschiedenen Organen, darunter auch in der Niere, künstlich zu erzeugen. Hirsch faßt die verschiedensten Befunde der Nierenschädigung unter Chloroform und Äther dahingehend zusammen, daß zwischen diesen beiden Mitteln zwar kein qualitativer, aber dafür ein erheblicher gradueller Unterschied bestehe.

Das Alter des Patienten spielt bei dem Auftreten der Nierenschädigung durch Chloroform nicht die geringste Rolle. In jedem Lebensalter, vor allen Dingen auch beim Kind, sind Degenerationserscheinungen der Niere und urämische Todesfälle vorgekommen. Offergeld prüfte an größerem klinischen Material die Empfindlichkeit der Nieren gegen Chloroform und Äther nach. Er fand bei Vorliegen einer parenchymatösen Nephritis toxischer Art durch Chloroform akute starke Verschlimmerung; sie führte zum urämischen Anfall. Dasselbe wurde festgestellt bei Tuberkulose der Nieren, bei Vorhandensein eitriger Nephritiden oder toxischer Nephritis nach Diphterie. Auch bei Arteriosklerose oder Atheromatose führte die Verwendung von Chloroform zu rekurrierender chronischer Nephritis. Dagegen hatte das Vorhandensein von Gravidität offensichtlich keinen ungünstigen Einfluß ausgeübt. Am gefährlichsten für die Entstehung urämischer Erscheinungen scheint das Bestehen geringer fettiger Entartung und Degeneration der Niere vor der Chloroformnarkose zu sein. Oft stammt sie von einer vorangegangenen Verwendung desselben Mittels.

Nach Thiemann ist es auch mit Avertin, sofern die Lösung einwandfrei war, niemals im Experiment gelungen, eine direkte Nierenschädigung hervorzurufen. Es wird heute angenommen, daß das Avertin trotz seines Halogengehaltes entsprechend seiner molaren Konstitution als Alkohol für die parenchymatösen Organe nicht im entferntesten so giftig ist, wie das Chloroform. Trotzdem das Avertin als Glukuronsäurepaarling durch die Niere ausgeschieden wird, ist es beim Menschen nur in vereinzelten Fällen, in denen sich meistens die Verwendung zersetzter Lösung nachweisen ließ, zu Degenerationserscheinungen gekommen. Manchmal hat man auch Zeichen leichter Nephritis, aber stets Oligurie oder Anurie beobachtet, welch letztere auf die Veränderungen des Säurebasenhaushaltes bezogen werden müssen. Wie schwer dagegen die zerstörende Wirkung der hoch giftigen Abbauprodukte des Avertins ist, geht aus Fällen von Wymer und König, Dreesen, Domanig, Hillebrand, Martin, Claas, Specht u. a. (s. bei Anschütz) hervor; die Befunde gleichen durchaus denjenigen, welche man nach Chloroform beschrieben hat.

Nach Gasnarkose sind weder experimentell noch klinisch nennenswerte Funktionsschäden oder organische Schäden schwerer Art der Nieren gesehen worden. Auch die Barbitursäureabkömmlinge haben keine Spätschäden dieser Organe erzeugt.

Übersieht man diese experimentellen und praktischen Ergebnisse, so erkennt man ohne weiteres, daß die Tubuli contorti im Gebiet des Nierenparenchyms die empfindlichsten Teile darstellen und hier sich am ehesten die degenerativen Erscheinungen mit folgender Verfettung erkennen lassen. Viel seltener sind die Glomeruli betroffen. Diese organischen Befunde erklären uns viele Veränderungen, welche wir im Urin und im Sediment des Urins gefunden haben.

Stoffwechsel-Endprodukte im Urin.

Seitdem man in der Lage ist, die Stoffwechselveränderungen im Organismus näher zu studieren, hat man nicht nur auf die betreffenden Zwischenprodukte und Abbauprodukte im Blut der Patienten gefahndet, sondern auch ihre Ausscheidung im Urin aufs genaueste verfolgt. Dies gilt ganz besonders von der Stickstoffausscheidung. Sie ist von einer großen Anzahl von Autoren nach der Narkose untersucht worden, und zwar liegen schon aus der Zeit vor 1900 eine Reihe von Arbeiten vor, welche sich aber fast ausschließlich auf die Verwendung von Chloroform beziehen. Erst in neuerer Zeit hat man dieselben Untersuchungen auch für Äther und für andere Narkosearten durchgeführt. Zusammenfassend läßt sich sagen, daß die Gesamtstickstoffausscheidung bei allen eingreifenderen Narkosen, sei es mit Chloroform, Äther oder Avertin, vermehrt ist, daß sie aber keine nennenswerten Veränderungen durch die Gas narkotica erleidet. Diese Vermehrung der Stickstoffausscheidung bezieht sich hauptsächlich auf eine Vermehrung des Harnstoffanteiles und nur zum geringeren Teil auf eine Vermehrung der Harnsäure, der Hippursäure, des Kreatinins und des Ammoniaks.

Der erste, welcher die Erhöhung der Stickstoffausscheidung nach der Chloroformnarkose festgestellt hat, war STRASSMANN. Er experimentierte an Tieren, die in das Stoffwechselgleichgewicht gebracht worden waren und beobachtete dann nach Chloroformnarkose eine Steigerung der Stickstoffausscheidung um etwa $\frac{1}{5}$ auf die Dauer von 2 Tagen. Dann erst kehrten die Werte zur Norm zurück. SALIKOVSKI hat diese Beobachtungen bald darauf bestätigt und feststellen können, daß es sich offenbar um eine spezifische Chloroformwirkung handle, denn die Vermehrung der Stickstoffausscheidung trat schon ein, wenn die Menge verabreichten Chloroforms noch gar nicht zur Narkose ausreichte. Man hat als Ursache für die oft bestätigte Beobachtung dieser beiden Autoren stets einen erhöhten Eiweißzerfall im Organismus, hervorgerufen durch die Giftwirkung des betreffenden Narkoticums, angesehen. Auch PATON und LINDSAY haben Vermehrung der Stickstoffausscheidung nach Chloroform gefunden, und zwar stellten sie im einzelnen fest, daß der Harnsäurestickstoff, das Ammoniak, der Alantoinstickstoff vermehrt sei, daß ferner die Monoaminosäuren vermindert, die Diaminosäuren und Polipeptide nach Chloroformnarkose vermehrt seien. MARSHALL und ROWNTRE fanden in ihren Versuchen nur eine geringe Vermehrung des Harnstoffes und der Aminosäuren bei einem konstanten Verhältnis dieser Körper untereinander. Ähnliches wurde von GELATI und VACCARI beobachtet. Sie sahen eine Vermehrung des Harnstoffes, der Phosphate und Chloride, während Harnsäure und Sulfate, in Übereinstimmung mit den Untersuchungsergebnissen von POEHL, abgenommen haben.

STRÜBING fand am Menschen und Tier nach Chloroformverwendung erhöhte Stickstoffausscheidung und Erhöhung des Harnstoffanteiles im Urin. Er bezog sie, wie alle anderen Autoren, auf eine Schädigung des Eiweißbestandes im Organismus. VIDAL sah die Gesamtstickstoffausscheidung schon 15 Minuten nach Beginn der Chloroformnarkose am Hund sich vermehren. SALIKOVSKI und TANIGUTI erwähnen übrigens, daß Rezidivnarkosen mit Chloroform eine erheblich stärkere Wirkung in dieser Hinsicht ausüben als eine einmalige Narkose.

Zu ganz ähnlichen Ergebnissen kam man bei Verwendung von Äther, jedoch war die Stickstoffausscheidung im Verhältnis zur Chloroformanwendung viel geringer postnarkotisch vermehrt. LEPPMANN scheint als erster 1889, im selben Jahr wie STRASSMANN, positive Befunde bei Äthernarkose erhalten zu haben. OFFERGELD hatte nur unregelmäßige Resultate erzielt. Er sah auch manchmal eine Verminderung der Gesamtstickstoffausscheidung. HAWK berichtet, daß 24—48 Stunden nach der Äthernarkose eine Steigerung der Stickstoff- und Chlorausscheidung zu beobachten gewesen sei. Er beobachtete schon nach $\frac{1}{2}$ Stunde Äthernarkose eine Steigerung um 6,5 % und nach 5 Stunden dauernder Äthernarkose um 43,5 % im Mittel. Er sah ferner in seinen Versuchen stets Steigerungen des spezifischen Gewichtes im Urin und Zunahme der Chlorid- und Phosphatausscheidung.

Spezialuntersuchungen in dieser Hinsicht für andere Narkotica, wie Chloräthyl und Gasnarkotica, fehlen. Nur vereinzelt wird im Schrifttum erwähnt, daß diese Mittel keine nennenswerten Veränderungen des Stoffwechsels, also auch keine Mehrausscheidung von Stickstoff verursachen.

Nach VIDAL erleidet der Harnstoffanteil im Urin nach der Narkose eine wesentliche Steigerung. Ja, es beruht auf seiner Vermehrung hauptsächlich die Erhöhung des Gesamtstickstoffes, denn der Harnstoffanteil beträgt etwa 90% des Gesamtstickstoffes. Die Harnsäure wurde von PATHEIN nach Chloroformnarkose vermehrt gefunden, ein Befund, der ebenfalls später von anderer Seite (s. HIRSCH) bestätigt worden ist. VIDAL fand auch die Hippursäure vermehrt. NACHOD und VIDAL sahen eine Vermehrung des Kreatininanteiles nach der Chloroformnarkose. Neuerdings hat RICHARDS eine vermehrte Kreatinausscheidung beobachtet, während die Kreatininausscheidung vermindert gewesen sein soll. Zu denselben Ergebnissen kamen HOWLAND und RICH.

Während in der neueren Literatur Nachprüfungen dieser älteren Angaben fehlen, so finden sich um so häufiger Mitteilungen über das Verhalten der Ammoniakausscheidung, welche ganz besonders bei Prüfung des Säurebasenhaushaltes und der Leberfunktion interessierten. Durchweg hat man gefunden, daß die Ammoniakzahl im Urin nach der Narkose regelmäßig und mit bestimmter Gesetzmäßigkeit sich vermehrt. Die sorgfältigsten Untersuchungen in dieser Hinsicht stammen von WYMER und später von FUSS und DERRA, deren nähere Ergebnisse und Kurven im Stoffwechselabschnitt besonders mitgeteilt werden. Es läßt sich ohne weiteres erkennen, daß das Verhalten der Ammoniakzahl im Urin mit den Bewegungen der p_H-Zahl des Urins durchaus parallel geht, so daß wir zu der Annahme gezwungen sind, daß es sich um zwei Erscheinungen handelt, die für den Zustand der Azidosis charakteristisch sind. WYMER gibt uns an, daß bei Avertin-, Chloroform- und Äthernarkose zunächst eine merkliche Säuerung des Urins auftrat, die dann später in eine Alkalisierung bei der Äthernarkose umschlägt. Bei Chloroform- und Avertinnarkose jedoch bleibt die Säuerung bis zur 48. Stunde, manchmal auch länger, bestehen. Entsprechend diesen Verhältnissen fand er nun die Ammoniakzahlen bei allen diesen Narkosearten zunächst erhöht. Typischerweise tritt dann aber bei der Äthernarkose im weiteren Verlauf eine Verminderung unter die Norm ein, welche bei der Chloroform- und Avertinnarkose ausbleibt. Die Ammoniakzahl bewegt sich also bei der Äthernarkose ebenso, wie die p_H-Zahl zweiphasig, während sie bei Chloroform- und Avertinnarkose einphasig verläuft.

SALIKOVSKI hat 1809 zum erstenmal eine Abnahme der Schwefelsäure im Urin nach der Narkose festgestellt, ein Befund, der allerdings später von VIDAL nicht bestätigt werden konnte. Von RUDENKO wissen wir, daß bei vorhandener Vermehrung der Gesamtstickstoffausscheidung auch eine Vermehrung der Ausscheidung von neutralem Schwefel vorhanden war. Das Verhältnis zwischen dem Gesamtschwefel und dem Gesamtstickstoff im Urin blieb dasselbe. SAVILIEFF (s. bei KOCHMANN) ahmte die Versuche von SALIKOVSKI nach und fand bei seinen Versuchstieren, daß 7,4 g Gesamtschwefel ausgeschieden wurden, von welchen 5,2 g auf die Schwefelsäure und 2,2 g auf den Neutralschwefel entfielen. Nach einer Chloroformperiode von 4 Tagen fand er einen Anstieg der Gesamtschwefelausscheidung von 7,3 auf 11,1. Davon entfielen 8,2 auf die Schwefelsäure und 3,1 auf den neutralen Schwefel. Am Tage nach einer Chloroformnarkose betrug der Wert für den Gesamtstickstoff 25,1, war also erheblich erhöht und der Wert für den Gesamtschwefel 15,2, wovon 8,0 auf die Schwefelsäure entfielen, 7,2 auf den neutralen Schwefel. KAST und MESTER fanden seinerzeit außer einer Steigerung der Chlorausscheidung auch eine Steigerung der Schwefelausscheidung, sie bemerkten ferner, daß der Schwefel in einer cystinähnlichen Substanz im Urin auftrete, welche reduzierende Eigenschaften besitze.

Dieselben Autoren fanden auch eine Vermehrung der Phosphorsäure und des organischen Phosphors im Harn nach Chloroformnarkose, wie später HEYMANN, STRÜBING und HAWK. HEYMANN fand nach Chloroformnarkose vermehrte Chloridausscheidung und Phosphorsäureausscheidung. Man hat eine Zeitlang fälschlicherweise angenommen, daß eine Vermehrung der Chloride im Urin nach Chloroformnarkose zum größten Teil dadurch entstehe, daß das Chloroform in Spuren durch die Nieren ausgeschieden werde. Zu Unrecht. Daß die Chloride im Urin schon während der Narkose vermehrt sind und daß die Chloridausscheidung unmittelbar nach der Narkose am höchsten ist, daß die Werte das 10fache der Norm betragen können, hat THIEMANN mitgeteilt.

GRUBE fand Vermehrung der Kalium- und Natriumausscheidung nach Chloroformnarkose. Ob diese Untersuchungen auch für Äther jemals durchgeführt worden sind, ist mir nicht bekannt.

Von ganz besonderer Bedeutung ist das Erscheinen von Stoffwechselprodukten, insbesondere von Zucker im Urin. Wie aus den Untersuchungen von WYMER hervorgeht, findet sich stets bei eingreifenderen Narkosen, in Parallelität mit den Verschiebungen der p_H-Zahl, den Änderungen des Ammoniakspiegels und des Milchsäurespiegels, eine Erhöhung des Blutzuckerspiegels, der sich gesetzmäßig den Gesamtveränderungen des Stoffwechsels einordnet. Von der Höhe des Blutzuckerspiegels hängt dann sekundär die Ausscheidung von Zucker durch die Nieren ab, sofern die Nieren nicht an sich geschädigt und für derartige Substanzen abnorm durchlässig geworden sind. Ältere Angaben, die sich auf reine Reduktionsproben im Urin beziehen, können heute über das Auftreten von Glucosurie nicht mehr verwendet werden. Erst HARTMANN hat zuverlässige Resultate geliefert. Glucosurie nach Chloroformnarkose ist dann von vielen Autoren immer wieder bestätigt worden. Negative Ergebnisse sind vereinzelt vorhanden. Eine Mitteilung von NOTHNAGEL existiert aus dem Jahre 1866, daß der Zucker im Urin nach Äthernarkose völlig fehle. Sie ist als überholt zu betrachten, denn SEELIG und noch viele andere Autoren haben sowohl im Experiment als auch klinisch nach langen Äthernarkosen positive Zuckerausscheidung beobachtet; ja, sie war schon während des Verlaufes der Narkose feststellbar. Der Kulminationspunkt der Glucosurie liegt kurz nach Beendigung der Narkose. Die Gesamtveränderung dauert im Durchschnitt 3—4 Stunden und erreicht dann wieder die Norm. SEELIG *entdeckte, daß durch Sauerstoffbeatmung der Tiere die Glucosurie verschwand.* Man hat ja auch gefunden, daß die Erhöhung des Milchsäurespiegels im Blut, welche wahrscheinlich auf eine Störung der oxybiotischen Phase der Resynthese zurückzuführen ist, durch Sauerstoffdarreichung vermieden werden kann. Insofern ist es verständlich, wenn SEELIG das Auftreten von Zucker im Urin mit einem Sauerstoffmangel direkt in Beziehung brachte.

Nach den Angaben von WYMER, welche uns am zuverlässigsten erscheinen, hängt die Erhöhung des Blutzuckerspiegels und das eventuelle Auftreten von Zucker im Urin gesetzmäßig von den Veränderungen des Säurebasenhaushaltes ab. Er fand beim Menschen den Höhepunkt des Blutzuckerspiegels nach Äther in der 3. Stunde, nach Chloroform etwa in der 2. Stunde, bei Avertinnarkose etwa in der 8. Stunde. Die Gesamtveränderungen dauerten durchschnittlich 48 Stunden bei allen Narkosen. In dieser Zeit kehrte der Blutzuckerspiegel, der oft enorme Werte erreichte, zur Norm zurück. Die Glucosurie verläuft dem Grade und der Dauer der Erhöhung des Blutzuckerspiegels parallel. Es scheint aber im großen und ganzen, daß die Veränderungen im Urin zeitlich und graduell hinter denjenigen des Blutzuckerspiegels erheblich zurückbleiben. Nach den

Angaben von Röhnert aus dem Jahre 1906, der bei 12 Fällen nach Äther-narkose Glucosurie beobachtete, soll die Dauer der Narkose auf ihre Stärke keinen Einfluß haben. Jedoch scheint in höherem Alter der Patienten eine ver-mehrte Disposition zur Zuckerausscheidung vorhanden zu sein. Das Operations-trauma an sich hat niemals zur Zuckerausscheidung allein geführt, so daß man gezwungen ist, das Auftreten dieses Körpers im Urin in erster Linie als die Folge narkotischer Wirkung zu betrachten. Röhricht fand in 12% seiner Fälle nach Verwendung von Äther Zucker im Urin, und ebenfalls wie Röhnert in steigendem Maße bei zunehmendem Alter des Patienten. Die entsprechende Zahl für Chloroformnarkose liegt erheblich höher, und zwar schätzungsweise zwischen 20—30%. Auch bei seinen Untersuchungen hatte das Operations-trauma, die Lokalisation sowohl wie die Größe des Eingriffes, keinen erkennbaren Einfluß auf die Entstehung der Glucosurie. Kontrolle an nicht narkotisierten Unfallpatienten ergab negative Befunde.

Liegt schon vor Durchführung der Narkose eine Diabetes vor, so werden die Erscheinungen vor allen Dingen durch Verwendung von Chloroform, aber auch von Avertin oder Äther stets gesteigert. Ja, Hirsch zitiert sogar Fälle, in welchen ein latenter Diabetes unter dem Einfluß der Narkose florid geworden ist. Becker hat seinerzeit 9 derartige Fälle aus dem Schrifttum gesammelt und drei eigene hinzugefügt. Ihnen müssen 1 Fall von Nachod und 8 Fälle von Huntington und Fort hinzugefügt werden. In einem Fall hat der durch Chloroformnarkose florid gewordene Diabetes sogar zum Tode geführt.

Die seinerzeit von Hegar und Kaltenbach beobachtete reduzierende Eigen-schaft des Urins nach Chloroformnarkose, die von vielen Seiten bestätigt wurde, und in der 6.—36. Stunde nach der Narkose auftreten soll und 3—6 Tage andauert, kann mit der Glucosurie nicht in Zusammenhang gebracht werden, weil nicht immer Zuckerausscheidung im Urin vorhanden war, wenn dennoch die redu-zierende Wirkung auftrat. Die Anschauung Nachods, daß für diese Reaktion eine Summation der Wirkung verschiedener Körper vorliege, sofern Kreatinin, Harnsäure, Aceton, Acetessigsäure in genügender Menge im Urin vorhanden seien, scheint richtig zu sein.

Das Auftreten von Aceton und Acetessigsäure im Urin (vgl. Stoffwechsel-kapitel) nach der Narkose steht offensichtlich in Zusammenhang mit den Gesamt-störungen des Stoffwechsels und mit der Funktion der Leber. Das Vorhandensein dieser beiden Körper nach längeren Chloroform- und Äthernarkosen im Urin, ist mit ziemlicher Regelmäßigkeit von Becker schon im Jahre 1894 festgestellt worden. Er fand, daß bei den meisten Menschen unmittelbar im Anschluß an die Äther- und Chloroformnarkose für eine gewisse Zeit Acetonurie vorhanden sei, während Acetessigsäure seltener auftrete. In seinen Fällen trat sie in 66% nach Chloroform und in etwas geringerem Prozentsatz nach Äther auf. Männer zeigten 63,8%, Frauen 75% Acetonurie nach Chloroformnarkose. Bei Kindern war das Auftreten von Aceton häufiger als bei Erwachsenen. Wie sich die Acetonurie auf die verschiedenen Lebensalter verteilt, geht aus seiner Tabelle, welche der Zusammenstellung von Hirsch entnommen ist, hervor. Meist wurde das Aceton schon in den ersten Urinproben nach der Narkose festgestellt. In vielen Fällen blieb die Acetonurie 2—4 Tage lang nach einer 1stündigen Äther- und Chloroformnarkose bestehen. Bei Spätschäden bleiben die positiven Befunde aber viel länger erhalten.

Die Acetonurie trat auf bei Patienten zwischen

1—10 Jahren in 86,2% der Fälle			41—50 Jahren in 41,3% der Fälle		
11—20 ,, ,, 75% ,, ,,			51—60 ,, ,, 70,5% ,, ,,		
21—30 ,, ,, 56,1% ,, ,,			61—70 ,, ,, 69,2% ,, ,,		
31—40 ,, ,, 69,2% ,, ,,			71—80 ,, ,, 66% ,, ,,		

Die ersten Angaben von positivem Acetessigsäurebefund im Urin nach Chloroformnarkose beim Menschen und beim Tier stammen von LUCKARTZ und BECKER. Im Gegensatz zu dem letzteren gibt LUCKARTZ an, daß quantitative Beziehungen zwischen der Dauer und Intensität der Narkose, sowie dem Auftreten von Aceton und Acetessigsäure vorhanden seien. NACHOD fand unter 57 Chloroform-Narkotisierten 30mal Acetessigsäure und Aceton positiv, und zwar 10mal Aceton allein, 10mal Acetessigsäure allein und 14mal beide positiv. Durchschnittlich dauerte der pathologische Urinbefund 3 Tage lang. In einem einzigen Fall währte er 13 Tage. WALDVOGEL, der diese Befunde bestätigte, sah einige Male bei Kindern das Auftreten von β-Oxybuttersäure. Allerdings scheint es, daß das Erscheinen dieses Stoffes mit Störungen in Zusammenhang stand, welche schon präoperativ vorhanden waren. Die Angaben von LARDO und OSGOD, daß das Auftreten von Aceton in erheblichem Maße mit der Güte der Narkosetechnik in Zusammenhang steht, scheint richtig zu sein, denn es war möglich, bei der üblichen Technik die positiven Werte von 80—90% durch Verfeinerung der Ätheranwendung auf 20% herabzudrücken. Aceton tritt ungefähr in $^2/_3$ der Fälle nach Verwendung von Äther auf. GLASS fand nach Laparotomien bei 60% Aceton positiv, bei 25% Acetessigsäure positiv bis 24 Stunden nach der Operation. ROSE konnte in Übereinstimmung mit früheren Befunden von BREWER und HELEN BALDWIN nachweisen, daß fast immer nach Chloroform- und Äthernarkose Aceton im Urin, gelegentlich auch Acetessigsäure auftrete. Er hat die Veränderungen bis zum 2. und 3. Tage beobachtet und bestätigt auch die Anschauungen LOEBS, daß eine bestehende Azidosis durch die Narkose verschlimmert werde (vgl. hierzu die Literaturzusammenstellung von HIRSCH).

Über die Ursache der postoperativen Acetonurie und das Auftreten von Acetessigsäure ist man sich nicht ganz im klaren. Häufig nämlich wurde schon vor der Operation positive Acetonausscheidung gefunden, dies ganz besonders, wenn man die Patienten vor der Operation hungern ließ oder sie sich durch die Krankheit im Hungerzustand befanden. Da während des Hungerzustandes bekanntlich eine Azidosis besteht, so ist es verständlich, daß man das Auftreten von Aceton und Acetessigsäure im Urin als ein Zeichen der Säurevergiftung aufgefaßt hat. WILSON hat ihr Erscheinen 1908 allerdings mit der Spätchloroformwirkung in Zusammenhang gebracht, offenbar unter dem Eindruck einer Reihe klinischer Fälle von Chloroformvergiftungen, die sämtlich tödlich verlaufen waren. Hier hatte man nämlich festgestellt, daß mit den typischen Degenerationserscheinungen an Herz, Leber und Nieren stets das Auftreten von Aceton und Acetessigsäure im Urin gepaart war. In dem Stoffwechselabschnitt und bei der Besprechung der Leberfunktionen und ihrer Störung durch die Narkose wird noch eingehender über das Auftreten dieser pathologischen Bestandteile des Urins, ebenso wie das Erscheinen von β-Oxybuttersäure im Urin die Rede sein.

NOTHNAGEL konnte nach sekundärer Einverleibung von Äther und Chloroform vor annähernd 60 Jahren als erster nach Verwendung von Äther und Chloroform eine positive Bilirubinreaktion im Urin feststellen. LEYDEN und OSTERTAG haben später diese Befunde am Menschen bestätigt. Die Dauer der Bilirubinurie, die von vielen Autoren gefunden worden ist, währte durchschnittlich 2—3 Tage. Allerdings sind die Resultate ziemlich unregelmäßig ausgefallen. So fand ZELLER nur Spuren Bilirubin und nur in denjenigen Fällen, bei welchen leichter Ikterus postnarkotisch wahrnehmbar war. Auch bei der Avertinnarkose ist neuerdings einige Male die Bilirubinreaktion positiv ausgefallen, während sie nach Barbitursäureabkömmlingen und Gasnarkotica stets negativ gefunden worden ist. Urobilin ist weitaus am häufigsten im Urin positiv gefunden worden, und zwar wiederum nach Chloroformnarkose viel häufiger als nach der Verwendung von Äther.

KAST und MESTER vertraten die Anschauung, daß das Urobilin fast nie nach der Narkose in den ersten Urin-Harnportionen fehle. 4 Tage lang soll die Urobilinurie nach der Narkose mit Chloroform durchschnittlich anhalten. Nach Avertinnarkose, welche ja die Leber erheblich mit Entgiftungsprozessen belastet, ist sie nur vorgekommen, wenn die Leberfunktion nachweislich erheblich geschädigt worden war. Auch Urobilinogen ist vielfach positiv nach Narkose gefunden worden, und zwar meistens dann, wenn die Leberfunktion ernstlich gestört war, also vor allen Dingen in Fällen mit postnarkotischem Ikterus und akuter gelber Leberatrophie verschiedener Grade.

Über das Auftreten von Hämoglobin und Hämatoporphyrin im Urin nach der Narkose haben wir zunächst ausschließlich Berichte über die Chloroformnarkose besessen. So hat FOTH wohl als erster experimentell nach subcutaner Injektion dieser Substanz regelmäßig Hämoglobinurie als Zeichen der Zerstörung von roten Blutkörperchen gefunden. Positive Befunde sind ferner von GRUBE und OSTERTAG erhoben worden. Aber es fehlte auch nicht an den negativen Resultaten im Schrifttum. Um 1900 hat man auch nach Ätherverwendung Hämoglobinurie beobachtet, und zwar beziehen sich diese Ergebnisse in der Hauptsache auf Versuche der BURKHARDTschen Schule und deren Nachahmer, intravenös Chloroform-, Äther-, Isopralnarkosen zustande zu bringen. In diesen Fällen nämlich werden stets relativ hohe Konzentrationen des Narkoticums direkt in die Blutbahn gebracht und hierdurch Erythrocyten zerstört, so daß das freie Hämoglobin in das Serum ausströmt und schließlich im Urin erscheint. Man kennt genau die Grenzwerte an Ätherkonzentrationen, welche eben noch Hämoglobinurie bzw. Auflösung der Erythrocyten hervorrufen (vgl. den Abschnitt über die Blutveränderung). Im Durchschnitt machte man die Erfahrung, daß bei Verwendung einer 5%igen Äther-Kochsalzlösung die Hämoglobinurie ausbleibt. Bei korrekter Vornahme einer Inhalationsnarkose unter Ausschluß von Chloroform darf keine Hämoglobinurie auftreten. Tritt sie dennoch in Erscheinung, dann muß sie auf andere Ursache als auf die Narkose bezogen werden.

Ein Fall von NICOLAYSEN von 8 Tage andauernder Hämatoporphyrinurie bei einem 26jährigen Patienten nach Chloroformnarkose (zitiert nach HIRSCH) ist vereinzelt im Schrifttum angegeben. Sie soll von einer 5 Monate andauernden Urobilinurie gefolgt gewesen sein.

Die Ergebnisse über die Indicanreaktion im Urin nach Narkosen sind widersprechend. SALIKOVSKI beobachtete ein Sinken des Indicanspiegels, während KEMPP für Äther- und Chloroformnarkose eine regelmäßige Zunahme des Indicans im Urin feststellte. Die letztere Beobachtung ließe sich allenfalls aus der durch die Narkose entstandenen Abnahme der Darmperistaltik bzw. Darmatonie erklären. Es ist eine bekannte Tatsache, daß nach eingreifenderen Narkosen stets für eine Zeitlang die Darmtätigkeit ruht und es manchmal Schwierigkeiten bereitet, sie in den ersten Tagen wieder in Gang zu bringen. Aus diesem Grunde scheinen uns die Ergebnisse von KEMPP als zuverlässiger und richtiger als die Angaben von SALIKOVSKI.

Man hat endlich nachzuweisen versucht, ob die gebräuchlichen Narkotica, Chloroform, Äther und die neueren Mittel, in erheblicherem Maße im Urin ausgeschieden werden. Hierbei sind die allergrößten Unterschiede aufgetaucht. Nach HIRSCH haben zahlreiche Autoren geglaubt, im Urin positive Chloroformbefunde vor sich zu haben. Auch soll im Experiment manchmal nach längeren Narkosen im Urin der Tiere Chloroform erschienen sein; wahrscheinlich handelt es sich aber um Versuchsfehler. Nur die Angaben von OFFERGELD, daß nach Parenchymschädigung der Nieren die Chloroformreaktion im Urin positiv ausgefallen sei, ist glaubhaft. Die aufgefundenen Quantitäten waren außerordentlich gering und die zum Nachweis verwendeten chemischen Methoden nicht zuverlässig genug, so daß heute noch die Frage als ungeklärt gelten muß. KAPPLER hat angeblich Spuren von Äther im Urin nachweisen können; ein Resultat, das von anderer Seite aber nicht bestätigt worden ist. Anders verhält sich dies mit den Abbauprodukten und Restsubstanzen von Avertin und von Barbitursäurepräparaten. Das Avertin wird in der Leber an die Glukuronsäure gekoppelt und in der Hauptsache auf dem Wege der Nieren als Paarling ausgeschieden. Durch Erfassen des Broms ließ sich leicht im Urin analytisch die Ausscheidung dieses Mittels quantitativ verfolgen. Von denjenigen Barbitursäuren, welche zur Narkose brauchbar sind, wissen wir am meisten vom Pernocton. Dieses Präparat wird stufenweise durch Oxydation abgebaut, so daß stets nur kleine Reste des der vollkommenen Oxydation entgangenen Stammpräparates im Urin erscheinen und dort der chemischen Untersuchung erfaßbar sind.

Literatur.
Nieren und Urinbefunde.

ACHELIS, HANS (Freiburg Br.): Zbl. Chir. 1929, Nr 39, 2454. — ACHELIS u. E. SCHNEIDER: Dtsch. Z. Chir. 217, H. 3/4 (1929). — AJELLO: Clinica chir. 1896, No 8. — ALESSANDRI: Policlinico, 15. Juni 1894. — AMBROSIUS: Virchows Arch. 138, 193 (1895). — v. AMMON u. SCHRÖDER: Dtsch. Z. Chir. 222, H. 3/5, 145. — ANGELESCO: Ann. Méd. 1895. — ATKINSON and ETS: J. of biol. Chem. 1922, 52. — AUSTIN and JONAS: Amer. J. med. Sci. 1917, 222, 1927.

BABACCI e BEBI: Policlinico 3 C, No 5, 1. Mai 1896. — BANDLER: Mitt. Grenzgeb. Med. u. Chir. 1, 303 (1896). — BARENSFELD: Münch. med. Wschr. 1894, Nr 41, 800. — BARRAJA, Marsaille méd., 15. Nov. 1902. — BASTIANELLI: Bull. Soc. Lancisiana Osp. Roma, Juli 1890, 3, 322. — BECKER: Dtsch. med. Wschr. 1894, Nr 16/18, 359. Niederrhein. Ges. Natur- u. Heilk. Bonn, Sitzg 18. Juni 1894. Virchows Arch. 140, 1 (1895). — BEESLY: Brit. med. J., 19. Mai 1906. Lancet, 22. Dez. 1906, 1752. — BENASSI: Clinica chir. 1901, No 7. Gaz. Osp. 1901, Nr 27. — BEREND (Hannover): Hahn 1850. — BERESOW, E. L.: Arch. klin. Chir. 144, 222 (1927); 149, H. 3, 571—582 (1928). — BERT: C. r. Soc. Biol. Paris 1885, No 30. BIJLSMA, U. G. (Utrecht): Arch. internat. Pharmacodynamie 35, 13 (1928). — BIOLATA, D.: Ann. ital. Chir. 9, 1088 (1930). — BOARD: Brit. med. J., 26. Mai 1866. — BÖMER, MAX: Arch. f. exper. Path. 149, H. 3/4, 247 (1930). — BOSSE: Wiener Klinik, H. 5/6. Berlin u. Wien: Urban & Schwarzenberg 1907. — BOUCHARD: Gaz. méd. 1884, No 7, 104. — BRACKETT: Boston med. J., 7. Juli 1904. — BRIDE: Lancet, 29. Febr. 1908. — BURGE, E. and D. J. VERADE (Urbana): J. of Pharmacol. 34, 299 (1928). — BUTTER: Arch. klin. Chir. 40, 66 (1890). — BUXTON and LEVY: Brit. med. J., 22. Sept. 1900.

CARPENTER: N. Y. med. Rec., 6. Febr. 1886, 145. — CASPER: Wschr. ges. Heilk. 1850, 49. Handbuch der gerichtlichen Medizin, Thanatologischer Teil. Berlin: August Hirschwald 1857. — CHAPUT, ANGELESCO et LENOBLE: Bull. Soc. Chir. Paris 21, No 4/5 (1895). — CHASSIN u. SCHAPIRO: Arch. klin. Chir. 153, 344. — COHN: Dtsch. Z. Chir. 64, 189 (1902). — COLLIER: Brit. med. J., 8. Nov. 1890, 1066. — COLLIP: Brit. J. exper. Path. 1920, 1. — COMTE: Thèse de Genève 1882. — CONYBEARE, E. T., DENSHAM, MAIZELS u. PEMBRY: Proc. physiol. Soc., 15. Okt. 1927. — CSERMÁK: Zbl. Chir. 1908, Nr 7, 191.

DALIMIER: Thèse de Paris 1904. — DEAVER and FRESE: Trans. amer. surg. Assoc. 1895, 197. — DIETEL, F. G.: Arch. klin. Chir. 163, 452 (1931). — DIMITRIJEVIC, IL. N.: Arch. f. exper. Path. 151, 91—99 (1930). — DIXON: Med. Tim., 21. Okt. 1878. — DOMANIG: Zbl. Chir. 1929, Nr 39, 2066. — DÖRNER: Wien. klin. Rdsch. 1899, 456. — DOYER: Diss. Amsterdam 1894. — DRANSKE: Diss. Kiel 1896. — DREESEN: Zbl. Chir. 1922, Nr 35, 2202.

EISENDRAHT: Dtsch. Z. Chir. 40, 466 (1895). — EITEL, H.: Dtsch. Z. Chir. 226, H. 5/6 (1930). — ELIAS: Erg. inn. Med. 1924, 25. — EMMET: N. Y. med. Rec., 23. April 1887. — ENGELHARDT: Ärztl. Sachverst.ztg 1904, Nr 17. — EPPINGER, KIRSCH u. SCHWARZ: Das Versagen des Kreislaufes. Berlin: Julius Springer 1927. — ESTES, A. M., W. E. BURGE (Urbana): Curr. Res. Anaesth. a. Analg. 7, H. 2 (1928). — EUSTACHE: Gaz. méd. 1881, No 37, 594. — EWALD: Berl. klin. Wschr. 1875, Nr 11, 133.

FISCHER, H. (Zürich): Arch. f. exper. Path. 138, 169 (1928). — FÖRSTER: Diss. Bonn 1902. — FRAENKEL: Virchows Arch. 127, 381 (1892); 129, 254 (1892). — FRIEDLÄNDER: Vjschr. gerichtl. Med. 1894, Suppl., 94. — FUBINI: MOLESCHOTTS Untersuchungen zur Naturlehre, Bd. 13, S. 5. 1882. — FUETER: Dtsch. Z. Chir. 29, 1 (1889). — FUSS, H. u. DERRA: Z. exper. Med. 72, 313—336 (1930); 73, 506—523 (1930); 73, 514—531 (1930); 73, 532—539 (1930); 73, 541—556 (1930); 76, 731—737 (1931).

GADING: Diss. Berlin 1879. — GALEAZZI e GRILLO: Policlinico 6 C (1899). — GARRÉ: Dtsch. med. Wschr. 1893, Nr 40, 958. Bruns' Beitr. 11, 1 (1894). — GERSTER (New York): Acad. of Med., 7. April 1887. Med. Rec., 23. April 1887, 454. — GOODWIN: Ther. Gaz. 1905. — GRAMÉN: Ácta chir. scand. (Stockh.) Suppl. 1 (1922). — GREVEN: Diss. Bonn 1895. — GRÖNDAHL: Norsk Mag. Laegevidensk. 1905, H. 5, 511. — GROSSMANN: Dtsch. med. Wschr. 1894, Nr 3/4, 55. — GRUBE: Arch. klin. Chir. 56, 178 (1898). — GUNNING: Bruns' Beitr. 28, 253 (1900). — GURLT: Arch. klin. Chir. 55, H. 3, 473 (1897). — GUTHRIE: Lancet, 26. Aug. 1905.

HAAS: Dtsch. med. Wschr. 1927, Nr 14, 881. — HARTLEIB: Münch. med. Wschr. 1908, Nr 5, 227. — HARTMANN: Gießen 1855. (Zit. nach NACHOD.) — HEGAR u. KALTENBACH: Virchows Arch. 49, 437 (1870). — HEINTZ: Diss. Freiburg 1896. Rotterdam: Wyt und Zonen 1896. — HENDERSON: Erg. Physiol. Amer. J. Physiol. 21 (1905); 23 (1908/09); 24 (1909); 27 (1910). — HILLEBRAND: Dtsch. Z. Chir. 215, H. 1/2 (1929). — HIRSCH: Zbl. Grenzgeb. Med. u. Chir. 1908, 769, 801, 849, 881, 929. — HOFMEISTER: Ber. Ges. Gynäk. 1892. Zit. nach NACHOD. — HORSTERS, H. u. H. BRUGSCH: Arch. f. exper. Path. 147, 193 (1930). — HOSEMANN: Zbl. Chir. 1908, Nr 3, 60. — HOWALD: Inaug.-Diss. Bern 1890.

JAKOBY: Diss. Freiburg 1895. — JUNKERS: Diss. Bonn 1883.

KAPPELER: Deutsche Chirurgie, herausgeg. von BILLROTH und LUECKE, Lieferung 20. Stuttgart: Ferdinand Enke 1880. — KAPPIS: Zbl. Chir. 1927, Nr 45, 2860. — KAPPIS, M. u. G. SOIKA: Schmerz, Narkose u. Anästh. 2, 1 (1928). — KAPSANER: Wien u. Leipzig: Wilhelm Braumüller 1907, Bd. 2. — KAST: Z. physiol. Chem. 11, 277 (1887). Berl. klin. Wschr. 1888, Nr 19, 377. — KAST u. MESTER: Z. klin. Med. 18, 469 (1891). — KELLY and GHRISKEY: Hopkins Hosp. Rep. 2, 217. — KEMP: N. Y. med. J. 70, 732, 18. u. 25. Nov., 2. Dez. 1899. — KINGREEN, O.: Arch. klin. Chir. 163, 648 (1931). — KLIMKO DESZÖ (Budapest): Orv. Hetil. (ung.) 79, Nr 29, 115 (1930). — KÖNIG: Zbl. Chir. 1894, Nr 30, 1029. — KÖRTE: Berl. klin. Wschr. 1894, Nr 9/10, 209. — KOTSCHNEFF, N.: Arch. f. exper. Path. 147, 168—172 (1929). — KOUWER: Nederl. Weekbl. Geneesk. 1894, Nr 3. Weekbl. Nederl. Tijdschr. Geneesk. 1894, Nr 24.

LABORDE: Zbl. klin. Med. 1886. Zit. nach WUNDERLICH. — LADD and OSGOOD: Ann. Surg., Sept. 1907. — LALLEMAND, PERRIN et DUROY (Paris): Chamerot 1860. — LANGE, HERMANN u. NORBERT HENNING: Arch. f. exper. Path. 131, 115—117 (1928). — LAVER: Med. Tim., 19. Okt. 1878. — LAWRENCE, R. D. M. D.: Roy. Soc., April 1929. — LEDOUX: Thèse de Paris 1904. — LEE, Q. B.: Curr. Res. Anaesth. a. Analg. 7, H. 6, (1928). — LEGRAIN: Ann. Malad. génito-urin. 1897, No 2. — LELCUK, B.: Med. Mysl' (russ.) 1927, H. 3/5, 53—63. LENGEMANN: Bruns' Beitr. 27, 805 (1900). Mitt. Grenzgeb. Med. u. Chir. 3, Suppl., 687 (1907). — LEPPMANN: Diss. Breslau 1895. Mitt. Grenzgeb. Med. u. Chir. 4, H. 1, 21 (1899). — LERBER: Diss. Bern 1896. — LINHART: Österr. Z. prakt. Heilk. 1859. — LOW: Brit. med. J. 1882, 527. — LUCAS, G. H. W.: J. of Pharmacol. 33, 264; 34, 223. — LUTHER: Münch. med. Wschr. 1893, Nr 1, 7. Klin. Zeit- u. Streitfragen 7, H. 8 (1893). — LUTZE: Diss. Würzburg 1890. — LUZATTI: Commentario clinico, 1895. p. 5.

MACLEAN, H.: Curr. Res. Anaesth. a. Analg. 7, H. 4 (1928). — MAGEE, H. G. and A. E. GLENNIE: Proc. physiol. Soc., 23. Juli 1927. — MALENÜK: Letopis russk. chir. 1896, H. 3. — MALOFF, G. A.: Arch. f. exper. Path. 134, 168 (1928). — MANN: Buffalo med. J., März 1901. — MARFAN: Mercredi méd. 1892, No 50, 593. — MARTHEN: Berl. klin. Wschr. 1896, Nr 10, 294. — MARTIN: s. bei ANSCHÜTZ. — MERING u. MUSCULUS: Ber. chem. Ges. 8. Zit. nach NACHOD. — MILLARD: N. Y. med. Rec., 29. Jan. 1887. 122. — MOHAUPT: Diss. Leipzig 1899. — MORRIS: J. amer. med. Assoc. 1917, 68. — MÜLLER: Arch. klin. Chir. 75, 896 (1905); 77, 420 (1905). Slg klin. Vortr. 1906, XV. s., Nr 428, 495. — MULZER: Münch. med. Wschr. 1907, Nr 9, 408.

NACHOD: Arch. klin. Chir. 2, 646 (1896). — NEUDÖRFER: Zbl. Chir. 1899. Zit. nach OFFERGELD. — McNIDER: J. of exper. Med. 28, 517 (1918). — NIEBERGALL: Diss. 1894. — NIKOLAYSEN: Norsk Mag. Laegevidensk. 62, H. 1, 24 (1901). — NORDMANN: Dtsch. med. Wschr. 1929, Nr 40, 1698. Zbl. Chir. 1929 Nr 44, 2798. Chirurg 1929 I, Nr 25, 1142. — NOTHNAGEL: Berl. klin. Wschr. 1866, 31. — NOTHNAGEL u. ROSSBACH (Berlin): August Hirschwald 1894, 7. Aufl.

OFFERGELD: Arch. klin. Chir. 75, 758 (1905). — ORR, J. S. (Paris): Curr. Res. Anaesth. a. Analg. 7, H. 6 (1928). — OSTERTAG: Virchows Arch. 118, 250 (1889).

PAVEL, J., ST. MILCO u. J. RAUDAN: C. r. Soc. Biol. Paris 102, 131 (1929). — PATEIN: Thèse de Paris 1888. — PATON: Report for the laborat. of the Royal Coll. of Phys., Edinbourgh, 1794. Zit. nach NACHOD. — PAVY: Croon. lect. of points conect. with diabetes, 1878. Zit. nach NACHOD. — PERL: Virchows Arch. 59, 39 (1874). — PIRRIE: Brit. med. J., 29. Juli 1871 II, 124. — PITT, N. E.: Proc. physiol. Soc., Okt. 1927. J. of Physiol. 64, 64. — POHL: Verh. internat. Kongr. Berlin IV. s. 1891 II, 34. Arch. f. exper. Path. 28, 239 (1891). — POPOFF: Thèse de Genève 1896. — POROSCHIN: Diss. Kasan 1899. — PRINGLE, MAUNSELL and S. PRINGLE: Brit. med. J., 9. Sept. 1905. — PSCHENITSCHNIKOW, S. W.: Schmerz, Narkose u. Anästh. 1930 III, 85.

REDARD: Rev. de Chir. 1886. Zit. nach NACHOD. — REHN, PANNEWITZ: Z. urol. Chir. 32, H. 1/2, 45. Dort weitere Literatur. — REIMANN and BLOOM: J. of biol. Chem. 36 (1918). RENAUT: Bull. Acad. Méd. Paris 1902, Nr 6/13. — REYNOSO: Ann. des Sci. natur. 1855. Zit. nach NACHOD. — RINDSKOPF: Dtsch. med. Wschr. 1893, Nr 40, 959. — ROBERTS: Med. a. surg. Rep., 6. Juni 1882, 622. Philad. med. Tim., 4. Juni 1891, 545. — RÖDER: Freie Ver.igg Chir. Berlin, Sitzg 11. Febr. 1907. — RÖHRICHT: Bruns' Beitr. klin. Chir. 48, 535 (1906). Zbl. Chir. 1905, Nr 38, 1010. — RONZONI, KÖCHIG, EATON: J. of biol. Chem. 77. — ROSENAK ISTVAN: Gyogyáaszat (ung.) 70, Nr 18, 438 (1930). — ROSENTHAL u. BOURNE: J. amer. med. Assoc., 4. Febr. 1928. — ROSENTHAL, SANFORD N. and WHESLY-BOURNE: Z.org. Chir. 40, H. 4, 200. — ROTH, P.: Curr. Res. Anaesth. a. Analg. 6, H. 6 (1927). — ROUX, P.: Korresp.bl. Schweiz. Ärzte 1888, 578. — RUSCHHAUPT: Arch. f. exper. Path. 44, 127 (1900). RYDIGIER: Medydyna 1902, Nr 37. — RYZICH, A. u. L. FISCHMANN: Nov. chir. Arch. (russ.) 16, Nr 1 (1928). Verh. 20. Kongr. russ. Chir., 26.—30. Mai 1928. Moskau 1929.

SABARTH: Das Chloroform, S. 192. Würzburg 1866. — SALIKOWSKI: Virchows Arch. 95, 339 (1889). — SALLÉN u. WALLIS: Hygiea (Stockh.) 61, 158 (1899). — SANTVOORD: N. Y. med. Rec., 10. März 1883, 261. — SCHELLMANN: Inaug.-Diss. Berlin 1893. — SCHENK: Z. Heilk. 19, 93 (1898). — SCHIFF: Sitzg ärztl. Ges. Florenz, 1. März 1874. — SCHIFONE: Policlinico, sec. chir., H. 4, 1905. — SCHMIDT: Diss. Bonn 1905. — SCHMIDT, H. u. E. SCHMUTZLER: Schmerz, Narkose u. Anästh. 1930, S. 309. — SCHMIEDEBERG: Arch. Heilk. 8, 273 (1867). — SCHNEIDER, E.: Dtsch. Z. Chir. 226, H. 3/4 (1930). — SCHÜTZ: Prag. med. Wschr. 1880, Nr 41, 401. — SCHWARZ: Zbl. Chir. 1907, Nr 13, 354; Nr 23, 651. — SCOTT, CARMICHAEL and BEATTIE: Lancet, 12. Aug. 1905. — SEEGEN: Zbl. med. Wiss. 1887, Nr 31/32, 577. Wien. med. Wschr. 1888, Nr 28/29, 953. — SEELIG: Zbl. inn. Med. 1903, Nr 8, 202. — SELBACH: Arch. f. exper. Path. 34, 1 (1894). — SIMNITZKY, W. S., S. A. WISCHNEWSKY (jun.) u. S. A. SATWORNITZKAJA: Pflügers Arch. 225, 648—653 (1930). — SIEVERS: Dtsch. med. Wschr. 1929, Nr 30, 1253. Zbl. Chir. 1929, H. 4, 194. Weitere Literatur bei ANSCHÜTZ. Erg. Chir. 23 (1930). — SKÖLD, E.: Arch. klin. Chir. 151, 600. — v. SLIKE, AUSTIN and CULLEN: J. of biol. Chem. 1922, 53. — SONNENBURG: v. LEUTHOLD-Gedenkschrift, Bd. 2, S. 157. 1906. — SPECHT: Zbl. Chir. 1929, Nr 35, 112, 739. — STANELLI: Berlin 1850, S. 6. — STEINMETZER, K. u. F. SWOBODA: Biochem. Zbl. 198, 259—267 (1928). — STEINTHAL: Korresp.bl. württemberg. ärztl. Landesver. 1896, Nr 5. — STILES and McDONALD: Med. Press, 8. Juni 1904. — STOMMEL: Inaug.-Diss. Bonn 1889. — STRASSMANN: Virchows Arch. 115, 1 (1889).

TAIT: Brit. med. J., 27. Nov. 1880 II, 845. — TANIGUTI: Virchows Arch. 120, 121 (1890). TELFORD: Lancet, 29. Febr. 1908. — TELFORD and FALCONER: Lancet, 17. Nov. 1906, 1341. TERRIER: Bull. Soc. de Chir. 1884, 929. — TEUFEL: Liječn. Vjiesn. (serbokroat.) 1906, Nr 2. — THIEM u. FISCHER: Dtsch. med. Ztg 1889, Nr 96. — THIEMANN: Erg. Chir. 23 (1930) (s. AN-SCHÜTZ). — THÖLE: Dtsch. mil.ärztl. Z., Jan. 1900. — THOMPSON: Brit. med. J., 22. Sept. 1900; 25. März 1905; 17. u. 24. März 1906. — THOMPSON and KEMP: N. Y. med. Rec., 3. Sept. 1898. — THORP: Lancet, 29. Febr. 1908. — TIFFENAU, LEVY and BROUN: Bull. Soc. Thér. 1930, No 7. — TOTH: Pest. med.-chir. Presse 1887, Nr 46, 897. — TSCHMARKE: Dtsch. med. Wschr. 1894, Nr 4, 79. — TUFFIER, MAUTÉ, AUBURTIN: Presse méd. 1906, 309.

UNGAR: Vjschr. gerichtl. Med. N. F. 27, Nr 1 (1887).

VARLAKOW, M.: Verh. 3. russ. Physiol. kongr. Moskau, 28. Mai bis 2. Juni 1928, 131. Leningrad 1928. — VEIT: Bruns' Beitr. 53, 751 (1907). — VIDAL: Thèse de Paris 1896. Zit. nach LEPPMANN. — VORDERBRÜGGE: Dtsch. Z. Chir. 74, 1 (1904).

WAGANOW: Chir. Ann. 1893, 443. — WAGENER: Nederl. Tijdschr. Geneesk. 1900 II, 3, 624. — WALDVOGEL: Arch. klin. Chir. 61, 888 (1902). — WEIR: N. Y. Acad. Med., 7. April 1887. Trans. amer. surg. Assoc. 1895, 189. — WHESLY-BOURNE: Brit. J. Anat. 1926; Proc. roy. Soc. Med. 1926. — WILSON: Lancet, 29. Febr. 1908. — WUNDERLICH: Bruns' Beitr. 11, 534 (1894). — WYMER, J.: Dtsch. Z. Chir. 195, H. 6 (1926). — WYMER, J. u. FUSS, H.: Schmerz, Narkose u. Anästh. 1928, S. 283.

ZACHRISSON: Uppsala Säk.för. Förh. 30, 322 (1895). Hygiea (Stockh.) 57, H. 6, 569 (1895). — ZAHLER, H.: Dtsch. med. Wschr. 1930, 522. — ZELLER: Z. physiol. Chém. 8, 70 (1883/84). — ZIEGLER: Münch. med. Wschr. 1894, Nr 23, 452. — ZOEGE VAN MANTEUFFEL: Petersburg. med. Wschr. 1895, Nr 49. Münch. med. Wschr. 1896, 265. — ZWEIFEL: Berl. klin. Wschr. 1874, Nr 21, 245. Arch. Gynäk. 12, 235 (1877).

F. Leber und Stoffwechsel.

Leberveränderungen durch die Narkose.

Während man im vorigen Jahrhundert Leberschäden durch Narkotica lediglich auf dem Sektionstisch kennenlernte und sich diese Todesfälle fast ausschließlich auf Degenerationserscheinungen des Organes nach Chloroform-

narkose bezog, so hat man mit dem Fortschritt der gesamten Stoffwechseluntersuchungen immer mehr die vielseitige und überragende Bedeutung der
Leber und die Folgen ihrer Funktionsstörung durch Narkotica kennengelernt.

Zunächst geht die Tatsache, daß das Organ in mannigfacher Beziehung
unter dem Einfluß von narkotisch wirksamen Substanzen in seiner Funktion
verändert wird, aus direkten Funktionsproben hervor. Zunächst sei daran
erinnert, daß seit Jahrzehnten nach Chloroform und auch Äthernarkose das
Auftreten von Urobilin und Urobilinogen im Urin bekannt ist und stets auf Schädigungen der Leberfunktion zurückgeführt wurde (z. B. KAST und MESTER,
ROELL, ZELLER, NOTHNAGEL, LEYDEN und OSTERTAG u. a.). Schon ¹/₂stündige
Cloroformnarkose verursachte vorübergehende Bilirubinurie und Urobilinurie.
Von WHESLY-BOURNE und ROSENTHAL wurde die Sulfthaleinprobe jüngst angewendet, welche darin besteht, daß 15 Minuten nach der Injektion das betreffende Mittel bei gut funktionierender Leber in die Galle ausgeschieden wird.
Ist das Organ aber in irgendeiner Weise geschädigt, so kreist der künstlich
zugeführte Stoff längere Zeit im Blut und ist dort nachweisbar. Mit dieser
recht empfindlichen Probe konnten sie vergleichsweise bei Chloroformverwendung viel regelmäßigere und lang andauernde Schädigungen der Leber feststellen,
als man auf Grund früherer Untersuchungen angenommen hatte. Eine 2stündige
Chloroformnarkose ergab 100%ige Retention des Stoffes auf die Dauer von
2 Tagen, und erst nach 6 Wochen wieder normale Werte. Meines Wissens sind
dies die weitgehendsten noch reversiblen Schädigungen, welche jemals im Schrifttum über Narkosewirkungen gemeldet worden sind. Durchschnittlich hatte man
bis dahin Störungen der Leberfunktion bis höchstens 8 Tage erfassen können.
Nach Äthernarkose fanden die beiden Autoren die Leberfunktion schon am
folgenden Tag wieder normal, die Nierenfunktion dagegen vermindert. Vorbereitende Mittel, wie Morphin, ließen eine Veränderung der Leberfunktion
nicht deutlich erkennen. Es ist begreiflich, wenn WHESLY-BOURNE und sein
Mitarbeiter ROSENTHAL auf Grund dieser Resultate die toxischen Wirkungen
unserer Allgemeinnarkotica, insbesondere diejenigen des Chloroforms, auf die
Leber unter den Narkoseschäden und den Todesursachen an die erste Stelle
setzen.

Ähnliche Versuche haben seinerzeit RYZICH und FISCHMANN ausgeführt.
Sie konnten Schädigungen bis zum 7. und 9. Tag nachweisen. Der Höhepunkt
der Funktionsstörungen lag offenbar am 2. und 3. Tag nach der Narkose. Wichtig
ist die Tatsache, daß fettleibige Individuen weit schwerere Störungen erlitten
als normal gebaute Menschen. Auch sie fanden wiederum das Chloroform als
das gefährlichste Mittel und vor allen Dingen dann, wenn schon Lebererkrankungen voraus gegangen waren. Die Äthernarkose hatte viel geringeren Einfluß auf die Leberfunktion, und der Höhepunkt der Funktionsstörungskurve
lag weit vom Ende der Narkose entfernt. Am 2. und 3. Tag waren nach Ätherverwendung die Funktionsstörungen wieder völlig verschwunden.

Die iv. Narkotica Hedonal und Isopral haben nach FISCHMANN auf die
Leberfunktionen nur sehr wenig Einfluß, weniger noch auf alle Fälle als die
Äthernarkose.

Lachgas und Äthylen, sowie auch die höheren Gasnarkotica verursachten
keine nennenswerten Störungen, vorausgesetzt allerdings, daß genügend Sauerstoffmengen als Nährgas gegeben wurden und keine Cyanose aufgetreten war.
Jeder Mangel der Sauerstoffversorgung, gleichgültig welcher Genese, bewirkt
eine Anhäufung saurer Stoffwechselprodukte im Organismus. WHESLY-BOURNE
nimmt an, daß durch Cyanose die Empfindlichkeit der Leber gegenüber den
Narkotica sogar erhöht werde. Der Chloräthylrausch verläuft so kurzfristig,
daß eine Störung der Leberfunktion bisher weder erwartet worden ist noch

klinisch in Erscheinung trat. Den Angaben, daß das Morphin keine Stoffwechselwirkungen verursache, steht eine Mitteilung von PAVEL, MILCO und RADVAN
gegenüber. Sie verwendeten Bengalrot und 0,1 g Morphin im Experiment am
Hund und fanden eine Verzögerung der Ausscheidung dieses Farbstoffes aus
dem Blut, die sie auf eine Verschlechterung der Leberfunktion bezogen.

Den reversiblen Funktionsstörungen der Leber stehen schwere irreversible,
organische Veränderungen im Sinne der Degeneration des Leberparenchyms
gegenüber. Sie sind außerordentlich oft und zahlreich in der Chloroform-
literatur enthalten. Dagegen findet man viel seltener Berichte über ähnliche
Fälle nach Äthernarkose und nur einige Male hat man Leberdegeneration nach
Avertinnarkose gesehen.

Der erste, welcher Degenerationserscheinungen und fettige Infiltrationen,
wie sie für toxische Wirkungen auf die Leber charakteristisch sind und sich
durchaus nicht nur nach Verwendung von Narkotica ereignen, beschrieben hat,
war NOTHNAGEL. Die Veränderungen betrafen die verschiedensten Grade, von
der leichten zentralen Nekrose und Verfettung bis zum Zustande hochgradigster
Zerstörung des Leberparenchyms, wie wir sie als *akute gelbe Leberatrophie* kennen.
In diesem Zustand ist die Zerstörung so hochgradig, daß unter Umständen
die Leber geschrumpft und klein, außerdem von tiefgelber Farbe makroskopisch
vorgefunden werden kann. NOTHNAGEL gelang die Erzeugung schwerster
Parenchymdegeneration im Experiment mit Chloroform sowohl nach subcutaner
wie intravenöser Einverleibung. Die Befunde sind von vielen anderen Autoren
bestätigt worden und jederzeit reproduzierbar. WHIPPLE und SPÖRI machten
die wichtige Entdeckung, daß die Nekrosen nach Verwendung von Chloroform
sich in der Hauptsache auf die zentralen Läppchengebiete erstrecken und daß
schon 1—2stündige Chloroformnarkose genügt, um hochgradige Lebernekrosen
zu erzeugen. Derartige Tiere pflegen binnen 2 Tagen der Zerstörung des Lebergewebes zu erliegen. Man beobachtete, daß junge Individuen empfindlicher
waren als ältere, eine Erkenntnis, die klinisch nicht so sehr in Erscheinung trat,
insofern nämlich in der Ära der Chloroformnarkose das Krankheitsbild des Spät-
chloroformtodes unter den typischen Erscheinungen schwerster Schädigung des
Leberparenchyms mit hochgradigem Ikterus sich wahllos in jedem Alter, aber
nicht in vermehrter Weise im Kindesalter, ereignete.

Die Entstehung der zentralen Läppchennekrose hat offenbar mit den Strö-
mungsverhältnissen in den größeren Gefäßen nichts zu tun, denn die künstliche
Blutumleitung im Sinne der EGGschen Fistel veränderte die Verhältnisse keines-
wegs. Injektion von Chloroform dagegen in die Pfortader verursachte multiple
Nekrosen in der Peripherie. Gab man das Mittel in die Leberarterie, so ent-
stand zentrale und periphere Nekrose, wobei die zentrale Zerstörung überwog.
Schon 6 Stunden nach der Narkose waren mikroskopisch Zerstörungen der
Zellen erkennbar.

Wie diese zentralen Läppchennekrosen nach der Verwendung von Chloro-
form als Inhalationsnarkoticum zustande kommen, ist bis heute nicht einwandfrei festgestellt. Die meisten nehmen an, daß sie mit dem Capillarstrom in den
Läppchen zusammenhängen, dadurch, daß im zentralen Gebiet offenbar der
Strom am langsamsten ist und daher die Mittel am intensivsten wirken können.
Am Sektionsmaterial hat man an Chloroform-Spättodesfällen auch eine fort-
schreitende Verfettung der Leberzellen und Nekrose der Leberzellen von der
Peripherie nach dem Zentrum der Azini gelegentlich gesehen. Es kommt ähnlich
wie bei der Phosphornekrose und anderen Toxikosen der Leber manchmal zu
einer ungenauen Abgrenzung der einzelnen Azini durch Regionen zerstörten
Gewebes. Die gleichzeitige Entstehung von Parenchymschädigungen der Leber
und der Niere ist oft genug im Schrifttum hervorgehoben worden.

Im Zustand der akuten gelben Leberatrophie, welche immer tödlich endet und als höchster Grad der Giftwirkung angesehen werden muß, fand man weitgehende fettige Entartung und völligen Untergang des Leberparenchyms. Natürlich sind derartige Organe vollkommen funktionsuntüchtig, und es nimmt nicht weiter wunder, daß die Galle allerorten in der Leber selbst in die Blutbahn gerät und zum Ikterus schwersten Grades führt.

Die Abbauvorgänge bei Zellenschäden der Leber scheinen relativ rasch in Gang zu kommen, denn man hat schon 4 Tage nach der Vergiftung in Fällen, die nicht der Chloroformnarkose, sondern anderen Ursachen erlegen waren, einen Abtransport nekrotischen Materials gefunden. Von ANDERSEN ist die bemerkenswerte Regenerationskraft der Leber nach toxischen und mechanischen Schädigungen hervorgehoben worden. Ausheilungsvorgänge schon 2—3 Wochen nach der schädigenden Narkose sind festgestellt worden. Die Behauptung, daß nach einer primären Schädigung regenerierte Lebern einer zweiten Chloroformschädigung gegenüber widerstandsfähiger seien, stimmt mit den klinischen Wahrnehmungen durchaus nicht überein. Es ist eine bekannte Tatsache, daß Wiederholungsnarkosen, besonders mit Chloroform, außerordentlich ungünstig wirken.

FISCHLER suchte die Entstehung von Leberschädigungen bzw. der zentralen Läppchennekrose und ihre Beziehung zum Chloroformspättod zu erklären. Seinen Untersuchungen nach kommt die zentrale Nekrose nur dann zustande, wenn die Leber durch irgendein Gift stark geschädigt wird. Die Nekrosen sollen selbst durch die in der Leber angehäuften Fermente erzeugt werden. Als einen der wesentlichsten Momente für die Schädigung des Leberparenchyms wird der Mangel an Kohlehydrat bzw. der Mangel an Glykogen angenommen. Glykogenreichtum gilt als Schutz für das Lebergewebe, Glykogenarmut als ein disponierendes Moment für Schädigungen. FISCHLERs Versuche scheinen darzutun, daß die primär vor der Narkose angegriffene oder glykogenarme Leber es in der Hauptsache ist, welche durch Chloroform oder andere Mittel Schaden erleidet (vgl. hierzu die Angaben über die Erhöhung des Blutzuckerspiegels nach Narkose in Beziehung zum Glykogengehalt der Leber weiter hinten).

Entgegen den Angaben von FISCHLER, daß es die gestauten Fermente sind, welche die Nekrosen der Leber hervorrufen, hat LUCAS angenommen, daß Zersetzungsprodukte unserer Narkotica derartige toxische Wirkungen ausüben. Er hat sich ausführlich mit dem Schicksal brom- und chlorhaltiger Narkotica im Körper, deren Giftigkeit und Zersetzlichkeit abgegeben. Schon früher war man auf den Gedanken gekommen, daß vielleicht Abbauprodukte des Chloroforms mit den Organschäden in Zusammenhang stehen. LUCAS konnte unter Verwendung von bromhaltigen Verbindungen eine Zerstörung der Substanzen daran erkennen, daß organisches Brom im Urin auftrat. Es wurden nun Versuche mit Bromoformgaben durchgeführt und der Bromoformgehalt sowie der Gehalt des anorganischen Brom im Urin, in der Leber und anderen Organen untersucht. Stets fand man beide nebeneinander im Urin und in den Geweben vorhanden. Ja, es ließ sich sogar in vitro der Nachweis erbringen, daß Bromoform, zu Lebergewebe zugesetzt, allmählich anorganisches Brom abspaltet. LUCAS hat mit einer sehr großen Zahl ähnlicher Verbindungen, wie Äthylenbromid, Äthylbromid, gleichartige Versuche durchgeführt und im großen und ganzen dieselben Befunde wie bei Bromoform erheben können. Deshalb erscheint es heute nicht mehr ganz unwahrscheinlich, daß in der Tat Parenchymstörungen gerade im Gebiet der Leber mit der Entstehung von Zersetzungsprodukten unserer Narkotica in Zusammenhang stehen.

HENDERSON und GRAHAM haben der Meinung Ausdruck gegeben, daß aus dem Chloroform in der Leber Salzsäure frei werde und diese das Parenchym nekrotisiere, eine Anschauung, die aber allgemein abgelehnt wird.

Sicher ist, daß die so geschädigten Lebern ihre spezifische Funktion nicht mehr ausüben können und daß sie für die Bekämpfung der durch jede Narkose entstehenden Säurebelastung mehr oder weniger ausfallen. Insofern wird es nicht überraschen, daß gerade diejenigen Patienten, welche schon vor der Narkose eine gewisse Leberschädigung besitzen, besonders gefährdet sind. Die Erfahrung lehrte uns, daß der Grad der Narkose und Operationsempfindlichkeit eines Patienten fast immer mit dem Grade der Leberschädigung parallel verläuft. Es ist klar, daß die Auswahl unserer verschiedenen Narkoseverfahren sich deshalb nach dem Zustand der Leber in besonderem Maße zu richten hat.

1. Stoffwechsel und Säurebasengleichgewicht.

Veränderungen der Leberfunktion, wie sie zweifellos unter dem Einfluß der Narkotica vorkommen, bedingen Veränderungen im Eiweiß-Kohlehydrat und Fettstoffwechsel. Da es sich nun meistens um saure Stoffwechselzwischenprodukte handelt, welche hierdurch in das Blut gelangen, so beschlagnahmen diese Säuren die Blutcarbonate und vertreiben die schwächere Kohlensäure aus ihren Bindungen, so daß sie durch die Lungen abgegeben wird. Die Folge davon ist eine Senkung der Pufferungskapazität des Blutes, und eine Senkung der Alkalireserve. Man erkennt hieraus, welche zentrale, bedeutungsvolle Rolle die Leber in dem Gesamtproblem der Acidosis einnimmt.

Es seien zunächst einige Daten über die wichtigsten Veränderungen im Organismus, welche den Säuren- und Basenhaushalt betreffen, kurz aus dem Schrifttum, soweit sie das Gebiet der Narkose umfassen, angegeben.

MENTEN und CRILE haben 1915 bei der Äther-, Chloroform- und Stickoxydulnarkose die Wasserstoffionenkonzentration des Blutes direkt gemessen und nach diesen Narkosen erhöht gefunden. Die Veränderungen dauerten nicht lange an, sie wurden durchschnittlich nach 45 Minuten bis 1 Stunde wieder ausgeglichen. Im Tierexperiment fanden später CARTER, MORRIS, BRANTICE, LUND und HARBO nach Äthernarkosen eine Abnahme der Bicarbonate des Plasmas. Gleichartige Veränderungen sind beim Menschen später von RAIMANN, BLOOM, VON AUSTIN, MORRIS und JONAS festgestellt worden. Auch COLLIP fand eine Verschiebung der pH-Zahl des Blutes nach der sauren Seite. ATKINSON, ETZ, VAN SLIKE, AUSTIN und CULLEN beobachteten eine Senkung des Kohlensäuregehaltes des Blutes und entsprechend eine Senkung der pH-Zahl des Blutes während der Narkose, die aber bald wieder ausgeglichen war. Sie sprachen zum ersten Male den Verdacht aus, daß es sich bei diesen Veränderungen nicht mehr um die Folge einer Akapnie durch Hyperventilation handeln könne, sondern daß die Senkung der Alkalireserve wahrscheinlich durch die Einwanderung von Säuren in das strömende Blut hervorgerufen sei, welche die Kohlensäure vertreiben.

HENDERSON und HAGGARD haben 1918 nach oberflächlicher Äthernarkose eine Herabsetzung der Kohlensäurekapazität des Blutes und der Kohlensäurespannung in der Alveolarluft gefunden, welche sie als Folge des Ätherreizes auf das Atemzentrum ansahen. Es sind ihre weitgehenden Schlußfolgerungen für die Gefahren der Narkose und für die Entstehung des Shocks durch übermäßige Ventilation und Kohlensäureverlust zur Genüge bekannt. Den Zustand der primären Senkung der Kohlensäurespannung des Blutes bezeichneten sie als Akapnie und erklärten die bei der Narkose auftretende Hypokapnie als Folge der Hyperventilation. Die Bedeutung ihrer theoretischen Vorstellungen für die Narkose ist erhalten geblieben, für die Entstehung des Shocks dagegen im großen und ganzen abgelehnt worden. Um nun die Senkung der Alkalireserve, die Verminderung der Blutbicarbonate, die Erhöhung des Blutzuckerspiegels, die Veränderung der Wasserstoffionenkonzentration des Blutes in Beziehung zur Leberfunktion zu bringen und die Veränderungen im Urin, wie die Höhe der Ammoniakzahl, den Gehalt an Zucker, die Reaktion des Urins hiermit vergleichen zu können, hat WYMER im großen Maßstabe Narkoseuntersuchungen angestellt, deren wichtige Ergebnisse aus den folgenden graphischen Kurven zu entnehmen sind.

Was zunächst die Alkalireserve anbetrifft, so fand WYMER, daß die Chloroformnarkose beim Menschen und Tier ohne operativen Eingriff in ganz charakteristischer Weise eine Senkung hervorruft, die auf längere Zeit bestehen bleibt, aber ihren höchsten Wert mit dem Ende der Narkose erreicht. Am Menschen haben wir diese Beobachtung seinerzeit vielfach bestätigen können, und es sind im Schrifttum über das Krankheitsbild der Azidose und der postoperativen Acetonurie eine große Anzahl von Angaben vorhanden,

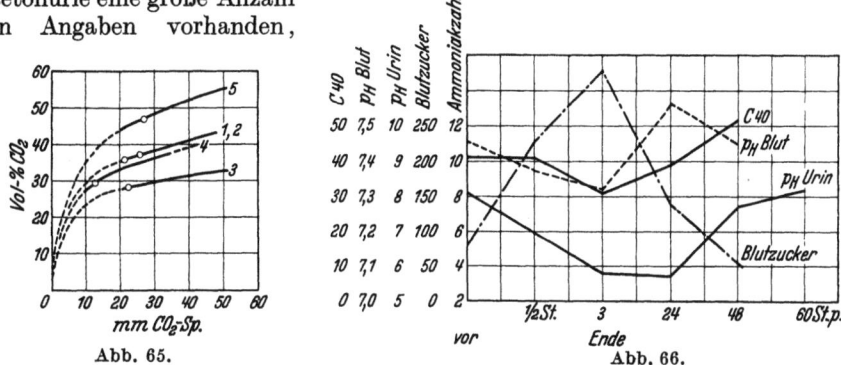

Abb. 65.

Abb. 66.

Abb. 65 und 66. Veränderungen des Säurebasenhaltes nach Äthernarkose.

welche zeigen, daß gesetzmäßig nach unseren operativen Eingriffen und nach Narkosen die Alkalireserve des Menschen um 10—20% sinkt, allerdings in Abhängigkeit von der Narkosetechnik. Es sei auf die Arbeiten der REHNschen Kliniken über die Operationsgefährdung von REHN, ACHELIS, EITEL, SCHNEIDER u. a. hingewiesen.

WYMER entdeckte nun erhebliche Unterschiede der Verlaufskurven der Alkalireserve zwischen Chloroform-, Äther- und Avertinnarkose. Zunächst sank die Alkalireserve bei allen Narkoseverfahren und blieb während der ersten 24 Stunden unter der Norm. Man darf das wohl in erster Linie als die Folgen einer lang andauernden Hypokapnie auffassen, hervorgerufen durch Verringerung der Ventilationsleistung. Jedoch ist sie sicherlich nicht die einzige Ursache für diese Erscheinung. In WYMERs Untersuchungen kam es ganz allein bei der Äthernarkose zu einem zweiphasigen Verlauf der Senkung des Carbonatspiegels, während bei der Chloroform- und Avertinnarkose nur eine einphasige Veränderung der Alkalireserve im Sinne der Senkung wahrnehmbar war. Bei Chloroform- und Avertinnarkosen sank die Alkalireserve für 24—28 Stunden, manchmal sogar etwas länger, ab, um dann allmählich zu normalen Werten zurückzukehren. Bei Äthernarkosen dagegen sank zunächst die Alkalireserve unter die Norm, überschritt dann aber dieses Niveau nach etwa 24 Stunden und es bewegte sich eine Zeitlang die Kurve im alkalischen Gebiet. Wir zweifeln nicht daran, daß diese eigenartige Wirkung des Äthers mit den typischen Veränderungen auf das Atemzentrum durch dieses Mittel direkt zusammenhängt.

McNIDDER stellte fest, daß bei jüngeren Individuen im Experiment unter Äther noch keine merkliche Störung des Säurebasenhaltes auftrat, während ältere, 4jährige Tiere dagegen schon deutliche Verminderungen der Alkalireserve sowie andere Zeichen schwerer Stoffwechselstörungen aufwiesen.

Ob man 'diese Beobachtungen direkt auf den Menschen übertragen kann, bleibt dahingestellt.

Gleichartige Versuche für Narcylen, für Äthylen und Lachgas sind von Ammon und Schröder u. a. angestellt worden, es blieb aber im allgemeinen die Alkalireserve auf gleicher Höhe, zum mindesten sind die Senkungen nach der Narkose verschwindend gering gewesen. In 63% ihrer Fälle konnte eine Rückkehr der Alkalireserve auf die Höhe des Ausgangswertes schon nach 24 Stunden festgestellt werden. Nur in 13% der Fälle, welche durch Komplikationen charakterisiert waren,

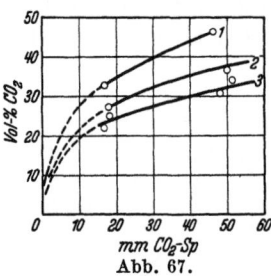 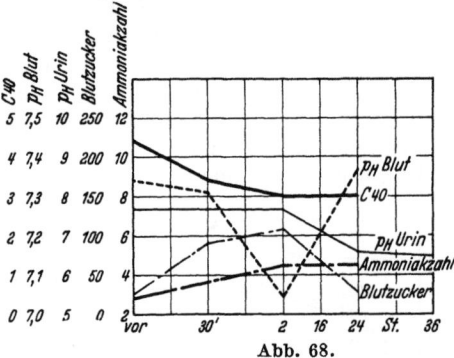

Abb. 67.   Abb. 68.

Abb. 67 und 68. Veränderungen des Säurebasenhaushaltes nach Chloroformnarkose.

blieb die Senkung länger bestehen. Bei der Kombination von Avertin und Gasnarkose waren nach 24 Stunden die Ausgangswerte der Alkalireserve wieder erreicht, im Gegensatz zu den Ergebnissen von Wymer mit Avertin allein. Achelis, der am Menschen Paralleluntersuchungen angestellt hat, fand die Bewegungen der Alkalireserve durchaus den Zahlen von Wymer entsprechend. Er konnte in seinem klinischen Material feststellen, daß Patienten

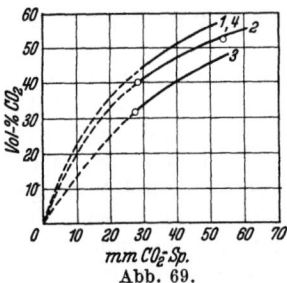 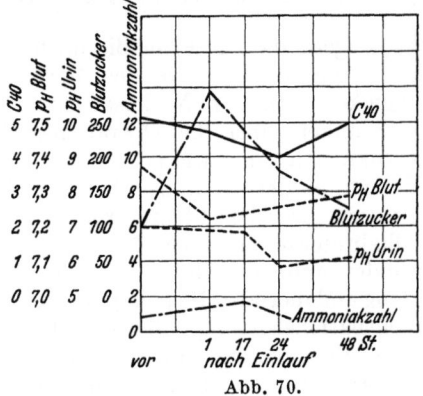

Abb. 69.   Abb. 70.

Abb. 69 und 70. Veränderungen des Säurebasenhaushaltes nach Avertinnarkose.

mit latenten und manifesten Leberschäden irgendwelcher Art, seien es Infektionen oder Geschwülste des Parenchyms oder der Gallenwege, erheblich stärkere Senkungen der Alkalireserve aufwiesen und daß der Wiederanstieg der Alkalireserve nach dem Eingriff gegenüber dem Lebergesunden mindestens um 4 Stunden verzögert war. Das geringe Absinken der Alkalireserve bei oberflächlicher Narkose mit Äther bezog er auf die zu diesem Zeitpunkt noch vorhandene Ätherhyperventilation. In vollkommener Übereinstimmung mit den Ergebnissen von Ammon und Schröder sah er eine Kompensierung der starken Verschlechterung des Alkalivorrates im Blute unter Avertin, wenn als Ergänzung Äther hinzugegeben worden war. Aus diesem Einfluß des analeptisch wirkenden Äthers geht deutlich hervor, welch besondere Bedeutung die Atemleistung für die Höhe des Bicarbonatspiegels im Blute unserer Patienten besitzt.

Keineswegs aber sind die Ventilationsveränderungen allein für die Höhe der Alkalireserve verantwortlich zu machen. Außerdem darf man sich nicht vorstellen, daß Senkungen der Alkalireserve irgendwie spezifisch für die Allgemeinnarkose seien, denn sie kommen auch nach Verwendung örtlicher Anästhesiemethoden und Leitungsanästhesien vor, wie KAPPIS und noch viele andere festgestellt haben, wenn auch das Ausmaß der Senkungen nach lokalanästhetischen Verfahren durchschnittlich geringer ausfällt als nach Narkosen.

Ich möchte hier einfügen, daß wir uns auf Anregung von E. REHN daran gewöhnt haben, die Höhe der Alkalireserve eines Patienten als Testprobe der gesamten Lage des Säurebasenhaushaltes und somit auch für die Leberfunktion und die Stoffwechsellage zu verwenden und prognostisch auszuwerten. ACHELIS fand, daß präoperative Azidose infolge von Leberschädigung an starken Störungen der Alkalireserve erkennbar wird, und daß diese Patienten insbesondere für Eingriffe im Gebiet der Bauchhöhle als hoch operationsgefährdet angesehen werden müssen. E. SCHNEIDER hat später gelegentlich Untersuchungen über das Wesen der Operationsgefährdung angegeben, daß in 24% des Gesamtmaterials der Kranken an einer Verminderung der Pufferungskapazität des Blutes bzw. Verminderung der Alkalireserve vor der Operation die erhöhte Operationsgefährdung erkannt werden könne.

Vergleicht man die Ausschläge der Alkalireserve bei Tier und bei Mensch nach gleichartigen Versuchsreihen, so muß festgestellt werden, daß die Veränderungen am Tier durchschnittlich bei allen Arten erheblich größer und von längerer Dauer sind als beim Menschen. Alle Autoren, die sich mit dieser Frage beschäftigt haben, gaben übereinstimmend an, daß am Patientenmaterial die Veränderungen manchmal recht flüchtiger Natur waren und daß das Ausmaß der Senkung im Durchschnitt 10% des Ausgangswertes nicht überschreitet. Nur ausnahmsweise kommen stärkere Veränderungen vor, so hat z. B. CASTILLO (Madrid) nach der Narkose eine durchschnittliche Senkung um 28,4% beobachtet. Man darf diese Differenz wohl als ein Zeichen auffassen, daß der menschliche Organismus über ein vorzügliches Pufferungs- und Ausgleichssystem des Säurebasenhaushaltes verfügt. Ganz analoge Beobachtungen über die Unterschiede zwischen Tier und Mensch konnten von E. SCHNEIDER für die Bewegung des Milchsäure- und des Zuckerspiegels im Blute erhoben werden.

Der Senkung der Alkalireserve entsprechend fand nun WYMER die Wasserstoffionenkonzentration des Blutes am Ende der Äthernarkose in allen Versuchen höher als im Anfang. Sie kehrt nach verschieden langer Zeit im Durchschnitt zwischen der 24. und 36. Stunde zur Norm zurück oder unterschreitet sie sogar. Die Blut-pH steht in engster Korrelation zu der pH-Zahl des Urins, da die Nieren dazu eingerichtet sind, Säure oder alkalische Valenzen je nach Bedürfnis passieren zu lassen. WYMER fand dementsprechend in absoluter Korrespondenz zu den Veränderungen im Blut die aktuelle Reaktion des Urins in den Säurebereich nach der Narkose verschoben, so wie wir dies schon in dem Kapitel über „Urinbefunde" weiter vorne auf Grund zahlloser Angaben im Schrifttum erwähnt haben. Auch diese Erscheinung aber kann im Menschen flüchtig und nicht mehr faßbar sein, vor allem, wenn die Prüfung mehrere Stunden nach der Narkose durchgeführt wird.

Im Durchschnitt war die Säuerung des Urins nach der 24.—48. Stunde ausgeglichen. Bei Verwendung von Äther fand man regelmäßig entsprechend den Veränderungen im Blut einen zweiphasigen Verlauf, insofern nämlich die pH-Kurve nach überschrittener Norm sich im alkalischen Gebiet eine Zeitlang weiter bewegte. Der Höhepunkt der Veränderung im Urin lag 6 Stunden auch

Beendigung der Narkose. Im Gegensatz zu der Verlaufskurve unter Äther blieb unter Chloroformnarkose der Urin für längere Zeit im sauren und erreichte niemals alkalisches Gebiet. Der tiefste Punkt lag gewöhnlich am Ende der 2. Stunde nach der Narkose, und zwischen der 14. und 16. Stunde kam es wieder zum Ausgleich. Bei der Avertinnarkose lag der niedrigste Wert etwa 1 Stunde nach der Narkose, und es kam der Ausgleich zwischen 24 und 48 Stunden zustande. Während bei Äthernarkose, nur eine ganz kurzfristige vorübergehende Säuerung des Urins innerhalb der ersten 12—24 Stunden beobachtet werden kann, so hält die Säuerung bei der Chloroform- und Avertinnarkose meistens nicht nur den 1. Tag an, sondern reicht bis in die Stunden des 2. Tages hinein, und es sind die Verschiebungen nach der sauren Seite erheblich stärker.

Man sieht, daß durch die sorgfältigen Untersuchungen von WYMER die im älteren Schrifttum angegebene Tatsache der Säuerung des Urins zwar bestätigt wird, daß aber nunmehr erst erkennbar wird, welche Veränderungen die Wasserstoffionenkonzentration des Urins nach Narkosen durchmacht und, daß diese als Ausdruck allgemeiner Stoffwechselveränderungen angesehen werden können.

Die Ammoniakzahlen fand WYMER am Tier und Menschen nach der Narkose gesetzmäßig erhöht. Im Kaninchenurin ist normalerweise kein Ammoniak vorhanden, aber nach der Narkose trat Ammoniak auf. Nach vorübergehender Erhöhung der Ammoniakausscheidung im Experiment und auch beim Menschen trat dann etwa nach 24 Stunden wieder eine Erniedrigung zur Norm oder sogar manchmal unter die Norm ein. Die hierbei aufgetretenen feineren Unterschiede zwischen den Narkoseverfahren lassen sich ohne weiteres aus den beigegebenen Kurven direkt ablesen.

Aus den entsprechenden Kurven von BERESOW wird erkennbar, daß die Ammoniakzahl in seinen Versuchen sehr ähnliche Veränderungen durchgemacht hat, daß auch er eine Erhöhung nach der Narkose gefunden hat, die allerdings bis zur 48. Stunde anhält.

Reststickstoffbestimmungen des Blutes sind meines Wissens von WYMER nicht ausgeführt worden. Wir entnehmen aus der Kurve BERESOWs, die hier beigefügt wurde, daß der Reststickstoffwert nach der Narkose erhöht ist, daß die Erhöhung unmittelbar nach der Narkose festgestellt werden kann und daß sie ungefähr bis zur 48. Stunde anhält.

Besondere Bedeutung kommt der Beobachtung des Blutzuckerspiegels zu, weil sich gesetzmäßig Veränderungen in Parallelität mit einer Säuerung des Organismus feststellen lassen. Insofern hat WYMER bei allen 3 Narkoseverfahren, welche einer eingehenden Untersuchung unterzogen worden waren, ein beträchtliches Ansteigen der Blutzuckerwerte am Tier festgestellt. Durchschnittlich erreichten die Werte das 3—4fache der Norm bei allen Narkosearten. Die Hyperglykämie war bei Äther-, Chloroform- und Avertinnarkosen deutlich nach 24 Stunden, ja manchmal noch nach 48 Stunden nachweisbar. Ein Zusammenhang mit den Bewegungen der Alkalireserve, der p_H-Zahl, des Blutes und der Säuerung des Urins konnte ohne weiteres erkannt werden. Auch in den Kurven von BERESOW kommt diese Beziehung deutlich zum Ausdruck. Sie beweist, daß der Blutzuckerspiegel sich in engster Korrelation mit dem Säurenbasenhaushalt befindet. Woher dies rührt, blieb bis heute völlig ungeklärt.

Die Parallelität zwischen Blutzuckerspiegel und Säuerung des Organismus ist vielen Autoren aufgefallen. CHASSIN und SCHAPIRO haben jedesmal bei einer Senkung der Alkalireserve einen gleichzeitigen Anstieg des Blutzuckerspiegels zu sehen bekommen. Die Differenzen des Blutzuckerspiegels sind nach den verschiedenen Anästhesieverfahren so different wie die Gesamtveränderungen des Säurenbasenhaushaltes. Durchschnittlich hat man an klinischem Patientenmaterial eine postoperative bzw. postnarkotische Hyperglykämie von 0,14 bis

0,17% gefunden. Selten sind diese Werte überschritten worden. Beim Tier dagegen hat man durchschnittlich nach eingreifenderen Narkosen mit Äther, Chloroform oder Avertin Werte von 0,3—0,5% und mehr gesehen. In der Hauptsache sollen diejenigen Patienten Hyperglykämie gezeigt haben, welche in aufgeregtem und nervösem Zustande zur Operation kamen und stärkere Exzitationserscheinungen aufwiesen, das sind Patienten von allgemein erhöhter Labilität; wir kennen sie als shockbereit und narkoseempfindlich. Bei ruhigen Kranken fallen die Gesamtstörungen des Stoffwechsels, also auch die Hyperglykämiephase milder aus. Hyperglykämie erheblichen Grades ist vornehmlich nach Operationen im Oberbauchgebiet, an der Leber, der Gallenblase und der Bauchspeicheldrüse gefunden worden. Überraschend hohe Werte kommen auch gelegentlich bei Gelenk- und Knochenoperationen vor. Liegen Erkrankungen der Leber und der Bauchspeicheldrüse vor, so ist der Anstieg der Hyperglykämiekurve steil und es bleibt die Veränderung bedeutend länger als beim Lebergesunden bestehen, als Ausdruck der Insuffizienz dieser Organe. Das Ausmaß des Blutzuckerspiegels, vor allen Dingen auch die Dauer der Veränderung, kann geradezu prognostisch für den betreffenden Fall verwendet werden. STEINMETZER und SWOBODA stellten nach Verwendung von *Morphin,* Chloralhydrat, Hedonal, Äther und Chloroform

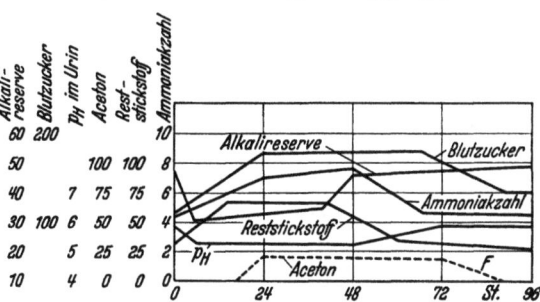

Abb. 71. Veränderungen des Säurebasenhaushaltes durch Operation und Narkose nach Untersuchungen von BERESOW.

eine Erhöhung des Blutzuckerspiegels von 30 oder 40% des normalen Wertes fest. Sie dauerte 4—9 Stunden. Sie erhielten lang andauernde Hyperglykämien schon bei unterschwelligen Dosen Chloralhydrat und Hedonal. CONYBEARE und seine Mitarbeiter erzielten ähnliche Ergebnisse bei der Verwendung von Urethan im Experiment. Sie fanden eine Steigerung des Wertes bis 0,29 mg-% und eine gewisse Abhängigkeit von der Dauer der Narkose. Sie bemerkten außerdem, daß gesetzmäßig die höchsten Blutzuckerwerte von der niedrigsten Körpertemperatur und dem niedrigsten respiratorischen Stoffwechselwert begleitet waren.

Bei Pernoctonverwendungen ist nach DIMITRIJEVICE nur eine mäßige Erhöhung des Blutzuckerspiegels gesehen worden; dasselbe dürfte für Barbitursäureabkömmlinge ähnlicher Art zutreffen, sofern nicht hoch überdosiert wird.

ARNHEIM fand seinerzeit im Blute seiner Versuchstiere einen Anstieg des Blutzuckerspiegels von 0,12—0,14 mg-%, nach Chloroformnarkose auf 0,3 bis 0,4 mg-%, Werte, wie sie auch von vielen Autoren gesehen worden sind. Das außerordentlich Wichtige seiner Experimente liegt darin, daß es ihm gelang, gleichzeitig eine Verminderung des Leberglykogens festzustellen. Dieser Schwund des Leberglykogens nach Narkosen bzw. durch Säuerung des Organismus ist auch von anderer Seite häufig festgestellt worden (BOEHM, ROSENBAUM, BATTIER und SOULIER, GARNIER und LAMBERT u. a.). Es sind im Laufe der Zeit eine Reihe von Theorien entstanden, deren Aufzählung und Erörterung hier zu weit führen würde. Sicheres über die Ursachen des Glykogenschwundes in der Leber und auch in den Muskeln wissen wir nicht. Es sei auf die Injektionsversuche mit Säuren an dieser Stelle hingewiesen, insbesondere diejenigen mit Milchsäure (E. SCHNEIDER u. a.) von der Pfortader aus, welche regelmäßig den Blutzuckerspiegel hoch treiben und eine histologisch einwandfreie völlige Verarmung der Leber an Glykogen hervorriefen.

Zweifellos handelt es sich um eine Glykogenmobilisation in der Leber. Darauf weisen wenigstens eine Reihe von interessanten Versuchen hin, z. B. konnte festgestellt werden, daß Äthernarkose auch dann noch Ätherhyperglykämie erzeugt, wenn das Großhirn oder die Nebennieren entfernt worden sind (MORITAS, STEWARD und ROGOFF). Ferner konnte festgestellt werden, daß nach Ausschaltung der Leber durch Ligatur der Lebervenen die Steigerung des Blutzuckerspiegels ausfiel. Künstliche Durchströmung von Lebergewebe mit Chloroformlösungen verursachte Glykogenschwund dieses Organs (vgl. hierzu KOCHMANN, Chloroformkapitel).

Auch FUSS und DERRA haben sich mit dem Problem der Narkosehyperglykämie gelegentlich ihrer Versuche über den Kohlehydratstoffwechsel befaßt und dargelegt, daß es sich wohl in der Hauptsache um eine Ausschwemmung des Zuckers aus der Leber, und nur zum geringen Teil um eine Minderaufnahme des Zuckers von seiten der Gewebe handele. Die Höhe des Blutzuckerspiegels scheint auch ihnen ganz und gar von der Funktionstüchtigkeit der Leber abzuhängen, wenn auch eine vorübergehende Speicherung von Zucker in den Geweben unter der Narkose nicht ganz abgelehnt werden konnte, die dann später zu einer Abgabe aus der Peripherie in geringem Umfang führt.

Von besonderer Wichtigkeit für die Narkose sind die Veränderungen des Milchsäurespiegels. Es ist eigenartig, daß WYMER seinerzeit auf die Untersuchung der Milchsäure relativ wenig Wert gelegt hat und es scheint mir, daß damals ihm die große Beteiligung der Milchsäure an der postnarkotischen Azidose noch nicht bekannt war. Wir entnehmen diese Meinung insbesondere aus seinen Schlußsätzen, in welchen er sich nur unbestimmt über das Wesen der postnarkotischen Azidose dahingehend äußert, daß sie durch hämatogene Säuerung eintrete, ohne zu sagen, was für Säuren damit gemeint sind. Bevor wir das Wesen der Azidose erörtern, seien hier die Ergebnisse einiger der wichtigsten Untersuchungen kurz skizziert. So hat EICHLER seinerzeit nach Äthernarkose stets Milchsäure und Phosphorsäure, aber nur gelegentlich Acetessigsäure und β-Oxybuttersäure im Tier vermehrt gefunden. Er entnahm schon damals aus seinen Beobachtungen, daß wohl die ersteren beiden es in der Hauptsache sind, welche die Abnahme der Alkalireserve und die Verminderung der Pufferungskapazität verursachen. Gerade diese beiden Körper aber ließen direkt die Vermutung zu, daß es sich am Ende um eine Störung im Gebiet der Muskeln handele. LONG hat seinerzeit nachweisen können, daß der Glykogengehalt des Warmblütermuskels nach 3stündiger Amytaläthernarkose um 20% herabgesunken war. SIMPSON und MACLEOD hatten gefunden, daß der Glykogenabbau im Muskel fast quantitativ zur Milchsäurebildung führe. EICHLER vermutete, daß der Milchsäuregehalt der Muskulatur unter dem Einfluß der Äthernarkose eine Steigerung erfahre, und prüfte im Tierexperiment diese Verhältnisse bezüglich der postnarkotischen Azidosis nach. Er konnte feststellen, daß die Ruhemilchsäure im Froschmuskel durch kurze Äthernarkose um über 100% gegenüber der Norm gesteigert wurde. Die Erhöhung dauerte noch lange nach dem Abbrechen der Narkose an und soll seiner damaligen Ansicht nach auf einem Angriff des Äthers auf den milchsäurebildenden Mechanismus beruhen. An eine Störung der Resynthese dachte er erst in 2. Linie. Die von allen Autoren, welche an diesem Problem gearbeitet haben, vorgefundene erhöhte Milchsäuremenge stammt zweifellos aus der Muskulatur und es spricht die Tatsache, daß die Dauer der postnarkotischen Säureverschiebung der Dauer der Milchsäureerhöhung im Blut parallel geht, dafür, daß sie es im wesentlichen ist, welche die Pufferungssubstanz des Blutes in Anspruch nimmt. EICHLERs Versuche sind seinerzeit nur am Kaltblütermuskel des Frosches durchgeführt worden. Er glaubte aber berechtigt zu sein, die Verhältnisse auf den Warmblüter zu übertragen.

Kaninchen 2300 g.

Blut arteriell aus der Carotis	Blutzucker mg-%	Milchsäure mg-%	Milchsäure im Muskel mg-%	Alk.-Res.	Refraktion Skalenteile
1. normal . .	141	18,6	19	62,6	55
		30 Min. tiefe Äthernarkose			
2. danach . .	273,6	36,5	43,5	42,8	53
		Narkose 30 Min. weiter			
3. danach . .	205,4	42,9	65,6	45,7	50

Die Reduktion des Atemvolumens war in diesem Versuch deutlich (EICHLER).

In den Versuchen von RONZONI ging die Überschwemmung der Milchsäure und ihr Verschwinden den Veränderungen der p_H-Zahl des Blutes und den Bewegungen der Alkalireserve durchaus parallel, genau wie in der nebenstehenden Tabelle nach E. SCHROEDER. H. SCHMIDT hat festgestellt, daß der Äthergehalt des Blutes an sich auf die Milchsäureproduktion keinen Einfluß hat. SCHMIDT und SCHÄTZLER verwandten die EMBDENsche Technik der Milchsäurebestimmung im Muskel des Kaltblüters und belasteten ihre Tiere durch Narkose. Sie konnten eine Störung der Milchsäureresynthese nicht nachweisen, sie fanden höhere Werte, also eine Anhäufung von Milchsäure. Beide Autoren haben die Erfahrung des Tierexperimentes am Menschen nachgeprüft und Milchsäurebestimmungen im Blut nach kurzen Rauschnarkosen, nach langen Lachgasnarkosen und Äthernarkosen ausgeführt. Stets fand man eine Erhöhung des Milchsäurespiegels, und zwar eine Erhöhung um etwa das 5—7fache des Ausgangswertes nach Äthernarkose, während bei Verwendung von Gasnarkotica die Erhöhung sich in mäßigen Grenzen hielt und nach 24 Stunden wieder verschwunden ist. Da eine Resynthesenstörung von ihnen nicht gefunden werden konnte, so vermuteten sie eine Leberfunktionsstörung. Genau wie bei LANZNER schienen aber bei der quantitativen Berechnung der Versuche erhebliche Schwierigkeiten aufgetreten zu sein. Es reichte nämlich die nachgewiesene Milchsäureerhöhung nicht dazu aus, um die Senkung der Alkalireserve völlig zu erklären. Deswegen blieb die Frage offen, welche anderen Säuren noch an der Aufzehrung der Carbonate des Blutes beteiligt sind.

Zu ähnlichen Ergebnissen kam DIMITRIJEVICE. Er sah die Blutmilchsäure gleichzeitig mit einer Senkung der Alkalireserve gesteigert und umgekehrt. Der Hauptwert seiner Untersuchungen liegt auf einem Umstand, der praktisch von größter Bedeutung ist; er konnte nämlich feststellen, daß bei der Äther-Sauerstoffnarkose nicht nur eine erheblich geringere Milchsäuremenge im Blut erschien, sondern daß auch die Senkung der Alkalireserve sehr gering ausfiel. Zu genau denselben Resultaten kamen FUSS und DERRA gelegentlich ihrer Untersuchungen über den Kohlehydratstoffwechsel bei Narkosen. Sie fanden nach Avertinnarkosen und Äthertropfnarkosen eine außerordentlich starke Erhöhung des Milchsäurespiegels im Blut, die schon sehr früh nach Beginn der Narkose feststellbar war. Die Erhöhungen kehrten 2—3 Stunden nach Absetzen der Ätherzufuhr zur Norm zurück, und manchmal soll es hiernach zu subnormalen Werten gekommen sein. Die Blutmilchsäure stieg steiler an als der Blutzuckerspiegel und blieb oft auch länger als letzterer hoch. Das Verhältnis zwischen Blutmilchsäure und Blutzucker war während und nach den Narkosen aber niemals konstant.

Von wesentlicher Bedeutung ist nun, daß die Sauerstoffversuche von DIMITRIJEVICE, von FUSS und DERRA in vollem Umfange bestätigt werden konnten. Es gelang ihnen nämlich durch Verwendung der Sauerstoffäthernarkose an Stelle der üblichen Äthertropfnarkose ohne weiteres den Anstieg des Milchsäurespiegels im Blut auf die Dauer der Narkose einzuschränken. Kaum setzte man die Sauerstoffzufuhr ab, begann unter den Nachwirkungen des Äthers der Milchsäurespiegel wieder anzusteigen. Auch die postnarkotische Milchsäuresteigerung konnte durch erneute Sauerstoffinhalation verhindert, bezw. beseitigt werden. Überaus interessante Versuche zu diesem Thema hat neuerdings SEBENING veröffentlicht. Seine Milchsäurestudien führten schließlich zu einer Milchsäurebelastungsprobe des Organismus bei verschiedenen Narkosen, insbesondere auch bei der Äthernarkose. Er fand nach Äther- und Avertinnarkosen noch mehrere Tage lang eine Verminderung der Fähigkeit des Organismus, infundierte Milchsäure des Organismus zu beseitigen. Es gelang ihm geradezu, durch die Milchsäurebelastungsprobe Spätschäden des intermediären Stoffwechsels aufzudecken. Seine Probe erinnert direkt an die Zuckerbelastungsprobe von EITEL, und seine Ergebnisse erinnern an diejenigen, welche die EPPINGERsche Schule bei den herzkranken Patienten festgestellt hat.

Autor	Aceton		Acetessigsäure		Bemerkungen
	ante in %	post in %	ante in %	post in %	
GRAMÉN . . .	9,9	67,7	—	—	bezieht sich auf Ketonurie
ORTH	—	33	—	—	
LOESSEL . . .	6	44	—	—	nach Lokalanästhesie 80%
DION	—	77	—	—	
VOLKMANN . .	16	42	3	6	
BERESOW . . .	—	43	—	—	69% ♀, 23% ♂
HEIDECKER . .	—	40—60	—	—	35% ♂, 50% ♀, 85% Kinder, Narkose 50%, Lokalanästhesie 30%
KAPPIS . . .	—	20—80	—	—	
STAVRAKI . .	36,3	63	—	—	
DERANKOVA . .	—	70,4	—	30,4	Spinalanästhesie 56,3%, Lokalanästhesie 60%
SCHUBERT . .	—	67	—	—	Äthernarkose 40%, Lokal 55%

Wir haben endlich, in Ergänzung zu diesen Angaben, auf die im Nierenkapitel beschriebenen Veränderungen des Urins im Sinne der Ketonurie hinzuweisen. Ich habe aus der neueren Literatur über das Problem der Azidose einige Angaben in der beifolgenden Tabelle zusammengestellt, welche in Ergänzung der früheren mitgeteilten Zahlen einen Einblick gewähren, in welchem Ausmaße Ketonurie, bzw. das Auftreten von Aceton, Acetessigsäure und gelegentlich auch einmal von β-Oxybuttersäure im Urin vor und nach den Narkosen, zu finden ist. Da es sich hierbei um Stoffwechselzwischenprodukte sauren Charakters handelt, die mit den gesamten Veränderungen des Säurebasenhaushaltes, also mit der Senkung der Alkalireserve, der Säuerung des Blutes, der Erhöhung des Blutzuckerspiegels und Milchsäurespiegels im Blut auftreten, so können sie im Rahmen der gesamten Beurteilung nicht vernachlässigt werden.

2. Über das Wesen der Azidose.

Über das Wesen der Azidose ist im Laufe der Jahre eine ungeheure Literatur entstanden. Wir können im Rahmen dieser Abhandlungen natürlich nur diejenigen Beobachtungen bringen, welche sich auf die Folgen der Allgemeinnarkose beziehen. Vom klinischen Standpunkte aus unterscheidet man zwischen diabetischer Azidose und der nicht diabetischen Azidose, unter welch letztere die Säuerung des Organismus nach Operationen und Narkosen zu rechnen ist. Bezüglich des Krankheitsbildes der Azidose sei auf die wichtige Zusammenstellung von HERBERT ELIAS in den Ergebnissen der Inneren Medizin und Kinderheilkunde 1924 mit vorzüglichem Literaturverzeichnis hingewiesen. Ganz am Ende dieser Arbeit findet man die Veränderungen des Säurebasenhaushaltes nach den Narkosen erwähnt, und angegeben, daß sie offensichtlich mit der Güte der Technik der Narkose zusammenhänge. Die wichtigen Untersuchungen von WYMER, LANZNER, FUSS und DERRA haben diese Vermutung durchaus bestätigt. Wir wissen heute, daß nicht nur die Gasnarkotica gegenüber den Inhalationsnarkotica und dem Avertin erheblich geringere Veränderungen des Säurebasenhaushaltes erzeugen, sondern daß auch die Verabfolgung von höheren Sauerstoffprozenten wesentlichen Anteil daran hat, daß die postnarkotische Säuerung beherrscht oder verhindert werden kann. Unter Hinweis auf die klinische Beschreibung des Krankheitsbildes der Azidose in dem Abschnitt über die Narkosefolgen und deren Mortalität seien an dieser Stelle lediglich einige Angaben über das Wesen der Azidosis mitgeteilt.

Übersieht man zunächst die zahlreichen Versuche über den Säurebasenhaushalt nach Narkosen, so wird offenbar, daß die gesetzmäßigen Verschiebungen des Gleichgewichtes nach der sauren Seite niemals durch einen Faktor allein, also etwa die Kohlensäure allein zu erklären sei, sondern daß es sich um einen äußerst komplexen Vorgang handelt. Außer der Kohlensäure, die reichlich genug im Körper entsteht, kommen noch die Milchsäure- und die sauren Produkte des Eiweiß- und Fettstoffwechsels in Frage.

Drei Organe sind im wesentlichen an der Aufrechterhaltung des Säurebasenhaushaltes beteiligt. Die Lungen, die Leber und die Nieren. Man kann deshalb hiernach klinisch 3 verschiedene Formen der Azidosis unterscheiden. Was zunächst die pulmonale Form anbetrifft, so bezieht sie sich auf die Abgabe von Kohlensäure durch die Atmung. Die Kohlensäure wird als schwache Säure durch stärkere hämatogene Säuren aus ihrer Bindung vertrieben und durch die Lungen abgeraucht. Da dieser Vorgang außerordentlich schnell vonstatten geht, so kommt die Kohlensäure lediglich für plötzliche Veränderungen der p_H-Zahl des Blutes (EPPINGER), nicht aber für die nach Narkosen und Operationen beobachteten langdauernden Veränderungen der Pufferungskapazität des Blutes in Frage. Sie scheidet also als wesentliche Ursache für die postoperative Azidosis aus, trotzdem betont werden muß, daß sie an ihr beteiligt sein kann, sowie durch narkotische Wirkungen langdauernde Minderleistung der Ventilation eingetreten ist.

Nachdem der Abbau der Eiweißkörper von zahlreichen namhaften Autoren ziemlich weitgehend geklärt werden konnte und es heute feststeht, daß die dabei entstehenden Abbauprodukte im allgemeinen nicht säuernd wirken, so scheiden auch diese als Ursache der postoperativen Azidosis aus. Allenfalls können als Endprodukte des Eiweißabbaues Körper, welche dem Kohlehydratstoffwechsel angehören, nämlich Milchsäure und Brenz-Traubensäure, gelegentlich säuernd wirken, sofern nicht aus größeren Wundgebieten autolytische saure Produkte sich an den Verschiebungen der p_H-Zahl beteiligen.

Es kommen ferner als Säuren die Zwischenprodukte des Kohlehydrat- und Fettstoffwechsels, Aceton, Acetessigsäure und β-Oxybuttersäure, wie man sie oft nach Narkosen gefunden hat, in Frage. Zum Verständnis dieses komplizierten Vorganges erinnere man sich am besten an die Verhältnisse des Diabetes.

Die Zuckerkrankheit soll nach den Anschauungen von THANNHAUSER auf einer mangelhaften Glykogenfixationsfähigkeit der Leber als Folge einer bestehenden Insuffizienz des Inselapparates der Bauchspeicheldrüse beruhen, d. h. die Leber kann offenbar bei dieser Krankheit mit den ihr angebotenen Glykogenmengen nichts anfangen oder nicht genügend anfangen. Die normale Leber vermag alle diejenigen Kohlehydrate zu verwerten, welche ihr in der Form des

Leberglykogens angeboten werden, eine Fähigkeit, welche dem Zuckerkranken fehlt. Es bleiben nunmehr die zugeführten Kohlehydrate ungenutzt im Körper, bzw. im Blut zurück. Dadurch nun, daß der Zuckerstoffwechsel und der Fett-stoffwechsel aufs engste miteinander gekuppelt sind, kommt es durch Mangel an brennfähigem Material zu Oxydationsstörungen und zur Bildung niederer Fett-säuren. Beim Gesunden stellen die Endprodukte des Stoffwechsels die Kohlen-säure und das Wasser dar. Beim Diabetiker jedoch erscheinen die Zwischen-stufen des Stoffwechsels im Blut und im Urin. Statt Kohlensäure und Wasser entstehen niedrigere Abbaustoffe des Fettstoffwechsels, nämlich Aceton, Acet-essigsäure und schließlich β-Oxybuttersäure, die dann ihrerseits als Säure eine Störung der Pufferungskapazität des Blutes hervorrufen. Umgekehrt macht sich z. B., soweit man weiß, bei künstlicher Steigerung der Zucker- und Kohle-hydratverbrennung eine Verschiebung der Reaktion des Organismus nach der alkalischen Seite bemerkbar.

Unter den Einwirkungen der Narkotica kann es nun meines Erachtens sich nicht um eine primäre Störung des Inselapparates der Bauchspeicheldrüse handeln, wenigstens wissen wir hiervon nichts, sondern wir sind zu der Annahme gezwungen, daß das Auftreten abnormer Stoffwechselprodukte auf einer direkten Störung der Leberfunktion durch die Narkotica beruht, die sich in gleicher Richtung wie bei dem echten Diabetes auswirkt. Daß die Leber funktionelle Veränderungen ihres Parenchymes während der Narkose erleidet, geht zur Genüge aus den Veränderungen der Funktionsproben hervor. Eine gesunde Leber vermag die Narkosebelastung gut auszuhalten, dagegen versagt ein geschädigtes krankes Organ. Insofern kann das Auftreten von sauren Stoff-wechselprodukten nicht nur als Gradmesser der Narkosebelastung, sondern als Maßstab der Stoffwechselstörung bzw. als Maßstab der Leberfunktionsstörung angesehen werden.

Ganz besonders ungünstig liegen natürlich die Verhältnisse im Falle einer diabetischen Erkrankung. MACLIN erwähnt, daß meistens beim Diabetiker schon vor der Operation Acetonurie, eventuell sogar die Ausscheidung von Acetessig-säure und β-Oxybuttersäure festgestellt werden kann. Die Menge des aus-geschiedenen Zuckers bei der Zuckerkrankheit spielt gegenüber der Feststellung saurer Stoffwechselprodukte im Urin für die Gefährdung des Patienten die geringere Rolle. Wir müssen demnach bei dem Vorliegen eines Diabetes un-bedingt eine vermehrte Einschwemmung saurer Stoffwechselprodukte durch die Narkose zu vermeiden suchen, denn sie würde sich zu den vorhandenen Säuren addieren und damit unmittelbar die Katastrophe heraufbeschwören. Wir finden im Schrifttum über die Operabilität schwer Zuckerkranker, ohne daß im all-gemeinen auf die Ursachen der Katastrophe eingegangen wird, immer wieder die Warnung vor der Narkose betont.

Es hat sich nun aber herausgestellt, daß das quantitative Ausmaß dieser dem Fettstoffwechsel entstammenden sauren Produkte nicht annähernd ausreicht, um die Säuerung des Organismus, wie wir sie nach Narkosen und Operationen erkennen können, zu erklären, es sei denn, daß der betreffende Patient sich im prä- oder komatösen Zustand durch Zuckerkrankheit befindet.

Bleibt also noch die Milchsäure, welche der heutigen Auffassung nach als Hauptfaktor hämatogener Säuerung angesehen werden muß.

Die Milchsäure kann als intermediäres Stoffwechselprodukt des Kohlehydrat-abbaues auftreten, muß es aber nicht. Bei dem Kohlehydratabbau tritt nach den Anschauungen von NEUBERG und NOBEL als Zwischenstufe mit 3 Kohlen-stoffatomen das Methylglyoxal auf. Der Nachweis, daß dieser Körper auch beim Menschen vorhanden ist, konnte unter Mitwirkung von NEUBERG vor Jahren durch VOGEL, WIDMANN und SCHNEIDER erbracht werden. Zur Entstehung des

Glyoxals ist keine Sauerstoffzufuhr notwendig, sondern nur die Aufnahme von Wasser und von Phosphorsäure. Nun hat seinerzeit NEUBERG den Nachweis erbringen können, daß unter spezifischer Fermentwirkung gelegentlich aus dem Methylglyoxal durch Umlagerung Milchsäure wird, und zwar immer dann, wenn Kohlehydrat unter ungenügender Sauerstoffzufuhr zum Abbau kommt. Demgegenüber vollzieht sich unter ausreichender Sauerstoffversorgung der Kohlehydratabbau direkt über die Brenz-Traubensäure, ohne daß hierbei Milchsäure entsteht.

Die unter ungenügender Sauerstoffversorgung gebildete Milchsäure ist im Blute transportfähig, kann durch die Nieren nicht ausgeschieden werden, gelangt zur Leber und wird offenbar dort resynthetisiert. Die erste Vermutung, daß die Milchsäureresynthese in der Leber vor sich geht, stammt von EMBDEN und NORDEN.

Durch zahlreiche Injektionsversuche mit Milchsäure in die Pfortader von verschiedenen Autoren (LANZNER und SCHNEIDER) konnte der Nachweis erbracht werden, daß die der Leber zugeführte Milchsäure stets bei gesunder Leberfunktion verschwindet und gleichzeitig Hyperglykämie entsteht. Ausschaltung der Leber dagegen hat Milchsäurevergiftung und nach kurzer Zeit den Exitus zur Folge.

Wir müssen also zweierlei bei dem Problem der postoperativen Azidosis, soweit sie den Kohlehydratabbau und die Milchsäurebildung anbetrifft, unterscheiden. 1. Die Herkunft des Milchsäureüberschusses, 2. die Resynthese der Milchsäure. Die Arbeiten derjenigen Autoren, welche sich bisher um die Klärung dieser Frage bemüht haben, scheiterten alle daran, daß die Funktion der Leber nicht mit berücksichtigt worden war. Die Versuche von EICHLER, von LANZNER, WHESLY-BOURNE, STEHLE u. a. haben durch Feststellung des Milchsäurespiegels in verschiedenen Regionen der Blutbahn eindeutig den Beweis erbracht, daß die unter den Bedingungen der Narkose feststellbare Erhöhung des Milchsäurespiegels davon herrührt, daß in den Gebieten der Muskulatur im vermehrten Maße Milchsäurebildung zustande kommt. Man hat für diese Mehrproduktion an Milchsäure zunächst die Exzitationsphase verantwortlich gemacht, weil in ihr eine erhöhte Muskeltätigkeit vorhanden ist. Zwar gelang es vielen Autoren, den direkten Nachweis einer Erhöhung des Milchsäurespiegels während der Exzitationsphase und bei andersartiger Mehrleistung der Muskulatur zu erbringen. Aber dieser Umstand reicht nicht aus, um die lang andauernde Erhöhung des Milchsäurespiegels unserer narkotisierten Patienten zu erklären. Ganz im Gegenteil ist das Charakteristische der Narkose die muskuläre Entspannung, während welcher dann gesetzmäßig eine Minderproduktion von Milchsäure entsprechen müßte. Dies ist nicht der Fall. EICHLER sowohl wie SCHNEIDER konnten den Nachweis erbringen, daß auch bei vollkommener Muskelruhe eine gewaltige Steigerung des Milchsäurespiegels im Blut nachweisbar bleibt, und deswegen muß heute die Vermutung EICHLERs bestätigt werden, daß nämlich die Milchsäureproduktion unter den Bedingungen der Narkose vermehrt ist. Sie kann den heutigen Anschauungen nach nur auf einer Verschlechterung der Sauerstoffversorgung beruhen. Wie wir uns diese zu erklären haben, bleibt zunächst dahingestellt. Die gesamte Gruppe der Gasnarkotica und auch geringe Dosen von Äther regen nachweisbar den Kreislauf an. Man kann sich dementsprechend eine verschlechterte Sauerstoffzufuhr der Peripherie hiernach nicht vorstellen. Es muß aber zugegeben werden, daß gerade bei den Gasnarkotica und auch bei leichter Äthernarkose die Gesamtausschläge des Säurebasengleichgewichtes nach der sauren Seite stets sehr gering ausgefallen sind, daß die größten Verschiebungen wahrgenommen worden sind, wenn die Narkosen tief waren und unter Umständen sogar eine cyanotische Phase durchgemacht wurde.

Diese Beobachtung zeigt meines Erachtens, wie ungeheuer wichtig für die Aufrechterhaltung des Säurebasengleichgewichtes die Technik der Narkose ist. Die Vermeidung tiefer Vollnarkosen mit Depressionen des ventilatorischen Systems verhindert die Bildung größerer Mengen von Milchsäure dadurch, daß die Sauerstoffversorgung der Peripherie erhalten bleibt. Es sei auf die außerordentlich wichtigen Ergebnisse von DIMITRIJEVIC, FUSS und DERRA nochmals hingewiesen, welche den einwandfreien Beweis bringen konnten, daß eine Erhöhung des Sauerstoffpartialdruckes im Inhalationsgemisch an Stelle des üblichen Sauerstoffgehaltes in der Luft klinisch sowohl wie im Experiment dazu führten, daß eine Erhöhung des Milchsäurespiegels vermieden wurde, und eine Vermehrung desselben auskorrigiert werden konnte.

Diese Versuche dürfen wohl als der direkte Beweis angesehen werden, daß die Mehrproduktion von Milchsäure unter den Bedingungen der Narkose tatsächlich mit dem Sauerstoffmangel in der Peripherie zu tun hat. Ob hieran vielleicht Veränderungen des Hämoglobin, bzw. des Blutes selbst oder Veränderungen der peripheren Störung der Gefäßregulation beteiligt sind, entzieht sich heute noch gänzlich unserer Beurteilung. Ich halte aber besonders das letztere für wahrscheinlich. Ganz ähnlich, wie unter den Bedingungen der Narkose sehr frühzeitig die Thermoregulation des Organismus gestört wird, so dürfte schon unter den Bedingungen einer leichten Narkose die Regulation des Blutstromes nach den sauerstoffbedürftigen Regionen hin eine vorübergehende Schädigung erleiden.

Wie wir wissen, wird die vermehrte Milchsäure der Leber zugeführt und kann dort von dem gesunden Organ resynthetisiert werden. Da wir es aber unter den Bedingungen der Narkose, zum mindesten während des Toleranzstadiums, fast immer mit leichten oder schwereren Störungen der Leberfunktion zu tun haben, so dürfte es nicht weiter erstaunlich erscheinen, daß die nunmehr angebotene Milchsäure von diesem Organ zeitweise nicht mehr regulär verarbeitet werden kann, sondern daß sie längere Zeit im Blute kreist. Wir haben es also unbedingt bei den Erscheinungen der Narkose nicht nur mit einer vermehrten Milchsäureproduktion, sondern auch mit einer gestörten Resynthese in der Leber zu tun.

Die von der Leber nicht zur Verarbeitung gelangten Mengen Milchsäure wirken im Blut als Säure und beschlagnahmen Puffersubstanzen. Die Alkalireserve sinkt. Erst mit Rückkehr der vollen Funktionstüchtigkeit der Leber wird der erhöhte Milchsäurespiegel im Blute durch Verarbeiten dieser Säure wieder erniedrigt und Alkali frei. Die Höhe der Alkalireserve des Blutes kehrt allmählich zur Norm zurück. Bei denjenigen Kranken allerdings, deren Leber durch das Narkoticum selbst eine schwerere organische Schädigung erleidet, bleibt der Milchsäurespiegel hoch. Es kommt unter Umständen zu dem klassischen Bild dekompensierter Azidose mit allen Symptomen der Säurevergiftung.

Die Überlastung des Organismus mit Säuren irgendwelcher Art jedoch bedeutet unseren klinischen Erfahrungen nach stets eine außerordentliche Erhöhung der Labilität des gesamten Nervensystems (ELIAS). Sie bedeutet, wie REHN und seine Schüler immer wieder betont haben, eine Erhöhung der Shockbereitschaft, eine Erhöhung der Narkoseempfindlichkeit (vgl. den Spezialabschnitt) und damit eine erhöhte Operationsgefährdung des Patienten. Von ersten Anästhesiten Amerikas wurde wiederholt hervorgehoben, daß man im Zustand der Säurevergiftung durch Hauptkrankheit oder Nebenkrankheiten unbedingt diejenigen allgemein narkotischen Verfahren einschränken müsse, welche an sich zu einer Überschwemmung des Körpers mit Säuren führen, weil diese Patienten hoch labil seien und man überraschende plötzliche Todesfälle erwarten müsse.

Literatur.
Leber und Stoffwechsel.

ACHELIS: Narkose u. Anästh. **1**, 541 (1918). — ACHELIS, HANS (Freiburg Br.): Zbl. Chir. **1929**, Nr 39, 2454. — ACHELIS, H. u. E. SCHNEIDER: Dtsch. Z. Chir. **217**, H. 3/4 (1929). v. AMMON u. SCHRÖDER: Dtsch. Z. Chir. **222**, H. 3/5, 145. — ATKINSON u. ETS: J. of biol. Chem. **1922**, 52. — AUSTIN u. JONAS: J. med. Sci. **153**, 81 (1917).

BERESOW, E. L.: Arch. klin. Chir. **144**, 222 (1927); **149**, H. 3, 571—582 (1928). — BIJLSMA, U. G. (Utrecht): Arch. internat. Pharmacodynamie **35**, 13 (1928). — BIOLATA, D.: Ann. ital. Chir. **9**, 1088 (1930). — BÖMER, MAX: Arch. f. exper. Path. **149**, H. 3/4, 247 (1930)— BURGE, E. and D. J. VERADE (Urbana): J. of Pharmacol. **34**, 299 (1928).

CHASSIN u. SCHAPIRO: Arch. klin. Chir. **153**, 344. — COLLIP: Brit. J. exper. Path. **1920**, 1. — CONYBEARE, E. T., DENSHAM, MAIZELS u. PEMBERY: Proc. physiol. Soc., 15. Okt. **1927**. — CRILE u. VENTEN: Amer. J. Physiol. **38**, 225 (1915).

DIETEL, F. G.: Arch. klin. Chir. **163**, 452 (1931). — DIMITRIJEVIC, IL. N.: Arch. f. exper. Path. **151**, 91—99 (1930).

EICHLER: Narkose u. Anästh. **4** (1929). — EITEL, H.: Dtsch. Z. Chir. **226**, H. 5/6 (1930). — ELIAS: s. Literatur der Azidose, Kap. V. — ESTES, A. M.: u. W. E. BURGE (Urbana): Curr. Res. Anaesth. a. Analg. **7**, H. 2 (1928).

FISCHER, H. (Zürich): Arch. f. exper. Path. **138**, 169 (1928). — FISCHLER: Physiologische Pathologie der Leber, 1925. — FISCHLER u. HJÄRRE: Mitt. Grenzgeb. Med. u. Chir. **40**. FUSS u. DERRA: Z. exper. Med. **72**, 313—336 (1930); **73**, 541—556 (1930); **73**, 532—539 (1930); **73**, 514—531 (1930); **73**, 506—523 (1930); **76**, 731—737 (1931).

GRAMÉN: Acta chir. scand. (Stockh.) Suppl. **1** (1922).

HENDERSON: Amer. of Physiol. **21** (1908); **23** (1908/09); **24** (1909); **27** (1910). — HORSTER, H. u. H. BRUGSCH: Arch. f. exper. Path. **147**, 193 (1930).

KAPPIS: Zbl. Chir. **1927**, Nr 45, 2860. — KAPPIS, M. u. GG. SOIKA: Schmerz, Narkose u. Anästh. **2**, 1 (1928). — KINGREEN, O.: Arch. klin. Chir. **163**, 648 (1931). — KLIMKÓ, DESZÖ (Budapest): Orv. Hetil. (ung.) **74**, Nr 29, 115 (1930). — KOTSCHNEFF, N.: Arch. f. exper. Path. **147**, 168—172 (1929).

LANGE, HERMANN u. NORBERT HENNING: Arch. f. exper. Path. **131**, 115—118 (1928). — LAWRENCE, R. D. M. D.: Roy. Soc., April 1929. — LEE, Q. B.: Curr. Res. Anaesth. a. Analg. **7**, H. 6 (1928). — LELČUK, B.: Med. Mysl' (russ.) **1927**, H. 3—5, 53—63. — LOESSL: Budapesti oroo. ijsay **23**, Nr 49, 1461 (1925). — LUCAS, G. H. W.: J. of Pharmacol. **33**, 264. — LUCAS (Toronto): J. of Pharmacol. **34**, 223.

MACLEAN, H.: Curr. Res. Anaesth. a. Analg. **7**, H. 4 (1928). — McNIDER: J. of exper. Med. **28**, 517 (1918). — MAGEE, H. G. and A. E. GLENNIE: Proc. physiol. Soc. 23. Juli 1927. — MALOFF, G. A.: Arch. f. exper. Path. **134**, 168 (1928). — MORRIS: J. of amer. med. Assoc. **1917**, 68.

NEUBERG u. NOBEL: Biochem. Z. Arbeiten seit 1928. — NOTHNAGEL: Berl. klin. Wschr. **1866**, 31.

ORR, J. S. (Paris): Curr. Res. Anaesth. a. Analg. **7**, H. 6 (1928).

PAVEL, J. ST. MILCO et J. RADVAN: C. r. Soc. Biol. Paris **102**, 131 (1929). — PITT, N. E.: Proc. physiol. Soc., Okt. **1927**. J. of Physiol. **64**, 64. — PSCHENITSCHNIKOW, S. W.: Schmerz, Narkose u. Anästh. **3**, 85 (1930).

REHN u. EITEL: Klin. Wschr. **1932 II**, Nr 13, 529—533. — REIMANN u. BLOOM: J. of biol. Chem. **36** (1918). — RONZONI, HÖCHIG, EATON: J. biol. Chem. **77**. — ROSENAK ISTVAN: Gyógyászat (ung.) **70**, Nr 18, 438 (1930). — ROSENTHAL and BOURNE: J. amer. med. Assoc. 4. Febr. **1928**. Curr. Res. Anaesth. a. Analg. **7**, H. 5 (1928). — ROSENTHAL, SANFORD N. and WHESLY-BOURNE: Z.org. Chir. **40**, H. 4, 200. — ROTH, P.: Curr. Res. Anaesth. a. Analg. **6**, H. 6 (1927). — RYŽICH, A. u. L. FISCHMANN: Nov. chir. Arch. (russ.) **16**, Nr 1, 68—100 (1928). Verh. 20. Kongr. russ. Chir. Moskau, 26.—30. Mai **1929**.

SCHMIDT, H. u. E. SCHMUTZLER: Schmerz, Narkose u. Anästh. **3**, 310 (1930). — SCHNEIDER, E.: Dtsch. Z. Chir. **226**, H. 3/4 (1930). — SCHNEIDER u. WIDMANN: Klin. Wschr. **12**, 14 (1929). — SIMNITKY, W. S., S. A. WISCHNEWSKÝ (jun.) u. S. A. SATWORNITZKAJA: Pflügers Arch. **225**, 648—653, (1930). — SIMPSOM u. MACLEOD: Amer. J. Physiol. **1917**. — SKÖLD, E.: Arch. klin. Chir. **151**, 600. — STAVRAKI: Ref. Z.org. Chir. **43**, Nr 5. — STEINMETZER, K. u. F. SWOBODA: Biochem. Z. **198**, 259—267 (1928)· THANNHAUSER: Lehrbuch der Stoffwechselerkrankungen. — TIFFENAU, LÉVI und BROUN: Bull. Soc. Thér. **1930**, No 7.

VAN SLIKE, HUSTIN u. CULLEN: J. of biol. Chem. **1922**, 53. — VARLAKOW, M.: Verh. 3. russ. physiol. Kongr., Moskau 28. Mai bis 2. Juni **1928**, 131. Leningrad 1928.

WHESLY-BOURNE: Brit. J. Anaesth. **1926**; Proc. roy. Soc. Med. **1926**. — WYMER, IMMO: Dtsch. Z. Chir. **195**, H. 6 (1926). — WYMER, I. u. H. FUSS: Schmerz, Narkose u. Anästh. **1928**, S 283.

ZAHLER, H.: Dtsch. med. Wschr. **1930**, 522.

G. Wirkung auf andere Organe.

1. Wirkungen auf das Gehirn.

Wir haben das Wesen der Narkose als eine reversible Vergiftung des Zentralnervensystems aufgefaßt. Sie hinterläßt bei normalem Verlauf keine Folgen und keine organischen Veränderungen im Gehirn oder Rückenmark. Alle Versuche, die Narkose selbst mit anatomischen Veränderungen des Gehirns in Zusammenhang zu bringen, sind gescheitert. Seinerzeit hat man geglaubt, Strukturänderungen an den Dendriten als Ursache der Narkose annehmen zu dürfen (sog. Dendritentheorie), aber es hat sich um Irrtümer gehandelt. Die einzigen Veränderungen, welche sich nach der Narkose am Gehirn feststellen ließen, betrafen den Fett- und Cholesteringehalt, den Kalium- und Calciumspiegel, außerdem hat man gelegentlich kleine Blutungen nach der Narkose beobachtet und nur dann, wenn eine Asphyxie während der Narkose vorgekommen war. Es handelt sich in diesem Falle um typische Erstickungsblutungen. Abgesehen davon, ist es gelegentlich einmal während des Narkoseverlaufes zu einer Ruptur von Gefäßen gekommen, wenn dieselben vor der Narkose durch irgendeine Erkrankung verändert, bzw. brüchig geworden waren (Arteriosklerose, Lues). Ob mit derartigen Veränderungen die nach Narkosen manchmal beobachteten Psychosen in Zusammenhang gebracht werden dürfen, bleibt vollkommen ungeklärt.

NEUMARK und TOPSTEIN haben die Veränderung des Lipoidgehaltes im Gehirn näher studiert. Nach kombinierter Morphin-Chloroformnarkose kam es zu einer Steigerung aller Lipoidfraktionen sowohl in der grauen wie in der weißen Gehirnsubstanz, und es war die Steigerung in der letzteren größer als in der ersteren. Außerdem wird von REVO mitgeteilt, daß sowohl in der grauen wie in der weißen Substanz unter Chloroformnarkose eine Steigerung des Stickstoffgehaltes auftritt.

(Nach NEUMARK-TOPSTEIN)		Wasser-gehalt %		Cholesterin %		P der unges. Phosphatide %		Lipoide der Alkohol-fraktion %		Gesamt-P %	
		gr	w	gr	w	gr	w	gr	w	gr	w
Normale Hunde	Mittelwert	80,0	66,1	1,04	4,62	0,0939	0,2595	2,42	4,41	0,2541	0,4328
	Maximum	81,6	69,3	1,20	5,61	0,1130	0,3367	3,54	6,52	0,3054	0,5910
	Minimum	77,2	62,7	0,82	3,70	0,0595	0,1440	1,72	3,04	0,1788	0,3548
Narkose-Hunde	Mittelwert	80,9	66,7	1,18	5,21	0,1005	0,3173	2,51	4,68	0,3748	0,5168
	Maximum	82,5	69,5	1,46	6,36	0,1132	0,3878	3,50	6,64	0,1726	0,7838
	Minimum	78,4	61,0	1,04	4,44	0,0870	0,2842	1,80	3,52	0,5445	0,3729

Interessant ist auch eine Mitteilung von WINFIELD-NEY über die intrakraniellen Druckverhältnisse während der Narkose. Es ist eine bekannte Tatsache, daß der intrakranielle Druck von dem intrathorakalen Druck, der Abflußbehinderung im Venengebiet und von dem arteriellen Druck abhängig ist. Daher haben wir es während des Exzitationszustandes mit einer Erhöhung des intrakraniellen Druckes zu tun, der wahrscheinlich besonders oft während des Brechaktes und wahrscheinlich auch während der Überdrucknarkose vorkommt. Die intrakraniellen Druckwerte liegen bei Verwendung von Äther, Chloroform und Stickoxydulnarkose 20—30 cm höher als bei Verwendung von Lokalanästhesie. Ich vermute, daß sich diese Angabe auf die Verwendung von Narkosemaschinen bezieht. Wir wissen, daß bei den geschlossenen Atemsystemen immer erhöhte Exspirationswiderstände bestehen, und diese dürften zum Teil den Unterschied gegenüber den lokalanästhetischen Verfahren erklären. Auch halte ich es für durchaus möglich, daß die Erhöhung des intrakraniellen Druckes besonders dann in Erscheinung tritt, wenn die Narkose nicht tief ist und sich auf die analeptische Zone beschränkt, oder wenn das betreffende Mittel kreislauferregende Eigenschaften besitzt (Narcylen). Meines Wissens hat man auf diesen Umstand bisher nicht geachtet.

Versuche von CLOETTA, DEMOLLE und FISCHER machen es wahrscheinlich, daß während der Narkose der Ca-Gehalt des Gehirnes erhöht, im Blut vermindert, bei Erregung dagegen der Ca-Spiegel im Blut erhöht und der Gehalt im Gehirn vermindert sei. Der Kaliumspiegel bewege sich genau synchrom, aber gegenläufig. Die Veränderungen sollen von einem Zentrum im Mittelhirn gesteuert werden. DEMOZZE glaubte auf Grund seiner Beobachtungen die Existenz eines besonderen Schlafzentrums annehmen zu dürfen.

2. Wirkung der Narkotica auf die übrigen Organe.

Außer der Wirkung auf Leber und auf Nieren sind organische Schäden auch auf andere Organe gelegentlich bekannt geworden. Sie beziehen sich fast alle auf Nekrosen und fettig degenerierte Herde nach Chloroformnarkose und dürfen als nichts anderes angesehen werden, denn als Parenchymschädigungen von demselben Charakter, wie sie in der Leber und in den Nieren beschrieben worden sind. Derartige degenerierte Bezirke sind z. B. in der *Milz* gesehen worden (MÜLLER). Da die Milz aber kein absolut lebenswichtiges Organ darstellt, so haben sich niemals ernstere Schädigungen durch degenerative Prozesse in diesem Organ nach Narkosen bemerkbar gemacht. BERESOW und NISSNEWITSCH haben gelegentlich nach Milzexstirpation festgestellt, daß diese Operation am Tier die Empfindlichkeit gegen Chloroform gesteigert habe. Es traten viele Komplikationen und Todesfälle auf. Man denkt unwillkürlich bei diesem Bericht an die Funktion der Milz als Blutdepot.

Was die Thymus anbetrifft, so befindet sich im Schrifttum der letzten Zeit eine Reihe von Mitteilungen (TURNADE, TICHONOVIČ, PISTOCCHI und LATTERI, LEONE u. a.), welche sich auf Veränderungen nach Chloroformnarkose oder auch auf den berüchtigten Status Thymolymph beziehen. LEONE sah in seinen Experimenten, die er vergleichsweise mit Äther und Chloroform durchführte, in Bestätigung älterer Versuche von BAIOCCHI Schwund des Thymusgewebes, vor allen Dingen in der Rindenregion, und leukocytäre Infiltrationen, aber nur nach Chloroformverwendung, nie nach Äthereinwirkung. LATTERI sah nach Chloroform Schwellung der retikulären Elemente der Thymus hochgradige Atrophie und Degeneration der ganzen Drüse. Ferner fand er in Übereinstimmung mit den Befunden von LEONE eine Schädigung der HASSALschen Körperchen. Hyperämie und Schwellung sollen öfter vorgekommen sein.

Über die Schilddrüse liegt eine Meldung von BOLOGNA vor, es seien nach Chloroformnarkosen Wucherungen des Epithels entstanden, man habe BASEDOW ähnliche Bilder histologisch wahrgenommen. Jüngst ist eine Mitteilung von SCHWARZ im Archiv für Klinische Chirurgie erschienen, welche den Einfluß von Chloroform und Äthernarkose auf die Funktion der Schilddrüse zum Gegenstand hatte. Das Serum von Mensch und Tier hat nämlich die Fähigkeit, Atropinlösungen zu neutralisieren, und es hängt diese Funktion offenbar mit dem Schilddrüsenhormon zusammen. Unter dem Einfluß der Narkose fand man nun eine Abnahme der Atropin-Neutralisierungsfähigkeit des Serums, die bei Äthernarkose 24 Stunden lang anhielt. SCHWARZ bezieht die Veränderung auf eine Funktionsstörung der Schilddrüse, welche reversiblen Charakter hat.

Von der Nebenschilddrüse und ihren Funktionen während der Narkose wissen wir fast gar nichts. Es scheint TIEMANN der einzige gewesen zu sein, der gelegentlich des Studiums der Herzverhältnisse unter der Chloroformnarkose die Nebenschilddrüsen entfernt hat. Man weiß, daß im Verlauf einer Chloroformnarkose bei einigen Tieren Kammerflimmern auftreten kann, welches durch Übererregbarkeit des Accelerans bedingt ist. Nach Entfernung der Nebenschilddrüse (Tetanietier) hat TIEMANN zunächst keine Veränderungen der Empfindlichkeit des Herzens gegenüber der Chloroformnarkose gefunden, dann stellte er aber nach 3 Tagen fest, daß das Herz unempfindlich geworden sei. Flimmern ließ sich nun durch Acceleransreizung nicht mehr auslösen. Künstliche Zufuhr von Parathyreoideahormon hatte keinen wesentlichen Einfluß auf das Herz, sondern nur Stoffwechselwirkungen.

Auch mit der Nebenniere haben sich eine Reihe von Autoren beschäftigt. Zweierlei wurde untersucht, nämlich das Verhalten des Adrenalinspiegels im strömenden Blut unter der Narkose und außerdem die Adrenalinproduktion in den Nebennieren, welche nicht nur nach dem Zustand der Nebennieren im histologischen Präparat beurteilt wurde, sondern auch auf den direkten Gehalt hin geprüft wurde. Die wesentlichsten Mitteilungen in dieser Beziehung stammen von SCHÖN und WIESEL, SYDENSTRICKER, ELLIOT, DELBET, PARKINSON, PITTINI und von dem Japaner CODAMA (weitere Literatur s. bei KOCHMANN). Er fand, daß während der Inhalationsnarkose der Gehalt des Blutes an Adrenalin verringert sei, so wie es die Versuche ELLIOTs wahrscheinlich gemacht und die Sektionsresultate PARKINSONs ergeben hatten. Die histologische Untersuchung und die quantitative Auswertung des Nebennierenmarks ergab aber auch, daß die Adrenalinproduktion um etwa 60% während der Narkose verringert war, SYDENSTRICKER und Mitarbeiter haben im Durchschnitt 50% Abnahme gefunden. Ob wir hiernach berechtigt sind, einen Teil der nach längeren Narkosen beschriebenen Kreislaufstörungen auf das Fehlen dieses Hormones zurückzuführen, bleibt dahingestellt. Sicherlich kann ein Zusammenhang nicht ganz abgelehnt werden. SCHUR und WIESEL stellten seinerzeit nach Chloroform eine Abnahme der Chromierbarkeit und starke Ausschwemmung der chromaffinen Substanz fest, SCAGLIONI beobachtete Schädigungen der Markzellen.

Anders dagegen die Wirkung des künstlich zugeführten Nebennierenextrakts während der Narkose. Hier handelt es sich um ein Sonderproblem, welches sich besonders auf diejenigen Narkotica bezieht, die herzschädigend wirken, also insbesondere auf das Chloroform. Es läßt sich nämlich bei tiefer Chloroformnarkose durch Adrenalininjektion sofortiger Herztod erzeugen (REIN). BARDIER und HEINEKAMP haben das Phänomen des plötzlichen Adrenalintodes bei Chloroformnarkose des näheren untersucht. BARDIER fand 10 Sekunden nach Injektion des Mittels einen Blutdruckanstieg, dem sofort totaler Abfall auf Null folgte, welcher jeweils gleichbedeutend mit dem Tod war. Das Herz stand in Diastole innerhalb 20 Sekunden still, die Atmung blieb manchmal noch einige Sekunden länger im Gange. Eine präliminäre Verabfolgung von Adrenalin soll die Katastrophe zum Teil verhindert haben. HEINEKAMPs Untersuchungen sind zur Klärung des Mechanismus dieser Todesfälle von maßgebender Bedeutung geworden. Auch er fand stets in Übereinstimmung mit den Beobachtungen von REIN plötzlichen Tod durch Adrenalininjektion während der Chloroformnarkose. Die Herzen waren bei der Sektion stets überdehnt und erweitert. Durch Chloroformnarkose allein findet eine Verminderung der Elastizität des Herzmuskels statt. Es neigen die Kammern zur Erweiterung. Dies ist gleichbedeutend mit einem Schwächezustand des Herzens, der sich ja während der Chloroformnarkose in niedrigen Blutdruckwerten äußert. Durch Injektion einer minimalen Menge von Adrenalin wird plötzlich der periphere Widerstand erhöht, gegen den sich das Herz nicht mehr entleeren kann. Es kommt noch einmal zu einer Erhöhung des Aortendruckes, dann zu plötzlicher Verlangsamung der Herzschlagfolge und zum Stillstand mit mächtiger Erweiterung der Kammern. Es handelt sich um eine rein periphere Wirkung auf die Gefäße, denn sie tritt auch ein nach Durchschneiden der Vagi, also nach Ausschaltung der Blutdruckzügler. Es ergibt sich ohne weiteres daraus, daß die Kombination Chloroform-Adrenalin auf das strengste verboten ist. LUMBARD warnt auch vor der Verwendung des Adrenalin zur Anämieerzeugung bei Kehlkopf- und Nasenoperationen unter Chloroformnarkose wegen der Gefahr plötzlichen Herztodes.

Nach HENDERSON macht Chloroformnarkose das Herz gegen Adrenalin überempfindlich und es entsteht leicht Herzflimmern.

3. Wirkung auf Haut und Schleimhäute.

Die Einwirkungen der Narkotica auf die Haut und Schleimhäute sind sehr verschieden. Die Gase haben praktisch keinen oder nur sehr geringen Einfluß auf die Haut.

Anders dagegen liegen die Dinge bei Verwendung von Inhalationsnarkotica. Tropft man Äther, Chloroform, Chloräthyl auf die äußere Haut, so verdunsten sie und entziehen ihr Calorien, es kommt so zur Unterkühlung, zu subjektiven Kältegefühlen, Brennen und Schmerz und unter Umständen, bei längerer Dauer der Einwirkung, zur Kälteanästhesie mit Schneebildung. KIPIANI, ALEXANDER stellten fest, daß die Wärmeempfindung noch gesteigert ist, wenn die Schmerzbahnen schon gelähmt sind. Diese Differenz der Ausfallfolgen ist von anderen bestätigt worden (s. bei JONAS). Dieser Vorgang hat schon öfter zu leichten Verbrennungen 1. Grades im Bereich der Gesichtshaut geführt und manche dazu veranlaßt, die Gesichtshaut vor der Narkose einzufetten. Besonders gefährdet in dieser Richtung ist die Region der Nase, wenn nicht darauf geachtet wird, daß die Kompressen, auf die das Chloräthyl oder andere Narkotica getropft werden, die Nasenschleimhaut direkt berühren und vereisen. Üblere Folgen sind zwar von derartigen leichten Verbrennungen nicht zurückgeblieben, aber sie machen sich doch einige Tage an einer sehr wenig beachteten Rötung der betreffenden Stelle bemerkbar. Bei direktem Aufträufeln dieser Mittel auf die Schleimhäute kommt es durch Gefäßkonstriktion zu leichterem Brennen. Erst bei längerer Einwirkungsdauer tritt dann eine Erweiterung der Capillaren ein. Es ist schon zu Blasenbildungen und Nekrosen der obersten Epidermisschichten gekommen.

Daß Unterschiede bei der Kälteentwicklung der verschiedenen Narkotica entstehen, liegt an deren Siedepunkt und Verdunstungsintensität.

Ganz besondere Vorsicht gilt der Conjunctiva und der Cornea des Auges. Es muß unbedingt vermieden werden, daß Äther, Chloroform oder ähnliche Mittel direkt in das Auge tropfen, denn es kann auf diese Weise eine lästige Conjunctivitis entstehen. Bei Verwendung von Narcylen in hohen Konzentrationen kann man unter Umständen eine Rötung bzw. Reizung der Conjunctiva feststellen, wenn konzentrierte Gase längere Zeit über die Augen hinweggeflossen sind. Zum Teil rührt diese Erscheinung von der erhöhten Durchblutung der Peripherie und dem erhöhten Blutdruck, zum Teil aber auch von örtlicher Wirkung auf die Gefäße der Bindehaut her. Conjunctivitiden sind nach Narkosen mit Gasnarkotica, Äthylen sowie Lachgas nur sehr selten beobachtet worden, wahrscheinlich hängen sie überhaupt nicht mit den verwendeten Mitteln, sondern mit anderen Ursachen zusammen. Geschwürsbildungen, welche man auf der Bindehaut der Augen nach Narkosen beobachtet hat, dürften nicht von der Einwirkung der betreffenden Narkosemittel herrühren, sondern durch kleine Verletzungen, z. B. gelegentlich der Prüfung des Cornealreflexes entstanden sein.

Aber auch die Schleimhäute des Mundes, der Speiseröhre, der Trachea und des Magen-Darmkanals können durch die Narkotica in einen Reizzustand kommen und leichtere Entzündungen erleiden. Erweiterung der Capillaren,

Blasenbildungen, Schädigungen der obersten Epidermisschichten, Lähmung des
Flimmerepithels, Reizung des Epithels der Schleimhaut mit starker Rötung und
Schwellung und Blutaustritt sind nach örtlicher Wirkung von Chloroform beschrieben. Man hat Fälle von Oesophagitis und Gastritis durch Verschlucken
äther- und chloroformhaltigen Speichels mit blutigem Erbrechen (KUNKEL,
MOREL!) beobachtet und weiß, daß die Einverleibung von Äther in den Darm-
kanal auf rectale Weise zu Tenesmen, zu leichten Entzündungen, Durchfällen
und Colitis geführt hat, obschon die meisten derartigen Fälle durch Verunreinigung
des Lösungsmittels entstanden sein sollen.

Die geschlossenen Narkoseverfahren mit Apparatur sind natürlich bezüglich
der Vermeidung von Gesichtsverbrennungen und Verätzungen der Conjunctiva
erheblich sicherer, vor allen Dingen, wenn gut gebaute, mit pneumatischen
Dichtungsringen versehene Masken verwendet werden.

4. Die Wirkung auf die Muskeln.

Die Wirkung der Narkotica auf die quergestreifte Muskulatur ist im allgemeinen zentral bedingt. Die verschiedenen Veränderungen sind in den klinischen Abschnitten über die muskulären Zeichen der Anästhesie beschrieben.
Ob außerdem noch eine periphere Wirkung der Narkotica bei Konzentrationen,
wie sie unter den normalen Narkosen vorkommen, vorhanden ist, bleibt dahingestellt. Wahrscheinlich jedoch ist es nicht. Eine Ausnahme hierfür bilden die
Stoffwechselstörungen, die mit der Sauerstoffversorgung in Zusammenhang
stehen, denn wir wissen, daß die Mehrproduktion der Milchsäure in der Narkose
in der Hauptsache aus dem Gebiet der Muskeln stammt.

Die zahlreichen Untersuchungen von pharmazeutischer Seite über die Veränderung der quergestreiften Muskulatur unter dem Einfluß der Narkotica
beziehen sich lediglich auf die Veränderung der Muskelsubstanz in hoch konzentrierten narkotischen Lösungen und haben deshalb für uns relativ wenig Interesse.
Hiernach sind die Veränderungen bei den verschiedensten Mitteln relativ gleichartig. Nach WINTERSTEIN kommt es unter der Einwirkung von Äther und
auch Chloroform zunächst zu einer Steigerung der Muskelspannung, dann
schließlich zu einer Lähmung. Durch hohe Konzentration entsteht Muskelstarre.
KOCHMANN faßte die Einwirkungen der Narkotica, insbesondere des Chloroforms,
auf die Muskelsubstanz dahingehend zusammen, daß zunächst eine Steigerung
der Erregbarkeit bei schwachen Konzentrationen, dann ein Verlust der Kontraktionsfähigkeit durch höhere Dosen eintrete. Die erstere ist noch reversibel,
die letzte irreversibel, sie führt gleichzeitig zu einer Verkürzung des Muskels und
ist erklärbar durch Koagulation der Eiweiße. Sie bedeutet den Zelltod. LAEVEN
und FREY haben ferner festgestellt, daß die Allgemeinnarkotica den physiologischen Tonus der quergestreiften Muskulatur herabsetzen, und zwar stärker als
örtliche oder Leitungsanästhesieverfahren. Die Resultate sind in sog. Muskel-
dehnungsversuchen erzielt worden und stimmen durchaus nicht mit unseren
praktischen Verfahren überein.

Endlich nennt MÜLLER in seinem Buch organische Schäden der Muskulatur
nach Chloroformnarkose, nämlich die Entstehung degenerativer Prozesse in
bestimmten Gebieten mit nachträglicher Verfettung. Derartige Herde hat man
auch im Herzmuskel selbst gefunden, und es erklären sich hieraus eine Reihe von
Kreislaufschwächen nach Chloroformnarkosen, wie sie unter dem klinischen
Bild der Myodegeneratio cordis verlaufen sind. Abgesehen davon ist es bekannt,
daß unter den Einwirkungen der Narkotica der Herzmuskel seine charakteristische Eigenschaft verliert, nach dem Alles- oder Nichtsgesetz zu funktionieren.
Es kommt bei Reizung unter Narkose zum Herztetanus.

5. Magen- und Darmtractus.

Die Einwirkungen von Arzneimitteln und auch von Narkotica auf die glatte Muskulatur des Magen-Darmtractus sind von verschiedener Seite untersucht worden. Von besonderer Wichtigkeit sind die älteren Versuche von HOFMEISTER und SCHÜTZ über den Einfluß der Narkotica auf den Magen (des Hundes). Sie fanden eine Lähmung der automatischen Zentren des Magens und Herabsetzung der elektrischen Erregbarkeit der Magenmuskulatur (Chloroform). Diese Versuche sind später von MANGOLD und BARON bestätigt worden. Je nach der verwendeten Konzentration der Chloroformdämpfe und dem Tempo der Anflutung entsprechend, verlangsamten sich die rhythmischen Magenbewegungen. Die Kontraktionshöhen des Magens nahmen immer mehr ab, bis schließlich eine vollkommene Erschlaffung und peristaltische Ruhe eintrat. Die Erholungszeit nach Absetzen der Chloroformzufuhr dauerte lang an. Das Sistieren der Magenbewegungen trat schon ein, wenn der Ausfall der sensiblen und motorischen Bezirke des Zentralnervensystems noch nicht vollkommen war. Reflektorische Abwehrbewegungen kamen bei vollkommener Magenatonie noch vor. Die Erregbarkeit des Magens vom Vagus aus ist in der Narkose erloschen; die Erregbarkeit des AUERBACHschen Plexus ist ebenfalls erloschen, und es scheint die Magenmuskulatur schwer geschädigt. BARON hat nach solchen Narkosen festgestellt, daß zwar die Herabsetzung des Tonus der Magenmuskulatur nur eine vorübergehende Erscheinung sei, daß sie aber doch mehrere Tage andauere und die Gesamtfunktionen des Magens aufs stärkste beeinträchtige. Die eingehendste Studie über die Muskeltätigkeit des Magen-Darmkanals vergleichsweise bei Äther, Chloroform, Äthylen und Stickoxydul stammt von MILLER aus dem Jahre 1916. Die Bewegungen der Organe wurden mit besonderer Technik laufend registriert und es zeigten sich folgende Wirkungen. Bei Äther- und Chloroformnarkose von der Tiefe des Toleranzstadiums war stets der Tonus des Magens, Dünndarmes und Colons deutlich herabgesetzt und die rhythmischen sowie peristaltischen Bewegungen fast völlig aufgehoben. Während der Erwachungszeit kam es dann allmählich wieder zur Erholung, und zwar traten bezüglich der verschiedenen Darmabschnitte Zeitdifferenzen auf. Der Magen erholte sich relativ langsam und zeigte noch lange Depressionserscheinungen, während Dünndarm und Colon nach Absetzen der Frischgaszufuhr in relativ kurzer Zeit wieder Misch-, Pendelbewegungen und große Wellen aufwiesen. Demgegenüber fand man unter der Einwirkung der Äthylennarkose keine wesentliche Veränderung der Muskeltätigkeit der verschiedenen Darmabschnitte und nur in Ausnahmefällen eine leichte Erhöhung des Tonus. Nach einer Äthernarkose war dagegen eine depressive reaktive Phase bemerkbar, mit verminderter Aktivität der Bewegung, welch wir, in Parallele zu den Erscheinungen bei der Narcylennarkose, mit den veränderten Kreislaufverhältnissen in Zusammenhang bringen. Lachgas hatte deutlich eine Verstärkung der Magenkontraktion, der Kontraktion des Dickdarms im Dünndarmgebiete zur Folge, die später von einer Phase verminderter Muskeltätigkeit gefolgt war. Ähnliche Versuche stammen von MORAEUS und auch von BORS und POLANO. Gelegentlich der Untersuchungen des Narcylen haben wir stets im Dauerversuch eine außerordentliche Erhöhung der peristaltischen Tätigkeit aller Darmabschnitte mit erhöhter Entleerung von Kot wahrgenommen, die auch noch längere Zeit nach Absetzen des Gases anhielt.

Übersieht man nun alle diese Ergebnisse, so besteht für mich kein Zweifel, daß manche charakteristischen Phasen der Beobachtung entgangen sind, denn es scheint, daß sich die Tätigkeit der verschiedenen Darmabschnitte ganz und gar entsprechend der Kreislauflage verändert. Sicherlich verläuft deshalb, entgegen den Angaben von MILLER, die peristaltische Tätigkeit des gesamten Magen-

Darmtractus während der Narkose mehrphasig. Wir müssen während der
Exzitation, d. h. während der analeptischen Kreislaufwirkung, Erhöhung der
peristaltischen Tätigkeit des Magen-Darmtractus erwarten, so etwa, wie sie bei
den Gasnarkotica beobachtet wird. Im depressiven Stadium unter Vollnarkose
aber scheint es immer zu einer Herabsetzung des Tonus der Muskulatur des
Darmes zu kommen, welche sich in einer Verminderung der Misch-, Pendel-
und Schubbewegungen äußert und welche gelegentlich auch einmal für die Zeit
tiefen Schlafes zu einer völligen Atonie führen kann. Während der Erholungsphase nach depressiver Narkose setzen dann wieder die motorischen Bewegungen
allmählich ein, leider aber klinisch nicht immer, so daß wir es mit typischen,
postnarkotischen Darmstörungen zu tun haben, die unter dem Bilde leichterer
oder schwererer Atonien des Magens, des Dünndarms und des Colons mit
Gasansammlungen in den stillgelegten Darmgebieten zu tun haben. Ja es kann
sogar geradezu zu ileusartigen postnarkotischen Erscheinungen nach eingreifenderen Narkosen kommen, die schon manchmal das Operationsgesamtresultat
gefährdet oder gar vernichtet haben. Fast immer handelt es sich hierbei um
Menschen, welche durch die Narkosebelastung ganz besonders stark geschädigt
wurden.

Die Art der Vorbereitung für unsere Allgemeinnarkosen spielt bezüglich
der Schwierigkeiten, welche man nach der Operation mit dem Magen-Darmtractus hat, keine wesentliche Rolle. Es bezieht sich diese Bemerkung hauptsächlich auf die Verwendung von Opiumalkaloiden und von Morphium als
Vorbereitungsmittel für die Narkose. Von pharmakologischer Seite sind die
Darmwirkungen verschiedener Alkaloide, insbesondere des Morphiums, genau
studiert, und man weiß längst, daß sie im Endaffekt eine obstipierende Wirkung,
die sich aus verschiedenen Einzelwirkungen zusammensetzt, besitzen. PLANT
und MÜLLER haben z. B. eine Tonusabnahme der Magenwand, insbesondere in
der Gegend des Pylorus und Fundus, und Abnahme der Peristaltik nach Morphin
beobachtet. Bei niedriger Dosierung des Mittels wurden zwar zunächst die
Amplituden größer, aber ihre Zahl doch erheblich seltener. Pantopon, Kodein,
Narkotin und ähnliche Präparate zeigten gegenüber dem Morphin quantitative,
aber keine qualitativen Unterschiede.

Eine besondere Bedeutung spielen Veränderungen des Darmes bei all denjenigen Verfahren, bei welchen das Rectum und das Colon als Resorptionsstellen
für das Narkoticum dienen, also für die rectalen Narkoseverfahren. Hier kommt
es zu einer direkten Berührung der Mittel mit der Schleimhaut des Darmes, die
sich unter Umständen auch auf die tieferen Schichten der Muscularis erstreckt.
Abgesehen von der Tonusherabsetzung in dem betreffenden benetzten Darm-
abschnitt ist es leider bei den Rectalverfahren mit Ätheröl oder mit Avertin
durch Zersetzungsprodukte oder durch Reizstoffe, welche das Lösungsmittel
enthielt (bestimmte Ölsorten bei der Äther-Rectalnarkose), zu schweren Entzündungen, zur Hyperämie und Nekrosen der Schleimhäute gekommen, zu
multiplen Geschwürsbildungen (Perforationsgefahr), die sich bis in die Muscularis hinein erstreckten. Teilweise sind Krankheitsbilder von ruhrähnlichem
Charakter entstanden. Außerdem hat man durch das Vergasen des Äthers
eine direkte Aufblähung in den unteren Darmabschnitten der atonischen Darm-
schlingen mit Ätherdampf gesehen, die den Operationsverlauf manchmal unangenehm beeinträchtigt haben. Es handelt sich hier also um einen Sonderfall,
welcher für die gewöhnliche Inhalationsnarkose nicht in Frage kommt.

Dagegen haben sich organische Magen-Darmschädigungen, gelegentlich nach
Chloroformnarkose feststellen lassen. So hat z. B. COMODA fettige Degeneration
und Zerstörungsherde der Magenwand nach Chloroform beobachtet, und er
brachte bekanntlich das postnarkotische Erbrechen mit solchen Veränderungen

in Zusammenhang. Es besteht kein Zweifel, daß organische Schädigung der Magen-Darmwand durch Inhalationsnarkotica zu den größten Seltenheiten gehört, während örtliche Schädigungen durch rectale Verfahren leider häufig genug beobachtet wurden.

6. Wirkungen auf die Uterusmuskulatur.

Die Wirkungen der Narkotica auf die Kontraktionsfähigkeit des Geburtstractus bzw. des Uterus war oft Gegenstand der Untersuchung und ist von großer praktischer Bedeutung. KEHRER unterschied seinerzeit in einem Referat über den Uterus dreierlei muskuläre Bewegungen der Uterusmuskulatur: 1. Die Pendelbewegungen, welche kontinuierlich, ähnlich wie beim Darm, verlaufen. 2. Änderung des Härtezustandes bzw. des Tonus. 3. Kontraktion im Sinne der Peristaltik und Antiperistaltik. Der Geburtshelfer weiß, daß die verschiedenen Narkotica sich sehr verschieden bezüglich der Wehentätigkeit der Gebärenden verhalten. Im allgemeinen kann man sagen, daß bis zum 1. Abschnitt des Toleranzabschnittes bei allen Narkotica keine Verschlechterung der Wehentätigkeit, ja manchmal sogar eine Beschleunigung eintritt, welche sich im Sinne

Einfluß von Narcylen, Stickoxydul und Äthylen auf die Wehen des Kaninchenuterus post partum. (Nach FRANKEN.)

Tier Nr.	Mittel	%	Zeit in Minuten	Erfolg
1	C_2H_4	75	20	Verbesserung der Wehen
	C_2H_4	75	13	Desgl.
2	N_2O	80	22	Unbeeinflußt
	N_2O	80	16	Desgl.
	C_2H_4	80	10	Verbesserung der Wehen
3	O_2	—	15	Nachlassen der Wehen
	N_2O	80	15	Verbesserung der Wehen
	N_2O	80	15	Desgl.
	C_2H_4	75	18	,,
	C_2H_4	75	12	,,
	N_2O	80	15	,,
	C_2H_4	80	5	,,
	C_2H_2	80	5	,,
4	N_2O	80	10	Schwache Verbesserung der Wehen
	N_2O	80	20	Desgl.
	N_2O	80	20	,,
	N_2O	80	35	Unbeeinflußt

Einfluß von Narcylen, Stickoxydul und Äthylen auf die Wehen des Kaninchenuterus post partum.

Tier Nr.	Mittel	%	Zeit in Minuten	Erfolg
4	N_2O	80	15	Unbeeinflußt
	C_2H_4	—	20	Verbesserung der Wehen
5	O_2	—	15	Unbeeinflußt
	N_2O	80	60	Desgl.
6	N_2O	80	15	Verbesserung der Wehen
	N_2O	80	20	Unbeeinflußt
	CO_2	—	6	Desgl.
7	C_2H_2	80	32	,,
8	Äther	—	—	Abnahme der Wehen
	Äther $+ N_2O$	80	50	Verbesserung der Wehen

der Beschleunigung der Geburtszeiten auswirkt, daß aber tiefere Narkosen vom Stadium III 2 aufwärts dann eine Verschlechterung der Wehentätigkeit erzeugen und eine allmähliche Lähmung der Muskulatur des Uterus einsetzt. Diese Einteilung führte zwanglos zur Erkennung der Differenz der verschiedenen Narkotica, insofern nämlich die Gasnarkotica mehr oder weniger alle die Wehentätigkeit nicht beeinflussen oder anregen, während die Inhalationsnarkotica im Stadium der Vollnarkose die Uterusbewegungen allmählich hemmen oder gar zum Sistieren bringen.

Wir haben in der Literatur eine Reihe von Arbeiten, welche unter Anwendung besonderer Meßinstrumente den Wechsel des intrauterinen Druckes während der Wehentätigkeit darlegen. So existiert eine Mitteilung der beiden BOURNE über die Einwirkung der verschiedenen Narkotica, Chloroform, Äther, Stickoxydul, Spinalanästhesie, Morphin und andere auf die Wehentätigkeit; sie sahen, daß Chloroform und Äther zunächst die Wehen etwas beschleunigen, daß dann aber die Kraft und die Heftigkeit sehr bald abnimmt. Nach Absetzen der Narkose kehrt die alte Stärke und Heftigkeit der Wehen zurück. VAN DEN BERGH sah Verminderung des Tonus, manchmal auch völlige Erschlaffung des Uterus bei tiefer Narkose. Die Gasnarkotica hatten auf die Uteruskontraktionen während der Geburt keinen wesentlichen Einfluß. Auch die Spinalanästhesien hemmten die Kontraktionen nicht, Morphium verminderte die Heftigkeit der Wehen, steigerte jedoch durch Schmerzherabsetzung eher die Kraft der Wehen. FRANKEN und SCHLOSSMANN haben seinerzeit am Puerperaluterus des Kaninchens Vergleichsversuche mit Äther, Chloroform, Narcylen und später auch mit Stickoxydul ausgeführt. Sie fanden typisch wehenanregende Wirkung des Narcylen, die von HASELHORST, MEYER, MAURER, BEHREND und meines Wissens auch von GAUSS bestätigt worden ist. Daß unter den Narkotica entsprechend den Kreislaufwirkungen das Chloroform am stärksten depressiv wirkt, ist bekannt. Vergleiche hierzu auch die Mitteilung von POULLET, RUCKER, HESSEN, DÖNNHOFF, MÜLLER u. a. Um einen Eindruck von der Wirkung des Narcylen, des Stickoxyduls und anderer Mittel zu geben, sei hier eine Originaltabelle von FRANCKEN reproduziert. Die günstige Wirkung der Gasnarkotica, insbesondere auch des Lachgases, auf die Wehentätigkeit ist die Ursache für die ausgiebige Verwendung zur schmerzlosen Geburtshilfe in den englisch sprechenden Ländern. Das Avertin hat sich für die Zwecke der Geburtshilfe nicht durchsetzen können, teils aus technischen Gründen, teils aber wohl auch, weil tiefere Avertinnarkosen die Wehentätigkeit ungünstig beeinflußt haben.

Literatur.
Wirkungen auf das Gehirn.

CLOETTA: Korresp.bl. Schweiz. Ärzte **45**, 65 (1915). — CLOETTA u. HERMANN: Arch. f. exper. Path. **103**, 260 (1924).

FISCHER: s. im Kapitel Blutveränderungen.

NEUMARK u. TOPSTEIN: Schmerz 1, H. 3 (1928).

REVO: Med.-biol. Z. (russ.) **2**, 76 (1928).

WIENFIELD u. NEV: Curr. Res. Anaesth. a. Analg. 8, 1 (1928).

Wirkung der Narkotica auf die übrigen Organe.

AUVRAY: Bull. Soc. nat. Chir. Paris **53**, No 11, 458 (1927).

BARDIER, STILLMUNKES: C. r. Soc. Biol. Paris 87, No 24, 321 (1922). — BERESOW, NISSNEWITSCH: Zbl. Chir. **51**, Nr 40, 2195 (1924). — BLIEDUNG: Münch. med. Wschr. **69**, Nr 9, 309 (1922).

CODAMA: s. unter Literatur Kreislauf. Kapitel III.

DELBET, HERRENSCHMIDT: Acad. Méd., 1912. — DELBET u. BEAUVY: Dtsch. med. Wschr. **1912**, 1528. Rev. de Chir. **32**, 544 (1912).

ELLIOT: J. of Physiol. **44**, 324 (1912).

HEINEKAMP: J. of pharmacol. **16**, Nr 4, 247 (1920). — HORNOWSKI: Arch. Méd. expér. et Anat. path. **21**, 702 (1909).

KOCHMANN: Handbuch der Pharmakologie, Bd. 1. Dort weitere Literatur. — KODAMA, TOHOKU: J. exper. Med. **5**, Nr 2/3, 149 (1924).

LATTERI: Ann. Clin. med. e Med. sper. **12**, H. 4, 469 (1923). — LEONE: Arch. ital. Chir. **14**, H. 5, 561 (1925). — LUMBARD: Amer. J. Surg. **36**, Nr 4, 34 (1922).

MARCHETTI: Pathologica (Genova) **3**, 3 (1912). — MICHON: Bull. Soc. nat. Chir. Paris **53**, No 13, 539 (1927). — MÜLLER: Narkologie, Bd. 1. 1908.

OGAMA: Beitr. Physiol. **3**, H. 1/3, 111 (1925).

PARKINSON: Path. Soc. of London, 1907. — PASQUALE: Sperimentale **77**, H. 1/2, 5 (1923). PISTOCCHI, DA RE.: Bull. Sci. méd. Bologna **2**, 622 (1914); **2**, 18 (1924). — PITINI: Arch. Farmacol. sper. **30**, H. 3, 39; H. 4, 49 (1920).

REIN: Vortr. med. Ges. Freiburg **1932**.

SCAGLIONE: Virchows Arch. **219**, 53 (1915). — SCHÜR u. WIESEL: Wien. klin. Wschr. **21**, 247 (1908). — SCHWARZ: Arch. klin. Chir. **53**, 386. — SYDENSTRICKER, DELATOUR, WHIPPLE: J. of exper. Med. **19**, 536 (1914).

TICHONOVIC, A.: Z. sovrem. Chir. (russ.) **3**, Nr 2, 193—205. — TIEMANN, F.: Z. exper. Med. **62**, 1—17, 17—26 (1928). — TOUPET: J. Méd. franç. **14**, No 6, 245 (1925). — TOURNADE, MALMÉJAC: C. r. Soc. Biol. Paris **93**, No 21, 114 (1925).

WATERS: Amer. J. Surg. **36**, Nr 4, 57 (1922).

Wirkung auf Haut und Schleimhäute.

CLARK, C. r. Soc. Biol. Paris **6**, 4 (1927).

FRANZ u. RÜDINGER: Amer. J. Physiol. **27**, 45 (1910).

GROS: Arch. f. exper. Path. **62**, 380; **63**, 80; **64**, 67; **67**, 126, 132.

KUNKEL: Handbuch Toxik. Jena 1901. — KUPIANI u. ALEXANDER: Rev. psychiol. **1**, 1945.

MOREL: Arch. f. exper. Path. **62**, 429 (1910).

RYDIN: Uppsala Läk.för. Förh. **31**, H. 3/6, 223 (1926).

WITTE: Dtsch. Z. Chir. **4**, 548 (1874).

Die Wirkung auf die Muskeln.

BUCHHEIM u. EISENMENGER: Eckhardts Beitr. **5**, 73 (1878).

GLASS: Arch. f. exper. Path. **136**, 72. — GRAHAM: J. of Pharmacol. **33**, 266.

KITANO: Arch. f. exper. Path. **127**, 69 (1927). — KOCHMANN: Handbuch der Pharmakologie, Bd. 1. Dort weitere Literatur. — KUSSMAUL: Virchows Arch. **13**, 289 (1858).

LAEVEN u. FREY: Bruns' Beitr. **148**, 323 (1930). — LONG: J. of biol. Chem. **77**, 563 (1928).

MENZEL: Z. exper. Med. **71**, 755 (1930). — MÜLLER, B.: Narkologie, Bd. 1. 1908.

WINTERSTEIN: Die Narkose, 2. Aufl. Berlin: Julius Springer 1926.

Magen- und Darmtractus.

BARON: Arch. f. Physiol. **158**, 454 (1914). — BARR: Curr. Res. Anaesth. a. Analg. **6**, H. 6 (1927). — BENEDIKT: Curr. Res. Anaesth. a. Analg. **6**, H. 6 (1927). — BORS u. POLANO: Arch. f. exper. Path. **167**, H. 3/4, 238 (1932).

COLEMANN: Curr. Res. Anaesth. a. Analg. **6**, H. 5, 27. — CUNNINGHAM: Curr. Res. Anaesth. a. Analg. **7**, H. 6 (1928).

FREY: Arch. f. exper. Path. **159**, 163 (1931).

HOFMEISTER u. SCHÜTZ: Arch. f. exper. Path. **20**, 1 (1860).

MANGOLD: Arch. f. Physiol. **111**, 163 (1906). — MCIVER: Amer. J. Surg. **85**, Nr 5, 704 (1927). — MILLER: J. of Pharmacol. **24**, Nr 1, 45; **27**, Nr 1, 21 (1926). — MORAEUS: C. r. Soc. Biol. Paris **98**, 804 (1928).

PLANT u. MILLER: J. of Pharmacol. III. Mitt. **32**, 413 (1928); IV. Mitt. **32**, 43 (1928). SCHÜTZ: Arch. f. exper. Path. **21**, 372 (1886). — STRÜBEL: Arch. f. Physiol. **129**, 1 (1909).

WERTHEIMER et LESPAQÙE: C. r. Soc. Biol. Paris **51**, 981 (1900).

Wirkungen auf die Uterusmuskulatur.

BEHREND-A. MAIER: Münch. med. Wschr. **1925**, Nr 17. — BOURNE: Brit. med. J. **1930**, Nr 3628, 87.

DÖNNHOFF: Arch. Gynäk. **1892**, 42.

FRANKEN: Arch. Gynäk. **140**, H. 2/3, 496 (1930). — FRANKEN u. SCHLOSSMANN: Arch. Gynäk. **130**, H. 1 (1927).

KEHRER: Münch. med. Wschr. **1912**, 1831.

MÜLLER: Arch. klin. Chir. **75**, 896 (1905). Zbl. Gynäk. **1928**, Nr 45.

IV. Narkosetechnischer Teil.

A. Terminologie.

Bevor wir uns dem objektiven Narkoseerlebnis des Klinikers und den nar-kosetechnischen Einzelheiten zuwenden, sei an dieser Stelle ein knapper Über-blick über die Nomenklatur der betreffenden therapeutischen Maßnahmen sowie ihre Begriffsbestimmung gegeben.

Im Sprachgebrauch macht man bezüglich des Vergiftungsbildes durch nar-kotisch wirksame Substanzen feinere Unterschiede. Es würde niemand einfallen, einen künstlichen Schlaf durch irgendein Schlafmittel, wie Veronal, Medinal, Luminal, Adalin usw. schon als Narkose bezeichnen zu wollen, obwohl diese Wirkungen durchaus dem Wesen nach narkotische (hypnotische) sind und sich auf das Zentralnervensystem beziehen. Man versteht unter Narkose klinisch nur den künstlichen Schlaf tieferen Grades zu operativen oder anderen thera-peutischen Zwecken. Die weitere praktische Einteilung dieses künstlichen Schlafes, den wir als Narkose bezeichnen, geschieht nach dem Grade der Schlaf-tiefe, welche sich an dem Symptomenbild erkennen läßt. Der weitgehendste gestattete Grad der Narkose, mit völliger Bewußtlosigkeit, absoluter Entspan-nung, Schmerzlosigkeit und Reflexlosigkeit sowie retrograder Amnesie wird als *Vollnarkose* bezeichnet. Demgegenüber versteht man unter *Basisnarkose* einen Begriff, den W. STRAUB zum erstenmal während der Einführung der Avertinnarkose geprägt hat, einen nicht mehr weckbaren Schlaf mit relativer Entspannung, völliger Amnesie, aber nicht vollkommener Reaktionslosigkeit auf Schmerz. Zwar können kurze Eingriffe trotz der Abwehrbewegungen des Patienten durchgeführt werden, aber die Verwendung ausschließlicher Basisnarkose kommt für längere Operationen nicht in Frage, da sie eine störungslose Durchführung operativer, schmerzhafter Maßnahmen nicht gestattet. Die Basisnarkose wird deshalb durch andere steuerbare Narkotica für diese Fälle prinzipiell zur Vollnarkose ergänzt.

Den niedrigsten Grad klinisch brauchbarer Narkose stellt der *Dämmerschlaf-zustand* und die reine Analgesie dar. Ersterer wird mit besonderer Vorliebe für die schmerzlose Geburt verwendet und stellt einen halbwachen Zustand mit Amnesie dar. GAUSS betrachtet als das Wesentlichste dieses leicht narkotischen Zustandes das Fehlen der psychischen Verarbeitung von Schmerzeindrücken, während die Schmerzreaktionen als solche noch vorhanden sind. In der Tat sind unter richtig geleitetem Dämmerschlaf Klagen der Patienten und Abwehrreak-tionen, sowie ein kräftiges Mitpressen der Frauen bei den Wehen vorhanden, während die psychische Verarbeitung der Schmerzeindrücke fehlt und aus der Erinnerung erloschen ist.

Der vielfach verwendete Ausdruck „Rauschnarkose" stellt lediglich eine Be-zeichnung für eine kurze Narkose dar, bei der man vorübergehend einen Schlaf-zustand oder Narkose verschiedener Tiefe erreicht. Gewöhnlich wird hierbei nur das Toleranzstadium für einen Augenblick tangiert.

Im Gegensatz zu diesen allgemeinen Bezeichnungen pflegt man die verschie-denen Methoden der Allgemeinnarkose nicht nur nach demjenigen Mittel zu bezeichnen, mit welchem sie durchgeführt werden, wie Äthernarkose, Lachgas-narkose usw., sondern nach der Applikationsart: *Rectalnarkose, Injektions-*

narkose, intravenöse, intramuskuläre, subcutane usw. Man unterscheidet hierbei zwischen Inhalationsnarkose mit Dämpfen von Äther, Chloroform gegenüber der Gasnarkose, obwohl die Gase ebenfalls durch Inhalation in den Organismus gelangen. Leider ist diese Trennung und Bezeichnung recht ungenau, aber aus der Sprachgewohnheit nicht mehr zu entfernen.

Endlich pflegt man die Narkose nach besonderen technischen Varianten zu bezeichnen, so z. B. als *intratracheale Narkose, Insufflationsnarkose, Überdrucknarkose* u. a. m.

Während sich alle diese Bezeichnungen nun mehr oder weniger auf verschiedene Verfahren als Ganzes beziehen, verwendet man im klinischen Sprachgebrauch auch bestimmte Fachausdrücke für den Narkosevorgang. So hat man seit langer Zeit von pharmakologischer Seite das Narkosegeschehen je nach dem Grade der Schlaftiefe in *Stadien* eingeteilt, ganz abgesehen davon, daß man unter dem Gesichtspunkt der Narkosesteuerung sich, einem Vorschlag von LOEWE entsprechend, daran gewöhnt hat, von *Anflutung, Unterhaltung* und *Abflutung* der Narkose zu sprechen. Es dürfte ohne weiteres verständlich sein, daß die letzteren Ausdrücke dem Wesen nach die dynamischen und statischen Phasen der Narkose betreffen, während die *Narkosestadien* selbst ein Zustandsbild des betreffenden Individuums je nach dem Grade der Schlaftiefe bezeichnen. Ich möchte sie als Querschnitt durch die dynamischen Phasen der Anflutung, Unterhaltung und Abflutung charakterisieren.

B. Voruntersuchungen.

Die Voruntersuchung eines Patienten zur Narkose ist für die Indikation zu bestimmten anästhetischen Verfahren und zur Vermeidung von Unannehmlichkeiten während der Narkose von ausschlaggebender Bedeutung. Man hat in amerikanischen Anästhesistenkreisen eine Reihe von besonderen Proben ersonnen, um die Eignung des Patienten für die Narkose zu prüfen. Eine dieser Funktionsproben ist nach SABRACESE genannt; sie besteht darin, daß der Patient mit zugehaltener Nase den Atem anhalten soll. Im Durchschnitt kann der Normale diesen Zustand 30—50 Sekunden aushalten, manchmal sogar erheblich länger. Geschwächte Kranke und alte Patienten zeigen jedoch niedrigere Werte. Wird von einem Kranken das Anhalten des Atems nur höchstens 10 Sekunden ertragen, so läßt sich mit ziemlicher Sicherheit daraus schließen, daß er sich im Zustand der Azidose befindet. Die gleiche Testprobe ist auch vielfach in Deutschland angewendet worden und jüngst auf dem Berliner Chirurgenkongreß von PAYR zur Ermittlung der Operabilität eines Falles empfohlen worden; allerdings gab PAYR für die Grenze zwischen guter und schlechter Operationsprognose des Falles etwa 15 Sekunden meiner Erinnerung nach an. Die Probe erfaßt zweifellos den Zustand des Gesamtstoffwechsels, vor allem den Zustand der Leberfunktion. Ist diese nicht in Ordnung oder ist durch irgend eine Kreislaufkrankheit ein Mangel der Sauerstoffversorgung der Gewebe vorhanden, dann kommt es zur Anhäufung saurer Produkte im Blut, welche die Pufferungssubstanzen desselben aufzehren. Derartige Kranke ertragen eine längere Unterbrechung der Atmung nicht, weil durch die Verhinderung der Kohlensäureabgabe der Säurespiegel im Blut erheblich rascher ansteigt als beim Normalen.

Besonders bekannt ist das sog. MOOTsche Gesetz, welches sich auf die Kreislaufverhältnisse des zu untersuchenden Patienten bezieht. Der MOOTsche Index erfaßt die Amplitudengröße des Blutdruckes als Ausdruck der Herzleistung. Es wird bei dem Patienten das Verhältnis des systolischen zum diastolischen Blutdrucke bestimmt, und die Differenz soll mindestens zwischen

20 und 75% liegen. Ist sie größer oder kleiner, so wird dies von Moot als ein Zeichen der Narkosegefährdung angesehen. Je größer nämlich die Differenz zwischen systolischem und diastolischem Druck ist, desto größer ist die zu bewältigende Arbeit des Herzens und entsprechend die Gefahr eines Versagens. Eine praktische Bestätigung der Mootschen Regel ist 1927 von Coburn angegeben worden, und er blieb meines Wissens nicht der einzige. In vielen amerikanischen Kliniken hat sich die Beurteilung der Eignung zur Narkose nach dem Mootschen Gesetz eingebürgert, da grundsätzlich in Amerika der Blutdruck vor der Narkose und während der Narkose genauestens registriert wird. Coburn machte die wichtige Mitteilung, daß der Blutdruck in der Initialphase der Narkose einen Erregungsanstieg aufweise, welchem dann eine Blutdrucksenkung folgt. Die Senkung war stets um so tiefer, je stärker die Erregungshöhe vorher ausfiel. Er erwähnt, daß bei einer Senkung von 20% bei gleichzeitiger Pulsfrequenz von 120 in der Minute eine dauernde Überwachung des Patienten erforderlich sei, weil man dann auf Überraschungen gefaßt sein müsse. Coburn hat bei Epileptikern abnormen Blutdruckanstieg mehrfach feststellen können. Er nimmt zur Beurteilung des Blutdruckes vor der Narkose stets mehrfach die Ruhewerte und vergleicht dieselben untereinander, um Täuschungen zu vermeiden. Ähnlich wie Coburn hat übrigens seinerzeit König mitgeteilt, daß rascher Blutdruckwechsel während der Narkose stets als ein bedrohliches Symptom auszuwerten sei. Bei derartigen Patienten kann es immer zu überraschendem Blutdrucksturz kommen, der das Herannahen der Katastrophe einleitet.

Vielfach verwenden auch die amerikanischen Anästhesisten den sogenannten Energieindex (z. B. Evans). Dieser Energieindex stellt einen Quotienten dar, welcher durch Multiplikation der Summe des systolischen und diastolischen Druckes mit der Pulszahl errechnet wird. Die letzten drei Werte der so gewonnenen Zahl werden weggelassen und es müssen dann die ersten beiden zwischen 13 und 20 liegen. Ist das Produkt kleiner, so soll eine Schwäche des Kreislaufs bzw. des Herzens vorliegen. Ist sie größer, dann gilt sie als ein Zeichen der Überlastung des Kreislaufes.

McIntrys Probe zur Unterscheidung von Sympathotoniker und Vagotoniker hat sich dagegen meines Wissens nicht bewährt. Dagegen fand die Regel von McKesson für den Shock viel Beachtung. Er teilte auf Grund seiner Erfahrung mit, daß alle diejenigen Patienten in bedrohlichem Zustand seien, bei welchen ein Blutdruck von 80—20 bei gleichzeitigem Steigen der Pulsfrequenz auf 120 vorkomme. Dauere ein derartiger Zustand über $^1/_2$ Stunde unverändert an, ohne daß rechtzeitig Hilfe gebracht werden könne, so sei der Tod des betreffenden Patienten innerhalb drei Tagen zu erwarten.

Außer der Probe von Sabracese bei Azidose hat man auch in Anästhesistenkreisen eine Urinreaktion zur Feststellung der Störung des Säuregleichgewichtes nach der sauren Seite verwendet und zwar wird angegeben, daß die Verabreichung von 5 g Natrium bicarbonicum den Uringehalt alkalisch machen müsse. Bleibe er sauer, so liege eine Azidosis vor. Diese Beobachtung mag zwar im allgemeinen zutreffen, sie ist jedoch durch die Rehnsche Säure-Alkali-Ausscheidungsprobe längst überholt und korrigiert (vgl. hierzu den Nierenabschnitt).

Übersieht man nun die von amerikanischer Seite verwendeten Proben auf Narkoseeignung, so muß festgestellt werden, daß sie weder spezifisch für die Narkoseempfindlichkeit genannt werden können, noch umfassender Natur sind. Sie stellen nichts anderes dar, als Versuche, Teilfunktionen des Organismus mit unzulänglichen Mitteln zu erfassen. Wir verlangen für die sorgfältige Durchführung einer Narkose eine gründliche Allgemeinuntersuchung des

Patienten, die sich vollkommen in das Schema der Untersuchung der Haupt-
und Nebenkrankheiten des Patienten sowie seiner Belastungsfähigkeit für den
operativen Eingriff einfügt. Es ist unmöglich, an dieser Stelle auf Einzelheiten
einzugehen, ich muß mich deshalb beschränken, nur das Wesentliche für die
Voruntersuchung in bezug auf die Narkoseeignung herauszuheben.

Was zunächst die Lungen anbetrifft, so ist es selbstverständlich, daß man
eine genaue physikalische und auch nötigenfalls röntgenologische Untersuchung
der Lungen vornimmt. Für die Durchführung jeder Art von Narkosen hat es
sich nun aber herausgestellt, daß dies nicht genügt, sondern daß es erforderlich
ist, die Ventilationsfähigkeit bzw. Ventilationsleistung selbst zu prüfen, d. h.
das Fassungsvermögen der Lungen, sowie die Inspirations- und Exspirations-
größe. Damit soll nicht gesagt sein, daß nun jeder Patient einer eingehenden
Ventilationsprüfung vor einer Narkose unterzogen werden müsse; im Normalfall genügt es vollkommen, die Ausdehnungsfähigkeit des Thorax zu beobachten und sich davon zu überzeugen, daß der zentrale wie der periphere
Atemapparat keinen Schaden aufweist. Bei gefährdeten Fällen ist es aber
dringend ratsam, auf die Bestimmungen der Vitalkapazität der Lungen, auf
die Stellung und Beweglichkeit des Zwerchfelles zu achten, weil sie, wie im
Kapitel über die postoperativen Pneumonien dargelegt wird, in hohem Maße
den guten Ausgang des Eingriffes unter Allgemeinnarkose beeinflussen. Selbstverständlich spielen bei der Untersuchung raumbeengende Prozesse im Brust-
raum, Ergüsse und dergleichen eine sehr wichtige Rolle.

Bezüglich des Kreislaufes müssen wir eine gute Untersuchung des Herzens,
des Pulses und des Blutdruckes verlangen, dies reicht für den Normalfall aus.
Hat man Verdacht auf eine Schwäche des Kreislaufsystems, so ist es ratsam,
nicht auf das Rüstzeug moderner Herzuntersuchungstechnik einschließlich
des Elektrokardiogramms, Orthodiagramms und ähnlicher Verfahren zu verzichten. Klappenfehler werden im allgemeinen richtig erkannt und spielen bei
der Narkose und Operationsbelastung im Durchschnitt eine relativ geringe
Rolle. Dies ist kürzlich erneut von LAKIN in Übereinstimmung mit den Erfahrungen der Freiburger Klinik betont worden. Sind Herzklappenfehler unwesentlicher Art vorhanden, dann können sie geradezu vernachlässigt werden.
Liegt Dekompensation vor, dann allerdings ist der Fall an sich inoperabel und
erträgt keine Narkosen mehr. Viel wichtiger ist es für uns, die Veränderungen des
Myokards vor der Narkose und der Operation zu erfassen, denn es hängt sowohl
die Indikation zu den verschiedenen Verfahren und auch die Wahl und Größe
der Operation ganz und gar hiervon ab. Sie lassen sich an dem Tick-Tack-
Rhythmus des Herzens, an einer Angleichung des 1. und 2. Tones bei niedrigem
Blutdruck erkennen, auch dann, wenn eine Herzvergrößerung, Pulsarythmie
oder andere Störungen fehlen. Tachykardie und verkürzter 1. Ton ist oft bei
jungen anämischen Frauen, die an sich narkoseempfindlich sind, beobachtet
worden, ohne daß die Prognose hierdurch ungünstig beeinflußt wäre. Das wichtigste Zeichen schwerer Myocarditis ist der leise oder kaum hörbare Herz-
spitzenton, besonders bei jugendlichen Menschen, wenn in der Anamnese ein
akuter Rheumatismus vorkommt. In diesen Fällen werden eingreifendere
Narkosen nicht ertragen. Man hat mit der Entstehung von schweren Dekompensationserscheinungen, Überlastung des Herzens, Stauungen in der Peripherie und den Organen und akuter Katastrophe zu rechnen. Schwache Herz-
töne beim PALTAUFschen Typus des Status thymolymphaticus sind nichts
anderes als der Ausdruck allgemeiner Minderwertigkeit des Gesamtkreislauf-
apparates. Mittel wie Chloroform sind in allen diesen Fällen unter allen Umständen verboten. LAKIN erwähnt, daß Kinder, die Pulsunregelmäßigkeiten
durch Sinusarythmien zeigten, Narkosen im allgemeinen störungslos ertragen

haben. Starke Pulsirregularitäten oder gar Herzflimmern sind Kontraindikationen zur Allgemeinnarkose und müssen erst durch geeignete Vorbehandlung auskorrigiert werden, sofern dies noch möglich ist. Hohe Blutdruckwerte bilden eine Gefahr in der Exzitation. Selbstverständlich wird man in diesen Fällen immer nach der Ursache des Hochdrucks fahnden und die Nieren einer besonderen Untersuchung unterziehen. Wir verlangen bei hochgefährdeten Patienten nach durchgemachten Infektionskrankheiten oder im Zustand der Intoxikation möglichst auch ein Elektrokardiogramm, weil aus ihm, wie andernorts erwähnt wurde, latente oder akute Schädigungen des Reizleitungssystems erkannt werden können.

Zu der normalen Untersuchung der Patienten gehört auch die Untersuchung des Blutbildes. Sie spielt für die Narkose insofern eine Rolle, als die Zahl und der Hämoglobingehalt der Erythrocyten von maßgebender Bedeutung sind. Anämien aller Art machen narkoseempfindlich. Nach Dupuy de Frenelle besteht Operationsgefährdung, wenn weniger als 4 Millionen rote Blutkörperchen vorhanden sind, weniger als 75 % Hämoglobin, weniger als 90 mm Hg maximum Blutdruck und weniger als 50 mm minimum Blutdruck. In all diesen Fällen verlangt Frenelle zur Erhöhung der Sicherheit des Erfolges zuerst Vorbehandlung. In Deutschland sind die Grenzen nicht derartig scharf gezogen, sondern es gelangen auch Fälle zur Operation, die noch unter diesen Grenzwerten liegen. Aber man richtet sich dann mit der Art des Eingriffes und der dazu notwendigen Schmerzbetäubung durchaus nach der Gefährlichkeit des Falles.

Am Zustand des Urins läßt sich nicht nur ein Nierenschaden erkennen, sondern auch ein Eindruck von der Stoffwechsellage gewinnen. Insofern ist es besonders wichtig, auf die Ketonurie bzw. das Auftreten von Aceton, Acetessigsäure, eventuell β-Oxybuttersäure zu achten. In denjenigen Fällen, in welchen vor der Operation diese Stoffe schon gefunden werden, wird man vorsichtig sein müssen und vor allen Dingen zu prüfen haben, ob ein ernsterer Grund von Stoffwechselstörung vorliegt. Der Blutzuckerspiegel und der Zuckerbefund im Urin wird einen latenten oder floriden Diabetes aufdecken, welcher bei der Indikation zur Narkose natürlich eine ganz besonders wichtige Rolle spielt.

Ist eine Ketose vorhanden, dann fordern wir die Untersuchung des für den Säurenbasenhaushalt wichtigsten Organes, der Leber. Die früher benützte Lävuloseprobe ist verlassen, und wir verwenden heute nur noch die von Eitel angegebene Traubenzuckerbelastungsprobe, welche den großen Vorzug besitzt, die Verhältnisse kurvenmäßig zur Darstellung zu bringen. Wir verlangen die Durchführung dieser Probe ganz besonders, wenn Verdacht auf eine Erkrankung der Gallengänge und des Lebergewebes vorhanden ist; denn bei jeder Art von Funktionsstörung der Leber sind Störungen des Säurebasenhaushaltes im Sinne einer Azidosis zu erwarten, welche sich unter dem Einfluß einer Allgemeinnarkose zu unkompensierten Graden steigern können. Als Indikator der Gesamtlage dient uns die Bestimmung der Alkalireserve im Blut. Selbstverständlich wird man auch in dieser Hinsicht den Urobilinogen- und Urobilinnachweis im Urin nicht vernachlässigen dürfen.

Bezüglich der Azidose spielt aber auch die Gesamtwassermenge des Urins, der Zustand der Gewebe, das Vorhandensein von Präödemen oder Ödemen und die Gesamtreaktion des Urins eine ausschlaggebende Rolle. Die genauere Feststellung der p_H-Zahl des Gesamturins läßt vielfach schon erkennen, ob eine stärkere Säurung des betreffenden Organismus vorliegt; sie ist immer als ein Zeichen der Narkosegefährdung anzusehen.

Ist man im unklaren, so untersuche man auf alle Fälle die Nieren und die Prostata, nach den allgemeinen Regeln der Urologie. Bei dieser Gelegenheit verwenden wir stets die REHNsche Säurealkaliausscheidungsprobe, welche uns, abgesehen von der topischen Diagnostik der Erkrankung, auch noch einen sicheren Einblick in den Zustand des Säurebasenhaushaltes gewährt. Was die Urinretention durch Erkrankung der Prostata anbetrifft, so ist für die Narkosebelastung stets die Feststellung des Reststickstoffes im Blut am wichtigsten, weil bei Erhöhung der Werte besondere Labilität und erhöhte Empfindlichkeit gegenüber den Narkotica gefunden wird.

Außer diesen Befunden müssen selbstverständlich noch die Resultate der speziellen Untersuchungen der Hauptkrankheiten bei der Prüfung auf Narkoseeignung mitberücksichtigt werden. Liegen z. B. eiternde Wunden, gangränöse Prozesse, jauchende Tumoren und dergleichen vor, so ist von vornherein mit einer Überschwemmung des Organismus durch saure Abbauprodukte und Toxine zu rechnen, welche die Narkoseempfindlichkeit vermehren.

C. Die Vorbereitung zur Narkose.

Die Vorbereitung der Patienten für die Durchführung einer Allgemeinnarkose ist durchaus nicht für alle Verfahren gleichartig, sondern sie muß der speziellen Wirkungsweise des betreffenden Mittels angepaßt sein. Es lassen sich aber einige allgemeine Regeln anführen, deren Beachtung für jede Art von Narkose die gleiche Bedeutung besitzt.

Man kann die Vorbereitung unserer Patienten in verschiedene Gruppen einteilen: 1. die mechanische, 2. die psychische, 3. die medikamentöse Vorbereitung, unter welche auch vorbereitende Maßnahmen für die Vermeidung einer Azidose oder eines Kreislaufkollapses gehören.

1. Die mechanische Vorbereitung.

Die mechanische Vorbereitung des Patienten erstreckt sich im allgemeinen lediglich auf die verschiedenen Abschnitte des Magen-Darmtractus und auf die Blase. Da niemand in der Lage ist, mit Sicherheit eine Aspiration oder eine Komplikation anderer Art zu vermeiden, so empfiehlt es sich außerordentlich, vor Durchführung einer Allgemeinnarkose den Mund bzw. das Gebiß zu kontrollieren. Wackelnde Zähne sollen entfernt werden. Ist Zeit genug vorhanden, so lasse man eine gründliche Mundpflege, wenigstens einige Tage vor dem Eingriff, vornehmen; eine Maßnahme, die für Magenoperationen ganz besonders beachtenswert erscheint. Cariöse Zähne, die leicht abbrechen können, bilden immer eine Gefahr für die Entstehung von Lungengangrän, denn an Splittern haften hoch virulente Keime, die Unheil anrichten können, wenn sie aspiriert werden.

Ganz besondere Beachtung verdienen künstliche Gebisse. Sie müssen grundsätzlich vor Beginn des Schlafes entfernt werden; es sei denn, daß die Gebisse oder partiellen Prothesen und Brücken an anderen Zähnen fest verankert sind und nicht entfernt werden können. Verschlucken von Gebißplatten ist nicht nur bei wachen Patienten, im Schlaf, sondern auch während der Narkose vorgekommen und hat zu den unangenehmsten Folgen geführt.

Da man während der Narkose gezwungen sein kann, künstlich einmal eine Kiefersperre beseitigen zu müssen, so sehe man sich das Gebiß auf die geeignetste Stelle für das Einsetzen des HEISTERschen oder ROSER-KÖNIGschen Instrumentes an, damit nicht später durch falschen Sitz Zähne während der Narkose abgebrochen werden.

Bezüglich des Magens kann es erforderlich sein, daß als vorbereitende Maßnahme eine Aushebung bzw. Spülung stattzufinden hat. Dies gilt für alle

Fälle von stenosierenden Prozessen im Gebiet des Magen-Darmtractus, also bei Pylorusstenose, eventuell bei Carcinomen, die operiert werden sollen und vor allen Dingen auch beim Ileus. Man hat zu befürchten, daß im Zustand der Narkose sonst die hoch infizierten Flüssigkeiten aus dem Magen- oder Darmgebiet einmal im Zustand der Bewußtlosigkeit erbrochen und aspiriert werden, was Lungengangrän zur Folge hat.

Um den Patienten aber nicht zu sehr anzustrengen, beschränke man die Maßnahme der Magenspülung unbedingt auf das notwendige Maß. Manipulationen am Magen lösen gewöhnlich Vagusreize aus und verschlechtern den Allgemeinzustand.

Der Patient hat grundsätzlich zur Narkose mit leerem Magen zu kommen. Es gilt deshalb als Vorschrift, den Kranken am Morgen der Operation hungern zu lassen, so daß mindestens 4 Stunden nach der letzten Mahlzeit verflossen sind; eine Zeit, welche für die durchschnittliche Magenentleerung genügt. Man will damit erreichen, daß während der Exzitationsphase das Erbrechen milde ausfällt und nicht die ganze Mundregion mit Speiseresten verschmutzt wird. Ein allzu langes Hungern aber vor der Operation und Narkose ist wiederum zu vermeiden, da allein durch Hungern das Auftreten von Aceton erzeugt wird, als Zeichen einer Verschiebung des Säurebasenhaushaltes nach der sauren Seite, und das muß vermieden werden.

Bezüglich des unteren Darmabschnittes gelten ähnliche Regeln wie diejenigen für den Magen. Will man eine Rectalnarkose vornehmen, so ist es zweckmäßig, am Abend vorher den Darm etwas medikamentös zu beruhigen und einen Reinigungseinlauf vorzunehmen. Auch diese Maßnahmen sollen unbedingt auf das notwendige Maß beschränkt bleiben und nicht übertrieben werden, da der Patient dadurch geschwächt wird.

Kein Patient darf zur Allgemeinnarkose kommen, ohne daß die Blase entleert ist. Diese Maßnahme ist nicht nur für den Operateur wichtig, da ihm nämlich die volle Blase bei einer Operation im Wege ist, sondern auch für den Narkotiseur; weil es unter dem Einfluß der Narkose während der Anflutung oder auch während der Abflutung zur unwillkürlichen Blasenentleerung kommen kann, was für den Patienten sowohl wie für den Arzt unangenehm ist. Sollte es nicht möglich sein, daß der Patient den Urin spontan lassen kann, so ist man gezwungen, die Blase durch Katheter zu entleeren. Ausnahmefälle sind diejenigen, bei welchen es darauf ankommt, die Blase im Füllungszustand aufzusuchen, um daran gewisse Eingriffe vorzunehmen.

2. Die psychische Vorbereitung.

Sich narkotisieren zu lassen, ist eine Angelegenheit persönlichen Vertrauens. In Amerika kauft sich der Patient eine gute Narkose genau so wie eine gute Operation, d. h. er wählt sich den Anästhesisten seines Vertrauens. Das ist leider in Deutschland nicht der Fall. Es lernt in den meisten Kliniken der Kranke seinen Narkotiseur und die Narkoseschwestern erst im letzten Moment kennen, und es bleibt so keine Zeit zur Erreichung einer gewissen Vertrauensbeziehung, auf die wir Wert legen.

Unter den Vorbereitungsmitteln für die Narkose spielt die psychische, rein suggestive Methode eine außerordentlich wichtige, aber oft vernachlässigte Rolle. Man soll bei den Patienten Verständnis für das Narkoseerlebnis zu erwecken und durch beruhigende Worte die Angst vor den kommenden Ereignissen zu nehmen suchen. In den letzten Jahren sind in der deutschen Literatur eine ganze Reihe von Mitteilungen erschienen, welche dartun, daß allein durch suggestive Beeinflussung Erregungszustände, Exzitationszustände bei verschiedenen Narkosen und bei dem Pernoctondämmerschlaf erheblich vermindert bzw. gemildert werden konnten. HENDERSON hat seinerzeit auf die Erregungsakapnie und ihre Gefahren aufmerksam gemacht. Sie besteht darin, daß der Patient durch eine Angsthyperventilation in einen Zustand der Hypokapnie gerät, die zur Kreislaufkatastrophe führen kann. Es möge daraus hervorgehen, wie wichtig es ist, den Patienten zu beruhigen, und daß als Narkotiseure nicht die jüngsten unerfahrensten Assistenten, sondern ausgebildete, besonders geeignete, sensible Menschen gewählt werden sollten.

Mit der Verbal-Suggestion zur Beruhigung des Patienten hat man sich nicht begnügt. Die Hypnose wurde von vielen zur Einleitung oder Vorbereitung der Narkose, oder allein zur Durchführung kleiner operativer Eingriffe verwendet. Im ersteren Falle bezeichnet man die Kombination zwischen beiden Verfahren der Schmerzausschaltung „Hypnonarkose", so, wie sie von FRIEDLÄNDER besonders empfohlen und beschrieben worden ist. Es kann natürlich die Hypnose zu operativen Zwecken nur von demjenigen verwendet werden, welcher die technischen Maßnahmen vollkommen beherrscht und sich bei Komplikationen zu helfen weiß. HEGERWALD teilte 1923 seine Erfolge mit Hypnonarkose bei geburtshilflich-gynäkologischen Operationen mit, und zwar gelang es ihm, $^2/_3$ von seinen Patienten in einen operationsfähigen Zustand zu bringen, dadurch, daß er einige Tropfen Chloräthyl verwendete, um eine Art hypnotischen Zustand mit suggerierter Schmerzlosigkeit zu erzeugen. Die Wehen blieben stark, wurden aber nicht schmerzhaft empfunden. Im folgenden Jahr hat VOGEL über Hypnonarkose Mitteilungen gemacht. Er verwandte eine ähnliche Technik, wie sie HALLAUER 1909 und 1922 angegeben hat. Eine halbe Stunde vor Beginn der Operation gab er Morphin und verwendete zur Einleitung der Suggestion nicht Chloräthyl oder Solästhin, sondern Äther. Mit beginnendem Lidflattern wurde der hypnotische Zustand ohne Narkoticum zu erreichen versucht. Er hatte, wie HALLAUER, in 70% Erfolg, in 10% trat wenigstens ein Teilerfolg ein, und 20% Versager waren zu verzeichnen. Der Erfolg hatte mit der Art des vorgenommenen Eingriffes nichts zu tun. Hysterische und mehrfach Narkotisierte fanden sich zumeist unter den 20% Mißerfolgen. In 50% der Fälle trat eine völlige Erinnerungslosigkeit ein, bei dem Rest der Fälle war die retrograde Amnesie wenigstens zum Teil vorhanden. VOGEL empfiehlt die Methode vor allen Dingen für kleinere Eingriffe bei hoch gefährdeten Patienten, betont aber ebenfalls, daß die Beherrschung der Hypnosetechnik wie der Narkose unbedingt erforderlich seien. BARABASCHEW gelang es, 2 Augenoperationen in völliger Hypnose durchzuführen. HAAS berichtet 1925 über seine Versuche mit Hypnonarkose bei jedem Alter. Darunter befanden sich auch Kinder von 2—4 Jahren. Je intelligenter die zu hypnotisierende Person war, desto leichter gelang sie. In 75—97% soll Erfolg vorhanden gewesen sein. HAAS empfiehlt, das Pflegepersonal mit zu unterweisen, so daß die suggestive Atmosphäre erhalten bleibe, ein Umstand, auf den auch FRIEDLÄNDER besonders hinweist. Außerdem hebt er hervor, wie wichtig es sei, daß keine Suggestion vergessen werde. In der Hauptsache verwandte er die Suggestion von Schlaf- und Schmerzlosigkeit, und zwar unter Angabe der Region, denn ein Nachholen läßt sich niemals durchführen. Als Beispiel nennt er die suggerierte Schmerzlosigkeit des Ohres für die Unterbindung der Thyreoidea superior! HAAS hat sich nicht damit begnügt, die Patienten nur zum Zeitpunkt der Operation in suggestiven Schlaf zu versetzen, sondern er verwandte 1—2 vorbereitende Sitzungen von 15—30 Minuten Dauer, die letzte am Abend vor der Operation. BERG versuchte die Hypnonarkose auf dem Gebiet der Chirurgie zur Bekämpfung der Operations- und Narkoseangst. Auch er kam mit 1—2 Sitzungen vor der Operation vollkommen aus und berichtet, wie vorteilhaft es sei, die Suggestion zu den verschiedensten therapeutischen Maßnahmen, z. B. zum Zwecke besonderer Lagerung für die Nahrungsaufnahme und für den Erholungsschlaf auszunützen. Auch die Bekämpfung des postoperativen Erbrechens, die sehr schwer sein soll, gelang häufig. Durch die suggestive Beeinflussung der Patienten gelang es oft, erhebliche Mengen des Narkoticums einzusparen, ähnlich, wie wir dies bei der medikamentösen Vorbereitung der Patienten erlebt haben. Die Erfahrungen von HATONOW, RUCHLIADEV und PODJAPOLSKY sowie NICOLOJEF waren ebenfalls günstig.

Ich hatte seinerzeit Gelegenheit, in Madison, USA., einer Demonstrationshypnose zum Zwecke einer Zahnextraktion beizuwohnen. In der Tat gelang es dem Kollegen nach einer einmaligen vorbereitenden Sitzung am Vorabend, das betreffende Kind am Operationsmorgen in vollkommene Hypnose zu versetzen, während welcher ihm mehrere Zähne gezogen wurden. Während der Extraktion schrie das Kind jämmerlich, so daß es wohl allen Zuhörern unangenehm war. Jedoch hatte die Kleine nach dem Erwachen aus dem suggestiven Schlaf nicht die geringste Erinnerung an den Vorgang.

3. Die medikamentöse Vorbereitung.

Darunter seien zunächst einige Maßnahmen genannt, welche zur Verbesserung des Kreislaufs und des Wasserhaushalts sowie der Stoffwechsellage führen. Findet man bei einem Patienten ein geschädigtes Herz oder einen geschädigten Kreislauf, so wird man — sofern Zeit vorhanden ist — den Kranken nicht einer Allgemeinnarkose unterziehen, bevor nicht die zweckmäßigste Therapie durchgeführt worden ist. Für ein krankes Herz kommt es zumeist auf eine Digitalisierung heraus, welche mindestens 3 Tage vor der Operation begonnen werden muß, wenn sie zum Erfolg führen soll. Bei schwachen Patienten pflegen wir unmittelbar vor der Operation schon ein primäres Campherdepot von 3—5 ccm zu geben in Form des echten Campheröles und nicht der Ersatzmittel. Die Campherersatzmittel, Hexeton, Kardiazol, Coramin, haben zwar eine rasch einsetzende, aber auch bald wieder verklingende, zentral erregende Wirkung. Diese Mittel eignen sich viel eher zur Bekämpfung von Zwischenfällen während der Narkose oder nach der Narkose. Das gleiche gilt vom Strophantin. Weiß man, daß starke Blutdrucksenkungen eintreten können, so kommt die Verwendung von ephetoninähnlichen Präparaten als Vorbereitungsmittel in Frage. Wir verhalten uns in dieser Beziehung im allgemeinen zurückhaltend.

Was den Kreislauf selbst anbetrifft, so kommt seine Auffüllung oft in Frage. Nach Blutverlust z. B., oder im Zustand des Shockes, ferner beim durstenden Patienten, bei komplettem Pylorusverschluß u. dgl., bei dem man unmittelbar den Eindruck hat, daß die strömende Blutmenge zu gering geworden ist, soll die Narkose nicht begonnen werden, bevor nicht eine Bluttransfusion oder zum mindesten eine Infusion mit Traubenzucker oder Kochsalzlösung durchgeführt worden ist. Entweder wählt man zu der Infusion die Form einer einmaligen sc. oder im. Einverleibung, oder die Form der iv. Tropfinfusion, und zwar im Notfalle so, daß zunächst einmal eine größere Menge von 300—500 ccm in relativ raschem Strom infundiert werden; dann aber zur kontinuierlichen Tropfinfusion mit MARTINscher Kugel übergegangen wird, welche während der Gesamtdauer der Narkose ruhig laufen kann, sofern der Zustand des Patienten es erfordert. Es versteht sich von selbst, daß man den Infusionen Medikamente beifügen kann.

Was endlich den Säurebasenhaushalt anbetrifft, so liegt es in unserem Interesse, eine möglichste Alkalisierung vor dem Eingriff zu erlangen, weil bekanntlich der Eingriff selbst sowie die Allgemeinnarkose fast ausschließlich eine Verschiebung des Gleichgewichtes nach der sauren Seite verschiedenen

Grades hervorruft. Es ist deshalb zweckmäßig, dem Patienten alkalische Diät für einige Tage, soweit er sie verträgt, zu verabfolgen. Ferner unter Umständen vor der Operation 50 ccm einer 4%igen Natrium-Bicarbonatlösung iv. zu injizieren. Außerdem halten wir es für zweckmäßig, in gefährdeten Fällen, die Narkoseempfindlichkeit des Patienten dadurch zu dämpfen, daß vor der Narkose 100—200 ccm Traubenzucker infundiert werden, um die Leber mit Glykogen anzureichern. Viele Autoren pflegen diese Behandlungsweise geradezu als spezifisch zur Bekämpfung des Shocks anzusehen und sie mit 10—20 Einheiten Insulin zu kombinieren. Wir haben den Eindruck, daß diese Maßnahme in der Tat außerordentlich günstig ist und empfehlen, damit nicht zu warten, bis die Operation vorbei ist, sondern schwer darniederliegende Patienten im traumatischen Shock oder ähnlichen Zuständen schon mit Traubenzucker-Insulininjektionen vorzubereiten.

Was nun die medikamentöse Vorbehandlung der Patienten im engeren Sinne anbetrifft, so hat sie den Zweck, den Patienten zu beruhigen, die Exzitation zu mildern, eine gewisse Schmerzlosigkeit, Empfindungslosigkeit zu erzeugen und die Sinneswahrnehmungen des Kranken vor Beginn der Operation zu dämpfen. Abgesehen davon kommt eine Kombinationswirkung in Frage. Es hat sich nämlich herausgestellt, daß durch die vorbereitenden Mittel erhebliche Mengen des Hauptnarkoticums eingespart werden können.

Als Hauptmittel, welches seit langer Zeit für die Zwecke der Vorbereitung zur Narkose verwendet wird, ist das Morphin bekannt. Es hat jedoch die Unannehmlichkeit, nicht auf alle Patienten gleichsinnig beruhigend zu wirken, sondern gelegentlich auch Euphorie, ja sogar Erregungszustände zu verursachen. Ferner gibt es Patienten, die Alkaloide wie Morphin nicht gut vertragen, welchen danach übel wird, so daß sie schon vor Beginn der Operation oder Narkose brechen. Daß man gerade zu dem Morphin als vorbereitendem Mittel für die Narkose griff, ist wohl historisch bedingt, und zwar dadurch, daß es ein Bestandteil des gebräuchlichen Opiums war, welches schon vor Jahrtausenden zu ähnlichen Zwecken Verwendung fand, und man offenbar die Vorstellung besaß, daß seine schmerzstillende Wirkung sich mit der Wirkung der Narkotica kombiniere. Es klingt im Durchschnitt nach einer einstündigen Narkose, welche mit Morphin (0,01 bis 0,02) vorausdosiert war, die schmerzstillende Wirkung dieses Präparates so früh ab, daß sie sich während der Nachperiode nicht mehr bemerkbar macht und bei Rückkehr des Bewußtseins eine neue Injektion erforderlich ist. Während der eigentlichen Narkosezeit bedürfen wir der schmerzlindernden Mittel nicht. Insofern ist diese Absicht eigentlich hinfällig und man könnte auf das Morphin vollkommen verzichten. Dagegen bleibt die beruhigende und einschläfernde Wirkung doch als wünschenswert bestehen.

Da das Morphin eine starke Wirkung auf das Atemzentrum in depressivem Sinne ausübt, hat man sehr bald nach anderen Mitteln zur medikamentösen Vorbereitung der Narkose gesucht und ist dazu übergegangen, Schlafmittel, wie Veronal, Medinal, Luminal und ähnliche Präparate am Abend vor der Operation und Narkose dem Patienten zu geben, um ihm einen erholenden Nachtschlaf zu gewähren. Diese Technik ist auch heute noch als zweckmäßig beibehalten worden. Es zeigte sich, daß auf Grund der verzögerten Eliminationsverhältnisse dieser Barbitursäuren auch die eigentliche Einleitungsphase der Narkose am Operationsmorgen dann ruhig verlief und man unmittelbar vor der Operation nur geringe Mengen anderer Medikamente notwendig hatte. An Stelle des Morphin aber verwenden wir heute zur Milderung der Reaktionsfähigkeit des Patienten auf die Anflutung Pantopon, Narkophin oder ähnliche Präparate, welche nicht so stark depressiv auf die Atmung wirken, weil die Erfahrung lehrte, daß beim darniederliegenden Patienten während der Narkose und besonders

auch nach der Narkose sich Atemdepressionen mit der Hypoventilation durch
das Narkoticum kombinieren und zu allerhand Unannehmlichkeiten Anlaß
gegeben haben. Ohne auf die unzähligen Präparate, welche im neueren Schrifttum
der letzten Jahre als Ersatzmittel für das Morphin und Pantopon beschrieben
worden sind, eingehen zu können, betonen wir nochmals das wesentlichste
Prinzip, daß diese Substanzen psychisch beruhigend wirken sollen, aber keineswegs stärkere depressive Wirkung auf das Atemzentrum und Vasomotorenzentrum
selbst ausüben dürfen, und überlassen damit die Auswahl und Verwendung jedem
einzelnen selbst.

Für die Zwecke der Äthernarkose hat man sehr bald ein weiteres Alkaloid,
nämlich das Atropin, verwendet, um die Sekretion der Schleimhäute zu hemmen.
Die Kombination zwischen Morphin und Atropin, wie sie heute noch üblich
ist, geht ursprünglich auf einen Vorschlag von DASTRE und MORAT zurück,
und zwar gaben sie durchschnittlich eine halbe Stunde vor der Operation 0,01
Morphin und 0,0005 Atropin sc. Die Verwendung des Atropins geschah damals
von DASTRE und MORAT zur Dämpfung des Vagusreflexes, also unter Indikationen,
die später von chirurgischer Seite geradezu wieder in Vergessenheit gerieten.
Die Dosen sind später von einer Reihe von Autoren variiert worden; das Be-
handlungsprinzip wurde bis heute beibehalten. Ja, es ist leider die Vorbereitung
der Narkose mit Morphium-Atropin im Schematismus erstarrt. Die wenigsten
Chirurgen wissen, um was es sich hierbei eigentlich handelt. Während nämlich
das Morphin zentral auf das Vaguszentrum erregend wirkt, lähmt das Atropin
den Vagus, so daß die Erregung durch Morphin, welche schon manches Mal
zu Unannehmlichkeiten führte, wieder ausgeglichen wird. Mit der Vagus-
ausschaltung berauben wir den Organismus eines seiner wichtigsten Kreislaufregulatoren. Man weiß, daß der Blutdruck automatisch durch die Blutdruckzügler unter Ausnutzung der Vagusbahnen reguliert wird. Weiter vorne haben
wir das schöne Schema über den Nervenverlauf der Blutdruckzügler von KOCH
reproduziert. Die Ausschaltung dieses Mechanismus durch Atropin entspricht
durchaus nicht unseren Wünschen. Im Gegenteil müssen wir im Grunde
genommen bestrebt sein, alle Kreislaufregler für die zu erwartende Operationsbelastung intaktzuhalten. Dennoch muß unbedingt festgestellt werden, daß
die gleichzeitige Gabe von Morphin und Atropin sich klinisch durchaus bewährt hat und bessere Resultate ergeben hat als das Morphin allein. Es hat sich
für manchen Eingriff als geradezu segensreich erwiesen, wenn der Vagus
gedämpft wird. Die schematische Anwendung des Gemisches halten wir aber
für unrichtig und verwenden das Atropin nur, wenn eine sekretionshemmende
Wirkung unerläßlich notwendig ist, also bei Äthernarkose und speziell bei Oberbauchoperationen. Außerdem ersetzen wir das Morphin in solchen Fällen durch
Pantopon, Narkophin oder andere Mittel, die geringer auf das Atemzentrum
wirken. Gelegentlich einmal kann es auch wertvoll sein, für die Narcylennarkose
Morphin und Atropin zu verwenden, denn wir haben in vereinzelten Fällen auch
hierbei Hypersekretion wahrgenommen.

Man hat das Morphin nicht nur mit Atropin, sondern auch mit Magnesium-
sulfat kombiniert. Durchschnittlich verwendet man hierzu 2 ccm einer 50%igen
Lösung sc. oder im. Seine Verwendung geht auf die Versuche von MELTZER und
AUER sowie von GWATHMEY zurück, die entdeckt haben, daß durch parenterale
Verwendung von Magnesiumsulfat sich die Wirkung der Alkaloide erheblich
verstärkt und verlängert. Das gleiche soll auch für die Narkotica der Fall sein.
In der Tat konnten v. BRANDIS und KILLIAN klinisch bestätigen, daß die Wirkung
des Pantopons durch Kombination mit Magnesiumsulfat sich etwa verdoppeln
läßt und daß die Dauer der Wirkung einer Pantoponinjektion sich durch diese
Kombination auf das 3—4fache verlängert. GWATHMEY hat die Methode der

synergethischen Narkose zu Dämmerschlafzwecken für die Geburtshilfe ausgebaut. Für die Zwecke der Narkose hat sich die Magnesium-Sulfat-Pantopon- oder Magnesiumsulfat-Morphin-Vorbereitung in getrennten Dosen durchaus bewährt. Aber es ist erforderlich, Erfahrungen zu sammeln; denn die Dosierung ist bei der vorliegenden Steigerung der Wirkungen nicht immer leicht. Stärkere Atemdepressionen durch relative Überdosierungen sind vorgekommen. Am besten ist es deshalb, die Dosen geteilt zu verabfolgen.

Das Magnesiumfulfat hat bekanntlich besondere Wirkung auf die motorischen Bezirke und erzeugt Tonusverminderungen der quergestreiften Muskulatur. Wir haben es also mit einer Verbesserung der Entspannungsverhältnisse durch diese Kombinationen zu tun, woraus sich zwanglos der Indikationsbereich für diejenigen Verfahren ergibt, bei welchen die Entspannung relativ mäßig ist, also für die Gasnarkose. Dagegen zeigte es sich, daß man für die Vorbereitung der Inhalationsnarkose, während welcher man jederzeit einen gewünschten Entspannungsgrad erreichen kann, das Magnesiumsulfat-Pantopongemisch (welches im Gemisch leider nicht haltbar ist, sondern getrennt injiziert werden muß), nur bei resistenten Personen verwenden kann. GWATHMEY selbst hat diese Kombination in der Hauptasche als Vorbereitungsmittel für seine Ätheröl-Rectalnarkose verwendet. Die Brauchbarkeit hierfür beruht offenbar auf dem Umstand, daß es damit leicht gelingt, die Atmung für lange Zeit zu drosseln. Damit nämlich erreichte GWATHMEY offensichtlich eine Minderabgabe des rectal einverleibten Äthers durch die Lungen, also eine Vertiefung des Ätherschlafes. Parallele Versuche mit Avertin zu dem Zwecke, die Dosierung des Avertins selbst herabzusetzen, haben zwar zu einer Einschränkung der notwendigen Mengen Avertin geführt, uns aber doch nicht von anderen Vorteilen überzeugen können. Leider kommt es manchmal vor, daß MgSO$_4$ schlecht vertragen wird und Übelkeit erzeugt.

Es sei bei dieser Gelegenheit hervorgehoben, daß bei allen Methoden, welche eine absolute Schmerzausschaltung mit Sicherheit gewährleisten, seien es lokalanästhetische Verfahren, wie die Lumbalanästhesie oder Narkotica vom Typus der Operationsschlafmittel wie das Avertin, man nach Möglichkeit von ausgedehnter medikamentöser Vorbereitung Abstand nehmen soll, um die Zentren des verlängerten Markes nicht zu sehr anzugreifen. Darin erblicken wir auch den Grund, daß die meisten Autoren von einer ausgiebigeren Vorbereitung der Avertinnarkose allmählich abgekommen sind. Ähnliches gilt für den Barbitursäureschlaf. Bei der Verwendung von Evipan ist kein anderes vorbereitendes Mittel erforderlich. Diejenigen, welche vor dem Evipanschlaf Morphin oder ähnliche Alkaloide iniiziert haben, konstatierten zwar eine Vertiefung und Verlängerung des Evipanschlafes, blieben aber nicht von Komplikationen bezüglich der Atmung verschont. Eine gewisse Ausnahmestellung nimmt der Pernoctonschlaf ein. Bei diesem Präparat sind Erregungszustände häufig beobachtet worden. Es gelingt, sie durch geeignete Kombinationen mit Pantopon erheblich zu mildern und an Zahl zu verringern.

Entgegen den Verhältnissen bei den Inhalationsnarkotica und dem Avertin liegt die zwingende Notwendigkeit vor, die Patienten für die Gasnarkose ausgiebig medikamentös vorzubereiten, um brauchbare Narkoseresultate erzielen zu können. Deshalb ist es in allen narkoseerfahrenen Ländern allgemeine Vorschrift geworden, die Lachgas-, die Äthylen- und auch die Narcylennarkose so vorzubereiten, daß der Patient in einer Art Dämmerzustand in den Operationssaal kommt. Da diese Gase fast alle kreislaufanaleptisch wirken und Hyperventilation erzeugen, so besteht nicht die Gefahr einer depressiven Kumulation. Nicht nur höhere Dosen von Alkaloiden und Barbitursäurepräparaten kommen zur Vorbereitung der Gasnarkose in Frage, sondern es ist in diesem Falle auch die

Verwendung eines der stärksten Beruhigungsmittel durchaus indiziert, des Scopolamin.

Die Verwendung des Scopolamin allein oder in Kombination mit Morphin zur Vorbereitung von Narkose und Operation stammt von SCHNEIDERLIN aus dem Jahre 1900. Ursprünglich hat man das Gemisch aber nicht für operative Zwecke, sondern zur Beruhigung von Geisteskranken verwendet und als besonders wirksam empfohlen. Das Scopolamin spielt ja heute noch eine außerordentlich wichtige Rolle auf diesem Spezialgebiet der Medizin. Seinerzeit ging man von der Vorstellung aus, daß das Scopolamin und das Morphin zum großen Teil sich gegenseitig antagonistisch beeinflussen und daß beide Körper deshalb sich in günstiger Weise pharmakologisch ergänzen. Es wurde z. B. hervorgehoben, daß das Morphin durch Vaguserregung die Herzfrequenz verlangsame, das Scopolamin aber sie beschleunige; ferner, daß das Morphin die sensiblen Regionen stärker lähme, während die Wirkung des Scopolamin sich mehr auf die motorischen Bezirke erstrecke und anderes mehr. In Wirklichkeit liegen aber die Verhältnisse ganz anders. Es besteht heute kein Zweifel, daß die Kombination Morphin-Scopolamin in den meisten Fällen klinisch eine kumulative Wirkung ausübt; man hat sogar von einer potenzierenden Wirkung gesprochen, die sich in der Hauptsache auf das Atemzentrum und das Vasomotorenzentrum erstreckt. Die Wirkung auf das Atemzentrum steht im Vordergrund.

Von pharmakologischer Seite ist das Scopolamin ausgezeichnet durchuntersucht (KOCHMANN, KESSEL, KOBERT, SOHRT und viele andere). Nach Injektion des Mittels findet man evtl. eine vorübergehende Zone der Hyperventilation, dann aber eine außerordentlich starke Depression der Atemwirkung, die unter Umständen bei hohen Dosen bis zum Atemstillstand führen kann. Man findet ferner den Puls beschleunigt, offenbar als Folge einer Veränderung der strömenden Blutmenge und nicht durch zentrale Acceleransreizung. Angaben von SIEBER, daß unter 88 Fällen in weitaus der Mehrzahl nach Scopolamin Pulsbeschleunigung eingetreten sei, beruhen offensichtlich auf einem Irrtum, denn bei einem Teil der Fälle sind sogar Lumbalanästhesien unter Scopolamin vorgenommen worden. Es besteht kein Zweifel, daß die Kreislaufveränderungen unter diesen Bedingungen außerordentlich stark und depressiv waren. Hierfür spricht auch die Tatsache, daß die Patienten unter Scopolamin im allgemeinen nicht, wie früher behauptet worden ist, eine gut durchblutete Haut zeigen, sondern blaß aussehen. MUTTER hat außer den Veränderungen des Pulses auch noch eine Blutdrucksenkung festgestellt, die man bei höheren Dosen von Scopolamin oft finden kann. Die Pupillen sind im Gegensatz zum Morphin erweitert und reagieren kaum.

Seinerzeit hat man bei der Verwendung des Scopolamin starke Wirkungsdifferenzen festgestellt, und es hat sich deshalb im Schrifttum ein lebhafter Streit über die Haltbarkeit und Reinheit des Präparates entwickelt. Die maßgebenden Versuche von KIONKA haber daher bewiesen, daß die Wirkung der Droge in der heute üblichen Form absolut konstant ist, daß ferner das Präparat stabil und haltbar ist, so daß die Wirkungsdifferenzen lediglich auf der verschiedenen Reaktion der Patienten beruhen.

Was die Dosierung anbetrifft, so gilt als größte Einzeldosis durchschnittlich 0,0005 und als größte Tagesdosis die dreifache Menge, d. i. 0,0015 auf Grund der deutschen Pharmakopoe. In psychiatrischen Kliniken werden erheblich höhere Dosen verabfolgt. So hat seinerzeit z. B. BUMKE angegeben, daß sich Dosen von $3 \times 0,0012$ pro Tag als ungefährlich erwiesen haben. Es muß aber darauf aufmerksam gemacht werden, daß derartig hohe Dosierungen ausschließlich auf dem Gebiete der Psychiatrie anwendbar sind. Bei chirurgischer

Anwendung des Scopolamin darf die von der Pharmakopoe als Höchsteinzeldosis angegebene Menge von 0,0005 keineswegs überschritten werden, man ist bei empfindlichen Patienten sogar gezwungen, weit unter dieser Dosis zu bleiben.

Überdosierungen von Scopolamin allein führen zur Benommenheit und schließlich zum Koma mit stark herabgesetzter Atmung, ferner meist zu ataktischen Störungen, zu Zwangsbewegungen und schließlich zum Atemstillstand. Im Schrifttum finden sich viele Vergiftungsfälle mit Scopolamin, auf die hier nicht näher eingegangen werden kann, auf die aber hingewiesen werden soll, um darzutun, daß dieses Präparat durchaus nicht harmlos ist.

Was nun die gebräuchliche Kombination zwischen Scopolamin und Morphin anbetrifft, sei erwähnt, daß Lösungen beider Substanzen im Gemisch absolut haltbar sind. Es ist versucht worden, durch wiederholte Dosen Morphin-Scopolamin allein Vollnarkosen mit diesem Präparatgemisch zu erzielen (SCHNEI-DERLIN-KORFF, ISRAEL, VON KLAUBER, KLEIN). Neuerdings haben DAX und WEIGANDT das Scopolamin mit Dilaudid kombiniert, um Vollnarkose zu erzeugen. Es müssen jedoch alle diese Versuche als gescheitert angesehen werden, weil der reaktionslose Toleranzzustand durch zu große Schädigung des Atem- und Vasomotorenzentrums erkauft wird. Nur auf dem Gebiet des Dämmerschlafes haben sich diese Kombinationen bewährt und finden nach ganz besonderem Dosierschema und Technik ihre spezielle Anwendung.

Für die Vorbereitung zur Narkose hat es sich gezeigt, daß junge kräftige Menschen die vollen Dosen vertragen, daß dagegen alte Patienten, vor allen Dingen kachektische oder anderweitig allgemein geschädigte Kranke, gegen Scopolamin allein, oder auch das Gemisch mit Morphin, Pantopon oder Dilaudid außerordentlich empfindlich sind und daß es bei ihnen sehr leicht zu Atemstörungen mit lang anhaltender Cyanose kommt.

In seltenen Fällen hat das Scopolamin zu einer entgegengesetzten, sehr unangenehmen Wirkung, nämlich zu Erregungszuständen geführt, die sich fast unbeeinflußbar erwiesen. Der Ausbruch der Erregung kann durch die ersten operativen Maßnahmen unter Umständen eingeleitet werden. In der Regel handelte es sich um motorische Unruhezustände maniakalischer Art. v. BRUNN hat seinerzeit bei der Besprechung der unglücklichen Vorfälle nach Morphium-Scopolaminverwendung die Katastrophen in 3 Gruppen eingeteilt: 1. die Unfälle, welche durch Scopolaminüberdosierung allein entstanden; 2. die Unfälle, welche durch Kombination mit Morphin entstanden und bei welchen eine Überdosierung mit Morphin vorlag; und endlich 3. diejenigen Katastrophen, welche durch einen übermäßig tiefen, langen und reflexlosen Nachschlaf erzeugt waren. Die reinen Scopolaminunfälle wurden in der Regel durch Überempfindlichkeit gegen dieses Mittel, wie sie bei Hysterikern, bei nervösen Personen, bei Alkoholikern und Vagotonikern vorkommt, erklärt. Sie äußerten sich in Zuständen von Verwirrtheit, Desorientiertheit, Haluzinationen und Delirien, gepaart mit motorischer Unruhe, welche als Charakteristicum der Scopolaminüberdosierung gilt. Es soll auch schon zu Krämpfen gekommen sein. Bei Überdosierung mit Morphin kam es meistens zu einer schweren Schädigung der Atmung, die bei alten Leuten verhängnisvoll wirkte. Die Atmung zeigte bezüglich des Volumens und der Frequenz die für die Morphinwirkung charakteristischen Veränderungen. Überdosierungen mit dem Gemisch verursachen in erster Linie starke Hirndepressionen, reflexlosen Nachschlaf und deshalb Lungenkomplikationen.

Bei niedriger Dosierung mit dem Gemisch kommt es den zahlreichen übereinstimmenden Berichten nach zu einer günstigen Wirkung auf die Anflutungsverhältnisse, zu einer Verminderung der notwendigen Mengen an Äther und anderen Narkotica, zu einer Verminderung des Erbrechens oder gar Fehlen des Erbrechens und der übermäßigen Speichelsekretion, zu einer Verminderung

der postoperativen Komplikationen, sofern der Nachschlaf nicht, mit einer zu
starken Atemdrosselung einherging, und zu ausgesprochener retrograder Amnesie
für die vorbereitenden Maßnahmen der Operation. Abgesehen davon hat sich
seinerzeit herausgestellt, daß durch die Vorbereitung mit Morphin-Scopolamin
das Chloroform gänzlich durch den Äther ersetzt werden konnte. Wir haben
durch die Verbesserungen der Narkosemethoden allerdings gelernt, auch ohne
Scopolamin mit Äther allein auszukommen.

Bei milder Dosierung mit diesem Gemisch zeigte sich aber auch erfreulicher-
weise eine Verminderung der Aspirationsgefahr und der postoperativen Lungenkomplikationen. So hat seinerzeit GRIMM aus der KÜMMELschen Klinik eine
Senkung der Lungenkomplikationen von 2,7 auf 0,7% und ZADRO aus der
EISELBERGschen Klinik in einer 1. Serie eine Senkung von 3,3 auf 0,9 % und in
einer 2. Serie von 4,0 auf 0,8% gesehen. Es fehlt nicht an gegenteiligen Angaben.
Eine Verbesserung der Narkoseresultate ist lediglich bei einer Dosierung zu
erwarten, welche die Atmung nicht wesentlich beeinträchtigt und einen kurzen
Nachschlaf mit voll erhaltenen Reflexen gewährt. Eine Verschlechterung da-
gegen muß erwartet werden, wenn die Atemleistung stark gedrosselt ist. Man
sieht also an den Versuchen mit Morphium-Scopolamin ohne weiteres, worauf
es bei der medikamentösen Vorbereitung der Narkose ankommt, und wo unseren
Bestrebungen durch die Eigenschaft der Präparate selbst eine Grenze gesetzt
ist. Wenn man vorsichtig vorgehen will, so taste man sich an die brauchbarste
Wirkungsgrenze durch eine Teilung der Dosen heran. Die meisten Anästhesisten
Amerikas bereiten heute ihre Gasnarkose und auch andere Narkosen nicht
mehr durch eine einmalige Applikation eines wirksamen Alkaloides $^1/_2$ Stunde
vor der Narkose und Operation vor, sondern sie beginnen die Vorbereitung
$1—1^1/_2$ Stunde mit einer Hauptdosis des betreffenden Mittels, welche sie nötigenfalls durch eine den besonderen Verhältnissen nach einverleibte zweite kleinere
Dosis ergänzen. Dieses Verfahren ist durchaus zweckmäßig und hat sich bewährt,
gleichgültig mit welcher Mischung und welchen Präparaten man arbeiten will.

Neuerdings ist man dazu übergegangen, gewisse, relativ rasch ausscheidbare
Abkömmlinge der Barbitursäure als Vorbereitungsmittel für die Narkose zu
verwenden. Es handelt sich in der Hauptsache um Amytal, Pernocton
und Evipannatrium. Allerdings kann man in den meisten Fällen bei Verwendung dieser Medikamente nicht mehr von rein vorbereitenden Maßnahmen
sprechen, sondern es sind meistens die Dosierungen sowohl wie die Wirkungen
im Sinne einer Basisnarkose eingestellt, welche dann durch ein steuerbares
Narkoticum ergänzt wird. Wir beschränken uns hier auf die ausschließliche Verwendung als Vorbereitungsmittel im Sinne des Scopolamin-
schlafes. Im Durchschnitt werden hierzu etwa die halben Dosen der zur
eigentlichen Basisnarkose notwendigen Mengen benötigt. Die länger im Körper
verweilenden Mittel Amytal und Pernocton kann man etwa 1 Stunde vor Beginn
der Operation verabfolgen, da der Höhepunkt der Wirkung erst nach $^1/_2$ Stunde
eintritt. Das Evipannatrium allerdings wird zweckmäßigerweise kurz vor Beginn
der Hauptnarkose injiziert, weil seine Wirkung rasch wieder abklingt. Das Amytal
in Deutschland zu verwenden, halte ich für unnötig, da wir bessere Präparate
besitzen. Aus dem Schrifttum und auch dem Begleitschreiben der herstellenden
Firma geht zur Genüge hervor, daß das Amytal nicht harmloser Natur ist und
schon oft zu Komplikationen der Atmung und des Kreislaufes bei relativer
Überdosierung geführt hat. Dem Pernocton haften als Vorbereitungsmittel
ebenso gewisse Nachteile an. Bei der geringen Dosierung, wie sie für die Vorbereitung einer Inhalationsnarkose erforderlich ist, kommt es leicht zu Ex-
zitationszuständen oder Erregungszuständen, die die Anflutung stark stören
können und auch manchmal das operative Vorgehen behindert haben. Es muß

daher festgestellt werden, daß man in vielen Kliniken das Pernocton zugunsten des Evipan wieder verlassen hat. Da das Evipannatrium ein echtes Rauschnarkoticum ist, welches weitaus am raschesten im Körper zerschlagen wird, so ist es als kurzfristiges Einleitungsmittel zur Narkose wohl heute das beste Präparat. Will man die Narkose mit Evipan nicht allein bestreiten, dann empfiehlt sich eine mittlere Dosierung von 3—4 ccm, bei resistenten Personen 5—6 ccm, langsam injiziert, um einen vorübergehenden Dämmerzustand zu erreichen, an welchen die Anflutung der Narkose angeschlossen werden kann.

So große Annehmlichkeit für den Patienten die Einleitung oder Vorbereitung der Narkose mit diesen Mitteln besitzt, so vorteilhaft es ist, das Chloräthyl hierdurch einzusparen, muß doch erwähnt werden, daß unserem Eindruck nach der Verlauf der Äthernarkose sich nicht einfacher gestaltet. Zwar hat man allerorts die Erfahrung gemacht, daß an Mengen Äther gespart werden kann, aber das II. Stadium fällt länger und auch unangenehmer aus. Die Exzitation wird lebhafter, die motorische Unruhe und der Tremor häufiger. Wir fassen das als eine Kombinationswirkung zwischen der eigentlichen Ätherexzitation und der durch Barbitursäureabkömmlinge bedingten Reflexerregbarkeitssteigerung auf. Die Ausführungen bezüglich der Prognose und Mortalität mit Inhalationsnarkose, die durch Barbitursäure eingeleitet oder vorbereitet wurden, sind noch relativ gering, so daß ein endgültiges Urteil nicht gefällt werden kann. Doch glauben wir auf Grund der offiziellen Meldungen und auf Grund unserer eigenen Erfahrungen annehmen zu müssen, daß die Mortalität der Äthernarkose bei dieser Kombination sich nicht verbessern, sondern eher etwas verschlechtern wird. Dagegen eignet sich diese Vorbereitungsweise, insbesondere das Evipan, zur Kombination mit den Gasnarkotica in besonderem Maße.

Man hat auch vielfach versucht, das Avertin als vorbereitendes Mittel für eine Inhalationsnarkose in kleinen Dosen zu verwenden. Meistens kommt bei diesem Versuch aber wegen Schwierigkeiten der Dosierung nicht viel Gutes heraus. Deswegen hat das Avertin nur als echtes Basisnarkoticum größere Bedeutung erlangt und ist als eigentliches Vorbereitungsmittel zur Inhalationsnarkose ausgeschieden worden.

D. Die Narkosestadien.

Die Schlaftiefe eines Individuums wird beurteilt nach dem Grad der Reizung oder Lähmung der Erfolgsorgane. Da die Empfindlichkeit der verschiedenen Hirnbezirke gegen Narkotica sehr stark variiert, da vielleicht auch Konzentrationsunterschiede durch Differenzen der Gefäßversorgung vorhanden sind, so erhalten wir, wie im theoretischen Teil näher ausgeführt wurde, ein buntes Bild der verschiedensten Erfolgsreaktionen. Es ist für die praktische Beurteilung der Narkosetiefe daher von ausschlaggebender Bedeutung zu wissen, bei welchen Narkosegraden sich die verschiedenen Hirnzentren im Reizzustand oder Lähmungszustand befinden; denn man muß auf Grund der davon abhängenden Symptome stets in der Lage sein, den Zustand des Patienten erkennen zu können und herannahende Gefahren zu vermeiden. Ganz abgesehen davon ist es aber auch erforderlich, praktische Kenntnisse der Wirkungsstärke bestimmter Konzentrationen unserer Mittel zu haben, um sie in geeigneter Weise zur Erreichung des Erfolges in Anwendung bringen zu können.

Im allgemeinen teilt man den Verlauf einer Allgemeinnarkose in 4 Stadien ein:
1. Das analgetische Stadium;
2. das Exzitationsstadium;
3. das Toleranzstadium;
4. das asphyktische Stadium.

Das erste, analgetische Stadium umfaßt einen Narkosebereich, der sich im allgemeinen nur für kleinere chirurgische Eingriffe von kurzer Dauer eignet und deshalb auch dem Charakter der Technik nach als Rauschstadium bezeichnet wird. In den englischsprechenden Ländern wird reine Analgesie in der Hauptsache von den Zahnärzten in Form der Lachgasnarkose verwendet. Von manchen Seiten hat man aber auch schwache Konzentrationen Chloräthyl, Chloroform, Alkoform und andere benutzt. SUDECK propagierte den Ätherrausch. Während des analgetischen Stadiums ist das Bewußtsein des Patienten nicht immer erloschen, sondern noch eben erhalten. Der Patient kann noch in der Lage sein, bei fast völlig ausgefallener Schmerzempfindung zu perzipieren, Anordnungen der Ärzte zu befolgen, Antworten zu geben und kleinere assistierende Handlungen vorzunehmen (HOSEMANN). Es ist jedoch die zentrale Verarbeitung der Schmerzeindrücke gehemmt. SUDECK nimmt an, daß das Wesen der Analgesie im Rausch nicht auf einer Lähmung der Schmerzleitung, sondern Reizung der Schmerzhemmungsapparate beruhe [1]. Die Berührungsempfindung der Haut sowie auch des Temperatursinnes ist meistens während reiner Analgesie noch vorhanden. Es ist dies ein Hinweis auf die eigenartige Tatsache, daß die verschiedenen sensiblen Qualitäten der Haut nicht gleichzeitig, sondern in bestimmter Reihenfolge ausfallen, und zwar so, daß die Schmerzempfindung gewöhnlich vor der Tast- und Temperaturempfindung verschwindet.

Man kennt gleichartige Gesetzmäßigkeiten aus dem Gebiet der örtlichen Betäubung. Auch hierbei fällt zuerst durchschnittlich die Schmerzempfindung aus und es folgen dann Temperatursinn und Tastsinn. Außerdem erlöschen grundsätzlich die Funktionen sensibler Fasern vor denjenigen motorischer Fasern, ein Phänomen, welches offenbar nicht allein von den Schwellenwerten der Erfolgsorgane, sondern von einer qualitativen Differenz der Nerven selbst abhängig ist, wie weiter vorne erwähnt wurde. Entsprechend dem Wesen der Anflutung jedoch ist das I. Stadium kein Dauerzustand, sondern auch er umfaßt eine gewisse Zone der Veränderungen, welche von den leichtesten narkotischen Störungen der Gedankeninkoordination bis zur Benommenheit, Bewußtlosigkeit, relativen Entspannung reicht, ein Zustand, welcher die charakteristischen Merkmale des Dämmerschlafes passagär aufzuweisen pflegt.

Das II. Stadium der Narkose bezeichnen wir als das Exzitationsstadium. Der Name besagt, daß diese Zone von Erregungsvorgängen beherrscht wird. Im wesentlichen ist der Name von den Phänomenen an der peripheren, quer gestreiften Muskulatur, als Folge zentraler Veränderungen in den motorischen Hirngebieten entlehnt worden. Während der Exzitationsphase nämlich durchläuft jeder Warmblüterorganismus einen Zustand der Reizung motorischer Hirnzentren, welche sich unter Innehaltung gesetzmäßiger Reihenfolge in einer zunehmenden Tonusvermehrung der Muskulatur äußert. Sie kann sich zur Rigidität der Agonisten und Antagonisten, sogar zu klonisch-tonischen Zuckungen oder Tremor steigern. Erst bei Übergang der zentralen Gebiete in den Lähmungszustand haben wir ein Nachlassen des muskulären Tonus und infolgedessen Erschlaffung der Muskulatur mit Entspannung zu erwarten. Wir glauben, daß vor der Lähmung durch Narkotica tatsächlich, entsprechend den physiologischen Gesetzen, zunächst eine Reizung zustande kommt. Es sei aber erwähnt, daß von mancher Seite (KÜPPERS) der Verdacht geäußert wurde, es handle sich bei der Exzitation durch Narkotica nur um eine Enthemmung, so daß die Narkotica demnach nur lähmend wirken könnten. Es muß weiteres in dieser Hinsicht abgewartet werden.

Viele Autoren amerikanischer und englischer Herkunft, an der Spitze GUEDELL, pflegen der eigentlichen Zone der Erregung ein Stadium intermedium anzuhängen,

---

[1] Zentralblatt 1933, Nr. 21.

welches im großen und ganzen in den Gesamtrahmen des Exzitationsstadiums hineingehört. Es ist dies nicht unbedingt erforderlich, wenn man das Wesentliche der Vorgänge im Auge behält. Das Stadium intermedium bedeutet nichts anderes, als den Übergang der motorischen Erregungsphänomene in allmähliche Ruhe, und ist charakterisiert dadurch, daß auch hierbei eine gesetzmäßige Reihenfolge auf den verschiedenen muskulären Gebieten beobachtet werden kann.

Das Stadium intermedium, oder die ausklingende Phase der Exzitation, ist ferner dadurch charakterisiert, daß während ihr der Narkotiseur bei Durchführung der Inhalationsnarkose zum mindesten gezwungen ist, schon mit der quantitativen Zufuhr narkotischer Mittel erheblich herunterzugehen, um die Konzentrationen allmählich auf die für eine ungefährliche Unterhaltung chirurgisch brauchbarer Narkosetiefen herabzumindern.

Man nennt das folgende III. Stadium das „Toleranzstadium", weil der Patient bewußtlos, schmerzlos und reaktionslos hierin die operativen Eingriffe erduldet. Im allgemeinen ist bei Eintritt in das Toleranzstadium schon ein überwiegender Teil der quergestreiften Muskulatur so entspannt, daß ein hoher Prozentsatz der operativen Eingriffe bewältigt werden kann.

Aus Zweckmäßigkeitsgründen hat man nun das Toleranzstadium klinisch in 4 Unterabschnitte geteilt, welche sich durch ihre Symptome an der Atmung, am Kreislauf und insbesondere an der quergestreiften Muskulatur (Bauchdecken), aber auch an nervösen Zeichen verschiedener Art, wie Pupillenreaktionen unterscheiden lassen. Je nach dem Grade der Ausfallserscheinungen ist die Geeignetheit für verschiedenartige operative Methoden festgestellt worden.

Die Tatsache, daß es möglich ist, das Toleranzstadium seinen Entspannungsverhältnissen und seinen übrigen Symptomen nach noch einmal in Unterabschnitte einzuteilen, zeigt, welche breite Zone in Wirklichkeit dieses Stadium darstellt. Nur diejenigen Mittel, welche eben über ein therapeutisch breites Lähmungsstadium verfügen, sind für praktisch-narkotische Zwecke geeignet. Um die einzelnen Stadien, welche in unseren Narkoseschemata stets wiederkehren, hier auf knappste Weise zu charakterisieren, sei folgendes ergänzend bemerkt:

Das Stadium III 1 ist der leichteste Grad des Toleranzstadiums. Hierbei ist als charakteristisches Merkmal die gesamte periphere, quergestreifte Muskulatur erschlafft. Aber es besteht noch kräftige Thorakalatmung, womit ausgedrückt werden soll, daß die auxilliäre Hilfsmuskulatur sich noch in voller Tätigkeit befindet. Außerdem, und dies ist das wichtigste, ist die Spannung der die Bauchdecken bildenden Muskeln noch erheblich, so daß für abdominelle Eingriffe stets eine Reaktion bei Eröffnung des Bauchfelles zu erwarten ist. Bei dieser Schlaftiefe steht der abdominelle Raum noch unter einem relativ hohen Binnendruck, so daß die Eingeweide durch die Öffnung ohne weiteres herausgepreßt werden. Der Spannungszustand der Muskulatur reicht nicht aus, um einen einigermaßen guten Überblick in der Bauchhöhle zu ermöglichen, vor allen Dingen nicht einen Blick auf die Zwerchfellkuppel, in die Gegend der Milz und in tiefere Regionen des kleinen Beckens. Während dieses ersten Abschnittes des Toleranzstadiums ist der Cornealreflex, der Lichtreflex und der Konjunktivalreflex im allgemeinen noch positiv, in manchen Fällen sind sie träge.

Während des Stadiums III 2 ist der Tonus der Bauchdeckenmuskulatur herabgemindert, und zwar so, daß nunmehr jede abdominelle Operation ohne Schwierigkeiten ausgeführt werden kann. Wir sprechen von einer Entspannung der Bauchdecken. Diese aber ist immer noch mittleren Grades und stellt keinen absoluten Tonusverlust dar, so, wie wir ihn z. B. nach Paravertebralanästhesie oder hohen Spinalanästhesien mit kompletter motorischer Lähmung ausgebildet finden. Aber es reicht dieser Grad der chirurgischen Vollnarkose, wie man ihn durchschnittlich benennt, für alle operativen Eingriffe aus. Während die Zone III 1 in der Hauptsache für alle plastischen Operationen in der Peripherie, an den Extremitäten u. dgl. genügt, so erfordern alle größeren chirurgischen Eingriffe im Bereich der Bauchhöhle, manchmal auch an den Nieren und im Becken eine Schlaftiefe, die mindestens dem 2. Abschnitt des Toleranzstadiums entspricht. Nunmehr ist der Cornealreflex, der Lichtreflex und Konjunktivalreflex gerade negativ geworden; bei resistenten Personen kann der Cornealreflex manchmal auch noch eben träge vorhanden sein. Die thorakale Atmung ist in reine Zwerchfellatmung übergegangen.

Das Stadium III 3 ist eine vertiefte Vollnarkose, die im allgemeinen nur passagär für besondere Zwecke erreicht werden darf, und zwar, wenn es darauf ankommt, in besonderer Tiefe der Bauchhöhle wichtige operative Maßnahmen, z. B. Beherrschung einer Blutung vorzunehmen. Hier reicht der mittlere Grad der Bauchdeckenentspannung eben nicht aus, und man sucht ihn durch vorübergehende Vertiefung zu erreichen. Außerdem sind in diesem Stadium die gefürchteten Oberbauchreflexe aus den Endverzweigungen des Vagus so depressiv beeinflußt, daß sie im allgemeinen sich nicht mehr störend bemerkbar machen. Die Wirkung der Blutdruckzügler ist erloschen. Aber es beginnt auch schon in diesem Stadium der depressive Einfluß auf den Kreislauf und auf die Atmung. Aus diesem Grunde ist es niemals wünschenswert, längere Zeit in einem so tiefen, vollnarkotischen Stadium zu verweilen.

Der 4. Abschnitt des Toleranzstadiums endlich ist schon ein Bereich, der unter die verbotenen Zonen gehört. Meistens gerät der Narkotiseur auch unverhofft und ohne Absicht in diese Zone, welche durch hochgradige Entspannung völlig negativen Corneal- und Lichtreflex, mittelweite Pupillen, halb geöffnete, relativ trockene Augen und deutlich wahrnehmbare Minderung der Atemleistung bei gleichzeitig sinkendem Blutdruck und zunehmend kleiner werdendem, aber frequentem Puls charakterisiert ist. Wenn auch diese Zone noch keine unmittelbare Gefahr bedeutet, so entsteht doch bei einem Verweilen in ihr auf die Dauer einiger Minuten unbedingt eine Kreislaufschädigung und Verminderung der Sauerstoffversorgung, die in das IV. Stadium übergeht. Nun ist es höchste Zeit, die Narkosezufuhr zu unterbinden (Maske weg!).

Man hat sich daran gewöhnt, das IV. Stadium der Narkose als das „asphyktische" zu bezeichnen, weil nämlich während dieses Stadiums das Atemzentrum und das Vasomotorenzentrum allmählich in den Lähmungszustand übergehen und der Patient durch Unterbilanz der Atemleistung cyanotisch geworden ist. Sie führt zum Atemstillstand und schließlich zum Herzstillstand.

Zur Prüfung der Narkosetiefe im Tierversuch sind die im vorangegangenen geschilderten Narkosestadien zwar auch verwendbar, aber es wird im allgemeinen von pharmakologischer Seite das GIRNDTsche Schema verwendet. Dieses teilt die Schlaftiefe der Tiere in 6 Stadien ein, und zwar stellt es eine Ergänzung des MAGNUSschen Schemas im Sinne einer Vermehrung um 2 Stadien dar. Das ursprüngliche Schema aus dem MAGNUSschen Institut von VERSTEEGH basiert auf der Beobachtung der einzelnen Lage- und Bewegungsreaktionen der Tiere, welche im allgemeinen als Stellreflexe bezeichnet werden. Im ganzen sind es 16 derartige Reflexe, an deren Ausfall in bestimmter Reihenfolge die Schlaftiefe erkannt wird. Sie äußern sich auf die Lage- und Bewegungsreaktionen des Kopfes, des Rumpfes und der Extremitäten. Im I. Stadium nach G. MAGNUS bleiben die Tiere noch normal sitzen, zeigen aber infolge des abgeschwächten Stellreflexes auf den Hinterkörper Gangstörungen. Im II. Stadium erlöschen alle diese genannten Reflexe. Der Körperstellreflex auf den Körper ist noch schwach positiv. Daher liegt die Hinterhand der Tiere in Seitenlage und es besteht starke Laufstörung. Im III. Stadium sind alle Stellreflexe auf den Körper erloschen. Nunmehr liegen die Tiere in Seitenlage. Es wird jedoch der Kopf durch die noch eben erhaltenen, aber abgeschwächten Stellreflexe auf den Kopf aufrecht erhalten. Im IV. Stadium sind alle Stellreflexe auf Körper und Kopf erloschen. Jetzt liegt das Tier in völliger Seitenlage. Es fehlt nunmehr auch die Kopfdrehreaktion und der horizontale Augendrehnystagmus. Reflexlosigkeit ist aber noch nicht vorhanden. Das nach GIRNDT hinzugefügte V. Stadium entspricht einer Schlaftiefe, bei welcher nunmehr auch die kompensatorische Augenstellung und der Cornealreflex erloschen sind und nur noch die Augendrehreaktions- und Rückenmarksreflexe positiv sind. Endlich wird als VI. Stadium die völlige Reflexlosigkeit des Tieres angegeben. GIRNDT erwähnt in einer seiner Arbeiten die wichtige Tatsache, daß die Lage der Bewegungsreaktionen gegenüber Schlafmitteln im großen und ganzen gleiches Verhalten zeigen. Demgegenüber aber wurde von PICK und seinen Mitarbeitern nachgewiesen, daß die vegetativen Funktionen, Atmung, Diurese usw. doch wesentliche qualitative und quantitative Unterschiede bei den verschiedenen Hypnoticis aufweisen. Auf diesen Differenzen beruht die PICKsche Anschauung, daß unsere Mittel sehr verschieden auf die Gebiete des Gehirnes wirken, und daß man zwischen sog. Cortexmitteln und Hirnstamm- oder talamischen Mitteln unterscheiden kann und unterscheiden muß.

In einer jüngst von WEESE erschienenen Arbeit über Evipannatrium werden vergleichende Angaben über die Schlaftiefe der Tiere nach dem GIRNDTschen Schema und den von der menschlichen Narkose her gewohnten Narkosestadien gemacht. Er erwähnt, daß im Stadium I die Tiere bei normaler Sitzhaltung schwankend laufen und daß das Stadium III nach GIRNDT Seitenlage bei erhobenem Kopf etwa dem Stadium des Erwachens bei einer Narkose entspricht. Stadium V nach GIRNDT mit eben erlöschendem Cornealreflex und stark abgeschwächten Rückenmarksreflexen soll etwa der Rauschnarkose entsprechen. Das dürfte nicht ganz zutreffend sein. Genauer genommen, entspräche dies dem 2. Abschnitt des Toleranzstadiums nach dem GUEDELLschen Schema. Unter Stadium VI, völlige Reflexlosigkeit, ist jener Zustand zu verstehen, den wir als tiefe chirurgische Vollnarkose, also etwa III 3, kennen. Aus dem Vergleich dieser abgegrenzten Stadien ergibt sich ohne weiteres, daß für feinere pharmakologische Untersuchungen über die Wirkung von Schlafmitteln und Narkotica sich das MAGNUS-GIRNDTsche Schema besser als das GUEDELLsche eignet, weil eine viel feinere Abstufung der Schlaftiefen erkennbar wird. Dagegen ziehen wir es grundsätzlich vor, bei eigentlichen Narkoseuntersuchungen, während welchen das Toleranzstadium studiert werden soll, nach GUEDELL zu bezeichnen, weil in letzterem Falle dieses Schema mehr Unterscheidungsmöglichkeiten bietet.

NILS GYLLENSWÄRD hat für die Beurteilung der Schlaftiefe seiner Tiere unter Avertinnarkose, außer den allgemeinen Symptomen, außer dem Cornealreflex den Kinnhautreflex, den vorderen und hinteren Extremitätenreflex, den Cremasterreflex und Ohrreflex verwendet. Da er genau den Blutspiegel bei diesen Versuchen verfolgt hat, war er in der Lage, den Ausfall von jedem dieser Reflexe, die Reihenfolge und die Stärke anzugeben. So fand er z. B. bei guter, tiefer Narkose am Kaninchen, daß der Cremasterreflex, der Corneal- und Kinnhautreflex noch positiv waren, dagegen alle anderen Reflexe schon erloschen waren. Dieser Zustand entsprach einem Avertinblutspiegel von 17—18 mg-%. Bei Operationsreife betrug der Spiegel 13—15 mg-%, ein Avertinniveau, bei welchem der Corneal- und Cremasterreflex noch lebhaft positiv, der Kinnhautreflex noch positiv, der vordere Extremitätenreflex noch schwach positiv, aber der hintere Extremitätenreflex schon erloschen war. Es entspricht einer allgemeinen Beobachtung, daß die Lähmungserscheinungen bei allen Vergiftungen immer an der hinteren Extremität beginnen, vielleicht in Zusammenhang mit der Länge der Nervenstränge.

Da bei den verschiedenen Tierarten und Mitteln erhebliche Unterschiede bestehen, so muß von Fall zu Fall die Beurteilung der Schlaftiefe nach Stadien erst studiert und erlernt werden, bevor Vergleiche gezogen werden können. Man sieht jedoch aus den Versuchen von GYLLENWÄRD, daß bei genügender Sorgfalt relativ zuverlässige Ergebnisse zustande kommen.

E. Der Verwendungsbereich der verschiedenen Narkotica.

Es ist nun von allergrößter Wichtigkeit, den Verwendungsbereich der einzelnen Narkotica vergleichsweise kennen zu lernen, und zwar müssen wir die Volumenkonzentrationen der Inspirationsluft und die Blutspiegel mit den damit erreichbaren Narkosetiefen in Beziehung bringen, so wie die kleine Tafel von HAGGARD dies demonstriert. Am besten zeigen das meine beiden Übersichtstabellen, welche für Lachgas, Äthylen, Narcylen, Propylen, Chloräthyl einerseits, Äther, Chloroform und Avertin andererseits die entsprechenden Gaskonzentrationen für jedes Stadium der Narkose angeben, und ferner die zugehörigen Partialdrucke von Äther und Chloroform sowie die Blutspiegel für Äther, Chloroform und Avertin enthalten. Vergleichsweise wird man daraus folgendes entnehmen können: Während für Erreichung des I. Stadiums der

Äther-konzentration des Narkosegemisches %	Äthergehalt des art. Blutes ⁰/₀₀	Bemerkungen
2	0,39—0,46	Bewußtlosigkeit
4— 6	1,14	leichte Narkose
8—10	1,23	volle Narkose
12	1,50	sehr tiefe Narkose
25	1,45—1,50	beginnende Atemhemmung
50	1,54—1,70	Atemstillstand
nach HAGGARD		

Vergleichstabelle zwischen Inhalationskonzentration und Schlaftiefe für Chloroform und Äther. (Nach ROSENFELD und SPENZER.)

		Chloroform	Äther
Rauschstadium	I—II	0,54—0,69 Vol.-% in 2 Std.	1,5—2,5 Vol.-% in 2 Std.
Toleranzstadium . . .	III 1	0,96—1,01 Vol.-% in 30 bis 40 Min.	3,2—3,6 Vol.-% in 25 Min.
Vollnarkose	III 2	1,16—1,22 Vol.-% in 30 Min.	4,45 Vol.-% in 15 Min.
Tiefe Vollnarkose . . .	III 3—4	1,41—1,47 Vol.-% in 37 Min.	—
Asphyktisches Stadium, Atemstillstand	IV	1,63—1,65 Vol.-% in 12 Min.	6,0 Vol.-% in 8—10 Min.

Narkose, welches man in Deutschland durchschnittlich als das Rauschstadium bezeichnet, eine Äthermenge von 2 Vol.-% in der Inspirationsluft mit einem Partialdruck von 15 mm Hg genügt, wird dasselbe Stadium mit Lachgas von 70—80%, mit Äthylen von 40—50%, Narcylen 30—40%, Chloräthyl 4—5% erreicht. Für dieselben Zwecke bedarf es einer Konzentration des Chloroforms von etwa 0,5—0,7 Vol.-%. Die Blutspiegel, soweit sie uns bekannt sind, betragen für das I. Stadium für Äther 4—5 mg-%, Chloroform 1,5 mg-% und Avertin 3,0 mg-%. Aus den Differenzen läßt sich ohne weiteres ein Eindruck von der spezifischen Wirkungsstärke der betreffenden Mittel gewinnen. Sinngemäß gelten die Zahlenvergleichswerte für das II. und III. Stadium mit ihren Unterabschnitten. Man sieht ferner, daß mit dem Lachgas und dem Äthylen höchstens der 1. Abschnitt des Toleranzstadiums mit wenigen Ausnahmen erreicht werden kann, während es mit Narcylen bei manchen Frauen gelingt, eine Schlaftiefe von III 2 unter Verwendung von 70—80% des Gases zu

Die Leistung der Narkotica.
Übersichtstabelle.
1. Gasnarkotica im Sauerstoffgemisch.

	Lachgas in %	Äthylen in %	Narcylen in %	Propylen in %	Chloräthyl in %
I. Analgetisches oder Rauschstadium	60—80	50—70	30—50	10—20	4—5
II. Exzitat	80—85	70	50—60	30—40	6—7
III. Toleranzstadium 1	85 bei geeigneten Fällen	80	60—70	50 (wahrscheinlich)	toxisch
III. Toleranzstadium 2	—	—	70—80 steil, schon toxisch	höhere Dosen sind toxisch	—
III. Toleranzstadium 3—4	—	—	toxisch		
IV. Asphyktisches Stadium	—	—	—	—	—

Die Angaben über Propylen entsprechen den Mitteilungen von HALSEY, SCHIPWAY, RIGGS.

2. Äther, Chloroform, Avertin.

	Äther			Chloroform		Avertin
	der Inspirationsluft	Partialdruck	Blutspiegel	Ungefähre Konzentration in der Inspirationsluft	Blutspiegel	Blutspiegel
	in %	mmHg	in mg-%	in Vol.-%	in mg-%	in mg-%
I. Analgetisches Stadium	1,98	15	4—5	0,5	1,5	3,0
II. Exzitat	3,28	25	8—9	0,7	2,4	4,0—5,0
III. Toleranzstadium 1	4—6	35	11,4	1	2,8—3,0	5,0—7,0
III. Toleranzstadium 2	6,3	48	12,3	1,3	3,5	7,0—9,0
III. Toleranzstadium 3—4	7,5—11	55—90	15,8	1,5	4,5	über 9,0
IV. Asphyktisches Stadium	20—60	150—400	15—17	2—3	6—7	—

(Nach HAGGARD, SEBENING u. a.)

erzielen. Allerdings wird man meistens bei so hohen Narcylenkonzentrationen schon geringe Symptome einer toxischen Wirkung, nämlich Preßatmung, wahrnehmen können. Propylen, das klinisch nicht in Verwendung ist, zeigt die ersten toxischen Symptome schon beim Beginn des Toleranzstadiums. Vom Chloräthyl wissen wir, daß oberhalb 7% keine Entspannung, sondern ein direkter Übergang von dem eigentlichen Exzitationsstadium in ein toxisches Stadium der Erregung stattfindet, welches die Verwendung des Mittels für tiefere Narkosen gänzlich ungeeignet macht.

Für Äther und Chloroform dürfen wir, streng genommen, die erforderlichen Konzentrationsänderungen in der Inspirationsluft bis zum Ende des II. Stadiums nicht, wie in der Tabelle angegeben, durch eine einzige Zahl darstellen, sondern es wäre den tatsächlichen Verhältnissen nach erforderlich, die vorübergehend notwendige Konzentrationsvermehrung bei Äther bis zu 12% und bei Chloroform bis zu etwa 3 Vol.-% in der Inspirationsluft einzuzeichnen. Wir verweisen zum näheren Verständnis auf die im Abschnitt über die Anflutung wiedergegebene Anflutungskurve des Äthers nach FLAGG, welche sinngemäß auch für das Chloroform Gültigkeit besitzt.

Unter den Gasnarkotica erkennen wir übrigens aus dem Vergleich der
Zahlen, daß das Narcylen einen Idealfall darstellt, denn mit diesem Mittel ist
es möglich, die maximal wirksamen, aber nicht gefährlichen oder toxischen
Konzentrationen bei Innehaltung von 20% Sauerstoff auszunützen, während
dies von den schwächeren Gasen, dem Lachgas und dem Äthylen, nicht gesagt
werden kann. Bei den stärkeren Gasen, vom Propylen aufwärts, fällt dagegen die toxische Zone mit ihren Gefahren schon in den Verwendungsbereich
(unter 80%). Wer sich also bei den Gasnarkotica, bis zum Narcylen einschließlich, an die Sauerstoffgrenze von 20% hält, dem kann niemals eine Überdosierung
mit ihren unangenehmen Folgen passieren. Sicherere Verfahren als diese kennen
wir im praktisch-klinischen Narkosebetrieb nicht. Leider reicht die narkotische
Kraft des Narcylen nicht für entspannungslose Narkosen im Gebiet der Bauchhöhle, so wie sie im Stadium III 2 und 3 vorhanden ist, aus, im Gegenteil hat
man sogar wahrgenommen, daß durch Steigerungen der Konzentrationen dieses
Gases (ebenso auch der höheren Gasnarkotica) keine Abnahme des Tonus der
Bauchmuskulatur, sondern sogar eine Zunahme (ein toxisches Zeichen) stattfindet. Man hat seinerzeit gehofft, mit dem Propylen oder Cyclopropan diese
Mängel ausgleichen zu können, mußte sich aber davon überzeugen, daß diesen
Mitteln schädliche Einflüsse anhaften, welche ihre klinische Verwendungsfähig-
keit verhindert haben.

Äther und Chloroform und auch Avertin sind im Prinzip ihren Stärken nach
ohne jede Begrenzung für alle Narkosetiefen verwendbar (entsprechend den
unbegrenzten Löslichkeitsverhältnissen), dagegen ist dem Gas Chloräthyl, das,
wie erwähnt wurde, eine Mittelstellung einnimmt, durch toxische Erregungs-
phasen eine Verwendungsgrenze bei 7% gesetzt. Allerdings liegt bei der Verwendung des Chloräthyls die Entstehung starker Exzitationserscheinungen sehr
oft an der fehlerhaften Technik.

In Ergänzung der in unseren Überblickstabellen angegebenen Volumenkonzentrationen der Gase, Dämpfe und Blutkonzentrationen lasse ich zur
Orientierung kurz praktische Dosierungsangaben über die einzelnen Narkoseverfahren folgen, welche dem Anfänger als Anhaltspunkt dienen können.

1. Äther. Für die Tropfnarkose mit gewöhnlicher Gazemaske. Beginn
20—30 Tropfen pro Minute, nach Gewöhnung des Patienten Steigerung auf 60
bis 80 Tropfen, nötigenfalls mehr pro Minute bis zum Höhepunkt des Exzitationsstadiums. Dann Reduktion und Aufsuchen derjenigen Tropfenzahl, welche
für die Unterhaltung des Toleranzstadiums eben ausreicht. Für diese Methode
ist es wichtig, daß der Verdunstungsraum des Äthers nicht zu groß gewählt
wird, daß man also durch feuchte Tücher nach irgendwelcher Technik die Maske
und das Gesicht so bedeckt, daß nur ein relativ schmaler Raum über der Nasen-
und Mundpartie zum Auftropfen des Äthers frei bleibt.

Bei Verwendung des OMBRÉDANNEschen Apparates werden 40—50 ccm in
die Vorratskammer gegossen, so daß die Filzstücke den Äther aufsaugen
können. Aufsetzen der Maske nach Inspiration des Patienten, so daß durch
die erste Exspiration der Atembeutel aufgeblasen wird. Beginn der Narkose
mit O-Stellung des Dosierbügels; von Minute zu Minute Steigerung um eine
Nummer der eingravierten Skala bis 7. Bei der Zahl 6 und 7 soll das Exzitationsstadium durchlaufen werden, dann wieder auf 4—5 reduziert werden,
ein Quantum, welches durchschnittlich zu der Unterhaltung der Narkose ausreicht und bei der genügenden Sauerstoffversorgung gewährleistet ist. Cyanosen
müssen unter allen Umständen vermieden werden. Reichliches Absetzen des
Apparates zur Frischluftzufuhr ist gestattet und in gefährdeten Fällen erwünscht. Im Durchschnitt befinden sich im Innern der Kammer 15% Sauerstoff und 5% Kohlensäure, also Prozentsätze, welche von alten und hoch

empfindlichen Leuten auf die Dauer nicht mehr ertragen werden, beim Jugendlichen aber ohne weiteres anwendbar sind.

Bei Apparatnarkose mit Äther-Sprudelflasche ist es zweckmäßig, den Äther
vorzuwärmen, damit eine Vereisung vermieden wird. Vereisung hat nämlich
mangelhafte Verdunstung und deshalb mangelhafte Ätherzufuhr zur Folge.
Bei Verwendung des Sprudelsystems ist die Anflutung sehr gleichmäßig und
schön zu vollziehen, und zwar steigert man ganz allmählich die Ätherzufuhr
so, daß schließlich zur Durchschreitung des Exzitationsstadiums das ganze
Gasquantum durch den Äther hindurchgeleitet wird. Dann Reduktion auf ein
Gasgemisch, welches zur Unterhaltung eben ausreicht. Die Einleitung muß
reizlos gestaltet werden, genau wie bei dem Tropfverfahren. Bei resistenten
Personen genügt oft die Ätherzufuhr mit dem Sprudelsystem nicht. Insofern
ist es kein Schaden und keine Schande, vorübergehend die Tropfnarkose in
Anwendung zu bringen und dann wieder zur Unterhaltung der Narkose die
Apparatur zu verwenden. Vorteile wesentlicher Art bedeutet die Verwendung
von reinem Sauerstoff zwecks Vermeidung einer Störung der Resynthese, Verschiebung des Säurebasenhaushaltes nach der sauren Seite und unbedingter
Aufrechterhaltung der Sättigung des Hämoglobins.

Bei Apparaten, welche das Tropfsystem verwenden, wie der DRÄGER-
Apparat, der HÄRTEL-Apparat und ähnliche, wird genau dosiert wie bei dem
Tropfverfahren aus der Hand, aber die Gesamtdosierung ist wegen des spar-
sameren Arbeitens der Apparaturen zu reduzieren. Der Verbrauch einer Äther-
apparatur bei halboffenem System ist etwa $2/3$ derjenigen der Tropfnarkose,
und bei geschlossenem System mit leichter Rückatmung etwa die Hälfte derjenigen des Tropfverfahrens. Bei Insufflationsnarkose, Intratracheal- und Überdrucknarkose wird grundsätzlich normal nach irgendeiner Methode angeflutet
und das neue Verfahren erst in Anwendung gebracht, wenn Stadium III 2
sicher erreicht ist und der Patient genügend entspannt ist. Die Dosierung mit
Gebläse geschieht nach genau denselben Prinzipien wie bei den Gasapparaten,
entscheidend ist der Schlafzustand des Patienten.

Für die Einleitung der Äthernarkose werden oft Kombinationen mit anderen
Mitteln benutzt. Am häufigsten wird das Chloräthyl zur Erzeugung der Analgesie verwendet. Die Anflutung mit Äther geschieht bei dieser Technik
beschleunigt (60—80 Tropfen pro Minute), damit keine Pause zwischen dem
Chloräthylrausch und dem Beginn der Äthernarkose entsteht. Bei Vorbereitung
mit Barbitursäurepräparaten — Pernocton, Evipan, Amytal — ist die Dosierung
dieser Mittel niedrig zu wählen und auch die Ätherzufuhr insgesamt zu reduzieren, weil sonst Komplikationen von seiten der Atmung entstehen können.
Bei Kombination mit Gasnarkotica, insbesondere dem Lachgas, beginnt man
die Gasnarkose mit den üblichen Konzentrationen und gibt dann allmählich
niedrigste Konzentrationen Ätherdampf hinzu, so daß nicht eine Äthernarkose
an sich entsteht, sondern nur eine Gasnarkose, die durch Äther ergänzt wird,
damit der Zweck der Schonung des Patienten auch wirklich erreicht werde. Bei
der Kombination Avertin—Äther wird ebenfalls die Ätheranflutung, gleichgültig
welches Verfahren in Anwendung kommt, niedrig und möglichst sparsam
durchgeführt.

2. Chloroform. Die Verwendung des Chloroforms im klinischen Betriebe
ist verboten.

3. Dichloren. Hat sich wegen Erregungszuständen nicht bewährt und ist
im klinischen Betrieb verboten.

4. Chloräthyl. Die Technik KULENKAMPFs ist bis heute als Standardtechnik
erhalten geblieben. Geschlossene Verfahren haben keine Vorteile gebracht
und sind verboten. Nur die Erzeugung des Rausches mit Chloräthyl ist

gestattet und bei guter Technik relativ gefahrlos. Tropfenzahl pro Minute 40—60 auf eine lockere Gazekompresse, die über das Gesicht gelegt wird. Ruhige Atmung, Aufforderung zur tiefen Atmung ist verboten wegen Gefahr plötzlicher Überdosierung, die schon mehrfach zu Katastrophen geführt hat. Bei resistenten Personen kann die Tropfenzahl pro Minute etwas gesteigert werden. Man lasse sich mit Erzeugung des Rausches genügend Zeit, damit der Patient unmerklich einschlafe und kein Erstickungsgefühl bekomme.

5. **Solästhin.** Dosierung und Technik genau wie bei Chloräthyl. 60 Tropfen pro Minute. Die Wirksamkeit ist etwas stärker als bei Chloräthyl, aber das Tempo der Anflutung gleichzeitig etwas geringer. Geeignet für protrahierten Rausch.

6. **Lachgas.** Lachgasanflutung mit 100% gilt heute als Kunstfehler. Beginn bei resistenten Personen mit höchstenfalls 90% Lachgas, 10% Sauerstoff. Dann Aufsuchen der optimalen Schlafkonzentrationen. Bei empfindlichen Patienten nicht unter 15% Sauerstoff verwenden. Die Erzeugung von Cyanosen ist streng verboten. Man darf die Leistungsfähigkeit des Gases nicht überschreiten, sondern soll eher einen Zusatz von Äther verwenden. Keine Gasnarkose ohne ausgiebige medikamentöse Vorbereitung. Sowohl Barbitursäurepräparate wie auch Scopolamin in niedriger Dosierung ist gestattet.

7. **Äthylen.** Allmähliche Anflutung wegen Eigengeruch ist erforderlich. Höchstzulässige Konzentrationen 20:80. Cyanosen müssen vermieden werden. Eventuell Ergänzung durch Äther.

8. **Narcylen.** Wie Äthylen. Höchst zulässige Konzentrationen 75:25. Bei 80% Narcylen werden vielfach schon toxische Symptome und Preßatmung beobachtet. Bei Äthylen sowohl wie bei Narcylen ist nicht in allen Fällen ausreichende Entspannung zu erzielen. Es hat sich gezeigt, daß die Kombination mit Äther nicht so vorteilhaft durchgeführt werden kann, wie mit Lachgas.

9. **Propylen** und die höheren Gasnarkotica sind im klinischen Betrieb verboten wegen schädlicher Herzwirkung.

10. **iv. Narkotica.** Nach den heutigen Ergebnissen sind eine Reihe von Barbitursäurepräparaten in geringer Dosierung als Vorbereitungsmittel für die Narkose gestattet. Darunter rechnen wir das Amythal, das Isopral, Numal und Somnifen und andere. Diese Mittel aber dürfen unseren heutigen Kenntnissen nach nicht als Basisnarkotica verwendet werden, weil die Mortalität sich verschlechtert hat und die postnarkotischen Komplikationen sich gehäuft haben. Wir halten also die Somnifennarkose und die Numalnarkose, so wie sie in Deutschland und Frankreich (FREDET u. a.) durchgeführt wurden, für nicht mehr erlaubt. Ferner halten wir die Kombinationen Isopral—Äther, wie sie seinerzeit von BURKARDT und seinen Schülern für die iv. Dauertropfnarkose verwendet wurde, für verboten (Hämolysegefahren). Ein Grund zur Verwendung des Amythal in Deutschland liegt nicht vor, da wir bessere Präparate besitzen.

11. **Pernocton.** Ist brauchbar bei niedriger Dosierung zur Erzeugung leichter Basisnarkose oder Dämmerschlafzustand in Kombination mit Äther oder Gas. Injektionstechnik im Durchschnitt 4—6 ccm der Originallösung, iv. in die Cubitalvene, sehr langsam, Tempo 1 ccm pro Minute. Bei rascherer Injektion kann es zu Atemkomplikationen und Kreislaufkrisen kommen. Erregungszustände sind mit Alkaloiden, vor allem mit Pantopon erfolgreich bekämpft worden. Sie treten relativ häufig gegenüber den anderen Präparaten auf, und zwar nicht nur in der Anflutungsphase gleichsam als Exzitation, sondern auch während der Abflutung. Dauer der Wirkung 2—6 Stunden, je nach Körperzustand. Die Dosierung muß unbedingt individuell durch Beobachtung des Patienten auskorrigiert werden und darf nicht ausschließlich nach der Berechnung vorgenommen werden.

12. Evipannatrium, genannt Endorm, ist weitaus das brauchbarste Barbitursäurepräparat, geeignet für Kurznarkosen und auch, unter Verwendung kleiner Nachdosen, für protrahierte Narkosen. Die Dosierung erfolgt nach Schlafzustand. Bei empfindlichen Menschen genügen oft 3—4 ccm der Original-lösung, bei resistenten 9—10, manchmal sogar mehr. Mit Evipannatrium ist es bei vorsichtiger Handhabung möglich, das Toleranzstadium ohne Gefahr zu erreichen und für einige Zeit zur Bewältigung kurzer operativer Eingriffe zu erhalten. Als Vollnarkoticum soll aber auch dieses Präparat nicht für größere chirurgische Eingriffe verwendet werden, da die Gesamtleistung mit den steuerbaren Narkotica doch nicht Schritt halten kann. Die Injektion kann etwas schneller als bei Pernocton erfolgen, durchschnittlich 2 ccm in einer Minute, zum mindesten am Anfang. Wichtigste Sicherheitsmaßnahme ist die dauernde Kontrolle der Atmung. Abstoppen der Injektion und Einlegen einer Pause, sowie die Atmung schlechter wird. Weiterinjektion, wenn die Depression überwunden ist. Das Endormnatrium hat sich allein und auch in Kombination mit Gasnarkose und Äther außerordentlich bewährt. (Während der Injektion Kiefer halten lassen!)

13. Hedonal, iv. Dauertropfnarkose, sog. russische Narkose. Wird mit der von BURCKHARDT für die Isopral-Äthernarkose angegebenen Apparatur mit MARTINscher Kugel durchgeführt. Konzentration der Hedonal-Kochsalzlösung ist 0,75% (maximale Löslichkeit des Hedonal in Wasser ist 1%). Die Herstellung der Lösung geschieht dadurch, daß 7,5 g in 1000 ccm physiologischer Kochsalzlösung gelöst und sterilisiert werden. Die Infusionsflüssigkeit wird auf 38—40° erwärmt. 1000 ccm sollen im Verlaufe der Narkose nicht überschritten werden. Als Durchschnitt wird pro Gramm/Kilogramm Patient 0,162 g Hedonal angegeben. Durchschnittsinfusionsmenge der Stammlösung beträgt 450 bis 700 ccm. Bei Beginn der Narkose 70—100 Tropfen pro Minute, korrigiert durch besonderen Quetschhahn. Infusionstempo nach HESS 15—20 Tropfen pro Minute (bei 50—60 Tropfen pro Minute kam es zu Asphyxien). Zur Anflutung sind 30 Min. erforderlich. Bei Abstellen der Hedonalzufuhr wird reine Kochsalzlösung aus einer zweiten Infusionsflasche zugeleitet, damit keine Thrombose der Vene entsteht. Bei allen diesen Mitteln tritt der Schlaf exzitationslos ein und die Narkose selbst ist ohne Nebenwirkungen.

14. Rectalnarkose mit Hedonal nach DREVERMANN für Kinder bis zu 1 Jahr, Dosis individuell eingestellt. 1,0—1,5 g der Substanz werden in 30 ccm angewärmten Haferschleim gebracht. Durchschnittliche Dosierung bis zu 3 Monaten 0,5—1,0 g (pro 5 kg Körpergewicht). Bei Kindern bis zu 18 Monaten 1,0—1,5 g pro 5 kg. Größte Schlaftiefe nach etwa $1^{1}/_{2}$ Stunden. Nachschlaf etwa 4 bis 6 Stunden (pro Kilo 0,1 g). Ergänzung durch Lokalanästhesie oder Inhalations- und Gasnarkose ist möglich.

15. Ätheröl-Rectalnarkose. Sie ist heute durch die Avertinnarkose abgelöst und verboten. Für die Dosierung sind unzählige Rezepte bekannt. Technik befindet sich bei GWATHMEY im einzelnen beschrieben.

Schwächste Mischung 118,5 g Äther, 60 g Öl (Paraffin. liquid.), 7,5 g Paraldehyd.

Stärkste Mischung 178 g Äther, 90 g Öl, 7,5 g Paraldehyd.

Gute Durchmischung ist erforderlich. Reichliche medikamentöse Vorbereitung hat den Zweck, den Schlaf zu vertiefen dadurch, daß die Ventilation gedrosselt wird und die Exhalation des resorbierten Äthers verringert wird. Eine gewisse Steuerung dieser Narkose durch Beeinflussung der Atmung ist möglich.

16. Die Avertinnarkose ist nicht steuerbar. Die Dosierung muß deshalb so genau wie möglich errechnet werden. Die Avertinvollnarkose ist verboten, zum mindesten soll sie der Gefahren wegen nicht angestrebt werden. Die Basisnarkose ist gestattet. Durchschnittliche Dosierung bei alten Leuten ab 0,06 g-Kilo, bei Kindern bis zu 0,15 g-Kilo. Es werden 2,5—3% wässerige Lösungen des Mittels verwendet. Von Zusätzen ist man abgekommen. Auch mit der Vorausdosierung von Alkaloiden und deren Sedativa soll sparsam umgegangen werden. Bezüglich der verschiedenen technischen Verfahren nach NORDMANN, KREUTER, BUTZENGEIGER, KOHLER, MARTIN, ELS und JÄGER, SIEVERS (für Kinder) sei auf die Monographie von Anschütz (S. 485) verwiesen. Die Dosierung muß nach Alter, Geschlecht, Konstitution, Allgemeinzustand vorgenommen werden. Als Beispiel folgt hier das Dosierschema der Kieler Klinik für tiefere Basisnarkose.

Geschlecht	Alter	Widerstandskraft Allgemeinzustand	Narkoseeignung	Kräftige Kinder
Kinder 4	1—15: 4	robust 3	ungeeignet 4	1 und 2
Männer . . . 3	15—35: 3	kräftig 2	wenig 3	—
Frauen 2	35—60: 2	mäßig 1	gut 2	—
Alte Leute . . 1	60—80: 1	schlecht 0	sehr gut 1	—

Klassifikationszahl									
3	4	5	6	7	8	9	10		
0,08	0,085	0,09	0,0095	0,1	0,105	0,11	0,115		

Klassifikationszahl									
11	12	13	14	15	16	17			
0,12	0,125	0,13	0,135	0,14	0,145	0,15			

Beispiel der Ausrechnung.

Kräftiger junger Mann	Klassifikationszahl	3
25 Jahre	,,	3
Fibrolipom, guter Allgemeinzustand	,,	3
Resistent, wenig geeignet zur Avertinnarkose	,,	3
		12

Klassifikationszahl 12 ergibt in der Tabelle 0,125 g Avertin-Kilo, d. h. bei Körpergewicht von 60 Kilo (ohne Fettleibigkeit) insgesamt 7,5 g Avertin (in 250 cm Wasser von nicht mehr als 42° Temperatur = 3%).

Vor jeder Verwendung ist die fertige Lösung auf Zersetzung nach Vorschrift (Kongorotpapier, Silbernitrat usw.) zu prüfen (s. bei ANSCHÜTZ).

F. Das objektive Narkoseerlebnis.
(Anflutung, Unterhaltung, Abflutung).
1. Anflutung.

Die Anflutungsphase ist technisch für den Narkotiseur, auf Grund einer Reihe von reflektorischen Reaktionen des Patienten bei weitem die schwierigste. Diese Reaktionen haben mit dem Anreicherungsvorgang an sich nichts zu tun, können ihn aber empfindlich stören. Es handelt sich hier meistens um eine reflektorische Beeinflussung der Atmung und des Kreislaufes, aus dem Gebiet der Nasen-Rachenschleimhaut und der oberen Luftwege. Ferner sind all die psychischen Schwierigkeiten zu überwinden.

Die Anflutungsphase dauert im Durchschnitt bei der gebräuchlichen Ätherinhalationsnarkose 8—12 Minuten. Man entsinne sich, daß diese Zeit nicht dem natürlichen Anreicherungstempo der für die Unterhaltung eines ungefährlichen Schlafzustandes erforderlichen Zeit entspricht, sondern künstlich durch die Technik der Darreichung erzwungen wird. Im Vergleich hierzu beträgt die klinische Anreicherungszeit bei Äthylen und Narcylen zwischen 3 und 5 Minuten, bei Lachgas zwischen 10 und 15 Minuten. Bei einer Avertin-Rectalnarkose mit

3%iger Lösung zwischen 15 und 20 Minuten, mit 2,5% dagegen durchschnittlich 30 Minuten, je nach den Resorptionsverhältnissen des Dickdarms, und bei den Injektionsnarkotica 1—5 Minuten. Diese Zahlen sind alle Minimalzahlen. Man handelt im Interesse des Patienten, wenn man sie eher überschreitet als unterbietet. Die Anflutungsphase ist beendet, wenn die Anreicherung der narkotisch wirksamen Substanzen im Zentralnervensystem einen genügend hohen Grad erreicht hat und der geplante operative Eingriff durchgeführt werden kann. Das Ende der Anflutung hängt nicht von der Höhe der Blutkonzentration, sondern ausschließlich von der Höhe der Konzentration im Zentralnervensystem ab. Der Scheitelpunkt der Konzentrationskurve in der Inhalationsluft bei allen Gasen und Dämpfen und der Scheitelpunkt der Kurve für die Blutkonzentrationen sollen im allgemeinen zeitlich vor die Erreichung des Toleranzstadiums fallen.

Es ist der Sinn des Stadium intermedium, daß während dieser Zeitspanne schon die Inhalationskonzentrationen vom Narkotiseur herabgesetzt werden und demnach auch der Blutspiegel sinkt, solange, bis man in der Zone des anästhetischen Gleichgewichts mit einer durchschnittlichen Schlaftiefe von III 1—3 angekommen ist. Praktisch werden demzufolge die Konzentrationen bei der Vornahme einer Äthernarkose in der Inhalationsluft nicht auf die Dauer der genannten 12—15 Minuten, welche für die Anreicherung erforderlich sind, gesteigert, sondern man läßt etwa

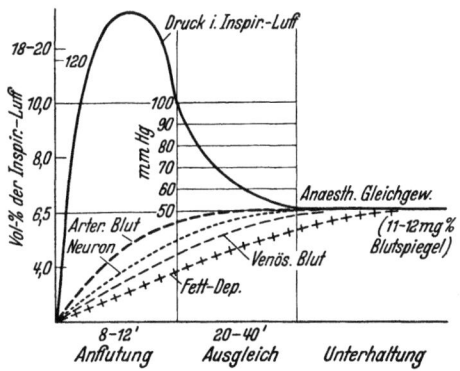

Abb. 72. Anflutungsschema der Äthernarkose nach FLAGG.

von der 8. Minute ab die volumetrischen Dampfkonzentrationen wieder fallen, bis etwa ein Partialdruck von 50 mm Hg (etwa 6 Vol.-% der Inspirationsluft) erreicht ist, wie dies das Schema von FLAGG so schön demonstriert. Der Narkotiseur bremst also bei den Inhalationsnarkosen sozusagen die Steilheit seiner Kurven ab, um einen möglichst glatten Übergang in den Zustand der Toleranz zu erreichen.

Wir erleben etwa folgendes bei der Durchführung einer Inhalationsnarkose: Von Beginn des Aufsetzens der Narkosemaske an atmet der Patient narkotisch wirksame Dämpfe ein. Wenn mit zu hohen Konzentrationen in der Inspirationsluft gearbeitet wird, so z. B. mit zu hohem Äthergehalt oder Narcylengehalt, dann kann der Patient durch den starken Reiz auf die Schleimhäute des Nasenrachenraumes der oberen Luftwege gezwungen sein, die Atmung reflektorisch stillzustellen und sich gegen weitere Inspiration aufs äußerste zur Wehr zu setzen. DOOLEY und WELLS haben eine Reihe von Narkotica auf Reizung verschiedener Teile der Luftwege durchuntersucht, aber keine prinzipiellen Unterschiede des Verhaltens im oberen oder unteren Gebiet des Tractus respiratorius gefunden. Der Patient gerät durch fehlerhafte Technik in einen Zustand, genau wie wenn man ihn gezwungen hätte, ein irresperables Gasgemisch, z. B. Salmiakgeist einzuatmen. Diesen reflektorischen Atemstillstand bezeichnet man als „KRATSCHMER-HOLMGREEN-Reflex", Stillstand der Atmung in Exspirationsstellung mit Glottisschluß, der bis zum Sauerstoffhunger anhält. Zur Vermeidung dieses für die Patienten und auch für die Gesamtheit des Anflutungsvorganges sehr unangenehmen Reflexes ist es ein unbedingtes Erfordernis, mit ganz niedrigen Konzentrationen wirksamer narkotischer Gase und Dämpfe zu beginnen. Der raschen Diffusion wegen können die Konzentrationen von

Äthylen und Narcylen in relativ kurzer Zeit gesteigert werden, während man sich
bei Verwendung von Chloroform, vor allen Dingen von Äther, Zeit lassen muß
und nur solche verwenden kann, welche keine respiratorischen Störungen verursachen. Der Patient muß geräuschlos und ohne Preßatmung respirieren und
darf nicht zur Abwehr veranlaßt werden.

Subjektiv ist mit dem Auslösen des genannten Reflexes die Entstehung
des gefürchteten Erstickungsgefühles verbunden. Geringe Mengen unter-
schwelliger Dosen bei allen Narkotica mit Eigengeruch, auch bei dem Chloräthyl, genügen, um die Empfindlichkeit der sensiblen Nervenendigungen in dem
Gebiete der oberen Luftwege, der Geruchs- und Geschmacksnerven, so ab-
zustumpfen, daß binnen kurzem eine Steigerung der Narkosekonzentrationen
in der Inspirationsluft nunmehr ungestört vorgenommen werden kann. Am
auffälligsten ist dieses Phänomen bei der Narcylennarkose. Hier genügen
schon Spuren des Gases, um eine Art Anosmie hervorzurufen. Die rasche Ab-
stumpfung des Geruchsinns ist einer derjenigen Gründe, weswegen die Arbeiter
in den Werkstätten das Undichtwerden einer Acethylenbombe so oft nicht
bemerkt haben.

Die Technik, ganz allmählich mit niedrigen Konzentrationen die Narkose
zu beginnen, bezeichnen wir als „einschleichen".

Bei den Gasnarkotica, dem Narcylen und Äthylen, ist die Technik des Ein-
schleichens noch aus einem anderen Grunde von wesentlicher Bedeutung. Wir
haben nämlich die Beobachtung machen müssen, daß bei diesen Gasen im allgemeinen, entsprechend den verwandten Konzentrationen, der Blutdruck
ansteigt. Man kann diese reflektorische Kreislaufreaktion jedoch ganz erheblich
mildern, wenn man den Anstieg der Konzentrationen in den Inspirations-
gemischen nicht plötzlich vornimmt, sondern ganz allmählich. Während bei
der brüsken Erhöhung der Inhalationskonzentration ein starker und hoher
Blutdruckanstieg und hierdurch eine Blutung aus den kleinsten Capillaren
des ganzen Operationsfeldes, die sehr unangenehm werden kann, entsteht,
erleichtert man dem Operateur in außerordentlichem Maße seine Tätigkeit,
wenn man diese Reaktionen abdämpft.

Bei dem Lachgas darf man ruhig die zur Erreichung der erforderlichen
Schlaftiefe nötige Konzentration von vornherein einstellen, weil wir es hier
niemals mit reflektorischen Erscheinungen von seiten der Atmung und mit
Blutdruckerhöhungen von nennenswertem Ausmaß zu tun haben, sofern man
sich an die lebensnotwendige Sauerstoffgrenze hält.

Bei dem Avertin haben wir nur relativ geringen Einfluß auf die Anflutung.
Nach Errechnung der Gesamtdosis läßt sich die Anflutung lediglich dadurch
beeinflussen, daß man die Anfangskonzentration variiert. Mit einer 3%igen
Avertinlösung schläft der Patient durchschnittlich schon nach 7—15 Minuten
ein. Der Verlauf der Anflutung ist steil, und es besteht relativ große Möglichkeit,
mit der Gipfelkurve (etwa in der 20.—30. Minute) in eine Zone starker Atemdepression und Kreislaufdepression zu geraten. Durch Senkung der Avertin-
konzentration im Klysma erhält man eine Verlängerung der Anreicherungszeit aber auch gleichzeitig eine Abflachung der Gesamtkurve, d. h. ein Niedriger-
werden der Gipfelzone, die nun dem Gefahrenbereich nicht mehr so nahe kommt
und naturgemäß in niedrigeren Schlaftiefen bleibt. Bei dieser Depotnarkose
finden niemals reflektorische Störungen der Atmung, wie wir sie von der Inhalationsnarkose her kennen, statt; es verläuft das Einschlafen und die Anflutung absolut ruhig, gleichförmig und für den Patienten in der angenehmsten
Weise. Nur selten wird es zu vorübergehenden Erregungssymptomen kommen.

Dasselbe gilt sinngemäß für die Injektionsnarkotica. Auch hierbei vollzieht
sich die Anreicherung ohne nennenswerte, reflektorische Atemstörungen und

für den Patienten psychisch in der schonendsten Weise. Wir haben es vollkommen in der Hand, durch die Wahl der Konzentrationen einerseits und hohes
Tempo der Injektionen andererseits die Anflutung zu steuern. Es gewähren
diese beiden Umstände die Möglichkeit, ohne jede Vorausberechnung der Gesamtdosis nach der individuellen Reaktion allein zu dosieren. Dies soll besonders
betont werden, denn es handelt sich um einen außerordentlichen Vorteil gegenüber allen Rectalverfahren. Es ist übrigens interessant, zu wissen, daß der
Äther, im Ölgemisch als Klysma gegeben, eine Anflutung erzeugt, die dem Avertin
an Milde und Exzitationslosigkeit sehr ähnlich ist und beweist, welchen großen
Einfluß bei dem Inhalationsverfahren die Irritation der sensiblen Nervenendigungen der oberen Luftwege hat.

Bei allen Verfahren, gleichgültig welcher Art, kann es während der Anflutung
einmal zu Atemveränderungen kommen, welche nicht auf irgendwelche Reizwirkungen der Mittel beruhen, sondern auf Sauerstoffmangel. Diese Vorkommnisse spielen natürlich bei allen denjenigen Verfahren am ehesten eine Rolle, bei
welchen man sich in der Nähe der natürlichen Sauerstoffversorgungsgrenze
hält, also bei Äthylen und beim Lachgas. Sehr oft fühlt sich gerade bei diesem
Verfahren der Narkotiseur, um die Anflutung zu beschleunigen und den Schlaf
seines Patienten zu vertiefen, in der Versuchung, die Konzentrationen dieser
Gase über das erlaubte Maß hinaus zu treiben, und erzeugt schließlich damit
einen Zustand von leichter Asphyxie. Es ist selbstverständlich, daß die Sauerstoffzufuhr hier sofort eine Änderung der Situation hervorruft.

Des weiteren kommt es leicht bei der Anflutung, die mehr oder weniger
immer bei den Inhalationsmethoden mit einer vorübergehenden Hyperventilation einhergeht, vor, daß bei der Verwendung von zu viel Rückatmung
ein Kohlesäurestau eintritt. Auch er kann empfindlich den Anflutungsvorgang
durch Preßatmung stören. Wir empfehlen deshalb stets, gerade bei der Anflutung
der Narkose Sparsamkeitsrücksichten nicht so sehr geltend zu machen und viel
Frischgas mit wenig Rückatmung zu verwenden.

Selbstverständlich läßt sich die Anflutung dampfförmiger oder gasförmiger
Narkotica mit feinen Dosierapparaten viel gleichmäßiger und genauer durchführen, als mit den ungenauen Tropfverfahren, obwohl nicht abgestritten
werden soll, daß bei genügender Erfahrung mit den primitiven Methoden
vorzügliches zu leisten ist.

Dieselben Vorsichtsmaßnahmen, welche für die Einleitung einer Äther-,
Chloroform- oder Gasnarkose gelten, haben auch für die Durchschreitung der
Exzitationsphase Gültigkeit, das ist die Forderung einer kontinuierlichen
Führung der Anflutung unter Vermeidung von Reizkonzentrationen. Unseren
klinischen Erfahrungen nach hängt das Ausmaß der Exzitation durchaus
von dem Potentialgefälle im Zentralorgan ab und kann deshalb bis auf ein
Minimum durch allmähliche sorgfältige Anflutung herabgemindert werden. Ja,
es gelingt sogar bei guter Technik, auch die Äthernarkose, die im allgemeinen
am ehesten zu Exzitationserscheinungen führt, so anzufluten, daß störende
Wirkungen ausbleiben. Hierzu muß man sich jedoch Zeit lassen. Der Versuch,
durch gewaltige Konzentrationssteigerung die Exzitationsphase möglichst
schnell überwinden zu wollen, führt oft zu dem gegenteiligen Erfolg. Wir
wissen, daß eine latente Exzitation ohne sichtbare Unruheerscheinungen durch
irgendwelchen äußeren Anlaß, also z. B. durch eine brüske Konzentrations-
erhöhung, zum Ausbruch kommen kann. In dieser Hinsicht muß unbedingt
davor gewarnt werden, den operativen Eingriff zu früh zu beginnen, denn
bei dem im II. Stadium befindlichen Patienten führt ein solcher peripherer
Reiz durch Schnitte, Repositionsmanöver od. dgl. sofort zum Ausbruch von
Exzitationserscheinungen.

Die Exzitation ist nicht psychisch oder durch Reiz sensibler Nervenendigungen bedingt. Es handelt sich nicht um Unruhezustände, so wie man sie manchmal bei der initialen Phase des I. Stadiums erleben kann, sondern sie ist zentraler Natur und vollzieht sich bei vollkommener Bewußtlosigkeit. Im Verlauf einer normalen Äthernarkose gerät man etwa zwischen einem Partialdruck von 90—120 mm Teildruck in die Exzitationszone. Das entspricht ungefähr einer Zeitspanne zwischen der 4. und 8. Minute. Bei resistenten Menschen allerdings tritt nicht nur eine Verzögerung des Eintritts, sondern auch leider eine Verlängerung der Dauer ein. Es geraten die einzelnen Muskelgruppen nicht alle zu gleicher Zeit in den Zustand motorischer Unruhe oder erhöhter Spannung, sondern die Rigidität und Entspannung der Muskelgebiete folgen einander in bestimmter, gesetzmäßiger Reihenfolge. Die von der Tonusvermehrung zuerst erfaßten quergestreiften Muskeln sind diejenigen der gesamten Extremitäten, des Schulter- und des Beckengürtels, sowie die mimische und die Kaumuskulatur. Es folgen dann im allgemeinen die Muskeln des Rumpfes und der Bauchdecken und die Muskeln der Hilfsatmung. Das hat auf die Atemform und -leistung Einfluß. Bei den meisten Patienten geraten die Bauchdecken als letzte in den Zustand der Rigidität und vermindern erst ganz allmählich ihren Tonus während der Phase des Toleranzstadiums. Das Zwerchfell ist wohl der resistenteste Teil der Muskulatur.

Entsprechend der Zunahme des Muskeltonus können sich auf dem Operationstisch bestimmte eigenartige Zwangsbewegungen der Patienten ausbilden. Man sieht bei ungeschickter Anflutung häufig Streckkrämpfe und die typische Schreibkrampfstellung der Hände. Bei manchen Patienten kommt es bei zu rascher Anflutung auch zu regelrechtem Tremor oder grobschlägigen klonischtonischen Zuckungen zentraler Genese. Dieser Tremor hat nichts mit Krämpfen zu tun, welche manchmal nach Hyperventilation zur Beobachtung kommen und die man heute durchweg als die Folgen einer Alkalose durch übermäßigen Kohlensäureverlust aufzufassen pflegt, ähnlich wie bei der echten Tetanie.

In derselben Reihenfolge, in welcher die Muskeln in den Rigiditätszustand geraten, treten sie in die Entspannungsphase ein.

Die Erregungszeichen beschränken sich nicht auf die Muskulatur, sondern erstrecken sich auch auf Kreislauf und Atmung. Wir wissen, daß der gesamte Kreislauf in dieser Phase mobilisiert ist, daß die strömende Blutmenge vermehrt ist, der Puls beschleunigt, die Peripherie gut durchblutet ist und daß der Blutdruck steigt. Das letztere Symptom dürfte mit der muskulären Spannung in Zusammenhang stehen.

Von wesentlicher Bedeutung ist das Verhalten der Atmung. Hier haben wir es unter Umständen während der 2. Zone mit einer unruhigen Hyperventilation zu tun, die unangenehme Grade erreichen kann und den Patienten in Schweiß und Erschöpfung bringt. Bestehen gleichzeitig motorische Erregungssymptome, so ist der Wunsch durchaus begreiflich, rasch durch Steigerung der Dosen die unangenehme Situation zu überwinden. Aber die frequente, tiefe Atmung schöpft große Mengen eines Narkoticums, so daß es unter Chloroform, Äther und auch Chloräthyl schon oft plötzlich zu Überdosierungen gekommen ist. Deswegen ziehen wir es im allgemeinen vor, in derartigen Fällen eher die Narkose dadurch zu beruhigen, daß man mit den Konzentrationen herunter geht, also „nach unten ausweicht", und die Anflutung mit der nötigen Geduld durchführt. Für dieses Vorgehen muß der Operateur Verständnis haben, denn leider läßt es sich im Interesse des Patienten nicht umgehen, daß Zeitverlust eintritt.

Beginnt allmählich in der Peripherie die Muskelrigidität zu weichen, die Kiefermuskulatur sich so zu entspannen, daß der Unterkiefer nachgibt, dann ist es Zeit, die Konzentrationen im Inhalationsgemisch zu vermindern und allmählich die anästhetische Gleichgewichtslage aufzusuchen.

Die geschilderten Verhältnisse gelten im großen und ganzen in der Hauptsache für die Äthernarkose. Bei den Gasnarkosen erleben wir im allgemeinen keine exzitativen Erscheinungen, und wenn sie einmal auftreten, sind sie nur angedeutet und schnell durchlaufen. Bei dem Narcylen als einzigem kann es unter Verwendung hoher Konzentrationen zur Preßatmung und zu einer gewissen Rigidität kommen, die sich als toxisches Symptom deuten läßt. Deshalb ist es erforderlich, mit der Konzentration in solchen Fällen herab zu gehen. Dasselbe gilt sinngemäß in noch viel höherem Grade für die Durchführung einer Chloräthylnarkose, bei welcher gesetzmäßig oberhalb 7% Exzitation und toxische Erscheinungen stärksten Grades auftreten, die unbedingt vermieden werden müssen. Auch hier soll man bei den ersten Unruhesymptomen die Zufuhr von Frischgas sofort vermindern oder ganz unterbrechen.

Bei den Injektionsnarkotica hat man es im Durchschnitt mit einem ruhigen, exzitationslosen Verlauf der Anflutung zu tun. Erregungssymptome schwerer Art, wie man sie manchmal beim Pernocton zu sehen bekommt, oder leichtester Form, als passagärer, feinschlägiger Tremor, wie wir sie bei der Evipannatriumnarkose manchmal erlebten, beruhen wahrscheinlich gar nicht auf den Erscheinungen echter Exzitation durch Reizung der motorischen Zentren, sondern auf einer spezifisch reflexsteigernden Wirkung der Barbitursäuren.

2. Unterhaltung der Narkose.

Wenn man das FLAGGsche Schema über die Anflutungsphase einer Äthernarkose betrachtet, so wird man erkennen, daß die Unterhaltung der Äthernarkose für die Zeit der Durchführung einer Operation in der 12. Minute etwa beginnt und mit einem Partialdruck des Äthers in der Inspirationsluft von 50 mm Hg im Durchschnitt durchgeführt werden kann. Dieser Partialdruck entspricht in der Minute 6—7 Vol.-% Ätherdampf im Inspirationsgemisch und ist so eingestellt, daß der Verlust von Äther durch Exhalation einerseits und die Abflutung des Äthers aus dem Blut in die Gewebe, welche natürlich noch lange über die 12. Minute andauert, gerade eben ausgeglichen wird. Der Ausdruck „anästhetisches Gleichgewicht" könnte zu Mißverständnissen Anlaß geben. Er besagt nicht viel mehr, als daß die Zufuhr von frischen Mengen in einem Gleichgewicht zu dem Verlust stehen. Er besagt aber nicht, daß sich die Konzentrationen der betreffenden Gase oder Dämpfe in den verschiedenen Narkosegebieten schon in einem Gleichgewichtszustand befinden. Hiervon kann keine Rede sein. Während der Unterhaltungsphase ist zwar ein relativer Ausgleich zwischen dem Blutspiegel und der Anreicherung in den Lipoiden des zentralen Nervensystemes bei einer gewissen Teilsättigung erreicht, es geht jedoch die Anreicherung der Gewebe des Körpers, vor allen Dingen die Auffüllung der riesigen Depots an Neutralfett, weiter.

Die Unterhaltungsphase ist dadurch charakterisiert, daß das Gefälle zwischen Inspirationsluft und Blutspiegel möglichst gering gehalten und die, zwar noch notwendige, Zufuhr von Frischmengen des Mittels auf niedrigstem Niveau gehalten wird. In einem völlig geschlossenen Atemsystem kann bei konstanter Kreisatmung über lange Zeit ohne Frischgas eine gleichartige Schlaftiefe erhalten werden, wenn die Sauerstoffversorgung des betreffenden Organismus gewährleistet ist. Der Partialdruck des betreffenden Narkoticums wird in dem geschlossenen Ringsystem sich ganz allmählich in dem Maße erniedrigen, in welchem die Gewebe des Körpers die Substanz aufzunehmen imstande sind. Praktisch hat man in Form der „to and fro" Atmung (WATERS) unter

Tabelle der Schmerzempfindlichkeit des menschlichen Organismus.

(Zusammengestellt nach H. Braun.)

Nr.		Bemerkungen	Praktisches Gesamturteil
1	Haut	Verschiedene Sinnesqualitäten und verschiedene Dichte der schmerzempfindlichen Receptoren. Die Beugeseiten sind empfindlicher als die Streckseiten. Besonders schmerzhafte Partien finden sich an Nase, Lippen, Fingern und den äußeren Genitalien	*stark schmerzhaft*
2	Subcutanes Gewebe	Darin liegen nur stellenweise sensible Leitungsbahnen	unempfindlich
3	Muskeln	Sind nicht sensibel versorgt, stellenweise aber laufen darin sensible Bahnen	praktisch unempfindlich
4	Sehnengewebe	Ist an sich unempfindlich, nur die Sehnenscheiden und die Aponeurosen der Muskelfascien sind nach Braun schmerzhaft. Tast- und Temperatursinn fehlen. Nur schmerzempfindliche Receptoren sind vorhanden	Sehnen sind unempfindlich, Sehnenscheiden mäßig schmerzhaft
5	Periost	Starker Wechsel der Schmerzempfindlichkeit je nach Lokalisation	sehr empfindlich
6	Endost	Geteilte Meinungen der Autoren. Wir halten es für unempfindlich	unempfindlich
7	Knochen	Desgl. geteilte Anschauungen. Die spongiösen Teile und die Markhöhlen sollen zum Teil empfindlich sein	praktisch unempfindlich
8	Gelenke	Die Knorpel sind unempfindlich. Das Perichondrium, die Gelenkkapseln und Bänder, die Synovialmembranen und Schleimhäute sind nervenreich	mit Ausnahme des Knorpels schmerzempfindlich
9	Schleimhäute	Mund, Nase, Rachen, Bindehaut, Schlund sind empfindlich. Vom Vesophagusmund abwärts soll die Darmschleimhaut unempfindlich sein, erst im unteren Abschnitt des Rectums wird sie wieder empfindlich	z. T. stark schmerzempfindlich
10	Gehirn	Dura wahrscheinlich etwas schmerzempfindlich, sonst ist das Gehirn den meisten Autoren nach unempfindlich. Die Konvexität und die Basis sollen etwas Empfindung besitzen (Braun)	Dura und Gehirn praktisch unempfindlich
11	Rückenmark	Einschließlich Hüllen unempfindlich	unempfindlich
12	Kehlkopf, obere Luftwege	Schmerz- und reflexempfindlich	sehr schmerzhaft
13	Schilddrüse	Das Parenchym und die Kapsel sind unempfindlich. Jedoch reichlich Gefäßschmerzen bei Unterbindungen vorhanden	unempfindlich
14	Lungen	Pleura parietalis sehr schmerzhaft. Pleura pulmonalis unempfindlich. Bronchien und Bronchiolen sind unempfindlich. Das Lungengewebe selbst ist unempfindlich	nur die Pleura parietalis ist empfindlich. Alles andere praktisch unempfindlich
15	Bauch	Parietales Blatt des Bauchfelles hochempfindlich. Viscerales Blatt soll unempfindlich sein. Zerrung am Mesenterium wird als dumpfer unlokalisierbarer Schmerz empfunden. Wurmfortsatz unempfindlich. Sein Mesenteriolum dagegen ist empfindlich. Sensible Nerven begleiten die Gefäße. Die Radix des Mesenteriums soll schmerzhaft sein	Parietales Blatt schmerzhaft. Viscerales Blatt soll unempfindlich sein. Vorsicht: Vagusreflexe

Nr.		Bemerkungen	Praktisches Gesamturteil
	Netz	Großes und kleines Netz an sich unempfindlich. Zug an den Baucheingeweiden wird immer mit unbestimmbarem Schmerz und Übelkeit wahrgenommen	praktisch gefühllos
16	Leber	Parenchym unempfindlich, Kapsel meines Erachtens empfindlich	Kapsel fraglich schmerzhaft
17	Gallenblase und Gallenwege	Die Gallenwege sind bei Sondierung schmerzhaft. Zug an der Gallenblase schmerzhaft. Die Blase an sich soll schmerzfrei sein (zweifelhaft!)	schmerzempfindlich
18	Niere	Parenchym unempfindlich. Nierenkapsel fraglich empfindlich. Die Fettkapsel der Niere soll vereinzelt sensibel versorgt sein. Nierenbecken wahrscheinlich empfindlich	praktisch unempfindlich. Nierenbecken wahrscheinlich empfindlich
19	Harnröhre und Harnblase	Relativ mäßig schmerzhaft. Die Endteile der Harnröhre dagegen hoch schmerzhaft. Blase nur wenig schmerzhaft	schmerzhaft. Äußere Harnröhre hoch schmerzhaft
20	Weibliche Genitale	Vagina und äußere Genitalien hoch schmerzhaft. Hinterer Teil und Uterus wenig oder gar nicht schmerzempfindlich. Die Ovarien sind schmerzfrei, aber der Peritonealüberzug ist schmerzempfindlich	äußere Genitalien hoch empfindlich, innere gering oder gar nicht empfindlich. Dagegen Peritonealüberzug empfindlich
21	Hoden u. Nebenhoden. Vas deferens	Parenchym unempfindlich, die Hüllen und das Vas deferens hochempfindlich (Angaben sind ungenau)	praktisch hoch empfindlich

Einschaltung eines Kohlensäureabsorptionsfilters hiervon Gebrauch gemacht. Exhalations- und Inhalationskonzentrationen des Narkoticums zeigen unter solchen Bedingungen nur geringe Unterschiede. Die Unterhaltung der Sauerstoffversorgung jedoch zwingt auch hier stets zum Nachfüllen des Atemballons mit Frischgas.

Man darf sich nicht vorstellen, daß es ein klinisches Erfordernis sei, mit irgendeiner Narkosemethode während der ganzen Dauer einer operativen Handlung pausenlos ein bestimmtes Schlafniveau, z. B. den 2.—3. Abschnitt des Toleranzstadiums innehalten zu müssen. Im Gegenteil soll der Narkotiseur aufs genaueste mit den Einzelheiten der operativen Handlung vertraut sein, um seine Narkose ganz und gar nach den praktischen Erfordernissen zu steuern. Aus diesem Grunde muß er wissen, welche operative Maßnahmen Schmerzreaktionen, Unruhe, reflektorisches Spannen, Beeinflussung der Atmung und des Kreislaufes auslösen.

Wir geben im folgenden deshalb zunächst kurz eine kleine Übersicht über diejenigen Regionen, welche sich anatomisch und klinisch als schmerzempfindlich herausgestellt haben.

Die Kenntnis der schmerzempfindlichen Zonen genügt aber noch nicht, um mit Sicherheit eine Narkose so zu steuern, daß sie den operativen Vorgang nicht stört. Ebenso wichtig wie die zentripetalen Schmerzbahnen zu kennen ist es, über die Reflexe orientiert zu sein. Der verschiedene Ausfall der wichtigsten Reflexe ist in einem besonderen Abschnitt unter dem Zeichen der Anästhesie besprochen, es sei auf die diesbezügliche Tabelle und die Erläuterung hingewiesen.

Von allen Reflexen fürchtet der Chirurg am meisten diejenigen, welche aus dem abdominellen Gebiet entstehen und zwar insbesondere aus dem Gebiet des Oberbauches (Vagus). Ungünstig wirkt besonders das Ziehen an den Eingeweiden, das Herabziehen des Magens, Zug an der Gallenblase, Maßnahmen, welche sich nicht immer ganz vermeiden lassen und welche gesetzmäßig zu Reizerscheinungen aus dem Endgebiete des Vagus und Phrenicus führen, die sich im Kreislauf unter dem Bilde des Operationsshockes auswirken. Als Gegenstück hierzu sei die erstaunliche Tatsache erwähnt, daß man die größten Operationen am Intestinaltractus, Anastomosenbildungen, Resektionen, Entfernung von Tumoren ohne Narkose oder ohne allzu tiefen Schlaf vornehmen kann, sofern nur die Bauchdecken und das Peritoneum parietale unempfindlich gemacht worden sind. Das hängt mit den anatomischen Verhältnissen direkt zusammen, wie man aus der beigefügten Zusammenstellung ersehen kann, ist eben das viscerale Blatt des Bauchfelles nicht sensibel versorgt, sondern es enthalten nur die Gebiete des Mesenteriums und Mesenteriolums, und zwar vor allen Dingen die Radixregionen, schmerzrezipierende Elemente.

Am besten macht man sich die richtige Steuerung einer Inhalationsnarkose an einem Schema klar. So zeigt die beigefügte Kurve zunächst die typische Anflutungsphase für die Äthernarkose und Hautschnitt sowie Durchtrennung der Recti etwa in der 15. Minute bei Erreichung des Toleranzstadiums, also zu einem Zeitpunkt, während welchem der Narkotiseur seine Anflutungskonzentrationen schon erheblich verringert hat. Er wird hierbei zunächst vorsichtig sein in Erwartung, daß das Einschneiden der Haut sowie vor allen Dingen die schmerzhafte Eröffnung des Peritoneums sich unter Umständen noch in reflektorischer Bauchdeckenspannung äußert. Dies soll vermieden werden, im Gegenteil ist es wünschenswert, im Augenblick der Eröffnung der Bauchdecken eine möglichst gute Bauchdeckenentspannung, d. h. schon chirurgische Vollnarkose mit negativem Cornealreflex und engen Pupillen zu haben, weil stets der Operateur gezwungen ist, vor Beginn seiner eigentlichen therapeutischen, operativen Maßnahmen zunächst das Innere der Bauchhöhle abzutasten und zu inspizieren. Diese Tätigkeit aber ist unweigerlich mit der Auslösung kreislaufshockfördernder Reize aus dem Bauchgebiet, insbesondere dem Oberbauchgebiet verbunden, welche durch einen tieferen Grad des Schlafes vermieden werden können. Die mechanischen Reize werden erfahrungsgemäß wesentlich gemildert und die Inspektion und Palpation der Bauchhöhle durch den Operateur wesentlich erleichtert, wenn von vornherein eine gute Entspannung und Dämpfung der Vagusreflexe vorhanden ist.

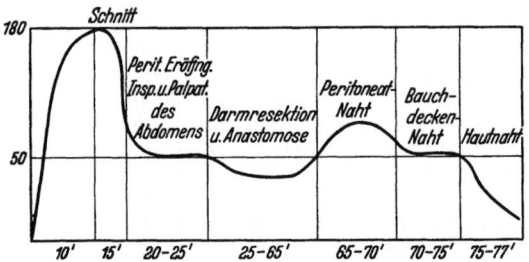

Abb. 73. Schema der Steuerung einer Inhalationsnarkose nach dem Grade der Schlaftiefe.

In der schematischen Zeichnung ist nun angedeutet, daß zwischen der 25. und 65. Minute eine Darmresektion und Anastomose vorgenommen werden soll. Diese operative Maßnahme erfordert, wie wir vorhin erwähnten, nur einen ganz niedrigen Grad von Schlaftiefe, ja man könnte sagen, daß mit einem Rauschstadium auszukommen sei. Der Narkotiseur wird deshalb seine Narkose so niedrig halten, daß ein Erwachen des Patienten oder das Auftreten von Erregungssymptomen, die dem I. oder II. Stadium angehören, vermieden werden. Nunmehr wird er die Frischgaszufuhr von narkotischen Mengen auf das Äußerste beschränken und mit relativ viel Rückatmung arbeiten. Im Falle einer Lachgas-Äthernarkose wird man selbstverständlich versuchen, die Unterhaltungsphase mit Lachgas allein zu bestreiten und von Äther nur im Notfall, unter Verwendung möglichst geringer Mengen Gebrauch zu machen. Geht nun die Operation ihrer Vollendung entgegen, dann wird rechtzeitig der Narkotiseur, welche naturgemäß von dem Verlauf der Dinge unterrichtet sein muß, sich bemühen, die Schlaftiefe seines Patienten wieder zu steigern, denn er weiß, daß zum Verschluß der Bauchdecken unbedingt Reaktionslosigkeit und ausreichende Entspannung erforderlich sind. Wird hierauf nicht acht gegeben, so ereignet es sich leicht, daß im Augenblick des Anklemmens und Anhebens des äußeren Bauchfellblattes zur Bauchfellnaht dem Operateur in störendster Weise die Eingeweide entgegengepreßt werden. Ist das Peritoneum durch Naht verschlossen, dann kann im allgemeinen die Narkose abgebrochen werden, weil die Schlaftiefe für den folgenden Verschluß der Rectusscheiden und der Hautnaht noch ausreicht. Allerdings wird man bei resistenten Personen die erstere Naht noch unter sicherer Entspannung vornehmen, damit später die Nähte nicht einreißen. Zur Hautnaht an sich sind im Falle einer Äthernarkose weitere narkotische Mengen nicht erforderlich.

Arbeitet man mit einem Gasnarkoticum allein, kann natürlich die Narkosezufuhr nicht vor Schluß der Hautnaht und Anlegen des Verbandes abgesetzt werden, denn der Patient würde vor Beendigung der Hautnaht schon wieder zu sich kommen und unter Umständen diese Verrichtung empfindlich stören. Arbeitet man dagegen nicht mit Gas allein, sondern mit einem Gasnarkoticum unter Ätherzusatz, so wird man vom Beginn der Hautnaht an im allgemeinen die Narkose absetzen können, da die Ausscheidung des Äthers nicht so rasch vor sich geht und Zeit genug zur Durchführung der Naht übrig bleibt.

Natürlich fallen alle Vorteile der Steuerung bei den Depotnarkosen, wie Avertin und den Barbitursäuren fort. Deshalb hat man sich auch bewogen gefühlt, die Verwendung des Avertin nur als Basisnarkose zuzulassen und die Vertiefung des Schlafes durch ein steuerbares Verfahren, meist Äther, ungefährlicher und praktisch zweckmäßiger zu gestalten. Ein Aufwachen am Schluß der Operation läßt sich natürlich unter Verwendung solcher Methodik nicht erzielen, im Gegenteil tritt auch unter Verwendung von Kohlensäure unbeeinflußt der Avertinnachschlaf ein, der von vielen Autoren und subjektiv von den Patienten als Annehmlichkeit, von uns aber eher als Nachteil empfunden wird, aus Gründen, die später noch dargelegt werden sollen.

Die Unterhaltungsphase einer Narkose kann verschieden lange dauern. Bei der sog. Rauschnarkose ist sie praktisch gleich Null. Anflutung und Abflutung reihen sich hier unmittelbar aneinander. Im Interesse der Patienten sollen die Narkosen so kurz wie möglich gehalten werden. Narkosen von mehr als 3 Stunden sind immer gefährlich, vor allen Dingen, wenn hierfür stärkere Mittel, als es die Gasnarkotica sind, Verwendung finden. Sieht man bei Durchführung einer Äthernarkose, daß die Operation sich in die Länge zieht, dann versuche man lieber, zur reinen Gasnarkose überzugehen. Das Wichtigste für den Narkotiseur ist die Kenntnis des Umstandes, daß die Narkoseempfindlichkeit seines Patienten mit der Dauer der Narkose zunimmt. Mit jeder Minute wird die Anreicherung in den Geweben vollkommener, so daß auch die Abflutungszeit im gleichen Maßstab sich verlängert. Unter dem Einfluß der Giftwirkung macht sich, ganz abgesehen von dem Blutverlust, der durch die Operation selbst eintritt, gesetzmäßig eine erhebliche Veränderung des Kreislaufes bemerkbar, welche wir als Einengung der strömenden Blutmenge unter gleichzeitiger Blutdrucksenkung kennengelernt haben. Es kommt zur allmählichen Ausbildung des sog. Operationsshockes. Die verminderte zirkulierende Blutmenge steht, meinen Beobachtungen nach, mit der Zunahme der Narkoseempfindlichkeit in engstem Zusammenhang.

3. Die Abflutung.

Ein geschickter Narkotiseur steuert seine Narkose so, daß der Patient mit der letzten Naht oder bei Anlegen des Verbandes erwacht, oder zum mindesten in das II. Stadium eingetreten ist. Das gibt ihm die Gewähr, daß nunmehr sein Patient in einem ungefährlichen Schlafzustand den Operationssaal verläßt, und daß die durch die Narkose eventuell bedingte Depression von Kreislauf und Atmung überwunden wird, ein Umstand, der für die Vermeidung postoperativer Pneumonie von außerordentlicher Bedeutung ist.

Die Abflutung besteht eigentlich aus 2 Phasen, nämlich von dem Zeitpunkt der Unterbrechung der Narkose bis zum Erwachen des Patienten und von dem Erwachen des Patienten bis zum Wiedereintritt normalen Befindens. Wir haben hervorgehoben, daß die Elimination narkotisch wirksamer Substanzen aus dem Organismus unserem Einfluß fast gänzlich entzogen ist und sich als eine unabänderliche Reaktion abspielt. Auf das verschiedene Verhalten der Narkotica in dieser Hinsicht wurde schon hingewiesen. So erwachen z. B. durchschnittlich bei reiner Gasnarkose die Patienten nach 3—5 Minuten und die gesamte Ausscheidung des Gases ist in der 15.—20. Minute beendet.

Dieser rasche Abfall beim Äthylen und beim Narcylen hat Ausgleichserscheinungen am Kreislauf und der Atmung zur Folge. Hat man z. B. hohe Konzentrationen von Narcylen verwendet, welche an sich Blutdruckerhöhung und Hyperventilation verursacht haben und bricht plötzlich die Narkose ab, dann kommt es nicht nur zur Hypoventilation, sondern auch zu einem Sinken des Blutdruckes unter die Norm, eine Reaktion, die manchmal in der 15.—20. Minute, zeitweise aber auch später auftritt. Diese negative Phase hat in seltenen Fällen (zwei sind aus der Pankowschen Klinik bekannt), zu Kreislaufkrisen bedrohlicher Art geführt, die aber stets überwunden wurden. Die negative Phase ist mit dem subjektiven Gefühl der Nausea des Patienten verbunden, die aber bald überwunden wird. Der Patient wird blaß, das Blut strömt aus der Peripherie, in die es unter der Wirkung des Gases gedrückt war, in die inneren Venenräume zurück, die gesteigerte strömende Blutmenge verringert sich, der Blutdruck sinkt, und so hat der Patient gewöhnlich ein Gefühl der Schwäche, Übelkeit und Mattigkeit.

Es läßt sich diese Unannehmlichkeit ohne weiteres in derselben Weise vermeiden, wie wir die unangenehmen initialen Reflexe bei Beginn der Narkose umgangen haben. Sowie man eine Narkose einschleichen soll, so ist es auch bei der Verwendung von Gasnarkotica, wie Äthylen und Narcylen unbedingt erforderlich, die Konzentrationen nicht brüsk von hohen Werten abzubrechen, sondern sich „auszuschleichen". Auf diese Weise wird nämlich die negative Phase vermieden. Der geübte Narkotiseur wird schon möglichst frühzeitig vor Beendigung der Operation, soweit es die Toleranz des Patienten zuläßt, mit der Verringerung seiner Konzentrationen im Inhalationsgemisch beginnen. Unter Verwendung von Kreisatmung kann man, um ein Beispiel zu nennen, ja sowieso die Unterhaltung der Narkose mit 30—40% Narcylen durchführen und wird nun in den letzten Minuten eine weitere Reduktion auf 20 und 10% eintreten lassen, um den letzten Abfall zu mildern. Die Verwendung von Kohlensäure zur Beschleunigung der Abflutung bei den Gasnarkotica hat keinen Sinn, dagegen hilft dieses Mittel als Analepticum, wenn einmal die negative Phase eingetreten ist.

Bei den Depotnarkosen haben wir auf die Abflutung keinen Einfluß. Der Entgiftungsmechanismus wird auch nicht durch Weckmittel, wie wir sie in dem Coramin kennengelernt haben, irgendwie beeinflußt. Vielfach beobachtete Verkürzungen der Gesamtschlafdauern bei Verwendung des Coramin beruhen lediglich auf Überschneidungen der Wirkungskurven, nicht aber auf einer Beschleunigung der entgiftenden Prozesse (Killian, Lendle).

Die Abflutung der Äther- und Chloroformnarkose, welche sich bekanntlich über Stunden, genau genommen über Tage hinweg zieht, kann durch Steigerung der Ventilation irgendwelcher Art dagegen erheblich gefördert werden. Meistens verwendet man dazu 10% Kohlensäure im Sauerstoffgemisch; wir pflegen neuerdings gleichzeitig im-Injektionen von 5 ccm Coramin 25% vorzunehmen. Es konnte nämlich experimentell bewiesen werden, daß das Coramin den CO_2-Effekt mobilisiert, ganz abgesehen davon, daß dieses Mittel selbst in hohem Maße analeptische Atem- und Vasomotorenwirkung mit zentraler Weckwirkung verbindet.

Bei dem eigentlichen Abflutungsvorgang fallen die Konzentrationen in den verschiedenen Körperregionen in umgekehrter Reihenfolge, wie die Anreicherung vor sich ging. Aus dem beigefügten kleinen Schema von FLAGG kann man sich leicht einen Überblick verschaffen. Nach Absetzen der Narkose fällt die Konzentration in der Inspirationsluft brüsk ab, es folgt dann die Konzentration in der Exspirationsluft. Im arteriellen Blut ist weniger als in der Nervensubstanz, und im venösen Blut ist der Spiegel im Durchschnitt geringer als in den Fettdepots. Es findet nicht nur eine Umkehr bezüglich der Höhe der Blutspiegel in dem Sinne statt, daß nunmehr die arterielle Konzentration unter der venösen liegt, sondern es geht aus der kleinen Skizze hervor, daß die Abflutung der Fettdepots am längsten dauert. Man erkennt

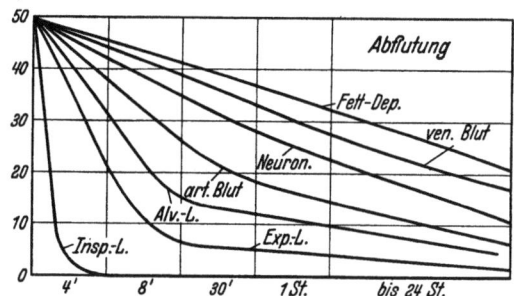

Abb. 74. Abflutungsschema einer Äthernarkose nach FLAGG.

hieraus die große Bedeutung riesiger Fettmassen. Je schwerer und dicker ein Mensch, desto schwieriger ist er anzureichern, und desto länger währt die Abflutungsphase.

Bei Kombinationsnarkosen, z. B. Avertin—Äther, läßt sich natürlich durch Steigerung der Hyperventilation nur die Ätherelimination beschleunigen. Da das Avertin nicht durch die Lunge ausgeschieden wird, hat die künstliche Atemsteigerung auf die Entfernung des Avertin nicht den geringsten Einfluß.

Gesetzmäßig läßt sich feststellen, daß, je länger eine Narkose gedauert hat, desto mehr Zeit bis zum Aufwachen des Patienten verstreicht. Entsprechend länger ist auch die Zeit der Erholung oder des Nachschlafes. Daß bei der Äthernarkose die Abflutung im Verhältnis zur Stärke des Mittels eine relativ kurze ist, liegt offensichtlich an dem Umstand, daß niedrigere Konzentrationen dieser Substanz eine deutlich analeptische Wirkung auf Kreislauf und Atmung ausüben, die sich meistens in der Abflutungsphase bemerkbar macht. So kann man im Durchschnitt nach dem ersten Erwachen des Patienten eine längere Zeit hindurch mäßige Hyperventilation und Erhöhung des Blutdruckes beobachten. Dies allerdings nur dann, wenn das Operationstrauma an sich keinen zu starken, depressiven Einfluß ausgeübt hat. Erst hiernach fällt der Patient in eine ruhigere Erholungsphase depressiven Charakters, die gewöhnlich bei dem Äther mit Nausea, Blässe und dem unangenehmen Erbrechen, Aufstoßen und anderen üblen Symptomen einhergeht. Die länger dauernde Erholungsphase nach Chloroformnarkose beziehen wir auf die physikalischen Bedingungen dieses Körpers, nämlich die hohe Lage des Siedepunktes, welche eine raschere Abatmung durch die Lungen verhindert. Das Bestreben des Chloroforms, aus den Flüssigkeiten des Körpers in die gasförmige Phase zu entweichen, ist eben lange nicht so groß wie bei dem Äther, außerdem fehlen bei dem Chloroform die für den

Äther so charakteristischen analeptischen Kreislauf- und Atemwirkungen dünner Konzentrationen.

Bei allen Depotnarkotica, einschließlich dem Avertin ist der Nachschlaf, im Gegensatz zu den Inhalationsnarkotica, entsprechend dem Tempo der Entgiftung und Elimination subjektiv äußerst angenehm und störungslos. Insofern spielen die Organfunktionen, insbesondere die Tätigkeit von Leber und Niere, eine ausschlaggebende Rolle. Während es bei allen Inhalationsnarkotica und Gasnarkotica schon kurz nach Absetzen der Maske zu niedrigem Blutspiegel kommt, fällt eben bei den Depotnarkotica der Blutspiegel in kontinuierlich fast gradlinigen Kurven gleichförmig ab. Unter allen Mitteln haben wir neuerdings als gewisse Ausnahme das Evipannatrium kennengelernt, dessen Zersetzlichkeit so groß ist, daß schon 10—20 Minuten genügen, um eine für Rauschnarkose ausreichende Menge fast völlig zu entgiften. Das Erwachen ist bei all diesen Mitteln wie aus tiefem Schlaf und nicht durch üble Nebenwirkungen beeinflußt.

Mit der Wiedererlangung des Bewußtseins endet vom klinischen Standpunkt aus die eigentliche Narkoseabflutung. Es tritt dann die Erholungsphase ein, welche sich lange hinauszögern kann. Mit dem Erwachen des Patienten ist die Vergiftungszeit noch nicht beendet, diese reicht bis zur Ausscheidung der letzten Reste narkotisch wirksamer Mittel und übertrifft meistens an Dauer die vom Arzt objektiv und vom Patienten subjektiv wahrgenommene Erholungszeit.

G. Das subjektive Narkoseerlebnis.

Es ist selbstverständlich, daß diese Aufzeichnungen zunächst unter dem Gesichtspunkt der praktischen Ausübung einer Narkose, also unter dem des Handelnden und Beobachtenden, geschrieben sind und die objektiv wahrnehmbaren Ereignisse während des Gesamtverlaufes einer Narkose schildern. Ich habe die Gesamterscheinungen deshalb als objektives Narkoseerlebnis bezeichnet. Demgegenüber steht das subjektive Narkoseerlebnis des Patienten, welchem leider lange Zeit nicht die genügende Beachtung geschenkt wurde.

Wenn man heute die psychische Schonung unserer Kranken bei der Vornahme einer Narkose so sehr betont, so geschieht dies aus der Erkenntnis heraus, daß ein psychisch geschonter Patient nicht nur zu besseren Narkosen kommt und das Operationstrauma in besserem Zustand überwindet, sondern daß er auch dem Arzt größeres Vertrauen entgegenbringt und Dankbarkeit empfindet. Abgesehen davon bleiben dem Patienten ja von der gesamten Operationshandlung unter einer Allgemeinnarkose nicht die Schnitte und Meißelschläge des Operateurs in der Erinnerung zurück, sondern in der Hauptsache die Unannehmlichkeiten der Narkose. Wir haben also nicht nur die Pflicht, sondern das größte Interesse daran, den Kranken dieses subjektive Narkoseerlebnis so angenehm wie möglich zu gestalten und nicht einfach die Unannehmlichkeiten einer Äthernarkose oder ähnlicher Verfahren als unabänderlich hinzunehmen. Deshalb jedoch darf *man keineswegs in den schweren Fehler verfallen, den Wünschen der Patienten zu sehr entgegenzukommen und die Sicherheit für sein Leben der psychischen Schonung wegen zu vernachlässigen.*

Entsprechend den üblen Erfahrungen vergangener Jahrzehnte hat zunächst einmal jeder Kranke vor der Narkose mehr Angst als vor der Operation. Es steht ihm das Unheimliche einer Vergewaltigung vor Augen, er erwartet mehr oder weniger, vom Narkotiseur seines Willens beraubt und überwunden zu werden. Deshalb ist es so wichtig, daß derjenige Arzt, welcher die Narkose vorzunehmen hat, den Kranken vorher kennengelernt hat und ihm womöglich Vertrauen einzuflößen imstande war. Deshalb ist es auch so wichtig, dem Patienten die Vorgänge der Narkose zu erklären und bei ihm Verständnis auszulösen, soweit dies erforderlich und möglich ist. Anwendung suggestiver Mittel und Methoden sind nicht nur gerechtfertigt, sondern erwünscht. Man soll die Patienten bei Vornahme einer Narkose nicht fesseln, sondern sie dazu überreden, die Einatmung dünnster narkotischer Konzentrationen selbst ohne Widerstand vorzunehmen. Der Kranke muß verstehen, daß die angelegten Bandagen wesentlich eine Vorbeugungsmaßnahme dagegen sind, daß er nicht vom Tische fällt oder in das saubere Operationsfeld versehentlich hineingreift, nicht aber, um ihn wehrlos zu machen. Wenigstens darf der Kranke nicht wissen, daß die Fixierung der Hände auch eine vorbeugende Maßnahme gegen motorische Unruhezustände darstellt.

Kinder überlistet man am besten dadurch, daß man sie vorher an die Narkosemaske gewöhnt. Wir lassen gerne kleine Kinder tagelang vorher mit einer alten Maske spielen, sie sich ruhig aufsetzen, so daß nunmehr im Ernstfalle die Narkose mit dem geruchlosen Lachgas so vorgenommen werden kann, daß das Kind den Beginn der Narkose gar nicht merkt. Das erste Ziel des Narkotiseurs muß stets sein, den Kranken zunächst einmal in einen Dämmerzustand zu bringen, in welchem er die Handlungen der Umgebung nicht mehr bemerkt und die Steigerung der narkotischen Konzentrationen ohne Resistenz hinnimmt. Daß gerade in dieser Beziehung die vorbereitende Technik von ausschlaggebender Bedeutung ist, versteht sich von selbst. Ist man in der Lage, von geeigneten Medikamenten (s. Kapitel unter Vorbehandlung) Gebrauch zu machen, so wird man dem Kranken die Unannehmlichkeiten der initialen Phase einer Allgemeinnarkose wesentlich erleichtern. Es ist das beste, den Patienten schon im Krankenzimmer in einen Dämmerschlafzustand zu versetzen, jedoch dürfen die Dosen nicht so hoch liegen, daß zu große Depression auf Atmung und Kreislauf eintritt.

Subjektiv gestaltet sich das Erlebnis der Patienten, soweit wir es wissen, etwa folgendermaßen:

Je nach Grad und Güte der medikamentösen Vorbehandlung wird das Aufsetzen der Narkosemaske mit mehr oder weniger Unruhe und Angst erwartet. Sie allein schon kann bei dem schlecht vorbereiteten, wachen Kranken und vor allem bei dem leicht erregten Patienten sofort das Gefühl einer Atembehinderung auslösen, gleichgültig, ob es sich um eine dicht abschließende Maske oder um einige Gazelagen handelt. In dieser Hinsicht sind sensible Frauen, vor allen Dingen auch alte Patienten mit schlechten Ventilationsverhältnissen besonders empfindlich.

Die Konstruktion einer Narkosemaske muß dem Umstand, daß durch Anpressen der Ränder auf die Gesichtsteile Schmerzen entstehen können, unbedingt Rechnung tragen. Die Ränder müssen weich, womöglich pneumatisch elastisch sein, nicht nur dicht anschließen, sondern auch beim Anpressen in der Gegend des sehr empfindlichen Nasenrückens keine Unannehmlichkeiten verursachen; denn diese stören die Anflutung. Nun ist es von großer Wichtigkeit, daß der Narkotiseur mit dem Patienten spricht, ihn bei den ersten Atemzügen zur gleichmäßigen, nicht übertriebenen Atmung anleitet und ihn durch Unterhaltung abzulenken versucht. Der Patient empfindet bald, daß die Atemluft in der Narkosemaske oder unter der Gaze feucht und warm wird. Außerdem wird er die Gummiteile der Narkosemaske und die dünnen Gaskonzentrationen riechen, was bei empfindlichen Leuten manchmal das Gefühl der Aversion und des Unwillens hervorruft. Schon diese geringen Reize können psychomotorische Hemmungen und Abwehrreaktionen auslösen, welche schließlich das Gefühl hervorrufen, die Durchführung der Narkose doch nicht ertragen zu können. Deswegen ist es so vorteilhaft, mit dem absolut geruchlosen Lachgas an Stelle anderer Mittel die Narkosen einzuleiten und erst, wenn die subjektiven Geruchsempfindungen des Patienten gedämpft sind, sich mit stärkeren Mitteln einzuschleichen. Bei noch erhaltenem Bewußtsein kommt es häufig vor, daß während der ersten Phase der Anreicherung mit Äthylen, Narcylen und ähnlichen Mitteln Veränderungen am Kreislauf, nämlich eine bessere Durchblutung der Peripherie eintritt, die von manchen als eigenartige Parästhesien, als Ameisenlaufen oder Kribbeln in den verschiedenen Hautgebieten empfunden werden. Es ist ein ähnliches Gefühl, wie wenn an einer Extremität, welche eine Zeitlang von der Blutversorgung abgeschnürt worden war, die Binde gelöst wird.

Kommen wir nun in den Bereich der ersten narkotischen Vergiftungssymptome, dann fällt zunächst das Schmerzgefühl aus. Es sind nicht die sensiblen Bahnen unterbrochen, aber es besteht ein Zustand der Analgesie, durch Mangel zentraler Verarbeitung der Schmerzeindrücke. In diesem Zustand besteht leichte Benommenheit des Patienten, meist so, daß keine unangenehmen Sensationen irgendwelcher Art auftreten. Ein weiterer Schritt vorwärts führt zu einem Zustandsbild, wie er uns von dem Alkoholrausch her bekannt ist. Es kommt zum Wegfall psycho-motorischer Hemmungen. Meist ist zu dieser Zeit schon die Erinnerung im Erlöschen, so daß der Kranke nicht mehr weiß, welchen Unsinn er spricht, wie schlecht er artikuliert und welch ungehemmte Handlungen er unter Umständen vornimmt. LERVUX gab aus der Kriegszeit nach 7 selbst durchgemachten Narkosen an, daß zuerst die Schmerzempfindung, das Sprechenkönnen, dann die Bewegungsmöglichkeit und zuletzt erst das Gehör ausfalle. Das Bewußtsein bleibe lang erhalten. Es handelte sich stets um Chloroformnarkosen, die Erscheinungen dürften aber auf andere Verfahren ohne weiteres im Prinzip übertragbar sein.

Der Grundcharakter des Patienten kommt unter dem Einfluß leichter narkotischer Einflüsse fast immer zum Vorschein. Der Melancholiker wird weinerlich und klagt. Religiös stark beeinflußte Menschen fangen womöglich an zu beten, der Euphoriker dagegen gerät in einen erregten Zustand, er spricht viel, lacht unmotiviert und gibt lustbetonte Äußerungen aller möglichen Art von sich. Diese Euphorie oder Melancholie kommt dem Kranken jedoch nicht zum Bewußtsein und ist nach dem Erwachen aus der Erinnerung gänzlich ausgemerzt. Allerdings gibt es im halbwachen Zustand doch eine Euphorie, welche resistenten Personen noch zum Bewußtsein kommt, sie glücklich macht und im Erinnerungsbild haftet. Das ist der Grund des Mißbrauchs der verschiedensten Narkotica zu Genußzwecken, der Grund für den Abusus mit Äther, für den Narcylenismus, den Äthylenismus und den Mißbrauch mit Stickoxydul, welcher nicht umsonst seinen Namen Lachgas erhalten hat. Es sind im Schrifttum eine Reihe von Fällen beschrieben, in welchen heimlich von Narkoseapparaten zu euphorischen Zwecken dünne Konzentrationen der Gase inhaliert wurden (Pflegepersonal).

Die Ausschaltung psycho-motorischer Hemmungen konnte praktisch zur Feststellung der Affektlage und seelischen Verfassung von Personen verwendet werden (KÜPPERS-FRANKEN). Der Euphorie geht gewöhnlich eine gesteigerte Perzeptionsfähigkeit und gesteigerter Gedankenablauf parallel; sie äußern sich in starken Traumerlebnissen. Es ist uns ferner oft aufgefallen, daß besonders akustische Wahrnehmungen lange Zeit erhalten und sogar gesteigert sein können (vor allem bei Lachgas), und daß unmotivierte oder motivierte Antworten in diesem Zustand überstürzt rasch erfolgen, trotzdem die Patienten sich schon nicht mehr bewegen können. Gleichzeitig beschreiben euphorische Patienten durchweg die ersten Wirkungen der Narkotica als ein Gefühl der Leichtigkeit, des Verschwindens der Körperschwere, des Fliegens u. dgl. mehr und es drängen sich in den Kreis der Gedanken vor allem die jüngsten und die stärksten freudigen Ereignisse, besonders persönliche Erfolge. Diese finden oft nicht nur im Traumbild ihren Niederschlag, sondern finden in ungehemmten Redereien und Renomiersucht ihren Ausdruck. Manche Patienten können sich an ihre phantasievollen Träume während der Anflutung später noch erinnern. Akustische Phänomene spielen auch hier wieder eine große Rolle, Dröhnen des Herzschlags, Glockenläuten u. dgl. mehr.

Demgegenüber empfindet der Melancholiker, der unlustbetonte Charakter, Müdigkeit, ausgesprochene Körperschwere, Depression, Albdrücken, Angst, seine Träume sind düster und beschwert. Glücklicherweise schlafen derartige Patienten meist rasch ein.

Man hat von vielen Seiten hervorgehoben, daß die erotische Grundstimmung eines Menschen während der Initialphase der Narkose sich stark bemerkbar mache; das ist unrichtig. Zwar spielen derartige Erlebnisse in den Träumen der Patienten eine große Rolle, und es ist manchmal nach Narkosen zu unangenehmen Beschuldigungen der Ärzte gekommen. Aber derlei Vorkommnissen ist ja jeder Arzt auch ohne Vornahme einer Narkose ausgesetzt, und es empfiehlt sich deshalb, nie ohne Zeugen zu sein.

Sanguinische Menschen nehmen im allgemeinen das Erlebnis der Narkose nicht tragisch; sie sind willig, fügsam und gleiten ohne größere Widerstände in den Schlaf. Dagegen wird keinem die Resistenz, die Wutausbrüche, die motorische Unruhe und die Kampfträume (aus dem Krieg) der Choleriker zu erleben, erspart bleiben.

Wird die Anflutung einer Narkose nicht in geschickter Weise, sondern roh und brüsk durchgeführt, dann treten alle die Schrecken und Qualen auf, welche im Laufe der Jahre die Angst vor der Narkose verschuldet haben. Höhere Konzentrationen unserer meisten Narkosemittel haben nicht nur starken und zum Teil unangenehmen Eigengeruch, sondern sie reizen die Schleimhäute zum Husten. Der Patient vermag sie nicht einzuatmen, er wird sich wehren wollen, nicht wehren können, weil er festgebunden daliegt, und bekommt selbstverständlich nunmehr das Gefühl absoluter Vergewaltigung. Es geht ihm nicht viel besser wie einem, den man erwürgt. Eine zu rasche Anflutung löst beim Kranken Todesangst und Todesqualen aus. Oft haben die Patienten auch den Eindruck, daß nun doch im letzten Moment ein Fehler der Technik passiert sei und sie versehentlich umgebracht würden. Der Kranke will oft noch mit dem letzten Rest seines Willens um Hilfe schreien, aber die weiter fortgeschrittene narkotische Wirkung verhindert die Ausführung. Er kann sich nicht mehr bewegen, während ein letzter Rest von Bewußtsein ihn den Zustand seiner Vergiftung noch bemerken läßt. Diese außerordentlich unangenehmen und psychisch erschreckenden Ereignisse können alle durch richtige Technik vermieden werden.

Mit dem Moment des Bewußtseinsverlustes ist das subjektive Narkoseerlebnis für den Patienten abgeschlossen. Es folgt für ihn nun ein Sektor des Lebens ohne Erinnerung, eine Lücke im Dasein, die solange währt, bis in der Erholungsphase Bewußtsein und Erinnerung zurückkehren. Wir dürfen es als großes Glück empfinden, daß die Geschehnisse der Exzitationsphase in einem Zustand durchlaufen werden, welche die retrograde Amnesie unbedingt gewährleisten.

Viele quält bei dem Erwachen der Zweifel an der Wirklichkeit und an der Realität der Vorgänge. Sie wissen zunächst nicht, ob die Räume und die Personen, welche sie zu erblicken glauben, auch wirklich diejenigen der alten Welt sind. Gewißheit erlangt der Patient erst mit fortschreitendem Erwachen und meistens tritt damit auch eine Beruhigung ein. Grundsätzlich kehren die psychischen und die motorischen Erscheinungen der Narkose, wie sie während der Anflutung durchlaufen wurden, in der umgekehrten Reihenfolge wieder. Gegen Ende der Abflutung hat der Patient jedoch Übelkeitsgefühl und Erbrechen, wenn Mittel angewendet worden sind, von denen man weiß, daß sie solche Unannehmlichkeiten mit sich bringen. Irgendwelche euphorischen und exzitativen Stadien während der Abflutungsphase können zwar oft beobachtet werden, verlaufen aber im allgemeinen psychisch und motorisch doch erheblich milder, als während der Anflutungsphase. Unruhige Patienten müssen bewacht werden, damit sie das Operationsresultat nicht schädigen. Der erwachende Patient kann bald wieder Sinneswahrnehmungen machen; er bemerkt vielleicht den Geschmack im Speichel gelöster Abgase. Viele klagen über Salivation, die übrigens tagelang anhalten kann. Die Abgeschlagenheit rührt nicht nur von der Narkose, sondern unter Umständen auch von der Operation selbst her. Die Ermattung führt oft von selbst zum Schlaf. Sind dagegen Schmerzen vorhanden, so kann der Schlaf verhindert werden und soll dann durch künstliche Mittel, welche die Atmung und den Kreislauf nicht so sehr beeinflussen, herbeigeführt werden.

Bei den Depotnarkotica verläuft sowohl Anflutung wie Abflutung überaus angenehm und reizlos für den Patienten. Bei einer Avertinnarkose z. B. schlafen die Patienten nach vorausgehender geringer Euphorie ohne jedes Gefühl, eine Narkose zu erdulden, ein. Ähnliches wissen wir auch von den Injektionsnarkotica. Die Müdigkeit überwältigt sie und es fallen den Kranken mitten im Gespräch die Augen zu. Ganz genau so wacht der Kranke bei diesen Mitteln auch ohne alle spezifischen üblen Narkosenacherscheinungen auf. Sehr selten kommt es hier zum Erbrechen, sehr selten zum Singultus und zur Übelkeit, manchmal dagegen, bei bestimmten Mitteln, zum Tremor oder leichten psychischen Erregungszuständen.

Die großen Unterschiede, welche wir zwischen den Inhalationsnarkotica und Gasnarkotica einerseits und Depotnarkotica andererseits feststellen können, sind nicht restlos geklärt. Sicherlich liegen die Differenzen in der Architektur der Moleküle, aber man wird meines Erachtens auch unbedingt beachten müssen, daß bei allen denjenigen Mitteln, welche durch Exhalation wieder ausgeschieden werden, Vagusreizungen von seiten der Lunge, der oberen Luftwege, vielleicht auch von seiten des oberen Magen-Darmtractus beteiligt sind.

Man hat neuerdings versucht, dem Chloräthyl und auch dem Äther oder Gemischen mit Chloroform ätherische Öle oder Parfüm zuzusetzen, um den Eigengeruch zu verdecken. In der Hauptsache sind dafür Lavendel, Bergamottöl sowie Kölnisch Wasser und Pfefferminz verwendet worden. Das soll den Vorteil haben, daß der Patient diese angenehmeren Gerüche bei der Inhalation wahrnimmt. Es hat sich aber herausgestellt, daß derartig parfümierte Narkotica so penetrant riechen, daß der Geruch aus den Operationssälen (übrigens auch aus den Laboratorien) kaum mehr herauszubringen ist, und daß diese Gerüche auch nicht rein sind. Außerdem ist die Erinnerung des Patienten an die Narkose später stets mit der Erinnerung an diese ätherischen Öle verbunden. Mancher behält hierdurch ein ekelerregendes Gefühl zurück, welches sich so steigern kann, daß reflektorische Übelkeit jedesmal einsetzt, sowie er später einmal den Geruch des betreffenden Parfüms wahrnimmt. Außer diesen erheblichen Nachteilen halten wir es aber auch aus chemischen Gründen für ratsamer, der Entstehung von Zersetzungsprodukten keinen Vorschub durch Zusatz von derartigen Ölen zu leisten und lieber reine Substanzen in Anwendung zu bringen.

Viel wichtiger ist es, den Patienten vor Beginn der Narkose und nach dem Erwachen die nötige Ruhe zu gewähren; Dämmerung oder Dunkelheit, Abdecken der Augen, Verschließen der Ohren mit etwas Watte, vor allen Dingen Fernhalten erschreckender Eindrücke aus dem Operationssaalbetrieb sind überaus wichtig und fördern das Vertrauen zum Arzt. Wenn es möglich ist, so narkotisiere man die Kranken im Bett oder in besonderen Vorbereitungsräumen an, oder versuche sie, wie erwähnt, in den Zustand des Dämmerschlafes vor Abtransport in die Operationsräume zu bringen. Hoch labilen, ängstlichen Patienten soll man des psychischen Traumas wegen den Operationstermin verheimlichen und sie durch ein Avertinklysma oder ein Injektionsnarkoticum so vorbereiten, daß sie sich der Durchführung der Narkose und Operation nicht bewußt werden.

Schlechte Narkosen haften unendlich fest in der Erinnerung, sie verschlechtern die Bedingungen bei einer 2. und 3. notwendigen Narkose. Solche Eindrücke pflegen auf andere Kranke und Personen des Bekanntenkreises einzuwirken; es entsteht auf diese Weise unnötige Angst und Qual, die dem Narkotiseur und Operateur Schwierigkeiten bereiten. Gute Narkosen dagegen machen den Patienten den erforderlichen therapeutischen Maßnahmen des Chirurgen zugänglicher und erleichtern unser Handeln. Sie spielen in der Einschätzung des Laien über die Leistungen einer Klinik und eines Chirurgen oft den wesentlicheren Teil, als die operative Technik selbst.

H. Die Zeichen der Schlaftiefe.

Wir haben in den vorangegangenen Kapiteln schon eine ganze Reihe von Symptomen der Narkose kennengelernt, welche als charakteristische Zeichen des Vergiftungszustandes des Zentralnervensystemes, oder wie man praktisch gewöhnlich sagt, der Schlaftiefe gelten. Um aber den Verlauf einer Allgemeinnarkose und deren Tiefe jederzeit richtig beurteilen zu können, ist es erforderlich, sich von den einzelnen Erfolgsreaktionen an sich und ihrer zeitlichen

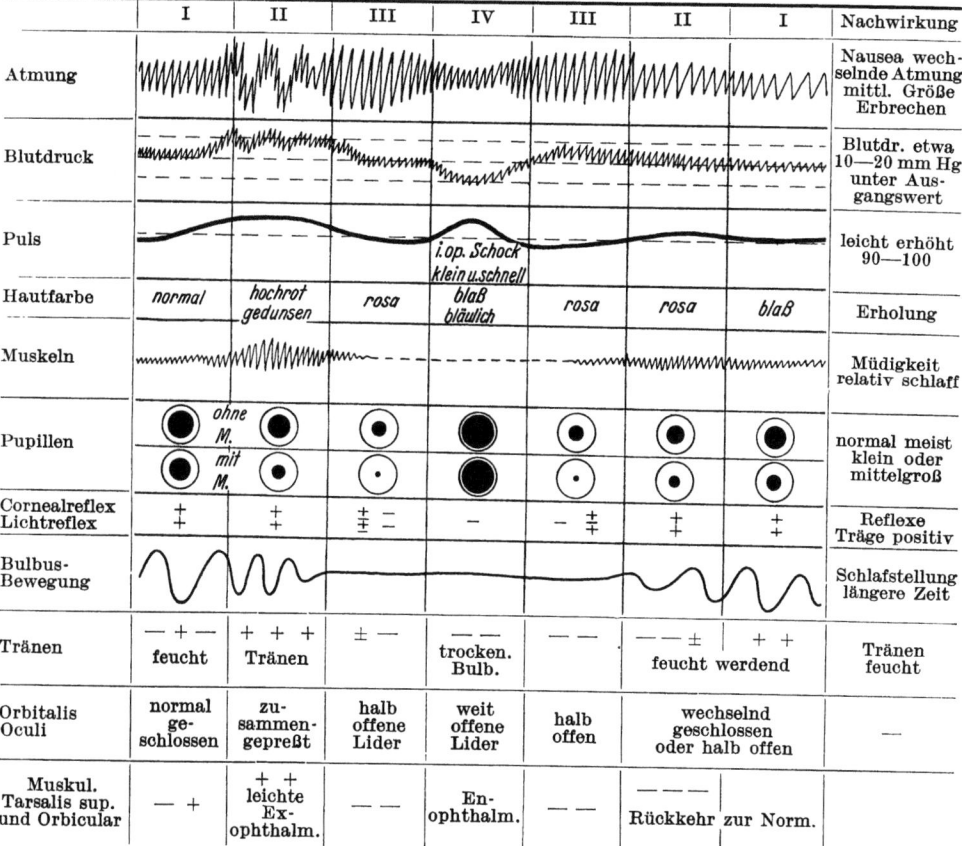

Abb. 75. Gesamtverlauf einer Äthernarkose nach Stadien und Zeichen der Schlaftiefe.

Zusammengehörigkeit genauer Rechenschaft abzulegen. Zur Demonstrierung der Verhältnisse sei gleich hier an dieser Stelle ein Übersichtsschema über den Gesamtverlauf einer Äthernarkose, bezogen auf die vier Stadien, gezeigt, in dem die wichtigsten, für den klinischen Gebrauch zur Steuerung der Narkose notwendigen Symptome graphisch registriert worden sind. Für den Gesamtverlauf der Narkose wäre es nun eigentlich erforderlich, die graphische Tabelle für die verschiedenen gebräuchlichen Mittel im Sinne der Anflutung und Abflutung, also vom Stadium I—IV und vom Stadium IV wieder zurück bis in die Erholungsphase, graphisch derartig darzustellen. Das ist jedoch unter praktischem Gesichtspunkt nicht erforderlich. Wir finden deshalb stets in den später beigefügten Spezialtabellen die Stadien nur in einer Richtung, und zwar im Sinne der Anflutung von I—IV eingezeichnet, weil hieraus das Nötige zu ersehen ist.

Als klinische Zeichen der Schlaftiefe gelten folgende Symptome:

1. Die nervösen Zeichen (Ausfall der sensiblen Qualitäten der Haut, der Tiefensensibilität und der Reflexe);

2. Veränderungen der Atmung;

3. Veränderungen des Kreislaufes, und zwar zunächst Veränderungen der Herztätigkeit und deren Folge, Puls- und Blutdruck;

4. Veränderungen der Hautfarbe als Anhaltspunkt für die Blutverteilung und auch die Größe der strömenden Blutmenge;

5. Veränderungen der Muskulatur;

6. die Augensymptome.

Natürlich beruht die Gesamtheit dieser Veränderungen unter einer Allgemeinnarkose nicht auf örtlichen Einwirkungen der betreffenden Mittel, sondern sie stellen Erfolgsreaktionen zentraler Vergiftung dar. Wenn wir trotzdem von den verschiedenen Erscheinungen im Körpergebiet sprechen, so geschieht dies lediglich aus der praktischen Notwendigkeit heraus, an diesen Erfolgsreaktionen die Schlaftiefe kritisch beurteilen zu müssen.

Die einzelnen Zeichen spielen während der Narkosestadien jeweils eine sehr verschieden bedeutungsvolle Rolle und sind deshalb nicht alle als gleichwertig zu betrachten. So kommt z. B. dem Verhalten der Atmung, des Kreislaufes und auch den Augensymptomen während der ersten beiden Narkosestadien für die Beurteilung der Narkosetiefe eine recht untergeordnete Rolle zu, weil nämlich im allgemeinen während dieser Stadien eine Schädigung der lebenswichtigen Zentren nicht vorkommt (Ausnahme: Chloroform, Chloräthyl). Während dieser Phase dagegen hat die Beurteilung und die Beobachtung der muskulären Veränderungen wesentlich höhere Bedeutung. Ist das Exzitationsstadium jedoch überschritten und die Narkose in die Unterhaltungsphase eingetreten, dann verlieren die Zeichen von seiten der Muskulatur erheblich an Wichtigkeit für die Steuerung der Narkose. Nunmehr ist der Narkotiseur gezwungen, sein Augenmerk ganz besonders auf das Verhalten der Atmung, den Zustand des Kreislaufes und die Beurteilung der Augensymptome zu richten.

1. Die nervösen Ausfallserscheinungen.

Zunächst ist es von großer Wichtigkeit, diejenigen Narkoseerscheinungen kennenzulernen, welche für den operativen Eingriff selbst von praktischer Bedeutung sind.

Was zunächst die Hautsinnesempfindung anbetrifft, so hat man nicht nur experimentell, sondern auch klinisch wahrgenommen, daß zunächst die Schmerzempfindung aussetzt (vgl. subjektives Narkoseerlebnis), daß ihr im Durchschnitt der Ausfall der etwas resistenteren Temperaturempfindung folgt und daß als letzte der Tastsinn schwindet. Gleichartige Verhältnisse finden wir bei Vornahme lokalanästhetischer Verfahren. Wir haben erwähnt, daß der Ausfall der Schmerzempfindung, d. h. der Zustand der Analgesie bei noch erhaltenem Bewußtsein eintreten kann. Der Ausfall der Tiefensensibilität spielt bei Durchführung einer Narkose keine praktische Rolle. Von um so größerer Wichtigkeit jedoch ist demgegenüber die Reihenfolge der Ausfallserscheinungen an den Reflexen. Sie finden sich in der folgenden Tabelle, bezogen auf die verschiedenen Narkosestadien, zusammen mit anderen wichtigen nervösen Ausfallserscheinungen eingezeichnet, und zwar so, wie man sie im Durchschnitt bei der Äthernarkose vorfindet. Da die Spezifität der Narkose auf der Spezifität der Verteilung beruht, so wird es verständlich sein, daß die Reihenfolge des Verschwindens der Reflexe bei der Verwendung verschiedener Mittel nicht immer ganz gleichartig ausfällt und deshalb das vorliegende Schema, streng genommen, nur auf die Äthernarkose bezogen werden darf. Groß jedoch sind die Unterschiede bei anderen Mitteln nicht, so daß es auch nicht erforderlich schien, für jede Narkoseart ein eigenes Schema aufzustellen.

Schema nervöser Ausfallserscheinungen (Reflexe) bei Äthernarkose.
(Modifiziert nach FLAGG.)

Stadien	% Äther der Insp.	Partialdruck in mm-Hg	Narkosegrad	Ausfall der Reflexe	Zustand	Eignung
	0,0	0	Inkoordinat	Koordinationsstörungen, ungeordnete Gedanken	bei Bewußtsein und teils analgetisch	künstlicher Schlaf
I	1,98	15	Dämmerschlaf, weckbarer Schlaf	Brechzentrum. Unbewußte motorische Unruhe, Willensverlust	Analgesie komplett	Erg. zur Lokalanästhesie (u. Avertinbasisnarkose)
II	3,28	25	bewußtlos, Schmerz positiv, Basisnarkose, Exzitation	Lidreflexe, Tränen- und Schluckreflexe, Augenbeweg. + —	bewußtlos, schmerzlos	kleine Chirurgie (Reposition, Incision), (Erg. zur Lokalanästhesie)
III 1	4,6	35	leicht, chirurgische Vollnarkose	Cornealreflex, Rückenmarkreflexe, Larynxreflex, Pharynxreflex	Anästhesie, keine völlige Entspannung	plastische Operation (gegen Krämpfe)
III 2	6,3	48	chirurgische Vollnarkose	Peritoneal-, Pupillen-, Anal- und Blasenreflexe	chirurgische Vollnarkose	Peripherie, Unter- und Oberbauch, Schädel, Nieren
III 3	7,24	55	tiefe Narkose	Gallenblasen-, Mesenterialreflexe, Depression des Atemzentrums. Senkung des Blutdruckes.	Dauer möglichst einschränken, tiefe chirurgische Vollnarkose	manchmal Oberbauch, Thorax
III 4	9,2	70	sehr tiefe Narkose	Atemzentrum, Depression des Vasom. Kern IV. Hirnnerven, Abducens	nur ausnahmsweise erlaubt	Zug am Mesenterium, Leber, Magen, Gallenblase (Vagus)
IV	11,84	90	allmählich †	Herz, zentr. Lähm.	höchste Gefahr	—
	27,5	210	rasch †	—	† in Asphyxie	—
	60,4	460	—	—	†	—

Die Ausfallserscheinungen fangen zunächst mit dem I. Stadium an, mit einer psychischen Inkoordination, einem ungeordneten Gedankenablauf, teilweise unter dem Bilde der Erregung, so wie wir es im Abschnitt über das objektive und subjektive Narkoseerlebnis geschildert haben.

Diese Inkoordination der Gedanken kann oft mit Inkoordination der Sprache und von irgendwelchen Handlungen begleitet sein. In der zweiten Hälfte des I. Stadiums kommt es dann zum Willensverlust, zu unbewußter motorischer Unruhe, zum Verbigerieren, bis schließlich Bewußtlosigkeit und Schlaf eintritt.

Als erstes wichtiges Symptom, das dem Narkotiseur oft Unannehmlichkeiten bereitet, wäre die Reizung des Brechzentrums zu erwähnen. Bei vielen Patienten kommt es an Stelle des Würgereflexes oder des Brechens nur zum wiederholten Schlucken, ein Symptom, welches immer als Zeichen geringer Schlaftiefe angesprochen werden darf. Ein Patient, der würgt oder bricht und der die Schluckbewegung auszuführen vermag, befindet sich niemals in tiefer Narkose, sondern etwa in einem Zustand, der die Grenze zwischen dem I. und II. Stadium betrifft. Viele Narkotiseure haben sich auch daran gewöhnt, das Erwachen des Patienten oder den Übergang in oberflächlichen Schlaf an der Rückkehr von Schluck- oder Würgebewegungen festzustellen (GALLOIS). Das kann zum Teil dadurch geschehen, daß man von außen die Halsmuskulatur und die Kehlkopfgegend beobachtet, oder aber sie durch Auflegen der Hand betastet.

Im Beginn des II. Stadiums befinden sich die Bulbi des Patienten noch in Bewegung. Der Lidreflex ist stark positiv, auf Grund der erhöhten muskulären Spannung des Musculus orbicularis oculi einerseits und der gesteigerten Reflexerregbarkeit andererseits. Die Reizung des Sympathicus führt zum Tränenfluß und somit zum typischen feuchten Auge. Bald aber beginnt schon die Tränendrüse zu versagen und die Schleimhautreflexe des Auges zu erlöschen. Am Ende des Exzitationsstadiums zeigt gewöhnlich der Augapfel nur noch sehr träge Bewegungen, oder diese haben ganz aufgehört und es besteht Mittelstellung. Meist ist der Lidreflex schon erloschen. Dieser Zustand reicht noch nicht für die Durchführung der meisten chirurgischen Eingriffe aus. Erst bei Beginn des Toleranzstadiums nämlich, und zwar im 1. Abschnitt, einem Zustand, welchen wir als leichte chirurgische Narkose zu bezeichnen pflegen, werden der Larynx- und der Pharynxreflex sowie die meisten Rückenmarksreflexe negativ. Der Cornealreflex und der Conjunctivalreflex sind aber noch träge positiv. Diese letzteren beiden fallen erst im 2. Abschnitt des Toleranzstadiums aus, wenigstens durchschnittlich bei Durchführung einer Äthernarkose. Mit Negativwerden des wichtigen Cornealreflexes fällt auch gewöhnlich der Lichtreflex der Pupillen aus. Daß man diesen Zustand als chirurgische Vollnarkose bezeichnet hat, liegt wohl in der Hauptsache daran, daß während dieser Schlaftiefe auch die für so viele Operationen wichtigen reflektorischen Erscheinungen aus dem Gebiet des Bauchfells, ferner der Analreflex und die reflektorischen Erscheinungen der Blasensphincteren ausfallen. Allerdings müssen wir hierzu ergänzend mitteilen, daß es bezüglich der letzteren Reflexe von seiten der Blase und des Mastdarms sehr resistente Personen gibt, bei denen es nur durch Erreichung einer Schlaftiefe von III 3 möglich ist, die letzten Widerstände der Muskeln zu überwinden. Betrachtet man den Gesamtausfall der Reflexe bis zu dem Stadium III 2, so wird man jedoch erkennen, daß nunmehr weitaus der größte Teil derjenigen reflektorischen Reaktionen ausgeschaltet ist, die für den Durchschnitt der Operationen auf dem Gebiete der kleinen und großen Chirurgie und auch der Gynäkologie unangenehm werden können.

Der Ausfall des Carotissinus-Reflexes, durch Ausfall des Vagus, ist uns aus Versuchen von HERING und aus eigenen Versuchen in Gemeinschaft mit v. BRANDIS bekannt geworden. Wir wissen heute, daß die reflektorische Steuerung des Blutdruckes, von den bekannten Reizstellen, dem Carotissinus und dem Ursprung der Aorta, ferner den herznahen großen Venen und den Vorhöfen im Stadium III 2 noch erhalten ist, daß aber ihre Tätigkeit gegen Ende dieses Stadiums erlischt. Vom Tierexperiment her weiß man, daß diese Reflexe außerordentlich resistent gegen Narkotica sind und erst nach dem Corneal- und Conjunctivalreflex verschwinden. Beim Menschen legen wir den Zeitpunkt des Ausfalles auf das Ende des 2. Abschnittes oder Anfang des 3. Abschnittes des Toleranzstadiums, Genaueres läßt sich noch nicht sagen.

Mit Übergang zu einer Schlaftiefe von III 3 wird schon ein Gebiet betreten, welches auf die Dauer zu erhalten, mit Gefahren verbunden ist. Hier nämlich beginnen bei vielen Narkotica schon depressive Wirkungen auf die lebenswichtigen Zentren, die besser vermieden werden sollten. Es fallen unter diesem Zustand tiefer chirurgischer Vollnarkose allerdings die wichtigen, manchmal sehr störenden Reflexe aus dem Oberbauch, der Gegend des Magens, der Gallenblase und des Mesenteriums aus, so daß, wie wir erwähnt haben, die Steigerung der Schlaftiefe in diese Zone doch manchmal vorübergehend erforderlich wird.

Endlich finden wir während des 4. Abschnittes des Toleranzstadiums (III.) an den Augen schon die deutlichen Zeichen der Ausschaltung des Abducenskernes, ferner den Beginn deutlicher Depression des Vasomotorenzentrums und Atemzentrums. Damit ist der Verfall des Patienten eingeleitet, aber durchaus noch nicht irreversibel oder von irgendwie bedrohlichem Charakter. Eine Unterbrechung der Zufuhr führt regelmäßig und, wenn nicht besondere ungünstige Umstände vorliegen, mit absoluter Sicherheit zu einer Reduktion der Schlaftiefe, wenigstens bei Verwendung von Gasen und Dämpfen.

Mit Erreichung des IV. Stadiums aber ist der Vergiftungsgrad so stark geworden, daß nunmehr die Atemdepression und das Versagen des Kreislaufes zur Asphyxie und Cyanose führen, die schließlich Frequenzstörungen der Atmung, oder Atemstillstand zur Folge haben. Wie man aus experimentellen und klinischen Erfahrungen weiß, pflegt bei allen Narkosen gesetzmäßig der Atemstillstand vor der Herzlähmung einzutreten. Es ist deshalb das Versagen der Atmung als das letzte, ernsteste Signal zur Umkehr aufzufassen. Atemstillstand wird von Tier und Mensch auf die Dauer von höchstens 50—60 Sekunden im Durchschnitt ertragen; erfolgt in dieser Zeit nicht künstliche Hilfe, dann geht das Herz in kurzer Zeit zugrunde, und der Exitus ist nicht mehr aufzuhalten.

Unser Schema der Ausfallserscheinungen bezieht sich nicht nur auf die Durchführung einer Normalnarkose, sondern auch einer Narkose unter relativ normalen organischen Verhältnissen. Es muß deshalb berücksichtigt werden, daß die Resistenz unserer Patienten unter dem Einfluß der Operation, durch Shockauslösung, durch Blutverlust u. dgl. mehr erheblich vermindert wird, und zwar in dem Sinne, daß größere Schlaftiefen überraschend durch Veränderungen des Gesamtzustandes eintreten können. Deshalb ist der Narkotiseur gezwungen, seine Dosierung nicht nur schematisch nach dem Durchschnittsverlauf einzurichten, sondern stets nach dem Gesamtzustand des Patienten und der zu erwartenden operativen Behandlung, deren Folgen er an den Ausfallserscheinungen jeweils zu überprüfen hat. Der Anfänger gerät hierbei oft in große Schwierigkeiten, weil es leicht vorkommen kann, daß er die Gesamtheit der Symptome falsch deutet und sich über den wahren Zustand des Patienten täuscht. Dies gilt vor allen Dingen für die Beurteilung der Schlaftiefe nach dem Verhalten der Augensymptome. Diese Dinge sind letzten Endes nicht aus dem Buch, sondern nur aus der Praxis zu erlernen.

Die folgenden Abschnitte über die Zeichen der Schlaftiefe sind unter rein narkosetechnischem Standpunkt zusammengefaßt und als spezielle Ergänzung der Ausführungen über die Wirkungen der Narkotica auf die Organgebiete in Kap. III. anzusehen.

2. Die Atmung als Zeichen der Schlaftiefe.

Von allen erfahrenen Narkotiseuren wird zugegeben, daß das Verhalten der Atmung das wichtigste Kontrollzeichen zur Steuerung einer Narkose darstelle.

Als Ausgangspunkt für die Beurteilung der Atemleistung eines Patienten dient die normale Atmung vor Beginn der Narkose. Wir haben erwähnt, daß der Narkotiseur verpflichtet ist, sich durch die Voruntersuchung über den Zustand des Ventilationssystems zu orientieren und bei der Beurteilung der Atmung vor Aufsetzen der Maske die Wirkung vorbereitender Mittel nicht außer acht zu lassen.

Man muß zunächst unterscheiden, ob mit einem sog. offenen, einem halb-offenen oder geschlossenen System gearbeitet werden soll, denn es ist sowohl von physiologischer Seite als auch von praktischer Seite einwandfrei festgestellt worden, daß die Normalatmung des Menschen oder irgendeines Versuchstieres sich sofort ändert, sowie die Atemwiderstände geändert werden. Eine solche Umstellung tritt nicht nur bei Einschaltung von Widerständen ein, sondern auch z. B., wenn der normale Widerstand des Kehlkopfgebietes, des Nasen-rachenraumes durch Vornahme einer Tracheotomie plötzlich vermindert wird.

Bei allen geschlossenen Methoden haben wir es stets mit einer Erhöhung der Atemwiderstände zu tun, da ja der Patient nicht mehr seine Atemluft einfach aus der Umgebung des Mundes und der Nase entnehmen kann, sondern sie aus dem Atembeutel durch die Atemmaske, eventuell sogar durch einen Schlauch, einsaugen muß. Bei vielen Konstruktionen unserer heutigen Appa-raturen befinden sich außerdem an irgendeiner Stelle in dem Röhrensystem hochempfindliche Wasser- oder Membranventile zur Regelung von Kreisatmung oder Rückatmung, oder aber es sind Filter zu irgendwelchen Zwecken einge-schaltet, deren Widerstände überwunden werden müssen.

Natürlich machen sich solche Hindernisse für den Luftstrom zunächst auf den Inspirationsvorgang geltend. Dieser aber ist beim normalen sowohl wie insbesondere beim kranken Menschen der aktiv schwächere Teil der Atem-handlung, trotzdem manche Personen Exspirationshindernisse besonders un-angenehm empfinden. Das will besagen, daß zur Exspiration weit höhere Kräfte dem Thorax zur Verfügung stehen als zur Einatmung. Aber auch für den Ex-spirationsvorgang vollzieht sich meistens bei Apparatatmung der Luftstrom nicht mehr frei, sondern zwangsläufig gegen irgendwelche Widerstände, seien es Röhren, seien es nachgeschaltete Exspirationsventile oder Adsorptionspatronen. Mit Absicht wird hiervon bei der Vornahme der Überdrucknarkose Gebrauch ge-macht, während welcher man den Patienten gegen einen Wasserwiderstand atmen läßt, um in dem vorgeschalteten Atemsystem einen gewissen erhöhten Gasdruck zu erzielen. Das Bestreben der Techniker geht selbstverständlich dahin, die normale Atemmöglichkeit wenig zu verändern und Röhrenatmung zu vermeiden.

Das Normaltier oder der Normalmensch reagiert im allgemeinen auf die Erhöhung der peripheren Atemwiderstände, seien sie auch noch so gering, mit einer Vertiefung, unter Beibehaltung der Frequenz oder geringer Verminderung derselben, und nur seltener manchmal mit einer geringen Beschleunigung. Es versteht sich von selbst, daß der Aufwand an Kräften nunmehr ein erhöhter ist, und zwar adäquat der Erhöhung der in das Atemsystem eingeschalteten Widerstände. Beim wachen Patienten spielt die psychische Komponente, welche durch Aufsetzen der Maske allein erzeugt wird, eine ziemlich erhebliche Rolle, deshalb ermahne man zur ruhigen Atmung. Aber auch nach Gewöhnung an sie und die veränderten Verhältnisse bleibt ein abnormer Atemtypus bestehen. Bei manchen Tieren kann man im Experiment durch Anlage einer Atemkanüle oder durch Verwendung einer Maske eine erhebliche Verlangsamung der Atmung wahrnehmen und zwar immer dann, wenn sich das Tier im Erregungszustand mit der typischen Erregungshyperventilation befunden hat. Die Atmung wird nach wenigen Sekunden auf die ökonomische Leistungsformel, d. h. Frequenzabnahme bei gleichzeitiger Vertiefung des einzelnen Atemzuges, eingestellt. Mensch und Tier versuchen denjenigen Atemtypus zu erreichen, welcher zwanglos und durch Aufwendung der geringsten Muskelkräfte zum Erfolg führt. Jeder kann einen derartigen Versuch an sich selbst ausführen dadurch, daß man eine Narkosemaske mit schmaler Öffnung aufsetzt und sich ein Atemhindernis schafft. Schon der Versuch, durch eine Röhre zu atmen mit einem etwas engeren Querschnitt als es die Trachea besitzt, zwingt sofort, den Atemtypus zu verändern. Läßt man sich bei dem Experiment gehen, so wird man bemerken, wie unbewußt nach einigen vergeblichen, forcierten Atemversuchen man in eine gleichmäßige, vertiefte Atmung verfällt, die den neuen Verhältnissen gerecht wird.

Derartige Veränderungen des normalen Atemtypus müssen dem Narkotiseur bekannt sein, denn er wird sie nicht auf eine Wirkung des Narkoticums beziehen dürfen, sondern lediglich unter dem Einfluß der verschiedenen Verfahren technischer Art entstanden wissen. Die Erhöhung der Atemwiderstände besonders für die Inspiration wird am stärksten von alten Menschen empfunden; daß sie ferner für den Lungenkranken (Pneumothorax) von unangenehmen Folgen sind, wird verständlich sein.

Ängstliche Patienten kommen meistens mit einer gering beschleunigten Atmung, ja sogar manchmal mit erhöhter Mittellage zur Operation, dies aber nur, wenn man keine psychische Dämpfung durch irgendwelche Arzneimittel vorgenommen hat. Häufiger sind es Frauen, seltener Männer, welche durch Furcht vor der Narkose und Operation veranlaßt, einen derartigen Atemtypus aufweisen. Bei diesen Kranken ist durchschnittlich die Frequenz erhöht, dagegen die Atemtiefe eher vermindert. Es ist ferner erwähnenswert, daß gerade solche empfindlichen Kranken überwiegend Thorakalatmung aufweisen, wenn sie auch in beruhigtem Zustand zu den Bauchatmern gehören. Man kann geradezu den Wechsel des Atemtypus als ein Symptom zur Erkennung der psychischen Alteration auffassen. Ist bei einem Patienten nicht nur die Frequenz, sondern auch die Tiefe des einzelnen Atemzuges vermehrt, dann führt dies auf die Dauer zu einem übergroßen Kohlensäureverlust des Blutes, d. h. zu einem Zustand der Akapnie mit seinen unangenehmen Folgen für den Kreislauf, wie uns dies HENDERSON gelehrt hat. Die Kohlensäure stellt bekanntlich den Reizbildner für die verschiedensten nervösen Zentren dar und spielt im Organismus eine mindestens ebenso bedeutende Rolle wie der Sauerstoff.

Heutzutage kommt es viel häufiger vor, daß der Kranke unter ausgiebiger Schlafmittelwirkung, vor allem unter Morphinwirkung, zur Narkose auf den Operationstisch gelegt wird. Über die Vorteile und die Zweckmäßigkeit einer Alkaloidvorbereitung, zum Teil in Kombination mit Atropin, insbesondere zur Durchführung einer Gasnarkose, ist man sich seit langem vollkommen im klaren. Jedoch hat der vielfache Gebrauch leider in den Kliniken zu einer so schematischen Anwendung geführt, daß oft auf die zweckmäßigste Dosierung sehr wenig Wert gelegt wird.

Bei der Morphinwirkung, die bei vielen Menschen mit einer vaguserregenden Komponente einhergeht, kann man im engeren Sinne zwei Wirkungstypen unterscheiden. Es gibt Frauen und Kinder, welche nach Morphin eine ziemlich erhebliche Beschleunigung der Atmung aufweisen als Zeichen von Erregung. Durchschnittlich jedoch haben Patienten nach Verwendung von Morphin Schlafbedürfnis; sie befinden sich im Zustand der Beruhigung, welche mit einer mehr oder weniger erheblichen Reduktion der Atemleistung durch Verminderung der Frequenz einhergeht. Beim Normalen ist diese Reduktion recht bedeutungslos. Die Sauerstoffversorgung wird hierdurch noch nicht wesentlich beeinflußt. Bei alten Patienten jedoch mit gealtertem oder geschädigtem Ventilationsapparat, ferner bei schwerkranken Menschen, die ein hohes Sauerstoffbedürfnis haben, kann die Reduktion der Atemleistung durch die vorbereitenden Mittel schon von großer praktischer Bedeutung und auch von üblen Folgen sein.

Durchschnittlich wird die Depression der Atemleistung durch die Pränarkotica von der analeptischen Wirkung des Äthers oder auch der Gasnarkotica während der Anflutungsphase ausgeglichen oder überkompensiert. Um so unangenehmer macht sich eine Überdosierung mit Vorbereitungsmitteln dann aber in der 2. Hälfte des Toleranzstadiums geltend. Hier kommt es um so eher und oft recht überraschend zu einer Summation depressiver Wirkungen auf das Atemzentrum und dementsprechend leicht zu Cyanosen.

I. Stadium.

Die Atmung ist während der Anflutungsphase nur dann reflektorisch verändert, wenn die einzuatmenden, narkotischen Konzentrationen zu hoch sind. Bei jedem inspiratorischen Stillstand oder exspiratorischen willkürlichen Pressen muß deshalb mit der Narkosekonzentration herabgegangen werden. Am besten ist es sogar, für einige Sekunden die Narkosemaske abzusetzen, den Atembeutel auszupressen und mit niedrigeren Gemischen weiter zu arbeiten. Auch willige Patienten bekommen durch zu hohe Konzentrationen Hustenanfälle, Würgen, reflektorisches Pressen und Reizatmung oder Atemstillstand im Sinne des HOLMGREEN-Reflexes, dessen Auslösung eine unnötige Quälerei darstellt und der von dem Patienten nicht unterdrückt werden kann.

Während des Rauschstadiums nimmt die Ventilation unter allen Narkotica und auch bei den Operationsschlafmitteln im allgemeinen zu. Daß dies bei den letzteren Mitteln relativ wenig in Erscheinung tritt und meistens dem Beobachter — wenn nicht genaue Pneumotachometer verwendet werden — entgeht, liegt daran, daß sich die Anflutung hierbei fast unmerklich vollzieht und frühzeitig eine Beruhigung der Atmung eintritt. Sie besteht in erster Linie in einer Frequenzabnahme. Demgegenüber handelt es sich bei den meisten Inhalationsnarkotica und Gasnarkotica in diesem Stadium um eine Beschleunigung der Frequenz und nur, wenn hohe Konzentrationen verwendet werden, auch gleichzeitig um eine Vertiefung der einzelnen Atemzüge. Bei indifferenten Gasen, wie dem Lachgas, ist die Hyperventilation weniger ausgesprochen als bei den reizenden Gasen, z. B. dem Narcylen oder dem analeptisch wirkenden Äther. Auch tritt bei dem indifferenten Lachgas im allgemeinen nur eine Hyperventilation in Erscheinung, wenn Sauerstoffmangel besteht, abgesehen von den Änderungen der Ventilation durch Verwendung des geschlossenen Atemsystems, welches bei der Vornahme einer Lachgasnarkose geradezu eine unerläßliche Bedingung darstellt. Bei der Anwendung von Äthylen und Narcylen hat man stets Hyperventilationsphasen gefunden, die aber in einer gewissen Abhängigkeit von der Sauerstoffprozentzahl stehen. Hohe Sauerstoffanteile haben nämlich einen beruhigenden Effekt auf die Atmung und können gewissermaßen geringe Hyperventilationsreize ausgleichen. Man weiß ja, daß nach längerer Beatmung mit reinem Sauerstoff sogar Atempausen eintreten können.

Derartige Atemunterbrechungen oder Atemverlangsamungen sind natürlich gänzlich harmloser Natur. Sowie der nötige p_H-Spiegel im Atemzentrum wieder erreicht ist, springt die Atmung spontan an. Bei der Chloroformnarkose ist eine initiale, analeptische Atemwirkung im Verhältnis zu derjenigen des Äthers sehr gering ausgebildet. Auch ist sie den meisten Beobachtern bei der Avertinnarkose und der Evipannarkose entgangen.

II. Stadium.

Im eigentlichen Exzitationsstadium muß folgerichtig auf Grund der Veränderungen der gesamten quergestreiften Muskulatur eine unregelmäßige Atmung resultieren. In der Tat machen sich alle die Spannungen, alle tonischen oder klonischen Krämpfe, die Rigidität der Muskulatur dadurch an der Atmung kenntlich, daß diese unregelmäßig im Rhythmus und auch unregelmäßig in der Atemtiefe wird. Solche Störungen der normalen Atemform treten gesetzmäßig ein, wenn die Anflutung ungeschickt durchgeführt wird. Ist dagegen die Einteilung der Narkose und der Durchgang durch das II. Stadium technisch einwandfrei vorgenommen worden, so können die Unregelmäßigkeiten der Atmung genau so fehlen, wie die motorische Unruhe. Allerdings bleibt dann doch die Frequenz der Atmung gleichmäßig beschleunigt und es kommt zu einer echten Hyperventilation.

Während der Reizung des Brechzentrums kann es zu einer vorübergehenden Sperre der Atmung mit Cyanose kommen. Sie darf nicht überraschen, und der Narkotiseur muß suchen, diesen unangenehmen Bereich möglichst rasch zu überwinden, sei es durch Vermehrung der Narkosemenge in der Zeiteinheit, sei es durch Ausweichen mit den Konzentrationen nach unten. Das ist von Fall zu Fall verschieden. Bei den Operationsschlafmitteln kommt Brechreiz bei der Anflutung höchst selten vor.

Wichtig für den Narkotiseur ist es, den Atem gleich während der Einleitungsphase genau zu beobachten. *Eine gute Narkose vollzieht sich ohne jeden Stridor.* Es kann vorkommen, daß schon während des II. Stadiums eine unangenehme Verlegung der Atemwege durch Masseterkrampf und durch Rigidität der Hals- und Zungenmuskulatur zustande kommt. Hierbei kann, besonders bei dicken Leuten, die Zunge so unglücklich nach hinten in den Rachenraum gepreßt werden, daß eine mechanische Asphyxie entsteht, deren Bekämpfung schwierig ist, da durch den erhöhten Tonus der Kaumuskulatur der Mund nicht ohne weiteres geöffnet werden kann. Hierbei kommt es oft zu Schnarchgeräuschen und zu Stridor, zur Preßatmung mit der gesamten auxilliaren Atemmuskulatur und zur Asphyxie. Für einen normalen, relativ gesunden Patienten bedeutet eine derartige Komplikation und Mehrbelastung der Atemmuskulatur noch kein großes Unglück. Aber für alte Leute mit schwachem Herzen stellt jede Asphyxie ein unangenehmes Ereignis von durchaus nicht ungefährlichem Charakter dar. Man bedenke, daß durch diese Komplikationen das Herz und der Kreislauf aufs stärkste beansprucht werden und gelegentlich einmal versagen können. Diese Mehrbelastung durch mechanische Asphyxie wird sich um so eher geltend machen, je *untrainierter* der betreffende Organismus ist und je ungünstiger sein Gesamtzustand als Folge der Hauptkrankheit und der Nebenkrankheiten ist.

III. Stadium.

Die Atmung erleidet nun während der breiten Zone des Toleranzstadiums weitgehende Veränderungen, auch wenn nicht durch unvorhergesehene Ereignisse besondere Umstände vorherrschen. Im allgemeinen finden wir im 1. Abschnitt des Toleranzstadiums bei allen Narkotica noch normale Atemleistung oder geringe Hyperventilation. Die einzige Ausnahme hiervon sind gewisse Depotnarkotica, wie das Avertin. Im 2. Abschnitt macht sich aber dann schon bei den meisten Mitteln die beginnende Depression bemerkbar.

Da die Schlaftiefe im 1. Abschnitt des Toleranzstadiums nicht besonders groß ist und wir dieserhalb auch von einer leichten chirurgischen Narkose sprechen, so bewirken die operativen Handlungen in gewissen Regionen des Körpers, z. B. der Bauchgegend, mehr oder weniger starke Veränderungen der Atemform. Werden z. B. bei leichter chirurgischer Narkose Teile des Peritoneums berührt, so pflegt Atembeschleunigung einzutreten. Wir haben es als geradezu gesetzmäßig kennengelernt, daß alle nervösen Einflüsse auf das Atemzentrum aus der Peripherie sich zunächst in einer Frequenzsteigerung bemerkbar machen. Solche plötzlichen reflektorischen Atembeschleunigungen gelten immer als ein Zeichen geringer Schlaftiefe und ein Beweis, daß man sich in ungefährlichem Bereich befindet. Andererseits kann sie dem Narkotiseur Veranlassung geben, die Narkose zu vertiefen, wenn die vermehrte Ventilation den Operateur stört.

Während des 1. Abschnittes des Toleranzstadiums haben wir es mit einer wichtigen Änderung der Atemform zu tun, welche mit dem muskulären Zustand des Organismus zusammenhängt. Bekanntlich unterscheidet man Brustatmer und Bauchatmer. In Wirklichkeit atmet jedoch der Mensch normalerweise immer im Sinne eines Mischtyps beider Formen mit Überwiegen der Zwerchfellatmung oder der Thorakalatmung. Es ist nicht ganz gleichgültig, welchen Typ wir vor uns haben, denn es hat sich im Laufe der Zeit herausgestellt, daß die Bauchatmer gewöhnlich eine schlechtere Ventilationsleistung aufweisen und daß besonders ältere Patienten mit Bauchatmung einen relativ starren und ungeübten Thorax besitzen, welcher keine gute Durchlüftung mehr zuläßt. Diese Erfahrung stimmt vollkommen überein mit der Tatsache, daß gute Thorakalatmung sich im Durchschnitt bei jüngeren, trainierten Menschen finden läßt. Während der Narkose verändert sich gesetzmäßig die Verteilung der Ventilationsleistung auf Thorax- und Zwerchfelleistung, die von vielen Autoren beobachtet wurde.

MILLER machte 1925 nähere Angaben über die Veränderung des Atemtypus während der Allgemeinnarkose. Er beobachtete, daß zuerst die costalen Atemmuskelgruppen ausfallen und erst zuletzt das Zwerchfell, d. h. daß die den dorsalen Segmenten entsprechenden motorischen Zentren schon früher ausfallen als diejenigen, welche dem Nervus phrenicus entsprechen. Bei Zunahme der Narkose tritt ein verzögerter Thoraxatemtypus ein, und zwar folgt die Hebung des Brustkorbes allmählich immer später der Vorwölbung der Bauchwand nach. Schließlich erlischt dann die Hebung des Thorax vollkommen und die Atmung wird rein abdominell; die Brust bewegt sich dann nicht mehr aktiv, die Brustwandmuskulatur ist vollkommen gelähmt und befindet sich im Ruhezustand. Wird dann nach meinen Beobachtungen die Narkose weiter vertieft, so tritt ein übertriebener Bauchatemtypus auf, d. h. die Kontraktionen des Zwerchfelles verursachen durch mangelhaften Widerstand der gänzlich erschlafften Brustwandmuskeln bei der Einatmung nicht nur eine sehr starke Hervorwölbung des Bauches, sondern sogar eine Retraktion des Brustkorbes und zwar in der Höhe der Ansatzlinie des Zwerchfelles. Diese mächtigen Exkursionen und Bewegungen des Zwerchfelles bei allzu tiefer Narkose haben schon dem Operateur bei Zwerchfelloperationen und auch bei Oberbauchoperationen in Zwerchfellnähe Schwierigkeiten gemacht, so daß der Narkotiseur gezwungen ist, seine Narkose zu reduzieren. Entsprechend der viel geringeren Wirksamkeit der Gasnarkotica fand MILLER bei Verwendung von Lachgas — und dies dürfte auch bei Verwendung von Äthylen und Narcylen zutreffen — nur selten

Ausbildung eines echten abdominellen Typus der Atmung. Unseren Erfahrungen nach bleibt es bei den Gasnarkotica immer bei dem Mischtyp, höchstenfalls kommt es zum Überwiegen der abdominellen Atmung bei schwach erhaltener Thoraxatmung. Dies trifft dagegen für die rectale Avertinnarkose nicht zu. Hierbei kann man schon frühzeitig den Übergang von der Thoraxatmung in die abdominelle Atmung konstatieren.

Auch während des Toleranzstadiums kann es gelegentlich einmal zu plötzlichen Sperrungen der Atmung und Atempausen kommen. Meistens handelt es sich hier um eine momentane Überdosierung, seltener um einen reflektorischen Atemstillstand, durch Vagusreizung aus dem Operationsgebiet, welche neben den typischen Vaguspulsen, zu einer plötzlichen Atemdepression, ja sogar meist zu vorübergehendem Atemstillstand führt.

Mechanische Asphyxien im II. Stadium sind durch Rigidität und Tonusvermehrung der Kau- und Schlundmuskulatur erzeugt, im III. Stadium kommt es nach Übergang in den Entspannungszustand häufiger zu der gleichen Komplikation dadurch, daß die betreffenden Muskelgruppen erschlafft sind und die Zunge nach hinten sinkt.

Zumeist sind die Atemwege während des Toleranzstadiums bei mechanischer Asphyxie peripher verlegt, also oberhalb der durch Knorpel und Knochengerüst offengehaltenen, oberen Luftwege bzw. oberhalb des Kehlkopfes. Man kennt aber auch während des Toleranzstadiums eine Verlegung des Luftstromes in der Lunge selbst und zwar im Gebiet der unteren Trachea, der Bronchien und Bronchiolen. Sie entsteht mit Vorliebe im Kindesalter durch den sog. Ätherreiz auf die Schleimhäute der Luftwege. Wenn nicht Atropin verabfolgt wurde, entsteht Hypersekretion in den Luftwegen, zum Teil wird auch Speichel aus dem Mundgebiet zu Schaum geschlagen in die Trachea aspiriert. Dies führt zu dem gefürchteten Trachealrasseln bei jeder Atmung, einer Komplikation, die stets ernst zu nehmen ist, weil man mit der Entstehung einer postoperativen Pneumonie rechnen muß. Bei höheren Graden von Schaumbildung in den Luftwegen wird schließlich die Lunge durch Flüssigkeitsbläschen derartig angefüllt, daß ein größerer Teil der respiratorischen Fläche von der Atemleistung ausgeschaltet wird. Ja, es fehlt sogar nicht an Todesfällen durch derartige Vorkommnisse. Deswegen gilt es heute als Kunstfehler, wenn eine Äthernarkose ohne vorbereitende Applikation von Atropin vorgenommen wird. Dagegen ist die Atropindosierung bei Verwendung von Depotnarkotica oder Gasnarkotica durchaus nicht erforderlich. Die Atropininjektion hat nur dann Zweck und führt zu vollem Erfolg, wenn sie mindestens 20—30 Minuten vor Beginn der Narkose durchgeführt wird.

In der Folge jeder mechanischen oder reflektorischen Atemsperre kommt es zu einer hyperventilatorischen Phase, die deshalb für den Narkotiseur von so großer Bedeutung ist, weil er die Dosierung seines Narkosegemisches danach einzurichten hat. Wird nämlich eine kontinuierliche Dosierung beibehalten, so kann es durch die größere Schöpfleistung der Atmung plötzlich zu bedrohlich tiefer Narkose kommen. Ich bin überzeugt, daß viele unserer Narkosetodesfälle oder schweren Zwischenfälle auf Grund von Unkenntnis dieser Verhältnisse entstanden sind. Es handelt sich hier um einen typischen Anfängerfehler.

Aus der hier beigefügten Zusammenstellung über die Atemveränderungen bei den verschiedenen narkotischen Substanzen je nach Narkosestadien ist zu ersehen, daß ein ziemlich erheblicher Unterschied zwischen den Inhalationsnarkotica und Gasnarkotica besteht. Während bei der Verwendung der ersteren im allgemeinen im Toleranzstadium normale Atmung oder schon verringerte Ventilationsleistung besteht, so finden wir bei Verwendung der Gasnarkotica,

Veränderung der Atmung nach Stadien.

| | I | II | III | | | |
			1	2	3	4
N_2O	Apparatatmung	mäßige Hyperventilation	mäßige Hyperventilation	Hyperventilation durch O_2-Mangel		
Äthylen	Apparatatmung + Hyperventilation	mäßige Hyperventilation	mäßige Hyperventilation	mäßige Hyperventilat.	O_2-Mangel	
Narcylen	Apparatatmung + Hyperventilation	Hyperventilation	Hyperventilation	zunehmende Preßatmung, toxisch bedingt		
Äther	je nach Methode normal oder leichte Hyperventilation	unregelmäßige Hyperventilation	Hyperventilation regelmäßig	etwa normal	geringe Verminderung, 10—20 %	Verminderung, 20—30 %
Chloroform	etwa normal	vorübergehende geringe Hyperventilation	normal	leicht verringert	geringe Depression	Depression 20—40 %
Avertin	normal	kurze Hyperventilationsphase	Depression 10—20 %	Depression 20—40 %	Depression 40—60 %	Cyanose
Hedonal	normal	mäßige Hyperventilation	etwa normal	geringe Depression		
Pernocton	Hyperventilation	mäßige Hyperventilation	mäßige Hyperventilation oder auch leichte Depression		bei zu rascher Injektion starke Depression	
Evipannatrium	Hyperventilation	mäßige Hyperventilation	etwa normal	geringe Depression	bei zu rascher Injektion starke Depression	

soweit sie zur Erzeugung einer Schlaftiefe des 1. oder 2. Abschnittes des Toleranzstadiums ausreichen, Hyperventilation. Das Lachgas ist ziemlich indifferent, sofern es gelingt, die notwendige Sauerstoffgrenze aufrecht zu erhalten. Bei den meisten Menschen jedoch entsteht unterhalb 12% Sauerstoff eine Hyperventilation, die mit dem Stickoxydul selbst nichts zu tun hat, sondern auf dem Sauerstoffmangel beruht. Das Ausmaß einer Hyperventilation durch Sauerstoffmangel erreicht nicht im entferntesten die Hyperventilationswerte, welche durch Kohlensäure von 7—8% erzeugt werden. Bei Verwendung von Äthylen liegen die Dinge ähnlich wie beim Lachgas, insofern auch dieses Gas ziemlich schwach narkotisch wirksam ist und man leicht in die Versuchung gerät, die Sauerstoffgrenze von 20% zu überschreiten. Bei Äthylen findet man während des Toleranzstadiums im allgemeinen geringe Hyperventilation, dagegen kommt es unter der Wirkung von Narcylen in starker Abhängigkeit von dem Grade der Vorbereitung mit Scopolamin und anderen depressiven Mitteln im Toleranzstadium stets zu einer deutlich merkbaren Hyperventilation, die oberhalb der 75%-Grenze toxischen Charakter annehmen kann. Dies äußert sich in Form von Preßatmung. Die Inspiration ist dann relativ kurz, während die Exspiration unter Zuhilfenahme der auxillären Muskulatur vor sich geht.

An sich ist mäßige Hyperventilation ein Zeichen analeptischer Wirkung und für die Überstehung des Operationstraumas durchaus günstig. Wir finden danach gewöhnlich normale Werte der Alkalireserve. Toxische Preßatmung oder stärkere Hyperventilation dagegen muß nicht nur aus biologischen Gründen sondern auch aus praktischen Gründen, welche die Durchführung der Operation betreffen, vermieden werden. Stärkere Atemexkursionen sind nämlich äußerst unangenehm für den Operateur, wenn er im Gebiet der Brusthöhle oder der Bauchhöhle zu arbeiten hat. Aus diesen Gründen ist der Narkotiseur verpflichtet, seine Konzentrationen so einzustellen, daß während der Vornahme derartiger Eingriffe, z. B. Magen- und Darmresektionen, Bildung von Anastomosen u. dgl. mehr, die Ausmaße der Ventilation milde und nicht gewaltsam pressend im Sinne einer stärkeren Hyperventilation sich vollziehen. Es gehört einige Erfahrung dazu, um mit den Gasen sicher diesen Zustand erhalten zu können.

Bei den Inhalationsnarkotica haben wir es oft erlebt, daß durch Einflüsse aus dem Operationsfeld her plötzlich und überraschend abnorme Schlaftiefen zustande kommen. Sie sind die Folge einer Kreislaufveränderung, wie wir sie als Operationsshock bezeichnet haben. Stets geht die Ausbildung des Operationsshockes bei eingreifenderen Operationen mit einer Verminderung der Atemleistung einher; ja man kann sagen, daß diese Depression der Atmung eines der feinsten Zeichen des herannahenden Unheiles darstellt. Es geht hieraus wohl am deutlichsten hervor, wie ungemein wichtig es ist, gerade bei gefährdeten Patienten keinen Augenblick die Beachtung der Atmung zu unterlassen. Jede Zustandsänderung des Patienten zeichnet sich sozusagen zuerst in Veränderungen der Atmung ab, so daß man es in der Hand hat, frühzeitig der herannahenden Gefahr zu begegnen. Es versteht sich von selbst, daß in allen denjenigen Fällen von überraschender Vertiefung des Schlafes, von Verlangsamung der Atmung unter Verminderung der Leistung, ohne daß der Narkotiseur selbst die Narkosekonzentrationen vermehrt hat und versucht hat, die Narkose zu steigern, größte Vorsicht mit der Dosierung am Platze ist. Man wird stets gut daran tun, in solchen Fällen die anderen Zeichen der Anästhesie, wie Augensymptome, Aussehen der Hautfarbe, Muskelsymptome u. dgl. zur Kontrolle mit heranzuziehen. Kreislaufschwache Patienten nehmen im allgemeinen eine graue Gesichtsfarbe an, die einen bläulichen Schimmer bekommt, sowie die Sauerstoffgrenze unterschritten wird. Daß derartige Unannehmlichkeiten viel häufiger bei alten und schwachen Personen vorkommen, liegt zum Teil daran, daß die allgemeine Resistenz gegen operative Eingriffe niedrig ist und daß andererseits die Empfindlichkeit älterer Menschen gegen Alkaloide, insbesondere das Scopolamin außerordentlich hoch gefunden wurde. Stets ist es das Atemzentrum, welches am meisten geschädigt wird. Auch haben sich alte Menschen gegen Kohlensäurestau empfindlich gezeigt, weshalb man mit der Verwendung von Rückatmung sowohl, wie mit der Anwendung von frischer Kohlensäure vorsichtig sein muß.

Endlich sei bezüglich des Verhaltens der Atmung bei der Allgemeinnarkose der Einflüsse durch die Lagerung des Patienten auf dem Operationstisch gedacht. Bauchlagerung, die TRENDELENBURGsche Lagerung, die Lagerung, wie sie für die Thoraxoperationen vorgenommen werden muß, beeinflussen selbstverständlich nicht nur den Atemtypus, sondern bedingen auch mehr oder weniger alle eine Einschränkung der Gesamtventilation. In solchen Fällen ist man gezwungen, hochprozentige Sauerstoffgemische in Anwendung zu bringen. Der Verzicht auf gefährlichere Schlaftiefen und die ausschließliche Anwendung von Stadien, welche mit mäßiger Hyperventilation oder normaler Ventilation einhergehen, sind zur Erhaltung der Sicherheit unbedingt notwendig.

Während des 3. Abschnittes des Toleranzstadiums beginnt spätestens bei den Allgemeinnarkotica, sofern dieses Stadium überhaupt erreichbar ist, die Depression der Atmung. Hierbei handelt es sich stets um eine rein zentrale Wirkung. Der langsame Eigenrhythmus des Atemzentrums kommt immer mehr zum Vorschein (etwa 10 Atemzüge pro Minute). Es werden aber auch mit zunehmender Schlaftiefe allmählich die Exkursionen des Zwerchfelles schlechter, so daß die Schöpfarbeit sich immer mehr vermindert.

IV. Stadium.

Im IV. Stadium kommt es schließlich zu einer Lähmung des Zwerchfells, welche sich in typischer Form wie die nebenstehende Skizze zeigt, äußert. Bei der normalen Inspiration nämlich wird die Thoraxwand durch die Hilfsmuskel festgehalten, das Zwerchfell spannt sich, die Zwerchfellkuppel tritt tiefer, der Bauchinhalt wird abwärts gedrängt. Es entsteht deshab bei der Inspiration eine Vorwölbung der Bauchmuskulatur. Ist nun das Zwerchfell gelähmt und es schnappt der Patient vergeblich nach Luft, dann wird bei dem Versuch, den Brustkorb zu erweitern, das Zwerchfell passiv nach oben in die Brusthöhle eingesogen. Gleichzeitig werden Bauchinhalt, Bauchdecken mit eingesogen, so daß der Effekt der Aspiration vollkommen negativ ausfallen muß. Ein derartiger Zustand ist natürlich hoch bedrohlich und nur selten durch sofortige künstliche Atmung zu überwinden.

Die untere Grenze der Sauerstoffversorgung wird durchschnittlich beim Menschen, insbesondere beim kranken Menschen, früher erreicht als beim Tier. Es tritt also eher Cyanose und Asphyxie ein. Der Mangel an Sauerstoff allein ist es, welcher das Blut dunkel werden läßt und blaue Asphyxie erzeugt. Kohlensäureüberladung bzw. Kohlensäurevergiftung verursacht weiße Asphyxie.

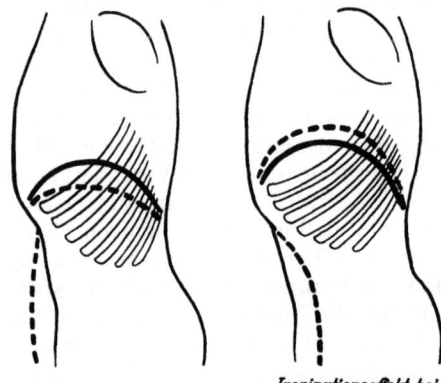

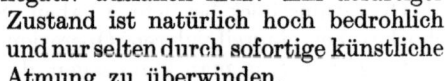

Normale Inspiration

Inspirationseffekt bei Phrenikuslähmung (höchste Gefahr)

Abb. 76. Schema der Zwerchfellbewegungen bei den Normalen und bei Phrenicuslähmung (nach FLAGG).

Das Aussetzen der Atmung im Terminalzustand vollzieht sich im allgemeinen unter der Wirkung von narkotischen Substanzen, so daß die einzelnen Atemzüge immer seltener und flacher werden. Schließlich steht die Atmung still, und es kommt noch nach übergroßen Pausen zu einigen letzten vergeblichen Inspirationen. Das Versagen der Atmung tritt gesetzmäßig immer vor dem Versagen des Kreislaufes und dem Herzstillstand ein. Dieser glückliche Zufall ermöglicht es uns, vor dem Versagen des Kreislaufs rechtzeitig einzugreifen. Es gelingt die Reduktion bei allen gasförmigen Narkotica und Dämpfen durch künstliche Ventilation oder Steigerung der natürlichen Ventilation sicher. Man ist dagegen bei den Depotnarkotica stets in einer üblen Situation, weil diese Mittel nicht rasch abgeflutet werden können, nicht durch die Lungen ausgeschieden werden, sondern ihre Entgiftung von der Funktion der Organe abhängt. Zwar gelingt es in vielen Fällen noch, durch Kohlensäureapplikation bei erhaltenem Kreislauf die Atmung ausreichend für die Sauerstoffversorgung zu gestalten. Ist aber die Schädigung des Atemzentrums weit vorgeschritten, dann versagt auch dieses Mittel, und man muß sich mit geeigneten Medikamenten weiter helfen.

3. Der Puls während der Narkose.

Selbstverständlich ist es zunächst wichtig zu wissen, wie die Pulsform eines Patienten vor dem Eingriff und vor der Operation beschaffen war. Gegebenenfalls wird man das ganze Rüstzeug der Kreislaufuntersuchungen erforderlich haben um festzustellen, welche Variation des Pulses vorliegt und wie sie zu erklären sei.

Es darf niemand einer Narkose unterzogen werden, dessen Herz nicht untersucht wurde und dessen Kreislauf nicht durch Prüfung des Blutdrucks und des

Pulses überprüft worden ist. Eine unbeachtete Myodegeneratio cordis oder eine nicht erkannte Reizleitungsstörung, eine nicht entdeckte Concretio pericardii haben manchesmal während der Anflutung, insbesondere während der Exzitationsphase oder auch später zu irreversiblen Kreislaufkatastrophen geführt, und es mußten sich die betreffenden Ärzte dann die schwersten Selbstvorwürfe machen.

Was zunächst die Frequenz anbetrifft, so erleidet sie gesetzmäßige Veränderungen während der Narkose, entsprechend den Stadien der Vergiftung. Gewöhnlich kommen die Patienten mit frequentem Puls auf den Operationstisch, hervorgerufen durch eine gewisse Acceleransreizung auf psychischer Grundlage. Genau wie bei der pränarkotischen Hyperventilation durch Erregung kann man eine Dämpfung durch geeignete medikamentöse Vorbereitung erzielen. Es sei daran erinnert, daß bei bestimmten Personen die Morphingabe ohne Kombination mit Atropin zu einer Vaguserregung führt, die sich unter Umständen am Puls bemerkbar macht, ganz abgesehen davon, daß digitalisierte Menschen den typischen Digitalispuls zeigen können. Das Bestreben, die Pulsqualität vor Beginn der Narkose und Operation möglichst gut zu gestalten, ohne eine Erregung im Sinne einer Frequenzsteigerung hervorzurufen, hat dazu geführt, daß viele Chirurgen fast regelmäßig Campher verabfolgen. Auf alle Fälle muß die Vorbereitungsart des Kreislaufes dem Narkotiseur bekannt sein, damit er durch die auffallende Güte des Pulses sich nicht über den tatsächlichen Kreislaufzustand seines Patienten täuscht.

Während der Exzitationsphase ist im allgemeinen, entsprechend den übrigen Zeichen der Anästhesie, eine erregte Herztätigkeit und daher auch eine erhöhte Pulsfrequenz wahrnehmbar. Anstatt einer Schlagfolge von 70 und 80 finden wir eine Frequenz von 90—100 und mehr. Diese Frequenzbeschleunigung ist für den Kreislaufgesunden durchaus keine Gefahr, aber sie kann schaden, wenn eine Krankheit des Herzens selbst vorliegt. Während dieses Stadiums ist außerdem der Puls gut gefüllt, dadurch daß im allgemeinen der Kreislauf sich in einem analeptischen Zustand befindet. Eine große Anzahl neuerer Untersuchungen haben dargetan, daß unter der Wirkung von Gasnarkotica und auch dünner Konzentrationen des Äthers eine Mobilisierung der ruhenden Blutmengen und Ausschüttung der Blutdepots zustande kommt, die durch Vermehrung des Rückflusses zum Herzen eine Vergrößerung des Schlagvolumens bei gleichzeitiger, gelinder Senkung der Frequenz bewirkt. Meist ist auch das Minutenvolumen vergrößert. Wir haben es demnach mit einem vollen, unter gutem Druck stehenden Puls zu tun, wenn die Herzkraft überhaupt imstande ist, sich den neuen hämodynamischen Verhältnissen anzupassen.

Mit Beginn des Toleranzstadiums und Ausfall derjenigen Einflüsse, welche aus dem Gebiete der quergestreiften Muskulatur zustande kommen, erfolgt nun eine allgemeine Beruhigung, die auch auf die Herztätigkeit übergreift. Sie steht vielleicht mit der Senkung des O_2-Bedürfnisses der ruhenden Muskulatur im Zusammenhang. Der Puls wird weicher, weil der Blutdruck gewöhnlich um Geringes sinkt und eine neue Gleichgewichtslage aufsucht. Im allgemeinen finden wir vom 1. Abschnitt des Toleranzstadiums an gesetzmäßig wieder ein Sinken der Frequenz auf etwa 80; selten wird der Ausgangswert erreicht. Dieser Vorgang vollzieht sich wiederum in vollkommener Abhängigkeit von den Veränderungen der strömenden Blutmenge, die mit Beginn des Toleranzstadiums wiederum im Sinken begriffen ist. Allerdings findet man hier Unterschiede bei den einzelnen Narkotica; so z. B. bleibt sie bei dem analeptisch wirkenden Äther relativ lange Zeit noch hoch. Dieser gute Kreislaufzustand mit normaler Pulsfrequenz dauert im Durchschnitt bei allen Narkotica bis zum 2. Abschnitt des Toleranzstadiums. Eine gewisse Ausnahme hiervon bilden das Narcylen und die

nicht verwendeten höheren Gasnarkotica, ferner das Chloräthyl, welche bei
Erreichung dieser narkotischen Zone schon Intoxikationszeichen erzeugen, die
dann stets mit einer enormen Frequenzsteigerung und erheblicher Blutdrucksteigerung einherzugehen pflegen. Pulszahlen von 130 und 140 in der Minute
sind durchaus keine Seltenheit und ein Zeichen, daß man überdosiert hat.
Andererseits können die halogenhaltigen Körper, wie Chloroform, in diesem
Stadium bei empfindlichen Patienten schon ernste Kreislaufschäden zeitigen,
sichtbar am niedrigen Blutdruck, dem frequenten, schlecht gefüllten Puls, dem
kleinen Schlagvolumen und mangelhafter Herzkraft.

Jenseits des 2. Abschnittes des Toleranzstadiums beginnt, ähnlich wie bei der
Atmung, sich die Depression des Vasomotorenzentrums geltend zu machen.
Nunmehr ist die gesamte Erregungsphase durchlaufen, und die Anspannung der
Vasomotoren hat die normale Mittellage durchlaufen. Das Nachlassen, insbesondere des Venentonus, führt nunmehr gesetzmäßig zu einer Einengung der
strömenden Blutmenge, die ihrerseits bei Erreichung höherer Grade zu reflektorischen Ausgleichsvorgängen am Kreislauf führt. Stets findet man, wenn die
strömende Blutmenge unter ein gewisses Niveau gesunken ist, eine Frequenzbeschleunigung zum Zwecke der Steigerung des Blutumlaufs in der Zeiteinheit,
ein Vorgang zur Deckung des Sauerstoffbedürfnisses. Durch das Minderangebot
zum rechten Herzen hat man es in diesem Falle stets mit einem Sinken des
Schlagvolumens zu tun, demgegenüber aber mit einer gesetzmäßigen Steigerung
der Herzfrequenz bzw. Pulsfrequenz, die dem Beobachter während des 3. und
besonders des 4. Abschnittes des Toleranzstadiums auffällt. Gesetzmäßig finden
wir deshalb bei allen Narkosen dieser Grade, beim empfindlichen Patienten
selbstverständlich früher als beim kreislaufgesunden, eine Zunahme der Pulsfrequenz und Werte von 120—150, die längere Zeit nach der Operation noch fort-
dauern, nämlich solange, bis der Kreislauf (Vasomotorenzentrum) sich wieder
von der Vergiftung erholt hat und der Flüssigkeitsverlust ersetzt ist.

Hatten wir es durch die Einflüsse der Operation selbst mit einer Depression
des Kreislaufes im Sinne der Ausbildung des Operationsshocks zu tun, so wird
natürlich um so eher eine Frequenzsteigerung bemerkbar werden, die sich mit
den Einflüssen der Narkose kombiniert. Der Narkotiseur kann an der frühzeitig
einsetzenden Pulsfrequenzsteigerung bei gleichzeitiger Verminderung des Puls-
volumens erkennen, daß eine Kreislaufkrise sich entwickelt. Das zwingt ihn,
die Narkose so milde wie möglich weiterzuführen.

Wir betrachten es als die wichtigste Forderung, daß derjenige Arzt, welcher
die Narkose steuert, sie nicht nur im Sinne der Erhaltung eines ausreichenden
Schlafes, sondern im Sinne des Ausgleiches ungünstiger Einflüsse durch den
operativen Eingriff selbst durchführt.

Im IV. Narkosestadium oder im Zustand des Kreislaufkollapses finden wir
dann die höchste Frequenzzahl bis zu 140 und 150, dazu einen fadenförmigen,
kaum fühlbaren Puls, wir finden die Peripherie nur noch schlecht durchblutet,
kühle, bläulich werdende Extremitäten und fehlenden Radialisspuls. Daß dies
natürlich ernsteste Symptome sind, bedarf keiner weiteren Erörterung. Das
Lachgas und das Äthylen, unter Umständen auch dünne Konzentrationen
Narcylen besitzen analeptische Kreislaufwirkung im Sinne einer Antishockwirkung, die sich zur Verwendung in kritischen Kreislaufsituationen vorteilhaft
ausnützen lassen. Für die Verwendung des Lachgases sei noch hinzugefügt, daß
es unter den obwaltenden Umständen weder gestattet noch notwendig ist,
niedrige Sauerstoffprozente in Anwendung zu bringen, sondern daß man die
20%-Grenze nicht unterschreiten darf. Im Gegenteil liegen praktische Erfahrungen, insbesondere von amerikanischen Berufsanästhesisten vor, daß in solchen
Fällen auch 70% ja sogar 60% Lachgas genügt haben, um die Narkose zu

unterhalten, ein Ergebnis, das ich aus persönlicher Erfahrung bestätigen kann. Je mehr Sauerstoff zur Anwendung kommt, desto günstiger für den Patienten, denn im Zustand des Kreislaufkollapses sind die Bedingungen, den Sauerstoffbedarf des Organismus zu decken, ungünstiger geworden.

Hat man den Eindruck, daß die strömende Blutmenge zur Aufrechterhaltung des Kreislaufes überhaupt nicht mehr ausreicht, das periphere Gefäßsystem zu leer geworden ist, so wird durch Infusionen mit Lösungen von hohem kolloidosmotischem Druck (Traubenzucker, Gummiringerlösung), welcher zentralanaleptische Mittel beigemischt werden, der Zustand während der Narkose auskorrigiert werden müssen, so daß wenigstens die Operation beendet werden kann. Meistens kommt der Narkotiseur hierdurch in die Situation, insofern mithelfen zu müssen, als er es ist, der die Notwendigkeit für die Vornahme derartiger Maßnahmen rechtzeitig anzugeben hat und den Erfolg der Maßnahmen am Kreislauf zu kontrollieren hat. Ist es irgendwie angängig, so soll allerdings versucht werden, die Narkose überhaupt abzusetzen und die Vollendung des Eingriffs ohne Zufuhr frischer Mengen unter der Wirkung zentral erregender Mittel durchzuführen. Unter solchen Umständen nehme man einige Bewegungen des Patienten, Spannung der Muskulatur als Zeichen des Erwachens in Kauf und belasse keine Narkose vom Grade des Toleranzstadiums, welche — wie die Erfahrung lehrt — die Kreislaufkatastrophe irreversibel machen kann.

Es bedarf nicht immer der Erreichung tieferer Schlafzustände vom Grade der 2. Hälfte des Toleranzstadiums, um erhebliche Frequenzsteigerung und Veränderung des Pulses im Sinne allmählicher Verschlechterung der Kreislaufverhältnisse zu erzeugen. Bei längeren Narkosen, von der Dauer über 1 Stunde, 2 und 3 Stunden bildet sich ein derartiger Kreislaufzustand durch allmähliches Versagen des Vasomotorenzentrums gesetzmäßig auch dann aus, wenn von vornherein eine Schlaftiefe vom 1. oder 2. Abschnitt des Toleranzstadiums niemals überschritten worden war. Einzige Ausnahme hiervon bilden die Gasnarkotica, die deshalb bei der Durchführung langer Eingriffe von besonderer Bedeutung sind.

4. Blutdruck während der Narkose.

Auch die Veränderungen am Blutdruck sind in weitgehendstem Maße zur Beurteilung der Schlaftiefe, insbesondere des Zustandes eines Patienten während der Narkose herangezogen worden. Im engeren Sinne kann der Zustand des Blutdruckes eigentlich nicht als Zeichen der Anästhesie aufgefaßt werden, sondern es beabsichtigen wohl alle diejenigen, welche sich über die Veränderungen des Blutdruckes während der Narkose geäußert haben, mit ihren Angaben die Möglichkeit zu schaffen, den Zustand der Patienten während der Narkose, das Herannahen einer Gefahr, erkennen zu können. Tatsächlich gilt allgemein die Veränderung am Blutdruck dieserhalb als eines der feinsten Kreislaufsymptome, dessen Beachtung für die Sicherheit des Patienten unerläßlich notwendig ist. Wenn trotzdem gegen die allseitige Forderung, man solle stets während der Narkose laufend den Blutdruck der Patienten messen, so oft verstoßen wird, so geschieht dies offensichtlich auf Grund der Erfahrung, daß beim Durchschnittspatienten Blutdrucksenkungen im Ausmaße von 10—20 mm Quecksilber, wie sie bei vielen Narkosen und auch Leitungsanästhesien vorkommen, durchaus nichts Schlimmes zu bedeuten haben und überwunden werden.

Der Blutdruck ist die direkte Folge der Herzleistung gegen den peripheren Gefäßwiderstand. Insofern kann er durch zweierlei Hauptfaktoren, nämlich durch die Veränderungen der Herzkraft einerseits und durch die Veränderungen der Gefäßweite in der Peripherie andererseits maßgebend geändert werden. Für die Regulierung der Blutdruckhöhe sind besondere reflektorische Mechanismen, die Blutdruckzügler vorhanden, deren Tätigkeit für den Ausgleich der Schädigungen des Kreislaufes durch Narkose und Operation nicht gleichgültig sein können. Insofern entspricht die Ausschaltung der Blutdruckzüglerwirkung unter der üblichen Gabe Atropin durch Dämpfung des Vaguszentrums nicht unseren therapeutischen Wünschen und man sollte mit der Verabfolgung dieses Mittels doch etwas zurückhaltender sein.

Wir finden nun, ,daß die Veränderungen des Blutdruckes während der verschiedenen Stadien der Narkose sich parallel mit den übrigen Kreislauffaktoren vollziehen. Im I. und II. Stadium haben wir es daher gesetzmäßig mit einer gewissen Erhöhung des mittleren Blutdrucks zu tun, im Durchschnitt von 10—15 mm Quecksilber des normalen Durchschnittsniveaus, sofern durch medikamentöse Vorbereitung der Blutdruck nicht künstlich gesenkt oder gehoben wurde. Alle Hypnotica, sofern sie in ausreichendem Maße zur Beruhigung des Patienten verabfolgt werden, pflegen eine mehr oder weniger starke Depression des Blutdrucks hervorzurufen, die dann durch die analeptische Wirkung der Narkotica im I. und II. Stadium meist nicht nur ausgeglichen, sondern zum Teil überschritten wird. Etwas anders liegen die Dinge, wenn man künstlich den Kreislauf durch blutdrucksteigernde Mittel (Ephetonin, Ephedrin und ähnliche Präparate) beeinflußt hat und schon vor der Operation der Blutdruck höher liegt als im normalen Zustand des betreffenden Individuums. Wir möchten nicht unterlassen, darauf hinzuweisen, daß diese Blutdruckerhöhung in der Hauptsache durch Vermehrung des peripheren Gefäßwiderstands auf Kosten der Herzleistung zustande kommt, eine therapeutische Maßnahme, deren Zweckmäßigkeit von mit stark angezweifelt wird. Ist der Blutdruck durch Ephetonin erhöht, so findet man im allgemeinen einen weiteren Anstieg während der ersten beiden Phasen durch die Narkotica wegfallen oder nur in geringem Maße sich ausbilden. Verfolgt man mit feineren Instrumenten den Verlauf der Blutdruckkurve während der ersten beiden Stadien genauer, so wird man finden, daß die gesamte psychomotorische Unruhe sich darin äußert. Insofern finden wir in typischer Weise einen unruhigen Verlauf der Kurve bis zur Erreichung des Toleranzstadiums, in dem sich die Spannungen der Muskulatur, eventuell die Krämpfe widerspiegeln. Man kann immer dann Blutdruckerhöhungen wahrnehmen, wenn der Tonus der quergestreiften Muskulatur erhöht wird. Deshalb finden wir auch während des Verlaufs der Unterhaltung einer Narkose Blutdrucksteigerungen, wenn die Schlaftiefe des Patienten einmal zu gering wird und Erregungssymptome auftreten.

Da man es während des Rauschstadiums und Exzitationsstadiums unter fast allen Narkotica mit einer Ausschüttung der Blutdepots und Mobilisierung des Kreislaufs zu tun hat und sich dementsprechend die strömende Blutmenge erhöht, haben wir es in Parallele mit der geringen initialen Blutdrucksteigerung auch mit einer Vermehrung des Schlagvolumens zu tun, die sich in der geschriebenen Kurve an einer Vermehrung der Blutdruckamplitude äußert. Das Herz nimmt hierbei oft während der Erregungsphase eine mehr systolische Stellung ein, die zu vermehrter Kraftentfaltung führt.

Vaguserregungen machen sich nicht nur an dem typischen Vaguspuls und der Vagusatmung bemerkbar, sondern es kommt bei derartigen Reizen aus dem Operationsgebiet zu einem vorübergehenden steilen Sturz des Blutdrucks und danach zu einem Wiederanstieg in der Erholungsphase. Derartige Vorkommnisse sind unangenehm und pflegen mit einer plötzlichen Blässe der Kranken einherzugehen.

Das Verhalten des Blutdrucks und seine Beobachtung spielt in den ersten beiden Phasen eine relativ untergeordnete Rolle, weil sich nicht gar so häufig in dieser Zone Kreislaufkatastrophen ereignen. Am häufigsten kommen sie

vor, wenn das Herz selbst erkrankt ist, oder seiner normalen Tätigkeit irgendwelche raumbeengende Prozesse oder mechanische Hindernisse entgegenstehen.

Die Beobachtung des Blutdrucks während des Toleranzstadiums ist dagegen von überragender Bedeutung für die Sicherheit des Patienten, denn alle
Kreislaufkatastrophen und alle depressiven Beeinflussungen machen sich hier
sehr frühzeitig bemerkbar, und es kombinieren sich die depressiven Einflüsse
der narkotischen Substanzen mit denjenigen, welche durch den operativen
Eingriff, durch Trauma und Blutverlust erzeugt werden. Nun machen sich
in ganz besonderem Maße die großen Unterschiede zwischen den einzelnen
Narkoseverfahren und Mitteln bemerkbar. Alle diejenigen nämlich, welche
das Herz direkt angreifen, seine Leistung und Kraft vermindern oder das Vasomotorenzentrum frühzeitig schädigen, erzeugen während des Toleranzstadiums
tiefere Depressionen des Blutdrucks. Andererseits stehen die Gasnarkotica und
auch der Äther relativ günstig da, denn ihre analeptische Wirkung kombiniert
sich mit dem depressiven Einfluss des Operationstraumas, und es kommt insofern
zu einem gewissen Ausgleich.

Was die verschiedenen Phasen des Toleranzstadiums betrifft, verhalten
sich die Blutdruckhöhen etwa folgendermaßen: Im 1. Abschnitt des Toleranzstadiums sehen wir ein seltsames Phänomen sich vollziehen, dessen Kenntnis
nicht bedeutungslos ist. Bei allen denjenigen Narkotica nämlich, welche nicht
ausgesprochene Blutdrucksteigerung, wie die Angehörigen der Kohlenwasserstoffreihe, erzeugen, findet offenbar im Zusammenhang mit der muskulären
Entspannung und einem gewissen Nachlassen des Gefäßtonus eine geringe
Senkung des Blutdruckniveaus im Ausmaße von etwa 10—20 mm Quecksilber
statt. Dann aber stabilisiert sich die Blutdruckhöhe und bleibt für lange Zeit
auf dieser neuen Nullage erhalten. Wir haben stets den Eindruck gehabt, daß
zur Erhaltung dieses Niveaus reflektorische Kreislaufregulatoren in Anspruch
genommen werden, und haben diesen Zustand als „erhöhte Shockbereitschaft"
bezeichnet, da nämlich von diesem gesenkten Niveau aus sich leichter als von
der normalen Höhe der Zustand des Operationsshocks ausbilden kann. Daß
bei Mitteln, welche das Herz schädigen, wie das Chloroform, diese Blutdrucksenkung von vornherein, also auch schon im 1. Abschnitt des Toleranzstadiums,
stärker ausfällt als bei dem Äther oder ähnlichen Mitteln, dürfte ohne weiteres
verständlich sein. Chloroform und Avertin zeigen in dieser Zone etwa gleich-
starke Senkungen, jedoch auf etwas verschiedener Basis. Das Avertin ist kein
besonders starkes Herzgift, aber es schädigt frühzeitig und stark das Vasomotorenzentrum. Insofern müssen wir annehmen, daß die Blutdrucksenkung
fast ausschließlich auf dem Nachlassen des Gefäßtonus beruht, während bei
den halogenhaltigen Narkotica von dem Typus des Chloroform ausgesagt werden
muß, daß sie nicht nur das Vasomotorenzentrum depressiv beeinflussen, sondern
daß sie auch die Herzleistung durch direkte Schädigung des Herzmuskels beeinflussen, so daß die Blutdrucksenkung während diesen Narkosen immer
als Kombinationseffekt aufzufassen ist. Am Ende des 1. Abschnittes des Toleranzstadiums hat sich gewöhnlich der Übergang zu der neuen Blutdruckhöhe
unter dem normalen Niveau eingestellt und bleibt auch durchschnittlich während
des 2. Abschnitts, also während der chirurgischen Vollnarkose, bestehen.

Es ist für den Narkotiseur wichtig, zu beachten, wie tief diese primäre Senkung durch das Narkoticum an sich ausgefallen ist, denn das Ausmaß derselben
gibt einen sehr guten Anhaltspunkt über die Belastungsfähigkeit des betreffenden Organismus. Je stärker die Erniedrigung, desto gefährlicher ist die Situation,
und es dürfte in solchen Fällen angezeigt sein, dem Operateur von den Situationen
Kenntnis zu geben.

Von diesem niedrigeren Blutdruckniveau aus kann es nun durch die Einflüsse der Operation zu kritischen Blutdrucksenkungen kommen. Diese beruhen nicht immer auf Überdosierungen durch das Narkoticum, sondern sind der Effekt eines plötzlichen Versagens der Vasomotoren, auf reflektorischem Wege entstanden durch Reize aus dem Operationsgebiet, insbesondere dem Oberbauch, oder aber durch größeren Blutverlust, wie er gelegentlich einmal während der Operation vorkommen kann. Derartige kritische Blutdrucksenkungen sind für den Verlauf der Narkose ungemein wichtig, denn sie verursachen stets eine Verschlechterung der Gesamtsituation, die mit einer plötzlichen, oft sehr erheblichen Vertiefung des narkotischen Schlafes einhergehen. Wird vom Narkotiseur bei der Steigerung der Narkose ein solcher Vorgang nicht beachtet, sondern die Dosierung wie vor der kritischen Wendung beibehalten, so ist die Kreislaufkatastrophe unausbleiblich. Anfänger haben meistens Angst, die narkotischen Konzentrationen in der Krisis zu drosseln aus Sorge, daß der Patient plötzlich erwachen könne. Diese Furcht ist unberechtigt. Wir haben die Erfahrung gemacht, daß alle diejenigen Patienten, deren Blutdruck durch irgendwelche Umstände niedrig geworden ist, an Narkoseempfindlichkeit stark zunehmen, so daß zu der Unterhaltung des Schlafes minimale Dosen erforderlich sind. Wir pflegen in derartigen Situationen gerne zu einer ganz leichten Äther-Sauerstoffnarkose oder zur reinen Lachgas-Sauerstoffnarkose überzugehen.

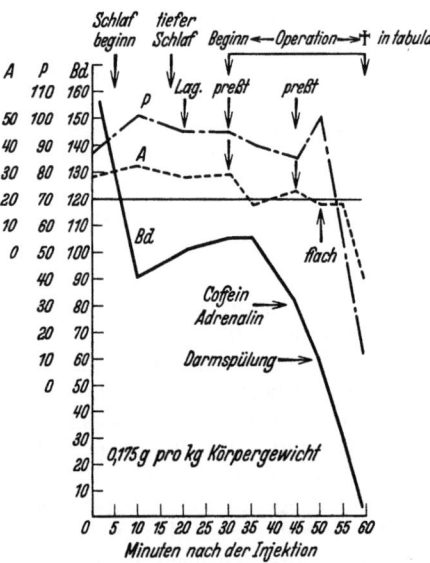

Abb. 77. Originalkurve nach MELTZNER einer tödlich verlaufenden Avertinnarkose (Überdosierung).
Man beachte vor allem den Verlauf des Blutdruckes. Das Operationstrauma traf auf einen hochshockbereiten Organismus.

Der Kombinationseffekt, d. h. die Auslösung des Operationsshocks durch die operative Handlung, hat schon oft in Kombination mit einem depressiv wirkenden Narkoticum, trotzdem eine neue Gleichgewichtslage des Blutdrucks sich eingestellt hatte, zur Katastrophe geführt. Als eines der markantesten Beispiele, welche mir aus dem jüngeren Schrifttum dieser Art bekannt geworden sind, zitiere ich zur Warnung eine Kurve von MELZNER die gelegentlich der Vornahme einer Avertinnarkose gewonnen worden ist. Man sieht sehr deutlich am Verlauf des Blutdrucks, daß der Kreislauf vermöge seiner regulatorischen Kräfte die Depression ausgeglichen hat. Der Blutdruck sinkt während der Anflutung zwar ziemlich erheblich ab (Überdosierung), fängt sich aber wieder bei einem bestimmten niedrigeren Niveau und zeigt Tendenz, sich auf diesem zu erhalten. Diese neue Gleichgewichtslage wird nun, wie man aus dem Verlauf der Kurve deutlich erkennen kann, plötzlich durch die Einflüsse aus dem Operationsgebiet gestört. Es kommt zum steilen Blutdruckabfall, zum völligen Kreislaufkollaps, der in diesem Falle tödlich endete.

Überdosierungen mit narkotischen Substanzen verursachen immer einen allmählichen kontinuierlichen Blutdruckabfall, aber nicht einen plötzlichen kritischen Sturz. Wenigstens nicht bei Durchführung von narkotischen Methoden durch Inhalation von Gasen und Dämpfen oder durch rectale Applikation. Kritische Senkungen können dagegen vorkommen bei der zu schnellen

Injektion narkotischer Mittel, z. B. bei der Verwendung von Barbitursäure-präparaten, so wie dies weiter vorne schon erwähnt worden ist.

Keine narkotische Substanz, die eine Schlaftiefe vom Grade chirurgischer Vollnarkose zu erzielen vermag, weist während dieses Stadiums normale Blutdruckhöhe oder gar erhöhten Blutdruck auf. Alle zeigen zu dieser Zeit schon eine Depression des Kreislaufes, die gesetzmäßig bei weiterer Vertiefung zunimmt. Wir haben es deshalb während des 3. und 4. Abschnittes des Toleranzstadiums bei allen Narkotica mit ziemlich erheblichen Blutdrucksenkungen zu tun, die von gesunden Herzen vollkommen überwunden werden, aber von schwachen, untrainierten Herzen oder gar geschädigten Herzen nicht mehr ertragen werden. Es folgert daraus zwingend, daß derartige Schlaftiefen bei allen gefährdeten Patienten, insbesondere bei alten Menschen, nicht erreicht werden dürfen.

Blutdrucksenkungen durch die Wirkung narkotischer Substanzen allein halten sich aber durchschnittlich auch bei diesen abnorm tiefen Schlafzonen immer noch in einer Grenze, welche durchschnittlich eine Minderung von 50—60 mm Hg beträgt. Erst das Versagen des Kreislaufes durch Hinzukommen des Operationstraumas kann einen völligen Tonusverlust der Gefäße herbeiführen, und es werden dann sog. Shockwerte erreicht, die beim Tier und beim Mensch etwa zwischen 40 Diastole- und 60—80 mm Hg Systoledruck liegen. Von so niedrigen Werten aus erholt sich im allgemeinen der Kreislauf nicht mehr, wenn er länger als $^1/_2$—1 Stunde bestehen bleibt.

Im IV. asphyktischen Stadium, in welchem schon Cyanose durch Drosselung der Ventilation besteht, kann unter Umständen der Kreislauf noch ausreichend in Tätigkeit sein. Hier findet man klinisch große Unterschiede, und fast jedem Chirurgen sind Fälle begegnet, bei welchen schon Atemstillstand vorhanden war, bei welchen der Kreislauf aber noch relativ gut intakt blieb. Diese Fälle kommen besonders bei denjenigen Mitteln vor, welche spezifische depressive Wirkung auf die Atmung bei großer Herzharmlosigkeit besitzen, also z. B. bei dem Avertin. Andererseits gibt es Patienten, bei denen das Versagen des Kreislaufes sehr dicht hinter dem Aussetzen der Atmung folgt, und dann finden wir im IV. asphyktischen Stadium mit der erlöschenden Atmung gleichzeitig auch Zeichen des Kreislaufkollapses mit niedrigsten Blutdruckwerten und jagendem Puls. Im Endzustand kann man bei der Registrierung derartiger Kurven am Tier und auch am Menschen schließlich die Dissoziation des Herzens in der ganzen Mannigfaltigkeit der Erscheinungsformen erleben.

5. Die Veränderungen der Hautfarbe als Zeichen der Anästhesie.

Zusammen mit der Beobachtung des Pulses und des Blutdruckes gehört zur Beurteilung der Schlaftiefe die Beobachtung der Hautfarbe. Sie setzt sich zusammen aus einer Kombinationswirkung der Eigenfarbe der Haut, ihrem Pigment, gleichsam als konstantem Faktor, und der Farbe, welche durch die Zirkulationsgröße und die Eigenfarbe des Blutes hervorgerufen wird. Die Eigenfarbe der Cutis ist nicht dasjenige, welches den Narkotiseur interessiert, er will vielmehr von den Veränderungen der Hautfarbe Schlüsse auf den Allgemeinzustand des Patienten während der Narkose ziehen und sich ein Urteil bilden über die Art und den Grad der Durchblutung der Peripherie. Selbstverständlich wird man sich zur Beobachtung der Hautfarbe diejenigen Teile heraussuchen, an welchen alle Veränderungen besonders gut erkennbar sind, also das Lippenrot, die Wangen, die Ohrläppchen, die Schleimhäute, die Fingernägel und ähnliche Regionen. Die überaus große Bedeutung der Veränderung der Hautfarbe unserer Patienten als Kreislaufsymptome wird von

allen Anästhesisten übereinstimmend angegeben. So sind z. B. fast sämtliche
Todesfälle bei der Lachgasnarkose als Erstickungstodesfälle auf Grund von
Sauerstoffmangel festgestellt worden. Sie hätten im Grunde genommen vermieden werden können, wenn von den betreffenden Narkotiseuren die Cyanose
der Patienten rechtzeitig erkannt und beseitigt worden wäre.

Die Veränderung der Hautfarbe hängt von der Zahl derjenigen Capillaren
ab, welche in der betreffenden Region vorhanden sind, von ihrer Füllung und
von der Zirkulationsgröße. Im Durchschnitt weiß man, daß die Stromgeschwindigkeit in den Capillaren nur einige Millimeter beträgt. Veränderungen dieser
Geschwindigkeit machen sich sofort an der Farbe des Blutes geltend, und zwar
dadurch, daß bei langsamem Capillarstrom die Abgabe des Sauerstoffes an die
Gewebe eine wesentlich stärkere ist als bei rascher Durchblutung. Wir haben
es deshalb gesetzmäßig bei schlechten Kreislaufverhältnissen und Verlangsamung des Capillarstromes im Hautgebiet, mit einem Verschwinden der rosigen
Farbe und Übergang in eine graue oder graublaue Farbe zu tun, weil die Reduktion des Oxyhämoglobins in der Peripherie dann eine viel stärkere ist. Stets
kann man dies als ungünstiges Zeichen auffassen. Mit dem Durchblutungsfaktor ändert sich auch die Temperatur der Haut. Andererseits haben niedrige
Außentemperaturen wiederum erheblichen Einfluß auf die Thermoregulation
des Organismus, insofern reflektorisch der Zustrom zu den Hautgefäßen ab-
gedrosselt wird, als Schutzmaßnahme gegen zu großen Wärmeverlust.

Wir können deshalb gesetzmäßig eine ganze Reihe von Veränderungen der
Farbe im peripheren Hautgebiet feststellen, die deutlich verschiedene Kreis-
laufzustände erkennen lassen.

Eine rote, oder rosig aussehende Haut zeigt stets an, daß nicht nur eine
reichliche Capillardurchblutung mit relativ weiten Gefäßen und schnellem
Strom vorhanden ist, sondern daß die Reduktion des Oxyhämoglobin in den
Capillaren durch die schnelle Passage gering ist. Eine derartige Haut ist stets
ein Zeichen guten Kreislaufzustandes, ja sogar unter Umständen erhöhter
Zirkulation. Leert sich die Peripherie durch Kontraktion der Arteriolen, oder
aber durch Verminderung der gesamten strömenden Blutmenge, dann schließen
sich die peripheren Capillaren und es entsteht eine blasse Haut, es wird wenig
Wärme abgegeben. Zwei Möglichkeiten bestehen: Fühlt sich diese blasse Haut
noch warm an, so ist der arterielle Zufluß an sich nicht gedrosselt, aber der
Capillarstrom kurz geschlossen; die meisten Capillaren befinden sich im Kon-
traktionszustand. Umgekehrt findet man eine kalte, blasse Haut, dann ist auch
der Zustrom verkleinert, d. h. es sind die Arteriolen und arteriellen Capillaren verengt. Bei kalter und bläulicher Haut, so wie sie bei niederen Außentemperaturen
und auch bei starker Abkühlung nach langen Operationen manchmal festzustellen ist, sind die Arteriolen verengt, die Capillaren weit, aber der Blutstrom verlangsamt. Der bläuliche Schimmer ist durch die starke Reduktion
des Blutes bedingt. Endlich kann es unter Kreislaufkatastrophen auch zu
reversiblen Stasen im Capillargebiet kommen, dadurch nämlich, daß der Blutdruck außerordentlich sinkt und die Herzleistung nicht mehr ausreicht, um die
entfernteren Capillargebiete mit genügend Blutstrom zu versorgen. In solchen
Fällen findet man gewöhnlich die entferntesten Regionen der Extremitäten
sich langsam abkühlen, wachsartig blaßbläulich werden und diese Abkühlung
und Blässe zentralwärts aufsteigen, wenn keine Besserung eintritt.

Für die Narkosesteuerung im engeren Sinne können wir all diese Veränderungen der Hautfarbe als sehr wichtige Symptome zur Beurteilung des Kreislaufzustandes ausnützen, da die Schlaftiefen bei den verschiedenen Mitteln
mit Veränderungen der Blutverteilung, der strömenden Blutmenge, des Blutdruckes parallel gehen.

Vor Beginn jeder Narkose ist die Eigenfarbe der Haut und der Durchblutungsfaktor zu überprüfen, damit man sich überzeugt, ob schon vor dem Beginn der Anflutung eine krankhafte Veränderung vorhanden war, oder ob normale Bedingungen gegeben sind.

Hierbei spielt die Feststellung einer Anämie für das Narkosegeschehen eine besonders wichtige Rolle, da sie mit erhöhter Shock- und Narkoseempfindlichkeit gleichbedeutend ist.

Über die Bedeutung des Hämoglobingehaltes braucht nicht viel ausgesagt zu werden. Jeder Laie weiß, daß beim *Sinken des Hämoglobingehaltes oder bei der Veränderung der roten Blutkörperchenzellen* Hautblässe entsteht. Hämoglobinwerte von 40 und 50% gelten unter erfahrenen Chirurgen an sich als Kontraindikationen für operative Eingriffe. Sie gelten auch im großen und ganzen als Kontraindikationen für Narkosen eingreifenderer Art oder tieferen Grades. Die strömende Blutmenge braucht bei dem Vorhandensein einer Anämie durchaus nicht verringert zu sein, sie kann normal sein. Auch die Blutdruckwerte können normal sein, aber es hat sich immer wieder gezeigt, daß der Kreislauf dieser Patienten gegen allerlei schädigende Einflüsse hochempfindlich ist, offenbar im Zusammenhang damit, daß die Anämie als solche schon einen guten Teil der Kreislaufregulatoren zur normalen Deckung des Sauerstoffbedarfes beansprucht hat.

Im Gegensatz zu einer echten primären Anämie finden wir bei der sekundären Anämie durch Blutverlust meistens niedrigere Blutdruckwerte und herabgesetzte strömende Blutmengen. Auch derartige Patienten sind narkoseempfindlich, erholen sich aber gewöhnlich rasch aus ihrem schlechten Zustand. Ist man dennoch gezwungen, bei hochgradiger Anämie eine Narkose vornehmen zu müssen, so empfiehlt es sich, eine Bluttransfusion vorauszuschicken. Kann dieselbe nicht mehr durchgeführt werden, so soll wenigstens mit leichten Narkotica, eventuell in Kombination mit lokalanästhetischen Mitteln, und vor allem unter Verwendung von hohen Sauerstoffprozenten gearbeitet werden. Meistens kommt man bei diesen anämischen Menschen aus Gründen, die uns nicht ganz klar sind, mit den Gasnarkotica allein aus.

Veränderungen anämischer Patienten während der Operation und Narkose sind im allgemeinen schwieriger zu beurteilen, als Veränderungen beim normalen. Geringe Asphyxien verändern die Hautfarbe, vor allem im Bereich des Gesichtes, in ein unbestimmtes Graublau. Oft leidet in der Praxis die Beobachtung feinerer Farbunterschiede unter dem Mangel geeigneter Beleuchtung des Patientengesichtes. Es darf sich der Narkotiseur zur Kontrolle der Hautfarbe ein völliges Abdecken des Gesichtes oder ein Arbeiten im tiefen Schatten nicht gefallen lassen. Da der gesamte Körper unter sterilen Tüchern verborgen liegt, so bleibt ihm als geeignete Beobachtungsstelle im allgemeinen nur der Kopf bzw. das Gesicht.

Während der Anflutungsphase treten regelmäßig Veränderungen der Hautfarbe ein, die sich nur in relativ geringem Maße bei den verschiedenen Mitteln unterscheiden. Bei den Gasnarkotica, mit gleichbleibendem oder erhöhtem Blutdruck ist im Durchschnitt die Hautfarbe stets rosa und die Haut selbst gut durchblutet. Bei dem Narcylen, welches ganz besonders kreislaufmobilisierend und blutdruckerhöhend wirkt, fanden wir sogar meistens, daß der Patient während der Narkose besser aussieht als vorher. Beim Pressen kann es vorübergehend natürlich unter jeder Narkose zu Atemstillstand mit bläulicher Verfärbung kommen, die bei Lösung der Hyperventilation wieder nach wenigen Sekunden verschwindet.

Solange die Haut gut durchblutet ist, Rötung der Haut vorhanden ist, darf dies als Zeichen angeregter und guter Herztätigkeit mit großem Schlagvolumen gedeutet werden. Ferner ist die Blutverteilung in allen diesen Fällen stets so, daß die zentralen Gebiete relativ gut ausgeschüttet und die Peripherie gut gefüllt ist. Die Stromgeschwindigkeit in den Gefäßen ist rasch, und bei Incisionen in die Haut oder auch in die Muskeln findet man stets reichliche capilläre Blutungen und ein erhebliches Spritzen kleiner und kleinster Arteriolen. Man findet ferner ein gut oxydiertes Blut. Eine gut durchblutete Haut ist stets ein Zeichen einer relativ geringen Schlaftiefe. Wir finden sie fast immer nur im I. und II. Stadium und höchstenfalls bis zum 1. Abschnitt des Toleranzstadiums.

Im *Verlauf des Toleranzstadiums*, insbesondere bei längeren Narkosen und unter Verwendung von starken Narkotica, treten gesetzmäßige Verschiebungen des Blutes aus der Peripherie in die venösen Räume der Bauchhöhle und der größeren Organe der Leibeshöhle auf. Während im III 3 Stadium im allgemeinen der Kreislauf und damit die Hautdurchblutung sich in gutem Zustand befinden (Ausnahme Chloroformblässe), beginnt spätestens in Stadium III 3 die Depression, es bildet sich allmählich ein Kollapszustand aus. Kürzlich sind ja die sog. Blutdepots 1., 2., 3. Ordnung von REIN, EPPINGER, WOLLHEIM und NISSEN ausführlicher besprochen worden. Als ein primäres echtes Blutdepot 1. Ordnung gilt nur die Milz, während Blutdepots 2. und 3. Ordnung, die Leber und andere Organgebiete, im allgemeinen nur vorübergehend vermehrte Blutmengen durch Rückflußbehinderung aufnehmen, ohne daß das hier befindliche Blut stehen bleibt und dem Kreislauf vollkommen entzogen wird. Die Veränderungen der Gefäßweiten sind zentral bedingt. Der Zustand des Vasomotorenzentrums in der Narkose ist ausschlaggebend für den Verlauf.

Wie im einzelnen sich die Dinge während der Narkose verhalten, ist noch recht ungeklärt. In der Hauptsache aber dürfte in den erweiterten größeren, venösen Gefäßen der Strom erhalten bleiben, während in der Peripherie mancherorts vielleicht auch kleine venöse Stasen auftreten. Das Leerwerden der Peripherie und die Auffüllung der Blutdepots äußern sich nun bezüglich der Anästhesie darin, daß die feinen Capillaren im Hautgebiet leer laufen, wenigstens zum größten Teil. Die Kontraktion der Gefäße des subpapillären Raumes in der 1. Phase des Shockes kann als Ausgleichmechanismus zur Erhaltung genügender kurzgeschlossener Zirkulation und Erhaltung des Blutdruckes angesehen werden. Die Ernährung der Haut wird nur noch in herabgesetztem Maße durchgeführt. Die Haut wird blaß, die Gesichtsfarbe blaß, Cyanosen imponieren nun nicht mehr durch ihre blaurote Farbe, sondern es kommt zu einem Blaugrau der Haut, der Wangen, des Ohrläppchens u. dgl. mehr. In diesem Zustand kann die Herzkraft herabgesetzt sein, wenn es sich um schwache und um geschwächte alte Individuen handelt, oder wenn eine Herzkrankheit vorgelegen hat.

Blasse Haut kündet demnach fast immer einen ungünstigen Zustand des Patienten an, bedeutet aber noch keine unmittelbare Lebensgefahr. Entscheidend für die Beurteilung einer vorliegenden starken Blässe des Patienten ist die Höhe des Blutdruckes. Handelt es sich um einen gesteigerten Blutdruck oder normalen Blutdruck mit frequentem Puls, dann kann es sich um Zeichen einer Sympathicuserregung irgendwelcher Art handeln, ein Zustand, der mit den primären Phasen des Shocks identisch sein kann und unter Umständen irgendwelche Beziehungen zu einer Ausschüttung von Adrenalin aus den Nebennieren hat. Die Kontraktion der peripheren Gefäße hat die Kompensation noch geleistet. Ist dagegen der Blutdruck gesenkt, dann handelt es sich um die 2. Phase des Shocks, diejenige von depressivem Charakter und um das, was wir eben den Operationsshock in engerem chirurgischem Sinne zu nennen pflegen. Der interne Mediziner würde der heutigen Nomenklatur nach eher geneigt sein, von Kreislaufkollaps zu reden. Es ist klar, daß dieser Kollaps erheblich ungünstiger zu beurteilen ist als der primäre Shock; jedoch sei daran erinnert, daß der Erregungsphase immer eine reaktive Ermüdung und Erschlaffung zu folgen pflegt, so daß diejenigen Patienten, welche durch irgendwelche Umstände blasse Haut bei hohem Blutdruck zeigen, nach einiger Zeit mit ziemlicher Sicherheit in die negative Phase geraten.

Bemerkt der Narkotiseur Veränderungen der Hautfarbe seines Patienten in dem genannten Sinne, so wird er auf alle Fälle mit der Narkosedosierung zurückhaltend sein und möglichst viel Sauerstoff zuführen müssen, um die verschlechterten Oxydationsbedingungen auszugleichen.

Manche Narkotica, so z. B. das Chloroform, verursachen sehr frühzeitig eine Depression des Kreislaufes und eine außerordentliche Verminderung der Hautdurchblutung, welche nicht zentral bedingt ist, sondern auf einer direkten Schädigung des Herzmuskels beruht. In diesem Falle ist in überwiegendem Maße die Blutdrucksenkung eine Folge der verminderten Herzkraft. Die für die Chloroformnarkose so typische Blässe des Gesichtes erklärt sich demnach als ein Mangel von Durchblutung der Peripherie durch die sinkende Herzleistung, und nicht nur als ein Versagen des Vasomotorenzentrums. Daß diese primäre Veränderung natürlich letzten Endes zu genau demselben Bild des Kreislaufkollapses wie bei längeren Narkosen durch andere Mittel führt, ist ohne weiteres klar.

Das *Chloroformgesicht* wird von allen Autoren als blaß und bei leichter Cyanose grau, ganz im Gegensatz zu dem Aussehen des mit Äther Narkotisierten beschrieben.

Unter Äther finden wir im I. und II. Stadium eine vermehrte Durchblutung der Peripherie und daher hochrotes, gedunsenes Gesicht und rote, stark durchblutete Haut, bis zur Mitte des Toleranzstadiums, und erst im 3. Abschnitt des Toleranzstadiums leichte Blässe, die im 4. Abschnitt allmählich einer leicht cyanotischen Farbe weicht.

Typisch für die *Avertinnarkose* ist im Gegensatz zu diesen Verhältnissen die erhebliche Senkung der strömenden Blutmenge rein zentraler Natur. Es handelt sich um eine starke und frühzeitige Depression des Vasomotorenzentrums, trotzdem die Herzleistung an sich nicht nennenswert beeinträchtigt wird. Infolgedessen erklärt sich die Blutdrucksenkung bei der Avertinnarkose als in der Hauptsache durch ein Nachlassen des Gefäßtonus, insbesondere der Vasomotoren, verursacht. Hinzu kommt nun, daß bei dem Avertin auch noch sehr frühzeitig Atemdepression einsetzt, und zwar so, daß bis zu Beginn des Toleranzstadiums die Durchblutung der Peripherie noch relativ gut ist, aber zu diesem Zeitpunkt meist schon die Sauerstoffsättigung durch verminderte Ventilation nachgelassen hat. Insofern *ist das typische Avertingesicht bläulichrot.* Spuren von Sauerstoffmangel machen sich meistens während des Durchlaufens der Gipfelkurve bemerkbar, also bei relativ hoher Dosierung zwischen der 10. und der 30. Minute. Während unter Narcylen und Äthylen fast niemals andere als rosige, fast blühende Gesichtsfarbe zu sehen ist, läßt man es leider noch immer unter N_2O zu leichten Dauercyanosen kommen, so daß viele glauben, das typische Lachgasnarkoseantlitz sei bläulich anstatt rosa.

Die Veränderungen der Durchblutung der Haut führen auch zu Veränderungen ihres Turgors. Während bei den meisten jüngeren Personen die Haut straff gespannt ist, so wird sie während der Narkose im allgemeinen schlaff.

Wichtige Veränderungen in den Gesichtszügen des Patienten während der Narkose können oft die Erkennung des Allgemeinzustandes erleichtern. Während der Exzitationsphase, d. h. der Zeit ausreichender peripherer Durchblutung sieht stets das Antlitz des Patienten gedunsen aus, während der Zeit mangelhafter Durchblutung verfallen; tritt Spannen und Pressen im II. Stadium auf, so bekommt das gedunsene Antlitz eine blaurote Verfärbung. Es werden Hals- und Schläfenvenen deutlich prall gefüllt und sichtbar. Bei Herzdekompensationen sind sie ebenfalls gestaut, im Operationsshock dagegen leer und nicht gut erkennbar. Im Kollaps und nach längeren eingreifenden Narkosen finden wir ferner die Augen umschattet, die Augenhöhlen dunkel blaugrau gefärbt, tiefliegend, dementsprechend die Wangenknochen stärker hervortretend als sonst. Diese Veränderungen sind nicht nur die Folge eines Erschlaffens der glatten Muskulatur der Augenhöhlen mit Zurücksinken des Bulbus im Sinne einer Sympathicuslähmung und entstehendem Enophthalmus, sondern auch die Folge einer schlechten Durchblutung dieser Hautregionen der Lider und einem Erschlaffen der zugehörigen, quer gestreiften Muskulatur und der Cutis selbst.

Cyanose ist stets als ein sicheres Zeichen des Sauerstoffmangels aufzufassen, sie ist mit einer Kohlensäureintoxikation meist gepaart. Kohlensäureintoxikation allein führt zu der sog. grauen Asphyxie, Sauerstoffmangel zur blauen Asphyxie. Kohlensäureüberhäufung oder Kohlensäurevergiftung eines Individuums verursachen bei ausreichender Sauerstoffversorgung eine graubläuliche Gesichtsfarbe. Das Dunklerwerden des Blutes in der Peripherie, welches sich unter einem derartigen Zustand allmählich einstellt, ist eine Folge der als Säure und als Narkoticum wirkenden Kohlensäure auf den Kreislauf und die Atmung.

Besonders schwer fällt die Beurteilung des Zustandes, wenn die Hautfarbe durch Rasseeigentümlichkeit stark pigmentiert ist oder krankhaft verändert ist. Bei Gelbsucht macht sich z. B. eine Cyanose durch ein Violettwerden der Ohrläppchen und der Wangen sowie der übrigen, gut durchbluteten Körpergebiete bemerkbar. Ikterus erschwert erheblich die Kreislaufbeurteilung nach dem Zustand der Haut, weil sehr oft diese Patienten an sich labil und heruntergekommen sind. Durch Mischung des bläulichen Blutes mit dem Gelb der Hautfarbe kommt es außerdem in den verfallenen Partien sehr oft zu einem grünlichgelben Eindruck (wie KOKOSCHKA). Bei dunkleren Rassen wird die Beurteilung immer schwieriger, aber auch hier vermag der Geübte im Gebiet der Lippen und der Schleimhäute sichere Anhaltspunkte für die Beurteilung des Zustandes zu gewinnen. Verschlechterungen der Blutversorgung oder der Sauerstoffsättigung führen sehr frühzeitig zu einer Veränderung im Mondgebiet des Nagels. Dieser schimmert dann bläulich.

Wir sind beim Tierexperiment in genau derselben Weise auf die Beachtung des Gebietes um die Schnauze, der Zunge, des Zahnfleisches und der Pfoten zur Erkennung einer Asphyxie angewiesen, weil das Fell die Veränderungen der Haut verdeckt.

6. Veränderungen im Operationsfeld als Zeichen der Narkose.

Von dem Operateur muß verlangt werden, daß er sich nicht gänzlich dem Willen des Narkotiseurs und dessen Steuerung der Narkose unterwirft, sondern aktiv an der Beobachtung des Allgemeinzustandes des Patienten teilnimmt. Diese Gefahr besteht in Deutschland allerdings viel weniger als im Ausland, weil bei uns die volle Verantwortung für den guten Ausgang der operativen Gesamthandlung der Chirurg trägt und er somit auch mitverantwortlich für die gute Durchführung der Narkose ist. Meistens ist der Operateur viel früher in der Lage, eine Senkung der Sauerstoffversorgung des Blutes im Operationsfeld bei besten Beleuchtungsverhältnissen wahrzunehmen, und deshalb verpflichtet, dem Narkotiseur jeweils Mitteilung zu machen. Es muß zur Erhaltung der Sicherheit der Narkose eine reibungslose Zusammenarbeit zustande kommen.

Atem- und Kreislaufkatastrophen pflegen sich im Operationsgebiet sofort durch Veränderung der Blutfarbe und Veränderung der Durchblutung anzukünden. Insbesondere die Muskeln sind es, welche derartige Feststellungen erleichtern. Bei Senkung des Blutdruckes und Verminderung der strömenden Blutmenge quillt trotz Frequenzsteigerung des Herzens nicht mehr so reichlich Blut aus dem Gewebe, aus der Muskulatur, aus den Organen und es verändert sich das Aussehen dieser Gebilde. Gut durchblutetes, gesundes tierisches und menschliches Gewebe ist im Normalzustand rotleuchtend und durchschimmernd, dagegen im schlecht durchbluteten Zustand stets trübe und ohne Leuchtkraft. Bei herannahender Kreislaufkatastrophe verschwindet die capilläre Blutung im Muskelgebiet und es wird die Muskulatur rosa und undurchsichtig, so wie man es am toten Tier zu sehen gewohnt ist.

Andererseits bekommt der Operateur auch manchmal Blutdruckerhöhungen, Vermehrung der Blutmenge und vermehrte Capillardurchblutung in unangenehmer Weise zu spüren, bevor der Narkotiseur über die Steigerung der Kreislauftätigkeit Bescheid weiß. Jeder Preßakt, jede Vermehrung des Muskeltonus und jede Spannung, jede motorische Unruhe führt zur vorübergehenden Blutdrucksteigerung und daher zu einem vermehrten Spritzen der kleinen Gefäße im Operationsfeld, vor allen Dingen zur vermehrten capillären Blutung. Das Gesichtsfeld im Operationsgebiet wird mit Blut überschwemmt und der Verlauf der Operation gestört. Ein Übermaß von Unterbindungen wird erforderlich, und es tritt Zeitverlust ein. Derartige Vorkommnisse sind natürlich typisch für eine geringe Schlaftiefe, insbesondere für das Exzitationsstadium. Sie sind aber auch typisch für die hohe Dosierung mit bestimmten Gasnarkotica, vor allem dem Narcylen. Deshalb muß man die Dosierung hier im Sinne einer möglichst geringen Anregung des Kreislaufes halten, um die Tätigkeit des Operierenden zu erleichtern.

Dekompensationen eines Herzfehlers führen nicht nur zu Unregelmäßigkeiten des Pulses, sondern vor allen Dingen zu Stauungen im Venengebiet. Der Operateur merkt dies daran, daß in seinem Operationsfeld die arterielle Blutung abnimmt, die venöse Blutung dagegen zunimmt. Derartige Kranke sehen bläulichrot und gedunsen aus, die Venen sind prall mit dunklem oder gar schwärzlichem Blut gefüllt und es kann der Abbruch der Operation erforderlich werden.

7. Die Veränderungen der Muskulatur als Zeichen der Schlaftiefe.

Ich pflege zwischen einer relativen und absoluten Entspannung der quergestreiften Muskulatur bei der Narkose zu unterscheiden. Erstere tritt bald nach Bewußtseinsverlust, ja sogar im Dämmerzustand ein. Wir haben auch im Schlaf bei dem Ermüdeten einen Entspannungszustand, der nur relativ ist, weil er jederzeit unterbrochen werden kann. Ein relativer Entspannungsgrad, wie er bei den Rauschnarkosen im analgetischen Stadium und bei den Gasnarkosen absichtlich verwendet wird, eignet sich nur zur Vornahme kleiner Eingriffe, aber niemals zur Ausführung größerer Operationen. Auch bei der Lachgasnarkose bleiben wir oft in einer Phase, die nur relative Entspannung bewirkt und wahrscheinlich an der Grenze zwischen dem I. und II. Stadium liegt. Sie muß bei resistenten Patienten dann durch Ätherzufuhr und Vertiefung der Narkose zu einer absoluten Entspannung vervollkommnet werden. Das Typische des relativen Entspannungszustandes ist die Tatsache, daß hierin kleine chirurgische therapeutische Maßnahmen bei völliger Anästhesie und vollkommener retrograder Amnesie vorgenommen werden können, daß dabei reaktiv der Patient jedoch oft vollkommen unbewußte, motorische Abwehrbewegungen ausführt, die länger dauernde Eingriffe stören.

Die absolute Entspannung liegt immer jenseits des Exzitationsstadiums und beginnt mit dem Toleranzstadium. Eine derartige Entspannung der Muskulatur kann nicht mehr durch Schmerzreaktionen durchbrochen werden. Während bei der relativen Entspannung im großen und ganzen die Willensimpulse, d. h. alle bewußten Abwehrreaktionen und auch ein großer Teil der Schmerzreaktionen, ausgeschaltet und erloschen sind, aber noch niedrigere Zentren reagieren und koordinierte Abwehr- und Fluchtbewegungen auslösen können, so handelt es sich bei der absoluten Entspannungsphase, um eine echte Lähmung der motorischen Großhirnzentren.

Da der Narkotiseur im großen und ganzen am Kopfende des Patienten sitzt und von hier aus seine Narkose steuert, so ist er gezwungen, die Muskulatur besonders im Gesichtsbereich zu beachten und von hier aus Schlüsse auf den Entspannungszustand der gesamten, quergestreiften Muskulatur zu ziehen. Deshalb ist es in der Regel so, daß er die Entspannung des Patienten am Nachlassen der Kiefersperre und am Nachlassen der Nackensteifigkeit feststellt, sofern der Kranke nicht erst nach Erreichung des Toleranzstadiums von der Bahre auf den Operationstisch gehoben wird. In diesem Falle werden die Wärter von selbst abwarten, bis das II. Stadium motorischer Unruhe abgelaufen und die Entspannung im Gebiet der Extremitäten und des Rumpfes eingetreten ist. Einen Patienten mit Muskelrigidität im Bereich des II. Stadiums für die operativen Zwecke geeignet zu lagern, ist nämlich meist ein Ding der Unmöglichkeit. Das gilt vor allen Dingen z. B. für die Lagerung zur Thorakoplastikoperation. Patienten im II. Stadium wehren sich häufig noch unbewußt gegen die Einnahme einer bestimmten Körperstellung, und es wird durch den Versuch, eine bestimmte Position zu fixieren, oft die Anflutung selbst gestört.

Der Narkotiseur muß wissen, in welchem Bereich operiert werden soll. Handelt es sich um eine Operation in der Peripherie, z. B. an den Extremitäten, im Kopfgebiet, so wird er über eine leichte chirurgische Narkose (III 1) nicht hinauszugehen brauchen, weil die quergestreifte Muskulatur der Peripherie schon zu einem recht frühen Zeitpunkt in eine ausgiebige Entspannung gerät. Für alle derartigen Eingriffe reicht eine Schlaftiefe vom 1. Abschnitt des Toleranzstadiums oder eine sog. leichte chirurgische Narkose vollkommen aus. Es wäre ein Fehler, weiter mit der Narkose vorzudringen. Wird dagegen eine Laparotomie vorgenommen, dann muß man dafür sorgen, daß der Operateur erst dann seinen Bauchschnitt beginnt, wenn völlige Entspannung der Bauchdecken erzielt worden ist. Da in diesem Zustand im allgemeinen der Patient auf dem Operationstisch liegt und das Operationsfeld abgedeckt ist, so ist es sehr ratsam, den Operateur die Entspannung der Bauchdecken selbst prüfen zu lassen, da er und nicht der Narkotiseur steril ist. Allerdings darf der Narkotiseur sich nicht von dem Urteil des Operateurs voll abhängig machen. Die Bauchdeckenentspannung muß unbedingt in Übereinstimmung stehen mit den übrigen Symptomen der Anästhesie. Gerade im Bereiche des Bauches, bei Vorhandensein von Tumoren, bei schwerkranken Patienten, insbesondere bei Frauen, die oft geboren haben, kann man sich über den Entspannungsgrad sehr täuschen. Es gibt Personen, welche an sich kräftige und stark gespannte Bauchdecken besitzen und andere wiederum, welche schlaffe und schlecht entwickelte Bauchdecken haben. Daß es bei den ersteren schwieriger und wichtiger ist, eine motorische Lähmung herbeizuführen und daß man bei letzteren mit niedrigeren Schlaftiefen auskommt, versteht sich wohl von selbst.

Für bestimmte Operationen ist ausgiebige Entspannung der Muskulatur unbedingtes Erfordernis. Um ein Beispiel herauszugreifen, sei die Meniscusoperation erwähnt, welche nur dann störungslos und leicht durchführbar ist, wenn der Tonus der Oberschenkelmuskulatur und der Tonus der Gelenkspanner aufgehört hat. Andernfalls kann nämlich der Gelenkspalt nicht genügend durch Zug eröffnet werden, um das Blickfeld und Arbeitsfeld in der Tiefe frei zu bekommen. Ähnliches gilt auch für die Entfernung von freien Körpern aus dem Kniegelenk oder anderen Gelenken. Die vorzügliche Entspannung, welche nach Lumbalanästhesie auftritt, ist der Grund, warum diese Methode sehr oft für die Kniegelenksoperationen Anwendung findet.

Nicht unwichtig ist die Beachtung der Veränderungen der mimischen Muskulatur, und zwar zuerst die Erregung und dann die Lähmung. Bei Beginn der Narkose und im II. Stadium kommt es öfters zu einer Grimmassierung, vor allen Dingen ist für das II. Stadium der Masseterkrampf und die hiermit in Zusammenhang stehende typische Gesichtsveränderung charakteristisch. Durch Eintritt in das Lähmungsstadium macht das vorher gespannt aussehende Antlitz nunmehr einen ausdruckslosen, schlaffen Eindruck. Gleichzeitig beginnt der Unterkiefer durch Verlust des Massetertonus herabzusinken. Da der Masseter zu den peripheren, quergestreiften Muskeln gehört und relativ frühzeitig gelähmt wird, kann das Herabsinken des Unterkiefers als ein Zeichen allgemeiner peripherer Entspannung aufgefaßt werden, aber es darf dieser Zustand noch nicht als Beweis für eine Bauchdeckenentspannung betrachtet werden.

Wie wir in dem Atmungskapitel erwähnt haben, kann der Krampf der Kaumuskulatur zu unangenehmen Komplikationen dadurch führen, daß Kiefersperre entsteht, die schwer zu beseitigen ist.

Die quergestreifte Muskulatur fällt nicht in allen Regionen zu gleicher Zeit aus, sondern wir haben die Erfahrung gemacht, daß mit Übergang in das Toleranzstadium eine bestimmte Reihenfolge innegehalten wird, und zwar kann man sagen, daß die gesamten peripheren Muskeln der Extremitäten, des Gesichtes und des Halses sowie des Rumpfes ziemlich gleichzeitig ausfallen, mit Ausnahme derjenigen Muskulatur, welche in engerem Sinne für die Atemvorgänge notwendig ist. Die auxilliäre Atemmuskulatur im Gebiete der Brust fällt etwas später aus als die Muskulatur der Extremitäten. Hingegen ist auch diese gelähmt, wenn noch der Tonus der Bauchdeckenmuskulatur relativ gut erhalten ist. Mit der Reihenfolge dieser Ausfallserscheinungen hängt der Übergang von der Thorakalatmung in die reine Bauchatmung bei Eintritt in das Toleranzstadium zusammen.

Die Lähmungszone für die Bauchdecken ist außerordentlich breit. Bei der leichten chirurgischen Narkose ist noch ausgiebige Spannung des Rectus, der Obliqui und des Musculus transversus vorhanden. Während der chirurgischen Vollnarkose ist die Entspannung so vollkommen, daß mehr oder weniger alle Eingriffe durchgeführt werden können, obwohl noch kein vollkommener Tonusverlust der Bauchdecken eingetreten ist. Dieser kommt erst im 3. und 4. Abschnitt des Toleranzstadiums zustande und ermöglicht einen außerordentlich guten Überblick in der Bauchhöhle und das Arbeiten in großen Tiefen. Erst in diesem Stadium ist der Entspannungsgrad mit demjenigen zu vergleichen, welchen wir durch sog. hohe spinale Anästhesien zu erzielen imstande sind.

Am weitaus resistentesten unter allen quergestreiften Muskeln ist das Zwerchfell. Im 4. Abschnitt des Toleranzstadiums macht sich frühestens eine Depression seiner Tätigkeit geltend, und im IV. Stadium kann es zu einer echten Lähmung des Zwerchfells kommen. Daß diese als ein übles Zeichen aufgefaßt werden muß, dürfte ohne weiteres klar sein. Merkwürdigerweise kann man die Beobachtung machen, daß im Zustand bedrohlichster Asphyxie doch noch reflektorisch die Rippenheber gereizt werden können und es auf diese Weise zu vergeblichen terminalen Atemzügen kommt; vergeblich, weil das gelähmte Zwerchfell bei den Inspirationsversuchen passiv mit in die Brusthöhle eingesogen wird.

Während der Abflutungsphase kehrt der Tonus der Muskulatur in umgekehrter Reihenfolge wieder zurück. Zuerst macht sich also die Rückkehr der
Bauchdeckenspannung und dann Spannungen im Gebiet der peripheren Muskulatur bemerkbar. Jedoch treten entsprechend dem viel milderen Geschehen
bei der Abflutung niemals so heftige Tonussteigerungen und motorische Unruhezustände ein, wie bei der Anflutung während der Exzitation, es sei denn
bei Potatoren, welche durch bestimmte Narkotica in psycho-motorische Erregung versetzt werden können.

Die Veränderungen der quergestreiften Augenmuskulatur fallen unter die
Augensymptome und werden in dem speziellen Abschnitt besprochen werden.

Auch auf die glatte Muskulatur üben die Narkotica eine Reihe von Wirkungen
aus. Allerdings wissen wir darüber nicht sehr viel. Sie können zum größten Teil
nicht als Zeichen der Anästhesie verwendet werden, weil diese Veränderungen
sich unserer direkten Beurteilung entziehen (vgl. Kap. III 5 u. 6).

8. Die Augenzeichen.

Unter den Augenzeichen der Anästhesie spielen folgende eine wichtige Rolle:
1. Die Veränderungen der Lidmuskulatur (Orbicularis oculi),
2. die Bulbusbewegungen und Tränenzeichen,
3. der Lidreflex,
4. der Cornealreflex und Conjunktivalreflex,
5. Pupillenzeichen und Lichtreaktion,
6. die Zeichen der glatten Muskulatur.

a) Muskelzeichen des Orbicularis oculi.

Im Normalzustand zu Beginn der Narkose ist das Lid geschlossen. Während
des Excitationsstadiums kommt es zu einem Zusammenpressen der Lider durch
Vermehrung des Tonus der gesamten quergestreiften Muskulatur, an welchem
der Orbicularis oculi beteiligt ist. Der Versuch, nunmehr das Oberlid vom
Unterlid zu trennen und das Auge zu öffnen, stößt auf erheblichen muskulären
Widerstand. Läßt man los, so schließen sich die Augen unter einem leicht
klappenden Geräusch, die Augenlider stehen förmlich unter Federspannung.
Kann dieses Phänomen ausgelöst werden, so befinden wir uns mit Sicherheit
im II. Stadium.

Ist der Orbicularis oculi mit der übrigen quergestreiften Muskulatur entspannt, so öffnen sich ganz allmählich von selbst die Lider. Wir haben es je
nach dem Entspannungsgrad bei der leichten chirurgischen Narkose mit einem
nicht stark gespannten Orbicularis und noch geschlossenem Auge zu tun. Im
4. Abschnitt des Toleranzstadiums ist das Auge fast ganz offen und im asphyktischen Stadium endlich weit offen.

b) Bulbusbewegungen und Tränenzeichen.

Die Augenbewegungen spielen während der Narkose eine wichtige Rolle.
Bei Bewußtseinsverlust und während der Exzitation wandert der Augapfel
meistens von der einen nach der anderen Seite. Er kann aber auch bei manchen
Personen gelegentlich einmal von vornherein ziemlich still in Mittelstellung
stehen bleiben. Sind Bulbusbewegungen vorhanden, so darf man sicher sein,
nur einen leichten Narkosegrad vor sich zu haben. Die Bewegungen hören
automatisch auf, wenn die Muskulatur des Augapfels entspannt ist. Es tritt

dann eine Stellung der Augäpfel entsprechend den vorhandenen Spannungskräften der einzelnen Muskelgruppen auf. Ein ruhiger Bulbus ist entweder in Mittelstellung fixiert oder der Blick ist abwärts gerichtet. Jeder Patient mit dieser Bulbusstellung ist mit Sicherheit bewußtlos, und zwar ist die Anflutung beendet und die Unterhaltungsphase hat begonnen.

Während der Unterhaltungsphase der Narkose ist der Bulbus in charakteristischer Weise ruhig. Treten Augenbewegungen wieder auf, so kann man mit Sicherheit annehmen, daß der Patient wacher geworden ist und daß die Narkosetiefe sich verändert hat.

Bei allen Gasnarkosen bleibt im allgemeinen der Bulbus während der ganzen Dauer in Bewegung, entsprechend der relativ geringen Schlaftiefe. Bei allen Inhalationsnarkotica und anderen schwereren Mitteln dagegen befindet sich der Bulbus im Zustand der Toleranz in Mittelstellung und ohne Bewegung. HÖGYES beobachtete am Tier unter Chloroform ein mehrfaches Wechseln von Strabismuskonvergens und -divergens beiderseits. Bilaterale Augenbewegungen werden als Störungen oder Reizungen assoziierter Nervenzentren aufgefaßt. TREYES registrierte die Augenbewegungen am narkotisierten Hund und fand zuerst frequente, assoziierte Bewegungen, dann mit zunehmender Muskelerschlaffung, bei aufgehobener Sensibilität, eine Dauerablenkung nach außen oben, hervorgerufen durch Dauerkontraktion des Rectus superior und inferior und Erschlaffung des Rectus internus und externus. Strabismus divergens kommt auch beim Menschen manchmal vor.

Bei Betrachtung des Bulbus fällt der Zustand der Conjunctiva auf. Die Beobachtung ist nicht unwichtig, weil nämlich die Veränderungen in der Conjunctiva mit Reiz- und Lähmungserscheinungen von seiten der Tränendrüsen in allen Phasen parallel gehen. Während des Rauschstadiums bzw. des Exzitationsstadiums ist, entsprechend der nervösen Stimulierung, die Sekretion der Drüsen stark angeregt. Die Augen sind deshalb in typischer Weise mit Tränen gefüllt, feucht und glänzend. Diese Erscheinung hat nichts mit irgendwelchen örtlichen Reizen durch das Narkoticum zu tun, sondern ist allein bedingt durch zentrale Erregung des vegetativen Nervensystems, insbesondere des Sympathicus. Während der Exzitation befindet sich eben der Sympathicus im Reizzustand. Ein tränendes, nasses Auge ist daher stets ein sicheres Zeichen dafür, daß die Narkose nicht tief sein kann. Ist das Toleranzstadium erreicht, dann sistiert allmählich der Tränenfluß. Bei offenem Auge tritt eine gewisse Verdunstung von der Oberfläche der Schleimhäute ein, und die oberen Schichten der Bindehaut werden trockener. Je tiefer die Narkose, desto glanzloser und trockener ist deshalb das Auge.

Die Betrachtung der Bindehaut läßt meistens auch einen ziemlich sicheren Schluß auf den Kreislaufzustand des Patienten zu. Ganz abgesehen von Reizerscheinungen auf die Gefäße der Conjunctiva durch die narkotischen Mittel zeichnen sich hier alle analeptischen und Depressionsphasen des Gefäßsystems ab. Pralle Conjunctivalgefäße und Rötung der Conjunctiva sehen wir stets während der ersten beiden Stadien, entsprechend dem angeregten Kreislauf. Bei Kreislaufkollaps im Shock verblassen die Gefäße, sie werden leer und erscheinen nicht mehr als feine rote Linien. Demjenigen, welcher capillar-mikroskopisch schon beobachtet hat, ist die Erscheinung geläufig, daß bei gedrosseltem Kreislauf eine Trübung der Gewebe eintritt, welche offenbar auf Zustandsänderungen im Protoplasma beruht. Eine ähnliche Wahrnehmung kann man an den Augen machen. Im Moment der Katastrophe und beim sterbenden Menschen brechen die Augen, wie es im Volksmund heißt, d. h. sie werden glanzlos und trüb, die Pupillen sind maximal weit. Eine Gefäßzeichnung ist dann

nicht mehr gut zu erkennen. Wir möchten annehmen, daß diese Trübung mit
der Sauerstoffversorgung bzw. mit der Durchblutung in direktem Zusammenhang steht, und zwar mit Veränderungen im Eiweißzustand der betreffenden
Zellen zu tun hat. Es wird sich um eine Änderung der kolloidchemischen Struktur
des Eiweißes handeln, welche reversibel ist. Im Gegensatz zu den glanzlosen,
trüben Augen des sterbenden Menschen oder des Patienten im Shock haben
wir das Glanzauge des Basedowkranken, bei dem der Kreislauf maximal
mobilisiert ist. Mit dem Kreislaufzustand hängt auch aufs engste der intra-
okulare Druck zusammen.

Über Veränderung desselben während der Narkose weiß man nicht sehr
viel. Nach KOCHMANN und RÖMER soll er unter Äther nicht beeinflußt werden.
Dagegen findet man ein Sinken des intraokularen Druckes unter Chloroformnarkose parallel der Blutdrucksenkung. Subconjunctivale Einspritzungen
einer Kochsalzlösung erzeugen im allgemeinen eine Steigerung des intraokularen
Druckes. Dieser fällt unter Chloroformnarkose negativ aus. Die Gehirn- und
die Augengefäße sind unter tiefer Chloroformnarkose blutarm und verengt.
KOCHMANN fand einen Anstieg des Eiweißgehaltes im Kammerwasser nach Koch-
salzreizung. Auch dieses Phänomen wurde unter Chloroformnarkose negativ.

c) Der Lidreflex.

Unter dem eigentlichen Lidreflex versteht man einen reflektorischen Lid-
schluß, der durch Streichen des Oberlidrandes oder Hochheben des Oberlides
ausgelöst werden kann. Er hat an sich mit der Tonusveränderung des Orbicularis oculi nichts zu tun, kann aber nur positiv ausfallen, wenn der Orbicularis
oculi noch kontraktionsfähig ist.

d) Der Cornealreflex und Conjunctivalreflex.

Unter dem Conjunctivalreflex verstehen wir die Auslösung eines feinen
Lidschlages durch Reize auf dem Gebiet der Bindehaut, und unter dem Cornealreflex verstehen wir die Auslösung desselben Phänomens durch Berührun oder
Reiz der Cornea. Im allgemeinen haben wir die Erfahrung gemacht, daß
beim Tier der Conjunctivalreflex etwas längere Zeit erhalten bleibt als der
Cornealreflex, daß aber beim Menschen beide Reflexe ziemlich gleichzeitig
ausfallen. Dem Cornealreflex kommt die größere Bedeutung zu; er wird in
folgender Weise geprüft:

Die beiden Lider trennt man mit dem 1. und 3. Finger, mit dem 2. berührt
man dann die Cornea des betreffenden Auges. Da Verletzungen der Cornea
entstehen können, so ist es empfehlenswert, wenn dieser Reflex überhaupt ausgelöst werden soll, stets die betreffende Fingerkuppe mit Vaseline einzufetten.
Manche betasten auch die Cornea vorsichtig mit irgendeinem Instrument, das
vorne kugelig und glatt ist.

Große individuelle Unterschiede bezüglich der Corneareaktion kommen vor.
Die Art des Erfolges dieser Reaktion ist zur Beurteilung der Narkoseschlaf-
tiefe wichtig, aber nicht unbedingt zuverlässig. Während der Exzitation bis zum
1. Abschnitt des Toleranzstadiums einschließlich pflegt bei allen Individuen,
so auch beim Tier, der Cornealreflex positiv zu sein. Bei dem Übergang in den
vollen narkotischen Zustand kommt es dann allmählich zu einer trägen Reaktion
oder zu einer noch positiven Reaktion durch Summation der Reize im Sinne
REGNIERS, schließlich wird er negativ. Der Ausfall des Cornealreflexes steht
in gewisser Abhängigkeit von der Vorbereitungsweise des Patienten. Je stärkere
Mittel verwendet worden sind, desto frühzeitiger kann er träge oder ganz negativ
werden. Wiedererscheinen des Cornealreflexes ist ein sicheres Erwachungs-

symptom. Das Vorhandensein des normalen Reflexes der Conjunctiva und der Cornea gibt dem Narkotiseur die unbedingte Gewißheit, einen ungefährlicheren Grad von Narkosetiefe vor sich haben. Bei der genauen Prüfung ist es Vorschrift, mit den Augen abzuwechseln, weil nämlich die Empfindlichkeit bei wiederholten Prüfungen rasch abnimmt und ein träger Cornealreflex dann negativ werden kann.

Entsprechend der erreichbaren Narkosetiefe ist bei den Gasnarkosen dieser Reflex fast immer während der ganzen Dauer positiv. Es gibt aber Ausnahmen hiervon bei Kindern, bei Kachektischen und auch bei Schwerkranken.

Der Cornealreflex soll im allgemeinen nicht geprüft werden, weil durch die Prüfung Infektionserreger in das Auge gebracht werden können. Man wird von diesen Zeichen erst dann Gebrauch machen, wenn plötzlich Unsicherheit in der Beurteilung des Schlafzustandes eingetreten ist. Vor Prüfung dieses Zeichens sollen deshalb alle anderen Zeichen der Narkosetiefe beachtet werden. Nach Auslösen des Cornealreflexes ist es gut, zur Vorsicht die Augen zu waschen bzw. geringe Mengen gelber Augensalbe zwischen die Lider zu bringen, um die Schleimhäute zu desinfizieren und zu schonen. An manchen Kliniken ist die Prüfung des Cornealreflexes durch Berührung der Cornea und auch die Prüfung des Conjunctivalreflexes direkt verboten.

Der sog. PEARSONsche Reflex besteht darin, daß bei Druck auf die Mitte des Oberlides gegenüber der Cornea reflektorisch das Unterlid in der Richtung nach dem inneren Augenwinkel verzogen wird. Die Prüfung dieses Zeichens ist unzuverlässig. Das Zeichen ist in Deutschland in chirurgischen Kreisen fast unbekannt. Der PEARSONsche Reflex soll den Angaben von FLAGG entsprechend gleichzeitig mit dem Cornealreflex ausfallen.

e) Pupillenzeichen und Lichtreaktion.

Bedeutungsvoll für die Beurteilung des Zustandes eines Patienten sind im Gebiete der Augen die Pupillenreaktionen. Die Zeichen sind auf Grund des Innervationsschemas leicht verständlich. Drei physiologische Vorgänge müssen unterschieden werden:

1. Die Dilatation der Pupillen,
2. die Kontraktion der Pupillen,
3. die Lichtreaktion.

Wie aus dem beigefügten Schema hervorgeht, werden der Dilatator und der Sphincter von verschiedenen Nerveneinheiten versorgt, welche wiederum zu verschiedenen Zeiten des Narkosevorgangs gereizt und gelähmt werden. Daher entsteht ein so abwechslungsreiches Bild der Pupillenveränderungen während des Verlaufes einer Narkose.

Am *Tier* wurden von einer ganzen Reihe von Autoren die Augenreaktionen unter der Wirkung der Narkotica studiert. DOGIEL fand unter Chloroformnarkose schon im Exzitationsstadium eine erweiterte Iris und verminderte Lichtreaktion, im Toleranzstadium eine Verengerung der Pupille und negativen Lichtreflex. BUDIN und COYNE bestätigten dieses Ergebnis, teilten aber mit, daß diese Angaben nur für den Menschen und den Hund zutreffen. Die *Reaktionen der Pupille sind durchaus von den verschiedenen Innervationsverhältnissen abhängig. Je nach der Tierart kommen deshalb Variationen bezüglich der Entstehung von Mydriasis und Myosis vor* (SCHIFF und FOA). SPALITA sah Pupillenerweiterung im Exzitationsstadium und faßte sie als eine Reizung der Großhirnrinde bzw. eine Hemmung der Zentren für den Constrictor pupillae auf (KOCH). Bei Verwendung von Äther fand man die Pupillen während der

Exzitation am Tier erweitert, die Lichtreaktion mäßig herabgesetzt. Im Toleranzstadium dagegen enge Pupillen und negativen Lichtreflex. Bei Verwendung
von Chloräthyl wurde stets bei hohen Konzentrationen Pupillenerweiterung
und Exophthalmus beobachtet und diese Zeichen als asphyktische Symptome
gedeutet. Unter Lachgas wurden die Pupillen weit gefunden, wenn genügend
Sauerstoff vorhanden war.

Der Dilatator pupillae wird beim *Menschen* vom Sympathicus versorgt.
Es gehen Fasern vom Hals-Sympathicus zum oberen Cervicalganglion des Grenz-
stranges, von da aus zum Ganglion Gasseri und durch den ersten Ast des Trige-
minus durch den langen Ciliarnerven zum Dilatator der Pupillen. Der Sphincter
pupillae erhält dagegen parasympathische Fasern auf dem Wege des 3. Hirnnerven, des Oculomotorius, sie verlaufen durch das Ganglion ciliare und den
kurzen Ciliarnerven. Infolgedessen muß eine Dilatation resultieren, wenn der
Sympathicus gereizt wird, oder
der Sphincter gelähmt ist, und
eine Kontraktion eintreten,
wenn der Sympathicus gelähmt
ist oder der Sphincter gereizt
ist. Von diesen vier Möglichkeiten können aber gesetzmäßig während der An- und
Abflutung einer Narkose nur
ganz bestimmte Varianten vorkommen. Die Veränderungen
des Sympathicus, Reizung sowohl wie Lähmung, gehen
nämlich den Veränderungen
des Parasympathicus, welche
sich auf den Constrictor der
Pupillen beziehen, zeitlich bei

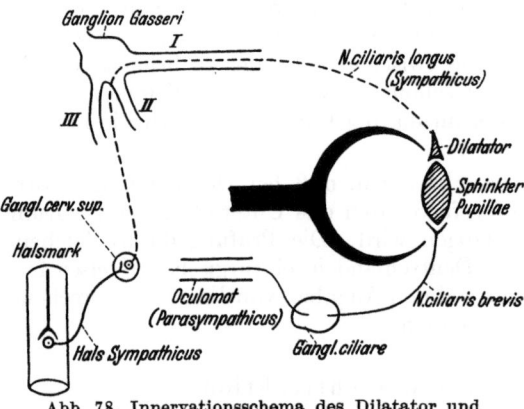

Abb. 78. Innervationsschema des Dilatator und
Sphincter pupillae.

der Anflutung voraus und folgen ihnen dementsprechend bei der Abflutung.
Die Veränderungen der Pupillengröße werden durch Drosselung bzw. Förderung
der Ciliargefäßdurchblutung beeinflußt. Bei einer Lähmung des zentralen
Parasympathicusanteils kommt es zu einer Dilatation der Pupille. Die Linse
drängt sich dann durch die Öffnung auf Grund der Eigenelastizität und
durch Füllung der ciliaren Blutgefäße nach vorne.

Es ergeben sich nun während der Narkose folgerichtig die pupillären Zeichen
der Anästhesie.

Einen Sympathicusreiz erhalten wir während der Initialphase der Narkose,
manchmal auch während der Exzitationsphase. Infolgedessen können wir
während dieses Zeitabschnittes vorübergehende Erweiterungen der Pupillen
beobachten, die absolut nichts Gefährliches bedeuten. So ist auch die vielfach
beobachtete Erweiterung der Pupille unter der Evipananflutung und eine weite
Pupille zu Beginn des Toleranzstadiums in der Zona intermedia zu deuten,
die manchmal gesehen wird und den Anfänger erschreckt. Vom Chirurgen
wird die weite Pupille sehr leicht als Zeichen der Gefahr angesehen. Dies ist nur
dann der Fall, wenn gleichzeitig Augenmuskellähmung und Lichtstarre besteht.
Ist dagegen Lichtreaktion vorhanden, so handelt es sich lediglich um ein Symptom leichter Narkose ohne jede Gefahr. Meist entgeht uns die Erweiterung der
Pupille im Initialstadium, weil wir bei Einleitung unserer Narkosen nicht gewohnt
sind, die Augen zu beobachten. Vorherige Morphingabe pflegt im allgemeinen
die Erregbarkeit des Sympathicus etwas herabzusetzen. Während dieser Zeit

ist die Parasympathicusinnervation und die Lichtreaktion noch vollkommen in Ordnung.

Während der Unterhaltungsphase der Narkose kommt es allmählich zu einer vollkommenen Lähmung des Sympathicus. Hierdurch fällt der Dilatator aus, der Constrictor überwiegt, und wir haben es mit einer gesetzmäßigen Verengerung der Pupillen zu tun. Die Verengerung nimmt bis zum II. Stadium des Toleranzstadiums bei mehr oder weniger allen Narkotica zu. Gegen Ende desselben etwa ist der engste Zustand erreicht. Er wird nicht nur hervorgerufen durch einen Ausfall des Dilatators, sondern durch Reizung des Parasympathicus, also des Constrictors. Abgesehen davon hängt die Größe der Pupillen von vornherein von der Vorbereitungsart ab. Insofern haben wir in unseren Schemata jeweils die Durchschnittsgröße der Pupille ohne Morphin und mit Morphin eingetragen. Unter der Morphinwirkung nämlich pflegt die Pupille von vornherein nur mittlere Größe zu besitzen oder klein zu sein. Auch im höheren Alter ist die Pupille kleiner und die Breite der Lichtreaktion eingeengt. Im 2. Abschnitt des Toleranzstadiums unter chirurgischer Vollnarkose finden wir nach Morphin-Atropinvorbereitung eine stecknadelkopfgroße Pupille genau so wie bei der echten Morphinvergiftung. Bei fortschreitender Narkosetiefe kommt es nun auch zu einer Lähmung des Parasympathicus oder des Constrictor pupillae. Infolgedessen sehen wir vom 3. Abschnitt des Toleranzstadiums an, daß die Pupillen wieder weiter werden. Der Ausfall des Constrictors hat zur Folge, daß die Pupille sich nun passiv erweitert und die Linse nach vorne gleitet. Im 4. Abschnitt des Toleranzstadiums haben wir wiederum eine mittelgroße Pupille von fast normaler Größe, die zu Fehldeutungen Anlaß geben könnte, wenn man nicht auf die übrigen Zeichen der Anästhesie sorgfältig achtet (Anfängerfehler). Während eine enge Pupille stets ein Zeichen tiefen Schlafes ohne besondere Gefahren ist, bei dem der Narkotiseur sich durchaus beruhigen kann, haben wir es bei der mittelweiten Pupille immer mit einem Zustand zu tun, der besondere Aufmerksamkeit verlangt.

Die maximale Erweiterung der Pupille ist stets ein Zeichen höchster Gefahr, sofern die Lichtreaktion gleichzeitig negativ ist. Gänzlich erweiterte Pupille bildet sich allmählich bei Überdosierung und manchmal auch bei Operationsshock aus. Sie ist eigentlich immer ein Zeichen lebensbedrohlichen Zustandes und tiefster Bewußtlosigkeit.

Während der leichteren chirurgischen Narkose reagieren die Pupillen auf Reize aus der Peripherie reflektorisch. So kann man z. B. durch Zug an der Gallenblase oder Zug am Magen, Hodenschmerz u. dgl., plötzliche reflektorische Erweiterungen der Pupillen beobachten, die dem Narkotiseur selbstverständlich zeigen, daß sein Patient in einem relativ leichten Schlafzustand sich befindet.

Die Lichtreaktion der Pupille wird in der Weise geprüft, daß man mit 2 Fingern die Oberlider plötzlich hochhebt und Helligkeit in die Augen fallen läßt. Tritt eine Kontraktion der Pupillen ein, so nennen wir die Reaktion positiv. Im allgemeinen bleibt sie positiv bis zum 1. Abschnitt des Toleranzstadiums und wird dann träge. Wiederholtes Prüfen ermüdet die Reaktion und kann negativen Ausfall vortäuschen. Es fällt durchschnittlich die Lichtreaktion gleichzeitig mit dem Cornealreflex aus. Dies geschieht etwa am Ende des 1. Abschnitts des Toleranzstadiums oder während des Verlaufs des 2. Abschnitts.

Gesetzmäßig kehren alle diese geschilderten Veränderungen an den Augen in der umgekehrten Reihenfolge bei der Abflutung wieder. Hat man also eine Schlaftiefe vom 4. Abschnitt des Toleranzstadiums erreicht, so wird sich die relativ weite Pupille zunächst wieder verengern und nach Durchschreiten des

Stadiums chirurgischer Vollnarkose wieder erweitern. Gleichzeitig werden die
Reflexe, Corneal-, Conjunctival- und Lichtreflex wieder positiv werden, schließlich auch die Augenbewegungen wieder auftreten und die Tränendrüsen beim
Übergang vom II. in das I. Stadium die Schleimhäute wieder befeuchten. Daher
kommt es, daß der erwachende Patient im allgemeinen ein verweintes und
glänzendes Auge darbietet.

Die Beurteilung der Pupillenreaktion benötigt Erfahrung. Man kann aus
der Größe der Pupillen und ihrer Veränderung nur dann mit Sicherheit Richtiges
schließen, wenn man selbst den Verlauf der Narkose genau beobachtet hat
und jederzeit in der Lage ist, die anderen Zeichen der Schlaftiefe zur Beurteilung
richtig verwerten zu können. Eine enge Pupille ist immer, wie erwähnt, ein
beruhigendes Zeichen guter aber nicht zu tiefer Narkose. Gewisse Ausnahmen
hiervon gibt es; so haben wir z. B. bemerkt, daß bei der Avertinnarkose, ganz
ähnlich wie bei der Morphinvergiftung, die Pupille auch im Zustand schwerster
Asphyxie und bedrohlichster Gesamtlage eng bleibt und sich nicht erweitert.

Der Anfänger tut gut daran, sich auf die Augensymptome bei der Erlernung
der Narkose niemals allein zu verlassen, sondern sich in der Hauptsache nach
dem Verhalten der Atmung zu richten. Aber ihren Wert ganz zu bestreiten,
wie dies STARLINGER in seiner Monographie getan hat, ist durchaus ungerechtfertigt.

9. Die Zeichen der glatten Muskulatur am Auge.

Bei Betrachtung des Auges gewöhnt man sich daran, seine Position in der
Augenhöhle mit zu beachten. Das normale Auge nimmt eine Mittelstellung
in der Orbita ein. Der Bulbus wird durch den glatten Musculus orbitalis
(MÜLLER) der sympathisch innerviert wird, in dieser Mittelstellung bei normaler
Innervation gehalten. Reizzustände des Sympathicus, so wie sie z. B. bei der
Basedowschen Krankheit vorkommen und wie wir sie während der Exzitationsphase oder während einer Asphyxie erleben, führen zu einer Anspannung
des Musculus orbitalis und infolgedessen zum leichten Exophthalmus. Umgekehrt verursachen Lähmungserscheinungen am Sympathicus ein Nachlassen
dieses Muskels, das Auge sinkt in seine Höhle zurück, liegt umschattet
und wir haben es mit einem Enophthalmus zu tun. Dies ist das Aussehen des
verfallenden Patienten, der in einen schlechten Gesamtzustand kommt. In
gleicher Weise läßt sich eine Veränderung im Gebiet des Oberlides, hervorgerufen durch den sympathisch innervierten Musculus tarsalis, beachten. Bekanntlich wird das Oberlid durch den Tonus dieses Muskels ebenfalls in einer Art
Mittelstellung gehalten. Erschlaffung des Musculus tarsalis führt zu einem
Herabsinken des Oberlides, also zur Ptosis. Allerdings geht meistens die Beobachtung dieses feinen Zeichens durch die Veränderung des quergestreiften Augen-
schließmuskels verloren.

J. Narkoseschemata.

In den folgenden Tabellen sind die gesamten wichtigen Symptome für die
Erkennung der Schlaftiefe, bezogen auf die verschiedenen Methoden der All-
gemeinnarkose zusammengestellt. Sie stellen selbstverständlich den mittleren
Normalverlauf einer derartigen Narkose dar und berücksichtigen nicht besondere
Verhältnisse. Bei dem Vergleich dieser verschiedenen Kurven fallen die charak-
teristischen Merkmale der einzelnen Verfahren auf.

So beachte man z. B. bei dem Schema für Chloroform die relativ frühzeitige
und gute Muskelentspannung, die geringe Hyperventilation während der

Exzitationsphase, die geringe Blutdrucksteigerung während des II. Stadiums, an die sich dann eine starke Abnahme der Amplitudengröße und der Blutdruckhöhe anschließt. Ferner die blasse Hautfarbe, welche von vornherein die starke Wirkung des Chloroform auf das Herz und auf das Vasomotorenzentrum charakterisiert. Wir können aus der Tabelle direkt entnehmen, daß die Chloroformnarkose durch ihre Gefährlichkeit für den Kreislauf ausgezeichnet ist.

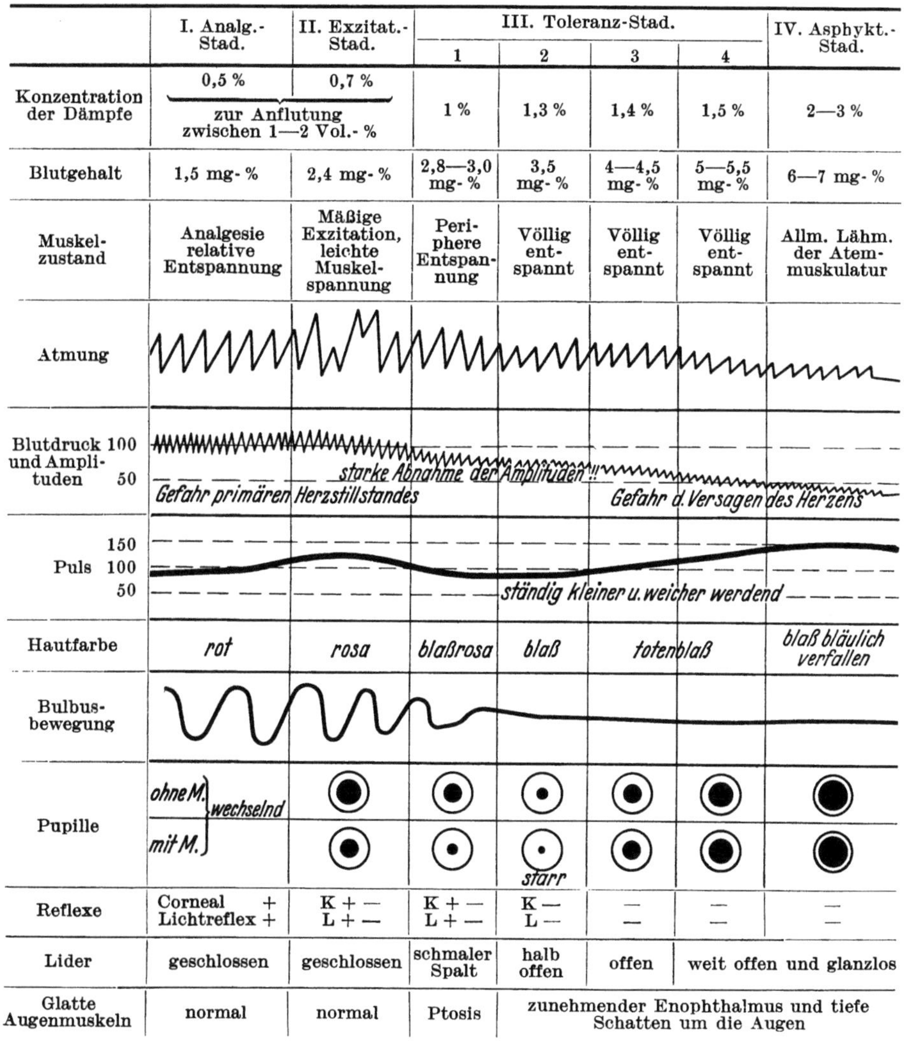

| | I. Analg.-Stad. | II. Exzitat.-Stad. | III. Toleranz-Stad. | | | | IV. Asphykt.-Stad. |
			1	2	3	4	
Konzentration der Dämpfe	0,5 %	0,7 % zur Anflutung zwischen 1—2 Vol.- %	1 %	1,3 %	1,4 %	1,5 %	2—3 %
Blutgehalt	1,5 mg- %	2,4 mg- %	2,8—3,0 mg- %	3,5 mg- %	4—4,5 mg- %	5—5,5 mg- %	6—7 mg- %
Muskelzustand	Analgesie relative Entspannung	Mäßige Exzitation, leichte Muskelspannung	Periphere Entspannung	Völlig entspannt	Völlig entspannt	Völlig entspannt	Allm. Lähm. der Atemmuskulatur
Atmung							
Blutdruck 100 und Amplituden 50							
Puls 150 100 50							
Hautfarbe	rot	rosa	blaßrosa	blaß	totenblaß		blaß bläulich verfallen
Bulbusbewegung							
Pupille ohne M. / mit M.	wechselnd						
Reflexe	Corneal + Lichtreflex +	K + — L + —	K + — L + —	K — L —	—	—	—
Lider	geschlossen	geschlossen	schmaler Spalt	halb offen	offen	weit offen und glanzlos	
Glatte Augenmuskeln	normal	normal	Ptosis	zunehmender Enophthalmus und tiefe Schatten um die Augen			

Abb. 79. Verlaufsschema einer Chloroformnarkose.

Vergleicht man hierzu das Schema der Äthernarkose, so fällt auf, daß erst relativ spät eine brauchbare Entspannung eintritt und zwar bei einem viel höheren Blutspiegel, als dies unter Chloroform notwendig ist. Als besonders günstig fällt die Länge der analeptischen Atemwirkung und die relativ geringe Schädigung des Kreislaufes auf.

Das Verlaufsschema der Avertinnarkose zeigt demgegenüber als besonderes Charakteristikum drei Merkmale: 1. die frühzeitige ausgiebige Reduktion der

Atemleistung; 2. die frühzeitige erhebliche Blutdrucksenkung unter Verringerung der Amplituden; 3. im Gegensatz zu den Inhalationsnarkosen auch gegen Ende des Toleranzstadiums durchschnittlich kleine Pupillen, ähnlich wie bei der Morphinvergiftung.

Ganz anders das Verlaufsschema der Narcylennarkose. Entsprechend der Stärke und Wirksamkeit dieses Gases beachte man, daß durchschnittlich die

	I. Analg.-Stad.	II. Exzit.-Stad.	III. Toleranz-Stad.				IV. Asphykt.-Stad.
			1	2	3	4	
Konzentration der Dämpfe	1—10% der Inhal.-Luft	11—24%	4—6%	6—7%	7—9%	9—11%	über 11%
Gehalt im Blut	1,2 mg-%	2—4 mg-%	4—6 mg-%	6—7,2 mg-%	7—9 mg-%	9—12 mg-%	12—27,5 mg-%
Muskel-Zustand	Somnolenz. Analgesie, ruhig relativ entspannt	Bewußtlos, ev. Mot. Unruhe, Trismus, Preßatmung, Rigidität	Entspannung der Peripherie	Entspannung der Bauchmuskeln	Weitere Entspannung der Bauchmuskel. Oberbauchreflexe noch positiv	Totalentspannung und Fehlen der Oberbauchreflexe	Cyanose. Schädigung der Atemmuskeln
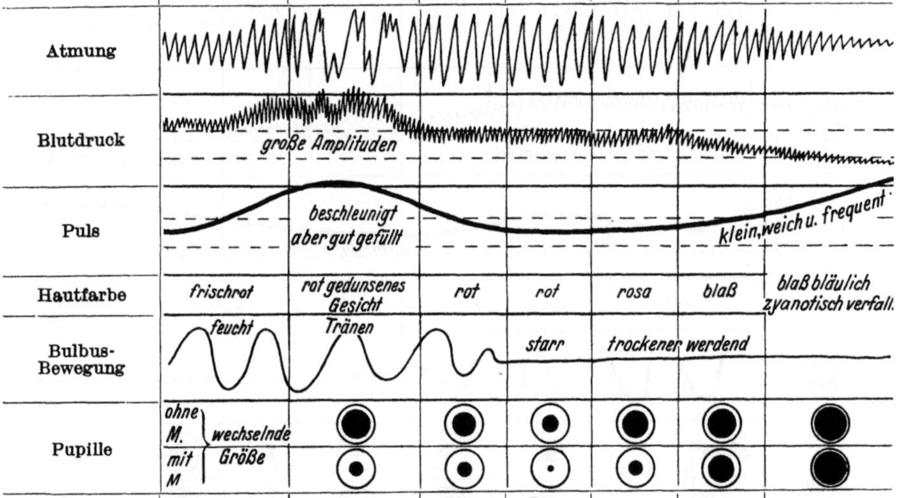 Atmung							
Blutdruck	große Amplituden						
Puls	beschleunigt aber gut gefüllt					klein, weich u. frequent	
Hautfarbe	frischrot	rot gedunsenes Gesicht	rot	rot	rosa	blaß	blaß bläulich zyanotisch verfall.
Bulbus-Bewegung	feucht	Tränen		starr	trockener werdend		
Pupille	ohne M. / mit M. wechselnde Größe						
Reflexe	Corneal + / Lichtreflex +	K + / L +	K ± / L ±	K — / L —	—	—	—
Lider	geschlossen	zusammengepreßt	geschlossen	halb offen	offen	weit offen und glanzloses Auge	
Glatte Augenmuskeln	normal	Exophthalmus	Ptosis	zunehmender Enophthalmus			

Abb. 80. Verlaufsschema einer Äthernarkose.

Narkose nur bis zum 1. oder 2. Abschnitt des Toleranzstadiums getrieben werden kann. Als charakteristisches Merkmal erkenne man die Hyperventilation, die gegen Ende des Toleranzstadiums toxischen Charakter annimmt, die ausgesprochene Blutdrucksteigerung mit Zunahme der Amplitudengröße und dementsprechend die blühendrote Hautfarbe, welche durch eine ausgiebige Durchblutung der Peripherie erzeugt wird. Bei der Narcylennarkose habe ich nie weite Pupillen entstehen sehen.

Das Schema der Lachgasnarkose ist in enger Anlehnung an das Schema von PEEBELS zusammengestellt. Hervorzuheben als Charakteristikum ist die maschinenmäßige Atmung, welche sich allmählich im I. Stadium ausbildet. Sie rührt von den Einflüssen der Apparatur her. Charakteristisch ist der relativ hohe Blutdruck und die relative Pulsbeschleunigung. Die Angaben über die Hautfarbe entstammen der genannten amerikanischen Tabelle und zeigen in schöner Weise, wie die Verminderung der Sauerstoffsättigung des Hämoglobins durch Herabsetzung des Sauerstoffpartialdruckes in dem Inhalationsgemisch

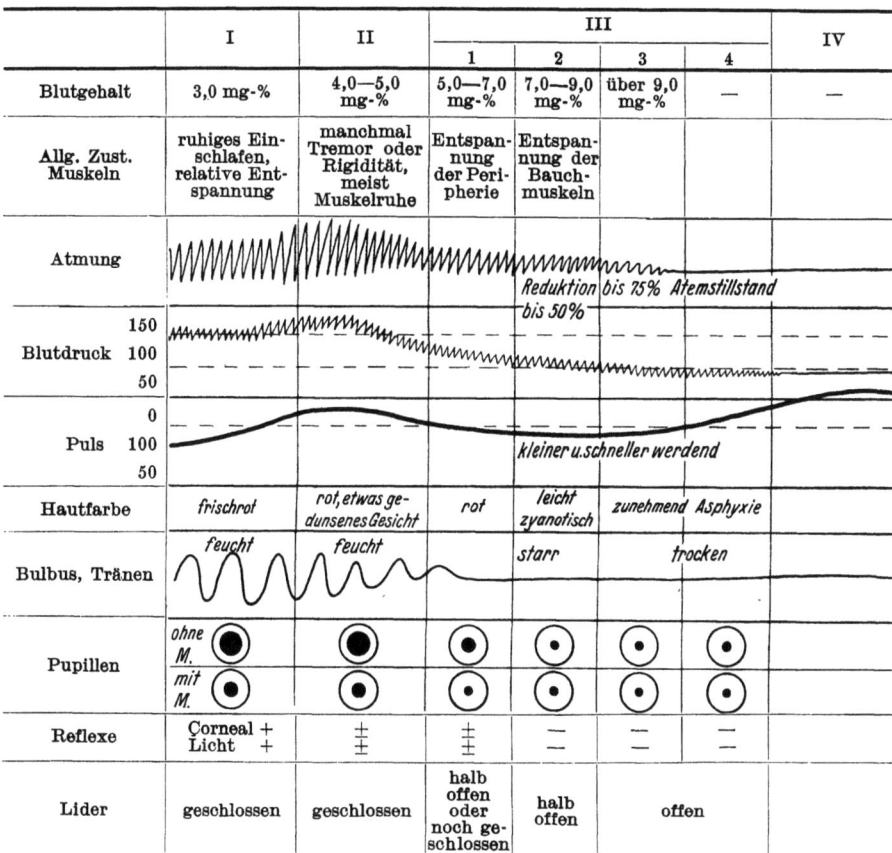

	I	II	III				IV
			1	2	3	4	
Blutgehalt	3,0 mg-%	4,0—5,0 mg-%	5,0—7,0 mg-%	7,0—9,0 mg-%	über 9,0 mg-%	—	—
Allg. Zust. Muskeln	ruhiges Einschlafen, relative Entspannung	manchmal Tremor oder Rigidität, meist Muskelruhe	Entspannung der Peripherie	Entspannung der Bauchmuskeln			
Atmung				Reduktion bis 75% Atemstillstand bis 50%			
Blutdruck 150 100 50							
Puls 0 100 50				kleiner u. schneller werdend			
Hautfarbe	frischrot	rot, etwas gedunsenes Gesicht	rot	leicht zyanotisch	zunehmend Asphyxie		
Bulbus, Tränen	feucht	feucht	starr	trocken			
Pupillen	ohne M. / mit M.						
Reflexe	Corneal + Licht +	± ±	± ±	—	—	—	
Lider	geschlossen	geschlossen	halb offen oder noch geschlossen	halb offen	offen		

Abb. 81. Verlaufsschema einer Avertin-Rectalnarkose.

beim Anämischen, beim Normalen und bei der Pletora praktisch in Erscheinung tritt. Es geht hieraus ohne weiteres hervor, daß bei Anämischen eine Sauerstoffarmut des Blutes erst relativ spät an der Haut sichtbar wird, daß dagegen bei Blutüberfüllung schon frühzeitig ein Sinken der Sättigung wahrgenommen werden kann. In Ergänzung dieses Schemas habe ich mich aber doch veranlaßt gefühlt, auch noch die Tabelle von CONNELL, GWATHMEY, BOOTHBY und TETER hinzuzufügen, welche den Allgemeinzustand des Patienten unter dem Einfluß der verschiedenen Mischungsverhältnisse Sauerstoff-Lachgas in schöner Weise wiedergibt.

Schemata für Rauschnarkosen aufzustellen, ist nicht einfach, weil die Einwirkung des betreffenden Narkoticums nur kurzfristig ist und die Erscheinungen sehr flüchtiger Natur sind. Auch können die Schemata nicht so wie für die Inhalationsnarkotica gefaßt werden, sondern es muß die Abflutung besonders gekennzeichnet sein, weil oft ziemlich erhebliche Differenzen zwischen An- und Abflutung vorhanden sind.

Es wird aus dem Schema des Chloräthylrausches erkennbar, daß unmittelbar im Anschluß an die Exzitationsphase mit Hyperventilation ein Moment der Entspannung eintritt, der aber schon im III. Stadium von dem typischen toxischen Symptom der Rigidität, der Hyperventilation und der Asphyxie durch Pressen abgelöst wird. Setzt man das Chloräthyl nun ab, so durchläuft die Narkose wiederum die 2. Zone, in der aber tatsächlich, wie jeder Praktiker berichten kann, für längere Zeit ein Entspannungszustand vorherrscht, der als

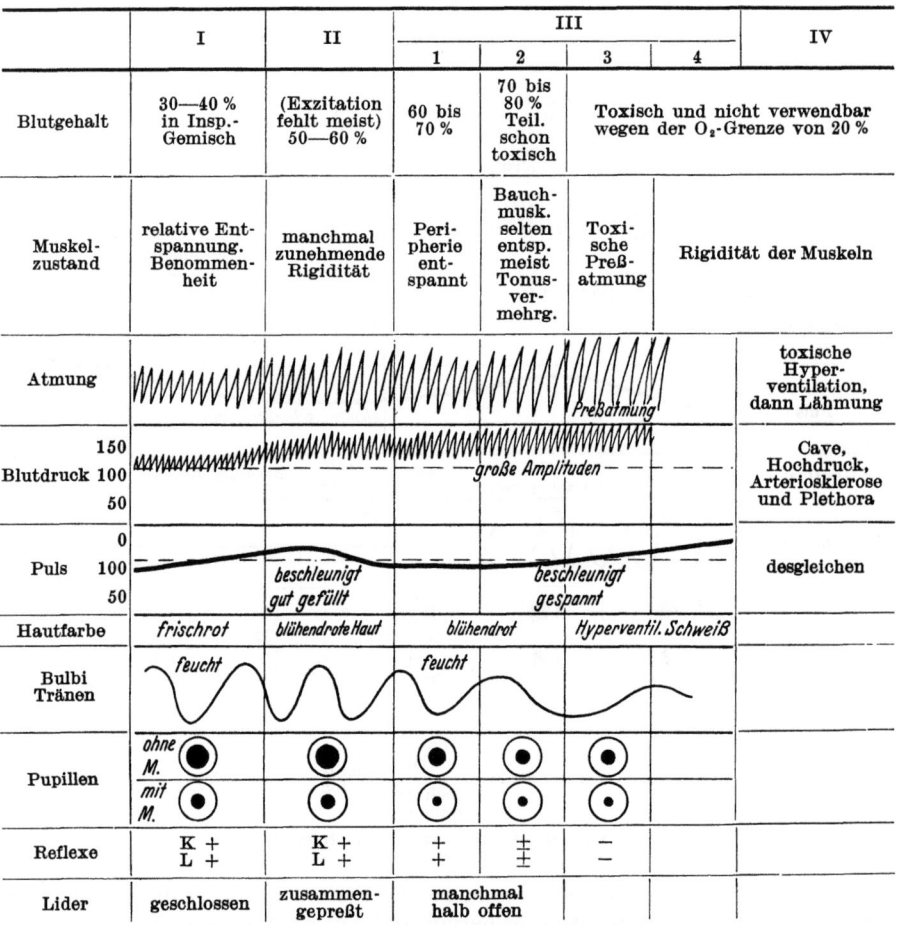

Abb. 82. Verlaufsschema einer Narcylennarkose.

hauptsächliche Zone praktischer Ausnutzung zu gelten hat. Erst gegen Ende des II. Stadiums treten dann, besonders bei Potatoren, nochmals motorische Unruhezustände auf, die in das Rauschstadium übergehen.

Etwas anders sieht das Schema der Evipannarkose aus. Hier hängt natürlich der Verlauf der Narkose ganz und gar von Dauer und Geschwindigkeit der Injektionen ab. Ich habe mich deshalb veranlaßt gesehen, so wie es den tatsächlichen Verhältnissen am meisten entspricht, die Injektionsdauer oben anzuzeichnen und sie bis zum 1. oder 2. Abschnitt des Toleranzstadiums gehen zu lassen. Es wird aus der Kurve erkennbar, daß die Atemwirkung bei diesem Mittel im Vordergrund steht. Mit zunehmender Injektionsmenge nämlich kann es nach einer vorübergehenden Hyperventilation dann doch zu einer erheblichen Drosselung der Atmung im Toleranzstadium kommen, die allerdings sehr stark von der Schnelligkeit der Injektionen abhängig ist. Wer unvorsichtig vorgeht, der kann die Drosselung bis zum Atemstillstand treiben. Allerdings pflegt im Durchschnitt diese Hyperventilationsphase sehr bald vorüber zu gehen und während der weiteren Dauer des Toleranzstadiums dann eine fast normale Atemleistung vorhanden zu sein. Auch die Blutdruckwelle während der Exzitationsphase, die manchmal mit leichten fibrillären Zuckungen oder Tremor

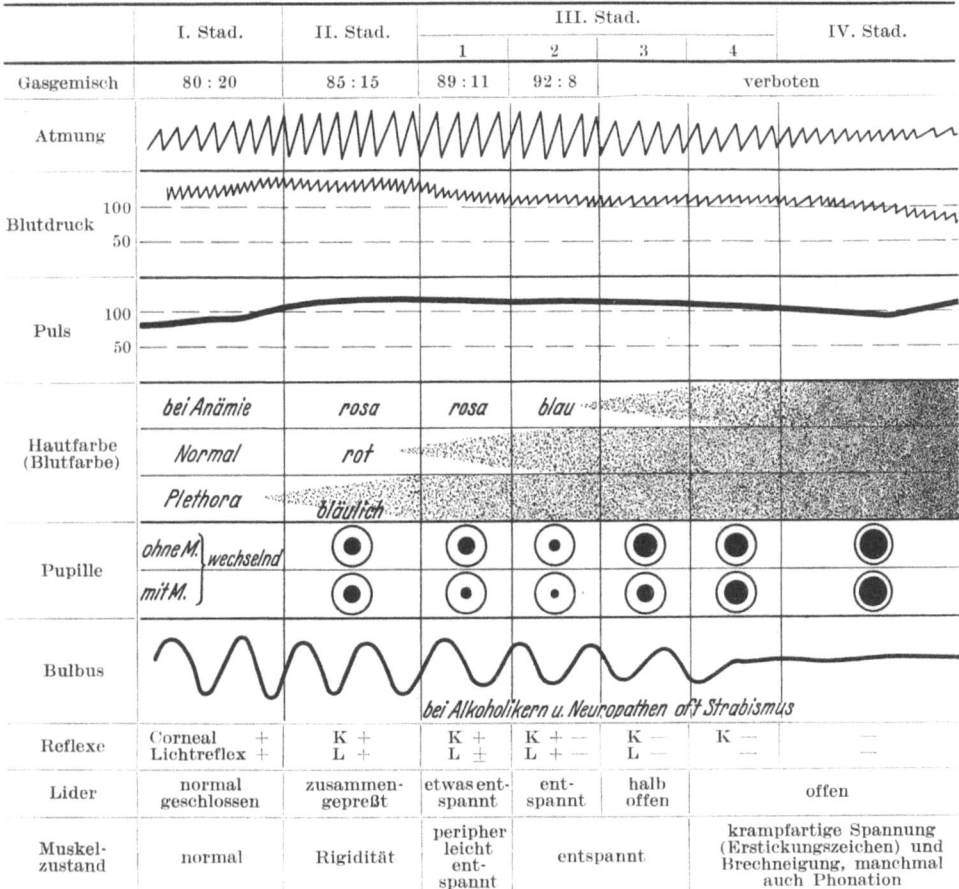

Abb. 83. Verlaufsschema einer Lachgasnarkose.

einhergeht, ist wenig ausgesprochen, ebenso die Pulserhöhung. Als Charakteristikum der Evipanrauschnarkose ist hervorzuheben, daß die Pupille sich anders verhält, als bei den übrigen Narkosen. Wir finden nämlich bei der Injektion bis zum III. Stadium im allgemeinen eine weite Pupille. Auf alle Fälle ist sie weiter, als es dem normalen Zustand entspricht, und es ist dies eine viel beobachtete Regel. Diese Pupille ist aber nicht reflexlos, sondern unseren Prüfungen nach handelt es sich offenbar nur um eine Dilatatorreizung bei noch erhaltenem Tonus des Sphincter pupillae, denn die Lichtreaktion ist noch vorhanden. Es ist also die Erweiterung der Pupillen während der Injektion meiner Erfahrung nach nicht als bedrohliches Symptom aufzufassen.

Tabelle der Lachgasnarkose. (Nach klinischen und experimentellen Ergebnissen von CONNELL, GWATHMEY, BOOTHBY und TETER.)

Pro-zentuale Verteilung N₂O : O₂	Stadien	Grad der Cyanose	Muskuläre Spannung	Hautfarbe	Brauchbarkeit
		gleiche Teile N₂O : Luft sind gestattet			
50 : 50	nur Analgesie	Ø	Ø	normal	Zahnheilkunde
80 : 20	Analgesie	Ø	Ø	rot	
84 : 16	Bewußtlosig-keit	Ø	Ø	rot	kleine und große Chirurgie mit Zusatznarkose
86 : 14	oberflächliche Narkose	Ø	Ø	rosa	
89 : 11	leichte Nar-kose	leicht cyanotisch	leicht	bläulicher Schimmer	Bauchchirurgie mit Zusatznarkose
92 : 8	mittlere Schlaftiefe	ausgesproche-ne Cyanose	teilweise Ent-spannung	bläulich	nur zur Einleitung gestattet
94 : 6	tiefe Narkose	gefährlich	Entspannung	blaugrau	
95 : 5	sehr tiefe Narkose	sehr gefähr-lich	asphyktische Rigidität	blau	zu vermeiden (K.)
97 : 3	letal	letal	Erstickungs-krämpfe	schwarz-blau	
100 : 0					früher zu Rausch-zwecken in der Zahnheilkunde verwendet

Aus McMechan: N₂O : O₂ Analgesie und Anästhesie in Geburtshilfe und Gynäkologie, bearbeitet von ALLEN, GUNDEL, JONES, LONG, TURNER, APPELTON, DANFORTH, DAVIS, EVANS und McKENON.

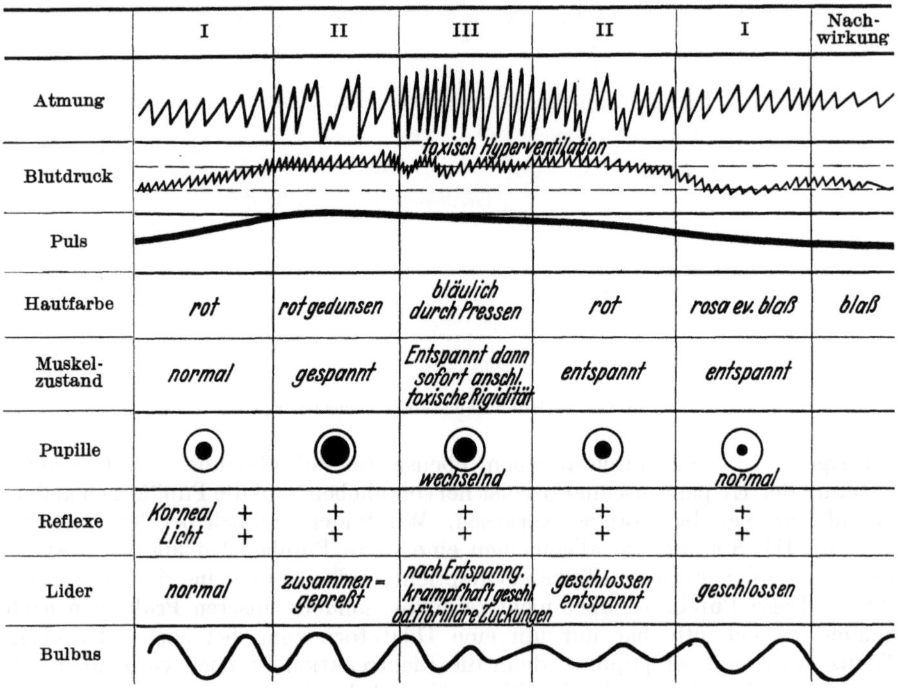

Abb. 84. Verlaufsschema eines Chloräthylrausches.

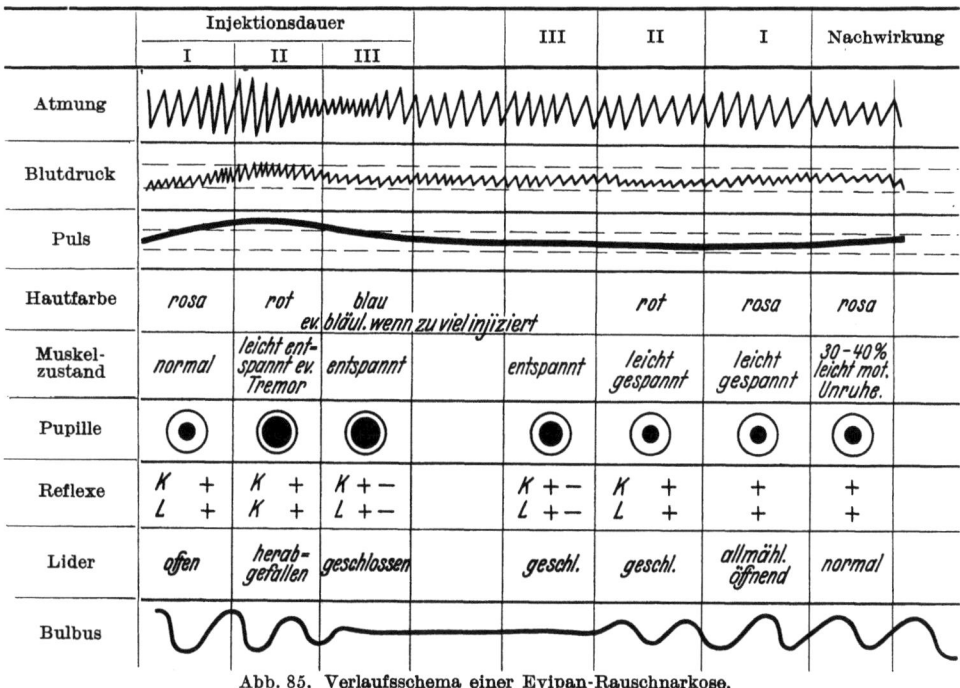

	Injektionsdauer			III	II	I	Nachwirkung
	I	II	III				
Atmung							
Blutdruck							
Puls							
Hautfarbe	rosa	rot	blau ev. bläul. wenn zu viel injiziert		rot	rosa	rosa
Muskelzustand	normal	leicht entspannt ev. Tremor	entspannt	entspannt	leicht gespannt	leicht gespannt	30–40% leicht mot. Unruhe.
Pupille	◉	⬤	⬤	⬤	◉	◉	◉
Reflexe	K + L +	K + K +	K + − L + −	K + − L + −	K + L +	+ +	+ +
Lider	offen	herabgefallen	geschlossen	geschl.	geschl.	allmähl. öffnend	normal
Bulbus							

Abb. 85. Verlaufsschema einer Evipan-Rauschnarkose.

K. Komplikationen während des Verlaufes der Narkose.

Über die Schwierigkeiten, welche während der Narkose entstehen, kann man sich den Statistiken nach nur ein schlechtes Bild machen. Den Erfahrungen bei der Avertinnarkose entsprechend führt nur ein geringer Prozentsatz derjenigen Fälle, welche während der Narkose in bedrohlichen Zustand kommen, zum Tod. Da nun die meisten Autoren optimistisch sind und ihre kleineren oder größeren Schwierigkeiten während des Narkoseverlaufes rasch wieder vergessen, so daß sie nicht in Statistiken erscheinen, haben wir nur sehr mangelhaften Aufschluß über das prozentuale Verhältnis der zum Tode führenden Komplikationen gegenüber denjenigen ernsterer Art, welche während der Narkose überstanden werden. Man rechnet mit 1 : 5 bis 1 : 10.

1. Störungen der Atmung.

Atemstörungen während des Verlaufes der Narkose können aus den verschiedensten Umständen entstehen. Wir kennen den reflektorischen Atemstillstand durch chemische oder mechanische Reize, durch Schmerz oder durch Reizung der Vagusendigungen, z. B. beim Zug am Magen oder der Gallenblase. Dieser Atemstillstand in der Initialphase oder auch manchmal während der Toleranz pflegt rasch vorüberzugehen und im allgemeinen keinen bedrohlichen Charakter anzunehmen. Ähnliche reflektorische Reaktionen findet man auch, wenn plötzlich durch Pressen und Spannen oder durch irgendwelche Gefäßmittel (Adrenalin oder dgl.) der Blutdruck plötzlich erhöht und das Vaguszentrum auf dem Wege der Blutdruckzügler erregt wird. Von diesen reflektorischen Atemkomplikationen kann man die rein mechanischen, die toxischen und die hämo-dynamischen trennen. Weitaus an der Spitze des gesamten Narkosematerials stehen die mechanischen, von welchen ein Teil schon in dem betreffenden Abschnitt über die Atmung erwähnt worden ist.

Die mechanische Asphyxie entsteht durch Verlegung der oberen Atemwege. Hierzu sind zweierlei Möglichkeiten gegeben; entweder die abnorme Spannung der Schlund- und Zungenmuskulatur oder die Entspannung. Ganz besonders ungünstig liegen die Verhältnisse, wenn die Epiglottis schlaff und von abnormer Länge ist oder wenn gar Glottisödem vorhanden ist. Daß dieses gelegentlich zu sehr ernsten Ventilationsschwierigkeiten geführt hat, geht neuerdings aus Mitteilungen von WHARRY und GOTTSCHALK hervor. Die Methoden, um mechanische Asphyxien zu beseitigen, sind folgende: Ist Kiefersperre vorhanden, so kann man versuchen, mit dem HEISTERschen oder ROSER-KÖNIGschen Instrument die Sperre gewaltsam zu öffnen. Diese Technik jedoch ist schlecht und führt leicht zu Verletzungen der Lippe, der Zunge und zum Abbrechen von Zähnen. Besser ist es, den Zustand durch Änderung der Narkosetechnik, wenn möglich durch Narkosevertiefung, sonst durch Abstoppen der Anflutung bis zur Besserung des Zustandes zu ermöglichen.

Bei dicken Menschen kann es während des Trismus schon zum Zurücksinken der Zunge kommen. Das ist der einzige Fall, während welchem man gezwungen ist, die Kiefer gewaltsam zu öffnen. Gelingt dies nicht, so schadet es im allgemeinen nichts, die betreffenden Patienten ohne Frischzufuhr von Narkoticum einen Augenblick in ihrem Zustand zu belassen, da automatisch von selbst mit zunehmender Asphyxie Entspannung eintritt.

Am häufigsten ist das Herabsinken des Zungengrundes, welcher die Atemwege während der Narkose verlegt. Es entsteht Schnarchatmung, Stridor bei der Exspiration. Vor allen Dingen der inspiratorische Stridor muß vermieden werden, weil er nicht nur eine Unterbilanz der Atmung bedingt, sondern auch das Mitreißen infektiösen Materiales aus dem Gebiet des Mundes und der Nase in die Lungen begünstigt. Eine gute Narkose ist geräuschlos. Zur Beseitigung des üblen Zustandes muß zunächst versucht werden, durch seitliche Drehungen des Kopfes, durch Vermeidung von allzu starker Reklination eine Lage des Schlundes und der Trachea zu erzeugen, bei welcher der Patient gut atmen kann. Gelingt das nicht und beginnt Cyanose, wird sofort die Maske entfernt!! dann der Mund geöffnet und die Zunge vorgezogen. Hierzu verwendet man die flache Zungenzange oder den Zungenhaken. Im Notfalle kann sogar ein dicker Seidenfaden durch die Zungenspitze geführt werden; ein Verfahren, das im allgemeinen schonender ist, als das Belassen der Zungenzange für längere Zeit. Am besten ist es, man begnügt sich nicht mit dem Hervorholen der Zunge, sondern legt sofort einen Mayotubus mit Gummiansatz (es gibt unzählige Modelle) bis hinter den Zungengrund, so daß die Mündung dicht über den Kehlkopfeingang zu liegen kommt. Da es schon vorgekommen ist, daß derartige Tubi in die Tiefe gerutscht sind, empfehlen wir, nur solche Modelle zu verwenden, die eine Mundplatte besitzen oder auf alle Fälle das vordere Ende des Tubus mit starken Seidenfäden anzuschlingen.

Außer der Drehung des Kopfes zur Beseitigung von Stridor wird im allgemeinen der nach ESMARCH und HEIBERG oder KAPPLER genannte Handgriff angewendet, welcher darin besteht, daß der Unterkiefer hinter dem Kieferwinkel mit beiden Händen erfaßt und daran hochgezogen wird, weil dadurch das Zungenbein und die daran hängende Kehlkopfmuskulatur mit dem Zungengrund nach vorne gelangen. Bilder dieser Handgriffe finden sich in der „Allgemeinen Chirurgie" von LEXER und in den Narkosebüchern von MÜLLER, v. BRUNN, GWATHMEY u. v. a. Es ist das beste, man läßt ihn sich zeigen. Den Anfänger kostet es einige Übung, die Griffe mit einer Hand allein oder mit beiden Händen (Zeigefinger oder Kleinfinger am Kieferwinkel) auszuführen. Leider ist der menschliche Kiefer derartig ungünstig geformt, daß eine Bandage im Sinne der

Kinnkette nicht angebracht werden kann. Alle technischen Versuche, durch besondere Gestaltung und Form der Maske und durch Bandagen das Herabsinken des Kiefers zu vermeiden, sind gescheitert.

Neuerdings hat man einen Kieferhebel konstruiert, der unter die Zahnreihe der Schneidezähne des Unterkiefers gesetzt wird; er ist so geformt, daß er unter der Maske über den Oberkiefer hinweg nach der Stirne zieht und vom Narkotiseur aus dieser Lage heraus bedient werden kann. Mit eingesetztem Kieferhebel kann der Unterkiefer sozusagen aufgehängt werden; der Hebel selbst findet am Oberkiefer und an den Partien seitlich von der Nase sein Widerlager. In manchen Kliniken hat sich dieses Instrument eingebürgert, es ist nur bei gewöhnlicher Tropfnarkose, nie bei der Gasnarkose mit dichten Gummimasken verwendbar.

Besteht Asphyxie höheren Grades, und wird rasch Hilfe notwendig, so ist man gezwungen, in einfacher und raschester Weise die Luftwege von dem Hindernis zu befreien. Hierzu dient der von BERGEMANN angegebene und neuerdings von SANITER erneut beschriebene Kehldeckelgriff. Er besteht darin, daß man mit 1 oder 2 Fingern rasch in den Schlund fährt, die Epiglottis umfaßt und den Schlund nach oben zieht. Denselben Effekt kann man allerdings hervorrufen, wenn man mit irgendeinem LANGENBECK-Haken bis in den Sinus piriformis vordringt und damit den Zungengrund emporhebt.

Besteht in diesem Zustand schon Atemstillstand, so wird grundsätzlich künstliche Atmung durchgeführt. BABCOCK weist mit Recht darauf hin, daß für die Wiederbelebung derartiger Patienten geteilte Rollen am zweckmäßigsten sind. Vor allen Dingen ist es wichtig und Sache der Erziehung, in so kritischen Augenblicken absolute Ruhe und Fassung zu bewahren. Während der Narkotiseur die Atemwege völlig frei hält und womöglich Sauerstoff appliziert, übt der sterile Operateur zunächst nach der SCHÜLLERschen Methode durch langsames, rhythmisches Komprimieren des Thorax mit beiden Händen in der Gegend der unteren Rippenbögen künstliche Atmung aus. Abgesehen davon muß sofort die medikamentöse Unterstützung eingeleitet werden; im allgemeinen wird zur raschen Überwindung Lobelin verwendet. Wir haben dagegen neuerdings in diesem Falle das Coramin in höheren Dosen iv. mit großem Erfolg gegeben (5 ccm iv. eventuell dazu 5 ccm im. als Depot). Ist die Atmung wieder in Gang gekommen, so empfiehlt es sich, zur Beschleunigung der Reduktion der Schlaftiefe eine 5—10%ige Kohlensäure-Sauerstoffmischung inhalieren zu lassen. Dieselbe Konzentration dient auch zur Vermeidung des Atemstillstandes dann, wenn die Atemventilation nur stark nachgelassen hat. Die Applizierung von Lobelin hat eine kurzfristige Wirkung, diejenige des Coramin dagegen ist von längerer Dauer und mobilisiert den bisherigen Ergebnissen nach den Kohlensäureeffekt auf die Atmung, das Coramin ist das weit überlegene Präparat.

Gelingt es mit der SCHÜLLERschen Methode nicht, die Atmung in Gang zu bringen, dann spielt die Sterilität des Operateurs keine Rolle mehr und es wird zu der wirksameren SYLVESTERschen künstlichen Atmung unter Applikation von Sauerstoff, eventuell. Sauerstoffkohlensäure übergegangen, unter gleichzeitiger langsamer Applikation von bis zu 10 ccm Coramin iv., einer Injektion, die unter Umständen in Zeitabständen von 15—20 Minuten wiederholt werden kann. Die besonderen Wirkungen des Coramins auf die Schlaftiefe der Patienten wird im folgenden unter den Weckwirkungen noch erörtert werden. Während es bei der mechanischen Asphyxie im allgemeinen rasch gelingt, die Atmung wieder frei zu bekommen und in Gang zu bringen, sofern nicht allzu lange Zeit Kohlensäurestau und Cyanose bestanden hat, muß bei der toxischen Asphyxie

durch Überdosierung das Interesse des Narkotiseurs ganz und gar auf die
Reduktion der Schlaftiefe gerichtet sein und gleichzeitig auf die Elimination
derjenigen Dosen des Narkoticums, welche für die üble Wirkung verantwortlich
zu machen sind. Hier bestehen große Unterschiede bezüglich der Narkosearten,
insofern die durch die Lungen ausgeschiedenen Mittel rasch und mühelos im
allgemeinen aus dem Körper herausgeholt werden können, während wir bei
den Depotnarkotica einer künstlichen Abflutung beinahe machtlos gegenüber
stehen. Im ersteren Falle liegen bei den Gasnarkotica gar keine Schwierigkeiten
vor, weil die Gase sehr rasch aus dem Blut in die Exspirationsluft diffundieren.
Bei Verwendung von Inhalationsnarkotica — Äther und Chloroform — dagegen
hängt die Exspiration ganz und gar von der Ventilationsleistung ab, weswegen
es darauf ankommt, diese in erster Linie zu fördern.

Atemschwierigkeiten hängen oft mit der Lagerung des Patienten zur
Operation zusammen, hierzu seien einige Bemerkungen gestattet. Die TREN-
DELENBURGsche Lagerung ist vom operativen Gesichtspunkt aus immer
dann erforderlich, wenn die Eingeweide zwerchfellwärts herabsinken sollen,
also zur Gewinnung einer guten Übersicht im kleinen Becken, zur Reposition
von Leisten- und Femoralhernien und gelegentlich mancher Operationen
von Ileus. Die plötzliche Überführung in die TRENDELENBURGsche Kopftieflagerung ist auch eines der besten Mittel, um Aspiration bei Erbrechen
des Patienten in Narkose zu vermeiden. Aber es führt die Kopftieflagerung
bei alten Leuten manches Mal an sich zu erschwerter Atmung und zu Stauungen
im kleinen Kreislauf, welche das Versagen einleiten können. Vorsicht ist also
nötig. Besonders ungünstig für die Durchführung einer Narkose sind Bauch-
lagerungen wie sie z. B. für Operationen des Rectum Ca. nötig sind. Hierbei ist
das Becken der höchste Teil; dagegen hängen Oberkörper und Kopf einerseits
und andererseits die Beine herab. Läßt sich die Operation nicht in Lumbal-
oder Sacralanästhesie mit leichteren Lösungen durchführen, was zweifellos die
befriedigendsten Resultate ergibt, so ist der Narkotiseur nunmehr gezwungen,
seine Narkose durchzuführen, während der Patient mit dem Gesicht nach dem
Operationstisch zugewendet liegt. Er muß deshalb bestrebt sein, schon vor
Beginn der Operation einen guten Schlaf einzuleiten, und kann die Durchführung der Narkose in dieser für den Kreislauf und Atmung sehr schlechten
Position dadurch bewerkstelligen, daß der Kopf des Patienten seitlich gewendet
wird. In manchen Kliniken besitzt man für diesen Fall und auch für die neuro-
chirurgischen Eingriffe der Halsregion einen Kopfring, so daß das nach abwärts
gewendete Gesicht frei bleibt und die Durchführung einer Gas- oder Inhalationsnarkose erleichtert wird. Für die Nierenoperation liegt der Patient in Seitenlage über eine Rolle hinweg gekrümmt, so daß der obere Rippen-Beckenwinkel
möglichst klafft. Allgemeinnarkosen in dieser Position sind nicht immer leicht
durchführbar, weil die abwärts liegende Partie in ihrer Ventilationsfähigkeit
gehemmt wird. Ganz besonders schwierig ist die Durchführung der Überdrucknarkose oder gewöhnlichen Inhalations- und Gasnarkose für Thoraxoperation,
sofern sie, wie die Thorakoplastik, in halb sitzender Seitenlage durchgeführt
werden müssen. Da die gesunde Seite gerade diejenige ist, welche nach unten
zu liegen kommt, so wird hierdurch die Ventilation, welche an sich schon durch
den Krankheitsprozeß verschlechtert ist, weiter eingeengt. Die mechanische
Atembehinderung der gesunden Hälfte wird nicht nur durch die Lagerung an
sich, sondern vor allen Dingen auch durch die Notwendigkeit, den Arm der
kranken Seite kopfwärts hoch zu ziehen, weiter verschlechtert, so daß es sich
unbedingt empfiehlt, tiefere Narkosen zu vermeiden und mit hohen Sauerstoffprozenten zu arbeiten.

2. Weckwirkungen, die Reduktion der Schlaftiefe.

Im Zusammenhang mit den Bemühungen, die Atmung bei Zuständen von Hypoventilation oder gar Atemstillstand wieder in Gang zu bringen, haben wir uns in letzter Zeit auch intensiver mit dem Problem der Reduktion der Schlaftiefe beschäftigt. Die Möglichkeit, eine Narkose durch irgendein Gegenmittel zu reduzieren oder aufzuheben, hat man im allgemeinen in pharmakologischen Kreisen als Weckwirkung bezeichnet, trotzdem ein vollkommenes Aufwecken der Tiere im allgemeinen nicht gelang. Als erstes Beispiel pharmakologischer Art über derartige Weckwirkungen dürfte die Unterbrechung des Magnesiumschlafes durch Zuführung von Calciumionen gewesen sein. Ferner die bekannte Ausnutzung der analeptischen Coffeinwirkung zur Beseitigung leicht narkotischer Restzustände nach Alkoholgenuß, welche wir als „Kater" zu bezeichnen pflegen.

In der Praxis der Narkose ist erst durch Einführung der steuerlosen Avertinnarkose das Bedürfnis nach einer wirksamen Unterbrechung des Schlafes wach geworden. Dieses Problem hat uns als Ausgangspunkt entsprechender Arbeiten gedient. Es sei hier nur kurz gestreift, welche Wege bisher versucht worden sind, um den Schlaf durch Narkotica oder Hypnotica zu unterbrechen. Bei den Gasnarkotica ist man wegen ihrer raschen Abflutung niemals in Verlegenheit gekommen; bei den Inhalationsnarkotica dagegen hat man stets durch Anregung der Atmung eine Reduktion der Schlaftiefe und Wiederbelebung der darniederliegenden Funktionen des Atemzentrums, Vasomotorenzentrums und des Kreislaufes zu erreichen versucht. Hierzu kamen nicht nur die Kohlensäure, sondern auch Kreislaufmittel in Frage, ohne daß die letzteren Überragendes in dieser Beziehung geleistet hätten. Cocain wurde seinerzeit gegen den Chloralschlaf von Mosso, Pikrotoxin zur Unterbrechung der Paraldehydnarkose von Schaumburg und β-Tetrahydronaphtylamin zur Unterbrechung des Chloralhydratschlafes von Morita verwendet.

Die Versuche auf dem Gebiet der Avertinnarkose erstreckten sich nach Versagen aller Bemühungen um eine beschleunigte chemische Entgiftung im Organismus auf eine Erhöhung des Stoffwechsels durch Thyroxingaben in der Hoffnung, dadurch die Kupplung des Avertin an die Glucoronsäure in der Leber anzuregen. Diese Experimente sind fehlgeschlagen. Auf der Suche nach einem wirksamen Mittel, welches als Gegengift gegen Überdosierungen mit Narkotica und Hypnotica dienen könnte, stießen wir auf das Coramin, dessen Weckwirkung gegenüber dem Chloralhydratschlaf und dem Morphinschlaf schon von Uhlmann festgestellt worden war. Killian und Uhlmann studierten in gemeinsamer Arbeit die Wirkung von Coramininjektionen auf den Avertinschlaf bei verschiedensten Dosierungen und stellten eine außerordentlich starke und günstige Atemwirkung, eine Verbesserung der Kreislaufverhältnisse mit leichter Erhöhung des Blutdruckes, geringer Pulsverlangsamung im Sinne eines Digitaliseffektes, und eine deutliche Reduktion der Schlaftiefe je nach den Dosierungsverhältnissen fest. In absichtlich hoch überdosierten Fällen gelang es uns, die sterbenden Tiere am Leben zu erhalten. Die Übertragung der Ergebnisse auf den Menschen hat bei den ersten Versuchen von Killian genau gleichartige Ergebnisse gezeigt: Erhebliche Vermehrung der Atemleistung, die weitaus besser als diejenige des Lobelin war, Steigerung der Leistung um 50, 70 und mehr Prozent, Beseitigung von Cyanosen, Besserung der Kreislauflage, wahrscheinlich durch indirekte Wirkung auf das Herz einerseits und direkte Wirkung auf das Vasomotorenzentrum andererseits. Wichtigstes Ergebnis war aber, daß nicht nur Basisnarkose, sondern Vollnarkose beim Menschen durch hohe Coramindosen iv. gegeben zum Dämmerschlaf reduziert oder sogar völlig unterbrochen werden konnten. In einer größeren Anzahl von Arbeiten (vgl. die zusammenfassende Mitteilung von KILLIAN [1], FISCHMANN, MÖRL, ANSCHÜTZ, SPECHT, MORITSCH, KROHN, RUDIN u. a.) konnten die Ergebnisse am Menschen bestätigt werden und nähere Daten für die Atemwirkung sowie die Weckwirkung festgelegt werden. Als Dosis genügten durchschnittlich 5—10 ccm der 25%igen Coraminlösung, langsam iv. injiziert. In vollkommener Übereinstimmung wurde von allen Autoren und allen denjenigen, die das Coramin klinisch verwendet haben, bestätigt, daß es leicht und sicher gelingt, Überdosierungen durch Avertin auszugleichen und Asphyxien prompt zu beseitigen. Eine ganze Reihe von verlorenen Patienten (Fälle von MÖRL, SPECHT, SCHMIDT, KENNEDY, BAUS, WOOD u. a.) konnten durch Coramininjektion nach Avertinvergiftung gerettet werden. UHLMANN und KILLIAN haben nun vergleichsweise auch andere Mittel im Tierversuch auf die Weckwirkung hin geprüft und zwar: Coffein, Ephedrin, Thyroxin, Campheröl, Hexeton und Kardiazol. Nur die dem Coramin nahe verwandten Körper Hexeton und Kardiazol haben eine ähnliche, aber schwächere Wirkung entfaltet. Die analeptische Kardiazolwirkung konnte außerdem nicht voll zur Entfaltung kommen, weil man bei Steigerung der Dosis in die Krampfzone geriet. Demgegenüber zeigte es sich sowohl im Experiment, wie später auch klinisch, daß einerseits die Harmlosigkeit des Coramins für den Körper, andererseits die außerordentliche Anpassungsfähigkeit bezüglich der Dosierung (wiederholte Dosen bis zu 40 ccm und mehr sind ohne Schaden verabfolgt worden), einen der wesentlichsten Vorteile dieses Mittels bedeuten. Thyroxin hatte keine Wirkung, Coffein nur einen schwach angedeuteten Effekt, vom Ephedrin haben wir nichts bezüglich einer Weckwirkung und Atemwirkung gesehen und der Campher verbesserte lediglich den Kreislauf.

Neuerdings hat nun MORITSCH vom pharmakologischen Standpunkt ebenfalls sehr interessante Untersuchungen angestellt und feststellen können, daß im Experiment am Tier Ephetonin und Coramin bei verschiedenen Narkosen analeptische Wirkungen entfalten. Die Weckwirkung des Ephetonins wurde seinerzeit erstmals von RAGANSKY und BOURNE entdeckt, und später von JANSTER klinisch bestätigt. Am Kaninchen fand MORITSCH, daß Coramin und Ephetonin den Luminal-, Veronal- und Somnifenschlaf vertieften, dagegen die Paraldehyd- und Avertinnarkose durchbrach. Ferner wurde die Chloretonnarkose durch Coramin und Ephetonin aufgehoben. Coramin durchbrach ferner die Urethan-, aber nicht die Alkoholnarkose. Hiergegen war Ephetonin ohne Einfluß auf die Alkohol-Chloralhydrat- und Urethannarkose. Decerebrierung der Tiere hob den Coramineffekt für Paraldehyd- und Avertinnarkose auf, dagegen soll er beim Chloralhydratschlaf erhalten geblieben sein. Diese Versuchsergebnisse beziehen sich naturgemäß auf das Kaninchen. Wie MORITSCH selbst hervorhebt, müssen Differenzen bei den verschiedenen Tierarten erwartet werden. In der Tat liegen denn auch klinisch erhebliche Differenzen vor, die sich nicht ohne weiteres mit den Resultaten von MORITSCH decken.

Wir hatten seinerzeit schon auf Grund der Erfahrungen mit Avertin die Vermutung ausgesprochen, daß es sich hier um einen zentralen Antagonismus und nicht etwa um einen Eingriff in die Avertinentgiftung handelte, wie dies exakt neuerdings von LENDLE durch sinnreiche Versuchsanordnung bewiesen werden konnte. Insofern lag die Vermutung nahe, daß der Coramineffekt sich klinisch auch bei den verschiedenartigsten Vergiftungen durchsetzt. Am wichtigsten war die Unterbrechungsmöglichkeit des Schlafes durch Operationsschlafmittel, unter welchen von besonderer Bedeutung die Barbitursäureabkömmlinge Pernocton, Amytal und neuerdings Endormnatrium sind. Über die Amytalbeeinflussung durch Coramin liegen nur eigene experimentelle Untersuchungen vor, welche einerseits die hohe Giftigkeit des Amytal gezeigt haben

---

[1] Klin. Wschr. **1931,** Nr 31, 1446; **1933,** Nr 5, 192.

und andererseits bewiesen, daß sich die Coraminwirkung nur bei niedrigen Schlaftiefen durchsetzt. Ist es einmal unter Amytal zur Vollnarkose gekommen, so haftet offenbar dieses Präparat derartig zäh im Mittelhirn bzw. den Atemzentren, daß die erregende Coraminkomponente sich nicht durchzusetzen vermag. Hierzu sei allerdings vermerkt, daß auch andere Präparate vollkommen versagen [1]. Günstiger stehen die Dinge bei Pernocton, was sich nicht nur im Experiment, sondern vor allen Dingen auch klinisch erwiesen hat. Aus zahlreichen Zuschriften und aus mehreren Veröffentlichungen geht hervor, daß in einigen hundert Fällen das Coramin zum Ausgleich zu großer Pernoctonschlaftiefe erfolgreich verwendet worden ist und man den Nachschlaf damit unterbrechen konnte. Auch sind uns 2 Fälle von bedrohlicher Pernoctonvergiftung bekannt, die durch Coramin gerettet wurden. Über das Endormnatrium liegen bisher nur wenige Versuche vor. Dabei zeigte sich, daß die analeptische Atemwirkung und Weckwirkung sich vorzüglich experimentell durchzusetzen vermag, dies trotz konstanter Endorminfusion, die laufend registriert werden konnte, so daß Zweifel durch Fehler des Narkoseverlaufes nicht vorliegen können. Nur bei negativ gewordenem Cornealreflex, nach lang andauernder und fortschreitender Infusion, nahm die Coraminwirkung allmählich ab. Inzwischen gelang es andererseits und in der Freiburger Chirurg. Klinik, überdosierte Endormnatrium-Narkose zu reduzieren und die Patienten zu retten.

Ganz besondere Bedeutung hat die Coraminbehandlung mit hohen Dosen neuerdings für den Kampf gegen die verschiedenartigsten Vergiftungen durch Schlafmittel, durch Kohlenoxyd bekommen. Hierüber sind im Schrifttum außerordentlich wichtige Fälle beschrieben. Sommer 1933 belief sich die Zahl der nach den verschiedensten schweren Vergiftungen durch Luminal, Veronal, Phanodorm, Medinal, Scopolamin, Morphin u. a. Narkotica, wie Äther, Kohlenoxyd, auf weit über 300 Fälle, so daß das Coramin in hohen Dosen nunmehr zum wichtigsten Mittel bei der Bekämpfung der verschiedensten Arten von Narkosevergiftungen geworden ist. Klinisch hat sich also eine gewisse Differenz zu den Experimenten von MORITSCH gezeigt, insofern Coraminapplikation keine Vertiefung des Schlafes bei Barbitursäureabkömmlingen erzeugte, sondern sich auch hier die außerordentlich starke Atemwirkung und Weckwirkung durchgesetzt hat. Diese Weckwirkung ist öfters in Ärztekreisen demonstriert worden. Eine gewisse Furcht, daß die erregende Komponente des Coramin sich mit der Reflexerregbarkeitssteigerung durch Barbitursäure im Pernocton, Veronal und Somnifen kombinieren könnte, hat sich klinisch als unbegründet erwiesen. Außerdem konnte die überraschende Tatsache festgestellt werden, daß schon beginnendes Lungenödem bei Gasvergiftungen und anderen bedrohlichen Kreislaufzuständen durch Coramin prompt beseitigt wurde. Hiermit ist eine alte, im Schrifttum immer wieder übernommene Angabe ROSENBACHS als widerlegt zu betrachten.

Das Kardiazol, welches zweifellos dem Coramin in seiner analeptischen Wirkung auf Atmung, Kreislauf am nächsten steht und das wohl niemand im Operationssaal missen möchte, hat sich bisher als Weckmittel nicht einzubürgern vermocht, weil man bei der iv. Verabfolgung höherer Dosen leicht in die Krampfzone gerät. Neuerdings ist es wieder von BEHRENS empfohlen worden. Die Tatsache, daß man sich von den verschiedensten Seiten bemüht, die Erfolge mit Coramin zu imitieren, ist ein Eingeständnis dessen vorzüglicher Wirkung; es ist noch immer das beste und leistungsfähigste Präparat.

Wir fanden ferner experimentell und klinisch, daß der Kohlensäureeffekt durch iv. Applikation von Coramin mobilisiert wird. Wie zu erwarten war,

---

[1] REESE, MADISON ist inzwischen die Unterbrechung des Amytalschlafes am Menschen mit Coramin gelungen.

zeigte sich das Coramin der Kohlensäure stets dann überlegen, wenn die Atmung vollkommen sistierte. Während unter diesen Umständen das Gas keine Wirkung oder eine schädigende Wirkung entfaltet, konnte mit Coramin noch der kritische Zustand überwunden werden, so daß nach kurzer Zeit die Kohlensäurereaktion wieder positiv geworden war. Diese Reaktion dürfte mit der zentralen Weckwirkung des Coramin in engstem Zusammenhang stehen. Springt die Atmung auf eine Coramininjektion nicht sofort spontan wieder an, so lasse man sich dadurch nicht beeinflussen und versuche, die Pause ruhig durch einige künstliche Atemzüge zu überbrücken, um weitere Kreislaufschädigung auf alle Fälle zu vermeiden[1].

Zu rasche Injektion führt zu einer passageren initialen Blutdrucksenkung, zu Singultus und fibrillären Muskelzuckungen, die rasch wieder verschwinden. Die Symptome der Weckung zeigen sich am Positivwerden des Cornealreflexes, spontanen unbewußten Bewegungen, Niesen, Wischbewegungen an Nase und im Gesicht, Aufrichten der Patienten und Reaktion auf Anruf. Gelegentlich wird beschrieben, daß sich Patienten über ein zu brüskes Erwachen beklagten. Da die Reaktion des Coramin ganz und gar von der vorliegenden Schlaftiefe oder dem Vergiftungsgrad abhängt, so muß die Dosis je nach Narkosetiefe gesteigert werden. Da die iv. Injektion starke, aber relativ kurz dauernde Wirkungen auf die Atmung ausübt (durchschnittlich 10—20 Minuten), so müssen Reinjektionen in etwa $1/_4$—$1/_2$stündigem Abstand vorgenommen werden, sofern eine einmalige Injektion nicht ganz zum Erfolg führt. Die Besserung des Allgemeinzustandes und der Kreislauflage hält dagegen viel länger an als die Weckwirkung und analeptische Atemwirkung. Wir haben gelernt, bei allen bedrohlichen Zuständen aus diesen Gründen die iv. Injektion mit der im. zu verwenden, und zwar soll ein größeres im. Depot von 5—10 ccm den günstigen Coramineffekt protrahieren. Eine Kumulation ist nicht zu befürchten. Injektionen über mehrere Tage hinweg haben bisher niemals geschadet, da das Coramin im Körper vollkommen abgebaut wird.

3. Bekämpfung der Zwischenfälle am Kreislauf.

Während jeder Narkose sucht der Kreislauf, wie wir dies andernorts schon geschildert haben, sich den veränderten Verhältnissen anzupassen. Ein Blick auf unsere vergleichenden Narkosetabellen zeigt, daß wir es im allgemeinen bei allen Narkotica im Toleranzstadium mit einer mehr oder weniger ausgesprochenen Verminderung der Blutdruckhöhe zu tun haben, welche aber für relativ lange Zeit gleichmäßig bestehen bleibt. Diese Gleichgewichtslage zwischen der Herzkraft einerseits und den peripheren Gefäßwiderständen bzw. ihrem zentral regulierten Tonus andererseits kann durch reflektorische Beeinflussung aus dem Operationsgebiet, durch Trauma sowohl wie durch Blutungen, empfindlich gestört werden.

Es erhebt sich nun zunächst die Frage, woran das Versagen des Kreislaufs während der Narkose erkennbar wird. Zweierlei Zustände müssen grundsätzlich voneinander getrennt werden: 1. die weiße Asphyxie, welche durch plötzliches Versagen des Herzens entsteht und unter dem Decknamen „Sekundenherztod" in der Literatur zu finden ist; 2. die blaue Asphyxie, welche im allgemeinen stets als eine Störung der Atmung angesehen wird, welche aber auch durch eine Störung des Kreislaufs bedingt sein kann.

Bei der ersteren Form plötzlichen Versagens des Herzens handelt es sich immer um Störungen der Herztätigkeit, und zwar am Reizleitungssystem oder am muskulären Apparat. Sie kann durch herzwirksame Narkotica hervorgerufen werden; klinisch vor allen Dingen dann, wenn schon primär ein latenter

---

[1] Schart gelang die Rettung Ertrunkener mit Coramin.

Herzschaden vorlag. Wir haben erwähnt, daß eine plötzliche Ischämie des Herzmuskels durch Coronarkonstriktion nach Chloroform von REIN beobachtet wurde, die fast immer in Experimenten zum plötzlichen Tod des betreffenden Tieres geführt hat. Es bedarf deshalb nicht einer näheren Erläuterung, daß die weiße Asphyxie als hochbedrohlicher Zustand gilt, der fast immer tödlich endet.

Deswegen gilt die Regel, daß der Narkotiseur sofort die Narkosezufuhr zu unterbrechen hat, dem Operateur von der Katastrophe Mitteilung machen muß und seine Diagnose dadurch zu erhärten hat, daß er nach dem Radialispuls und nach dem Carotispuls greift, um festzustellen, ob diese noch vorhanden sind. Ist der zentrale Puls an der Carotis noch schwach vorhanden, so soll man mit Herzmitteln nicht sparen. An der Spitze steht hier das Strophantin mit seiner rasch einsetzenden Wirkung. Die rasch wirksamen Campherpräparate: Kardiazol, Coramin, Hexeton wirken nur indirekt, und das Campheröl hilft zu langsam. Die Digitalispräparate kommen nicht in Frage; dagegen soll das Sympathol Gutes geleistet haben.

Sehr umstritten ist die Stellung des Adrenalin beim beginnenden Versagen des Herzens und beim Herzstillstand. Im Schrifttum sind viele Meldungen zu finden, nach denen das Adrenalin, intrakardial gegeben, Herzstillstand angeblich beseitigt habe (MICHON, AUVRAY, BLIDUNG, TOUPET, OGAVA, PASQUALE u. a.) Ich bin gegen diese Mitteilungen außerordentlich skeptisch auf Grund der experimentellen Ergebnisse mit Adrenalin. So weiß man z. B., daß bei einem geschädigten Herzen (Chloroform) das Adrenalin, durch plötzliche Erhöhung des peripheren Gefäßwiderstandes auf der arteriellen Seite, eine totale diastolische Erschlaffung und sofortigen Tod erzeugt. Auf das Reizleitungssystem wirkt das Adrenalin nur in höherer Dosierung ein und kann seinerseits zur gehäuften Extrasystolenbildung oder auch zur vollkommenen Dissoziation des Herzens führen. Ich glaube deshalb, daß diejenigen Fälle, welche intrakardial mit Adrenalin behandelt worden sind, zum größten Teil auch ohne Adrenalin durchgekommen wären, und daß ein Teil von ihnen durch die Adrenalinreaktion sogar geschädigt worden ist. Den Angaben in der Literatur entsprechend sei außerdem hinzugefügt, daß die meisten Fälle, bei denen es gelang, das Herz angeblich mit Adrenalin wieder in Gang zu bringen, doch nach Stunden gestorben sind.

Die Adrenalininjektion hat man fast durchweg intrakardial vorgenommen, eine Methode, welche auch mit anderen Mitteln, z. B. mit Coramin, mit gutem Erfolg versucht worden ist. Selbstverständlich soll man aber hiervon nur Gebrauch machen, wenn der periphere Kreislauf so geschädigt ist, daß mit Sicherheit erwartet werden muß, eine Injektion des Mittels in die Cubitalvene würde das Herz und die sensiblen zentralen Stellen nicht mehr erreichen. Andernfalls ist es stets vorzuziehen, sich mit der gewöhnlichen iv. Injektion zu begnügen, denn sie ist die viel schonendere.

Außer dem akuten Versagen des Herzens kommt es aber auch unter dem Zustand der Narkose und Operationsbelastung manchmal zu einem allmählichen Versagen des Herzens. Unter diesen Umständen verschwindet der Puls aus der Peripherie bei gleichzeitigem starken Sinken des Blutdrucks; der Carotispuls bleibt lange bestehen, Erscheinungen, die meist auch mit Veränderungen der strömenden Blutmenge einhergehen. Ist das Herannahen einer derartigen Situation erkennbar, so muß das operative Vorgehen möglichst beschleunigt oder eventuell unterbrochen werden. Außerdem darf von seiten des Narkotiseurs dem Herzen sowie dem Gesamtkreislauf keine stärkere Belastung mehr zugemutet werden. In solchen Fällen pflegen wir von dem Campher ausgiebigen Gebrauch zu machen, aber auch die Ersatzmittel zu verwenden. Das Strophantin kann, in einer Traubenzuckerinfusion gelöst, schon während der Operation Verwendung finden.

Ein ganz anderes Bild bietet eine Herzstörung im Sinne einer Dekompensation von Herzfehlern, oder auch eine allmähliche Herzmuskelschwäche. In diesem Falle wird der Patient asphyktisch und blau auf Grund von Stauungen im kleinen und großen Kreislauf. Wir haben es mit einem gedunsenen, blaugrauen Aussehen des Patienten zu tun, auch dann, wenn genügend Sauerstoffmengen gegeben werden, weil die Stromgeschwindigkeit im Gesamtkreislauf erheblich herabgesetzt ist.

Es besteht für den Anfänger die außerordentliche Schwierigkeit, erkennen zu müssen, ob es sich bei der vorliegenden Asphyxie um eine pulmonale Schädigung handelt, oder ob sie am Ende die sekundäre Folge einer primären Herzschädigung ist. Zur Differentialdiagnose benutze man das von EPPINGER angegebene Zeichen der Venenfüllung. Sind die peripheren Venen leer, so handelt es sich stets um einen Zustand des Shocks mit verminderter strömender Blutmenge, und dabei gleichzeitig meistens um einen raschen und kleinen Puls. Das Herz an sich ist intakt. Sind die Venen voll und gestaut, dann ist die Asphyxie nicht etwa die Folge einer Überdosierung und Atemschädigung, sondern durch Dekompensation des Herzens entstanden. Es helfen in einer solchen Situation die Campherpräparate wenig. Das Strophantin ist nahezu das einzige Mittel, welches therapeutisch in Frage kommt. Derartige Komplikationen pflegen in der Hauptsache bei Notoperationen vorzukommen, bei welchen dem Chirurgen keine längere Zeit zur Digitalisierung des Herzens übrig bleibt; denn Patienten mit Dekompensationserscheinungen wird niemand in Allgemeinnarkose operieren.

Von dem Versagen des Herzens abzugrenzen sind alle diejenigen Zustände, welche sich auf das Vasomotorenzentrum beziehen und im engeren Sinne unter die Gruppe des Operationsshocks fallen. Wir erkennen ihn während der Narkose an einem Leerwerden der Venen, an einer Beschleunigung des kleiner gewordenen oder gar fehlenden Radialispulses, bei vorhandenem Carotispuls, an einer Blässe des Patienten, zunächst ohne Asphyxie, und an einer erheblichen Blutdrucksenkung. Die Hauptblutmengen befinden sich in den Blutdepots, vor allen Dingen in den Reservoiren der Leber, der Milz und der großen Bauchvenen. Die strömende Blutmenge ist klein und es kommt zur Asphyxie, wenn sie zu klein geworden ist, um den Sauerstoffbedürfnissen des Organismus Rechnung zu tragen. In diesem Zustande sind im allgemeinen die Herzen noch leistungsfähig und bedürfen nicht einer medikamentösen Unterstützung. Dagegen ist es notwendig, den verminderten Rückfluß zum Herzen zu berücksichtigen und den Kreislauf aufzufüllen. Im allgemeinen genügt hier ausschließlich die iv-Infusion mit Kochsalzlösung, menschlicher Ringerlösung, besser mit 5%iger Traubenzuckerlösung oder 6%iger Gummiringerlösung, da die letzteren beiden einen höheren kolloid-osmotischen Druck haben und länger im Gefäßsystem verweilen. Ist der Zustand bedrohlich, so empfehlen wir sofort 300—500 ccm in rascher Reihenfolge in die Blutbahn infundieren zu lassen, dann erst zu einer langsamen Tropfenfolge von 40—60 in der Minute überzugehen.

Das Anlegen der Infusion darf niemals vom Narkotiseur, der seine Narkose möglichst mit den Gasen allein bestreitet, ausgeführt werden, sondern sie muß von fremder Hand angebracht werden.

Eine Bluttransfusion im Zustand des Operationsshocks auszuführen, ist meines Erachtens nur bei Verblutungsgefahr ratsam. Zwar stellt sie die physiologischste Art des Blutersatzes dar, aber wir erleben doch des öfteren nach ihr mehr oder weniger ausgesprochene Kreislaufkrisen, die das Resultat beeinträchtigen können. Ich empfehle deshalb lieber, während des operativen Eingriffes auf die Transfusion fremden Blutes zu verzichten, sie aber dann nach

6—8 Stunden oder am folgenden Morgen nachzuholen. Wenn Zeit ist, schicke man die Transfusion der Operation voraus.

Gleichzeitig mit der Infusion ist es außerordentlich wichtig, das Vasomotorenzentrum und Atemzentrum anzuregen. Unter diesem Gesichtspunkt helfen uns die Campherersatzpräparate. Als bestes Mittel hat sich uns das Coramin bewährt, aber auch das Kardiazol leistet Gutes. Ob das Mischpräparat Ikoral mit seiner ephedrinähnlichen Komponente während derartiger Zustände brauchbar ist, muß sich erst praktisch im Großbetriebe erweisen. In Frage kommen aber auch Mittel, welche den Tonus der Gefäße und den Muskeltonus erhöhen, wie Strychnin in mäßigen Dosen, ferner die Kohlensäure.

4. Störungen des Stoffwechsels.

Eine weitere Sorge gilt den Stoffwechselstörungen. Die Therapie ist durch ihren Auslösungsmechanismus begründet. Da das Endresultat aller Stoffwechselstörungen sich in einer Verschiebung des Säurebasengleichgewichts nach der sauren Seite äußert, in einer Azidosis kompensierten oder unkompensierten Grades, so muß der Narkotiseur bei gefährdeten Leuten, insbesondere bei Diabetikern und Leberkranken, seine Narkose so steuern, daß größere Säureansammlungen nicht vorkommen, trotzdem er im allgemeinen hiervon während der Narkose noch nichts merkt. Da die übermäßige Produktion von Milchsäure meistens während der Narkose an einer mangelhaften Oxydation liegt, so ist Sauerstoffgabe in hohen Prozenten das souveräne Gegenmittel. Abgesehen davon müssen Asphyxien oder Hypoventilationsphasen durch Überdosierung oder durch indirekte Kreislaufschädigung vermieden werden. Deshalb soll man prinzipiell zur Abgabe saurer Valenzen die Atmung in Gang halten. Welche Mittel hier zur Verfügung stehen, ist bei Bekämpfung der Komplikationen von seiten der Atmung gesagt. Wir haben neuerdings gelernt, nicht nur mit Sauerstoff-Kohlensäuregemischen zu arbeiten, sondern pflegen grundsätzlich nach schweren Eingriffen, oder auch schon auf dem Operationstisch von dem Coramin reichlichst im. und auch gelegentlich iv. Gebrauch zu machen. Wenn das Ikoral sich bei gefährdeten Fällen als brauchbar erweist, dann dürfte eines seiner Hauptindikationsgebiete die postoperative Phase werden, weil sich während ihr die lobelinähnliche Komponente auswirken kann.

Was im engeren Sinne die Leberfunktion anbetrifft, die durch Narkosen Schädigungen erleidet, so haben wir kein anderes Mittel, sie zu beseitigen, als die Abflutung des Narkoticums selbst zu beschleunigen. Bei den Inhalationsnarkotica geschieht dies durch Unterstützung der Exhalation. Beim Avertin und den Barbitursäuren steht uns nichts zur Verfügung, um die Abbauvorgänge und die Ausscheidung zu beschleunigen; ein Grund, die Dosierung mit diesen Mitteln möglichst niedrig zu halten. Da aber die Leber durch die Milchsäurebelastung ihres Glykogens verlustig geht und die Übersäurung des Organismus mit Milchsäure durch reichliche Sauerstoffinhalation vermieden werden kann, so halten wir es für wertvoll, bei Fällen, in denen die Leberschädigung im Vordergrund steht, stets Traubenzuckerinfusionen mit Insulin (10—20 Einheiten) unter gleichzeitiger Verabfolgung von Sauerstoff (am besten im Sauerstoffzelt) zu geben. Eine Reihe von Autoren haben auch für die Bekämpfung azidotischer Symptome 4% Natrium-Bicarbonat iv. injiziert und manchmal geradezu schlagartige Erfolge verzeichnet.

5. Schwierigkeiten der Diurese.

Die Abgabe von sauren Valenzen geschieht auch auf dem Nierenweg. Aber wir haben es gerade, wie weiter vorne beschrieben wurde, während der Narkose und nach der Narkose mit einer Anurie oder Oligurie zu tun, welche die Ausscheidung saurer Stoffwechsel-Endprodukte und manchmal auch Zwischenprodukte verhindert. Da diese Erscheinungen von uns in der Hauptsache als die Folge der Säuerung des Organismus und der Abwanderung der Flüssigkeitsmengen nach den Geweben hin gedeutet wird, so hat es keinen Sinn, Mittel zu geben, welche die Diurese fördern. Es hat sich auch im Experiment deshalb immer wieder herausgestellt, daß Theobromin, Diuretin und ähnliche Therapeutica in dieser Phase vollkommen wirkungslos bleiben. Wichtiger ist es, dem Kreislauf das zuzuführen, was er wirklich braucht, nämlich Flüssigkeit. Bei bedrohlichen Fällen kommt nur die iv. Tropfinfusion, bei nicht bedrohlichen Fällen auch die sc. oder im. Infusion als Depot in Frage. Kranke, die trinken, soll man nie mit derartigen Maßnahmen belästigen, sondern sie den Flüssigkeitsbedarf auf dem natürlichen Wege decken lassen. Erst dann hat die Anregung der Diurese Zweck. Wir ziehen es in solchen Fällen vor, Coffein in mäßigen Mengen zu geben, da gleichzeitig dieses Mittel auch noch zweckmäßige Kreislaufwirkungen entfaltet. Zu stärkeren Mitteln, die Diurese anzuregen, wie Gaben von Cylotropin und Urotropin, Novasurol und andere soll man nur in hartnäckigen Fällen schreiten.

6. Bekämpfung der Magen- und Darmschädigungen nach der Narkose.

Ähnliche Verhältnisse, wie sie für die Nierensekretion vorkommen, liegen auch in der postnarkotischen Phase für den Magen- und Darmtractus vor. Die Darmtätigkeit läßt im allgemeinen im Anschluß an eine Narkose eine Zeitlang nach, und die Hypoperistaltik verursacht im allgemeinen nach 24 Stunden Meteorismus. Diese Unannehmlichkeiten treten allerdings im allgemeinen nur bei Verwendung von schweren Narkotica, insbesondere Inhalationsnarkotica, niemals aber dagegen bei Gasnarkotica auf, weil diese eher peristaltikanregend wirken. Was zunächst den Magen anbetrifft, so gibt es außer dem postnarkotischen Erbrechen eine ernstere Komplikation, die Magenatonie, welche seinerzeit von STIEDA und HERFF als primäre Komplikation und wahrscheinliche Folge der Narkose angesehen wurde. Diese Meinung war eine Zeitlang allgemein verbreitet, ist aber in der Folgezeit doch erschüttert worden dadurch, daß eine ganze Reihe von postoperativen Magenatonien, ohne daß überhaupt eine Narkose vorgenommen worden war, vorkamen. So z. B. nach stumpfem Trauma, nach Magenüberfüllung, nach Anlegung eines Gipskorsetts, nach Ureterenkatheterismus und bei Intoxikation. Als letzte Ursache für das Entstehen der Magenatonie, die zum Teil infolge von narkotischen Wirkungen stattfinden kann, kommt nach NIEDEN eine Disharmonierung zwischen Sympathicus und Parasympathicus des Magens in Betracht, welche zu einem völligen Versagen des Magenapparates bei denjenigen Individuen führt, die besonders dazu disponiert sind. Einseitiges Ausschalten oder Versagen des Vagus oder Sympathicus hat noch niemals zu einer akuten Magenlähmung geführt. Nur das gleichzeitige Versagen der AUERBACHschen und MEISSNERschen Geflechte in der Magengegend erzeugen das Bild der Magenatonie. Viel mehr weiß man nicht.

Bei der Magenatonie handelt es sich um eine totale Erschlaffung der Magenwand mit enormer Hypersekretion, Füllung des ganzen Magens mit abnormen Mengen von Flüssigkeit, 1—2 Liter und mehr, hochgradige Übelkeit, verfallenes Aussehen, unstillbares Erbrechen dünner Flüssigkeit. Die Therapie ist ganz unabhängig von der Genese der Magenlähmung und stets gleich. Aushebung des Magens und Spülung des Magens zur Entfernung der darin befindlichen Flüssigkeitsmengen und eventuell darin befindlicher Reste narkotischer

Substanzen. Die Entleerung des Magens führt indirekt zu einer Kontraktion der Magenwand, welche die Überdehnung unter Umständen bessern kann. Außerdem pflegt man Rechtslagerung der Patienten zu veranlassen und eventuell eine Duodenalsonde einzulegen. Zweckmäßigerweise wird die Bekämpfung dieser Komplikationen durch Applikation von Herz- und Kreislaufmitteln unterstützt.

Bezüglich des Darmes kann man lediglich die in den ersten 2mal 24 Stunden auftretenden Komplikationen der Peristaltik als Folge des betreffenden Narkoticums ansehen, denn bis zu diesem Zeitpunkt sind bei allen Narkosearten — wenn nicht besondere Verhältnisse vorliegen — die Substanzen so weitgehend ausgeschieden, daß eine effektive lähmende Wirkung auf die Peristaltik nicht mehr angenommen werden darf. Der Zeitpunkt, an welchem mit peristaltikanregenden Mitteln vorgegangen werden darf, hängt nicht von dem Verlauf der Narkose, sondern ganz und gar von der Art der Operation ab. Außer der medikamentösen Unterstützung der Peristaltik durch Hypophysin, Peristaltin oder ähnlichen Substanzen pflegt man durch Reizeinläufe vom Rectum aus mit 10%iger Melasse oder 10%iger Kochsalzlösung die Peristaltik in Gang zu bringen. Im Notfalle haben uns schon oft 20 ccm 10%iger Kochsalzlösung, langsam iv. injiziert, über die Krisis hinweggebracht. Empfehlenswert ist auch die Applikation von Kohlensäure (adäquater Reizbildner), weil sie wahrscheinlich auf dem Wege einer Verschiebung der pH Zahl des Blutes direkt peristaltikanregend wirkt. Auf alle Fälle ist es unschwer, im Experiment zu beweisen, daß die Gase der ungesättigten Kohlenwasserstoffreihe und auch die Kohlensäure die Peristaltik der Tiere außerordentlich steigern.

Sonderfälle liegen bei der Rectalnarkose vor. Hier hat der Reinigungseinlauf nach der Narkose stets den Zweck, Reste des Hedonal, Äther oder des Avertin zu entfernen, damit Zersetzungsprodukte nicht schädlich wirken können. Sind leichte oder schwerere Entzündungen der Schleimhaut eingetreten, dann müssen sie wie eine echte Colitis oder Ruhr behandelt werden.

7. Prophylaxe der Lungenkomplikationen.

Unmittelbar im Anschluß an die Narkose soll grundsätzlich die prophylaktische Behandlung gegen Lungenkomplikationen einsetzen, deren Entstehung man niemals mit Sicherheit vermeiden kann. Außer der Sorge um eine rasche Abflutung und Beseitigung von Schlaftiefen mit negativem Husten- und Schluckreflex, außer der Verabfolgung von Kohlensäure, Sauerstoff und zentral erregenden Mitteln, wie des Coramin oder des Ikoral zur Anregung der Atmung, achte man darauf, daß jede Abkühlung des Patienten bei dem Transport aus dem Operationssaal in das Krankenbett vermieden wird. Man soll nicht erst warten, bis die Lungenkomplikation sich eingestellt hat, sondern schon vorher Chinin—Urethan, Transpulmin oder Optochin und ähnliche Mittel verabfolgen. Es würde zu weit führen, hier auf die speziellen Ergebnisse der Pneumoniebehandlung einzugehen. Erinnert sei nur daran, daß die Serumtherapie nach größeren Statistiken über je 1000 Fälle gute Erfolge gezeitigt hat. MÜHLBRANDT verglich 300 Bauchoperationen mit Serumprophylaxe gegenüber 388 Bauchoperationen ohne dieselbe. Er hatte im ersteren Falle 2,42 Bronchopneumonien mit 1,73% Mortalität gegenüber 9,54 Bronchopneumonien mit 2,85% Mortalität. Also eine erhebliche Verbesserung der Statistik. Im Durchschnitt gibt man das Serum nicht nach der Operation, sondern schon 12 Stunden vor dem Eingriff und eine zweite Portion 12 Stunden nach dem Eingriff, und zwar jeweils 12—15 ccm Antipneumokokken-Mischserum im. Dabei sind selbstverständlich alle Vorsichtsmaßregeln, welche für die gewöhnlichen Seruminjektionen gelten, zu berücksichtigen.

Als wichtigste therapeutische Maßnahme zur Verhütung der Lungenkompli-
kationen, insbesondere der Lungenatelektase und deren Beseitigung, gilt auf
Grund der Arbeiten von HENDERSON, HAGGARD und seinen Mitarbeitern die
Kohlensäureinhalation. Wir verwenden sie im allgemeinen im dosierten Gemisch 5—10% direkt im Anschluß an die Narkose während der Abflutung.
Man kann diese Behandlung aber auch am Krankenbett fortführen und den
Patienten entweder das dosierte Gemisch einnehmen lassen, oder aber aus
einem Beutel das hochprozentige Gas im Luftgemisch etwa 50:50% kurz über
Nase und Mund fließen lassen, oder in die Nase leiten, um den Patienten dazu
zu zwingen, einige Male tief durchzuatmen. Die erstere Methode ist die bessere
und für den Kranken weniger anstrengend. Das fertige käufliche 5%ige Kohlen-
säure-Sauerstoffgemisch ist unter dem Namen Carbogen erhältlich und kann
dem Kranken direkt in Form der Maske, oder in Form des sog. Sauerstoff-
zeltes dargereicht werden. Die Erfolge amerikanischer Autoren mit dieser
Methode sind durchaus günstig; vor allen Dingen hat sich das Verfahren zur
Nachbehandlung von Kropfoperationen besonders bewährt. Man hat an einigen
Stellen in Amerika (MAYO-Klinik) sog. Sauerstoffkammern verwendet, in denen
der Sauerstoffgehalt auf bestimmter Höhe, durchschnittlich 50%, eingestellt
und kontrolliert werden kann, danach sind angeblich die Lungenkomplikationen (besonders bei Kropfoperationen) stark vermindert worden.

Es sind gerade in den letzten Jahren von seiten derjenigen Firmen, welche
Narkoseapparate bauen, eine ganze Reihe von Neukonstruktionen für die
Sauerstoff- bzw. Sauerstoff-Kohlensäuretherapie von amerikanischer Seite
herausgebracht worden, auf die hier hingewiesen sei.

Eine Inhalationstherapie hat nur Zweck, wenn der Patient durchatmen
kann, deshalb ist die Lagerung der Kranken nach der Operation von ausschlaggebender Bedeutung, ja geradezu eine Kunst. Da Schmerzen die Ventilation
einschränken, müssen sie bekämpft werden, aber man darf hierzu nicht Mittel
und Dosen verwenden, welche zentral die Atmung hemmen. Man spare mit
Morphin und gebe lieber andere Mittel. Eine gewisse Ausnahme hiervon sind
Thorax- und Lungenverletzungen, hier kommt man ohne dieses wirksamste
Analgeticum auch heute noch nicht aus.

8. Nausea, Erbrechen.

Eine besondere Bedeutung für den Verlauf der Narkose kommt dem Erbrechen zu. Wir müssen die verschiedensten Formen des Erbrechens während
der Gesamterscheinung der Narkose unterscheiden, und zwar 1. das reflektorische
Erbrechen auf dem Wege der Sinneswahrnehmungen, insbesondere des Geruchs,
2. das Erbrechen in der initialen Phase, durch Reizung des Brechzentrums
während der Anflutung; 3. gelegentliche Brechneigung während des Toleranzstadiums durch Unterdosierung; 4. das Brechen der Patienten nach Verwendung von Inhalationsnarkotica und auch manchen anderen Mitteln in der
Abflutungsphase, als Zeichen der Rückkehr des Brechreflexes, 5. das letzte Erbrechen in lebensbedrohlichem Zustande; 6. das postnarkotische Erbrechen
und die postnarkotische Übelkeit als typische Nachwirkung; 7. das manchmal
unstillbare Erbrechen durch die Erscheinungen der Azidose, 8. Erbrechen durch
Idiosynkrasie gegen Alkaloide.

Was die Vermeidung des reflektorischen Erbrechens zunächst anbetrifft,
so ist es am zweckmäßigsten, Hypnotica oder Barbitursäureabkömmlinge in
geringeren Dosen zu verwenden, so daß die Perzeptions- und Reaktionsfähigkeit des Patienten herabgesetzt wird; denn man wird immer finden, daß
hauptsächlich nervöse, erregbare Patienten, insbesondere Patientinnen und

Vagotoniker, sowie sie Äther zu riechen bekommen, an Übelkeit leiden, Ekel empfinden und sich erbrechen.

Die Vermeidung des Brechens während der Initialphase gehört zu den wichtigsten Pflichten des Narkotiseurs; denn es besteht bei jeder Narkose, die mit Brechen des Patienten einhergeht, große Aspirationsgefahr. Deshalb gilt auch unter den Anästhesisten und Chirurgen als wichtigster Grundsatz, *wenn irgendmöglich, bei leerem Magen zu narkotisieren* bzw. zu operieren. Dies ist nicht immer durchführbar, muß aber angestrebt werden. Kann man sorgfältig vorbereiten, so wird außer Diät nach Abstoppen der Nahrungsaufnahme einige Stunden vor der Operation der Magen ausgespült. Dies hat vor allen Dingen bei Ileusfällen vor der Operation zu geschehen. Die Vermeidung des initialen Brechens kann ausschließlich durch geeignete Narkosetechnik erzielt werden, so wie es für die einzelnen Verfahren angegeben wurde. Für die Inhalationsnarkotica sowohl, wie für die Gasnarkotica gilt der Grundsatz vorsichtiger Anflutung und ein möglichst rasches Durchschreiten der für die Erregung des Brechzentrums kritischen Zone. Ist es zum Brechen während der Operation und Narkose gekommen, so muß der Narkotiseur darauf dringen, daß unverzüglich der Kopf beiseite gehalten wird und der Operationstisch so gesenkt wird, daß der Kopf zum Tiefpunkt wird, und zwar ohne Rücksicht auf den Operateur; denn nur in dieser Lage besteht Aussicht, eine Aspiration zu vermeiden. Außerdem hat er das erbrochene Material aus dem Mund des Patienten zu entfernen.

Die Hauptbemühungen galten früher im allgemeinen der Beseitigung des postnarkotischen Erbrechens und der postnarkotischen Übelkeit. Unzählige Methoden sind im Laufe der Zeit angegeben worden und sie alle sollen erfolgreich gewesen sein. Es besteht nun ein großer Unterschied zwischen dem Auftreten von Erbrechen bei den verschiedenen Narkoseverfahren. Im allgemeinen kann man sagen, daß nach allen Gasnarkotica nur in 5, höchstens 10% der Fälle ein kurzes Würgen, meist ohne Erbrechen, wenige Minuten vor dem Aufwachen vorkommt, dies entsprechend dem hohen Tempo der Abflutung ohne Übelkeit zu hinterlassen, rasch verschwindet. Eine Ausnahme macht das Chloräthyl, das Solästhin, die beide halogenhaltige Körper darstellen und bei denen doch in viel höherem Prozentsatz (30—50%) noch Brechen und Übelkeit beobachtet wird, wenn auch diese Nachwirkungen sich gewöhnlich nicht länger als 5—10 Minuten ausdehnen. Bei den Barbitursäuren- sowohl als nach den Avertinnarkosen brechen die Patienten selten. Wir selbst haben zwar nach der Avertinnarkose, allerdings noch in einer Zeit, da man nach der geeignetsten Vorbereitungsweise suchte, bis zu 30% Erbrechen unter Einbeziehung der leichtesten Formen gehabt. Diese Zahlen sind aber andernorts, wo man viel häufiger mit Avertin arbeitet, als in der hiesigen Klinik, nicht erreicht worden, so daß man annehmen darf, daß der Prozentsatz des postnarkotischen Erbrechens nach Avertinnarkose (ohne Ätherzusatz) außerordentlich gering ist. Anders verhält sich dies bei den Inhalationsnarkotica. KAPPLER gibt uns für das Chloroform ein postnarkotisches Erbrechen in 14% der Fälle an; sicherlich eine Zahl, die viel zu günstig ist. Allerdings kommt es auch auf die Dauer und Intensität der Narkose selbst an. ALBRECHT nennt 5,4% für das Dichloren. DEXELMANN 10% für das Solästhin. Offenbar kommt es nach Äthernarkose am häufigsten zum Erbrechen, das sich sogar manchmal 2—3 Tage quälend hinziehen kann. Interessante Zahlen stammen von SMITH, die der Wirklichkeit ziemlich nahe stehen dürften. Er fand in 51,2% Erbrechen nach Äthertropfnarkose, dagegen nur in 32% Erbrechen nach Verwendung des Äthers mit geschlossenem Verfahren, d. h. bei Apparatnarkose. Genauere Zahlen über die Gesamtkomplikationen und speziell das Erbrechen siehe nebenstehende Tabelle von MILLER. Wir glauben auf Grund unserer eigenen Erfahrungen annehmen zu dürfen, daß der Prozentsatz Erbrechen bei einer reinen Äthertropfnarkose im Durchschnitt noch höher liegt, nämlich 70—80% der Gesamtfälle beträgt, sofern man nicht die Abflutungsphase durch künstliche Mittel beschleunigt oder anderweitig therapeutisch nachhilft. Auch in unseren Fällen ist stets dieser Prozentsatz an postnarkotischen Störungen, Übelkeit und Erbrechen bei Verwendung von Apparaten — sei es auch nur in Form der Dräger-Äther-Sauerstoffnarkose erheblich zurückgegangen.

Zur Bekämpfung des postnarkotischen Erbrechens ist es am zweckmäßigsten, da es sich ja meistens um Inhalationsnarkotica handelt, die Abflutung künstlich durch Ventilationssteigerung zu beschleunigen. Diese Methode kann durch medikamentöse Mittel erreicht werden, welche die Ventilation anregen: Coramin, Ikoral u. a. Ähnlich wie das Coramin, aber lange nicht so zuverlässig in bezug auf die Atmung, wirkt das Kardiazol. Dagegen hat die Verabfolgung von Lobelin in dieser Phase unseres Erachtens keinen Zweck. Die bekannte analeptische Wirkung des Coffeins, die einer geringen Weckwirkung gleichkommen kann, hat sich vor allen Dingen bei Nausea bewährt.

Verglichen wurden die Ergebnisse von 1493 Stickoxydul-Sauerstoffnarkosen und 3505 Äthernarkosen[1].

	Gas		Äther	
	Kompli-kationen %	Mor-talität %	Kompli-kationen %	Mor-talität %
Kreislaufkomplikationen .	1,53	0,8	1,06	0,3
darunter:				
Phlebitis	0,6	0	0,65	0
Embolien	0,73	0,6	0,38	0,27
Hirnblutungen	0,2	0,2	0,03	0,03
Lungenkomplikationen . .	1,20	0,265	0,94	0,17
darunter:				
Pneumonien	0,66	0,13	0,54	0,17

Nausea und Erbrechen	Gas %	Äther %
stark	4,0	5,3
leicht	15,6	45,0
überhaupt nicht . . .	80,4	49,7

Das Erbrechen vollkommen zu verhindern, wie es von manchen Seiten angegeben worden ist, gelingt damit nicht, wenigstens nicht in allen Fällen.

In amerikanischen Anästhesistenkreisen und auch bei uns ist es nicht nur zur Vermeidung von postoperativen Lungenkomplikationen, sondern auch zur Erleichterung der postnarkotischen Unannehmlichkeiten, insbesondere Nausea und Erbrechen üblich, am Schluß jeder Inhalationsnarkose die Kohlensäure zu verwenden. Man beginnt damit, wenn die Bauchdecken geschlossen sind und der Operateur die Hautnaht ausführt. Keinesfalls aber früher, denn es könnte sonst unter Umständen die einsetzende Hyperventilation im Operationsgebiet Schaden anrichten. Selbstverständlich muß es sich um eine dosierte Verabfolgung der Kohlensäure und zwar durchschnittlich 5—10% im Sauerstoffgemisch handeln. Auch hat es keinen Zweck, nur durch hohe Konzentrationen Kohlensäure einige Ventilationsstöße zur kurzfristigen Vermehrung der Ventilationsleistung im Sinne eines Lobelineffektes auszuführen, sondern man muß die Kohlensäuretherapie mindestens 5—10 Minuten gleichmäßig durchführen und darf sie nicht durch Rückatmung beeinträchtigen. Es gelingt auf diese Weise nicht nur, den Patienten in halbwachem Zustand vom Operationstisch zu bekommen, sondern auch in vielen Fällen, die Übelkeit und das Erbrechen zu vermeiden. Wir pflegen gewöhnlich bei allen ernsteren Eingriffen, zu welchen Äther Verwendung fand, diese Kohlensäuretherapie am Ende der Narkose mit gleichzeitiger Injektion von 5 ccm Coramin im. zu kombinieren.

---

[1] MILLER, A. H. (Providence) Postoperative Komplikationen. Ein Vergleich zwischen Äther und Stickoxydul in 5000 Fällen. (C. R. 6, 5, 28).

Über die Ursache der postnarkotischen Übelkeit und Erbrechen hat man sich naturgemäß Gedanken gemacht, ist aber bis heute noch nicht zu einer einheitlichen Anschauung gekommen. Während die eben geschilderte Therapie lediglich die Abflutung beschleunigt, auf Grund der Vorstellung, daß die Übelkeit und das Erbrechen rein zentral bedingt sei, so hat man auch andere Wege zur Bekämpfung des Erbrechens eingeschlagen, z. B. die Verwendung von aktiver Kohle in Form von Carboserin (HÖLSCHER) unter der Annahme, daß Spuren des Inhalationsnarcoticums in den Magen ausgeschieden werden und von dort aus durch Vermittlung der Vagusendigungen des Magens Übelkeit hervorrufen. BONGERS konnte z. B. nachweisen, daß kleine Mengen Chloroform nach Inhalation in den Magen ausgeschieden werden. Außerdem hat man daran gedacht, daß Äther mit verschlucktem Speichel in den Magen gelange, und auf diese Weise Übelkeit und Erbrechen hervorrufe. Nach den Untersuchungen von CIMODA scheint es tatsächlich durch Chloroform zu Schädigungen der Magenschleimhaut zu kommen; sie sollen die Ursache des postnarkotischen Erbrechens nach Chloroform sein. Die Verabfolgung von Adsorptionskohle in Form von Tabletten, wie sie von HÖLSCHER vorgeschlagen und von BREMER später an 300 Narkotisierten erprobt worden ist, hat das Ziel, die verschluckten oder in den Magen ausgeschiedenen Narkotica zu adsorbieren und auf diese Weise den Narkosekater zu vermeiden. Es hat sich aber offenbar die Methode doch nicht allgemein eingebürgert.

9. Kleinere passagäre Narkoseschäden.

Von den kleineren Übeln, welche nach der Narkose gelegentlich aufzutreten pflegen und dem Patienten Unannehmlichkeiten bereiten, sind Schmerzen in den Kiefergelenken und Wangen zu erwähnen. Sie rühren im allgemeinen davon her, daß der Kiefer lange Zeit mit relativ starken Kräften, um mechanische Asphyxie zu vermeiden, hochgehalten werden mußte. Es fragt sich, ob diese Technik nicht schon in manchen Fällen Unheil angerichtet hat. Bei diesem Handgriff ist es geradezu unvermeidlich, die Partien der Speicheldrüse unabsichtlich mitzudrücken, so daß es nachträglich zu spezifischen oder unspezifischen Parotisschwellungen kommen kann. Mehrfach ist behauptet worden, daß die Parotitis eine geradezu typische postnarkotische Komplikation bei entsprechender Disposition darstelle. COMBS hatte unter 3000 Narkosen 8 Fälle von postoperativer eitriger Parotitis, lehnt aber den direkten Zusammenhang mit der Narkose bezüglich der Art, den Kiefer zu halten, ab. War die Parotis latent infiziert, so kann die alte Infektion sehr wohl im Zusammenhang mit der Narkose aufflackern.

Viele Patienten klagen ferner nach der Narkose über ihre Zunge und ihre Lippen. Dies natürlich nur dann, wenn in unvorsichtiger Weise die Lippen beim Öffnen der Kiefer und die Zunge zur Beseitigung einer mechanischen Asphyxie gefaßt oder gar verletzt wurden. Wenn auch diese kleinen Schädigungen im allgemeinen rasch vorübergehen, so sind sie doch in der postoperativen Phase für den Patienten äußerst unangenehm und man soll sie vermeiden. Dasselbe gilt für das Zahnfleisch, welches durch das künstliche Aufsperren des Mundes oder durch längeres Liegenlassen von Instrumenten gequetscht worden ist. Das gleiche gilt ferner von den Zähnen, von denen unter Umständen einer oder mehrere abgebrochen werden können. Es ist vorgekommen, daß der Nasenrücken durch übermäßigen Druck einer harten Maske in der Gegend des Nasensattels und über dem Jochbein geschwollen und schmerzhaft war, ein Umstand, der sich ohne weiteres durch Verwendung pneumatischer Masken vermeiden läßt.

Bei der Tropfnarkose durch Kompressen hindurch hat die Verdunstungskälte zu oberflächlichen Erfrierungen im Gebiet der Nase und Wangen geführt, die man durch Einfetten des Gesichtes zu vermeiden suchte. Besser ist es, man achtet darauf, daß kein Narkoticum auf die Gesichtshaut träufelt und die vereisten Masken nicht direkt mit den darunter liegenden Hautpartien in Berührung kommen.

Dasselbe gilt für die Bindehaut der Augen, welche durch das Herabfließen narkotisch wirksamer Gase und Dämpfe gereizt und beschädigt werden kann. Schon während der Narkose findet man häufig stark injizierte Augengefäße und nach der Narkose manchmal für einige Tage leichte Conjunctivitiden. Verletzungen der Cornea und Bindehaut rühren meistens von unvorsichtiger Prüfung des Cornealreflexes her, sie haben schon manchmal zu ulcerösen Prozessen, zu langwierigen Eiterungen, ja sogar zum Verlust des Auges geführt. Wir halten es deshalb für besser, die Prüfung des Cornealreflexes bei der klinischen Narkose zu unterlassen und sich mit den anderen Zeichen der Schlaftiefe zu begnügen. Daß durch den Narkoseäther und andere Narkotica tatsächlich Schädigungen des Hornhautepithels verursacht werden können, ist von JENDRALSKI experimentell bewiesen. Er konnte im Experiment mit derartigen Mitteln Conjunctivitis erzeugen, die nach 1 Woche wieder abheilte.

CLARK berichtet, daß es nach der Narkose manchmal zu glaukomatösen Anfällen gekommen sei, die natürlich durch spezifische Therapie beherrscht werden müssen.

Unter den Unannehmlichkeiten, welche nach der Narkose weiter in Erscheinung treten, sei der postoperativen Unruhe gedacht, die schon manches Mal das Operationsresultat gefährdet oder gar vernichtet hat. Insbesondere bei Potatoren kommt es oft vor, daß die postnarkotische Unruhe sich so stark steigert, daß die frischen Operationswunden gefährdet werden und Nähte zerreißen. Es ist schon zu erheblichen Komplikationen, ja sogar zu Ileusfällen, zu Luxationen, zu Frakturen im halbwachen Zustand gekommen. Deshalb darf kein Kranker nach der Narkose vom Narkotiseur verlassen werden und unbeobachtet bleiben. Im allgemeinen kommt man mit Alkaloiden, oder mit Scopolamin, mit Magnesium-Sulfat-Pantopongemisch aus. Nur in Ausnahmefällen bleiben die Unruhezustände hartnäckig und gehen in ein echtes Delirium tremens über.

In den letzten Jahren sind Mitteilungen über Ätherkrämpfe erschienen. Eine aufsehenerregende Meldung von WILSON über 4 Todesfälle nach Ätherverwendung erschien 1928 im Lancet. Sie alle waren während der Äthernarkose durch Atemstillstand mit gleichzeitigen Krämpfen zustande gekommen. Diese Unglücksfälle sollen damals durch Verunreinigungen von Äther entstanden sein. PINSON sah unter 11000 Narkosen 15mal schwere universelle Krämpfe während der Narkose, und zwar nur mit einer Ausnahme bei jungen Individuen unter Äthernarkose. Diesen Krämpfen ging in allen Fällen eine Cyanose mit unregelmäßiger Preßatmung voraus. Außerdem beobachtete man Lidflattern und Zuckungen der Lippen. In 15 Fällen kam es unter diesen Erscheinungen zur Herzinsuffizienz, zum Zeichen der Kohlensäurevergiftung und zur Erstickung. Infektionen oder toxische Prozesse herrschten bei den zur Operation kommenden Patienten vor; aber es befand sich in keiner Vorgeschichte eine Epilepsie oder Spasmophilie. Glottiskrämpfe sollen häufiger vorkommen.

Man darf wohl heute allgemein annehmen, daß diese Krämpfe durch eine Unterbilanz der Atmung entstanden sind und als richtige Erstickungskrämpfe zu deuten sind, sofern nicht — wie in dem Fall WILSON — Verunreinigungen in Frage kommen. Diesen Standpunkt nimmt auch CLEMENT ein, der jedes Auftreten von Krämpfen bei der Narkose mit Stickoxydul oder anderen Mitteln auf Grund eigener Erfahrungen als die Folge eines Sauerstoffmangels ansieht. RIETZ hat im Verlaufe von 7 Jahren eigener Erfahrungen 33mal klonische

Krämpfe unter der Narkose beobachtet, und zwar traten sie zumeist gegen Ende der Narkose, nur ein einziges Mal zu Beginn derselben, auf. 31mal wurde allein Äther und 2mal ein Gemisch von Äther und Chloroform verwendet. Die Aussage von RIETZ, daß es sich bei dem Auftreten des Narkosetremors oder von Krämpfen um besonders disponierte Patienten handelt, dagegen die Art der Operation gänzlich belanglos sei, dürfte richtig sein. Vielleicht steht aber doch zum großen Teil das Auftreten von Krämpfen mit der Narkosetechnik selbst in Zusammenhang, denn anderen Orten entstammen keine derartigen Mitteilungen. BORELIUS hat z. B. während 30jähriger Beobachtungszeit nur einen einzigen Fall von Äther-Konvulsionen erlebt.

Sofern das Auftreten des Äthertremors nicht durch Absetzen der Zufuhr rasch zu beseitigen ist, kommt vorübergehend Carotiskompression in Frage. RIETZ, der den Tremor während der Operation als cerebrale Reizung auffaßte, hatte mit diesem Handgriff unter *29 Fällen 19mal* prompten Erfolg.

Literatur.
Narkosetechnischer Teil.

ADLER: Berl. klin. Wschr. 1891, 258. — AVERBUCK, S. H.: Arch. f. exper. Path. 157, 342—363 (1930).

BABCOCK: Amer. J. Obstetr. 6, Nr 2, 179 (1923). — BAILY: Practitioner 118, No 6, 368 (1927). — BAKES, J.: Arch. klin. Chir. 74, H. 4, 967 (1904). — BALL: Brit. med. J. 1926, Nr 3408, 732. — BARABASCHEW: Vrač. Delo (russ.) 1924, Nr 12/13, 696. Ref. Z.org. Chir. 31, 212. — BAUER, K. H. (Göttingen): Zbl. Chir. 1929, Nr 27. — BERG: Vrač. Delo (russ.) 8, Nr 24, 1933—1935. — BERT: Surg. etc. 36, Nr 2, 276 (1923). — BESTH u. HAUER: Zbl. Chir. 1931, Nr 5, 274. — BIRKHOLZ: Dtsch. med. Wschr. 49, Nr 41, 1305 (1923). Med. Klin. 22, Nr 17, 660 (1926). — BLISNIANSKI: Zbl. Gynäk. 1909, Nr 9, 301. — BLOCH: Dtsch. med. Wschr. 1903, Nr 28, Ver.beil., 221. — BLOS, E.: Bruns' Beitr. 35, H. 3, 565 (1902). — BORELIUS: Ref. Zbl. Chir. 1909, 1416. — BRANT, W. D.: Ref. Zbl. Chir. 1911, 874. — BRAUN, H.: Zbl. Gynäk. 1900, Nr 20. Münch. med. Wschr. 1901, Nr 20, 777. Arch. klin. Chir. 64, 201 (1901). Zbl. Chir. 1903, 377. — BRAUN, L.: Zbl. Chir. 1901, 441. — BREMER, H.: Münch. med. Wschr. 1927, Nr 51, 2177. — v. BRUNN: Narkose. Neudtsch. Chir. 5 (1913). — BRUNNER, F.: Münch. med. Wschr. 1912, 134. — BUDIN u. COYNE: Gaz. méd. Paris 1875, 57. BUMKE: Münch. med. Wschr. 1902, Nr 47, 1958. — BÜRGI: Dtsch. med. Wschr. 1910, Nr 1/2, 20, 62. Med. Klin. 1912, Nr 50/51. — BUSSEL, M., M. D. WILDER: Arch. Surg. 17, Nr 6, 1047. — BUXTON: Lancet 200, Nr 1, 7 (1921).

CAZIN: Rev. de Chir. 27, No 2. — CLAUSSEN: Diss. Kiel 1883. — CLEMENT: Curr. Res. Anaesth. a. Analg. 7, H. 2 (1928). — CLEMENT, F. W. (Toledo): Curr. Res. Anaesth. a. Analg. 7, H. 2 (1928). — COBURN: J. amer. med. Assoc. 82, Nr 22, 1748 (1924). Surg. Clin. N. Amer. 5, Nr 2, 548 (1925). J. amer. med. Assoc. 82, Nr 22, 1748. Surg. Clin. N. Amer. 5, Nr 2, 5118 (1925).

DASTRE: Les anesthésiques. Paris 1890. — DASTRE et MORAT: Bull. Soc. Biol. Paris 1883, 626. — DAXER-WOGAND: Münch. med. Wschr. 1928, H. 14. — DEATHS under anesthetics for dental operations. Lancet, 22. Sept. 1928, Nr 5482, 614. — DECKERS: Arch. internat. Pharmacodynamie 31, H. 5/6, 372 (1926). — DELBET, P. et R. DUPUNT: Rev. de Chir. 41, 967. — DELFINO: Arch. ital. Chir. 3, H. 5, 470 (1921). — DESJARDINS: Bull. Soc. Chir. Paris 31, 176. — DE STELLA: Arch. internat. Pharmacodynamie 3, 371 (1897). — DI GASPERO, H.: (Graz): Wien. klin. Wschr. 1928, Nr 31, 1218—1220. — DIRK: Zbl. Chir. 1905, 119. Dtsch. med. Wschr. 1905, Nr 10, 378. — DOGIEL: Arch. Anat. u. Physiol. 1866, 231. — DOOLEY, M. S. and CH. J. WELLS (Syracuse): Curr. Res. Anaesth. a. Analg., 6. Juni 1927. — DUPY DE FRENELLE: Pour diminuer le Risque opératione Maloine. Paris 1924. — DURAND, L.: Ref. Zbl. Chir. 1908, 380. — DUTTMANN: Klin. Wschr. 3, Nr 35, 1586 (1924).

EBBECKE: Pflügers Arch. 179, H. 1/3, 73—94 (1920). — EITEL: Dtsch. Z. Chir. 22, H. 5/6, 368 (1930). — EPPINGER: Klin. Wschr. 1933, Nr 1. — ETTINGER, L.: N. Y. med. Rec., 16. Okt. 1897. — EVANS: Curr. Res. Anaesth. a. Analg. 4, Nr 3, 148 (1925). — EVANS, J. H.: Curr. Res. Anaesth. a. Analg. 7, H. 2 (1928); 7, 65.

FANKEN, S.: Arch. internat. Med. 48, 1225 (1931). — FAULKNER: Zbl. Chir. 1931, 2572. — FAUST, J.: Dtsch. med. Wschr. 1910, Nr 11, 508. — FAZZARI: Ann. Clin. med. 11, H. 2, 117 (1921). — FICKLER: Amer. J. Surg. 34, Nr 10, 109 (1920). — FLAGG: The Art of Anaesth., 4. Aufl. London: Lippincott 1928. — FLATEAU, S.: Münch. med. Wschr. 1903, Nr 28, 1198. — FRAENKEL, F.: Z. prakt. Ärzte 1896, Nr 6. — FREUD, PAUL: Dtsch. med. Wschr. 1929,

Nr 30, 1256. — FRIEDLÄNDER: Buch Hypnonarkose. VII. Stuttgart: Ferdinand Enke 1920. — FRITZ: Klin. Wschr. **5**, Nr 1, 15 (1926).

GALLOIS: J. Méd. Paris **42**, No 44, 907 (1923). — GAUDIER: Bull. Soc. Chir. Paris **57**, 1625 (1931). — GAUSS: Arch. Gynäk. **78**, 579 (1906). Zbl. Gynäk. **1907**, Nr 2, 33. Münch. med. Wschr. **1907**, 157. — GIBNEY, V. P.: N. Y. med. J., 15. Aug. **1908**. — GIRNDT: Schmerz, Narkose, Anästh. **3**, 81 (1930). Arch. f. exper. Path. **164**, (1932). — GOTTSCHALK, A.: Zbl. Chir. **1930**, Nr 23, 1421. — GREVSEN: Münch. Wschr. **1903**, Nr 32, 1383. — GRIMM, W.: Bruns' Beitr. **55**, 1 (1907). — GUEDEL: Curr. Res. Anaesth. a. Analg. **6**, H. 4 (1927). — GUGGENHEIMER, H.: Dtsch. med. Wschr. **1931**, 149. — GYLLENSWARD: Acta chir. scand. (Stockh.) **1933**.

HAAS: Arch. klin. Chir. **135**, H. 1/2, 23 (1925). — HAEGI HUYSSEN: Schweiz. med. Wschr. **56**, Nr 21, 531 (1926). — HAGGARD: s. Literatur vorheriges Kapitel. — HARTOG, C.: Münch. med. Wschr. **1903**, Nr 46. — HARVEY: Literatur siehe bei KOCH: Reflektorische Selbststeuerung des Kreislaufes. Dresden: Theodor Steinkopff 1931. — HEGEWALD: Bruns' Beitr. **128**, H. 3, 766 (1923). — HEIJURO: Nikon-Gakwa-Gakkai-Zasshi (jap.) **25**, H. 2 (1924). Z.org. Chir. **30**, 554. — HEINATZ, W. N.: Ref. Zbl. Chir. **1903**, 322. — HENDERSON: J. amer. med. Assoc. **83**, 758 (1924). Brit. med. J. **1925**, Nr 3390, 1170. J. amer. med. Assoc. **90**, 583 (1928); **95**, 512 (1930). Curr. Res. Anaesth. a. Analg., März-April **1931**. J. amer. med. Assoc **96**, 495 (1931). New England J. Med. **206**, Nr 4, 151 (1931). HENDERSON-HAGGARD: Brit. med. J. **1925**, Nr 3390, 1170. — HEYMANS: Arch. internat. Pharmacodynamie **26**, H. 1/2, 13 (1921). — HIRSCH, CHARLES W.: Brit. med. J. **4**, 4, 27. — HÖGYES: Arch. f. exper. Path. **16**, 84 (1883). — HÖLSCHER: Zbl. Chir. **54**, Nr 25, 1559 (1927). — HÖNCK: Münch. med. Wschr. **70**, Nr 45, 1365 (1923). — HORNABROOK, R. W. (Melbourne): Curr. Res Anaesth. a. Analg. **7**, H. 3 (1928). — HOTZ: Ref. Zbl. Chir. **1908**, 731. — HUG, E.: Arch. f. exper. Path. **69**, 45 (1912).

ISENBERGER, A.: Proc. Staff-Meetings Mayo-Clin. Sipp. **2** (1930). — ISRAEL, J.: Dtsch. med. Wschr. **1905**, 380.

JENDRALSKI, FELIX: Graefes Arch. **118**, H. 4, 808 (1927). — JONES: Vortrag Mid. Westn. Assoc. of Anaesth., Okt. **1921**.

KAESS, F. W.: Mitt. Grenzgeb. Med. u. Chir. **38**, H. 4, 509—515 (1925). — KESSEL, O. G.: Arch. internat. Pharmacodynamie **16**, 1 (1906). — KILLIAN: Klin. Wschr. **1931**, Nr 3, 1446; **1933**, Nr 5, 192. — KILLIAN-UHLMANN: Arch. f. exper. Path. **163**, H. 1/2 (1931). — KIONKA: Ther. Gegenw. **1908**, 11. — KIONKA-KRÖNIG: Arch. klin. Chir. **75**, 93 (1905). — KLAUBER, O.: Münch. med. Wschr. **1911**, 2160. — KLEIN: Ärztl. Vjdsch. **1906**, Nr 2. Münch. med. Wschr. **1908**, Nr 47, 2436. — KOBERT, R.: Schmidts Jb. **200**, 18 (1883). Z. Krk.pfl. **27**, Nr 2/4. Arch. f. exper. Path. **22**, 396 (1887). — KOCH: Dtsch. med. Wschr. **1890**, 292. — KOCHMANN, M.: Arch. internat. Pharmacodynamie **13** (1903). Ther. Gegenw., Mai **1903**. Münch. med. Wschr. **1905**, Nr 17, 810. Dtsch. med. Wschr. **1912**, 1589. — KOCHMANN u. RÖMER: Intraokul. Druck. Graefes Arch. **88**, 538 (1914). — KÖNIG, ERNST: Dtsch. Z. Chir. **178**, H. 3/4, 187 (1923). — KÖNIG, PAUL: Dtsch. Z. Chir. **199**, H. 3, 198 (1926). — KORFF, B.: Münch. med. Wschr. **1901**, Nr 29, 1169; **1902**, Nr 27, 1133; **1903**, Nr 46, 2005. Berl. klin. Wschr. **1904**, Nr 33, 882; **1906**, Nr 51. Med. Klin. **1911**, 63. — KORN, E.: Ther. Mh. **1891**, 648. — KRETZ: Med. Klin. **1910**, 1568. — KREUTER: Münch. med. Wschr. **1907**, Nr 9, 415. — KRÖNIG: Verh. 35. dtsch. Chir.kongr. **1906** I, 118. 76. Jverslg Brit. med. Assoc., Juli **1908**. Ref. 16. internat. Ärztekongr. Pest 1909. — KULENKAMPFF: Zbl. inn. Med. **47**, Nr 15, 341 (1926). — KÜTTNER: Ref. Zbl. Chir. **1912**, 218.

LADENBURG, A.: Liebigs Ann. **206**. Ber. dtsch. chem. Ges. **1892**. — LAKIN: Proc. roy. Soc. Med. **19**, Nr 9. — LANDAU, H.: Dtsch. med. Wschr. **1905**, Nr 28, 1108. — LANGER, H.: Ther. Mh. **1912**, 121. — LASEK, F.: Ref. Zbl. Chir. **1905**, 611. — LEROUX: J. Méd. Paris **40**, No 18, 931 (1921). — LOVRICH, J.: Ref. Zbl. Gynäk. **1905**, 563. — LUMBARD: Amer. J. Surg. **36**, Nr 4, 34 (1922).

MAGNUS: Körperstellung. Berlin: Julius Springer 1924. J. of Pharmacol. **29**, 35 (1926). MARMETSCHKA, G.: Diss. Leipzig 1904. — MCMECHAN: Lachgas in Geburtshilfe und Gynäkologie, 1920. National Anaesth. Res. Soc. — MELZNER: Arch. klin. Chir. **148**, 698 (1927). — MEYER: J. amer. med. Assoc., 28. Febr. **1903**. N. Y. med. J., 15. Aug. **1908**. — MILLER: J. amer. med. Assoc. **84**, Nr 3, 201 (1923). Curr. Res. Anaesth. a. Analg. **6**, 5, 28. — MÖGYES: Arch. f. exper. Path. **16**, 54 (1883). — MOOTS: Brit. med. J. **1926**, Nr 3423, 295. — MORTIMER: Lancet **208**, Nr 7, 329 (1925). — MÜHLBRANDT: Zbl. Chir. **54**, 160 (1927). — MÜLLER, P.: Bruns' Beitr. **79**, 163 (1912).

NAXAGAVA: Arch. vergl. Ophthalm. **1**, 20 (1910). — NIEDEN: Arch. klin. Chir. **117**, H. 2, 338 (1921). Handbuch von KIRSCHNER und NORDMANN, Bd. 5, S. 522. — NEUBER: Verh. 37. deutsch. Chir.kongr. **1908** I, 53. — NEUBER, G.: Z. ärztl. Fortbildg **1911**, Nr 12. — v. NIEDERHÄUSERN, D.: Diss. Bern 1905. — NIKOLAJEV: Kazan. med. Ž. **27**, Nr 1, 50 (1926). NISSEN: Klin. Wschr. **1933**, Nr 1.

OSTERLOH: Fortschr. Med. **1909**, Nr 22. — OTTO: Med. Klin. **1910**, 380.

PINSON: Brit. med. J. **1927**, Nr 3464, 956—958. — PLATANOFF: Vrač. Delo (russ.) **7**, Nr 7, 353 (1924). — PODJAPOLSKIJ: Klin. Ž. Saratovskovo Univ. **1**, H. 1. — PSALTOFF: s. PÉRAIRE Ref. Zbl. Chir. **1907**, 467. — PUSCHNIG, R.: Wien. klin. Wschr. **1905**, Nr 16, 395. REIN: Klin. Wschr. **1933**, Nr 1. — REINBERG u. ZUCKERMANN: Z.org. Chir. (russ.) **45**, 846. REINHARD, W.: Zbl. Chir. **1901**, 299, 560. — REINHARDT, HILDEGARD: Zbl. Gynäk. **1930**, Nr 44, 2786. — REYNIER: Bull. Soc. Chir. Paris **16**, 546. — RIETZ: Surg. etc. **30**, Nr 4, 361 (1920). C. r. Soc. Biol. Paris **85**, Nr 37, 1134 (1927). — RINNE: Dtsch. med. Wschr. **1910**, Nr 3, 110. — ROBIN: J. Méd. Paris **40**, No 26, 483 (1921). — ROESS: Münch. med. Wschr. **72**, Nr 19, 758 (1925). — ROITH: Bruns' Beitr. **57**, 246 (1908). — RUCHLJADEV: Izv. Obšč. južno-usur. Kraj. (russ.) **5**, Nr 25, 796 (1926). — RÜCKER: Amer. J. Obstetr. **13**, Nr 6, 764. — RYS, B.: Ref. Zbl. Chir. **1905**, 611.

SACHS, F.: Berl. klin. Wschr. **1912**, Nr 30. — SANITER: Narkose u. Anästh. **4**, 57 (1931). — SATTLER: Dtsch. Z. Chir. **190**, H. 1/2, 129 (1925). 11. ung. Chir.kongr. 1924. — SCHÄFER: Ther. Mh. **1892**, 98. — SCHIFF u. FOA: Zit. nach KOCHMANN. — SCHMIDT, E.: Liebigs Ann. **208**, Arch. Pharmaz. **230**. Ber. dtsch. chem. Ges. **1892**. — SCHNEIDERLIN: Ärztl. Mitt. Baden **1900**, Nr 10, 101. Münch. med. Wschr. **1903**, Nr 9, 371. — SCHOEMAKER: Dtsch. med. Wschr. **1909**, Nr 7, 371. — SCOTT: J. amer. med. Assoc. **93**, 191 (1929). — SEGOND: Bull. Soc. Chir. Paris **32**, 231. — SEIDL, HANNS: Münch. med. Wschr. **73**, Nr 3, 95—97 (1926). — SICK, P.: Dtsch. Z. Chir. **96**, 1 (1908). — SIEBER, H.: Zbl. Gynäk. **1908**, Nr 24, 785; **1909**, Nr 11. — SIPIZYN: Vestn. Chir. (russ.) **4**, H. 12, 97 (1924). — SISE, F. L.: Anästhesistenkongr., Juni 1928. — SMITH, G. F., RAWDON (Liverpool): Brit. J. **4**, 4, 27. — SPALITTA: Arch. de Pharmacol. **12**, 358 (1893). — SPECKER: Schweiz. med. Wschr. **51**, Nr 24, 549 (1921). — STOLZ: Wien. klin. Wschr. **1903**, Nr 41, 1131. Mschr. Geburtsh. **19**, H. 5, 743 (1904). — SUDECK, PAUL: Zbl. Chir. **1932**, Nr 21.

TERRIER, F. et A. DESJARDINS: Presse méd. **1905**, No 18. — TIEGEL: Zbl. Chir. **1931**, 3249. — TITEL: Dtsch. med. Wschr. **49**, Nr 18, 585 (1923). — TONGEREN: Nederl. Tijdschr. Geneesk. **69 II**, Nr 9, 1017 (1925). — TOTH: Zbl. Gynäk. **1905**, Nr 18, 563. — TOUPET: J. Méd. franç. **15**, Nr 12, 463 (1926). — TREVES: Arch. ital. de Biol. (Pisa) **13**, 3, 438 (1895).

VIRON et MOREL: Progrès méd. **1906**, Nr 7, 97. — VOGEL: Zbl. Gynäk. **48**, Nr 6, 212 (1924). — VOLKMANN, G.: Dtsch. med. Wschr. **1903**, Nr 51, 967.

WATERMANN: Amer. J. Surg. **2**, Nr 4, 320 (1927). — WHARRY: Brit. med. J. **1927**, Nr 3463, 914. — WILD, L.: Berl. klin. Wschr. **1903**, Nr 9, 188. — WILLSTÄTTER, R.: Z. physiol. Chem. **79**, 146 (1912). — WILLSTÄTTER, R. u. E. HUG: Z. physiol. Chem. **79**, 146 (1912). — WILSON: Curr. Res. Anaesth. a. Analg. **8**, H. 1 (1928). — WILSON, L. S. R. (Manchester): Curr. Res. Anaesth. a. Analg. **8**, H. 1 (1928). — WINDSCHEID, F.: Dtsch. Arch. klin. Med. **64**, 277 (1899). — WITZEL, O.: Münch. med. Wschr. **1902**, 1993. — WÖLLHEIM: Klin. Wschr. **1933**, Nr 1, 12. — WOOD: Ther. Gaz., Jan. **1885**, 1.

ZADRO, E.: Wien. klin. Wschr. **1909**, Nr 13, 431. — ZAHRADNICKY, F.: Ref. Zbl. Chir. **1905**, 612. Zbl. Chir. **1911**, 1017. — ZEITLIN, R. M.: Vrač. Gaz. **1924**, Nr 11/12, 260. — ZELLER: Med. Korresp.bl. Württemberg ärztl. Landesver. **1908**, Nr 13. — ZIESLER, E.: Ref. Zbl. Chir. **1910**, 1193. — ZIFFER, H.: Mschr. Geburtsh. **21**, 20 (1905). — ZIMMERMANN, R.: Münch. med. Wschr. **1912**, 423.

V. Narkosestatistik.

A. Die Verteilung der Methoden auf das Gesamtmaterial; Narkosekombinationen.

Statistische Fragen über die Leistung der Allgemeinnarkose haben nur dann Wert, wenn sie im Verhältnis zu anderen Verfahren einer Betrachtung unterzogen werden. Es ist deshalb zunächst von Wichtigkeit, zu wissen, wie sich die gesamten schmerzbetäubenden Verfahren — Allgemeinnarkose und Lokalanästhesie, sowie Leitungsanästhesie — auf das gesamte Operationsmaterial verteilen. Die wertvollste Statistik dieser Art stammt aus dem Jahre 1925 von LUNDY und gibt eine statische Übersicht über das riesige Material der MAYO-Klinik. Die entsprechende Tabelle folgt hier, und man sieht, wie sich

	1925 %	1924 %	1923 %	1922 %
Äther	20,3	25,8	40,8	44,9
Lokalanästhesie	45,0	43,2	42,2	42,2
Lokalanästhesie + Äther	1,7	1,4	1,1	8,6
Lokalanästhesie + Gas	4,7	0,9		
Gasnarkose ($^2/_3$ N$_2$O + $^1/_3$ Äthylen) .	28,4	27,6	15,4	3,8
Chloroform	0,09	0,08	0,1	
Äthylchlorid	0,1	0,2		
Äther-Öleinlauf	0,01			
Lumbalanästhesie		0,01	0,04	0,4

(Nach LUNDY.)

in den Jahren 1922—1925 die Verhältnisse bezüglich der Anwendung der verschiedenen Methoden verschoben haben. Seit 1925 hat sich nun ein weiteres Vordringen der örtlichen Betäubung, insbesondere in Amerika, unter Einschränkung der allgemeinen Narkose geltend gemacht. Bei der Allgemeinnarkose sind immer noch die Gasnarkotica führend. Auch der Äther wird anscheinend noch sehr viel verwendet, dagegen ist das Chloroform fast ganz verschwunden. Rectale Verfahren, wie Avertinnarkose, und die Einleitung der Narkose mit Barbitursäureabkömmlingen sind neuerdings zwar in Anwendung begriffen, aber genauere statistische Zahlenwerte sind hierüber noch nicht zu finden. Eine ähnliche Verteilungsstatistik ist aus der EISELSBERGschen Klinik bekannt.

EISELSBERGs Klinik (nach STARLINGER):

53,7% { 46,2% Äther 0,4% Chloroform 5,0% Gas 2,1% Avertin	3,9% { 2,1% lokal + Äther 1,8% lokal + Gas	42,4% { lokal 8,6% lumbal 3,2% Splanchnicus 30,6% örtlich	

Beide statistischen Angaben entsprechen etwa dem Verteilungsverhältnis von Narkose und Lokalanästhesie in gut geleiteten Kliniken. Man kann erkennen, daß je nach der aufgewendeten Technik, der persönlichen Erfahrung und vorhandenen Apparaturen ungefähr 40—50% des gesamten operativen Materials in das Gebiet der Allgemeinnarkose fallen. Neuerdings macht sich bezüglich der Anwendung lokalanästhetischer Verfahren wieder eine rückläufige Bewegung insofern geltend, als die Injektionsnarkotica, wie das Evipannatrium, reichliche Anwendung für kurze operative Eingriffe finden, welche man früher zum Teil in örtlicher Betäubung oder aber auch im Chloräthylrausch vorgenommen hat. Es dürfte also die Zahl von 50% für diejenigen Fälle, welche in Allgemeinnarkose operiert werden, sicherlich nicht zu hoch gegriffen sein, teilweise wird sie überschritten. MAIDITSCH gibt aus der Grazer Klinik unter v. HABERER bekannt, daß unter 11400 Operationen 6323 in Allgemeinnarkose, 4876 in Lokalanästhesie und 201 in Lumbalanästhesie vorgenommen wurden (1925—27).

Leider ist nun nicht allerorten die Notwendigkeit erkannt worden, wie wichtig es ist, eine große Auswahl von Schmerzbetäubungsmethoden zur Verfügung zu haben und sie nach der pharmakologischen Wirkung der betreffenden Präparate anzuwenden. Insofern finden wir in sehr vielen Kliniken des Inlandes und des Auslandes ein bestimmtes Verfahren bevorzugt und besonders gut beherrscht, mit dem dann die Mehrzahl der Operationen ausgeführt wird. Man kennt Kliniken, in denen die überwiegende Anzahl aller Operationen in Rectalnarkose, ausgeführt wird, andere wieder, in denen fast alle Operationen in örtlicher Betäubung vorgenommen werden, oder in welchen man sucht, mit Gasnarkose bzw. mit Lachgasnarkose allein in weitgehendstem Maße auszukommen. Eine derartige Einseitigkeit ist gleichbedeutend mit Übertreibung und unbedingt vom narkosetechnischen Standpunkt aus zu verwerfen. Wie abweichend der Verteilungsschlüssel der verschiedenen Methoden unter dem Einfluß der Entwicklung neuer Verfahren oder der Vorliebe für bestimmte Methoden sein kann, zeigt eine statistische Übersicht von MÜLLER aus der KIRSCHNERschen Klinik, in der bekanntlich der iv. Avertinrausch, die Hochdruckanästhesie und die einstellbare Spinalanästhesie nach KIRSCHNER besonders bevorzugt werden. Die Differenzen gegenüber der LUNDY-Statistik und den Angaben von STARLINGER sind so eklatant, daß es sich wohl erübrigt, ein weiteres Wort darüber zu verlieren.

Prozentuale Verteilung der Schmerzbekämpfungsverfahren bei operativen Eingriffen an der Tübinger Klinik.

Hoch-druck Lo.-An. %	Gürtel-förmige Spin.-An. %	Plexus-An. %	Stick-oxydul %	Avertin intravenös %	Chlor-äthyl %	Äther %	Chloro-form %	Avertin rectal %	Endorm %
45,5	25,3	1,4	18,7	2,9	1,9	1,7	1,1	1,0	0,5

(Nach MÜLLER.)

Nun sind in diesen Statistiken im allgemeinen nur Angaben über die reinen Narkoseverfahren gemacht; deren aber gibt es in Wirklichkeit nicht mehr viele. Man hat schon lange Zeit von pharmakologischer Seite die wesentlichen Vorteile der Kombinationsnarkose kennengelernt (GROS) und ihre praktische Anwendung empfohlen. Die ersten Kombinationen, welche durchgeführt wurden, waren diejenigen zwischen Alkaloiden, insbesondere dem Morphin-Scopolamin und irgendwelchen Inhalationsnarkotica. Später folgte die Anwendung des Magnesiumsulfats in Kombination mit Äther. Die Mischungen von Alkohol, Chloroform, Äther oder Chloräthyl, Chloroform u. dgl. Es sei erinnert an die zahllosen, im Laufe der Zeit entstandenen Narkosegemische, wie die SCHLEICHschen Siedegemische, die ACE-Mischung, die BILLROTH-Mischung, das Alkoform, Rinarom u. dgl. Man hat sich seinerzeit fälschlicherweise vorgestellt, daß tatsächlich eine Kombinationswirkung der Narkotica vorkomme; dies aber zu unrecht, denn die betreffenden Mittel dunsten alle bei ihrem Siedepunkt

ab, und es kommt infolgedessen lediglich zu einer Folge verschiedenartiger
Narkosen. Etwas anders liegen die Verhältnisse bei Anwendung von Gemischen
im geschlossenen Raum, so z. B. im OMBRÉDANNEschen Apparat, in welchem
sich die Dämpfe der verschiedenen Gase etwas länger im Gemisch halten.
Neuerdings sind alle möglichen Kombinationen in praktischer Anwendung, so
vor allem Kombinationen Gasnarkotica mit Äther, unter welchen sich die
Kombination Lachgas—Äther besonders bewährt hat. Außerdem findet vielfach
die Steuerung bei der Basisnarkose, mit Avertin oder mit irgendeiner Barbitursäure, durch Anwendung eines Gasnarkoticums oder des Äthers statt.

BÜRGI hat seinerzeit die Regel aufgestellt, daß bei Anwendung von chemischen Substanzen, die einer homologen Reihe angehören, lediglich ein additiver
Effekt auftrete, daß aber bei Substanzen, die heterogener Natur sind, sogar
potenzierende Wirkungen eintreten könnten. Diese Angabe ist vielfach zur
Erklärung von Einsparungen an Ätherverbrauch angeführt worden, so vor
allen Dingen bei der Kombination zwischen Lachgas und Äther, während man
bei einer Kombination zwischen Narcylen und Äther keine Potenzierung gefunden haben will. In Wirklichkeit beruhen alle diese Angaben im großen
und ganzen auf Fehlern der Beobachtung und sind auf Grund der Kreislauf-
und Ventilationsveränderungen während der verschiedenen Narkosen zu erklären.

Wir haben neuerdings durch die vorzüglichen Arbeiten von LENDLE und
seinem Mitarbeiter KÄRBER den eindeutigen Beweis erhalten, daß potenzierende Wirkungen bei derartigen Kombinationen nicht vorkommen. LENDLE
hat eine große Anzahl von Kombinationen, welche klinisch von Wichtigkeit
sind, im Tierversuch mit neueren Methoden sorgfältig durchuntersucht und
kam zu folgenden wichtigen Ergebnissen: Für die Kombination von Äther
und Chloroform in verschiedenen Mischungsverhältnissen trat niemals eine
Wirkungssteigerung über die Teilwirkung hinaus ein. In den verschiedenen
Mischungsverhältnissen nahm die Narkosebreite, welche er auf die primäre,
letale und die leichtnarkotische Wirkung des betreffenden Mittels bezog, ab.
Die Narkosegeschwindigkeit nahm mit Vermehrung des Ätheranteils zu; ein
Effekt, den wir uns durch die erhöhte Atemwirkung des Ätheranteils erklären.
Auch die sekundären, letalen Wirkungen des Chloroforms in narkotischen
Konzentrationen nahmen durch Vermehrung des Ätheranteils in dem ver-
wendeten Gemisch ab, ein Umstand, welcher nicht weiter überrascht.

Bezüglich der Verwendung der Kombination von Stickoxydul und Äther
kam LENDLE zu dem Ergebnis, daß ein Gemisch des Gases mit Äther sich nicht
unbedingt additiv verhalte, sondern daß vielmehr mit einem steigenden Anteil
an Lachgas im Gemisch der narkotische Effekt abnehme. Wir haben es also
für die praktischen Zwecke notwendig, mit einem optimalen Narkosegemisch
zu arbeiten. Die relative Narkosebreite für die Mischungsverhältnisse zwischen
Äther und Lachgas ist etwa dieselbe, wie für den reinen Äther. Mit zunehmendem
Anteil an Lachgas wurde auf alle Fälle die Narkosebreite nicht größer; ein
Umstand, der praktisch von großer Wichtigkeit ist.

In Parallelität zu diesen Versuchen hat LENDLE das Gemisch Narcylen-
Äther geprüft. Die relative Narkosebreite des Narcylen entsprach etwa derjenigen des Äthers. Die Kombinationen zwischen Äther und Narcylen ergaben
lediglich ein rein additives Verhalten der Wirkung. Auch die relative Narkosebreite des Gemisches Narcylen—Äther war etwa derjenigen des Äthers gleich,
nämlich 1,5. Die klinischen Erfahrungen mit Narcylen und Äther haben,
wahrscheinlich auf Grund der Differenz der Technik, zu etwas anderen Resultaten geführt. Bekanntlich sind sie nicht besonders günstig ausgefallen, und man
hat angenommen, daß die Hinzufügung von Äther zu Narcylen im Gegensatz
zu der Mischung Lachgas—Narcylen erheblich wirkungsloser sei. Wir haben

niemals die Kombinationen Narcylen—Äther in der Praxis verwendet, weil der
Zusatz von Äther zu diesem Gas die Entflammungstemperaturen außerordentlich
senkt und — wie noch im Explosionskapitel erwähnt werden wird — dadurch
die Gefahren einer Entzündung erheblich gesteigert werden.

KÄRBER und LENDLE haben die Kombination Avertin—Äther genau durchuntersucht. Im Verhältnis 1:1 und 1:2 war die narkotische Gesamtwirkung
ebenfalls eine additive. Die letale Wirkung der beiden Kombinationsverhält-
nisse war aber um 30—40% abgeschwächt. Die narkotische Breite der Kombination Avertin—Äther war größer als die Narkosebreite der beiden einzelnen
zu kombinierenden Substanzen. Für das Avertin allein ist diese Angabe ohne
weiteres verständlich, denn durch den Zusatz von Äther werden die Ventilationsverhältnisse verbessert. Für den Äther allein dagegen ist sie uns einigermaßen
überraschend und nicht ganz mit den klinischen Verhältnissen übereinstimmend.
Endlich haben KÄRBER und LENDLE die Kombination zwischen Avertin und
Morphin experimentell durchstudiert, ganz besonders in Berücksichtigung der
Verhältnisse am Atemzentrum. Es ergab sich, daß die Kombinationswirkung
von Morphin und Avertin in kleinen Dosen auf das Atemzentrum ein unter-
additives war. Wir fassen dies so auf, daß ein Teil der schädigenden Wirkung
des Avertin durch das Morphin eingespart wurde, trotzdem auch Morphin in
höheren Dosen bekanntlich depressive Atemwirkungen ausübt.

Vergleicht man nun die verschiedenen Kurven, so wie sie von LENDLE und
KÄRBER gezeigt wurden, so läßt sich zusammenfassend noch einmal feststellen,
daß die Kombination von Äther mit allen betäubenden Gasen nur eine additive
ist und der Verlauf der Additionskurve für die einzelnen Mischungsverhältnisse
beim Narcylen eine Gerade darstellt, so wie wir dies auch von Äthylen erwarten
müssen. Beim Lachgas wich dagegen die Kurve, je größer der Lachgasanteil
am Gemisch wurde, von der Additionsgeraden ab. In der älteren deutschen
Literatur, insbesondere in dem Buch von BRUNN, ist den einzelnen Kombinationsverfahren stets ein besonderer Abschnitt gewidmet worden. Das ist heute vollkommen unnötig, denn wir benutzen in der Praxis überhaupt nur noch Kombinationsnarkosen; vor allen Dingen arbeiten wir mit Kombinationen zwischen
Alkaloiden, Barbitursäureabkömmlingen und den Allgemeinnarkotica. Insofern
hat also GROS ganz richtig vermutet, daß die Zukunft der Narkose die Kombinationsnarkose sei. Es ist eben durch Kombinationen von mehreren Mitteln
möglich, Nachteile des einen oder anderen Mittels auszugleichen. Das tritt wohl am
deutlichsten bei der Kombination Avertin—Äther oder Lachgas in Erscheinung,
bei welcher die analeptische Atemwirkung des Äthers die gefährliche Atemdepression des Avertins weitgehend auskorrigiert; einer der Hauptgründe, weswegen die Avertinbasisnarkose relativ gute statistische Ausbeute erfahren hat.

GROS weist in seiner Arbeit auf die Wichtigkeit hin, daß bei der Kombination
zwischen einem Basisnarkoticum und einem steuerbaren Narkoticum zur
Erhaltung der Steuerungsfähigkeit der Gesamtnarkose die Ausscheidungs-
geschwindigkeiten der betreffenden verwendeten Mittel berücksichtigt werden
müssen. Beträgt nämlich die nichtsteuerbare Komponente mehr als 50%, so
wird die Korrektur einer Überdosierung relativ schwierig. Am leichtesten ist
sie bei der Verwendung von Gasen, schwieriger schon bei der Kombination mit
Äther. Gänzlich unbrauchbar hierfür ist das Chloroform. Seine Vermutung,
daß die Kombination des Avertin mit einem gasförmigen Narkoticum besonders geeignet sei, ist nicht in vollem Umfange in der Praxis bestätigt
worden, da nämlich das Avertin an sich das viel stärkere Narkoticum ist
und wir mit den Gasnarkotica allein nicht genügend Entspannungsverhältnisse
erzeugen können. Trotzdem haben sich in manchen Fällen, besonders in
Amerika und an manchen Orten in Deutschland, für die mittlere Chirurgie

Kombinationen zwischen gasförmigen Narkotica und dem Basisnarkoticum Avertin bewährt.

SCHMIDT und SCHAUMANN, sowie ich selbst, haben sich seinerzeit sehr darum bemüht, stärkere Gasnarkotica als das Lachgas und das Narcylen darzustellen und sie zur Vertiefung der Gasnarkose in Anwendung zu bringen, damit der Vorteil leichter Steuerbarkeit und rascher Abflutung nicht verloren gehe. Während SCHMIDT auf das Venylchlorid verfiel, haben wir uns in Freiburg mit den höheren Gasnarkotica, vom Propylen aufwärts, in besonderer Weise befaßt. Leider sind alle diese Versuche der Unbrauchbarkeit oder Giftigkeit dieser höheren gasförmigen Substanzen wegen gescheitert, so daß wir zur Verwendung des Äthers, manchmal auch des Chloräthyls wieder zurückkehren mußten. Auch Versuche, das Chloräthyl selbst seiner hohen narkotischen Wirksamkeit wegen als Gas im Sauerstoffgemisch genau zu dosieren und wie ein Gasnarkoticum zu verwenden, haben andernorts, in meinen Laboratorien und in der Praxis nur zu unbefriedigenden Resultaten geführt. Die Steuerungsbreite hat sich trotz volumetrischer Dosierung noch immer als zu klein erwiesen, und es zeigte sich erneut das Chloräthyl für die Zwecke einer Vollnarkose von chirurgischer Tiefe absolut ungeeignet.

B. Die Narkosetodesfälle.

Die Beurteilung der verschiedenen Narkotica geschieht im allgemeinen nach ihrer klinischen Leistungsformel, und zwar wird sie letzten Endes ausgedrückt in der Angabe der Mortalitätsziffer. Obwohl wir uns durchaus im klaren sind, daß diese Einschränkung nicht unbedingt den wirklichen Verhältnissen entspricht, sondern daß, genau genommen, alle Komplikationen und Unannehmlichkeiten, welche einem bestimmten Verfahren eigen sind, mit berücksichtigt werden müßten, so bleibt doch letzten Endes auf Grund der Angaben im Schrifttum nichts anderes übrig, als die Mortalitätszahl als relativen Ausdruck der Brauchbarkeit des Verfahrens auszuwerten. Dabei sei erwähnt, daß in der Praxis das Verhältnis zwischen der Todeszahl und Komplikationen bei derselben Methode zwischen 1 : 5 bis 1 : 10 schwankt.

Die Todesfälle, welche während des Verlaufs einer Operation sowie im Zusammenhang mit der Narkose und auch in der Nachperiode entstehen, sind niemals einer Gesamteinteilung unterzogen worden, sondern man hat sich begnügt, für jedes Verfahren die charakteristischen Todesarten auf Grund der praktischen Erfahrung hervorzuheben. Das ist um so auffallender, als nämlich gerade das Chloroform, welches im vergangenen Jahrhundert unglücklicherweise so außerordentliche Verwendung gefunden hat, die größte Mannigfaltigkeit der Todesursachen bietet. Die Aufstellung der Avertinmortalitätsstatistik hat erneut die zwingende Notwendigkeit einer strafferen Einteilung erwiesen. Es sei deshalb hier zum ersten Male der Versuch einer genaueren Gruppierung durchgeführt.

Ich pflege die Todesarten im Zusammenhang mit der Narkose in fünf große Gruppen unterzuteilen.

1. Der pränarkotische Angsttod.

Hier handelt es sich um Todesfälle auf der Basis psychischer Labilität, der Erregung des Patienten, also einem Zustand höchster Angst vor der Narkose und dem operativen Eingriff. Es muß hervorgehoben werden, daß die Patienten auch bei Rezidivnarkosen und manchmal besonders bei Rezidivnarkosen — schlechter Erfahrungen wegen — mit großem Abscheu und Widerwillen an

die Narkose herangehen und sich unter Umständen stark wehren. Diese Todesfälle sind durchweg reflektorischer Art, welche durch Erregung des Vaguszentrums und den reflektorischen Herzstillstand, durch überstarke Depressor-
wirkung zustande kommt oder durch Acceleransreizung und Kammerflimmern tödlich endeten. Unter Umständen kann die Einleitung einer derartigen Katastrophe auch allein auf dem Wege der Blutdruckzügler, durch
abnormes Pressen der Patienten, zustande kommen. Daß eine gewisse konstitutionelle Schwäche oder abnorme Labilität des vegetativen Nervensystems
und erhebliche Reflexerregbarkeit Vorbedingung dieser unglücklichen Zufälle
ist, muß angenommen werden.

2. Narkosefrühtodesfälle während des I. und II. Stadiums.

Die zweite Gruppe charakteristischer Todesfälle spielt sich während der
Anflutungsphase ab. Sie umfaßt das I. und II. Narkosestadium, also das Rauschstadium und Exzitationsstadium, und endet mit Übergang in das Toleranzstadium. Die mannigfaltigsten Umstände haben während dieser Phase den
Tod verursacht.

Unter diese Gruppe zählen zunächst einmal die traurigen Fälle des Chloroformfrühtodes. Lange Zeit hindurch haben die Chirurgen der ganzen Welt
daran geglaubt, daß der sog. Sekundentod, die Herzsynkope oder die weiße
Asphyxie, wie man dies gelegentlich bezeichnete, einen reflektorischen Herzstillstand darstellte. Der Chloroformfrühtod scheint dagegen hiermit nichts zu
tun zu haben und auch nicht ohne weiteres durch konstitutionelle Labilität
bedingt zu sein. (Status thymico lymphatus PALTAUF, vegetativ-labile Patienten
mit niedrigem Vagustonus).

Wie im ersten Kapitel über das Chloroform eingehender mitgeteilt wurde,
hat sich eine größere Anzahl von Chloroformkommissionen im Laufe der
Jahre in England gebildet, welche mehr oder weniger alle die Aufgabe hatten,
die Gefahren der Chloroformnarkose und das Zustandekommen des Chloroformtodes zu studieren. Aber auch sie haben über die Entstehung des gefürchteten Chloroformfrühtodes trotz genauer experimenteller Prüfung nichts Wesent-
liches herausgebracht. Seinerzeit drehte sich der Streit um die Frage, ob der
Chloroformtod ein Atemtod oder ein Herztod sei. Diese Frage ist dahingehend
zu beantworten, daß bei einer normalen Dosierung stets, wie bei allen Narkotica,
der Atemstillstand vor dem Herzstillstand einzutreten pflegt und daß nur bei
den herzschädlichen Mitteln, unter welchen das Chloroform allerdings an der
Spitze steht, auch ein primärer Herztod vorkommen kann, dann nämlich, wenn
plötzlich hohe Konzentrationen zugeführt werden. Dieser primäre Atemstillstand oder Herzstillstand kann sich in allen Phasen der Narkose ereignen, gehört
also nicht unbedingt unter die Todesfälle der 2. Gruppe.

Der Chloroformfrühtod, welcher wahllos seine Opfer forderte, der insbesondere
auch vor kräftigen jungen Individuen und Kindern keinen Halt machte, mußte
mit irgendeiner besonderen Wirkung verknüpft sein. Meines Erachtens ist das
Geheimnis über diesen Chloroformfrühtod erst heute, nachdem das Chloroform
aus der praktischen Verwendung fast gänzlich ausgeschaltet worden ist, durch
die Untersuchungen von REIN aus dem Physiologischen Institut Freiburg
geklärt worden. Er fand nämlich gelegentlich seiner Untersuchungen am Coronar-
system mit der Thermostromuhr, daß das Chloroform in der Anflutungsphase
bei Verwendung höherer Konzentrationen plötzlich eine Constriction der Coronargefäße hervorrufen kann. Der Verschluß der Kranzgefäße kann so hochgradig
werden, daß es zu einer Ischämie des Herzmuskels kommt, die gleichbedeutend
mit dem plötzlichen Herzstillstand ist. Diese neuartige Erklärung gründet sich

auf Versuche am Hund; es fehlt bis heute noch die Bestätigung am Menschen. Wir dürfen aber doch wohl annehmen, daß eine Übertragung auf die klinischen Verhältnisse statthaft ist. Nunmehr wird auch verständlich, warum gerade während der Initialphase das Chloroform so außerordentlich gefährlich ist; denn während dieser arbeiten wir mit weitaus höheren und auf die Dauer tödlichen Konzentrationen der Inhalationsnarkotica. Bedenkt man, daß durch die Lungen diese hohen Konzentrationen direkt in das Blut gelangen und dieses hoch aufgeladene Blut sich aus dem linken Ventrikel zu allererst in die Kranzgefäße ergießt, so wird begreiflich, daß wenige Atemzüge hochkonzentrierten Chloroformluftgemisches genügen können, um Ischämie des Herzmuskels zu erzeugen. Wir wissen ferner, daß derartige Gefäßreaktionen immer nur dann am stärksten eintreten, wenn die Konzentrationsdifferenz plötzlich und stark ist; im vorliegenden Falle, wenn das Potentialgefälle zwischen Inhalationsluft und dem Blut an Chloroform stark ist. Auch dies trifft am ehesten während der Initialphase zu.

Daß natürlich gerade während des Rausch- und Exzitationsstadiums sich latente Kreislaufschäden und Krankheiten des Herzens besonders bemerkbar machen, dürfte leicht verständlich sein. Die Belastung einer ausgiebigen Exzitation, so wie sie vor allen Dingen bei unseren Inhalationsnarkotica und am stärksten beim Äther vorkommt, führt leicht bei einem organisch erkrankten Herzmotor zu Dekompensationserscheinungen. Am allermeisten fürchten wir, wie dies im Kreislaufkapitel schon näher erwähnt worden ist, diejenigen Prozesse, welche die Herzleistung durch Raumbeengung beeinflussen, oder diejenigen, welche den Herzmuskel selbst geschädigt haben. Vor Jahren starb uns ein kleines Kind bei einer Ätherinsufflationsnarkose im Exzitationsstadium gelegentlich der Operation einer Gaumenspalte, trotzdem die Atemwege frei geblieben waren, am Versagen des Herzens. Die Sektion ergab eine alte Perikarditis, die klinisch verborgen geblieben war, weil das Kind nicht die geringsten Erscheinungen geboten hatte und kein Erguß nachweisbar war. Von den raumbeengenden Prozessen des Herzens fürchten wir deshalb vor allem die Concretio pericardii und die Pericarditis adhaesiva irgendwelcher Ursache. Die Myodegeneratio cordis kommt vor allen Dingen als Spätschaden nach Infektionskrankheiten vor. In dieser Hinsicht haben REHN und seine Schüler experimentelle und klinische Untersuchungen angestellt, um vor der Narkose und Operation auf elektro-kardiographische Weise Veränderungen am Reizleitungssystem festzustellen, welche unter Umständen geeignet sind, die Schwäche des Herzmuskels darzutun. Das Exzitationsstadium ist für derartige, toxingeschädigte Herzen eine sehr ernste, große Belastungsprobe. Auch die frische Endokarditis kostet Opfer. Derartige Herzen sind manchmal so schwach, daß die TRENDELENBURG-sche Lage allein genügt, um die Katastrophe herbeizuführen, geschweige denn, daß man eine Allgemeinnarkose machen könne. Wir verloren einen Patienten mit akuter Endokarditis bei Lumbalanästhesie im Augenblick der Senkung des Operationstisches, noch bevor die Anästhesie komplett war (vgl. hierzu auch Kap. VI Indikation bei Herzerkrankungen).

Auch die Arteriosklerose der Kranzgefäße und des gesamten Gefäßapparates, Lues oder Sklerose der Hirngefäße müssen beachtet werden.

Im übrigen gehören unter die 2. Gruppe der Narkosetodesfälle eine Reihe von unglücklichen Ereignissen, die mit der Technik als solcher zu tun haben und weniger mit der pharmakologischen Wirksamkeit der betreffenden Substanz. Was zunächst das Chloräthyl anbelangt, so kann es schon in der Einleitungsphase durch die außerordentlich starke Giftigkeit und Wirksamkeit dieses Körpers, die sich unglücklicherweise mit der hohen Diffusionsgeschwindigkeit des Gases kombiniert, durch Unachtsamkeit zu plötzlichen Überdosierungen kommen. Es sind im Schrifttum eine große Anzahl von Todesfällen in den ersten Sekunden oder Minuten bei Verwendung von Chloräthyl beschrieben. Meistens wurde von dem betreffenden Narkotiseur nicht berücksichtigt, daß hinter der eigentlichen Exzitationsphase, in einer Zone zwischen 7 und annähernd 45 Vol.-% des Gases, hochtoxische Wirkungen mit vorübergehender Preßatmung, Blutdrucksteigerung und krampfartigen Erscheinungen eintreten, die dann plötzlich in einen Lähmungszustand übergehen. Bei den anderen Inhalations- und Gasnarkotica kann es sich während der Initialphase im Bestreben, die Narkose abzukürzen, ebenfalls um plötzliche Überdosierungen handeln. Im Durchschnitt führen sie nicht zum Tode, weil bei den steuerbaren Narkotica das Sistieren der Atmung und Entstehung einer Cyanose bemerkt und korrigiert werden kann.

Anders liegen die Dinge bei den nicht steuerbaren Verfahren, wie bei dem Avertin, bei welchem der Frühtod ein charakteristisches Zeichen der Überdosierung oder der zu schnellen Resorption des Klysmas von den Darmschleimhäuten aus bedeutet. Es sind Fälle vorgekommen, bei welchen in der 10. bis 20. Minute nach dem Avertineinlauf der Exitus in tabula erfolgte, nachdem Cyanose, Atemstillstand und schließlich auch ein Versagen des Kreislaufs eingetreten war.

Bei der Verwendung des Lachgases sind die Frühtodesfälle fast alle durch Übertreibung und technische Fehler zustande gekommen, dadurch nämlich, daß die betreffenden Narkotiseure in der Initialphase zu wenig Sauerstoff und zuviel Lachgas verabfolgten. Man hat sogar stellenweise einmal oder mehrfach für einige Atemzüge zur Beschleunigung der Anflutung 100% dieses narkotisch wirksamen Gases verabfolgt, es bis zur schweren Cyanose kommen lassen und dann erst das Nährgas verabfolgt. Dieses Verfahren ist unzulässig und hat oft zu Todesfällen geführt.

Endlich sei der mechanischen Schwierigkeiten gedacht, die während des Exzitationsstadiums bei verschiedenen Verfahren vorkommen können und die darin bestehen, daß durch den Trismus der Kiefer- und Schlundmuskulatur eine Verlegung der Atemwege zustande kam und sich nicht rechtzeitig beseitigen ließ. Hier handelt es sich um Erstickungstodesfälle auf Grund mechanischer Asphyxien. Sie gehen stets zu Lasten des betreffenden Narkotiseurs, denn sie sind vermeidbar. Der Kampf mit einer bestehenden mechanischen Asphyxie führt aber auch sehr oft sekundär zu tötlich endenden Komplikationen von seiten der Lungen dadurch, daß in dieser Phase Zahnteile, Schleim oder erbrochenes Material aspiriert wurden und sekundär das Lungengewebe infizierten. Bei den Barbitursäuren kommt der Frühtod nur dann vor, wenn hoch überdosiert wurde. Die Todesfälle durch diese Mittel gehören eher in die 4. oder 5. Gruppe.

3. Der Narkosetod während der Unterhaltungsphase (Toleranzstadium).

Die Todesfälle während des Toleranzstadiums, sofern sie sich in überwiegendem Maße auf die Narkose selbst beziehen, entstehen zumeist durch Überdosierung und durch Unachtsamkeit des betreffenden Narkotiseurs. In der weitaus überwiegenden Anzahl von Fällen wird die Steigerung der Narkoseempfindlichkeit während des Verlaufs einer Narkose nicht beachtet, gleichförmig weiter dosiert, und so wird unmerklich die Narkose von Minute zu Minute vertieft, so daß auf längere Zeit Kreislaufkollaps und vor allen Dingen eine Unterbilanz der Atmung besteht. Beide sind auf die Dauer mit dem Leben des Patienten nicht vereinbar. Hierbei machen sich vor allem auch Fehler der medikamentösen Vorbehandlung bemerkbar, Überdosierungen mit M. Scopolamin und Barbitursäure-Abkömmlingen. Abgesehen davon, daß labile Patienten sich aus tiefen Narkosen schlecht erholen, ist es auch oft plötzlich gegen Ende der Unterhaltungsphase zu einem Versagen der Atmung gekommen, der kurz darauf Pulslosigkeit in der Peripherie und ein Versagen des Herzens folgte. Daß dieser Zustand der erhöhten Narkoseempfindlichkeit natürlich im stärksten Maße von den Vorgängen im Operationsgebiet abhängt, ist ohne weiteres klar und muß bei der Steuerung der Narkose berücksichtigt werden.

Von besonderer Gefahr sind die Phasen nach einer Asphyxie und die Phase nach vorübergehendem Pressen des Patienten. Hier kommt es gesetzmäßig zur Hyperventilation des Patienten, während welcher man mit der Zufuhr von narkotisch wirksamen Mitteln vorsichtig und zurückhaltend sein muß. Werden die Konzentrationen in diesem Augenblick nicht verringert, so kommt es plötzlich zu Überdosierungserscheinungen, die schon oft den Tod herbeigeführt haben.

Todesfälle an Chloroform während der Unterhaltungsphase sind im Schrifttum reichlich vorhanden. Handelt es sich um reine Überdosierungen, so versagte zuerst die Atmung. Bei längeren Chloroformnarkosen aber kommt auch der Herztod vor. Diesmal aber handelt es sich nicht um einen konstriktorischen Effekt auf die Kranzgefäße, sondern um die bekannte und berüchtigte direkte schädigende Wirkung auf den Herzmuskel und das Reizleitungssystem des Herzens. Sie drückt sich am ehesten in einem Nachlassen des Blutdrucks und Kleinerwerden des Pulses aus. Die Herzkontraktionen nehmen an Größe ab. Werden die Veränderungen nicht rechtzeitig erkannt und berücksichtigt, so steuert der betreffende Narkotiseur seine Narkose in die Katastrophe hinein.

Blutungen aus dem Operationsgebiet, die immer einmal gelegentlich auftreten können, führen während einer solchen Belastungsphase durch ein narkotisch wirksames Gift leicht zur irreversiblen Schädigung.

Todesfälle durch Äther während des Toleranzstadiums sind fast ausschließlich Überdosierungen, entstanden durch Unachtsamkeit, denn sie künden sich durch Reduktion der Ventilation an. Daß sie meistens bei schwereren und lang andauernden Operationen sich ereignen, zeigt, in welchem Maße auch bei dieser Methode die Veränderungen der Narkoseempfindlichkeit berücksichtigt werden müssen. Neuerdings ist durch die Einführung des OMBRÉDANNEschen Apparats und auch anderer Modelle, welche mit Rückatmung arbeiten, eine neue Todesart während des Toleranzstadiums bei Verwendung von Äther- oder Narkosegemischen auftreten, dadurch nämlich, daß die betreffenden Patienten durch zu viel und zu lang dauernde Rückatmung, gleichzeitig durch zu starke Reduktion des Sauerstoffanteils im zugeführten Gemisch, geschädigt wurden. Diese Störung macht sich niemals während der Anflutungsphase bemerkbar, sofern es nicht vorübergehend zu leichten Cyanosen kommt, die bemerkt werden können; sondern die Katastrophe erfolgt erst während des Verlaufs der Operation, etwa nach einer Stunde im Durchschnitt. Üble Zwischenfälle bei der Avertinnarkose während des Toleranzstadiums beruhen zumeist auf einer Kombination der depressiven Wirkungen des Avertin auf Atem- und Vasomotorenzentrum mit den depressiven Wirkungen durch das Operationstrauma selbst, oder durch Blutverlust. Wir haben davon gesprochen, daß es sich hier um eine typische Kombinationswirkung handle und daß sich die Störung durch das Operationstrauma zu der durch das Narkoticum geschaffenen, erhöhten Shockbereitschaft addiere. Als klassische Verlaufskurve für einen derartigen Narkosetod erinnere ich an jene Kurve aus der KIRSCHNERschen Klinik (seinerzeit in Königsberg), welche weiter vorne (S. 216) wiedergegeben ist und welche zeigt, wie der Patient vermöge seiner Kreislaufregulatoren noch imstande war, mit einer hoch überdosierten Avertinnarkose (0,175 pro Kilo) fertig zu werden. Man sieht deutlich, wie trotz Reduktion der Atmung und trotz Reduktion des

Kreislaufes der Blutdruck noch ausstabilisiert wurde, so daß mit ziemlicher Sicherheit angenommen werden kann, daß der Patient ohne Eingriff seine Dosis ertragen hätte. Das Hinzufügen des Operationstrauma aber führte prompt zum völligen Versagen des Kreislaufes und zum Exitus. In dieser hier wiedergegebenen Form ereignet sich zwar glücklicherweise nur selten ein Narkosezwischenfall, aber wir sind doch zu der Überzeugung gekommen, daß in gleicher Weise sehr oft auf dem Operationstisch die Patienten schwere Krisen durchmachen. Gelegentlich ist es bei der Avertinnarkose auch einmal durch Überdosierungen zu Zwischenfällen und Todesfällen gekommen, die in das Toleranzstadium, also in die 3. Gruppe der Todesfälle fallen und dadurch zustande kamen, daß zunächst der Avertineinlauf recht langsam resorbiert wurde, dann sich aber die Gipfelkurve mit den stärksten Wirkungen aus dem Gebiet des Operationsfeldes kombinierte, oder daß der betreffende Narkotiseur sich täuschen ließ und durch eine Nachdosis überdosierte. Mit Gasnarkose ist es im allgemeinen während des Toleranzstadiums nicht zu Todesfällen gekommen; es sei denn durch besonders unglückliche Umstände, durch Explosionen, Versagen der Apparatur, unbemerktes Absperren des Sauerstoffstromes oder dgl. mehr. Nur vom Äthylen kennt man nach langen Narkosen Todesfälle, die wahrscheinlich auf Verunreinigungen mit CO beruhen. Dagegen sind Todesfälle durch Kombination mit Barbitursäure und bei Verwendung von Hedonal während dieses Stadiums beschrieben. Die ersteren haben sich fast immer als relative Überdosierungen erwiesen. Beim Hedonal, zum mindesten bei der iv. Methode (russ. Narkose), kamen sie dadurch zustande, daß die Tropfenfolge in der Zeiteinheit zu groß gewählt worden war und zu große Infusionsmengen den Kreislauf überlasteten. Bekanntlich ist das Hedonal nur zu 1% in Wasser löslich.

4. Die Todesfälle während der Abflutung und Erholungsphase.

Je mehr wir uns dem Ende einer Narkose und Operation nähern, desto mehr machen sich schon die allgemeinen Folgen der Giftwirkung bemerkbar. Wir haben es während der Abflutungsphase oder während der ersten 24 Stunden nach der Narkose mit einer Reihe von Todesfällen zu tun, die als Spätfolge einer durchgemachten Überdosierung gedeutet werden müssen. Dies gilt vor allen Dingen für die länger dauernde Asphyxie. Abgesehen davon, daß durch die mangelhaften Ausscheidungsverhältnisse bei nicht steuerbaren Narkotica eine protrahierte Narkose entstehen kann, die allmählich zur Katastrophe führt, kann das Atemzentrum und das Vasomotorenzentrum durch die Narkosebelastung so schwer irreversibel geschädigt worden sein, daß es während der Erwachungsphase zu Spätkollaps und auch zu plötzlichen Atemstillstand kommt.

Unter diejenigen Todesfälle, welche durch schlechte Ausscheidungsverhältnisse des Präparates bedingt sind, gehört zunächst das Avertin. Sie sind nicht immer durch absolute Überdosierung, sondern durch eine Unterfunktion der Leber oder durch Störungen der Nieren bedingt. Bei Verwendung von Barbitursäurepräparaten als Pränarkoticum oder als Basisnarkoticum, insbesondere bei der Verwendung von Isopral, Numal, Somnifen und ähnlichen Mitteln ist es wie bei Avertin vorgekommen, daß die Patienten überhaupt nicht mehr erwachten, sondern in einem Dauerschlaf bis zum Tode liegen blieben. Es scheint, daß in diesen Fällen der chemische Abbau und die Elimination des Mittels völlig versagen. Um so mehr gilt die Regel, daß nur diejenigen Körper zu allgemeinnarkotischen Zwecken zugelassen werden dürfen, deren Abbauzeiten und Eliminationszeiten kurz sind.

Wir haben in dem Kapitel über die Wärmeverhältnisse erwähnt, welche gewaltige Beanspruchung für den Kreislauf während der Erwachungsphase

durch die veränderten Außentemperaturen und durch die Abkühlung der
Patienten, d. h. die gestörte Thermoregulation vorliegt. Diese Belastung fällt
gerade in die ersten Stunden nach der Narkose. Wird der Kreislauf während
der Narkose durch ein Herzgift, oder durch das Operationstrauma und Blutverlust besonders stark geschädigt, so kann in den ersten 24 Stunden der Patient
zugrunde gehen. Es kann, wie wir zu sagen pflegen, der Patient sich aus dem
Operationsshock gegebenenfalls nicht erholen. Das Verhalten des Vasomotorenzentrums ist deshalb in der postoperativen Phase außer den seltener vor-
kommenden Atemstörungen die erste Sorge. Wir haben in der Freiburger
Klinik deshalb diejenigen Mittel besonders schätzen gelernt, welche zentral
erregend wirken.

In den ersten 2mal 24 Stunden können aber auch Todesfälle als Frühfolgen
der Narkose auftreten, welche mit dem Versagen des Magendarmtractus oder
der Nieren oder der Stoffwechselorgane direkt zu tun haben. Bezüglich des
Magendarmtractus fürchten wir das Bild der akuten Magendarmatonie. Sie
hängt gewiß nicht allein und ausschließlich mit der Wirkung der Narkose zusammen. Aber auch heute noch kann nicht geleugnet werden, daß die Narkose
einer der Hauptfaktoren bei der Entstehung derartiger Zustände ist. Experimentell ist es meines Wissens bisher noch nicht möglich gewesen, durch Narkose allein Magenatonie zu erzeugen. Es scheint dies nach den Angaben von
NIEDEN nur dann möglich zu sein, wenn die AUERBACHschen Plexi der Magenwand genügend mit dem Gift angereichert werden (vgl. Kap. III).

Schließlich hängen eine Reihe von Todesfällen dieser Gruppe mit dem
Versagen der Nieren zusammen. Wie in dem betreffenden Abschnitt über die
Nierenveränderungen nach Narkosen erwähnt wurde, kommt es fast gesetz-
mäßig nach unseren Narkosen zu einer Oligurie oder Anurie, die offensichtlich
mit den Störungen des Säurebasenhaushaltes zusammenhängt. Die Erschei-
nungen sind schwerer Natur, sofern schon eine Schädigung der betreffenden
Organe vorgelegen hat. Da im allgemeinen am 2. Tag nach der Narkose die
Diurese wieder in Gang zu kommen pflegt, so entscheidet sich bis zu diesem
Zeitpunkt der Verlauf der Abflutungsphase. Sind die Nieren hochgradig geschädigt und besteht Anurie auf längere Dauer, so kann es zu urämischen
Zuständen und zum Tod im Koma kommen, gleichgültig, welche narkotischen
Mittel verwendet worden sind. Es scheint allerdings, daß diese Zustände in
der Hauptsache nach Äther- und Chloroformnarkose, seltener nach Avertin-
narkose und gar nicht nach Verwendung von Gasnarkotica zu fürchten sind.

Funktionsstörungen der Leber, wie sie fast bei jeder Narkose sich ereignen,
führen zu den eingreifendsten Veränderungen des Säurebasenhaushaltes und
des Gesamtstoffwechsels. Diese Veränderungen sind in dem Spezialkapitel
über die Leber und die Stoffwechselstörungen erwähnt; sie führen alle gesetzmäßig zu dem Auftreten von sauren, intermediären Stoffwechselprodukten,
in der Hauptsache von Milchsäure im Blut, die das Bild der postoperativen,
kompensierten oder unkompensierten, Azidosis erzeugen. Auf die klinische
Erscheinung der Azidose sei in Ergänzung des weiter vorne über das Wesen der
Azidose Gesagte hier etwas näher eingegangen.

Zunächst sei, was das Wesen der Azidose anbetrifft, daran erinnert, daß es
sich um ein Krankheitsbild handelt, welches als Endzustand verschiedenster
Ursachen anzusehen ist. Aus diesen Gründen halte ich es in Anlehnung an die
Vorschläge von VINCENTES und RUBINO für zweckmäßig, wenigstens 3 *Gruppen
der Azidose zu unterscheiden, nämlich: eine pulmonale, eine renale Form und die
Hepatoazidosis.* Erstere, bedingt durch Unterfunktion der Atmung und CO_2stau
ist meist flüchtiger Natur und hat postnarkotisch nur dann Bedeutung, wenn
das Atemzentrum oder der periphere Atemapparat schwer geschädigt ist. Die

renale Form ist geradezu ein Krankheitsbild für sich, sie umfaßt alle Erkrankungsformen, welche mit Fehlern der Säureausscheidung oder mit Starre des Urins
am Neutralpunkt einhergehen. Während die 3. Gruppe, die Hepatoazidose
diejenige Form darstellt, welche chirurgisch als Hauptform der Azidose in
Erscheinung tritt. Wir nehmen eine Funktionsstörung der Leber als den
Kern der Erkrankung an, insbesondere die mangelnde Verarbeitung der Kohlehydrate, obschon an der Belastung des Blutes durch Milchsäure unseren heutigen
Kenntnissen nach ein Mangel an Sauerstoff schuld ist.

Das Krankheitsbild der Azidose.

Von einer großen Anzahl von Autoren sind in den letzten Jahren Beobachtungen über den klinischen Verlauf der Säurevergiftung nach Narkosen
und Operationen gemacht worden. Am gefährdetsten sind Patienten mit abdominellen Erkrankungen, insbesondere der Leber und Gallenblase, akute
septische Fälle und schwächliche Kinder. Bei ihnen ist auch die Prognose der
Azidosis stets sehr ernst. Sieht man die betreffenden Fälle auf ihr Symptomenbild an, so ergibt sich eine ziemliche Übereinstimmung. AIMÉS nimmt als
Kardinalsymptom der Azidose postnarkotische Unruhe, eventuell sogar Erregung,
Schlaflosigkeit, Schwindelgefühle, Kopfschmerzen, Halluzinationen, Anorexie
und vor allen Dingen Vomitus an. Die betreffenden Menschen liegen in einem
ähnlichen Zustand wie bei der Magendarmatonie da und erbrechen im allgemeinen unaufhaltsam. Der Zustand führt seinen Schilderungen nach zur
Somnolenz, eventuell zum Koma, und endet mit dem Exitus, wenn keine Hilfe
eintritt. AIMÉS fand eine Gewebsdurchtränkung, also einen Zustand des Präödems oder des Ödems als Zeichen dafür, daß Flüssigkeit aus dem strömenden
Blut durch die Säurung der Gewebe in diese abgewandert ist. Er fand Azidämie
des Blutes, Aceton im Liquor, Aceton, Acetessigsäure und β-Oxybuttersäure
im Urin. Es wird von vielen Autoren betont, daß Ketonurie, das Erscheinen
von Aceton, Acetessigsäuren noch nicht von Säuresymptomen begleitet sein
muß und daß sich bei vielen Kranken (etwa 15%) schon vor der Operation
positive Urinbefunde feststellen lassen (vgl. das Nierenkapitel).

FINKENWIRTH ergänzt diese Angaben. Er stellt an die erste Stelle das Erbrechen, meines Erachtens zu recht, denn wir finden gerade bei den Azidosis-
kranken, daß das postnarkotische Erbrechen nicht aufzuhören pflegt, sondern
tagelang fortdauert. Manchmal sieht man auch Temperaturerhöhung. FINKEN-
WIRTH betont genau wie AIMÉS die motorische Unruhe, die Blässe, das ver-
fallene Aussehen. Manche Patienten haben Hyperventilation, sie zeigen den
Typus der Säureatmung, im allgemeinen denjenigen der großen Atmung (KUSS-
MAULscher Typ), mit tiefen langen Atemzügen. Es besteht Pulsbeschleunigung,
eine gewisse Parese des Magen- und Darmtractus mit aufgetriebenem Leib,
ein starkes Durstgefühl, als Zeichen eingeengter strömender Blutmenge aufzufassen. FINKENWIRTH beobachtete sogar unstillbares blutiges Erbrechen, Acetongeruch in der Atemluft, Aceton im Urin, zum Teil sogar Komazylinder im
Urin. Es bestand manchmal Atemnot, dagegen wurde niemals eine richtige
Cyanose gesehen. Das Fehlen der Cyanose läßt die Azidose von der postoperativen Fettembolie differential-diagnostisch abgrenzen. GINSBERG beschrieb
das Bild der Azidosis als einen shockähnlichen Zustand, gepaart mit Unruhe
und häufigem Erbrechen. Der Blutzucker war außer den übrigen Befunden,
welche er bestätigte, meistens erhöht, genau so, wie wir es bei den Störungen
des Säurebasenhaushaltes im allgemeinen beschrieben haben. Auch der Milch-
zuckerspiegel ist unter diesen Umständen meistens erhöht. GOETSCH hebt hervor, daß die Patienten sich übel fühlen, matt und zerschlagen sind, daß sie eine

trockene Zunge haben, und sich gelegentlich außer dem Erbrechen auch Durchfall zeigte. GRAMÉN hatte bei seinen Fällen, die durchaus dasselbe Bild boten, einen einzigen, bei welchem Cyanose vorhanden war. Tritt leichter Ikterus als Zeichen der Leberschädigung auf, so ist nach LEPINE fast immer Urobilin und Urobilinogen im Urin zu finden.

Ganz dasselbe Bild beschrieben HERZ und ROSS. Ross erwähnt das Vorhandensein von Tachykardie, Neigung zur Dyspnoe, Kopfschmerzen, Schwindel, seelische Depression. Er charakterisiert die Patienten als hochgradig nervös, mit ausgesprochener Operationsfurcht, unter Umständen auch nach der Operation für lange Zeit stuporös. Er hat außer Erbrechen, Unruhe, Schlaflosigkeit auch Irregularitäten des Pulses beobachtet. Ging der bedrohliche Zustand nicht in ein Koma und den Exitus über, so war stets die Rekonvaleszenz gestört und außerordentlich verlangsamt.

Die motorische Unruhe der Patienten dürfte sich wohl am ersten durch die Veränderungen des Gesamtnervensystems unter dem Einfluß der Säuerung erklären. Wir wissen aus den Arbeiten von ELIAS, VON CATTELL u. a., daß die Verschiebungen der p_H-Einstellung des gesamten Organismus nach der sauren Seite stets mit einer Reihe von Übererregbarkeitszeichen des Nervensystems verbunden sind. Es wird in dem Abschnitt über die Shockbereitschaft und Narkoseempfindlichkeit noch ganz besonders auf die experimentellen Ergebnisse hingewiesen werden, welche von einigen Autoren und auch von uns selbst gelegentlich künstlicher Säuerung von Tieren gemacht wurden und deren Belastungsfähigkeit gegen Narkose und Operation gezeigt haben. Eine große Anzahl von Ärzten haben nach Narkosen Zeichen der Azidosis erlebt. Fast jeder, der sich eingehender mit dem Narkoseproblem befaßt hat, kennt diesen Zustand. Ich erwähne einige Namen: WYMER, STANDER, ATKINSON, AUSTIN, KAPPIS, H. SCHMIDT, JONAS, BERESOW, CARTER, TALLERMANN, KOCHLER, MENTEN und CRILE, CANNON-CATTELL, REIMANN, ERB, SHORT, McGUIRL, FRASEE, LOBEL, ORT u. v. a. Es ist das große Verdienst von CANNON — als Mitglied der Shockkommission — gewesen, auf die Azidosis als Begleitsymptom des traumatischen Wundshocks während des Weltkrieges aufmerksam gemacht zu haben und die Wichtigkeit der Vermeidung von allen denjenigen narkotisch wirksamen Substanzen, welche an sich Azidosis bei längerem Gebrauch hervorrufen, betont zu haben. Bekanntlich hat man auf englisch-amerikanischer Seite damals schon durch den ausgiebigen Gebrauch des Lachgases vielen Kranken das Leben erhalten können. Aus dem Schrifttum seien an dieser Stelle einige schwere Azidosisfälle, die zum Teil tödlich endeten, zitiert.

So erlebte FINKENWIRTH bei 4 Kindern nach orthopädischem Eingriff unter Äthernarkose schwerste Zustände von Azidosis. Ein Kind hiervon starb im Koma. GINSBERG berichtet über einen 11jährigen Knaben, der am zweiten Tag nach einer Unterschenkelfraktur rasch allgemeine Verschlechterung des Gesamtzustandes zeigte und erlegen sei. HERZ berichtet von 8 Fällen schwerer Kollapse am zweiten Tag post operationem, die auf azidotische Zustände bezogen wurden. LARVEY hatte einen Todesfall im azedotischen Koma. LEVISON berichtet von einer 23jährigen Patientin, die an einem Ovarialcystom in leichter Chloroformnarkose operiert worden war. Trotz anfänglich glatten Verlaufes bekam sie am dritten Tage dauerndes Erbrechen, befand sich im Stupor und starb unter dem Bild schwerster Säurevergiftung.

Die Bedrohlichkeit dieses Zustandes hat therapeutische Versuche herausgefordert. In dieser Hinsicht scheint es von großer Wichtigkeit zu sein, daß man die pränarkotische Hungerazidose unbedingt vermeidet und daß man versucht, die Patienten vor der Operation, und auch vor allen Dingen nach derselben, möglichst zu alkalisieren. Am häufigsten verwendet wurde zur

Bekämpfung der Azidosis 5%ige Traubenzuckerlösung zusammen mit Insulin. Ross teilt uns mit, er habe bei 3 Patienten das qualvolle azidotische postoperative Erbrechen mit positivem Aceton und Acetessigsäure im Urin durch iv. Einverleibung von Natriumbicarbonat sofort unterbrechen können. Nach LANGSTEIN und MAYER haben Kinder viel größere Neigung zur Acetonurie als Erwachsene; desgleichen soll sie während der Graviditätsperiode erhöht sein. Auch MAYER gelang es, in 2 Fällen die Azidosis bei Hyperthyreoidismus mit dauerndem Erbrechen und starkem Durstgefühl durch Alkalizufuhr zu bessern. LARVEY berichtet über einen Fall von Säurevergiftung und Koma mit positivem Aceton- und Acetessigsäurebefund, welchen er durch Glucose + Insulin hat heilen können. Es sei in diesem Zusammenhang ferner auf die wichtigen Mitteilungen von PORGES über die Autointoxikation mit Säuren hingewiesen. Hier finden wir unter den Symptomen nicht nur die weiter vorne aufgeführten Zeichen, sondern auch die Blutdrucksenkung angeführt. Dieses Symptom haben wir auch experimentell manchmal beobachten können.

BERESOW beobachtete unter 118 Fällen von postoperativer Acetonurie 1 Fall mit Koma. In 18 Fällen machte die Azidosis geringe Symptome, und zwar 10mal Erscheinungen von langanhaltendem Erbrechen, Übelkeit und Acetongeruch in der Atemluft. In 2 Fällen kam es zur latenten Azidosis ohne Erscheinungen klinischer Art und auch ohne Acetonurie. Diese Angaben geben uns einen gewissen Überblick über die Häufigkeit der Azidosis im klinischen Material. LELCUC erwähnt als Zeichen der Säurevergiftung, die er nach verschiedenartigen Vorbereitungsmethoden studierte, Übelkeit, quälendes Erbrechen mit Meteorismus, Schlaflosigkeit, Kopfschmerzen und zwar trat dieser Zustand in 12,2% der Fälle nach reiner Äthernarkose, in 50% der Fälle aber nach Chloroform-Äthermischnarkose im Verhältnis 1 : 3 auf, woraus zu ersehen ist, wie unheilvoll die Mitverwendung von Chloroform gewirkt hat.

GLYNN hat bei einem 17jährigen Patienten nach einer Zahnextraktion in reiner Lachgasnarkose einen azidotischen Zustand mit langandauerndem Bewußtseinsverlust, Temperatursteigerung und epileptiformen Krämpfen erlebt. Hier dürfte es sich um einen sehr seltenen und nicht ganz geklärten Fall handeln, der sich wahrscheinlich auf Grund spasmophiler Konstitution entwickelte. Wir haben unter Lachgas einen ähnlichen Fall bei einem jungen Mädchen erlebt.

Es sind im neuen Schrifttum eine große Anzahl postoperativer schwerer Azidosisfälle gemeldet, von welchen eine erhebliche Anzahl durch rechtzeitige Infusion mit Traubenzucker-Insulin und Behandlung mit Natronbicarbonatlösung gerettet werden konnten. Ich zitiere außer den obenerwähnten Fällen Berichte von ORT, FISHER und SHNELL, WILK, MISRACHI und SIMONS, ERB, RAFFA und MILANO.

5. Die Spättodesfälle.

Unter die Spättodesfälle nach Narkose reihen sich in erster Linie diejenigen Krankheitserscheinungen und unglücklichen Zufälle ein, welche als Folge der Giftwirkung Veränderungen an den Organen aufweisen. Während in typischer Weise meistens die Sektionsergebnisse der Todesfälle der 1.—4. Gruppe negativ sind, mit Ausnahme der Erstickungsblutungen, finden wir in der Gruppe 5 stets positive Sektionsbefunde.

Das charakteristische Merkmal der Spättodesfälle ist die Tatsache, daß sie im allgemeinen nach einem Intervall guten Allgemeinzustandes auftreten. Es vergehen zunächst in typischer Weise die ersten beiden oder die ersten drei Tage fast störungslos. Der Patient scheint sich gut von dem Eingriff zu erholen; er ist weder benommen noch besonders abgeschlagen, und es scheint der Heilverlauf sich zunächst geordnet vollziehen zu wollen. Dann

am dritten Tage beginnen erneut Krankheitszeichen, die nur allzu oft zum
Tode geführt haben.

Am gefürchtetsten und schlimmsten unter allen Narkosetodesfällen dieser Art
sind die Chloroformspättodesfälle. Sie beruhen auf den gewaltigen Giftwirkungen
dieses Mittels, in erster Linie auf die Leber, in zweiter Linie auf die Nieren
und dann auch auf den Herzmuskel und andere Organe. Infolgedessen können
wir unter den Spättodesfällen an Chloroform 3 Todesarten zum mindesten klar
auseinander halten: den späten Kreislauf- oder Herztod, den Stoffwechseltod
durch Versagen und Zerstörung der Leber und den Nierentod durch Versagen
der Nieren, unter dem Bilde des urämischen Komas.

Bevor auf den klinischen Verlauf derartiger Spättodesfälle an Chloroform,
wie sie im älteren Schrifttum in Überfülle vorhanden sind, eingegangen
werden soll, sei hervorgehoben, daß natürlich das Intervall nicht in allen Fällen
ausgesprochen vorhanden zu sein braucht. Es gibt eine Reihe von Fällen, in
denen der sekundäre Schaden sich direkt im Anschluß an postoperative azidotische Erscheinungen, an postoperativen Kreislaufkollaps, an stuporöse Zustände,
die als sekundärer Shock bezeichnet werden können, anschließt. Alle Varianten
und Möglichkeiten sind während der langen Periode der Chloroformverwendung
erlebt worden.

Was zunächst die Herztodesfälle anbetrifft, so verlaufen sie in ganz typischer
Weise unter dem Bilde der zunehmenden Schwäche des Herzmuskels. Die
betreffenden Patienten zeigen Pulsierregularitäten, niedrige Blutdruckwerte,
schlechte Füllung des Pulses, eventuell sogar Fehlen des Pulses in der Peripherie,
äußerste Abgeschlagenheit, Mattigkeit, manchmal sogar Benommenheit, Bewußtlosigkeit, selten überfüllte Venen, aber meist leichte Cyanose, kalte Extremitäten, kurz das Bild mangelhafter Herzleistung. Sie führt zum allmählichen Verfall und unter Versagen aller Kreislaufmittel zum Herztod.

Das Krankheitsbild des Spättodes durch Leberdegeneration ist von vielen
ausführlich beschrieben worden. Im Vordergrund stehen die Symptome der
Hepatitis, Säurevergiftung, gepaart mit zunehmendem Ikterus.

Der Chloroformspättod durch Leberschädigung verläuft nach den zahlreichen
Angaben im Schrifttum etwa folgendermaßen:

Gänzlich unabhängig von der Art des Eingriffes erholt sich zunächst nach
der Operation der Patient gut; es besteht scheinbar glatter Heilverlauf an den
ersten beiden Tagen. Anlässe zur Besorgnis fehlen. Die Patienten erwachen
aus der Narkose, fühlen sich relativ gut und es scheint alles in bester Ordnung
zu sein. In manchen Fällen hat sogar das postnarkotische Erbrechen zunächst
nachgelassen. Dann aber kommt es zunächst zu einer Steigerung der Pulszahl, die in einem erkennbaren Mißverhältnis zu der Höhe der Körpertemperatur
steht. Die letztere ist entweder normal, manchmal sogar subnormal gefunden
worden. Seltener besteht etwas Fieber. Dieses kann natürlich mit der Krankheit
und dem Eingriffe selbst in Zusammenhang stehen. Am Ende des zweiten
Tages, seltener früher, beginnt nach einer Pause der Patient erneut zu erbrechen.
Dieses Erbrechen steigert sich schließlich immer mehr zu einer Art quälendem,
unstillbarem Dauererbrechen; ja, es ist sogar beobachtet worden, daß in dem
Erbrochenen Blut enthalten war, erklärbar durch hämorrhagische Sugillationen
der Magenschleimhaut, wie man sie bei jeder Art von Dauererbrechen zu
finden pflegt. Am Ende des zweiten bzw. am Anfang des dritten Tages machen
sich die Zeichen gestörter Lebertätigkeit und meistens auch gleichzeitig Zeichen
gestörter Nierentätigkeit geltend. Die unmittelbar nach der Narkose erfolgte
Einschränkung der Urinsekretion war zunächst überwunden, nunmehr tritt sie
erneut auf. Die Urinmenge wird immer geringer, der Gehalt an Eiweiß und
Zylindern nimmt im allgemeinen zu. Außerdem treten als Zeichen des gestörten

Stoffwechsels und des Ausfallens der Leberfunktionen Stoffwechselzwischen-produkte, nämlich Aceton- und Acetessigsäure im Urin auf, falls sie nicht längst vorhanden waren. Manchmal findet man auch β-Oxybuttersäure. Urobilin und Urobilinogen sind in Urinproben positiv. War die Vergiftung mit Chloroform ausgiebig, so kommt es zur Hämoglobinurie als Zeichen des Zerfalles von roten Blutkörperchen.

Die Patienten verändern nun ihren Allgemeinzustand und ihr Aussehen im Sinne der drohenden Katastrophe, sie liegen blaß und verfallen da, teils in psychomotorischer Unruhe, teils apathisch. Die Blässe weicht allmählich zu-nehmender ikterischer Verfärbung. Der Ikterus steigert sich, wie zahlreiche Autoren berichten, sozusagen von Stunde zu Stunde und ist der charakte-ristische Ausdruck schwerster Zerstörungsprozesse im Lebergewebe. Wir nennen das akute gelbe Leberatrophie. Nunmehr ist die Katastrophe fast immer unaufhaltsam. Man hat zwar Fälle beschrieben, die Tage und Wochen in lebensbedrohendem Zustand mit subikterischer Verfärbung liegen blieben, sich aber dann doch erholten, allerdings mit restierendem schweren Leber-schaden. In den meisten Fällen kommt es unaufhaltbar zur leichten Be-nommenheit, Desorientierung, die schließlich im Endzustand mit einer hoch-gradigen Unruhe, mit Aufregungszuständen, Schreikrämpfen, Fluchtversuchen einhergeht, so wie wir dies als charakteristisches Symptom der Hepatitis und ihrer Folgen kennengelernt haben. Schweroperierte Patienten, mit frischen Bauchnähten, versuchen in diesem Zustand das Bett zu verlassen. Erst nach dieser Phase pflegt es dann zum Koma durch Säurevergiftung und schließ-lich zum Versagen des Herzens, des Vasomotorenzentrums und der Atmung zu kommen. Meistens ist das Bild der Hepatitis und der Degeneration der Leber, das im großen und ganzen als schwerste Säurevergiftung verläuft, bei welcher aber im Gegensatz zur reinen Azidosis stets Ikterus vorhanden ist, gepaart mit der Degeneration der Nieren selbst und dem Symptomenbild der Urämie.

In dem besonderen Abschnitt über die Schädigung der Nieren durch die Narkotica wurde auf die vielfachen schwersten Veränderungen durch Chloro-form, seltener auch durch andere Mittel, hingewiesen. Es wurde hierbei erwähnt, daß der Hauptsitz oder der empfindlichste Teil im Nierenparenchym die Tubuli contorti sind und viel seltener die Glomeruli von den Zerstörungsprozessen unter sekundärer Verfettung ergriffen werden. Die durch Chloroform geschädigten Nieren versagen am zweiten und dritten Tag, also zu gleichem Zeitpunkt, wie die akuten schweren Lebererscheinungen eintreten, manchmal nach einem Intervall erneut, es kommt zur Urämie.

Übersieht man heute die ungeheure Fülle der Mitteilungen über die Chloro-formspättodesfälle, so ist es schwer begreiflich, daß viele Jahrzehnte lang den Chirurgen die Zusammenhangsfrage unklar geblieben war. Offenbar ist CASPAR der erste gewesen, welcher einen Fall von typischem Chloroformtod beschrieb. In seinem Fall handelt es sich um einen Patienten, der 24 Stunden bewußtlos blieb, dann wacher, aber nie ganz klar wurde und schließlich am 9. Tag der Chloroformvergiftung erlag. Es bestanden aber noch bei dem CAS-PARschen Fall seinerzeit Zweifel. Erst v. LANGENBECK hat einen sicher erwie-senen Chloroformtod beobachtet und beschrieben. Dieser aber gehört in die 4. Gruppe, nämlich unter diejenigen Patienten, welche in der Abflutungsphase und Erholungsphase starben. v. LANGENBECKs Patient starb in der 17. Stunde unter den Zeichen der Herzschwäche. Sein Fall war der Ausgangspunkt weiterer Beobachtungen, die dann schließlich zur Klärung des Krankheitsbildes führten.

Derartige Spättodesfälle, wie nach Chloroform, sind nur ganz selten nach der Äthernarkose zur Beobachtung gekommen und zwar in der Hauptsache nur dann, wenn schon vor der Operation und Narkose die Leber durch irgendwelche krankhaften Veränderungen in ihrer Funktion beeinträchtigt war, oder wenn die Nieren parenchymatös erkrankt waren. Kam es zu ähnlichen Bildern, wie sie die typischen Spätchloroformtodesfälle boten, dann verlief die Krankheit pathologisch-anatomisch nur graduell, nicht aber qualitativ verschieden. Auch klinisch sind keine besonderen Unterschiede wahrgenommen worden.

Bezüglich des Avertin sind im Schrifttum einige Fälle schwerster Organdegenerationen, die nach dem Typus des Spätnarkosetodes verliefen, beschrieben worden. Es gelang aber zumeist der Nachweis, daß in diesen Fällen aus technischer Unkenntnis (in der Einführungszeit) Avertinlösungen verwendet worden waren, welche Zersetzungsprodukte bzw. schwere Ätzgifte enthielten, nämlich das Dibromacetylaldehyd und Bromwasserstoff. Hier handelt es sich also nachgewiesenermaßen um sichere Vergiftungsfolgen durch die Zersetzung eines Narkoticums, was wir für die Inhalationsnarkotica heute noch nicht sicher bewiesen haben, obschon Vergiftungen durch Verunreinigungen bekannt sind. In diesen Fällen kam es, genau wie bei dem Chloroformspättod, zu schwersten Leberdegenerationen im Sinne der akuten gelben Leberatrophie und klinisch zu den Zeichen schwerster Säurevergiftung, gepaart mit zunehmendem Ikterus und Tod im Koma. Erstreckten sich die katastrophalen Veränderungen aber auch auf die Regionen beider Nieren, so setzte am zweiten oder dritten Tage fast immer nach einem Intervall erneut Oligurie und Anurie ein und es erfolgte der Tod an urämischen Erscheinungen, die das Bild der Hepatitis, Cholämie und der Säurevergiftung überlagerten.

Derartig erschreckende Todesfälle sind nach Verwendung von Barbitursäuren, oder nach Anwendung von irgendwelchen Gasnarkotica niemals beschrieben worden. Es ist überhaupt charakteristisch für die Gasnarkotica, daß der Spättodesfall vollkommen fehlt. Bei Verwendung von Narcylen hat man allenfalls nach Absetzen der Narkose Kollapserscheinungen beobachtet, die mit einer reaktiven Phase der Kreislaufveränderungen im Sinne einer Depression nach der langdauernden Blutdrucksteigerung während dieser Narkose in Zusammenhang stehen. Ein Todesfall im Kollaps, der dann unter die 4. Gruppe gehörte, ist aber niemals beschrieben worden. Für das Äthylen kennen wir einige Todesfälle, die mit Intoxikationen in Zusammenhang stehen. Auch sie sind im allgemeinen während der Abflutungsphase und meines Wissens nicht als Spättodesfälle aufgetreten. Sie sind durch Prüfung des Kohlenoxydanteiles in dem amerikanischen Narkoseäthylen als Intoxikationen erkannt worden. Seitdem die nicht ganz zu beseitigende Kohlenoxydbeimischung auf ein Minimum durch Verwendung von Eisen- und Nickelkontakten sowie Unterkühlungsprozessen reduziert werden konnte, sind diese Todesfälle nach Äthylen verschwunden.

Für das Avertin gibt es noch eine besondere Todesart, welche ebenfalls wie die Degenerationserscheinungen an den Organen mit dem Auftreten von Zersetzungsprodukten in engstem Zusammenhang steht. In der Einführungszeit und Versuchszeit mit Avertin starben eine Reihe Patienten unter dem Bilde schwerster Colitis haemorrhagica. Sie führten schließlich zu eitrigen geschwürigen Prozessen im Dickdarm, zu ruhrähnlichen Erkrankungen, wie Schleimhautnekrosen in größerem Gebiet, zu blutigen unstillbaren Durchfällen, wie bei schwerster Ruhr, zum allgemeinen Verfall und zum Tod. Dieselben Katastrophen hat man nach Äther-Ölrectalnarkose, nicht aber nach rectaler Hedonalnarkose erlebt. Als Ursache der Zerstörungen kommen nur Zersetzungsprodukte und Reizstoffe in unreinen Ölen in Frage.

Weitaus den größten Anteil an Spättodesfällen bei unserer heutigen Narkosetechnik umfassen die Komplikationen von seiten der Lunge, auf die näher eingegangen werden soll.

6. Die postnarkotischen Lungenkomplikationen.

Zweifellos stellen die Lungenkomplikationen in der postoperativen Phase mit die häufigsten und ernstesten Krankheiten dar. Wenn man das ungeheure Schrifttum über dieses Thema durchsieht, so geht zunächst die grundlegende Tatsache daraus hervor, daß die postoperative Pneumonie keine spezifische postnarkotische Krankheit darstellt, so wie man das sich früher im allgemeinen gedacht hat, sondern daß höchstenfalls ein Teil der nach den Operationen entstehenden Lungenkomplikationen mit der Narkose selbst in Zusammenhang steht. Gewisse Formen der postoperativen Lungenkomplikationen allerdings müssen auch heute noch als ausschließliche und direkte Folgen der Allgemeinnarkose angesehen werden, und das sind alle diejenigen, welche mit einer Aspiration infektiösen Materials in Zusammenhang stehen. Nun stellen die Lungenkomplikationen, in ihrer Gesamtheit betrachtet, eine Vielheit der Erkrankungsformen dar, welche auf den verschiedensten Ursachen beruhen. Es sei im folgenden versucht, einmal die postoperativen Lungenerscheinungen so zu gruppieren, wie sie für die Betrachtungsweise dieses Buches, also in Hinsicht auf die Folgen der Allgemeinnarkose, am zweckmäßigsten erscheinen. Danach können wir am besten die Lungenkomplikationen in 3 Gruppen einteilen:

1. Diejenigen Erkrankungen, welche auf dem Luftwege entstehen. Hierunter gehören die meisten Formen der Bronchitis, der Bronchopneumonie; Lungenabscesse und Gangrän nach Aspiration; ferner ein Krankheitsbild, welches man als Atelektase oder „massiven Kollaps" bezeichnet.

2. Die zweite Gruppe umfaßt alle diejenigen Lungenkomplikationen, welche durch Veränderungen des Kreislaufes zustande kommen; in der Hauptsache Embolien blanden oder infektiösen Charakters, welche zu Infarkten, zu pneumonischen Herden, oder zu umschriebenen Lungenabscessen führen, ferner die hypostatische Pneumonie.

3. Endlich kommt als 3. Gruppe die Entstehung einer Lungenerkrankung durch Verschleppung einer Infektion auf dem Lymphwege zustande. Allerdings glaube ich nicht daran, daß diese Art der Lungenerkrankungen als postnarkotische Lungenkomplikationen aufgefaßt werden dürfen; es sei denn, man habe in Pleuranähe oder Zwerchfellnähe im entzündlichen Gebiet operiert. Immerhin soll daran erinnert werden, daß KELLING seinerzeit den Nachweis führen konnte, in welch kurzer Zeit Infektionserreger aus dem Gebiet der Bauchhöhle auf dem Lymphwege durch das Zwerchfell die Pleurahöhle erreichten. Schon nach 15 Minuten gelang es, in den höher gelegenen Pleurahöhlen die Erreger nachzuweisen.

Es würde den Rahmen dieses Buches weit überschreiten, wenn alle die Ursachen, welche für die Entstehung der postoperativen Lungenkomplikationen dieser drei genannten Gruppen im Laufe der Zeit angegeben worden sind, im einzelnen erörtert würden. Wir müssen uns darauf beschränken, diejenigen Momente herauszugreifen, welche besonders wichtig erscheinen.

Die Resistenz des Ventilationssystemes bei verschiedenen Menschen variiert außerordentlich. Es bestehen konstitutionelle Unterschiede und Altersunterschiede. Aus einer Tabelle von MÜLLER von 207 Narkosetodesfällen geht hervor, daß die häufigsten Lungenkomplikationen im Alter zwischen 31 und 35 Jahren aufgetreten sind. Das wird aber wahrscheinlich daran gelegen haben, daß während dieses Alters die Operationszahl am höchsten war. Im allgemeinen hat man die Erfahrung gemacht, daß die Disposition zu Lungenkomplikationen mit zunehmendem Alter außerordentlich zunimmt und daß sie besonders bei denjengen Personen hoch ist, welche schon vor der Narkose an irgendwelchen chronischen Infektionen, an Lungenerkrankungen oder gar Bronchektasien leiden. Im Kindesalter sind die Fälle von Bronchitis und Bronchiolitis besonders gefürchtet.

Es bestehen klimatische Unterschiede bezüglich des Auftretens von postoperativen und postnarkotischen Lungenkomplikationen, welche vielleicht mit dem biologischen Verhalten der Erreger in direktem Zusammenhang stehen. KÜMMEL teilte mit, daß in tropischem Klima die postoperativen Lungenkomplikationen zu den äußerst seltenen Erscheinungen gehören, während sie in unseren gemäßigten Zonen zweifellos eine der häufigsten Todesursachen darstellen. Man weiß auf Grund einer Reihe von Statistiken, daß auch Unterschiede nach Jahreszeit und klimatischen Bedingungen vorhanden sind; jedoch variieren die Angaben außerordentlich. Während z. B. im Durchschnitt angegeben wird, daß die postnarkotischen Lungenkomplikationen während der kalten Perioden und vor allen Dingen in denjenigen Krankenhäusern, die baulich ungünstig beurteilt werden müssen, zunehmen, haben wir gegenteilige Meldungen aus Rußland, wo beobachtet worden ist, daß die heiße Periode mehr Lungenkomplikationen zeitigte als die kalte Zeit. Es ist mir eine Statistik von ROKIZKI bekannt, in welcher 2,5% Lungenkomplikationen während der Winterszeit und 4,7% während der warmen Jahreszeit in Rußland vorkamen.

In den gemäßigten Zonen Europas dürften die Verhältnisse, zahlenmäßig ausgedrückt, so liegen, daß durchschnittlich in den Wintermonaten, insbesondere der Zeit Januar, Februar, März etwa $^1/_3$ mehr Lungenkomplikationen nach Narkose zur Beobachtung kommen, als in den warmen Perioden.

Über Geschlechtsunterschiede lassen sich keine sicheren Anhaltspunkte gewinnen. Die Angaben differieren zu sehr.

Was nun die Ursachen für die Entstehung der Lungenkomplikationen anbetrifft, so seien zunächst einige Bemerkungen über diejenigen Erkrankungen, welche auf dem Luftwege entstehen, gemacht. Hier steht die Aspiration von Infektionsmaterial an erster Stelle. Das hängt offenbar in hohem Maße von den Inspirationsverhältnissen im Gebiet der oberen Luftwege ab. Seinerzeit glaubte man, daß die postoperative Pneumonie fast ausschließlich durch einen Reiz der verwendeten Mittel auf die Lungengewebe zustande komme, und stellte bezüglich der schädlichen Wirkungen den Äther an die Spitze. Diese Anschauung mußte aber auf Grund des statistischen Materiales fallen gelassen werden, so daß man heute allgemein der Ansicht ist, es handle sich bei den festgestellten Flüssigkeitsansammlungen im Gebiete der Lunge viel weniger um eine Sekretion im Gebiet der unteren Luftwege und der Alveolen, als um eine Aspiration aus dem Gebiet der oberen Luftwege. Sie entsteht fast immer, wenn einer Hypersekretion der Schleimhaut der oberen Luftwege nicht durch Atropinisierung vorgebeugt wurde und wenn durch mechanische Verlegung im Gebiete des Rachens ein Engpaß für die Inspiration gesetzt worden ist. In solchen Fällen kommt es meistens zu einer Schnarchatmung oder Stridor, welche stets beweist, daß durch eine schmale Stelle der Aspirationsstrom mit außerordentlicher Schnelligkeit passiert und um so eher in der Lage ist, Flüssigkeitspartikelchen mit infektiösem Material in die tieferen Regionen hinabzureißen. Dieser Mechanismus zwingt z. B. auch bei der Vornahme intratrachealer Narkose, geringen Überdruck anwenden zu müssen, damit sich kein Sekret in den schmalen Spalt zwischen Trachea und Tubuswand setzt und dies in die Tiefe bei der Inspiration gerissen werde. Derselbe Mechanismus spielt bei der Entstehung von cyanotischen Phasen durch mechanische Verlegung der Atemwege eine verhängnisvolle Rolle, und ich erblicke darin den Grund, daß wir gerade nach solchen Ereignissen am häufigsten Lungenkomplikationen in der postnarkotischen Phase erleben.

Wie ungünstig die Aspirationsverhältnisse liegen, zeigen Untersuchungen von LOUIS und DAILY an tonsillektomierten Patienten. Sie fanden bei erhaltenem Pharynxreflex nur in 19% aspiriertes Blut in den Tiefen der Lunge, bei Vollnarkose aber solches in 95% der Fälle. Bei erhaltenen Reflexen geriet die Hauptmenge des Blutes in den Magen, unter tiefer Narkose in die Lunge. Diese Versuche können vom praktischen Standpunkt aus nicht ernst genug genommen werden, sie beweisen, daß jeder reflexlose Schlaf die Gefahr der Aspiration infektiösen Materials und gegebenenfalls von Blut mit sich bringt. Das ist der Grund, weswegen man bei blutigen Operationen im Bereiche des Mundes- und Nasenrachenraumes möglichst tiefere Narkosen mit fehlenden Schluckreflexen vermeiden soll. Ich erwähne hierzu die Tatsache, daß statistisch heute das Auftreten von Lungenkomplikationen und deren Mortalität bei Strumektomien unter Lokalanästhesie oder Allgemeinnarkose endgültig, der wesentlich besseren Resultate wegen, zugunsten der ersteren entschieden worden ist.

Durch die Inspirations- und Exspirationswellen während der Narkose kommt es sehr häufig vor, daß in den oberen Luftwegen das Gemisch von Speichel und Schleim zu Schaum geschlagen wird und die Ventilation so behindert, daß Sauerstoffmangel entsteht, welcher schließlich eine forcierte Atmung erzeugt und das Eindringen von infektiösem Material in die tieferen Regionen direkt begünstigt.

Die Luftwege an sich sind gegen das Eindringen von Partikelchen durch die Art ihres lebenden Überzuges geschützt. Sie besitzen, wie man weiß, Flimmerepithel, dessen Cilien sich dauernd in Strudelbewegung nach außen befinden und in der Lage sind, kleine Fremdkörper, Infektionserreger u. dgl. mehr, aus den Luftwegen hinauszuschaffen. Auf Grund der Untersuchungen von ENGELMANN, MENDENHALL und CONNELLY, ferner neuerdings CULOVSKY weiß man, daß durch Narkotica und Lokalanästhetica die Schutzfunktion des Flimmerepithels leidet. CULOVSKY studierte die Tätigkeit der Cilien an der Froschzunge und an der Froschspeiseröhre. Er fand unter dem Einfluß der Narkotica eine Hemmung. Man konnte die Lähmung der Cilientätigkeit dadurch feststellen, daß kleine Partikelchen nach Einwirkung dieser Substanzen nicht mehr vom Ort, an den sie hingebracht worden waren, weiter bewegt wurden, sondern liegen blieben. Alle Mittel der Cocain- und Novocaingruppe, sowie die Narkotica Chloroform und Äther verursachten eine temporäre Hemmung bzw. Lähmung des Flimmerepithels. CULOVSKY sah eine solche auch bei Hedonalnarkose. Es besteht kein Zweifel an der Richtigkeit dieser Beobachtungen, und deshalb besteht durchaus die Möglichkeit, daß die Lähmung des Flimmerepithels die Entstehung deszendierender Bronchitiden begünstigt. Allerdings können wir ihr die überragende Bedeutung für die Entstehung der postoperativen Pneumonie, wie sie von CULOVSKY angegeben wurde, nicht beimessen.

Es erhebt sich die Frage, ob das Lungengewebe selbst durch die Narkotica geschädigt werden kann. Dies scheint durchaus der Fall zu sein. Dabei denken wir nicht an eine Schädigung durch zu kühle Narkosegemische, sondern durch eine direkte Wirkung der narkotischen Substanzen. Besonders wertvoll erscheinen die Arbeiten von McDOWELL und FLEMMING. Ersterer untersuchte histologisch Lungengewebe nach Äther- und nach Chloroformnarkose und konnte sehen, daß nach einer Äthernarkose sich das Lungengewebe rasch wieder erholte, während nach tiefer langer Chloroformnarkose die Erholung verzögert war, ja sogar manchmal gänzlich fehlte. Der Zellnarkose folgt der Zelltod. Früher hatte FLEMMING schon einmal kleine Muskelstückchen Chloroformdämpfen ausgesetzt und ein allmähliches Absterben beobachtet. Es soll nicht immer zu Nekrosen der Zellen der Alveolarwände, jedoch fast immer zu einer Schädigung gekommen sein. Diese Beobachtungen McDOWELLs beziehen sich auf die Verwendung der Inhalationsnarkose und sind deshalb von besonderer Wichtigkeit. Es besteht kein Grund, die Übertragung seiner Ergebnisse im Tierversuch

auf die Verhältnisse beim Menschen abzulehnen. Die Schädigung hängt direkt
von dem Giftigkeitsgrad des betreffenden Mittels und von der Dauer der Einwirkung ab. Insofern wird es wohl niemand wundern, daß wiederum das Chloroform, wie so oft, an der Spitze aller Mittel steht.

Bei der Entstehung der postoperativen Lungenkomplikationen spielen die
Ventilationsverhältnisse der betreffenden Patienten eine außerordentlich wichtige
Rolle. Diese werden, wie im vorangegangenen schon geschildert worden ist,
von dem Vorgang der Narkose allerdings in empfindlicher Weise beeinflußt.
Es ist interessant, zunächst aus dem Schrifttum zu erfahren, welche Beziehungen
zwischen der Entstehung postoperativer und postnarkotischer Lungenkomplikationen und der *Vitalkapazität* der betreffenden Patienten vor der Operation
bestehen.

Von zahlreichen Autoren sind Bestimmungen des Luftgehaltes der Lunge
mit dem Spirometer ausgeführt worden und die Ventilationsverhältnisse, insbesondere die Tätigkeit und Stellung des Zwerchfelles, vor dem Röntgenbild
vor und nach dem operativen Eingriff kontrolliert worden. Wenn auch im
großen und ganzen dabei herauskam, daß die Einflüsse der Operation auf die
Ventilationsleistung und Kapazität der Lunge sich in überragender Weise
geltend machte, so kann doch keineswegs geleugnet werden, daß diese sich
während der Operation und auch während der postoperativen Phase mit den
Einflüssen der Allgemeinnarkose kombinieren und erst das Endresultat beider
das Schicksal des Patienten entscheidet.

Nach KNOBLOCH beträgt die Vitalkapazität durchschnittlich für den Mann
3200—3800, für die Frau' 2500—3000 ccm Luft. Sportlich geschulte, jüngere
Personen zeigen erheblich höhere Werte als diesem Durchschnitt entspricht.
Eine Verminderung der Vitalkapazität um 15% kann noch durchaus als normal
angesprochen werden; aber es scheint festzustehen, daß eine Verringerung der
Vitalkapazität unter diese Werte eine Prädestinierung zu postnarkotischen
Lungenkomplikationen bedeutet. Andererseits hat man klinisch die Erfahrung
gemacht, daß diejenigen Personen, welche hohe Werte an Vitalkapazität zeigen,
wenig unter Lungenkomplikationen zu leiden haben.

In den letzten Jahren sind etwa 1 Dutzend einschlägige Arbeiten erschienen,
welche sich über die Auswirkungen der Operation und Narkose auf die Vitalkapazität beziehen. So haben z. B. SISE, MASON und BOGAN nicht nur im
Röntgenbild eine Einschränkung der Atmung und Verkleinerung der Zwerchfellexkursionen nach Operationen verschiedener Art, insbesondere nach Oberbauchoperationen festgestellt, sondern sie fanden, daß das Auftreten postoperativer Pneumonien durchaus mit dem Grade der Ventilationseinschränkung
parallel gehe. Diese Beobachtung ist vielfach bestätigt worden. PATEY fand die
Vitalkapazität bei extraabdominellen Eingriffen relativ unverändert, bei Bauchoperationen aber erheblich vermindert. Darunter am meisten bei Oberbauchoperationen, welche die Zwerchfellexkursionen einengten. — DIETZ berichtet
über eine Verminderung der Vitalkapazität nach Gallenblasenoperation um 65%,
nach Blinddarmoperation um 50% und nach Entfernung von Bauchtumoren
um 45%. Er sah eine Hochdrängung des Zwerchfelles bei der Röntgenkontrolle
um 4,8 cm und bezieht sie zum Teil auf Gasansammlung in den verschiedenen
Darmabschnitten. — OVERHOLT erwähnt 1930 eine Verminderung der Atemexkursionen nach Laparotomien bis zu 72%. Er sah die Atmung bei seinen
Kranken in stärkerer Inspirationsstellung als vor dem Eingriff sich vollziehen.
Manchmal war leichte Cyanose bei ihnen festzustellen. Das Ausmaß der Zwerch-
fellbeweglichkeit zeigte eine Verminderung von 35—50%. OVERHOLT hat an
218 Kranken vor und nach Bauchoperation die Vitalkapazität geprüft und
fand, daß sie in 64% des Gesamtmaterials vermindert war. In der überwiegenden

Mehrzahl handelte es sich um Oberbauchoperationen; nur 40% der Kranken zeigten Einschränkungen nach Unterbauchoperationen. Nach Verwendung von Allgemeinnarkose sollen die Einschränkungen der Atemexkursionen erheblich nachhaltiger gewesen sein als nach Verwendung von Lokalanästhesie.

Je niedriger die Vitalkapazität ist, desto häufiger traten Lungenkomplikationen auf. KNOBLOCH hatte bei drei seiner Patienten eine Kapazität von 45—75% des normalen Wertes festgestellt, von denen zwei durch Lungenkomplikationen zugrunde gingen. FOAR bestimmte die Vitalkapazitätswerte bei 120 Fällen und fand darunter 103 mit normalen Zahlen. 94 kamen zur Operation, darunter befanden sich nur 2 Lungenkomplikationen. Von den restlichen 17 Fällen mit verminderter Ventilation wurden 6 nicht operiert, die übrigen 11 zeigten 8mal Lungenkomplikationen.

Neuerdings haben KLOTZ und STRAATEN die Veränderungen der Vitalkapazität, der Herzdämpfung und des Zwerchfellstandes nach verschiedenen Narkosearten, z. B. nach Äther, Avertin und Avertin-Solästhin studiert. Sie fanden in der Mehrzahl der Oberbauchoperationen, seltener dagegen bei Unterbauchoperationen, postoperativ einen beträchtlichen Zwerchfellhochstand. Mit dem Hochrücken des Zwerchfelles ging eine Einengung der Thoraxausdehnung parallel. In allen denjenigen Fällen, bei welchen man eine Verminderung des Lungenvolumens und eine Senkung der Vitalkapazität fand, traten Lungenkomplikationen auf. Auch MOTNENKO beobachtete an einem Material von 100 Patienten die stärkste Verringerung der Vitalkapazität nach Magenoperation.

Wir können also zusammenfassend etwa folgendes äußern:

Von allen operativen Eingriffen engen die Bauchoperation die Ventilationsleistung eines Patienten am meisten ein, und zwar die Oberbauchoperation erheblich mehr als die Unterbauchoperation. Je näher der Operationsbereich dem Zwerchfell selbst liegt, desto größer die ventilatorische Verschlechterung, die sich auch in einer Einengung der Vitalkapazität äußert. Deswegen ist es nicht überraschend, daß nach Milzoperationen, Eingriffen an der Leber und am Magen, die Zahlen der postoperativen bzw. postnarkotischen Lungenkomplikationen am höchsten sind. Da die Größe der Vitalkapazität eine Prädestinierung zu Lungenkomplikationen erkennen läßt, ist sie für die Indikationsstellung zur Narkose und Operation wichtig. Eine Einengung von 50% gilt als Zeichen der Inoperabilität eines Falles.

Selbstverständlich hängen die Ventilationsverhältnisse eines Kranken aufs engste mit den Methoden der Lagerung während der Operation, während der Narkose und besonders in der postoperativen Phase zusammen. Ferner ist an Einflüsse aus dem Wundgebiet, wie Schmerzen, einschnürende Verbände u. dgl. mehr, zu denken. Ich verzichte, auf diese Dinge näher einzugehen und überlasse es jedem einzelnen, selbst zu prüfen, wie er die Ventilationsverhältnisse eines Patienten am günstigsten gestalten kann.

Die Unterkühlung oder die Erkältung der Patienten ist immer wieder als Ursache der postoperativen Lungenkomplikation angegeben worden. Aus den Berichten geht ohne weiteres hervor, daß nach der Narkose allerdings sehr häufig die Kranken sich in einem Zustand befinden, der die Möglichkeit zur Erkältung und zur Unterkühlung zuläßt. Unachtsamkeit in der Pflege der durch Hyperventilation feucht gewordenen Patienten haben eine Häufung der Lungenkomplikationen hervorgerufen. Aber es kann uns niemand sagen, worauf denn eigentlich die Wirkung der Erkältung beruhe. Eine Unterkühlung des Lungengewebes durch Inhalation kalter Luft ohne genügende Vorwärmung kann meines Erachtens allein eine so hochgradige Schädigung der Lungenalveolen nicht hervorrufen, so daß sie zur Entstehung oder zur Aufflackerung

eines infektiösen Prozesses ausreicht, zumal in der Lunge selbst die Temperatur-
erniedrigung der Inspirationsluft rasch ausgeglichen werden dürfte. Vielfach
verwendet man ja auch eine Vorwärmungsanlage für die Inspirationsgasgemische.
Trotzdem entstehen hier und da postnarkotische Lungenkomplikationen. Es
würde eine Unterkühlung des Lungengewebes die Vermehrungsintensität und
wahrscheinlich auch die Virulenz der dort vorhandenen Infektionserreger
eher hemmen als fördern. Man weiß, daß das Wachstum der Bakterien an ein
Optimum der Temperatur gebunden ist und daß gerade die menschenpathogenen
Erregergruppen auf Körpertemperaturen eingestellt sind. Deshalb scheint
es mir, daß die Schädigungen durch Unterkühlung oder Erkältung — wie man
zu sagen pflegt — auf einer Störung der Thermoregulation beruhen und sich
letzten Endes auf Veränderungen des Kreislaufes beziehen.

Wir wissen über die Kreislaufverhältnisse in den Lungen wenig; außer der
Angabe, daß Embolien gelegentlich Infarkte oder Abscesse erzeugen können,
die übrigens nur indirekt mit der Narkose in Zusammenhang stehen können,
finden wir nur sehr wenig Mitteilungen, welche dartun, daß Veränderungen des
Kreislaufes an der Entstehung pneumonischer Prozesse überhaupt beteiligt
sind. Ich fand bei REINBERG eine vereinzelte Angabe, daß Stasen in der Lunge
zur postoperativen Pneumonie führen können und es deshalb sehr wichtig sei,
allgemeine Kreislaufbehandlung zu treiben. Ferner fand ich bei FEATHERSTONE
die Angabe, daß zunehmende Kreislaufschwäche nach der Operation und nach
der Narkose zu den Ursachen der Pneumonie gehöre.

Wir sind auf ganz andere Weise zu der Vermutung gekommen, daß die
postoperative Pneumonie in viel höherem Maße von den Veränderungen des
Kreislaufes abhängig sei, als man das bisher annahm. Beobachtet man nämlich das Gesamtmaterial einer Klinik auf postoperative Lungenkomplikationen,
dann fällt auf, daß die meisten Erkrankungen dann auftreten, wenn der Kreislauf ausgiebig für längere Zeit depressiv beeinflußt worden war, und dies ganz
unabhängig von der zur Anwendung gelangten Anästhesierungsmethode. Es
sei besonders darauf hingewiesen, daß diese Lungenkomplikationen, wie aus
den Statistiken hervorgeht, nach Kreislaufdepressionen unter Leitungsanästhesie
(Lumbalanästhesie) oder Lokalanästhesie genau so oft sich ereignet haben wie
unter Allgemeinnarkose.

Diese auffallende Beobachtung war einer der Gründe, weshalb ich mich
seinerzeit mit den Zirkulationsverhältnissen in der Lunge befaßt habe und nach
eigener quantitativer Methode die Veränderungen der strömenden Blutmenge
in den Lungen verfolgte. Nach den bisher vorliegenden Ergebnissen kann ausgesagt werden, daß wir es mit zweierlei grundsätzlichen Einwirkungen auf die.
Lungenblutfüllung während der Narkose und Operation zu tun haben:

1. eine abnorme Leere des Capillarnetzes;
2. eine Überfüllung desselben, eventuell mit Stasenbildung.

Wir finden eine abnorme Leere der Lungencapillaren stets im Operationsshock, nach traumatischem Shock, bei kollapsähnlichen Erscheinungen, nach
Blutverlust; dann nämlich, wenn die gesamte strömende Blutmenge herabgesetzt ist. Dies geschieht meistens in Parallelität mit einer Senkung des Blutdruckes im großen Kreislauf und führt stets zu einer Verminderung des Schlagvolumens durch Rückflußverminderung zum rechten Herzen. Wenn auch
keine direkte Abhängigkeit des sehr geschützt liegenden Lungenkreislaufes
von den Druckverhältnissen im großen Kreislauf vorhanden ist, so muß doch
festgestellt werden, daß eingreifende depressive Veränderungen sich eben gesetzmäßig allmählich auf den kleinen Kreislauf gleichsinnig auswirken. Wir
beobachteten während der analeptischen Phasen aller Narkosen, entsprechend
dem Grade der Anregung des Gesamtkreislaufes, eine relativ gute Durchblutung

der Lunge und sahen während depressiven Phasen der Narkose dieselbe schlechter werden, so daß angenommen werden muß, daß während der Kreislaufdepression ein größerer Teil der Lungencapillaren aus dem direkten Strombezirk ausgeschaltet ist. Infolgedessen nehmen wir an, daß sich die Oxydationsverhältnisse hiernach ändern und daß vielleicht stellenweise das Lungengewebe selbst schlecht ernährt wird. Diese Partien dürften dann einer Schädigung eher ausgesetzt sein, denn man weiß ganz allgemein, daß schlecht durchblutete Gewebe, kohlensäurereiche Gewebe infektionsempfänglich sind, gut durchblutete Gewebe dagegen infektionsresistent sind.

Eine Überfüllung des Lungenkreislaufes haben wir stets dann wahrgenommen, wenn die Leistung des rechten Herzens nachließ. Das tritt klinisch sehr oft in Erscheinung, insbesondere bei alten Leuten, und es dürfte die Entstehung der gefürchteten hypostatischen Pneumonie im Alter direkt hiermit in Zusammenhang stehen. Im Experiment haben wir den Zustand der Lungenüberfüllung stets durch hohe Chloroformdosen erzielen können. Die Anschoppung war so gewaltig, daß die Gesamtmenge strömenden Lungenblutes etwa das Doppelte der normalen Lungenblutfüllung betrug. In diesen Fällen stellten wir eine erhebliche Verlangsamung des Blutstromes in den Lungen fest, der stellenweise so hochgradig war, daß sie zu der Annahme der Stasenbildung in gefährdeten Lungenbezirken berechtigt. Diese Stasen jedoch können als Ausgangspunkt für die Entstehung pneumonischer Herde dienen.

Unter Verzicht auf eine klinische Darstellung der wichtigsten und häufigsten Lungenkomplikationen, wie die Bronchitis, Bronchiolitis, Bronchopneumonie, der Lungenabscesse, Lungengangrän durch Aspiration beschränken wir uns, auf das Krankheitsbild der Lungenatelektase oder des massiven Lungenkollapses allein näher einzugehen, da diese in neuerer Zeit — vor allen Dingen in den englisch sprechenden Ländern — in Zusammenhang mit der Narkose stark diskutiert worden ist. Außerdem haben HENDERSON und HAGGARD ihre berühmt gewordenen Studien über die Gastherapie mit Kohlensäure an Tieren mit interstitiell erzielten Atelektasen angestellt, und es haben ihre Versuche für den Anästhesisten besonderes Interesse. Die Kohlensäure hat ja bekanntlich seither allgemeine Verwendung zur Steuerung der Ventilation während der Narkose und zur vorbeugenden oder endgültigen Behandlung postnarkotischer Lungenkomplikationen gefunden.

Lungenatelektase. Der massive Lungenkollaps.

Die Hauptarbeiten über dieses eigenartige Krankheitsbild stammen aus den Jahren 1890—1914, und zwar führen sie fast alle auf eine Mitteilung von WILLIAM PASTEUR zurück. Aber schon vor dieser Zeit, nämlich im Jahre 1844, ist die Lungenatelektase von den Franzosen LEGENDRE und BAILLY und später auch von einigen anderen Autoren, darunter TRAUBE, beschrieben worden. Die älteste experimentelle Studie über Lungenatelektase stammt aus dem Jahre 1877 von LICHTHEIM.

Wie der Name bezeichnet, handelt es sich hier um Lungenbezirke, welche aus dem Atemvorgang durch Kollaps oder Atelektase ausgeschaltet sind. Die meisten Autoren unterscheiden klinisch eine akute von einer chronischen Form der Atelektase, oder sie bezeichnen die Krankheit nach der Lokalisation. Bei weitem am häufigsten sind die Unterlappen befallen, und es scheint, daß unter ihnen wiederum der rechte bevorzugt wird. BRISOC teilt das Krankheitsbild der Lungenatelektase oder Lungendeflation in 4 Gruppen ein:

1. in die einfache Atelektase, in multiplen umschriebenen Lungenpartien ohne Sekretion in die Bronchien;

2. die einfache Atelektase mit schleimig-eitriger Absonderung in die Bronchien;

3. den Typus Pasteur, den massiven Lungenkollaps in irgendeinem Lungen-
lappen, meistens in den Unterlappen, ferner:

4. den posttraumatischen oder postoperativen Lungenkollaps in den verschiedensten Bezirken der Lunge.

Was den letzteren anbetrifft, so sind von HALPERIN nach erheblichen Ver-
wundungen am Brustkorb oder auch in entfernteren Gebieten, an der Hüfte
und am Becken, Zustände des Lungenkollapses gesehen worden. Da sie häufig
an der entgegengesetzten Seite der Verletzung auftraten, bezeichnete man
sie als kontralateralen Lungenkollaps. JAKOBAEUS-WESTERMARK unterscheiden
eine chronische und eine akute Form: Das Wesentliche an dieser Erkrankung ist,
daß aus irgendwelchen Gründen alveoläre Bezirke der Lungen kollabiert sind
und an dem Atemvorgang nicht mehr teilnehmen. Die in die atelektatischen
Bezirke hinein mündenden Bronchiolen sollen dagegen meistens, oder zum
mindesten manchmal, noch lufthaltig geblieben sein, sofern sie nicht von schlei-
migen Massen ausgefüllt sind. Über die Ursachen der Lungenatelektase ist
man sich heute ziemlich im klaren. Nach BRISOC gibt es in der Hauptsache
3 Theorien, welche von den verschiedensten Autoren vertreten werden.

Die erstere stammt ursprünglich noch von PASTEUR und nimmt als letzte
Ursache der Apneumatose bestimmter Lungenbezirke einen reflektorischen
Spasmus der Bronchialmuskulatur an. Diese Theorie aber ist in der Hauptsache fallen gelassen worden, denn man hat erkannt, daß Kontraktionen im
Gebiet der glatten Muskulatur der Bronchiolen, so wie sie z. B. beim anaphylak-
tischen Shock vorkommen, eher ein Luftemphysem als eine Entpneumati-
sation zustande bringen. Die 2. Theorie geht offenbar auf LICHTHEIM zurück
und besagt, daß der atelektatische Bezirk immer dann entsteht, wenn die zuführenden Bronchiolen bzw. die zuführenden Bronchien einer betreffenden
Region durch Sekrete oder eitrigen Schleim für längere Zeit verstopft sind.
Dabei spielt es keine Rolle, woher dieser zähe Schleim stammt. Zum Teil hat
man angenommen, daß es sich hier um die Folgen eines lokalen Reizes durch
die Narkotica handele, die zur Hypersekretion führe, zum Teil aber auch die
Entstehung stärkerer Sekretionen in den Lungengebieten als reflektorisch bedingt angesehen. Manche Autoren haben direkt von einem angioneurotischen
Ödem der Lunge gesprochen. An dieser Vorstellung, die auch von EDEN seinerzeit vertreten worden ist, dürfte etwas Richtiges sein; jedoch scheint es, daß
die Hauptmasse der Sekrete im Gebiet der Lungen stets aus den oberen Luftwegen stammt und im Falle der Atelektase es sich zum Teil um Aspirationen
handelt. Es besteht kein Zweifel an der Zusammenhangsfrage mit dem Narkosegeschehen. Die 3. Theorie endlich, die auf CUTLER zurückzuführen ist, will
die Atelektase auf Lungenembolien kleinerer Art zurückführen.

Am häufigsten wird die 2. Theorie, diejenige der Verstopfung, vertreten.
Äußerungen hierüber finden wir bei CORYLLOS und BIRNBAUM, bei LUND und
RITOV, bei BRISOC, ALWIN, BRUNN und BRILL und anderen Autoren. Die
Sekretion in die Bronchien wird oft durch Reflexe über den Vagus vermittelt.
Zum mindesten hat man Bronchialkonstriktion nach Reizung der Vagus-
endigungen im Gebiete des Magendarmtractus und Urogenitalapparates, der
Gallenblase, der Milz, des Bauchsympathicus, ja sogar der Cornea beobachtet. Wir können aus all diesen Gründen die Anschauungen von PASTEUR
heute nicht völlig ablehnen, sondern glauben, daß die Atelektase zwar in der
Hauptsache auf Grund einer Verstopfung des zuführenden Bronchus entsteht,
daß aber diese Verstopfung selbst teils mit Schädigungen des Epithels durch
die Narkotica zusammenhängt und daß daran auch reflektorische Reizungen
des Lungenvagus und Lungensympathicus beteiligt sind.

Das Wesentliche des Krankheitsbildes besteht nun darin, daß die in dem abgeschlossenen Bezirk befindlichen Alveolen ihren Luftinhalt in kurzer Zeit durch Resorption verlieren. Es kommt zur Apneumatose umschriebener Bezirke. Nach den Studien von BRUNN und BRILL wissen wir, daß in derartig atelektatischen Regionen der Sauerstoff nach 45 Minuten, Kohlensäure nach 50 Minuten, Stickstoff nach 24 Stunden total resorbiert wird. Ferner weiß man, daß die Kohlensäure durch die Alveolarwände viel leichter diffundieren kann als der Sauerstoff.

Klinisch ist die Deflation des verstopften Bezirkes durchschnittlich in 12 Stunden bis 36 Stunden vollendet, so daß die typischen Symptome dieser Erkrankung erkennbar werden.

Die Entstehung atelektatischer Lungenbezirke ist insbesondere zur Prüfung der 2. Theorie von zahlreichen Autoren mit vollem Erfolg experimentell durchgeführt worden (HENDERSON, HAGGARD, CORYLLOS, BIRNBAUM künstliche Lungenatelektase und Beseitigung durch CO_2). Im allgemeinen hat die künstliche Verstopfung eines Bronchus genügt, um nach Stunden einen massiven Kollaps des abgesperrten Gebietes entstehen zu lassen, welches nach Entfernung des Hindernisses auch bald wieder lufthaltig wurde. In

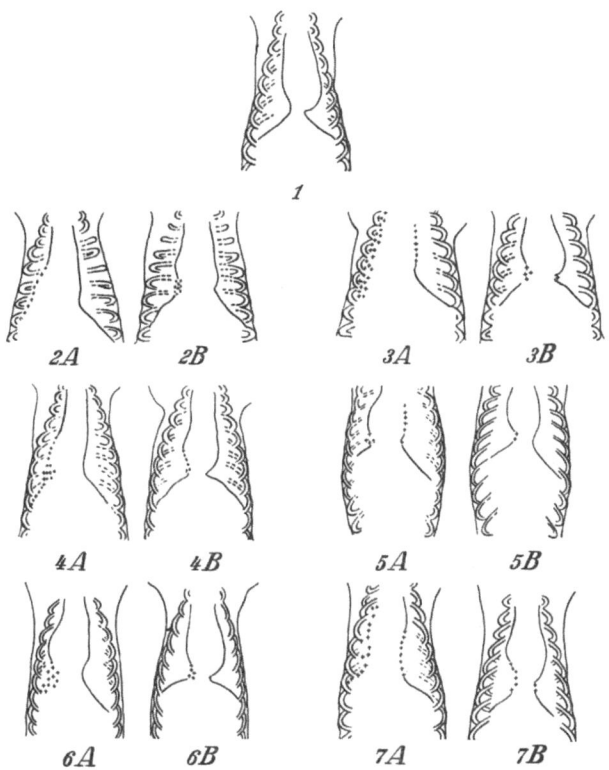

Abb. 86. Diagramme nach Röntgenaufnahmen nach HUNDEN. Nr. 1 normal. Die mit A bezeichneten Abbildungen zeigen Atelektasen und Lungenkollaps durch künstliche Bronchialverstopfung. Die dazu gehörigen mit B bezeichneten Abbildungen zeigen dasselbe Tier nach Kohlensäuresauerstoffbehandlung.
(HENDERSON-HAGGARD, CORYLLOS-BIRNBAUM, 1930.)

den Versuchen von VAN ALLEN kam die interessante Tatsache zum Vorschein, daß zum mindesten eine Zeitlang die Alveolarsäckchen lufthaltig blieben, dadurch nämlich, daß sie Gas durch ihre Septen untereinander austauschen. Er fand, daß die Verstopfung des zuführenden Bronchiolus eines Läppchens noch nicht ohne weiteres zur Apneumatose führt, sondern daß ein zweiter unterstützender Faktor zur Entstehung der Deflation notwendig ist, welchen man in der Hypoventilation erblickt. Deshalb betonten ALLEN und LINDSKOG, wie ungünstig sich eine Unterbilanz der Atmung in den operierten Fällen auswirke. Es wird nun begreiflich, warum gerade die Oberbauchoperationen am meisten zu dem Zustand des massiven Lungenkollapses geführt haben. Nach den Versuchen von VAN ALLEN besteht kein Zweifel, daß es eine kollaterale interalveoläre Atmung gibt und daß dieses Phänomen die Atelektase bei katarrhalischen Erkrankungen verhindert.

Das Symptomenbild der Lungenatelektase verschiedenster Arten ist hauptsächlich von amerikanischen Autoren und erst neuerdings von europäischen bzw. deutschen Klinikern, z. B. SAUERBRUCH und seinen Schülern, beschrieben worden. Entweder hat man das Krankheitsbild des massiven Lungenkollapses bei uns nicht zu sehen bekommen oder gegenüber anderen Erkrankungen nicht differenzieren können, und wohl zum Teil auch noch nicht erkannt.

Im großen und ganzen ergibt sich aus dem Schrifttum eine weitgehende Übereinstimmung der charakteristischen Symptome. Als Hauptzeichen der Atelektase wird nicht nur die Dämpfung und Abschwächung der Atmung über dem betreffenden befallenen Bezirk angegeben, sondern eine scharf begrenzte Umschattung im Röntgenbild, die vollkommen homogen ist und niemals irgendwelche Aufhellungen, wie man sie bei Kavernen, bei Bronchektasien oder Abscessen findet, enthält. Von allen Autoren wird in vollkommener Übereinstimmung angegeben, daß das charakteristischste und sicherste Zeichen für das Vorliegen einer Atelektase die Retraktion der Gewebe sei. Das befallene Gebiet nämlich schrumpft durch die Luftleere zusammen und verzieht im allgemeinen den Bronchialbaum pleurawärts. Auf dieser Basis kommt es klinisch zu den charakteristischen Symptomen, nämlich zur Verziehung des Mittelfelles der Trachea und des Herzens nach der kranken Seite. Daß diese Verziehung sich ganz und gar nach dem Ausmaß des befallenen Bezirkes richtet, dürfte ohne weiteres verständlich sein. Bei der Retraktion durch Atelektase eines Unterlappens ist sie natürlich nicht so stark, wie bei der Erkrankung einer ganzen Seite. Diese Verhältnisse kommen schon in den Tierexperimenten von HENDERSON und seinen Schülern zur Darstellung, welche sich hauptsächlich mit dem Krankheitsbild der Atelektase in therapeutischer Beziehung befaßt haben und denen es bekanntlich gelang, durch Hyperventilation mit Kohlensäure Heilungen im Experiment und klinisch zu erzielen. Entsprechend der Retraktion der Gewebe, wie man sie im Röntgenbild wahrnehmen kann, haben auch viele Autoren beschrieben, daß äußerlich klinisch sich eine Einziehung der befallenen Seite erkennbar mache. HOLLMS erwähnt, daß die Intercostalräume schmal erscheinen und andere Autoren haben angegeben, daß das Gewebe zwischen den Rippen manchmal eingezogen sei. Aus derselben Ursache heraus besteht in vielen Fällen ein Zwerchfellhochstand, und es sind die Zwerchfellbewegungen der befallenen Seite eingeschränkt.

Natürlich haben die Röntgenbilder des Lungenkollapses sehr oft zu Fehldiagnosen und Verwechslungen Anlaß gegeben. LEE, ESTEL und RAVDIN geben an, daß massive Atelektasen meistens mit beginnenden Empyemen oder bronchopneumonischen Herden verwechselt werden, und daß ausgesprochene Atelektasen eines Lappens mit lobären Pneumonien und zentrale Atelektasen mit bronchopneumonischen Herden oder Infarkten verwechselt werden.

Statistik der Lungenkomplikationen.

Um einen Eindruck zu erhalten, in welchem Maße die Lungenkomplikationen in ihrer Gesamtheit sich auf das operative Material verteilen, habe ich mir die Mühe gemacht, eine Reihe der wichtigsten Angaben aus der Literatur tabellenartig zusammen zu stellen.

Man sieht, daß die Angaben durchaus variieren. Zum Teil entfiel ein höherer Prozentsatz postoperativer Lungenkomplikationen nach Verwendung von Lokalanästhesie, bei anderen wieder nach Verwendung von Allgemeinnarkose. Die nach MANDEL zumeist im Schrifttum zitierten Zahlen von 4,4% Lokalanästhesie und 4,39% für die Allgemeinnarkose dürften der Wahrheit nahe liegen. Allerdings ist in dieser Zahl der Lokalanästhesie auch die Leitungsanästhesie und die

Lumbalanästhesie mit einbegriffen. Natürlich sind das Durchschnittswerte, die je nach der Operationsart und nach der Methode sich stark ändern. Unter dem Material von PROTOPOPOFF von über 1000 Operationen in örtlicher Betäubung z. B. befanden sich 641 Laparotomien mit 9,9% Lungenkomplikationen, während unter den übrigen Operationen außerhalb der Bauchhöhle nur 0,7% postoperative Lungenkomplikationen zu verzeichnen waren. Seine weiter oben angegebene Zahl von 6% ist also ein Mittelwert. Es würde zu weit führen, des näheren auf dieses Problem einzugehen; wir wissen heute, daß die regionale Infiltrationsanästhesie und auch die Leitungsanästhesie in der Peripherie bezüglich der Nachkrankheiten der Lunge statistisch sehr günstig dastehen, während die Splanchnicusanästhesie, die Hypogastricusan-

Statistik der Lungenkomplikationen.

	Lokalanästhesie in %	Allgemeinnarkose in %
ALWIN	3,7	3,0
DE FERME	2,8	5,9
PROTOPOPOFF	6,0	3,0
KÖNTZEY	7,1	2,8
MANDEL	4,4	4,39
BROWN und DEBENHAM	7,4	1,3
	(Lumbalanästhesie)	
STAHNKE	—	11,9
		(Gynäkologie)

ästhesie und die Lumbalanästhesie relativ hohe Zahlen an Lungenkomplikationen aufweisen, was natürlich auch mit der Tatsache zusammenhängt, daß diese Methoden fast ausschließlich für abdominelle Operationen verwendet werden.

Nach der Zusammenstellung ergibt sich ungefähr ein Mittelwert der postoperativen Lungenkomplikationen bei Verwendung von Allgemeinnarkose (im Durchschnitt Äthernarkose gemeint) von 5—6%. Aber auch diese Zahl ist nicht durchaus zuverlässig, denn sie erleidet außerordentliche Varianten, je nach der Technik, nach der Operationsart und anderen äußeren Umständen.

Zur Illustration der Verhältnisse zitiere ich eine Zusammenstellung nach GREVEN über die Morbidität der Lungenkomplikationen und deren Mortalität nach den Angaben von neun verschiedenen Autoren. Daraus geht hervor, daß der Mittelwert der Morbidität ungefähr zwischen 4—6% lag, die Mortalität sich durchschnittlich zwischen 2 und 3% bewegt und nur in Ausnahmefällen sehr hohe Werte erreichte.

Statistik von GREVEN.

		Morbidität in %	Mortalität iu %
HENLE	1901	8	3,6
CZERNY	1905	3,9	—
KÜMMEL	1905	4	3
FRANKE	1905	—	1½—2
KAUSCH	1905	2,4	1,4
KRÖNLEIN	1905	5,6	2,8
LÄWEN	1906	5,4	davon 63
REINHARDT	1916	—	12,6
EDEN	1923	—	5

Die Mortalität der Lungenkomplikationen schwankt am stärksten mit zunehmendem Alter und mit dem Vorhandensein von Lungenerkrankungen vor der Operation. Je schlechter die Ventilationsverhältnisse, desto höher die Morbiditätszahl und vor allen Dingen desto ungünstiger die Prognose der Lungenkomplikationen.

Je näher man in Zwerchfellnähe operiert, desto ungünstiger lauten die Statistiken. Die Operationen im Gebiet der Extremitäten ergaben im Durchschnitt einen Prozentsatz von 0,8—1% postoperative Lungenkomplikationen mit einer sehr günstigen Mortalitätsziffer. Dagegen werden nach Bauchhöhlenoperationen im Durchschnitt nach Narkose 10—12% Lungenkomplikationen angenommen, ja es sind an manchen Orten erschreckend hohe Werte erreicht worden. Ich habe mich bemüht, prozentuale Zahlen der Lungenkomplikationen für die verschiedenen operativen Regionen und Eingriffe dem Schrifttum nach zusammenzustellen. Diese Bemühung ist aber vollkommen fehlgeschlagen, da die Angaben derartig variieren, daß Durchschnittszahlen nicht festzustellen sind.

Mitteilungen über die Auswirkung vorhandener Lungenerkrankungen vor der Operation sind in einer Arbeit von GEINATZ zu finden. Er hatte unter 340 Frischoperierten mit gesunden Lungen 30% Lungenkomplikationen bei einer Mortalität von 0,8%, dagegen unter 144 Patienten mit geschädigten, kranken Lungen 57,6% Lungenkomplikationen bzw. Pneumonien mit einer Mortalität von 9,7%. GEINATZ hat den Begriff der Lungenkomplikationen sehr weit gefaßt, und seine prozentualen Angaben liegen deshalb weit höher als diejenigen der meisten anderen Kliniker. Das ändert jedoch nichts an seinem eindeutigen Resultat, daß eine vorangegangene Lungenerkrankung die Prognose außerordentlich verschlechtert. Bemüht man sich herauszubekommen, welcher Art denn eigentlich im großen und ganzen die Lungenkomplikationen nach Narkosen sind, so ist auch hierin keine Übereinstimmung festzustellen. — GWYN gab uns folgenden Verteilungsschlüssel auf Grund seines Materials:

Bronchopneumonie und Pleuritis in . 63,3 % der Fälle
Kleinere Embolien in . . . . 19,08% ,,   ,,
Massive Embolien in . . . . 10,8 % ,,   ,,
Massiver Lungenkollaps in . . . . . 4,5 % ,,   ,,

In den meisten Kliniken der europäischen Zonen dürfte dieser Verteilungsschlüssel etwa zutreffen, sofern man unter die 1. Gruppe die Bronchitiden und die Bronchiolitis mit einbezieht. Es fehlen in der GWYNschen Statistik aber noch die typischen Aspirationsfolgen, die Lungenabscesse und die Lungengangrän. Auf Grund unserer eigenen Erfahrungen dürfte sich der Verteilungsschlüssel dahingehend verschieben, daß der Prozentsatz an Bronchitiden und Bronchopneumonien noch erheblich steigt, der Anteil der Embolie beider Arten sich verkleinert und derjenige der Lungengangrän und Lungenabscesse durch Aspiration sicherlich erheblich unter 1% liegt. Wie hoch in seinem Anteil sich der massive Lungenkollaps nach Operation beläuft, ist vorderhand nicht feststellbar.

Statistik der Lungenkomplikationen nach verschiedenen Methoden.

	Äther %	Chloroform %	Mischnarkose %	
PROTOPOPOFF	12	1	33	Nur Laparotomie
PROTOPOPOFF	0,6	1	17	Operierter Ausschnitt der Bauchhöhle
LOURIÉ und PODSCHIBIAKIN	26	7	39	Gesamt

Endlich interessiert es den Anästhesisten natürlich zu wissen, wie die einzelnen Narkosemethoden bezüglich der postoperativen Lungenkomplikationen sich verhalten. Die folgende kleine Tabelle enthält Angaben von PROTOPOPOFF und CURIER für Äther-, Chloroform- und Mischnarkose, teils ausschließlich nach Laparotomien, teils bei Operation der Peripherie oder im Gesamtmaterial. Dieser Statistik nach schneidet das Chloroform weitaus am besten ab, während die reine Äthernarkose eine Mittelstellung einnimmt und die Mischnarkose erstaunlicherweise am ungünstigsten beurteilt werden muß. Woran das liegt, entzieht sich vollkommen unserer Beurteilung; wir hegen Zweifel an der Richtigkeit dieser Zahlen. Seinerzeit hatte man allgemein die Vorstellung, daß die Äthernarkose in viel höherem Maße zu Lungenkomplikationen führe als die Chloroformnarkose, weil der Äther einen spezifischen Reiz auf das

Lungengewebe ausübe. Man sprach direkt von einer Ätherbronchitis und bezog mehr oder weniger alle postoperativen Lungenkomplikationen auf eine direkte Schädigung des Lungengewebes durch den Äther. Aber schon KÖRTE hat in Vergleichsserien feststellen können, daß nach Chloroform mehr postoperative Lungenkomplikationen vorkamen als nach Äther, und es mußte deshalb diese Meinung als irrig angesehen werden. Man sieht, daß auch in dieser Hinsicht wiederum die Angaben im Schrifttum vollkommen auseinander gehen. Wird mit Chloroform vorsichtig narkotisiert und keine Kreislaufdepression herbeigeführt, so werden wahrscheinlich die Lungenkomplikationen prozentual geringer ausfallen als bei der Durchschnitts-Äthertropfnarkose mit Hyperventilation. Die Angaben von MIKULICZ über postoperative Pneumonien und deren Mortalität beziehen sich fast ausschließlich auf die Chloroformnarkose, während diejenigen der jüngeren Zeit, so wie sie in meiner ersten Tabelle aufgeführt sind, fast ausschließlich Lungenkomplikationen nach Äthernarkose betreffen. FEATHERSTONE gibt an, daß ein merklicher Unterschied in der Anzahl der postoperativen Lungenkomplikationen zwischen Äther-, Chloroform-, Lachgas- und Sauerstoffnarkose nicht gefunden worden sei; eine Angabe, der wir allerdings nicht zustimmen können, denn sie widerspricht sowohl den Erfahrungen an deutschen Kliniken, wie den Erfahrungen der amerikanischen Berufsanästhesisten.

Der einzige, welcher in neuerer Zeit eine sorgfältige Vergleichsstatistik bezüglich des Auftretens von Pneumonien nach verschiedenen Narkoseverfahren durchgeführt hat, ist LUNDY, der Chefanästhesist der MAYO-Klinik, gewesen. Er hatte in einer Serie von 600 Fällen:

mit Äthylen-Äthernarkose 1,5% Pneumonien,
  ,,   ,,   ,, 0,6% Bronchitiden,
  ,,   ,,   ,, 0,3% Lungenembolien,
mit einer Gesamtmortalität von 1,5%.

In der zweiten Serie von 600 reinen Äthernarkosen bei gleichartigem Krankenmaterial kamen:

3,6% Pneumonien,
2,5% Bronchitiden,
0,1% Lungenembolien,

mit einer Mortalität von 2,0% vor.

Man sieht also, daß die Häufigkeit der postoperativen Lungenerkrankungen durch Verwendung der Gasnarkose gesunken ist und auch die Mortalität sich etwas günstiger eingestellt hat. Dies ist eine Erfahrung, welche durchaus mit der unsrigen übereinstimmt. Durch Verwendung der Gasnarkotica ist die Zahl der postoperativen Lungenkomplikationen gesunken und deren Prognose günstiger geworden. Hiermit stimmt auch eine Angabe von SISE überein, der 3,6% Lungenkomplikationen nach Äther allein und nur 1,5% nach Äthylen-Äthernarkose bei Oberbauchoperationen hatte. Ich zweifle nicht, daß die Verbesserung der Statistik bei der Gasnarkose mit den günstigen Ventilationsverhältnissen und mit der geringeren Schlaftiefe sowie mit der Kürze der Gesamtnarkosedauer zusammenhängt. Man findet im Schrifttum von amerikanischer Seite und auch von deutscher Seite sowohl für das Lachgas wie für das Äthylen und Narcylen parallel gehende günstige Berichte. Ferner muß festgestellt werden, daß bei allen Vollnarkosen tieferen Grades, insbesondere bei Inhalationsnarkosen, die postoperativen Komplikationen am häufigsten vorkommen, gleichgültig, ob man Chloroform, Äther, Avertin oder ein anderes Mittel verwendet. So liegt z. B. die seinerzeit von ALBRECHT angegebene Zahl von 8,8% Lungenkomplikationen nach Verwendung des Dichloren direkt im Bereich derjenigen Zahlen, welche man nach Äther und Chloroform gefunden hat.

Etwas anderes ist es, wenn mit einem Mittel nur Rauschnarkosen durchgeführt werden. Hiernach sind die Lungenkomplikationen im ganzen recht selten, und es kann deshalb das Chloräthyl, das Solästhin und auch das Evipan, sofern es zu Rauschzwecken verwendet worden ist, nicht ohne weiteres mit den anderen Mitteln und Methoden verglichen werden. Entsprechende Angaben fehlen deshalb in der Literatur. Wir können nur aus eigener Erfahrung angeben, daß die Verhältnisse nach Rauschnarkosen überaus günstig liegen und nur dann im allgemeinen Lungenkomplikationen auftreten, wenn es zu Störungen der Atmung, zu Asphyxien und zu Cyanosen gekommen war, oder wenn vor diesen Narkosen ernstliche Lungenerkrankungen schon vorhanden waren.

Für die intravenöse Hedonalinfusionsnarkose gab uns BOLANZ 6% Lungenkomplikationen unter 250 Fällen an, von denen 5 starben. Es scheint also, daß bei der Infusiondauertropfnarkose die Verhältnisse recht ungünstig liegen, denn bei einem gleichen Krankenmaterial wurde mit reiner Äthertropfnarkose nur eine Quote von 3,8% postoperativer Pneumonien festgestellt.

Umstritten ist auch noch die Frage der postoperativen Lungenkomplikationen nach Rectalnarkosen. GWATHMEY macht uns weder in seinen Arbeiten noch in seinem Buch in dieser Hinsicht über Ätherölrectalnarkosen besondere Angaben. Es steht zwar fest, daß die rectale Applikation des Äthers, welcher durch die Lunge ausgeschieden wird, für das Lungengewebe selbst eine viel schonendere Applikation darstellt als die Inhalation. Demgegenüber dauern aber die Ätherrectalnarkosen, bei welchen erhebliche Mengen dieses Materials den Körper passieren, lange an und wirken unter Umständen auf den Kreislauf stärker depressiv als eine gut gesteuerte Inhalationsnarkose, so daß keine Verbesserung der Statistik bezüglich der Lungenkomplikationen gegenüber der Inhalationsmethode erwartet werden kann.

Ähnlich liegen die Dinge bei dem Avertin und bei der Hedonalrectalnarkose. Diese Mittel werden nicht durch die Lunge ausgeschieden und schädigen die Lunge auch nicht primär. Postoperative Komplikationen durch Avertin und Hedonal entstehen ausschließlich durch eine übermäßige Reduktion der Ventilationsleistung zentraler Natur oder nach langandauernden Asphyxien; vor allen Dingen aber dadurch, daß über eine lange Zeitspanne hinweg (Periode des Nachschlafes) die Rachen- und Hustenreflexe ausgeschaltet oder stark gehemmt sind. Diese Momente sind es, welche bewirken, daß die postoperativen Lungenkomplikationen sich durch die Avertinbasisnarkose oder Verwendung von Hedonal nicht gebessert haben, sondern daß entgegen unseren Hoffnungen die Zahlen etwa die gleichen geblieben sind.

Endlich sei erwähnt, daß ähnliche Überlegungen auch für alle diejenigen Mittel gelten, welche wir als Vorbereitungsmittel oder Basisnarkotica intravenös in einer einmaligen Injektion verabfolgen. So z. B. das Amythal, das Pernocton, Isopral oder ähnliche Präparate. Sofern diese Mittel einen langen Nachschlaf mit darniederliegenden Rachenreflexen und Depression der Atmung erzeugen, verschlechtert sich automatisch die Statistik, gleichgültig, mit welchen Mitteln man die steuerbare Narkose durchgeführt hat. Übrigens beschränken sich diese Beobachtungen durchaus nicht auf die Abkömmlinge der Barbitursäurereihe, sondern gelten auch für die Alkaloide, insbesondere für das Morphin und das Scopolamin.

C. Über die Mortalität der verschiedenen Narkoseverfahren.

Seit über 90 Jahren hat man die Resultate der verschiedenen Narkoseverfahren sorgfältig gesammelt und statistisch die Mortalität zu erfassen versucht. Ältere Angaben können heute jedoch zum großen Teil nicht mehr verwendet werden, weil es feststeht, daß die Zusammenhangsfragen postoperativer Todesfälle mit der Verwendung von Chloroform, Äther oder manchmal auch anderen Narkotica damals nicht geklärt waren. Ganz abgesehen davon leiden, wie man weiß, derartige Statistiken immer unter der Subjektivität des Mitteilenden, und es besteht kein Zweifel, daß für jedes Verfahren Unglücksfälle und Todesfälle von einem großen Teil der Ärzte verschwiegen worden sind, so daß mit Bestimmtheit angenommen werden muß, daß nur ein gewisser Prozentsatz veröffentlicht wurde. Wenn wir dennoch auf diese Statistiken unserer Vorfahren zurückgreifen, so geschieht es aus der Notlage heraus, irgendeinen Vergleichsmaßstab haben zu müssen, aber in völliger Erkenntnis der Mängel.

Es hat sich immer wieder herausgestellt, daß kleinere Serien, die zum Einarbeiten in eine Methode dienten, ungünstige statistische Zahlen ergaben und daß nur diejenigen Statistiken irgendeiner Methode, welche mit der Tausendergrenze der Fälle begannen und ein größeres Material als 1000—2000 Fälle umfaßten, einen annähernd richtigen Einblick in die Leistungsfähigkeit des betreffenden Verfahrens boten. Diese Beobachtung bezieht sich durchaus nicht nur auf die Leistungsstatistiken bezüglich der Allgemeinnarkose sondern auch lokalanästhetischer Verfahren. Am deutlichsten trat sie jüngst in Erscheinung bei Errechnung der Mortalitätswerte für die Avertinbasisnarkose und Vollnarkose; ein Umstand, auf den ANSCHÜTZ besonders hingewiesen hat.

In der von mir neu zusammengestellten Gesamtübersicht über die Mortalität der verschiedenen Verfahren wurde im großen und ganzen Rücksicht genommen auf die verschiedene Anwendungsweise der Mittel, weil sich im Laufe der Zeit herausgestellt hat, daß die Technik der Darreichung erheblichen Einfluß auf die Leistung der Verfahren hat und diese nicht nur von der pharmakologischen Wirkung der Substanz allein abhängt. Dies kommt vor allen Dingen bei der Verwendung von Äther zum Vorschein, der den heutigen Anschauungen nach in der Form der reinen Tropfnarkose eine Mortalität von 1 : 15000 haben dürfte, während bei sorgfältiger und vorsichtiger Dosierung mit Apparaten doch eine Mortalität von 1 : 28—30000 erreicht werden kann, was in der Hauptsache durch die Eindämmung der postoperativen Komplikationen und durch die Verminderung plötzlicher Überdosierungen ermöglicht worden ist.

Es seien nun kurz die aus dem Schrifttum bekannt gewordenen größeren Statistiken zusammengefaßt, aus denen ein brauchbares Urteil gewonnen werden kann. Was zunächst das Chloroform anbetrifft, so liegen folgende Daten vor:

Daraus ergibt sich eine Mortalität nach Zusammenstellung aller dieser Statistiken von 1 : 2670 für die Chloroformtropfnarkose. Die Angaben beziehen sich auf ein unerhört großes Krankenmaterial, das sicherlich mehrere Millionen beträgt. Die weitaus größte Statistik von Todesfällen ist diejenige von SABATIER, der auf 3 Millionen Chloroformnarkosen seinerzeit die erschütternde Zahl von 1197 (veröffentlicht) Chloroformtodesfällen zusammenstellte. Demgegenüber fallen die Angaben von ANDREWS mit

Chloroformstatistik.		Mortalität
SABATIER bis 1883	3 000 000	1 : 2522
ANDREWS	107 078	1 : 2723
PILLARD	—	1 : 3258
COMBE	—	1 : 2733
ORMSBERG	—	1 : 2873
WACHENHOLTZ	—	1 : 2029
COLES	—	1 : 2873
ROGER	—	1 : 1236
Skandinavische Angaben	—	1 : 2257
Statistiken der Dtsch. Ges. Chir.	201 224	1 : 2286
Statistik nach MÜLLER (25 Autoren)	84 623	1 : 3134
GURLT	—	1 : 2075
SKLIFOROWSKÝ	—	1 : 5741
ZAHARADNICKY	—	1 : 2264
NEUBER	—	1 : 2060

43 Todesfällen und die Angaben der Deutschen Gesellschaft für Chirurgie, mit 88 Todesfällen im Schrifttum von 5 Jahren, sowie die Statistik von MÜLLER mit 27 Todesfällen auf über 84000 Fälle stark ab, trotzdem sie etwa dieselbe

Mortalität ergeben haben. Wir sind der Meinung, daß diese Angaben über die Mortalität der Chloroformtropfnarkose durchaus richtig sind und nicht beeinflußt werden von einigen Mitteilungen in der Literatur, welche wesentlich günstigere Werte ergeben haben. So kennen wir z. B. eine Angabe von NUSSBAUM: 15000 Fälle ohne Todesfall, SYNE: 45000 Narkosen ohne Zwischenfall; eine Angabe aus der französischen Armee während des Krimkrieges über 3000 Chloroformnarkosen mit 1 Todesfall. Ferner liegen günstige Mitteilungen von URBAN über 7000 Chloroformnarkosen ohne Zwischenfall und eine Angabe von GRUBE über 40000 Chloroformnarkosen in einem Zeitraum von 45 Jahren mit nur 3 sicheren Chloroformtodesfällen vor. Die Statistik über Chloroform verbessert sich selbstverständlich, wenn das Chloroform nicht als Vollnarkoticum allein, sondern in Kombination mit anderen Mitteln benutzt wurde, so z. B. zur Ergänzung der Äthernarkose. Hier wirkt es aber meistens durch seine spezifisch giftigen Eigenschaften dahingehend, daß die günstigeren Mortalitätsziffern der anderen Verfahren durch die Beimischung des Chloroforms verschlechtert werden. Das Verhalten der Chloroform-Frühtodesfälle zu den Spättodesfällen ist etwa wie 1 : 3.

Auch über den *Äther* haben wir sehr zahlreiche statistische Angaben, die sich aber alle auf die reine Äthertropfnarkose beziehen. Sehr kümmerlich und unzuverlässig sind die Mitteilungen über die Äthernarkose nach besonderen technischen Verfahren, wie die intratracheale Narkose, die Narkose mit verschiedenen Apparaten und die Ätherzusatznarkose, als Ergänzung zu irgendeinem Basisnarkoticum oder einem Gasnarkoticum. Deshalb sind die in meiner Hauptstatistik angesetzten Werte auch nicht als absolut zuverlässig anzusehen, sondern nur als Werte, die meines Erachtens der Wirklichkeit am nächsten kommen. So wissen wir mit Bestimmtheit, daß die großen statistischen Angaben sich im Durchschnitt auf die Äthertropfnarkose, nach den verschiedenen Tropfverfahren oder auf die alten Maskenverfahren, beziehen. Wird in einem geschlossenen Raum, z. B. mit dem OMBRÉDANNE-Gerät unter Rückatmung gearbeitet, so verschlechtern sich diese Ergebnisse eher, als daß sie sich verbessern, und zwar offenbar auf Grund von technischen Fehlern. Es besteht kein Zweifel, daß eine größere Anzahl von Todesfällen mit der OMBRÉDANNEschen Maske unter Verwendung von Äther und Äthergemischen vorgekommen sind, die aber im Schrifttum leider nicht ihren Niederschlag gefunden haben. Es soll damit nicht bestritten werden, daß mit diesem Gerät auch vorzügliche Narkosen gemacht werden können, aber nur dann, wenn man die Fehler des Apparates, nämlich die Kopplung der Ätherzufuhr mit der Rückatmung und Frischluftzufuhr dadurch ausgleicht, daß man immer wieder die Maske von Zeit zu Zeit lüftet und den Patienten sich erholen läßt. Die Kombination von Äther—Narcylen ändert nicht wesentlich die Narcylenstatistik, jedoch verbessert zweifellos die Kombination Äther-Lachgas die reine Lachgasstatistik, da nunmehr die Gefahren der Asphyxie verringert werden. Die Kombination Äther—Äthylen führt etwa zu den gleichen Ergebnissen wie Äthylen allein. Es bestehen nur Unterschiede bezüglich der postoperativen Komplikationen, die bei der reinen Äthernarkose etwas ungünstiger liegen, als bei der Verwendung von reinem Äthylen. Die Kombinationen Avertin—Basisnarkose plus Äther führt durch die Ätherhyperventilation zu einer Verbesserung der reinen Avertinstatistik, die nicht unerheblich ist. Dagegen haben wir durchaus den Eindruck, daß eine Vorbereitung der Äthernarkose, mit hohen Dosen Alkaloiden und mit Barbitursäureabkömmlingen als Basisnarkoticum, die reine Ätherstatistik verschlechtert dadurch, daß die Ventilationsverhältnisse der postoperativen Phase sich ungünstiger gestalten. Einleitung der Äthernarkose mit Chloräthyl, Solästhin hat keinen merklichen Einfluß auf die Ätherstatistik gehabt.

Die reine Äthertropfstatistik auf Grund der bisherigen Angaben sieht folgendermaßen aus.

In Ergänzung dieser Statistik ist zu erwähnen, daß heute durchschnittlich bei einwandfreier Technik der Tropfnarkose eine Mortalitätsziffer 1 : 14000 zu 1 : 15000 angenommen wird, während sie als Apparatnarkose mit 1 : 28000—30000 veranschlagt wird. Sehr guten Statistiken stehen sehr

Ätherstatistik.

ANDREWS	92815	4 Todesfälle	1 : 23204
JUILLARD	314738	21 ,,	1 : 14987
W. ROGER	14581	3 ,,	1 : 4860
Dtsch. Ges. Chir.-Kongr.	42091	7 ,,	1 : 6013
GURLT (1890—1891)	42141	7 ,,	1 : 6020
EASTER	—	—	1 : 6500
MICKULICZ	—	—	1 : 6112
GARRÉ	350500	25 Todesfälle	1 : 14000
OLIER	—	ohne Todesfall	1 : 10500
PONCET	15000	2 Todesfälle	1 : 7500
NEUBER	11859	2 ,,	1 : 5930
URBAN	12000	ohne Todesfall	—
BREITNER	152000	—	1 : 14000
ANSCHÜTZ	—	—	1 : 20000

schlechte gegenüber. So haben wir z. B. aus dem Hôtel des Dieu in Lyon eine Mitteilung über 40000 Tropfnarkosen ohne Todesfall (?), während von HANKEL aus dem Jahre 1894 eine Reihe von 11619 Äthernarkosen mit einer Mortalität von 1 : 12324 und aus den folgenden Jahren sogar eine Reihe von 15821 mit 22 Todesfällen und einer Mortalität von 1 : 719 mitgeteilt wird. BREITNER hat seine riesigen Statistiken des Wiener Krankenhauses von 152000 Fällen aufgestellt, um den Tod auf dem Operationstisch durch Äthernarkose festzustellen, und kam zunächst zu einer erschreckenden Zahl von 1 : 3000, die aber dann nach näherer Durchsicht doch auf einen Wert von etwa 1 : 14000 reduziert werden konnte. Nach den Angaben von ANSCHÜTZ und nach einer amerikanischen Angabe von MILLARD wird der direkte Äthertod mit ungefähr 1 : 8000! angegeben.

Aus den Gesamtstatistiken, wie sie oben angegeben worden sind, errechnet sich eine mittlere Mortalität von nur 1 : 10740! Wir müssen leider annehmen, daß im Durchschnitt für die Äthertropfnarkose aller Art die Mortalität zu günstig angegeben wird und zwar liegt das hauptsächlich daran, daß die postoperativen Komplikationen von seiten der Lunge nicht genügend mitberücksichtigt werden. Der Tod durch die Äthernarkose oder während der Äthernarkose auf dem Operationstisch dürfte unseres Erachtens seltener sein, als er von ANSCHÜTZ und MILLARD angegeben wird. Die Verhältnisse bezüglich der postoperativen Komplikationen verbessern sich zweifellos durch die Mitverwendung von Gasnarkotica und vor allem durch die Verwendung von Sauerstoff mit Narkoseapparatur. Wir zweifeln deswegen nicht, daß die Angaben der Äthernarkose für die DRÄGER-Sauerstoffnarkose mit 1 : 14000—15000 richtig gegriffen sind ja daß sie vielleicht noch günstiger liegen (1 : 20000), und daß die Äthernarkose mit Apparaturen auch nach Lachgasverwendung und Kohlensäureverwendung in der Tat eine Mortalität von 1 : 20000—30000 und weniger aufweist. Eine weitere Verbesserung der Ätherstatistik dürfte auch die beste Narkosetechnik und die beste Apparatur nicht mehr gestatten.

Von ALBRECHT stammt eine Angabe über die Verwendung des Dichloren zu narkotischen Zwecken, einem Körper, welcher nur 2 Chloratome im Molekül besitzt und als nächster Verwandter des Chloroform betrachtet werden muß. Hiermit hatte er unter 2000 Fällen 3 Todesfälle, was eine Mortalität von ungefähr 1 : 600 ergibt und die Verwendung des Dichloren deshalb verhindert hat.

Ich lasse eine kurze Zusammenstellung über Solästhin folgen: Größere Statistiken fehlen im Schrifttum. Die durchschnittlichen Reihen betragen nicht mehr als 300 Fälle. Weitaus an der Spitze steht eine vereinzelt dastehende Angabe von VERRON mit 2500 Rauschnarkosen und 1000 Solästhinräuschen zur Einleitung der Äthernarkose. In diesen Reihen ist ein Todesfall mit Solästhin nicht beschrieben worden. Im übrigen haben wir folgende Zahlen:

MENSCH	300	Solästhin-Rauschnarkosen
FROMLET	100	,, ,,
DEXELMANN . . .	350	,, ,,
HOSEMANN . . .	200	,, ,,
HIRSCH	300	,, ,,
LEY	200	,, ,,
NEUMARK	200	,, ,,
WOLFES	80	,, ,,
SCHWARZWÄLDER .	200	,, ,,
Im ganzen . . .	1830	Solästhin-Rauschnarkosen.

Es lassen sich im ganzen im Schrifttum 5430 Fälle erfassen und statistisch verwerten, natürlich eine Zahl, die nicht im entferntesten an die wirkliche Verwendungszahl des Solästhin herankommt. Größtenteils dürfte sich dieses Material auf rein kurzfristige Rauschnarkosen, und nur zum geringeren Teil auf Rauschnarkosen beziehen. Ein Todesfall ist nicht beschrieben. Deswegen läßt sich eine genaue Angabe über die Solästhinmortalität nicht geben, doch scheint sie relativ günstig zu sein. Wir nehmen einen Wert von 1 : 10000 als vorläufig an.

Das Hedonal hat zweierlei Verwendungsarten gefunden. Die Hauptverwendung stellte die sog. russische iv. Hedonalnarkose dar. Die statistischen Angaben sind spärlich und nicht günstig.

FAIKIN gibt für die iv. Hedonalnarkose eine Mortalität von 1 : 6000 an, eine Angabe, welche sicherlich viel zu günstig ist. Uns scheint die Mortalität der iv. Hedonalnarkose höchstenfalls 1 : 1500—2000 zu betragen. Auch bezüglich der postoperativen Lungenkomplikationen liegen die Verhältnisse ungünstig, denn BOLANZ hatte unter 250 Fällen 9,6% Pneumonien mit 5 Todesfällen.

Eine statistische Angabe über die rectale Hedonalnarkose, wie sie von DREVERMANN ausgearbeitet wurde und bis zum 1. Kindesalter als reine Säuglingsnarkose Anwendung findet, kann nicht gegeben werden, weil verwertbare Sammelstatistiken fehlen, faßbar sind nur etwa 350 Narkosen.

Die rectale Verwendung von Ätheröl hat nur in der Hand erfahrenster amerikanischer Anästhesisten, und vor allen Dingen GWATHMEYS selbst, der die Narkose ausgearbeitet und verwendet hatte, gute Resultate. Wenn man aus dem Schrifttum eine Statistik aufstellen wollte, so würde sie ein erschreckendes Ergebnis zeitigen. Dieses Verfahren wird dadurch belastet, daß nicht nur auf Grund mangelhafter Steuerungsfähigkeit Überdosierungen, Todesfälle und gehäufte Lungenkomplikationen durch den langen Nachschlaf vorkommen, sondern daß durch Verwendung ungeeigneter Öle der Darm bis zur Nekrose schwer beschädigt wurde. Zum Verständnis seien hier einige Angaben aus dem Schrifttum hervorgehoben.

SMIRNOFF	hatte unter	375	Ätherölnarkosen	15	Todesfälle
PALAZGO	,, ,,	395	,,	1	,,
MANUJLOFF	,, ,,	603	,,	7	,,
CHALIER	,, ,,	855	,,	6	,,
CEVOLETTO	,, ,,	2855	,,	6	,,

Ich selbst habe im Schrifttum bei der Durchsicht über 40 Todesfälle nach Ätheröl-Rectalnarkose gefunden, so daß die Mortalität dieses Verfahrens außerordentlich hoch sein muß und im Durchschnitt wahrscheinlich 1 : 500 bis 1 : 1000 nicht überschritten hat.

GWATHMEY selbst hat in seinem Buch über die Mortalität nach seinen eigenen Versuchen leider keine Mitteilungen gemacht.

Was die Gasnarkotica anbetrifft, so besitzen wir bezüglich des Chloräthyls, das hier vorangestellt werden soll, sehr große Statistiken, die erweisen, daß die seinerzeit proklamierte Harmlosigkeit des Verfahrens nicht besteht. Folgende Zahlen sind zu erwähnen:

Diese Statistik ergibt aber noch kein richtiges Bild der Verhältnisse. Zunächst sei erwähnt, daß es sich hier durchschnittlich in allen Fällen um reine Rauschnarkosen handelt, teils zum Zwecke der Einleitung einer anderen Narkose, teils zu chirurgischen kleinen Eingriffen, teils aber auch zu rein zahntechnischen Zwecken. Nur selten ist reine Chloräthylsauerstoffnarkose zur protrahierten Narkose verwendet worden. Sie hat sich nicht bewährt.

Während LUKE zu zahnärztlichen Zwecken eine Mortalität des Verfahrens von 1 : 30 000 angibt, so ist es

Chloräthylstatistik.

SEITZ	16000	Fälle	1 Todesfall
KARINE	1000	„	—
CAFORIO	500	„	—
GRIEDEL	2000	„	—
WARE	12436	„	1 Todesfall
LOTHEISEN	2574	„	1 Todesfall
HERRENKNECHT	3000	„	—
REDING	500	„	—
LEE ESTEL	5575	„	5 Todesfälle
			alle in einer kleineren Serie von etwa 900 Fällen
CAILLAUD	3000	Fälle	—
			(darunter Apparatnarkose)
MAIDITSCH	3000	Fälle	—
HICGUET	500	„	—
KUHL (Geburtshilfe)	600	„	—
ROTHAMMER (Geburtshilfe)	150	„	—
McCARDIE	9711	„	4 Todesfälle
LEY (Zahnextraktion)	20000	„	—
HADFIELD und HEMER	25000	„	ohne Todesfall.

unmöglich, diesen Wert für chirurgische Zwecke gelten zu lassen. Schon KULENKAMPF hat seinerzeit 1911 aus dem Gesamtschrifttum 14 sichere, 23 wahrscheinliche Todesfälle zusammengestellt. LUKE sammelte 22 Todesfälle. McCARDIE nannte 1905 8 Todesfälle. SUDECK und H. SCHMIDT gaben neuerdings 5 Todesfälle nach Chloräthyl an, und die HAYWARDsche Rundfrage bei verschiedenen Kliniken Deutschlands ergab eine Ausbeute von 24 Todesfällen, darunter 12 sichere und 12 fragliche. Unter dem Eindruck dieser Zahlen müssen wir annehmen, daß die seinerzeit von LOTHEISSEN mit 1 : 16000—17000 angegebene Mortalität des Chloräthyls doch nicht erreicht wird, sondern daß die von McCARDIE vorsichtig eingeschätzte Zahl von 1 : 10000 der Wahrheit am nächsten liegt. Meine eigene Zusammenstellung und Berechnung ergibt eine Zahl von 64 000 Chloräthylnarkosen mit einer Mortalität von 1 : 6000. Diese relativ ungünstige Zahl ist aber allein dadurch bedingt, daß in der Statistik von LEE und ESTEL in einer kleineren Serie von 900 Narkosen 5 Todesfälle vorkamen, die wahrscheinlich auf technische Fehler eines Anfängers zurückzuführen sind und deshalb das Bild ungünstig verschieben. 1 : 10000 scheint auch hiernach der zuverlässigste Wert.

Bezüglich der Gase stehen die Statistiken über die Lachgasnarkose weitaus im Vordergrund, doch ist es gerade hier außerordentlich schwer, eine Entscheidung zu treffen. Die älteren Statistiken über Lachgas aus dem vorigen Jahrhundert beziehen sich fast ausschließlich auf primitive Apparaturen und deshalb auch auf eine primitive Technik der Applikation, nämlich die 100%ige Einatmung von Lachgas bis zur Cyanose bzw. Narkose und Ausnutzung des kurzen narkotischen Stadiums für kleinere narkotische Zwecke. Erst viel später hat man gelernt, den Sauerstoff dosiert hinzuzufügen.

Aus dem Schrifttum über die Lachgasstatistiken zitiere ich folgende:

Die ältesten Angaben stammen von COLTON aus dem Jahre 1866: 20 000 Lachgasnarkosen, größtenteils für zahnärztliche Zwecke, und die Angaben von HILLISCHER aus dem Jahre 1887: 30 000 Lachgasnarkosen. Eine Mortalitätsziffer ist nicht genannt. Auch Todesfälle sind nicht genannt, so daß es den Anschein hat, als wären diese großen Serien von Narkosen vollkommen störungslos verlaufen. Von amerikanischer Seite gibt es eine Angabe über 700 000 Lachgasnarkosen, unter welchen nur 3 Todesfälle vorgekommen sein sollen. Ferner haben wir Mitteilungen von COJON über 15 000 Fälle, HASBRUCH 69 000 Fälle, THOMAS 144 000 Fälle ohne Todesangaben. DUFFIELD gibt unter 120 000 einen

Todesfall an. EVANS hatte dagegen unter 1579 Fällen einen Todesfall. Größere
Serien von Narkosen stammen von: PRINZ 2000 Narkosen, Miss GRANE 4000
Narkosen (beide ohne Todesfälle); HOLL 5000 Narkosen, SEISS 10000 Narkosen.
In einer Statistik der MAYO-Klinik von 7000 Narkosen werden Todesfälle nicht
mitgeteilt. Ferner ist eine außerordentlich große Anzahl Narkosen, nämlich
1 500 000 im Royal-Dental-Hospital angeblich ohne Todesfall durchgeführt
worden. Kleinere Statistiken von deutscher Seite stammen von DÖDERLEIN,
WITZEL, KRÖNIG, NEU, GOTTLIEB, MADELUNG, SCHEFFEL, die das Gesamtbild aber nicht verschieben. Seit der Wiedereinführung der Lachgasnarkose
durch SUDECK-SCHMIDT sind größere Statistiken im Schrifttum, außer derjenigen von diesen Autoren selbst über 3000 Fälle, nicht bekannt geworden.
Zu erwähnen wären außerdem noch 3500 Fälle von HEINER, 1300 Fälle von CRILE.

Man sieht also, daß eine ungeheure Anzahl Lachgasnarkosen durchgeführt worden ist und daß die Statistik offensichtlich eine sehr günstige ist.
Aber es scheint, daß man aus Berufsinteressen von amerikanischer Seite doch
eine erhebliche Anzahl von Unglücksfällen verheimlicht hat, abgesehen davon,
daß immer wieder von Zeit zu Zeit Lachgastodesfälle unter den verschiedensten
Umständen in der Literatur mitgeteilt werden. Eine Angabe BALDWINS, der
16 Todesfälle nach Lachgas in der Literatur sammelte und angab, daß ihm
weitere 100 Fälle bekannt seien, ist besonders auffallend. BALDWIN hat auf Grund
seiner Beobachtungen eine Mortalität des Lachgases 1:833 errechnet und die
Berufsanästhesisten stark angegriffen. KAPPIS sammelte aus der deutschen
Literatur im Jahre 1911 9 Todesfälle, und es ist noch in Erinnerung, daß 2 Lachgastodesfälle sich in einer deutschen Chirurgischen Klinik vor kurzem durch
technische Mängel ereigneten. Alle diese Todesfälle an Lachgas sind auf Sauerstoffmangel und nicht auf die Schädigung durch das Lachgas selbst zurückzuführen. Sie sind — abgesehen von Apparatfehlern — weitaus in der größten
Zahl durch Unachtsamkeit vorgekommen und dadurch, daß man in der Initialphase den Patienten zu lange konzentriertes Lachgas einatmen ließ. Eine
weitere Ursache für Lachgastodesfälle stellt das Bestreben dar, mit diesem
Gas allein eine ausreichende Narkose für den größten Teil der chirurgischen
operativen Eingriffe zu erreichen. Infolgedessen hat man immer wieder versucht,
den Sauerstoffanteil im Gasgemisch im höchstmöglichen Maße zu vermindern
und ruhig auf längere Zeit leicht cyanotische Zustände bestehen lassen, ohne
die hieraus entstehenden Gefahren für den Stoffwechsel (Milchsäureanhäufung)
und Kreislauf zu bedenken. Zahlreiche Anästhesisten hatten sich geradezu
daran gewöhnt, daß das Aussehen des Patienten während der Lachgasnarkose
cyanotisch sei, und haben sich nicht weiter darum gekümmert. Die Unterbilanz
der Sauerstoffversorgung kann jedoch auf die Dauer nicht ertragen werden
und hat schon oft die Katastrophe herbeigeführt. So muß man denn hinter
die überaus günstigen Narkosestatistiken mit Lachgas, sofern sie sich nicht
auf einen kurzen Lachgasrausch für zahnärztliche Zwecke beziehen, ein großes
Fragezeichen setzen. So günstig, wie die anderen Gasnarkotica—Äthylen und
Narcylen — ist die Lachgasstatistik sicherlich nicht zum mindesten, wenn
ausschließlich Lachgas ohne Zusatznarkoticum verwendet wird; andererseits
müssen wir ihr eine Überlegenheit gegenüber der Ätherapparatnarkose zubilligen,
weil postnarkotische Komplikationen bei Lachgas fast fehlen. Ich halte deshalb
eine Mortalitätsziffer von etwa 1:40—50 000 für die Lachgasnarkose zu chirurgischen Zwecken für diejenige Zahl, welche der Wirklichkeit am nächsten kommt.

Große Statistiken über Äthylen sind in der Literatur nicht zu finden. Das
rührt daher, daß die Einführung dieses Gases erst im Jahre 1925 geschah und
daß das Äthylen in scharfer Konkurrenz mit der Lachgasnarkose steht. Die in der
Anfangszeit vorgekommenen Vergiftungserscheinungen und Todesfälle nach langen

Tabelle über die Avertinmortalität bei 81510 Fällen, berichtet von
36 Autoren nach ANSCHÜTZ.

Autor	Fälle	Methode	Avertintod (Dosis)			
			sicher 0,06—0,1	fraglich 0,06—0,1	sicher 0,112—0,16	fraglich 0,112—0,16
GROSSE	4500	Basisnarkose	0	0	0	0
HILDEBRAND . .	3200	Basisnarkose	1 (1)	0	0	0
NEHRKORN . . .	2600	(sehr niedrig)	0	0	0	0
BUTZENGEIGER . .	2500	0,075—0,1	0	0	0	0
KÖNNECKE . . .	2500	maximal 0,13	0	0	0	0
KREUTER	2190	0,8—0,12	0	0	0	0
UNGER	1900	4—6 g	0	0	0	0
A. W. MEYER . .	2000	0,08—0,1	0	0	0	0
POLANO (nur Frauen) . . .	1760	nie über 0,1	0	0	0	0
E. MARTIN (nur Frauen) . . .	3000	Basisnarkose	0	0	0	0
FLÖRCKEN	1560	Basisnarkose	0	0	0	0
BORCHARDT . . .	1500	nie über 6 g	0	0	0	0
MOMBURG	1350	nie über 0,1	0	0	0	0
BAUM	1850	schwächste B. N.	0	0	0	0
DUTTMANN . . .	1050	Basisnarkose	0	1 (10)	0	0
A. Fälle	33460	Basisnarkose	1	1	0	0
PETERMANN . . .	5850	mittlere Dosis	0	0	0	0
NORDMANN . . .	3600	,,　　　,,	0	0	0	0
DRACHTER (nur Kinder) . . .	3580	,,　　　,,	0	0	0	0
FRÜND	2800	,,　　　,,	0	0	0	0
BEHREND	2500	,,　　　,,	0	0	0	0
TREPLIN	2480	,,　　　,,	0	0	1 (4)	0
ROITH	2010	,,　　　,,	0	0	0	0
ANSCHÜTZ	2000	,,　　　,,	1 (2)	0	0	1 (5)
LOBENHOFFER . .	2000	,,　　　,,	0	0	1 (3)	0
MÜLLER-RHEIN . .	1870	fraktioniert	0	0	0	0
SCHROEDER (nur Frauen) . . .	1500	mittlere Dosis	0	0	0	0
HENRICHSEN . .	1500	,,　　　,,	0	0	0	0
ROEDELIUS . . .	1060	,,　　　,,	0	0	0	0
BENTHIN (nur Frauen) . . .	1000	,,　　　,,	0	0	0	0
RUGE	1000	,,　　　,,	0	0	0	0
B. Fälle	34750	mittlere Dosis	1	0	2	1

Autor	Fälle	Methode	Avertintod (Dosis)			
			sicher 0,06—0,1	fraglich 0,06—0,1	sicher höher	fraglich höher
ELS	3500	Vollnarkose erstrebt	0	0	0	1 (8)
B. MARTIN . . .	3000	Vollnarkose	0	0	0	1 (9)
SIEVERS (nur Kinder) . . .	2300	Vollnarkose	0	0	0	0
KLEE (nur Frauen)	2000	Vollnarkose	0	0	0	0
SCHULZE	1500	Methode B.MARTIN	0	0	0	0
MÖRL	1000	Methode B.MARTIN	0	0	2 (6) (7)	0
C. Fälle	13300	Vollnarkosen	0	0	2	2
Summa A + B + C = 36 Autoren .	81510	Avertinnarkosen	2	1	4	3

Äthylennarkosen sind offenbar auf Kohlenoxydvergiftung zurückzuführen. Eine andere Organschädigung kennen wir nicht; es sei denn, daß die Sauerstoffgemische explodiert sind und indirekt zum Tode der Patienten und des Personales geführt haben. Das ist in Amerika einige Male vorgekommen. Größere Statistiken stammen aus der MAYO-Klinik von LUNDY. Er hat vor allen Dingen bezüglich der postoperativen Lungenkomplikationen Vergleiche zwischen der Äthylen-Äthernarkose gegenüber der reinen Äthernarkose angestellt und eine Überlegenheit der ersteren gefunden. ALLAN und MURRAY hatten unter 2750 Fällen Äthylennarkose 2 harmlose Explosionen. GUTHRY berichtet über 1590 Fälle ohne Todesfall, später über 3200 Fälle ohne Komplikationen. Die übrigen Statistiken sind nur klein.

ADAMS	. 339 Fälle	LUNDY .	. 1200 Fälle
CABOT	. 500 ,,	FAIRILE	. 1000 ,,

alle ohne sicheren Äthylentodesfall. Dagegen kamen einige Male Krisen des Kreislaufes und der Atmung vor. Da die Sauerstoffversorgung des Patienten unter Äthylen sich leichter und sicherer durchführen läßt als bei Lachgas, ist bei Verwendung dieses Gases die Gefahr einer Cyanose erheblich geringer als beim Lachgas, und es dürfte deswegen auch die Statistik günstiger sein, als diejenige des Lachgases. Wir schätzen die Mortalität der reinen Äthylennarkose, mit oder ohne Ätherzusatz, auf 1: 50 000—60 000.

Ähnlich liegen die Dinge mit dem Narcylen. Statistiken stammen von GAUSS, SCHMIDT, SOLBACH, MEIER, KURTZAHN, HURLER. Es ist kein einziger Todesfall durch Narkose oder während derselben beschrieben worden und nur einer durch Explosionsunfall vorgekommen. Da sich nach der Narcylennarkose im allgemeinen keine Lungenkomplikationen einstellen, so steht dieses Gas mit seiner erheblich stärkeren narkotischen Wirksamkeit, als Lachgas und Äthylen, bezüglich der Mortalität unter den Gasnarkotica bestimmt an der Spitze. Wir veranschlagen, unter Einbeziehung der Explosionsgefährlichkeit des Mittels im Sauerstoffgemisch, eine praktische Mortalität von 1: 80 000—100 000. Allerdings ist die Verwendung des Narcylen wegen der Explosionsunfälle in Deutschland außerordentlich stark zurückgegangen und hat sich auch andernorts nicht halten können. Das ungefährlichere Lachgas hat die Verwendung dieses Mittels eingeschränkt und an vielen Stellen das Narcylen direkt verdrängt; dies um so mehr, als gleichzeitig die Avertinnarkose, die Pernocton- und Evipannarkose entwickelt wurden.

Was die Avertinrectalnarkose anbelangt, so war die Mortalität eine heißumstrittene Angelegenheit. Auch heute noch können wir uns mit den im Schrifttum über dieses Thema geäußerten Ansichten nicht restlos einverstanden erklären und zwar, weil man immer wieder versucht hat, diejenigen Fälle, bei welchen die Todesursache durch nachträglich erkennbare Überdosierung hervorgerufen war, aus den Statistiken zu entfernen. Auch die mit außerordentlich großer Sorgfalt hier wiedergegebene Zusammenstellung der vorliegenden Statistiken von ANSCHÜTZ, die einem Bericht auf dem Madrider Internationalen Chirurgenkongreß 1932 über die Avertinnarkose entnommen ist, haftet meines Erachtens dieser Mangel an. Man kann Mortalitätsziffern untereinander vergleichen, wenn man sie nach einheitlichem Gesichtspunkt ordnet, und da niemand einfallen würde, Überdosierungen gleichgültig ob sie relativ oder absolut sind, bei anderen Narkoseverfahren aus den Statistiken zu streichen, so darf unseres Erachtens dieser Kunstgriff auch nicht in der Avertinstatistik vorgenommen werden. Da außerdem gerade die Dosierungsfrage eines der schwierigsten Probleme der rectalen steuerlosen Avertinbetäubung darstellt, so ist es meines Erachtens um so weniger erlaubt, hier derartige Fälle aus der Gesamtbeurteilung auszuschalten. Das besagt nicht, daß diejenigen Todesfälle, welche in der

Einführungszeit unter hoher Überdosierung und durch Darmnekrosen vorkamen, mitgezählt werden müssen. Da die wiedergegebene Statistik von ANSCHÜTZ dem heutigen Standpunkt nach so vollständig wie nur möglich ist, braucht weiteres nicht hinzugefügt zu werden. Die Avertinbasisnarkose steht hiernach mit einer Mortalität von 1 : 10 000 da, ein Wert, der sicherlich der Wahrheit etwa entspricht und worin zum Ausdruck kommt, daß das Zusatznarkoticum Gas oder Äther einen Teil der schädlichen Atemwirkungen des Avertins ausgleicht. Viel ungünstiger liegen sicherlich die Mortalitätswerte der Vollnarkose mit Avertin, bei welcher Zahlen von 1 : 5000—1 : 6000 meines Erachtens nicht überschritten werden können. Dazu liegt die schädigende Wirkung des Avertin auf Atemzentrum und Vasomotorenzentrum doch der vollnarkotischen Wirkung des Präparates zu nahe.

Bezüglich der Barbitursäurepräparate steht das Pernocton an der Spitze. Größere Statistiken und Zusammenstellungen stammen von BOSSE und SCHLOCKWERDER mit 1141 Fällen. BUMM sammelte das Material an 84 Kliniken und berichtet über 8000 Fälle.

| VOGT erwähnt . . 500 Fälle | ALKE . . . . 1200 Fälle |
| FRIEDLÄNDER . . 735 „ | FEDERKORN . 1200 „ |

Man rechnete Ende 1930 mit 200 000 Pernoctonbasisnarkosen; Ende 1932 etwa mit 1 Million. Todesfälle sind nicht viele beschrieben worden; je 1 Todesfall von HARTUNG, BUMM, CAPELLE, EICHHALTER, CAV; ferner 2 Todesfälle von HABERER. Die letzteren beiden beruhen auf ausgesprochener Überdosierung in der Anflutungszeit. Eine Mortalität für die Pernoctonnarkose läßt sich nicht errechnen; das Material ist zu klein, und die Verwendungen des Pernocton diente ja niemals zur Vollnarkose, sondern zur Basisnarkose oder zum Dämmerschlaf. Wir haben aber den Eindruck, daß die Mitverwendung des Pernocton die reine Äthersauerstoffnarkose nicht verbessert sondern eher eine Verschlechterung der Resultate herbeigeführt hat, weil der Nachschlaf sich ungünstig auswirkt. Eine letzte Entscheidung ist allerdings bis jetzt über diese Frage noch nicht gefallen. HARTUNG gab unter 6000 Fällen 4 sichere Todesfälle an. Das ist eine Zahl, die sicherlich nicht der allgemeinen Leistung entspricht und uns zu ungünstig erscheint.

Über das Amytal, welches als Vorbereitungsmittel für die Narkose sowohl wie als Basisnarkoticum in Amerika Verwendung fand, liegen keine sorgfältigen Statistiken vor. Infolgedessen ist man auch hierfür nicht in der Lage, eine genauere Mortalitätsziffer anzugeben. Aus dem Schrifttum und aus den Angaben der Fabrik selbst geht deutlich genug hervor, daß es sich um ein nicht harmloses Präparat handelt, welches vorsichtig dosiert werden muß und manches Mal zu schweren Komplikationen und Unglücksfällen Anlaß gegeben hat. Auch für das Amytal gilt deshalb mit Sicherheit die Angabe, daß es die reine Ätherstatistik eher verschlechtert als verbessert.

Das jüngste Mittel der Barbitursäurereihe für narkotische Zwecke ist das Evipannatrium. Seine Einführung erfolgte erst vor kurzem, doch hat es sich als Rauschnarkoticum in vielen Kliniken sehr rasch einen dauernden Platz erobert. Es ist anzunehmen, daß die Zahl der Evipannatrium-Narkosen deshalb heute schon die 100 000er Grenze erheblich überschritten hat. ANSCHÜTZ gab im ganzen 8 Todesfälle auf dem letzten Chirurgenkongreß an, eine Zahl, die aber noch nicht statistisch ausgewertet werden darf, weil darin die Anfängertodesfälle während der Einführungszeit mit eingerechnet sind. Wir glauben, daß die Mortalitätsziffer des Evipan, nachdem die ersten Einführungsschwierigkeiten überwunden sein werden und es sich eingebürgert hat, die Injektionen mit der nötigen Sorgfalt unter jeweiliger Kontrolle der Atmung vorzunehmen, sich günstig entwickeln wird und 1 : 20 000 wird erreichen können. Wie sie im

Augenblick steht, entzieht sich unserer Beurteilung. Vermutungsweise, auf Grund der gegenwärtigen Angaben, dürfte sie sich unter Einschließung der bekannt gewordenen Todesfälle auf etwa 1:12000 belaufen.

Übersichtstabelle über die Mortalität der Methoden.

	Chloroform	1 : 2670
	Dichloren	1 : 600
Inhalationsnarkose	Äther-Tropfnarkose	1 : 10740—15000
	Äther-O$_2$-App.-Narkose	1 : 28000—30000
	Solästhin	über 1 : 5000
Rectal	Rectale Hedonalnarkose (Kinder bis	
	zu 1 Jahr)	—
	Äther-Öl, rectale Narkose	1 : 1000(?)
	Avertin-Basisnarkose	1 : 10000
	Avertin-Vollnarkose	1 : 5000—6000
Gas	Chloräthylnarkose	1 : 10000
	Lachgasnarkose	1 : 40000—50000
	Äthylennarkose	1 : 50000—60000
	Narcylennarkose	1 : 80000—100000
iv.-Narkose . . .	Pernocton	—
	Evipannarkose.	etwa 1 : 10000—12000
	iv.-Hedonal (russische Narkose) . .	1 : 1500—2000

D. Dauerschäden durch Narkose.

Es sind die mannigfaltigsten Dauerschäden nach Narkosen mitgeteilt worden. Zum Teil sind sie typische Folgen der Giftwirkung der Narkotica, zum großen Teil sind sie aber auch durch Nebenumstände entstanden. Beachtet man zunächst das Nervensystem im engeren Sinne, so läßt sich feststellen, daß bei einer ganzen Reihe von Patienten eine psychische Alteration nach der Narkose zurückbleibt, und diese kann die mannigfaltigsten Formen annehmen. In der Regel äußert sie sich in einer Aversion und einem Ekel vor dem verwendeten betäubenden Narkoticum. Zu dieser Abneigung gegen den Geschmack und den Geruch des betreffenden Mittels, insbesondere gegen den Äther, kommt nach Erleben schlechter Anflutungsphasen und nach langdauernden Nachwirkungen, so wie sie für die Inhalationsnarkotica charakteristisch sind, die Angst vor einer zweiten Narkose hinzu, welche in manchen Fällen deren Verlauf so sehr erschwert und gelegentlich zu Unglücksfällen beigetragen hat.

Nach Wiederholungsnarkosen, vor allen Dingen mit dem schädlichen Mittel Chloroform, hat man eine zunehmende psychische Veränderung im Sinne der Depression, der Erinnerungsschwäche und Abgestumpftheit wahrgenommen. Ähnlich, wie nach der Fettembolie, ist es zu richtigen psychischen Störungen und Psychosen gekommen.

Den besten Überblick über postnarkotische Psychosen erhielten wir aus einem Referat von DOYLE, welches er auf dem Anästhesistenkongreß 1928 gehalten hat und welches in Band 7 der Current Res. für Analgesie und Anästhesie zu finden ist. Seine Mitteilung beruht auf den Erfahrungen an dem großen Operationsmaterial der MAYO-Klinik in einem Zeitraum von mehreren Jahren. Im ganzen gelang es, 28 postoperative Psychosen zu erfassen.

Die 28 Fälle zeigten ziemlich weitgehende Übereinstimmung der Symptome. Zunächst sind sie alle nach einem Intervall aufgetreten. Dieses schwankte zwischen 30 Stunden und 21 Tagen, im Durchschnitt waren es etwa 5 Tage. Die Dauer der Erscheinungen betrug im Durchschnitt 13 Tage und lag zwischen 2 und 60 Tagen. Leichte Fälle klangen schon nach 12 Stunden ab. In 3 Fällen starben die Patienten während der Zeit der Psychose, so daß DOYLE angab, daß die Mortalitätsgefahr bei der Entwicklung postoperativer bzw. postnarkotischer Psychosen sich erhöhe. Alle Kranken zeigten mehr oder weniger starke Leukocytose bis zu 26 000, und während der Zeit der psychischen Veränderung Fieber bis zu 39,5°. Die Fälle verteilten sich auf Äthernarkose (16), auf Äthylen-Sauerstoff-Äthernarkose (6), auf die Kombination zwischen Lokalanästhesie und Allgemeinnarkose (2), 4 dagegen ereigneten sich nach örtlicher Betäubung allein. Die Erkrankungen kamen nach den verschiedensten operativen Eingriffen vor, so daß irgend ein spezifischer Einfluß nicht abzuleiten ist.

Was nun die Art der psychischen Störungen anbetrifft, so handelte es sich in den meisten Fällen um Verwirrungszustände und um Delirien. Die Kranken leiden an Übertreibungen ihrer normalen Neigungen, gestörter Motilität im Sinne unorganisierter zweckloser Bewegungen, die jedoch nie heftigen Charakter trägt. Ideenflucht und Zerstreuung sollen nicht vorgekommen sein. Dagegen zeigte die Mehrzahl der Erkrankten visuelle und akustische Halluzinationen, manchmal gemischt vorkommend, manchmal auch einzeln. Die visuellen Halluzinationen überwogen bei weitem, sie waren meist depressiver Art und traumähnlich. Wir haben unter dem subjektiven Narkoseerlebnis erwähnt, daß der erwachende Patient oft Phasen durchmacht, während welcher er an der Realität seiner Beobachtungen der Umwelt zweifelt. Auch derartige Störungen der Aufnahmefähigkeit sind häufig vorgekommen. 8mal ist es zu ausgesprochenen Wahnvorstellungen gekommen, die bizarren, phantastischen Charakter trugen und stark wechselten. DOYLE hebt ausdrücklich hervor, daß keiner unter all diesen Kranken jemals vorher irgend eine psychische Störung durchgemacht hat und daß nur ein einziger unter ihnen erblich belastet war. Man weiß nicht genau, ob das Auftreten psychischer Veränderungen rein funktionell ist oder am Ende doch organisch bedingt sei. Reine Psychosen, auch zentral bedingte Lähmungserscheinungen, sind sehr selten nach Narkosen beobachtet worden. MÜLLER unterscheidet: 1. die Lähmung infolge primärer Degeneration der Hirnrinde; 2. die Lähmung infolge von ischämischen Erweichungen der Hirnrinde oder als Folge von Blutungen. Man nimmt an, daß Degenerationen und Nekrosen, wie sie an anderen Organen nach der Verwendung von Chloroform oder ähnlich starken Mitteln gefunden wurden, auch gelegentlich einmal im Gehirn vorkommen; oder aber, daß es sich um postnarkotische Schädigungen der Gefäße handelt, insbesondere der Intima der Gehirnarterien, durch welche es dann schließlich zu Blutungen kommt.

Derartige Lähmungen pflegen ebenfalls erst einige Tage nach der Operation aufzutreten. MÜLLER zitiert einen Fall von RÜDINGER, der unter Chloroformnarkose operiert worden war und bei welchem man eine Lähmung des linken Armes, der Finger, der Hand und des Vorderarmes sowie Teilen des Oberarmes beobachtet hat, die rein motorischen Charakter trug. Es kam zur Besserung, aber die Heilung wurde durch den Tod der Patientin — Hauptleiden ein Carcinom des Magens und der Leber — unterbrochen. Bei der Sektion fand man Erweichungsherde in der Marksubstanz, welche man als Folge der Narkose angesehen hat und die geeignet waren, die Ausfallserscheinungen zu erklären. Um Metastasen soll es sich nicht gehandelt haben. Trotzdem wir nicht in der Lage sind, eindeutige Beweise aus dem Schrifttum zu erbringen, scheint es doch Wahrheit zu sein, daß durch den Verlauf einer Narkose auch gelegentlich einmal arteriosklerotische oder atheromatöse Gehirnarterien platzen und umschriebene Blutungen hervorrufen können. MÜLLER ist der Ansicht, daß sogar eine Reihe von plötzlichen Todesfällen während der Narkose, und zwar namentlich während der Phase der Blutdrucksteigerung durch derartige Apoplexien entstanden sind. Die Entscheidung von Fall zu Fall ist außerordentlich schwierig.

Die postnarkotischen hysterischen Lähmungen können sehr ähnlich den traumatischen verlaufen. WATERS berichtete kürzlich über eine hysterische Erblindung nach Narkose. MÜLLER zitiert in seiner Abhandlung einen Fall von MALLY, bei welchem eine vollständige Lähmung der rechten oberen Extremität mit Anästhesie vorhanden war, deren Ursache aber doch als funktionell erkannt werden konnte. In einem Fall von DETERMANN trat eine echte, organisch bedingte Parese in Kombination mit einer hysterischen Parese nach Chloroformverwendung auf. Es war eine Nadel aus dem rechten Unterarm, unter Verwendung einer elastischen Binde zwecks Blutleere, entfernt worden. Danach konnte der Patient die rechte Hand nicht mehr bewegen und hatte keine Kraft mehr im Arm. Die Lähmung soll ziemlich gleichmäßig auf die Oberarmnerven verteilt gewesen sein, jedoch am meisten den Radialis betroffen haben. Aber es zeigte die sensible Lähmung Ausfallsbezirke, welche nicht mit der Innervation übereinstimmten und deshalb als hysterische Anästhesien erkannt werden konnten. Im Tierexperiment ist es niemals gelungen, durch Narkose Spätlähmungen zu erzeugen.

Schädigungen des peripheren Nervensystems nach der Narkose sind des öfteren vorgekommen. Diese Schädigungen beziehen sich aber nicht auf einen örtlichen Schaden durch das betreffende Narkoticum, sondern sie sind fast immer die Folge einer traumatischen Schädigung durch ungeeignete Lagerung des Patienten während des Zustandes der Bewußtlosigkeit. In dieser Beziehung bedarf es besonderer Beachtung der Lage der Extremitäten. Es ist vorgekommen, daß der Nervus ulnaris so ungeschickt auf der harten Oberfläche des Operationstisches auflag, daß er während des Zustandes völliger Muskelentspannung im Sulcus am Oberarm gequetscht worden war und danach Lähmungen auftraten. Dasselbe kann passieren, wenn der Oberarm im Zustande der Erschlaffung bei dem auf dem Rücken liegenden Patienten über die Kante des Tisches herabhängt und an derjenigen Stelle gequetscht wird, wo er den Humerus kreuzt. Auch gemischte Lähmungen im Gebiet des Radialis oder Medianus sind beobachtet worden, wenn im Zustand der Toleranz der Patient, wie es zu mehreren Operationen notwendig ist, mit Achselhalter oder Achselschlinge gehalten wurde und diese die betreffenden Nerven zu stark gegen die Knochen drückten. Ferner ist es zu sehr unangenehmen Lähmungen des Plexus brachialis gekommen, dadurch, daß man die Arme zulange nach hinten oben fixiert hatte. Es wurde versucht, den Mechanismus dieser Quetschung an der Leiche nachzuahmen, und festgestellt, daß bei Hyperextension im Gebiet der Schulter und gleichzeitiger starker Abduktion das Schlüsselbein erhoben und gegen die Seitenfortsätze des 5. bis 7. Halswirbels gedrückt wird, also gerade gegen diejenigen Stellen, an denen der Plexus heraustritt und abwärts in die Achselhöhle zieht. Nähere Beschreibung der Versuche sind von RÜDINGER und GAUPP gemacht worden; wir finden sie in dem Buch von MÜLLER (s. S. 75 des I. Bandes). Die Arterie soll nicht mitgequetscht werden. Auch soll es schon zu einer Überdehnung der betreffenden Plexusnerven gekommen sein dadurch, daß der Arm eines Patienten stark herabgezogen und der Kopf nach der entgegengesetzten Seite geneigt und gedreht wurde.

Es handelt sich also bei all diesen Lähmungserscheinungen peripherer Nerven nicht um die Folgen einer Intoxikation, sondern um traumatische Läsionen durch Druck, die im allgemeinen recht hartnäckig verlaufen, wenn auch der größte Teil von ihnen wieder vollkommen ausheilt.

An den unteren Extremitäten kommen derartige Lähmungen erheblich seltener vor; aber sie sind immerhin beschrieben und beziehen sich im allgemeinen auf Druck im Gebiet der Kniekehle. Sie entstehen z. B. nach gynäkologischen Untersuchungen und Operationen, wenn Kniehalter verwendet werden, die nicht genügend gepolstert sind und die betreffenden, hier relativ oberflächlich verlaufenden Nerven gegen die harte Knochenunterlage drücken. Auf diese Weise ist es mehrfach zur Lähmung des Nervus peronaeus und tibialis gekommen. Seltener hat man dieselben Erscheinungen auch dann erlebt, wenn ein Knie über eine scharfe Kante des Operationstisches im Toleranzstadium für längere Zeit herabhing. Von GRUMPERT wurde einmal eine derartige Lähmung des Nervus cruralis nach Verwendung von Beinhaltern beobachtet, bei welcher der Ileopsoas und Quadrizeps vollkommen atrophisch wurden. In demselben Falle soll das Gebiet des Cutaneus femoris medius und saphenus minor und major überempfindlich gewesen sein. Eine Entartung des Nervus cruralis soll nicht nachweisbar, aber seine elektrische Erregbarkeit soll bedeutend herabgesetzt gewesen sein. GRUMPERT erklärt den Fall dadurch, daß der Oberschenkel im Hüftgelenk zu stark gebeugt war und die betreffenden benachbarten Muskelgruppen des iliacus internus und des psoas major sowie den quadriceps femoris zusammenquetschten, die ihrerseits den cruralis gedrückt haben.

Natürlich können derartige Lähmungen und auch ischämische Erscheinungen nach der Verwendung künstlicher Blutleere mit elastischen Binden oder des ESMARCHschen Schlauches auftreten, die nichts mit einer Narkosenachwirkung zu tun haben. Zum Teil ist es zu Sensibilitätsstörungen in den betreffenden Gebieten, in der Hauptsache aber zu Motilitätsstörungen verschiedenster Grade und verschiedenster Prognose gekommen.

Unter die Dauerschäden müssen wir auch den Mißbrauch von Narkotica rechnen, wenn er seinen Ausgangspunkt von einer Narkose nahm. Am bekanntesten ist der Abusus von Äther, der bei Menschen manchmal seinen Ursprung nach der Verwendung des Äthers zu narkotischen Zwecken genommen hat. Wir kennen aber auch einen Mißbrauch des Chloroforms, der Gasnarkotica, sowie vor allem des Lachgases und neuerdings sogar des Narcylens. Ein Fall von Narcylenismus bei einer Schwester wurde seinerzeit von SIOLI (weitere Literatur dort) mitgeteilt. TÖBBER berichtete 1928 ausführlicher über Chloroformsucht.

Bezüglich der organischen Dauerschäden, welche nach Narkosen zurückbleiben können, stehen diejenigen des Herzens, der Lunge, der Leber und Niere im Vordergrund.

Beim Herzen handelt es sich meistens um Zustände der Myodegeneratio cordis, auf der Basis einer echten Intoxikation des Herzmuskels durch halogenhaltige Narkotica, insbesondere das Chloroform. Viele Patienten haben vor allen Dingen nach Rezidivnarkosen mit Chloroform über Herzschwäche bei Anstrengungen zu klagen, und manche haben zeitlebens die Zeichen der Myodegeneratio toxica behalten. Sie sind anfällig, zu sportlicher Betätigung und zu größeren Anstrengungen unbrauchbar geworden.

Bezüglich der Lungen muß man in erster Linie an die Folgen der Kreislaufstörungen denken und erst in zweiter Linie an die Folgen der Pneumonie; denn die letzteren heilen, sofern sie nicht tödlich enden, im allgemeinen gut aus. Durch die Kreislaufschwäche jedoch kann es nach der Narkose zu Thrombosen und Lungenembolien kommen, welche dann zu Lungeninfarkten führen und zeitlebens die Ventilationsverhältnisse des betreffenden Patienten empfindlich stören.

Die Dauerschäden bezüglich der Organe Leber und Niere fallen ganz und gar in den Rahmen derjenigen Schäden, welche gelegentlich zum Tode der Patienten geführt haben. Man unterscheidet sie lediglich in gradueller Beziehung. Die insbesondere durch Chloroform hervorgerufenen chronischen Leberschädigungen hinterlassen, sofern der Patient durchkommt, eine Dauerinsuffizienz des betreffenden Organes und somit eine Dauerschädigung des Stoffwechsels und des Säurebasenhaushaltes. Es kommt zu einer erheblichen Gefährdung des Patienten bei gegebenenfalls weiteren, notwendigen Operationen.

Bezüglich der Nieren ist der empfindlichste Teil das Gebiet der gewundenen Kanälchen, und es kann, sofern die Niere nicht auf dem Umwege des Kreislaufes durch Infarkte einen Dauerschaden erlitten hat, auf toxischer Basis eine Sekretionsstörung bzw. Funktionsstörung des Organs zurückbleiben, welche die Entfernung der Stoffwechselschlacken und die Aufrechterhaltung des Säurebasengleichgewichtes zeitlebens beeinträchtigt.

Nach den Narkosen können aber auch latent gewesene, vorhandene Krankheiten mobilisiert werden und sogar noch nachträglich auf diese Weise den Verlust des Patienten herbeiführen. Am häufigsten ist dieses Ereignis bei latenter Lungentuberkulose, Nierentuberkulose eingetreten, weswegen alle erfahrenen Anästhesisten zur Vorsicht raten. Ähnliches gilt vom Diabetes, der post operationem unter dem Einfluß von Inhalationsnarkotica in manchen Fällen nachweisbar florid wurde und sogar schon tödlich endete. In dem Spezialabschnitt über die postnarkotischen Schäden im Gebiet der Nieren wurde schon erwähnt, daß der Einfluß der Narkotica sich am ungünstigsten bei denjenigen Fällen bemerkbar macht, die schon vor der Narkose eine Krankheit des betreffenden Organes erlitten haben.

Literatur.
Narkoseverteilung und Narkosekombinationen.

Bürgi: Med. Klin. 1914, Nr 14/15.

Gros: Dtsch. med. Wschr. 1929, 130.

Kärber u. Lendle: Arch. f. exper. Path. IV. Mitt. 142, 1—16 (1929); V. Mitt. 143, H. 1/2, 88.

Lendle: Pharm. Ges. 1928. Jkurse ärztl. Fortbildg 1932, Aug.-H. Arch. f. exper. Path. I. Mitt. 139, H. 3/4, 179, 201, 211. — Lundy: Curr. Res. Anaesth. a. Analg. 6, H. 1 (1927).

Maiditsch: Narkose und Anästhesie 2, 507 (1928). — Müller: Chirurg 4, H. 19 (1932).

Schmidt u. Schaumann: Dtsch. Z. Chir. 216, H. 3/4. — Starlinger: Schmerzverhütung. Wien: Julius Springer 1931.

Azidosis.

Aimes: Presse méd. 29, No 26, 254 (1921). — Aliers u. Bondi: Biochem. Z. 6, 366. — Atkinson, E.: J. of biol. Chem. 52 (1922). — Austin, A. Jonas: Amer. J. med. Sci. 153, 90 (1917).

Beresow, Kuchowarenko u. Lipschütz: Arch. klin. Chir. 144, H. 1, 222 (1927). — Bockelmann u. Rother: Z. exper. Med. 40, 13.

Caldwell and Cleveland: Surg. etc. 25, 23 (1917). — Cannon: J. amer. med. Assoc. 73, 174 (1919). Monographie Appleton & Co., New York-London 1923. VIII, p. 55. Medical. Research. Committee. Signal Report Suisse, Nr. 25, p. 85. — Cannon and Bayliss: Medical Research. Committee Signal Report Suisse, Nr. 26, IV. 57 and 127. — Cannon and Cattel: Arch. Surg. 4, 300 (1922). — Carter: Arch. internat. Med. 26, 319 (1920). — Chauvin, Deconomos: Rev. Thér. med.-chir. 2 (1913). — Chvostek: Z. klin. Med. 14, 329 (1893). — Collip and Backus: Amer. J. Physiol. 1920, 568. — Collip u. Nürnberger: Brit. J. exper. Path. 1, 439 (1911).

Ehrmann, Esser-Löwy: Z. klin. Med. 72, 496 (1911). — Elias: Z. exper. Med. 7, H. 1/2, 1. Wien. klin. Wschr. 1914, Nr 2, 21. Erg. inn. Med. 25 (1924).

Dale, Lardlan and Richards: Medical Research. Committee Signal Report Suisse Nr. 26. — Düttmann: Klin. Wschr. 3, Nr 35, 1586 (30, 213). Zbl. Chir. 1924, 2190.

Farrar: Surg. etc. 32, Nr 4, 328 (1921). — Fischer, Smell: Curr. Res. Anaesth. a. Analg. 4, Nr 2, 118 (1925). Ref. Grenzgeb. Med. u. Chir. 32, 386 (1925).

Govorov: Moskov. med. Ž. 1925, Nr 12, 20; 35, H. 15. — Grant u. Goldmann: Amer. J. Physiol. 53, 209 (1920). — György: Klin. Wschr. 1922 I, 1399. — György u. Vollmer: Klin. Wschr. 1922 II, 2317; 1, Nr 47, 2317 (1922).

Hasselbalch: Biochem. Z. 46, 403 (1912); 74, 56 (1916). — Hawkins, Murphy: J. of exper. Med. 42, Nr 5, 609. — Henderson: Erg. Physiol. 8, 254 (1909). Biochem. Z. 24

(1910). — Herz: Zbl. Chir. **53**, Nr 27, 1684 (1926). — Hirsch: J. inf. Dis. **29**, 40 (1921). — Hirsch and Lisle Williams: J. inf. Dis. **30**, 259 (1922). — Hirschfelder: J. amer. med. Assoc. **76**, Nr 23, 1550 (1921).

Jalcowitz u. W. Schosserer: Wien. klin. Wschr., 19. Aug. **1926**. — Jaquet: Arch. f. exper. Path. **30**, 311 (1902). — Jean, Tallermann: Brit. J. Childr. Dis. **21**, Nr 250/252, 268 (1924). — Jeanbrau, Bonnet et Cristol: J. d'urol. **11**, No 5/6, 505 (1921).

McKeen, Cattel: Arch. Surg. **6**, 41 (1923). — Kennevay, Pembrey and Poulton: Observations on acidosis. J. of Physiol. **47**, Proc. X, 18. Oktober 1913. — Koehler: J. of biol. Chem. **62**, Nr 2, 435 (31, 655). — Kroetz: Z. exper. Med. **52**, 770 (1926, Okt.).

Levy: N. Y. City amer. Med., Dez. **1926**. — Levy and Machea: New Orleans med. J. **77**, Nr 11, 478. — Loessl: Budapesti Orv. ujság. **23**, Nr 49, 1461 (1925). — Luckhardt: Klin. Wschr. **4**, Nr 16, 739.

Menten and Crile: Amer. J. Physiol. **38**, 225 (1915). — Michaelis: Dtsch. med. Wschr. **1914**, H. 23, 1170. Monographien aus dem Gebiete der Physiologie der Pflanzen und Tiere, Bd. 1. Berlin: Julius Springer 1922. — Milroy: J. of Physiol. **51**, 272 (1917). — Morris: J. amer. med. Assoc. **68**, 393 (1917).

McNider: J. of exper. Med. **28**, 517 (1918). — McNider, Hill: J. of Pharmacol. **1926**.

Palmer and van Slyke: J. of biol. Chem. **32**, 499 (1917). — Pfeiffer: Zbl. Chir. **1925**, Nr 39, 2182. — Poulton: Brit. med. J. **1920**, Nr 3107, 69. — Praetice, Lund and Harbo: J. of biol. Chem. **44** (1920). Zit. nach Wymer.

Reimann and Bloom: J. of biol. Chem. **36**, 211 (1918). — Reimann and Hartmann: Amer. J. of Physiol. **1919—20**, 82. — Rohonyi: Münch. med. Wschr. **67**, 1465 (1920). — Rolly: Dtsch. Z. Nervenheilk. **1913**, Nr 47/48, 617. Münch. med. Wschr. **68**, 1201 (1921). — Rose: Illinois med. J. **41**, Nr 1, 6—9 (1922). Ref. Zbl. Grenzgeb. Med. u. Chir. **17**, 165.

Schultze, Fritz: Zbl. Chir. **51**, Nr 49, 2688 (30, 603). — Schultze, Günther: Zbl. Gynäk. **50**, Nr 31, 2002 (1926); 31. Juli **1926**. Zbl. Chir. **1924**, 2688. — Shock-Kommissionen: Medical. Research. Committee Sygnal Roport Suisse VII, Nr. 25, p. 246. — Short: J. of biol. Chem. **41**, 503 (1920). — van Slyke, Austin and Cullen: J. of biol. Chem. **53**, 277 (1922). — van Slyke and Cullen: J. of biol. Chem. **30**, 289 (1917). — Smith, Louisville: Internat. J. of Med., Febr. **1927**. — Sobel: Amer. J. Surg., Nov. **1926**. — Spiro: Beitr. chem. Physiol. u. Path. **1**, 269 (1901). Klin. Wschr. **2**, 2039 (1923).

Thalheimer: J. amer. med. Assoc. **1924**, 383, 696.

Walter: Arch. f. exper. Path. **7**, 148 (1877). — Whesley, Bourne (Montreal, Canada): Brit. J. Anaesth., Okt. **1926**. Proc. roy. Soc. Med. **19**, 49, 51 (1926). — Wilkins: Brit. med. J. **1920**, Nr 3107, 69. — Wymer, J.: Dtsch. Z. Chir. **195**, H. 6, 353, 399. Knolls Mitt. Ärzte **1926**, H. 3, 59.

Lungenkomplikationen.

Allen: New England J. med. **204**, 1280 (1926). — van Allen: J. of orient. Med. **15**, 83 (1931). — Alvin, Hermann: J. amer. med. Assoc. **79**, Nr 26, 2154 (1922); **82**, Nr 5, 384 (1924). — Askoli: Policlinico, soz. chir. **35**, H. 2, 65 (1928).

Behrendt: N. Y. med. J. **113**, Nr 11, 527 (1921). — Boland, Sheret: Lancet **215**, Nr 3, 111 (1928). — Brisoc: Lancet **1931** II, 513. — Brown: J. amer. med. Assoc. **95**, 100 (1930). — Brown, G.: Curr. Res. Anaesth. a. Analg. **7**, Nr 6, 381. — Brown and Debenham: J. amer. med. Assoc. **99**, 909 (1912). — Brunn-Brill: Ann. Surg. **92**, 801 (1930).

Chaudler: California Med. **27**, Nr 3, 370 (1927). — Coryllos: Surg. Res. **50**, 795 (1930). — Coryllos and Birnbaum: Arch. Surg. **16**, Nr 2, 501 (1928). — Culovskij, K.: Omsk. med. Ž. **1926**, Nr 1, 4/8. Z.org. f. Chir. **42**, 495. — Cutler: Arch. franco-bèlg. Chir. **31**, 22—41 (1928).

Daily, Louis and Ray K. Daily: Brit. J. Anaesth. **6**, 101—106 (1928). — Danilow, Nisnivic (Russ.): Z.org. Chir. **59**, 816. — De Courey, J. L.: Curr. Res. Anaesth. a. Analg. **8**, Nr 6, 342. — De Ferme: Arch. ital. Chir. **26**, Nr 39, 689. — Dei Rossi: Arch. ital. Chir. **1930**, 714—716. — Diez: Prensa méd. argent. **17**, 1166 (1931).

Eden: Münch. med. Wschr. **71**, Nr 24, 775 (1924).

Featherstone, Henry: Brit. J. Surg. **12**, Nr 47, 487—523 (1925). — Fine u. Drinker: Arch. Surg. **22**, 495 (1931). — Foar: Arch. ital. Chir. **22**, 318 (1928). — Fontaine, John: Chirurg **25**, 385 (1928). — Fontaine, Reni (Straßbourg): Lyon chir. **1928**, No 4, 385—448. — Fucker: Anal. of Otol. **37**, 569 (1928). — Fuller: Lancet **1930** I, 115.

Geinatz, S.: 17. russ. Chir.kongr. Leningrad, 26.—31. Mai 1925, **1926**, 471—475. — Ghiron: Arch. Soc. ital. Chir. **1929**, 714. — Gwyn: Canad. med. Assoc. J. **16**, Nr 7, 772; Nr 8, 893—903 (1926).

Halperin, George: Surg. etc. **41**, Nr 1, 53—56 (1925). — Henryk (Poln.): Z.org. Chir. **53**, 30. — Hollms: J. amer. med. Assoc. **93**, 100 (1929).

IWANOWA-LAVROVA (Russ.): Z.org. Chir. **46**, 690.

JACOBEUS, WESTERMARK: Z.org. Chir. **11**, 547 (1930).

KIMBAROVSKIY (Russ.): Z.org. Chir. **60**, 343. — KNOBLOCH: Acta chir. scand. (Stockh.) **66**, 91 (1930). (Tschech.) Org. Chir. **44**, 261. — KÖNTZEY (Ung.): Z.org. Chir. **47**, 556 (1929).

LAPOINTE: Presse méd. **1932 I**, 233. — LEE, ESTEL u. FISCHER: Atlantic med. J. **31**, Nr 5, 284, 295 (1928). — LEE, ESTEL and RAVDIN: Ann. Surg. **88**, Nr 1, 6—14, 15, 151—153 (1928). — LENORMANT, ISELIN: J. de Chir. **32**, 527 (1928). — VAN LINDSKOG: J. thorac. Surg. **1**, 3 (1931). — LOURIÉ, PODSCHIBIAKIN: Gynéc. **30**, 391 (1931). — LUND u. RITOV: Boston. med. J. **190**, Nr 26, 1103—1107 (1924).

MANDEL, FELIX: Dtsch. Z. Chir. **165**, H. 1/2, 67 (1921). — MATHES, M. E. u. E. HOLMAN (San Francisco): Curr. Res. Anaesth. a. Analg. **9**, 19 (1930). — MOCQUOT: Bull. Soc. nat. Chir. Paris **55**, 1165 (1929). — MOORE: Arch. Surg. **22**, 225 (1931). — MORRISON: California Med. **27**, Nr 6, 792 (1927). — MOTNENKO (Russ.): Z.org. Chir. **56**, 226.

NICITIN (Russ.): Nov. chir. Arch. (russ.) **16**, 12 (1928).

PATEY: Brit. J. Surg. **17**, 486 (1928). — PERRIER u. SALOZ: Schweiz. med. Wschr. **1928 II**, 1036. — PINECHIN, SCOTT and MORLOCK: Brit. med. J. **1931**, Nr 36, 73, 930. — PORTMANN: Arch. physic. Ther. **9**, 385 (1928). — PROTOPOPOFF, F.: Russk. Klin. (russ.) **3**, 5, Nr 24, 561—569 (1926).

QUENU u. OBERLIN: Arch. méd.-chir. Appar. respirat. **2**, No 2, 140 (1927).

RAZEMOM: Arch. méd.-chir. Appar. respirat. **5**, 32 (1930). — REINBERG: Festschrift zum 150jährigen Jubiläum und Bestehen des Klinischen Krankenhauses in Moskau. Dtsch. Z. Chir. **230**, 182 (1931). — ROKITZKY, W. M.: Vestn. Chir. (russ.) **3**, H. 8/9, 39—46 (1924).

SACRETODE: J. med. Torino **1931 I**, 828. — SCHNEIDER: Zbl. Chir. **50**, Nr 29, 1121 (1923). SCOTT, MERLE, CUTLER: J. amer. med. Assoc. **90**, Nr 22, 1759 (1928). — SEBENING, SCHMIEDEN: Dtsch. med. Wschr. **53**, Nr 49, 2062 (1927). — SECRETAN u. REY: Chirurg **26**, 694 (1929). — SÉGALL (Russ.): Z.org. Chir. **45**, 143. — SEIDL, HANNS: Münch. med. Wschr. **1926**, Nr 3. — SIMON: Gaz. Hôp. **1929 II**, 1885. — SISE, L. F. P.: Curr. Res. Anaesth. a. Analg. **6**, 4, 27. — SMITH u. MORTON: Arch. Surg. **18**, 2167 (1929). — SPECHT, RAHIER et REGNIER: Le Scalpel **1930**, No 1, 705. — STAHNKE: Zbl. Chir. **1930**, Nr 49, 3041; **1930**, 1333 (nichts Neues).

TOWERS: Arch. Surg. **17**, 304 (1928).

WEIDLIN and HERRMANN: J. amer. med. Assoc. **91**, 850 (1928).

Lungenatelektase und massiver Kollaps.

VAN ALLEN: New England J. Med. **204**, 1280 (1926). J. of orient. Med. **15**, 83 (1931). — VAN ALLEN, LINDSKOG: J. thorac. Surg. **1**, 3 (1931). — ALVIN, HERMANN: J. amer. med. Assoc. **79**, Nr 26, 2154 (1922). — ALWIN: J. amer. med. Assoc. **82**, Nr 5, 384 (1924). — ASKOLI: Policlinico, sec. chir., **35**, H. 2, 65 (1928).

BEHRENDT: N. Y. med. J. **113**, Nr 11, 527 (1921). — BOLAND, SHERET: Lancet **215**, Nr 3, 111 (1928). — BRISOC: Lancet **1931 II**, 513. — BRISCOE, J. CHAELTON: Quart. J. Med. **13**, Nr 51, 293—335 (1920). — BROCKMANN, R. ST. and LEGER: St. Barth. Hosp. J. **22**, Nr 4, 63—65 (1914). — BROWN: Journ. amer. med. Assoc. **95**, 100 (1930). — BROWN, G.: Curr. Res. Anaesth. a. Analg. **7**, Nr 6, 381. — BROWN and DEBENHAM: J. amer. med. Assoc. **99**, 909 (1912). — BRUNN and BRILL: Ann. Surg. **92**, 801 (1930).

CHANDLER: California Med. **21**, Nr 3, 370 (1927). — CORYLLOS: Surg. Res. **50**, 795 (1930). — CORYLLOS u. BIRNBAUM: Arch. Surg. **16**, Nr 2, 501 (1928). — CULOVSKIJ, K.: Omsk. med. Ž. **1926**, Nr 1, 4—8. Z.org. Chir. **42**, 495. — CUTLER: Arch. franco-belg. Chir. **31**, 22—41 (1928).

DAILY, LOUIS and RAY K. DAILY: Brit. J. Anaesth. **6**, 101—106 (1928). — DANILOW u. NISNIVIC (Russ.): Z.org. Chir. **59**, 816. — DELFINO: Arch. ital. Chir. **3**, H. 5, 470 (1921). — DE COUREY, J. L.: Curr. Res. Anaesth. a. Analg. **8**, Nr 6, 342. — DE FERME: Arch. ital. Chir. **26**, 689, Nr 39. — DEI ROSSI: Arch. ital. Chir. **1930**, 714—716. — DIEZ: Prensa méd. argent. **17**, 1166 (1931).

EDEN: Münch. med. Wschr. **71**, Nr 24, 775 (1924).

FANKEN, S.: Arch. internat. Méd. **48**, 1225 (1931). — FAULKNER: Zbl. Chir. **1931**, 2572. FEATHERSTONE, HENRY: Brit. J. Surg. **12**, Nr 47, 487 (1925). — FINE u. DRINKER: Arch. Surg. **22**, 495 (1931). — FOAR: Arch. ital. Chir. **22**, 318 (1928). — FONTAINE, JOHN: Chirurg **25**, 385 (1928). — FONTAINE, RENI (Straßbourg): Lyon chir. **1928**, No 4, 385—448. — FRITZ: Klin. Wschr. **5**, Nr 1, 15 (1926). — FUCKER: Ann. of Otol. **37**, 569 (1928). — FULLER: Lancet **1930 I**, 115.

GAUDIER: Bull. Soc. Chir. Paris **57**, 1625 (1931). — GEINATZ, S.: 17. russ. Chir.kongr. Leningrad, 26.—31. Mai 1925, **1926**, 471—475. — GHIRON: Arch. ital. Chir. **1929**, 714. — GWYN: Canad. med. Assoc. J. **16**, Nr 7, 772; Nr 8, 893 (1926).

HALPERIN, GEORGE: Surg. etc. 41, Nr 1, 53 (1925). — HENRYK (Poln.): Z.org. Chir. 53, 30. — HIRSCHBOECK, F. J.: Amer. J. med. Sci. 164, Nr 2, 268 (1922). — HOLLMS: J. amer. med. Assoc. 93, 100 (1929).

IWANOWA, LAVROVA (Russ.): Z.org. Chir. 46, 690.

JACOBEUS, WESTERMARK: Chirurg 11, 547 (1930).

KAESS, F. W.: Mitt. Grenzgeb. Med. u. Chir. 38, H. 4, 509—515 (1925). — KIMBRAOVSKIJ (Russ.): Z.org. Chir. 60, 343. — KNOBLOCH: Acta chir. scand. (Stockh.) 66, 91 (1930). (Tschech.) Z.org. Chir. 44, 261. — KÖNIG, PAUL: Dtsch. Z. Chir. 199, H. 3, 198 (1926). — KÖNTZEY (Ung.): Z.org. Chir. 47, 556 (1929).

LAPOINTE: Presse méd. 1932 I, 233. — LEE, ESTEL and FISCHER: Atlantic med. J. 31, Nr 5, 284, 295 (1928). — LEE, ESTEL and RAVDIN: Ann. Surg. 88, Nr 1, 15 (1928). — LENORMANT, ISELIN: J. de Chir. 38, 527 (1928). — LUND and RITOV: Boston med. J. 190, Nr 26, 1103—1107 (1924).

MANDEL, FELIX: Dtsch. Z. Chir. 165, H. 1/2, 67 (1921). — MATHES, M. E. u. E. HOLMAN (San Francisco): Curr. Res. Anaesth. a. Analg. 9, 19 (1930). — MOCQUOT: Bull. Soc. nat. Chir. Paris 55, 1165 (1929). — MOORE: Arch. Surg. 22, 225 (1931). — MORRISON: California Med. 27, Nr 6, 792 (1927). — MOTNENKO (Russ.): Z.org. Chir. 56, 226. — MÜHLBRANDT: Zbl. Chir. 54, 160 (1927).

NICITIN: Nov. chir. Arch. (russ.) 16, 12 (1928).

PASTEUR, W.: Brit. J. Surg. 1, Nr 4, 587—601 (1914). — PATEY: Brit. J. Surg. 17, 487 (1928). — PERRIER z. SALOU: Schweiz. med. Wschr. 1928 II, 1036. — PINECHIN, SCOTT and MORLOCK: Brit. med. J. 1931, Nr 3673, 930. — PORTMANN: Arch. physic. Thèr. 9, 385 (1928). — PROTOPOPOFF, F.: Russ. Klin. 5, Nr 24, 561—569 (1926).

QUENU et OBERLIN: Arch. méd. Chir. Appar. rèspirat. 2, No 2, 140 (1927).

RAZEMOM: Arch. méd. Chir. Appar. rèspirat. 5, 32 (1930). — REINBERG: Dtsch. Z. Chir. 230, 182 (1931). Festschrift zum 150jährigen Jubiläum und Bestehen des Klinischen Krankenhauses in Moskau. — REINBERG u. ZUCKERMANN (Russ.): Z.org. Chir. 45, 846. — ROKITZKY, W. M.: Vestn. Chir. (russ. 3, H. 8/9, 39—46 (1924). — RUCKER: Amer. J. Obstetr. 13, Nr 6, 764.

SACRETODE: J. Med. Torino 1931 I, 828. — SCHNEIDER: Zbl. Chir. 50, Nr 29, 1121 (1923). — SCOTT: J. amer. med. Assoc. 93, 191 (1929). — SCOTT, MELER and CUTLER: J. amer. méd. Assoc. 90, Nr 22, 1759 (1928). — SEBENING u. SCHMIEDER: Dtsch. med. Wschr. 53, Nr 49, 2962 (1927). — SECRETAN u. REY: Chirurg 26, 694 (1929). — SÉGALL (Russ.): Z.org. Chir. 45, 143. — SEIDL, HANNS: Münch. med. Wschr. 73, Nr. 3, 95—97 (1926). — SERINGER, F. A. C.: Surg. etc. 32, Nr 6, 486—492 (1921). Amer. J. Surg. 36, Nr 4, 50—53 (1922). — SIMON: Gaz. Hôp. 1929 II, 1885. — SISE, E. F. P. (Boston): Curr. Res. Anaesth. a. Analg. 6, H. 4 (1927). — SMITH and MORTON: Arch. Surg. 18, 2167 (1929). — SPECHT, RAHIER et REGNIER: Le Scalpel 1930, No 1, 705. — STAHNKE: Zbl. Chir. 1930, Nr. 49, 1333, 3041.

TIEGEL: Zbl. Chir. 1931, 3249. — TOWERS: Arch. Surg. 17, 304 (1928).

WEIDLIN u. HERRMANN: J. amer. med. Assoc. 91, 850 (1928). — WILDER: Arch. Surg. 17, Nr 6, 1947.

ZEITLIN, R. M.: Vrac. Gaz. 1924, Nr 11/12, 260.

Narkosetodesfälle und Mortalität.

ACOMB, J. A.: Brit. med. J., Okt. 1927. — AMADON, P. D.: Michigan State med. Soc. J., Febr. 1931.

BALDWIN: Amer. J. Surg. 38, Nr 8, 185 (1924).

CLEMENT, F. W., M. B. TOLEDO (Ohio): Curr. Res. Anaesth. a. Analg. 12, Nr 3 (1933, Mai-Juni).

FLEMMING: Brit. med. J. 1923, Nr 3279, 804. — FOREIGN-LETTERES-London: J. amer. med. Assoc., 8. Dez. 1928.

GARDNER, H. BELLAMY (London): Brit. J. Anaesth., Jan. 1930. — McGILLICUDDY, O.: Ann. Arbor. J. Michigan State med. State Soc., Juni 1928.

HALL: Med. J. Austral. 1, Nr 7, 158 (1924). — HECK: Zbl. Chir. 1929, H. 22, 1444. — HENDERSON, V. E. and A. S. KENNEDY: Canadian med. Assoc. J., Aug. 1930. — HOFFMANN, S. S.: J. S. Africa med. Assoc., 11. Febr. 1928. — HORNABROOK, R. W. (Melbourne, Australia): Curr. Res. Anaesth. a. Analg., Mai-Juni 1928. Med. J. Austral., 21. Dez. 1929. Brit. J. Anaesth., Jan. 1930. — HOWEL: Lancet 202, Nr 22, 1092 (1922).

JAYLE, F.: Rev. franç. Gynéc., Jan. 1929.

KAYE, GOEFFREY (Melbourne): Med. J. Austral., 18. Jan. 1930. — KEMP, W. N., B. C. VANCOUVER: Curr. Res. Anaesth. a. Analg., Mai-Juni 1932. — KOSTER, HARRY and WEINTROB MORRIS: Amer. J. Surg., Aug. 1930.

LECENE, P.: Bull. Soc. nat. Chir. Paris, 2. Juni **1928**.

MENNELL, C.: Curr. Res. Anaesth. a. Analg. 7, H. 4 (1928). — MILLER: Pennsylviana med. J. **24**, 372 (1921).

NEUHOF, H. and A. H. AUFSES: Ann. Surg., März **1930**.

PETREN, G. (Lund, Sweden): Ann. Surg., Juli **1930**.

RISER, CADENAT and LAPASSET: Bull. Soc. nat. Chir., 31. Mai **1930**. — ROLLISON, J. W. (Adelaide, Australia): Curr. Res. Anaesth. a. Analg., Juli-August **1930**. — ROSS, J. MACKENZIE and T. SHENNAN: Lancet, 3. Okt. **1928**.

SANTORO, E.: Riforma med., 5. März **1928**. — SCHOENING: Münch. med. Wschr. **70**, Nr 52, 1526 (1923). — STEWART, C. C. (Montreal): Canad. med. Assoc. J., Juli **1930**. — SUZUKI: Mitt. med. Fak. Fukuoka **10**, 241 (1925).

WATERS: Amer. J. Surg. **34**, Nr 7, 76 (1920); **36**, Nr 4, 57 (1922). — WESTERBORN, A.: Uppsala Läk.för. Förh., 30. Aug. **1930**. — McWILLIAMS and WILSON: Brit. med. J., 22. Juni **1929**.

Bezüglich weiterer Literatur zu der Mortalität der einzelnen Verfahren verweise ich auf die ausführlichen Literaturverzeichnisse in den Büchern von GWATHMEY, V. BRUN, MÜLLER, ferner auf die Arbeiten von ANSCHÜTZ, SPECHT und TIEMANN (1930) aus den Ergebnissen der Chirurgie und Orthopädie, Bd. 23, ferner ANSCHÜTZ: 11. Jg., Chirurgenkongreß Madrid, 15.—18. März 1932, und auf das laufende Literaturverzeichnis der Curr. Res. Anaesth. a. Analg., welche alljährlich in einem geschlossenen Heft erscheinen und in welchen eine besondere Rubrik die Todesfälle der einzelnen Verfahren verzeichnet.

VI. Narkoseempfindlichkeit und Indikation.

A. Über die Narkoseempfindlichkeit.

Jedem Praktiker ist die Tatsache bekannt, daß die Empfindlichkeit gegen Narkotica in sehr hohem Maße individuell verschieden ist, so daß man also in dem einen Falle mit sehr geringen Dosen brauchbare Schlaftiefen erhält, und in einem anderen Falle trotz hoher Dosierung nur mit Mühe eine Narkose erzielt, die eine glatte Durchführung des geplanten operativen Eingriffes ermöglicht. Es sei an dieser Stelle zum ersten Male der Versuch gemacht, das Wenige zusammenzutragen, was man zur Erklärung der Narkoseempfindlichkeit anführen könnte. Bei dieser Gelegenheit sei von vornherein zugegeben, daß das Problem der Narkoseempfindlichkeit auf das engste mit der Frage der Operationsgefährdung zusammenhängt und somit zu den schwierigsten Problemen der allgemeinen Chirurgie gehört.

Man muß vom praktischen Standpunkt aus zwischen der konstitutionell bedingten und der erworbenen Narkoseempfindlichkeit unterscheiden. Die erstere ist nur eine Teilerscheinung allgemeiner Labilität, einer Minderwertigkeit des allgemeinen Körperbaues oder der Minderwertigkeit eines Organsystems. Die letztere ist stets die Folge der Hauptkrankheit oder Nebenkrankheiten, oder gar der Veränderungen, welche sich unter der Operation und unter den Folgen der Giftwirkung allmählich vollziehen.

Vom theoretischen Standpunkt hat man seinerzeit daran gedacht, daß der Fettgehalt des Blutes und der Gewebe irgendwelchen maßgebenden Einfluß auf den Verlauf der Narkose und die Dosierung hat. Zweifellos, wie noch im folgenden Abschnitt über die Indikation der Narkose betont werden wird, hat es sich ergeben, daß der fettleibige Patient besondere An- und Abflutungsverhältnisse der Narkose zeigt, welche zu Schwierigkeiten führen können; das hat aber nichts im eigentlichen Sinne mit der Frage der Narkoseempfindlichkeit des Organismus zu tun. Anders dagegen liegen die Dinge bezüglich des Fettspiegels des Blutes, da man weiß, daß die Narkotica durch das Blut transportiert werden und verschieden große Mengen an den Lipoiden oder fettartigen Substanzen hängen bleiben. Es ist klinisch niemals ein Unterschied des Narkoseverlaufes in Erscheinung getreten, welcher mit der Höhe des Fettspiegels im Blut in Zusammenhang hätte gebracht werden können, trotzdem es eine Reihe von Krankheiten gibt, bei denen nachweislich der Fettspiegel erhöht gefunden wird (bestimmte Nierenkrankheiten, Filaria sanguinis hominis usw.). Man hat auch Versuche angestellt, durch künstliche Erhöhung des Fettspiegels im Blut die Schlaftiefen zu reduzieren und die Narkose zu unterbrechen, ausgehend von dem Gedanken, daß ja die Narkotica fettlösliche Substanzen sind und dieserhalb in erhöhtem Maße von den injizierten Fettmengen adsorbiert werden würden. Alle Versuche jedoch, mit Lecithol oder ähnlichen Substanzen eine Verkürzung der Narkosezeit oder eine Verminderung der Schlaftiefe zu erreichen, sind restlos gescheitert.

Es ist eine feststehende Tatsache, daß der anämische Patient hoch narkoseempfindlich ist; wodurch, ist jedoch nicht bekannt. Da das Hämoglobin an sich keine wesentlich verschiedenen Löslichkeitswerte von dem Serum besitzt, so kann die verminderte Menge von Hämoglobin als Vehikel keinen nennenswerten Einfluß auf den Narkoseverlauf haben. Man könnte daran denken, daß die Verminderung der Erythrocytenzahl an der Erhöhung der Narkoseempfindlichkeit beteiligt sei, weil es feststeht, daß im Blut weitaus die größte Menge narkotisch wirksamer Substanzen an den roten Blutkörperchen hängen bleibt, und zwar an den fettartigen Hüllen. Wir wissen jedoch nichts Näheres hierüber und halten diese Erklärung für recht unwahrscheinlich. Bei dem Anämischen irgendwelcher Genese dürfte vielmehr die veränderte Sauerstoffversorgung des Körpers an der auffallenden Labilität des Zentralnervensystems schuld sein, und diese indirekt Narkoseempfindlichkeit erzeugen. Wahrscheinlich kommt diese Labilität auf dem Wege einer Veränderung der Wasserstoff-Ionenkonzentration des Blutes zustande. Bei Patienten, welche eine Veränderung der Sauerstoffversorgung irgendwelcher Art zeigen, kann man stets eine gewisse Narkoseempfindlichkeit durch Säuerung feststellen. Die Narkose selbst, soweit wir aus den Stoffwechselversuchen davon Kenntnis haben, verändert die Sauerstoffversorgung der Peripherie und vermehrt dadurch die Säuerung (Milchsäureanhäufung).

Etwas günstiger liegen die Erklärungsversuche bei Beurteilung derjenigen Einflüsse, welche sich auf den Kreislauf beziehen. Hier dürften die Veränderungen tatsächlich von ausschlaggebender Bedeutung sein, trotzdem von pharmakologischer Seite meines Wissens niemals der Versuch unternommen wurde, dies experimentell zu beweisen.

Es ist eine bekannte Tatsache, daß unsere Patienten, bei gleichmäßig durchgeführter Narkose, zur Erhaltung des anästhetischen Gleichgewichtes mit zunehmender Dauer der Narkose geringere Dosen bzw. geringere Partialdrucke des betreffenden Narkoticums benötigen. Diese Beobachtung erstreckt sich nicht nur auf die Narkoseversuche mit Äther oder Chloroform, sondern in genau derselben Weise auf die Erfahrung mit den Gasnarkotica. Dagegen wissen wir sehr wenig über diese Umstände bei den Injektionsnarkotica, weil die natürliche Anflutung die Erkennung der erhöhten Narkoseempfindlichkeit verschleiert. Man kann z. B. beobachten, daß bei längerem Gebrauch von Narcylen an Stelle der Durchschnittsdosis von 45—50% des Gases schließlich nur noch 30, ja sogar 25% zur Unterhaltung der Narkose ausreichen. McKesson teilte uns mit, daß bei anämisch empfindlichen Menschen, besonders Frauen, anstatt der Mindestdosis von 80% des betreffenden Gases ruhig 75—70%, in seltenen Fällen 60, ja sogar 50% zur Erzielung ausreichenden Schlafes verwendet werden konnten. Bert hat seinerzeit angegeben, daß die anfänglich für eine Narkose mit Äther benötigten Mengen sich mit der Zeit um 25%, diejenigen bei der Chloroformnarkose sogar um 35% verminderten.

Selbstverständlich muß man zunächst daran denken, daß die Senkung der zu der Unterhaltung erforderlichen Minimaldosis durch die zunehmende Sättigung der Gewebe bedingt ist. Die Sättigung fettreicher Gewebe kann niemals so rasch vor sich gehen, wie diejenige gut durchbluteter Organe. Die weiter vorne gezeigten Anflutungskurven für die verschiedenen Gas- und Inhalationsnarkotica zeigen die wesentlichen Differenzen. Über diesen Einfluß der allmählichen Sättigung der Gewebe hinaus jedoch bleibt noch ein unerklärlicher Rest an Zunahme der Narkoseempfindlichkeit bestehen. Wir bringen sie mit den Veränderungen der strömenden Blutmenge direkt in Zusammenhang. Man weiß, daß bei irgendeiner Operation eingreifender Art eine Verschiebung des Blutes aus der Peripherie in die Bauchhöhlengefäße, meist unter gleichzeitiger Blutdrucksenkung, entsteht und dieser Vorgang stets mit einer Auffüllung ruhender Blutdepots und einer Verminderung der gesamten strömenden Blutmenge einhergeht. Es ist klar, daß die in den Blutdepots verschwundenen Blutmengen nun nicht mehr als Verdünnungs- oder Transportmittel der angebotenen narkotischen Dosen dienen können. Aus der praktischen Chirurgie gibt es einige Beispiele, welche zur Erhärtung unserer Anschauungen angeführt werden können. Es ist zunächst die künstliche Einengung des Kreislaufes zur Beeinflussung der Narkose, bestehend aus einer Abschnürung der unteren Extremitäten, wie sie von CORNING und KLAPP versucht worden ist. Durch die Abschnürung der unteren Extremitäten werden die riesigen capillären Räume der Beine ausgeschaltet und auf diese Weise der Kreislauf um ein großes Stromgebiet verkleinert. Es scheint, daß man hiernach eine deutliche Ersparnis an Narkotica festgestellt hat (SAUERBRUCH, HOFFMANN). Lösen der Staubinde unter Narkose und Freigabe der künstlich gewonnenen Blutreserve verursachte erwartungsgemäß eine Verminderung der Schlaftiefe durch Änderung der Verteilungsverhältnisse; da plötzlich durch diese Maßnahme eine Senkung des Narkosespiegels im strömenden Blut auftritt, werden aus den gut durchströmten Geweben narkotische Mengen in das strömende Blut zurückfließen und auf diese Weise eine Verminderung der Schlaftiefe eintreten. Daß sich dieser therapeutische Versuch als unzweckmäßig erwiesen hat und sich nicht eingebürgert hat, liegt an der Tatsache, daß die künstliche Einengung des Kreislaufes für den Organismus nicht gleichgültig ist, und daß man das Liegenlassen von Staubinden unbedingt vermeiden muß. Immerhin scheint mir aus diesen Versuchen eindeutig hervorzugehen, daß tatsächlich die strömende Blutmenge einen wichtigen Faktor quantitativer Art bei der Dosierung bzw. bei Entstehung der Narkoseempfindlichkeit darstellt. Wir müssen uns auch vorstellen, daß der Patient im Shock so wenig Narkotica braucht, weil er eine stark reduzierte strömende Blutmenge hat, abgesehen davon, daß diese Patienten sich meistens im Zustand der Azidosis befinden (CANNON).

In einer Reihe von Arbeiten haben vor kurzem FRIEDEMANN und ELKELES mitgeteilt, daß die narkotisch wirksame Dosis bei Alkohol, Paraldehyd und Urethan sich am adrenalisierten Tiere auf $1/5$ der Normaldosis verringere. Sie faßten dieses Phänomen als mechanisch bedingt auf und zwar dadurch, daß unter dem erhöhten Blutdruck durch Adrenalin eine Abpressung von Gewebsflüssigkeit in das Gehirn, bzw. in die neurotropen Substanzen stattfindet. Man hat unter Adrenalinwirkung Farbstoffe in die Gehirnsubstanz gebracht, welche beim Normaltier dieselbe niemals zu färben imstande waren. Als Ursache für diese merkwürdige Erscheinung kommt aber nicht nur, wie die beiden Autoren schon betont haben, die Erhöhung des Blutdruckes durch konstringierende Wirkung auf die peripheren arteriellen Gefäße in Frage, sondern wahrscheinlich, daß diese Wirkung sich nicht auf alle Arterien im Körper gleichartig bezieht, sondern gewisse Ausnahmeregionen vorhanden sind. So weiß man, daß die Gefäße des Gehirns und der Lungen auf Adrenalin nur wenig reagieren, vielleicht sich sogar etwas erweitern, während die Coronargefäße des Herzens sicherlich keine Konstriktion, sondern eine Erweiterung durch Adrenalin erfahren. Diese merkwürdige Beobachtung scheint darzutun, daß bezüglich der Narkoseempfindlichkeit die Kreislaufverhältnisse der Peripherie, insbesondere diejenigen der neurotropen Regionen, eine wichtige, nahezu unerforschte, Rolle spielen.

Von der Kreislauflage eines Patienten hängt die Sauerstoffversorgung aller Teilgebiete ab; sie ist während des Zustandes der Narkose, wie wir erwähnten, verändert. Von der Sauerstoffversorgung hängt wiederum, wie man heute weiß, der störungslose Verlauf des Gesamtstoffwechsels, insbesondere des Kohlehydratstoffwechsels ab. Ist die Oxydation gestört, dann wird der Körper mit Säure überschwemmt, in der Hauptsache mit Milchsäure, welche zu einer Aufzehrung der Blutcarbonate führt. Sofern die Pufferungssubstanzen des Organismus in genügender Menge vorhanden sind und sofern die 3 Organe, welche zur Ausscheidung saurer Valenzen in der Hauptsache in Frage kommen (Lunge, Leber, Nieren), intakt sind, wird der Organismus über die hämatogene Säuerung Herr werden, und es werden keine wesentlichen Veränderungen der Resistenz des Körpers auftreten. Anders dagegen, wenn einer der 3 Hauptregulatoren für den Säurebasenhaushalt von vornherein erkrankt und gestört ist, oder durch die Krankheit am Ende schon an sich ein Zustand abnormer Säuerung des Organismus eingetreten ist. Diese Säuerung bewirkt Narkoseempfindlichkeit.

Tier	Inj.	Dosis	Zeit vor der Narkose	Mit Säure vorbehandelt		Mit Alkali vorbehandelt	Kontrolle
2	iv	0,3	50 Min.	50 Sek. †		lebt	—
3	iv	0,2	2 Std.	6 Min. †		lebt	lebt
3	ip	0,5	25 Min.	60 Sek. †		lebt	lebt
3	iv	0,2	10 Min.	60 Sek. †		lebt	lebt
3	iv	0,3	10 Min.	17 Min. †		lebt	lebt
3	iv	0,3	10 Min.	12 Min. †		19 Min.	14 Min.
3	iv	0,3	1 Std.	4 Min.		lebt	lebt
4	ip	0,5	20 Min.	4 Min. †	14 Min. †	lebt	10 Min.
3	sc	0,5	10 Min.	5 Min. †		6½ Min.	6 Min.
3	iv	0,3	1 Min.	10 Min. †		4 Min.	9 Min.
4	sc	0,5	10 Min.	3 Min. †	3 Min. †	lebt	lebt
3	ip	0,5	10 Min.	13 Min. †		16 Min.	17 Min.
37				14 T. †		4 T. † 8 leben	5 T. † 6 leben

Zur Säuerung wurde dünne Lösung Ammoniumchlorid, zur Alkalisierung Natrium-Bicarbonat verwendet und die Tiere dann einer Chloroformnarkose in gemeinsamem Raum unterzogen.

Der Zustand der Säurevergiftung durch künstliche Zuführung von Säuren ist oft studiert worden (WALTER, SALKOWSKI, PORGES u. a.). PULEWKA konnte zeigen, daß es nicht einmal einer künstlichen Säuerung durch Injektion saurer Mittel bedarf, um Resistenzunterschiede der Tiere zu erhalten. Er hat seine Versuchstiere lediglich durch die Nahrung umgestellt und entsprechend reiner Rüben- oder reiner Haferkost eine höhere oder eine niedere Alkalireserve erzielt. Wurden diese Tiere nun einer gleichartigen Säurebelastung ausgesetzt, so zeigten die alkalisch eingestellten Individuen sich resistent, während die sauer eingestellten bald die typischen Symptome der Säurevergiftung (WALTER) aufwiesen und starben. Diese Verhältnisse sind durchaus auf den Menschen übertragbar.

Schon im Jahre 1927 war mir gelegentlich einiger Narkoseexperimente aufgefallen, daß ein wesentlicher Unterschied der Tiere bestehe, je nachdem sie bezüglich der Stoffwechsellage eingestellt waren. Die beifolgende Tabelle zeigt Versuche, über welche seinerzeit von mir in der Naturwissenschaftlichen Gesellschaft in Düsseldorf einiges mitgeteilt wurde, und welche dartun, in welch höherem Maße angesäuerte Tiere gegenüber alkalischen Tieren gefährdet sind. Die an 37 Mäusen durchgeführte kleine Versuchsreihe demonstriert, daß von den sauren Tieren 14, und von den alkalischen nur ebenso viele wie unbehandelte Kontrolltiere unter Chloroformnarkose gestorben sind. Man kann hieraus erkennen, daß diese Ergebnisse absolut mit denjenigen von PULEWKA übereinstimmen. Unsere eigenen Versuche über die Empfindlichkeit künstlich gesäuerter Tiere sind von TIFFENEAU, LÉVY und BROUN bestätigt worden. Sie machten Versuche an Hunden und Fischen, deren Alkalireserve künstlich durch Infusion von Milchsäurelösungen oder von alkalischen Lösungen verändert worden war. Die sauer eingestellten Tiere verhielten sich gegen Schlafmittel erheblich empfindlicher, bzw. es konnte die Wirkung der Schlafmittel durch Säuerung verstärkt werden, während sie durch Alkalizufuhr abgeschwächt wurde.

		Zeit nach überstandener Schädigung	Zahl der Tiere	Sterblichkeit nach einer Narkose von 0,1675 ccm Äther auf 1 l Narkoseflasche (%)
Unvorbehandelte gesunde Tiere		—	20	50
Salvarsankontrolle		4 Wochen	10	50
Pockenvirus	subcutan	4 Tage	10	40
	intracerebral (Impfung und Hirntrauma)	14 Tage	10	50
Toxisch geschädigte Tiere				
Infektion durch	Trypanosomen	3 Tagen	9	55
		6 Wochen	15	80
	Recurrensspirochäten	3½ Wochen	20	65
		5—6 Wochen	20	75
		11 Wochen	10	90
	Mäusetyphusbacillen	3 Wochen	10	100
		6—8 Wochen	20	85
		12 Wochen	10	90
Intoxikation durch	Tetanustoxin	2 Tage	10	50
		3 Tage	10	60
		3 Wochen	9	100
		3½ Wochen	5	80
		5 Wochen	7	100
	Dysenterietoxin	2 Tage	10	100
		3 Wochen	9	$66^2/_3$

Entsprechend diesen Erfahrungen muß man nunmehr erwarten, daß alle Krankheitszustände, die mit einer Azidosis einhergehen, stets zu einer erhöhten Narkoseempfindlichkeit führen. Man weiß nun, daß außer den speziellen Krankheiten, welche mit der Bildung abnorm saurer Stoffwechselprodukte einhergehen (Diabetes), die chronische Intoxikation mit bakteriellen Giften hoch narkoseempfindlich macht, eine Veränderung, welche wir am ehesten durch die Verschiebung der Gleichgewichtslage zwischen Säuren und Basen nach der saureren Seite erklären können. Seinerzeit konnte ich im Jahre 1927 eine größere Anzahl von Mäusen mit verschiedenen reinen Toxinen hoch virulenter Streptokokken, Coli-, Gasbrand-, Diphtherie-, Tetanus-Bacillen und anderen einer gleichartigen gemeinsamen Narkose durch Chloroform- und Äther aussetzen. Es ergab sich gegenüber den Kontrolltieren, daß die Sterblichkeit derartig vorbehandelter Individien außerordentlich stark erhöht war. Diese Versuche hat

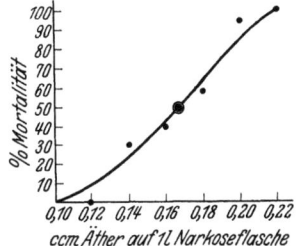

Abb. 87. Mortalitätskurve der weißen Maus nach Äthernarkosen mit verschiedenen Konzentrationen. (Nach v. BRANDIS.)

1931 v. BRANDIS weitergeführt, abgesehen von der Erzeugung künstlicher Toxikosen durch Einverleibung der gewonnenen Gifte hat er Tiere verwendet, welche natürliche Infektionen mit Recurrens, Trypanosomen- oder Mäusetyphusbacillen durchgemacht hatten und scheinbar gesund waren. Diese Tiere befanden sich im Zustand latenter Infektion und wurden dann gleichartigen Narkosen mit Äther ausgesetzt. An Kontrolltieren war die Sterblichkeitsziffer bei den verschiedenen Ätherkonzentrationen normaler Tiere genau festgelegt worden, um nunmehr Abweichungen von diesen Zahlen bei den latent infizierten Tieren feststellen zu können. Die Mortalitätsverhältnisse der infizierten Tiere gehen aus der beigefügten Tabelle deutlich hervor. Wie man sieht, liegen sie erheblich höher als bei den Kontrollen.

Durch diese Versuche ließ sich zum ersten Male experimentell bei scheinbar völlig gesunden Individuen nach überstandener toxischer Schädigung Narkose-

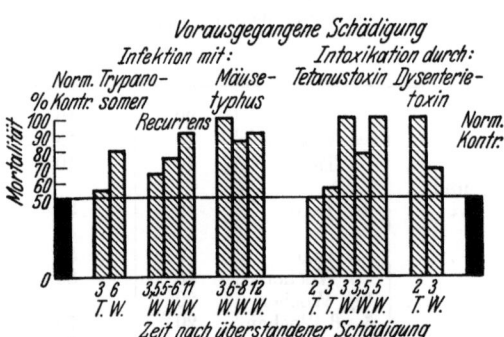

Abb. 88. Veränderung der Mortalitätsverhältnisse durch Äthernarkosen nach überstandenen Infektionskrankheiten (der weißen Maus) nach v. BRANDIS.

überempfindlichkeit nachweisen, und man wird wohl auch diese Ergebnisse ohne weiteres auf unsere klinischen Verhältnisse übertragen dürfen. Ja, wir glauben sogar, daß eine ganze Reihe postnarkotischer und postoperativer Todesfälle, für welche man keine pathologisch-anatomische Ursache bei der Sektion finden kann, auf latenter Toxinschädigung beruhen. Ob allerdings diese nachgewiesene Erhöhung der Narkoseempfindlichkeit allein durch eine Störung des Basenhaushaltes zu erklären ist, bleibt dahingestellt. Wir nehmen an, daß die Störung durch derartige Gifte nicht nur die Leber und den Stoffwechsel betrifft, sondern daß sie sich auch auf die Zentralorgane, insbesondere auf die Zentren des verlängerten Marks, auf das Atemzentrum und das Vasomotorenzentrum erstreckt.

B. Die Indikation zur Allgemeinnarkose.

Nach diesen einleitenden Bemerkungen über das Problem der Narkoseempfindlichkeit dürfte es wohl ohne weiteres klar sein, daß sie bei der Indikation zu den allgemeinnarkotischen Verfahren verschiedener Art unbedingt berücksichtigt werden muß.

Über die Indikation zur Narkose haben sich, wie man weiß, die meisten Chirurgen in Wort und Schrift geäußert. Aber nur in wenigen Ausnahmen sind hierbei einheitliche Richtlinien angegeben worden. Es muß leider festgestellt werden, daß die Äußerungen sogar in wesentlichen Punkten derartig differieren, daß man sich bei Durchsicht des Schrifttums einem Chaos verschiedener subjektiver Meinungen gegenüber sieht, die zu verarbeiten, kaum möglich ist. Das ist letzten Endes der Grund gewesen, weswegen REHN und KILLIAN seinerzeit versucht haben, durch Aufstellung eines Indikationsschemas zur Allgemeinnarkose das prinzipiell Wichtige herauszuarbeiten.

Die Indikation zum operativen Eingreifen und die Indikation zur Schmerzbetäubung stehen in engster Korrelation; sie sollen im Interesse des Patienten immer eine Einheit bilden. Der Verlauf einer Allgemeinnarkose, ihre Steuerung, ihre Dosierung usw., soll und muß sich der operativen Handlung in allen Phasen anpassen. Insofern sind beide funktionell vollkommen voneinander abhängig. Oftmals wird der operative Eingriff allein durch die Wahl der richtigen Betäubungsmethode ermöglicht, oft aber auch wird die Methode von der Art des Eingriffes bestimmt. Dennoch bestehen wesentliche Unterschiede zwischen der Indikation zur Operation und der Indikation zur Schmerzbetäubung.

Der Kernpunkt der operativen Indikation liegt in der Frage nach dem Wann, d. h. in der Erkennung der Notwendigkeit und Wahl des günstigsten Zeitpunktes zum operativen Eingriff. Erst in zweiter Linie erscheint die Frage nach dem Wie, d. h. nach der zweckmäßigsten Methode. Bei der Indikation zur

Schmerzbetäubung aber ist die Wahl der Methode an erste Stelle gerückt. Dagegen interessiert die Frage nach dem Wann nur insofern, als unter Umständen ein Wechsel des Zustandes durch den Verlauf der Krankheit eintreten kann und die Dauer des Eingriffes verschieden ausfallen kann. Die Dauer des operativen Eingriffes bestimmt die Giftwirkungsdauer.

Die Indikation zur Schmerzausschaltung hat im Laufe der Zeiten, insbesondere im Verlaufe der letzten Jahrzehnte, starke Wandlungen durchgemacht. Das geschah durch die Erfindung der lokalanästhetischen Verfahren. Es ist ganz selbstverständlich, daß deshalb für den Operateur wie den Anästhesisten zunächst die grundlegende Frage zur Entscheidung steht, ob ein operativer Eingriff unter Verwendung lokalanästhetischer Mittel durchgeführt werden kann, oder ob er der Anwendung allgemeiner Narkose bedarf. Wir wissen, daß im Durchschnitt heute in chirurgischen Kliniken 50—60% aller Fälle in örtlicher Betäubung und etwa 40—50% in Allgemeinnarkose operiert werden (siehe Kap. V 1).

Es ist selbstverständlich, daß sich das Anästhesierungsverfahren nach den operativen Absichten bzw. nach operativer Region, in der vorgegangen werden soll, zu richten hat. Da nun aber meistens für die bestimmten Gebiete eine größere Anzahl von Verfahren der örtlichen Betäubung, der Leitungsanästhesie und der Allgemeinnarkose zur Verfügung stehen, so soll die Auswahl lediglich unter dem Gesichtspunkt der günstigsten Leistungsformel erfolgen und nicht von dem Patienten selbst wesentlich beeinflußt werden. Wir erleben es oft, daß Wünschen des Patienten nach Allgemeinnarkose Rechnung getragen wird, trotzdem der Chirurg genau weiß, daß unter einem bestimmten Verfahren, meist Lokalanästhesie, die Angelegenheit leichter und viel ungefährlicher hätte durchgeführt werden können. Bei der regionalen Indikation spielen die anatomischen Verhältnisse insofern eine besonders wichtige Rolle, als von ihnen die Durchführbarkeit leitungsanästhetischer und örtlich betäubender Verfahren abhängt. Man darf aber nicht glauben, daß etwa die Regionen für die Allgemeinnarkose belanglos seien.

Auf Grund der vielfachen Erfahrungen wissen wir heute recht genau, unter welchen Methoden der Allgemeinnarkose in vorteilhaftester Weise regionale operative Eingriffe durchgeführt werden können. Beispielsweise ist der Aktionsradius des Narcylen für alle kleineren Eingriffe der verschiedensten Regionen geeignet, sofern sie in der Peripherie liegen. Hier nämlich ist der Entspannungsgrad ein vollauf genügender. Dagegen hat sich gezeigt, daß gerade bei höheren Prozenten Narcylen eine Spannung und Rigidität der abdominellen Muskulatur eintreten kann, welche aufs unangenehmste den Verlauf bei abdominellen Operationen beeinflußt. Dies, trotzdem gerade das Narcylen zu denjenigen Gasen gehört, welche Antishockwirkung auf Kreislauf und Atmung besitzen und deshalb für Operation im engeren Shockbereich besonders geeignet erscheinen. Will man trotzdem für abdominelle Operationen vom Narcylen Gebrauch machen, so wäre man gezwungen, die Methode mit örtlicher Betäubung der Muskeläste, welche zu den Obliqui, zu den N. transversi und den Recti führen, zu kombinieren, ein Verfahren, welches von CRILE als Rectusblockade bezeichnet wurde und vielfach in der Chirurgie, und vor allem der Gynäkologie, Anwendung gefunden hat. Als Gegenbeispiel diene die bekannte Erfahrung, daß das Avertin bei Thoraxoperation vermieden werden soll, da es an sich eine starke Atemreduktion hervorruft und eine Kombination der Einflüsse des Eingriffes auf die Atemorgane, das ist der Lungenkollaps, mit der zentralen depressiven Wirkung des Mittels auf das Atemzentrum gefürchtet werden muß. Dieses Beispiel dürfte genügen, um zu zeigen, worauf es ankommt.

Wir haben uns aus rein klinischer Erfahrung heraus in der REHNschen Klinik bezüglich der Einschätzung einer Operationsbelastung und Indikation zur Schmerzbetäubung daran gewöhnt, zwischen Eingriffen in der Peripherie und im engeren Shockbereich zu unterscheiden. Unter dem engeren Shockbereich verstehen wir alles, was innerhalb der Pleurahöhle und des Bauchfelles liegt. Operationen an den Nieren, sofern sie nicht transperitoneal vorgenommen werden, gehören also nicht zu Eingriffen im engeren Shockbereich. Die Erfahrung lehrt, daß sie auch gut bzw. besser vertragen werden, als Eingriffe innerhalb der Bauchhöhle. Aber auch innerhalb des Bauchraumes kann man wesentliche Unterschiede feststellen, so ist z. B. die Region unterhalb des Nabels, viel weniger empfindlich als diejenige oberhalb des Nabels. Das rührt mit Bestimmtheit davon her, daß die Endigungen des Bauchvagus sich in der Hauptsache auf die Oberbauchorgane beschränken. Wir fürchten die Einflüsse von Schädigungen und Reizungen des Vagus aus dem Gebiet der Leber, des Pankreas, des Magens, der Gallenblase und des Duodenums, welche am ehesten und leichtesten zur Ausbildung des gefürchteten Operationsshockes führen. Die chirurgische Technik hat sich seit langer Zeit im Sinne möglichster Schonung dieser Gebilde entwickelt. Man soll im Oberbauch in situ operieren und jedes Zerren am Magen, der Gallenblase und den benachbarten, hier liegenden Organteilen vermeiden.

Vom chirurgischen Standpunkt aus ist die Anästhesie der Unterbauchregionen und das Operieren an dieser Stelle nicht nur gegenüber derjenigen der Oberbauchregion einfach und leicht, sondern auch prognostisch viel günstiger und ungefährlicher einzuschätzen. Wenn wir unter dem engeren Shockbereich die Gebiete innerhalb der Bauchhöhle und innerhalb der Pleurahöhle im engeren Sinne abgrenzen, so soll damit nicht gesagt werden, daß ein Operationsshock nicht auch aus anderen Regionen eingeleitet werden kann. So finden sich z. B. statistisch in den chirurgischen Büchern zahlenmäßig Angaben, daß der Shock während oder durch den operativen Eingriff häufig bei der Exartikulation des Hüftgelenkes eingetreten sei. Er kann bei unvollkommener Technik aus allen Gebieten eingeleitet werden, doch nimmt die Entstehungsmöglichkeit in der Richtung nach der Peripherie immer mehr ab.

Eine besondere Bedeutung bezüglich des Shockes kommt dem Zentralorgan zu. Hier können die Druckschwankungen im Gebiete des Gehirns, so z. B. beim Eröffnen des Schädeldaches, zu unangenehmen Folgen im Sinne des Kollapses führen und haben sogar schon manchmal die Katastrophe eingeleitet. Wenn wir dennoch die operativen Regionen des Gehirnes nicht zum engeren Shockbereich zählen wollen, so geschieht das auf Grund der Tatsache, daß merkwürdigerweise sowohl die Hirnhäute wie das Gehirn selbst und das Rückenmark nicht sensibel versorgt sind und deshalb mit Leichtigkeit in örtlicher Betäubung die schwersten Eingriffe durchgeführt werden können, dies bei vollkommenem Wachsein des Patienten. An sich also kann ohne weiteres durch Geduld und geeignete Technik die Entstehung des Shockes aus diesem Gebiete vermieden werden. Wenn er dennoch entsteht, dann wohl in der Hauptsache auf Grund der pathologisch anatomischen Verhältnisse oder zu roher Technik.

Wir haben die Grundprinzipien der Indikation in 10 Sätzen zusammengefaßt, die folgendermaßen lauten:

1. Sicherheit für den Patienten.

2. Somatische Schonung vor psychischer Schonung.

3. Berücksichtigung des Alters, Geschlechts und der Konstitution.

4. Berücksichtigung des Allgemeinzustandes als Folge der Haupt- und der Nebenkrankheiten (effektive und latente Schäden).

5. Berücksichtigung des Operationstraumas (Peripherie oder Shockbereich).

6. Wahl im Sinne des Ausgleiches der pharmakologischen Substanzwirkung und der vorhandenen sowie unter dem Eingriff zu erwartenden Veränderungen des Körperzustandes bezüglich Atmung, Kreislauf und Stoffwechsel, unter Vermeidung jeglicher Kumulationen in erregender oder depressiver Richtung.

7. Möglichstes Freilassen der Zentralorgane von der Giftwirkung.

8. Ausschaltung der Halogenverbindungen zur Allgemeinnarkose.

9. Zeitliche Abkürzung der Vergiftungsdauer.

10. Möglichst geringe Belastung der Organe mit Entgiftung und Elimination narkotischer Substanzen (Leber, Niere).

Die beiden ersten Punkte sind Selbstverständlichkeiten. „Safety first" lautet der Wahlspruch der Berufsanästhesisten Amerikas, und die Anerkennung des Vorranges somatischer vor psychischer Schonung, gegen welche man im Avertinkampf oft verstoßen hat, ist von ANSCHÜTZ in seiner Monographie über die Rectalnarkose besonders betont worden.

Während der Ära der Inhalationsnarkose ist man sich über die Differenz der Empfindlichkeit alter Patienten, Männer und Frauen im besten Lebensalter und Kinder nicht recht im klaren gewesen. Das rührt davon her, daß ein steuerbares Verfahren eben keine exakte Vorausdosierung verlangt, sondern die Zufuhr des Mittels den entsprechenden Verhältnissen angepaßt wird. Daher kommt es, daß wir höchstenfalls im Schrifttum die allgemein gehaltene Bemerkung finden, daß kleine Kinder sich, ebenso wie alte Leute, besonders empfindlich erwiesen hätten und daß der Mensch im mittleren Alter, wenn er an Gifte gewöhnt sei, hohe Dosierung erfordere und gut vertrüge. Durch die Anwendung des Rectalverfahrens mit Avertin wurde zum erstenmal die strittige Frage akut, und man sah sich veranlaßt, Dosierungsschemata aufzustellen, welche geeignet waren, den mittleren Einfluß des Lebensalters und andere Faktoren zu berücksichtigen. Da zeigte sich nun die überraschende Tatsache, daß für Avertin ein anderes Verhältnis gefunden wurde als es den Erfahrungen nach für die Inhalationsnarkotica Gültigkeit zu haben schien, nämlich die hohe Resistenz jugendlicher Individuen und die hohe Empfindlichkeit des alten Organismus. Zwar wissen wir, daß gegen bestimmte Gifte der kindliche Organismus hoch empfindlich ist (z. B. Alkaloide); dennoch möchte ich der Meinung Ausdruck geben, daß dieselbe Empfindlichkeitsskala, welche man für das Avertin gefunden hat, sinngemäß mehr oder weniger auch für alle Narkotica und Hypnotica Gültigkeit hat, daß uns aber durch die enormen Differenzen der verbrauchten Quanten die wirklichen Dosierungsdifferenzen zwischen Kind, mittlerem Lebensalter und Greisenalter verborgen bleiben. Daß es von dieser Regel Ausnahmen gibt, muß ohne weiteres zugegeben werden (vgl. die betreffenden Dosierschema für Avertin bei ANSCHÜTZ). Im Durchschnitt hat man als mittlere Dosis 0,15 Avertin für das Kleinkind rectal angegeben (gegenüber 0,1 beim Erwachsenen und 0,06—0,07 über 60 Jahre), ohne wesentliche Unterschiede individueller Art. Dies scheint aber nicht richtig zu sein, denn man erhält bei dieser starren Dosierung erhebliche Differenzen, so daß eine Variation dieser Dosis je nach Kräftezustand, Körpergröße usw., doch wünschenswert erscheint und von Erfahrenen (SIEVERS) längst durchgeführt wird.

Viel unklarer liegen die Verhältnisse bei Berücksichtigung konstitutioneller Faktoren. Die Einschätzung dieser Einflüsse, sei es im Sinne einer Resistenzsteigerung oder Resistenzverminderung, muß der Erfahrung des Einzelnen überlassen bleiben. Die Beurteilung des Gesamtzustandes ohne Berücksichtigung der durch die Haupt- und Nebenkrankheiten bedingten Faktoren darf nicht vernachlässigt werden. So haben die Anästhesisten sowohl die durch endokrine Störungen bedingten Körperveränderungen, den PALTAUFschen Menschentypus, Status thymolymphaticus, Myxödem, Kretinismus, Spasmophilie,

Tetanie usw., die häufig durch allgemeine organische Minderwertigkeit, insbesondere des Kreislaufsystems gekennzeichnet sind, fürchten gelernt. Es geht hieraus schon zur Genüge hervor, daß alle diejenigen Patienten, welche uns irgendwie unterentwickelt oder erblich belastet erscheinen, eine Unterdosierung und eine Indikation im Sinne möglichster Schonung erfordern.

Einen faßbareren Einfluß auf die Indikation übt das Geschlecht des Patienten aus. Während im Kindesalter in dieser Beziehung keine nennenswerten Differenzen aufgefallen sind, so treten doch späterhin deutliche Unterschiede auf, und zwar zeigen sich im Durchschnitt die weiblichen Personen jeglichen Alters narkoseempfindlicher, man könnte auch sagen narkosegeeigneter (ANSCHÜTZ), als männliche Individuen, ein Unterschied, der sich allerdings im späten Greisenalter wieder einigermaßen ausgleicht. Es dürfte dies eine direkte Folge des robusteren Körperbaues der männlichen Personen sein. Dieser Unterschied hat sich nicht nur in der exakten Dosierung von Barbitursäuren, von Alkaloiden und Avertin, sowie anderer Hypnotica gezeigt, sondern er fällt bei Verwendung von Gasnarkotica auf. Während nämlich mit Lachgas, Äthylen und auch Narcylen die Durchführung der Narkose bei Männern oft auf große Schwierigkeiten stößt, ist dies bei der Frau seltener der Fall, so daß prozentual die Anwendungsmöglichkeit dieser schwächeren Narkotica bei der Frau diejenige beim Manne um 30—50% überschreitet. Es ist ferner vielen Autoren aufgefallen, daß bestimmte Mittel, wie Barbitursäurepräparate, Somnifen, Pernocton, bei der Frau nicht nur bessere Erfolge hervorrufen, sondern auch in niedriger Dosierung noch ausreichenden Schlaf erzielen, während beim Mann der Verwendungsbereich an sich durch höhere Resistenz und stärkere Neigung zu Erregungszuständen stark eingeengt wird.

Außer den rein konstitutionellen Faktoren sind es auch eine Reihe chronischer Veränderungen des Körpers ohne Zusammenhang mit der Hauptkrankheit, die von vornherein unsere Dosierung und Indikation beeinflussen können. Es muß in dieser Beziehung auf die Rachitis und ihre Folgen besonders hingewiesen werden. Abgesehen davon, daß hier knöcherne Deformitäten vorliegen können, welche die Verwendung bestimmter leitungsanästhetischer Verfahren, wie die Sacralanästhesie, Lumbalanästhesie undurchführbar machen, hat man diese Menschen immer als narkoseempfindlich kennen gelernt. In der REHNschen Klinik entsinnen wir uns eines Falles, bei dem die Einleitung einer gewöhnlichen Lachgasnarkose bei einem jungen, leicht rachitischen Mädchen mit spasmophilem Einschlag unter normaler Dosierung 20:80 tetanische Krämpfe hervorrief. Genuine Epileptiker sind stets gefährdet. Es kann während der Exzitation, oder auch schon früher, zur Auslösung des Anfalles kommen, der natürlich die Durchführbarkeit einer Operation in Frage stellt.

Die Adipositas jeden Alters und jeder Art, insbesondere diejenige durch Störung des endokrinen Systems der Hypophyse, wird vom Anästhesisten, wie weiter vorne schon angedeutet wurde, gefürchtet. Nicht nur die Anflutung verläuft langsam und verschleppt, sondern es kommt meistens zu protrahierter Exzitation und großen Unannehmlichkeiten während der Abflutung. In Erkenntnis dieser Situation wird man stets geneigt sein zu versuchen, mit den leichteren Gasnarkotica durchzukommen, anstatt Inhalationsmittel zu verwenden, deren Ausscheidung lange dauert. Dies kann um so leichter geschehen, als gerade die hypophysäre Adipositas narkoseempfindlich macht. Der muskulöse, athletische, gut ernährte Mensch dagegen benötigt besonders hohe Dosierung.

Bei den konstitutionell gesunden Fettsüchtigen spielt die mechanische Verlegung der Luftwege durch Fetthals und die Minderwertigkeit des Kreislaufsystems (Fettherz), gepaart mit dem riesigen Sammelbecken für narkotische Substanzen, dem Neutralfett des Unterhautzellgewebes, der Bauchhöhle, der

Nierenkapsel u. dgl. eine höchst unangenehme Rolle. Der drohende Kreislaufkollaps und vor allen Dingen die Disposition zur mechanischen Asphyxie zwingt oft genug, die Indikation darauf einzustellen. Leider liegen beim Fettsüchtigen die Verhältnisse für die Anwendung der Lokalanästhesie ebenfalls ungünstig, da durch die großen Schichten nicht nur die Technik erschwert, sondern auch die Verwendung hoher Quanten erzwungen wird. Man wird in diesen Fällen möglichst von Kombinationsverfahren Gebrauch machen, da auch die Ventilationsverhältnisse gewöhnlich schlecht sind (niedrige Vitalkapazität, Bauchatmer).

Die wichtigste Rolle in der Wahl der Methode zur Schmerzbetäubung für einen Eingriff spielt selbstverständlich die Hauptkrankheit selbst bzw. die auf den Organismus bestehende Auswirkung derselben. Daß wir darunter nicht in der Hauptsache die regionale Veränderung des Körpers meinen, sondern diejenigen Fernwirkungen und Allgemeinwirkungen, welche den Stoffwechsel, den Kreislauf und die Atmung betreffen, ist das Resultat klinischer Erfahrungen. In dem letzten Jahrzehnt hat die REHNsche Klinik sich bemüht, an Stelle der rein subjektiven Eindrücke von dem Zustand des Patienten objektive Beurteilung durch Funktionsproben zu ermöglichen. Sie sollen die latente Operationsgefährdung, welche sich im allgemeinen mit der Narkosegefährdung deckt, besser erfassen, als es der reinen Intuition des Arztes möglich ist. In diesem Sinne seien der 4., 5. und 6. Leitsatz unseres Indikationsschemas für Narkose aufgefaßt.

Kennen wir die Leistung der Atmung, des Kreislaufes, die Pufferungskapazität des Blutes eines Kranken, dann ist die Berücksichtigung des pharmakologischen Aktionsradius der zu verwendenden Substanz nunmehr die Hauptaufgabe bei der Wahl der Anästhesiemethode. Hierbei spielt die spezielle Leistungsformel einer Methode eine wichtige Nebenrolle.

Da sich die Einflüsse der Substanz mit Veränderungen des Organismus durch Haupt- und Nebenkrankheiten, durch effektive oder latente Schäden kombinieren, so ergibt sich die zwingende Notwendigkeit, *jegliche Kumulation in erregender oder depressiver Richtung vermeiden zu müssen*. Einige Beispiele seien für diese wichtigste aller unserer Forderungen angeführt.

Bei der BASEDOWschen Krankheit befindet sich der Kreislauf in hoch erregtem und mobilisiertem Zustand. Gleichgültig, wie diese Reaktion zu erklären sei, besteht kein Zweifel, daß entsprechend einem erhöhten Sauerstoffbedürfnis der Peripherie die Kräfte des Kreislaufes aufs höchste angespannt sind. Wir haben es beim Basedowpatienten dementsprechend sehr oft mit einer enorm gesteigerten Durchblutung der Gewebe, mit einer erhöhten Schlagfrequenz des Herzens, einem großen Schlagvolumen, manchmal auch erhöhten Blutdruckwerten, aber fast immer mit einer erhöhten strömenden Blutmenge bis zu 7 Litern zu tun. Um nun die kumulative Wirkung bei einem derartigen Krankheitszustand zu vermeiden, müssen wir unter den Methoden der allgemeinen Betäubung diejenigen ausschalten, welche an sich analeptische Kreislaufwirkungen entfalten. Das sind die Gase der ungesättigten Kohlenwasserstoffreihe, Äthylen, vor allem Narcylen und auch die Kohlensäure. Die Verwendung des Narcylen hätte zur Folge, daß der bei dem Basedowpatienten hochgepeitschte Kreislauf noch weiter durch dieses Mittel angeregt wird, daß der Blutdruck steigt, der vielleicht noch als einziger Faktor des Symptomenbildes auf normaler Höhe geblieben war und nun den Patienten in einen höchst bedrohlichen Zustand bringt. Natürlich wird dieser Eingriff beim Äthylen etwas milder als bei dem Narcylen ausfallen und durchaus von der Dosierung abhängen. Ganz abgesehen aber von diesen Folgen bedeutete die Verwendung dieser Gase für den Operateur in diesem Spezialfall eine äußerst unangenehme

Erschwerung der Operation, da der sehr blutreiche Basedowkropf durch die Steigerung capillärer Durchblutung, auf Grund der Verwendung von Narcylen oder Äthylen, in ungünstigem Sinne beeinflußt würde. Wir lehnen deshalb grundsätzlich die Verwendung dieser Gase für die Basedowoperation ab und sind mit den Versuchen in dieser Hinsicht nicht einverstanden. Depressive Mittel sind hier nicht nur gestattet, sondern geradezu erwünscht (Avertin).

Ähnliche Überlegungen gelten für die Verwendung der Gase bei älteren Patienten mit starrem, arteriosklerotischem Gefäßsystem oder im Zustand der Hypertonie, bei welchen kreislauferregende Mittel zwar des Allgemeinzustandes wegen angenehm wären, aber es nicht statthaft erscheint, den Blutdruck zu steigern.

Das Gegenteil hierzu bilden Patienten im Zustand des traumatischen Shockes, also im Zustand gestörter Gleichgewichtslage des Kreislaufes in depressiver Richtung unter Einsatz aller verfügbarer Kreislaufregulatoren. Als tragisches Beispiel dieser Art ist an die Erfahrung des Weltkrieges zu erinnern, welche zeigte, daß der verwundete Soldat im Wundshock in der Äthernarkose zugrunde ging, während er die leichtere, harmlose Lachgasnarkose noch vertrug. Beachtet man den Umstand, daß der Kreislaufgeschädigte hoch narkoseempfindlich ist, so wird die Verwendung stärkerer Mittel, wie Äther, Chloroform, Avertin geradezu als Kunstfehler zu betrachten sein. Da wir es nun bei dem Gros unserer Patienten mit labilen Kranken aus den verschiedensten Ursachen heraus zu tun haben, so geht ohne weiteres aus unserem Indikationsschema die Empfehlung hervor, mit den starken Narkotica möglichst sparsam und vorsichtig umzugehen und sie nur in unvermeidlichen Fällen zur Anwendung zu bringen.

Die latente Operationsgefährdung, welche mit der latenten Narkosegefährdung oder erhöhten Narkoseempfindlichkeit weitgehende Übereinstimmung zeigt, betrifft, wie erwähnt, hauptsächlich drei wichtige Punkte: 1. den Kreislauf, 2. die Atmung, 3. den Stoffwechsel.

Was zunächst das Herz anbetrifft, so wissen wir, daß den Chirurgen die eigentlichen Herzkrankheiten weniger interessieren, denn es hat sich erwiesen, daß Patienten mit schwachem Herzen, ja selbst Patienten mit organischem, kompensiertem Herzfehler bei schonender Technik und schonender Durchführung einer Narkose sich überraschend günstig halten. ROMBERG gibt in seinem bekannten klinischen Werk über die Herzkrankheiten an, daß bei schwerer Herzschwäche und bei Herzerkrankungen, wie Angina pectoris, Asthma cardiale mit öfteren Gehirnblutungen oder Embolien eine Narkose oder Operation nicht mehr durchgeführt werden darf, wegen der Gefahr plötzlichen Todes. Auch er gibt dagegen zu, daß bei kompensierten Klappenfehlern, bei kompensierten Schrumpfnieren und kompensierten Lungenerkrankungen, ja sogar bei leichter Herzinsuffizienz, trotz der Gefahren eine vorsichtige Narkose durchgeführt werden kann. Zu besonderer Vorsicht mahnt er bei Coronarerkrankungen des Herzens, weil es sich klinisch erwiesen habe, daß hierbei die Narkose oft schädigend wirke. Offenbar bezieht sich diese Bemerkung ganz besonders auf die Chloroformverwendung, deren ungünstigen Einfluß auf die Kranzgefäße man erst heute kennen gelernt hat. Andererseits muß selbstverständlich hervorgehoben werden, daß die Entstehung kritischer Blutdrucksenkungen unter Verschlechterung der Ventilationsverhältnisse eine solche Belastung für ein krankes Herz darstellt, daß sie vermieden werden muß. Bei der Indikation zu den verschiedenen Verfahren sind deshalb unter Berücksichtigung des Herzzustandes, insbesondere unter Berücksichtigung einer vorliegenden Endokarditis, Myokarditis, Myodegeneratio cordis und der verschiedenen Formen von Perikarditis unbedingt diejenigen auszuschalten, welche die Phasen der Exzitation, exzessive Hyperventilation, oder auch direkte Herz-schädigungen (Chloroform) erwarten lassen. Eingreifendere Operationen, bei welchen mit Sicherheit ein starker Operationsshock zu erwarten ist, können derartigen Kranken überhaupt nicht zugemutet werden.

Unter den Herzmuskelerkrankungen machen uns die latenten Toxinschädi-gungen eigentlich die größten Schwierigkeiten, weil sie gewöhnlich vor der Narkose verborgen bleiben und erst während des Eingriffes oder in der post-operativen Phase plötzlich zum Vorschein kommen. Wir haben auf die Wichtig-keit einer elektrokardiographischen Untersuchung des Herzens hingewiesen im Hinblick darauf, daß es doch einmal möglich ist, alte Toxinschäden des Reiz-leitungssystems und Schwächen des Myokard daran erkennen zu können. Es ist eine nicht zu leugnende Tatsache, daß z. B. zahlreiche Kinder nach einer durchgemachten Diphtherie zeitlebens eine Schädigung des Reizleitungssystems zurückbehalten, die sich irgendwie in Extrasystolen oder anderen Abänderungen des Elektrokardiogramms ausdrücken.

Die Labilität des Vasomotorenzentrums bildet eine große Gefahr für die Durchführung von Operationen, weil bei diesen Menschen die Gefäßregulation sehr leicht versagt und sie in erhöhtem Maße shockbereit sind. Abgesehen von Schädigungen durch Bakteriengifte fürchtet man Veränderungen durch chroni-schen Mißbrauch von Rauschgiften oder anderen Medikamenten. Es ist auch beobachtet worden, daß eine gefährliche Labilität des Vasomotorenzentrums bei den verschiedensten Formen von Pachymeningitis, Leptomeningitis, bei Hirnlues, traumatischen Verletzungen des Gehirns, ferner bei Abscessen und Tumoren des Gehirns in Erscheinung trat. Hierher gehört eine Mitteilung von LE COUNT aus dem Jahre 1925 über zwei Narkosetodesfälle bei Hirnlues. Deshalb findet man immer wieder im Schrifttum Angaben, daß bei derartigen, zentral geschädigten Patienten die Indikation zu den verschiedenen Verfahren der Allgemeinnarkose besonders vorsichtig gehandhabt werden muß, um Kata-strophen zu ve meiden. Die Labilität des Vasomotorenzentrums zwingt dazu, jegliche depressiven Narkosen zu vermeiden und sich immer nur in den ana-leptischen Gebieten, also höchstens bis zum 1. Abschnitt des Toleranzstadiums, zu bewegen. Es ist hiernach jeder selbst in der Lage, sich diejenigen Mittel oder diejenige Dosierung auszuwählen, welche noch in Frage kommt.

Periphere Störungen des Gefäßtonus wesentlicher Art kommen vorzugs-weise durch Verletzungen des Rückenmarks vor sind aber auch eine typische Begleiterscheinung von spinaler Anästhesie, Splanchnicus- oder Hypogastricus-anästhesien. Im allgemeinen schaden derartige regionale Ausschaltungen des Gefäßtonus nicht viel, sofern es sich nicht um riesige Stromgebiete handelt. Im letzteren Falle allerdings kommt es zu einer Neueinstellung des Gesamt-kreislaufes auf die wesentlich veränderten Zirkulationsverhältnisse, da der ge-lähmte, ausgeschaltete Gefäßbezirk, dessen Gefäße sich erweitern, gewöhnlich große Mengen von Blut aufnimmt. Die Folge davon ist, daß in diesen Gebieten ein abnorm großer Anteil der strömenden Blutmenge lagert, ein Zustand, der demjenigen des Operationshockes sehr verwandt ist. Patienten nach ein-greifender höherer Lumbalanästhesie, vor allem nach Splanchnicusanästhesie, sehen deshalb alle blaß aus und sind, soferne eine Zusatznarkose einmal erforder-lich sein sollte, genau so zu behandeln wie Patienten im echten Shock.

Die Überlegungen bezüglich des Vasomotorenzentrums gelten natürlich auch in besonderem Maße für das benachbart liegende Atemzentrum; dies einerseits wegen der Sauerstoffversorgung des Körpers, andererseits auch wegen der Kohlensäureabgabe, welche ja als wichtiger, rasch wirkender Regulations-faktor zur Abgabe saurer Valenzen dient. Deshalb ist bei der Indikation der verschiedenen Methoden es so besonders wichtig, zentrale Atemschädigungen und Schädigungen des peripheren Atemapparates unbedingt zu berücksichtigen. Der periphere Atemapparat kann durch Verkleinerung der Atemoberfläche, durch Krankheitsprozesse, tuberkulöse Herde, Tumormetastasen, durch Empyeme, Pneumonien, Abscesse u. dgl. eingeengt sein, oder es kann der Ventilationsapparat im nervösen, im knöchernen oder im muskulären Anteil verletzt bzw. gestört sein. Physiologische Verschlechterungen der Atemtätigkeit liegen im Alter vor dadurch, daß der Brustkorb bekanntlich erstarrt und die Exkursionsmöglichkeiten stark eingeengt werden. Hieraus ergibt sich die zwingende Notwendigkeit, bei der Auswahl der verschiedenen Verfahren der Allgemeinbetäubung diejenigen Mittel zu vermeiden, welche sich durch eine besonders frühzeitige und starke Depression der Atmung auszeichnen, und zwar bezieht sich dies nicht nur auf die Narkosemittel selbst, sondern auch diejenigen Substanzen und Dosierungen, welche zur Vorbereitung der Narkose gebraucht werden. So darf z. B. bei derartigen Kranken niemals das Scopolamin und niemals das Avertin verwendet werden. Beachtet man z. B. die Erfahrungen der Avertinnarkose bei Phrenikotomie, bei Thorakoplastikoperation, so muß festgestellt werden, daß in erhöhtem Maße Komplikationen und Katastrophen vorgekommen sind, so daß die Leistung dieses Verfahrens gegenüber anderen stark abfällt.

Der Gesichtspunkt, einen pharmakologischen Ausgleich zwischen der Einwirkung eines Narkoticums auf den Organismus und den Veränderungen, welche durch die Haupt- und Nebenkrankheiten vorliegen, erzielen zu müssen, läßt sich auch auf die verschiedenen Organgebiete ausdehnen. Was z. B. den Magen-Darmtractus anbelangt, so weiß man, daß während der 3. Woche eines Typhus Darmgeschwüre mit Perforationsgefahr vorhanden sind, bei welcher ein erhöhtes Pressen der Bauchdecken unbedingt vermieden werden muß. Das zwingt den Anästhesisten zur Auswahl derjenigen Mittel, welche eine milde Anflutung und Entspannung der Bauchdecken garantieren. Meist wird man deshalb in derartigen Fällen zu den Operationsschlafmitteln greifen, oder aber eine Kombination zwischen diesen und einem steuerbaren Inhalationsnarkoticum wählen, sofern der Eingriff nicht unter Spinalanästhesie durchgeführt werden kann. Da einige Barbitursäurepräparate leicht Erregungszustände erzeugen und Narcylen, um ein Beispiel zu nennen, bei höheren Konzentrationen verstärkte Rectusspannung und Preßatmung hervorruft, so müssen diese Mittel ausscheiden.

Ähnliche Überlegungen gelten für verschleppte Fälle von Ileus, bei welchen Perforationsgefahr einer gangränösen Schlinge vorliegt, aber auch für Fälle von Magengeschwüren, Gallenblasenentzündungen, gangränösen Wurmfortsatzentzündungen, bei denen der Verdacht auf Perforation besteht. Wir würden sicherlich sehr häufig in diesen Fällen von der Splanchnicusanästhesie oder ähnlichen leitungsanästhetischen Verfahren wegen der vollkommenen Entspannung ohne Exzitation Gebrauch machen, wenn dieser Methode nicht der erhebliche Nachteil einer starken Kreislaufbelastung anhaften würde. Der erfahrene Anästhesist wird unter Umständen von Fall zu Fall eine Kombination zwischen örtlichen Methoden und Allgemeinnarkose wählen.

Dieselben Gesichtspunkte gelten in hohem Maße auch für die Krankheiten der Leber und die mit ihrem Versagen zusammenhängenden Stoffwechselstörungen, welche im allgemeinen zum Krankheitsbild der Azidosis führen. Die Übersäuerung des Organismus und das Auftreten von Aceton im Urin (Ketose) ist aber nicht ausschließlich an ein Versagen der Leberfunktionen geknüpft. Man findet verschiedene Grade der Azidosis oder Azidämie nach Fasten, nach Hungern, bei allen Erkrankungen, die mit Unterernährung einhergehen, also vor allen Dingen bei Schädigungen des Magen-Darmkanales, der Speiseröhre, des Rectums irgendwelcher Art. Man findet sie auch bei hysterischer Anorexie, bei tabischen und gastrischen Krisen, bei Neurasthenikern, bei dem cyclischen Erbrechen der Kinder, bei dem Vomitus grav. und bei der Kachexie verschiedenster Herkunft. Daß sie besonders stark auftritt bei den regionalen Lebererkrankungen, Abscessen, Tumoren des Parenchyms oder der Gallenblase, oder wenn die Schädigung durch resorbierte Gifte stattgefunden hat, dürfte ohne weiteres klar sein. Es geht daraus eindeutig hervor, daß ein ausgiebiges Hungern vor jeder Narkose im allgemeinen, und besonders bei Stoffwechselgestörten, vermieden werden muß, daß die Vorbereitung eine möglichste Alkalisierung anzustreben hat und daß bei der Narkose alle diejenigen Mittel ausgeschieden werden müssen, welche auf Grund unserer experimentellen und klinischen Erfahrungen stärkere Verschiebungen des Säurebasenhaushaltes nach der sauren Seite bewirken. Handelt man nach diesem prinzipiellen Grundsatz, so bleiben eine Reihe brauchbarer regionaler Betäubungsverfahren übrig, die durch die Gasnarkose ergänzt werden können. Wir haben aber auch die Erfahrung gemacht, daß mit der Äthernarkose Gutes geleistet werden kann, sofern man die vermehrte Milchsäurebildung durch Erhöhung des Sauerstoffpartialdruckes im Inhalationsgemisch streng vermeidet.

Eine ganz besondere Rolle spielt bei der Indikation der Diabetes. Jeder Kliniker weiß, daß der Zuckerkranke durch seine Empfänglichkeit und Wehrlosigkeit gegen Erreger einerseits sowie durch die Labilität der Organe andererseits hochgradig gefährdet ist, und daß die Gefahr einer akuten Säurevergiftung durch Entstehung saurer Stoffwechselzwischenprodukte besonders hoch ist. Die Furcht vor der Entstehung eines diabetischen Koma und auch vor dem Kreislaufkollaps bei derartigen Patienten ist es, welche dazu zwingt, bei der Auswahl narkotischer Methoden besondere Vorsicht walten zu lassen. Es gelten dabei die gleichen Gesichtspunkte, wie wir diese eben angeführt haben, d. h. die strenge Vermeidung aller derjenigen Verfahren, welche an sich zu einer stärkeren Säuerung des Organismus führen. Die klinische Erfahrung lehrt, daß zuckerkranke Patienten auf die Verwendung von Chloroform oder auch von größeren Mengen Äther immer ungünstig reagiert haben. Die vorliegenden Beobachtungen über die Bewegungen des Zuckerspiegels im Blut und auch im Urin geben einwandfreien Aufschluß darüber, daß nach diesen Narkosen eine erhebliche Verschlechterung des Gesamtzustandes eintritt. Ja, es sind im Schrifttum eine ganze Reihe von Fällen beschrieben worden, bei welchen ein latenter Diabetes durch derartige Narkosen florid geworden ist und manchmal sogar tödlich geendet hat. Ist eine Bereitschaft zum Koma vorhanden und muß operiert werden, so dürfen überhaupt nur noch lokalanästhetische Verfahren verwendet werden. Man soll grundsätzlich vor einer Narkose und Operation zunächst durch Diät und Insulin den Zucker zu beseitigen suchen.

Besondere Verhältnisse liegen für die Avertinnarkose vor, weil der Tribromäthylalkohol zum großen Teil in der Leber entgiftet wird. Kranke Lebern führten, klinischen Erfahrungen entsprechend, stets zu einer verzögerten Abflutung, zu einem verlängerten Nachschlaf und auch zu einer gewissen Narkoseempfindlichkeit gegenüber Avertin. Wenn auch in Tausenden von Fällen bei Erkrankungen der Gallenblase und der Leber die Avertinnarkose mit Erfolg durchgeführt werden konnte, so dürfte doch wohl heute die allgemeine Anschauung dahingehend sein, daß man bei ernsteren Lebererkrankungen besser die Avertinbasisnarkose vermeidet.

Unsere Überlegungen lassen sich sinngemäß auf die Erkrankungen der Nieren ausdehnen. Wir haben im Nierenkapitel alle wichtigen Veränderungen des Parenchyms und des Urins nach Narkosen zusammengestellt, und es geht aus diesen Befunden hervor, daß vorhandene, wenn auch leichte Erkrankungen,

stets durch die starken Inhalationsnarkotica ungünstig beeinflußt werden und
vorübergehende oder auch dauernde Verschlimmerung eintritt. Hierbei spielt
das Chloroform wieder die gefährlichste Rolle. In vielen Fällen hat es Spätschäden erzeugt, die zum urämischen Koma führten. Günstiger liegen die Verhältnisse bei der Verwendung von Äther. Heute liegt kein zwingender Grund
mehr vor, derartige Mittel zur Nierenoperation verwenden zu müssen, da wir
über ausgezeichnete lokalanästhetische und leitungsanästhetische Methoden
verfügen, die bei ausgiebiger Entspannung guten Zugang zu den kranken
Organen gewähren. Allenfalls bei den hochentzündlichen eitrigen Prozessen
kann man in die Notlage versetzt sein, Allgemeinnarkose anwenden zu müssen.
Dann aber begnüge man sich bei Wahl einer Äthernarkose mit einer Schlaftiefe,
die dem 1. Abschnitt des Toleranzstadiums entspricht und noch keine wesentliche Schädigung für Atmung und Kreislauf bedeutet, oder verwende Gasnarkotica. Da die Nieren saure Valenzen abzugeben imstande sind und deshalb
an der Aufrechterhaltung des Säurebasengleichgewichtes beteiligt sind, muß
man in bedrohlichen Fällen die Indikation nach demselben Grundsatze vornehmen, wie bei den Funktionsstörungen der Leber. Stärkere Säuerung führt
zum Präödem der Gewebe und stellt, unserer Ansicht nach, die Ursache der
passagären Anurie oder Oligurie nach Narkosen dar. Da diese mit dem Grad
der Säuerung scheinbar parallel verläuft, so ergibt sich hieraus sinngemäß, daß
die schweren Mittel vermieden werden müssen.

Unter den Grundsätzen, zu welchen wir im Laufe der Jahre über die Prinzipien der Schmerzausschaltung gekommen sind, ist das Freilassen der Zentralorgane von der Giftwirkung (Satz 7) einer der wichtigsten. Diese Forderung
ist natürlich nicht immer durchführbar, doch soll man grundsätzlich danach
trachten. Sie bedeutet nichts anderes, als daß vom Organismus eine periphere
lokalisierte Ausschaltung gewisser Nervengebiete leichter ertragen wird, als
die Narkose des Zentralorganes. Genau genommen jedoch liegen Überschneidungen der Leistungsfähigkeit beider Verfahren vor, insofern nämlich eingreifendere Methoden der Leitungsanästhesie in ihrer prognostischen Bedeutung
bezüglich der Leistung und der Mortalität doch nicht mit den leichteren allgemeinnarkotischen Verfahren konkurrieren können. Dies gilt insbesondere von
der Lumbalanästhesie, obschon man gelernt hat, durch verfeinerte Technik
und geschickte Auswahl der Präparate methodisch die Gefahren der spinalen
Betäubung und ähnlicher eingreifender Verfahren zu mindern. Es liegt in der
Natur dieser Methode, daß starke Eingriffe in die Kreislaufregulation unvermeidlich bleiben. Immerhin haben wir die Erfahrung gemacht, daß eine Erholung dieser Patienten auch nach starken Blutdrucksenkungen und starker
Einengung der strömenden Blutmenge außerordentlich rasch und sicher eintrat,
wenn das Vasomotorenzentrum und das Atemzentrum von Giftwirkung frei-
gelassen wurde. Diese Beobachtung kann jeder bei Vornahme einer spinalen
Betäubung selbst nachprüfen. Demgegenüber muß erwähnt werden, daß gerade
die Ausschaltung der Schmerzqualitäten und insbesondere der Motilität durch
spinale Betäubung oder andere Leitungsanästhesien weit vollkommener ist,
als sie durch Narkosen mit stärksten Mitteln und bei Schlaftiefen vom 2. bis
3. Abschnitt des Toleranzstadiums erreicht werden kann. Wer jemals die Bauchdeckenentspannung unter spinaler Betäubung erlebt hat, wird die enorme
Erleichterung für den Operateur durch völlige Entspannung, welche sehr oft
den Eingriff durchführbarer gestaltet und auch Zeit erspart, nicht mehr missen
wollen.

Der Grundsatz, die Halogenverbindungen möglichst zur Allgemeinnarkose
auszuschalten, ist ebenfalls auf rein empirischem Wege gewonnen, läßt sich
aber ohne weiteres experimentell beweisen. Das trübste Beispiel ist die Geschichte

der Chloroformnarkose. Das Chloroform steht bezüglich der Giftwirkung durchaus nicht vereinzelt da. Die Einführung anderer Halogene an Stelle des Chlor führt zu Verbindungen mit ähnlicher Giftigkeit und ähnlichen Folgen. Wir wissen heute auch, daß gerade die Halogenverbindungen der ungesättigten Kohlenwasserstoffreihe hochgradige Gifte für den Organismus darstellen und zum Teil irreversible Schädigungen hervorrufen. Diesbezügliche Versuche sind besonders von amerikanischer Seite (LUCKHARDT) gemacht worden, um zu prüfen, ob die Wirkung der Gasnarkotica nicht durch Einführung von Halogenen verstärkt werden könnte. Aber sowohl Jod- wie Bromverbindungen haben sich therapeutisch als gänzlich unbrauchbar und gefährlich erwiesen. Etwas günstiger liegen die Verhältnisse beim Chloräthyl und wahrscheinlich auch beim Venylchlorid. Das rührt ausschließlich davon her, daß diese Chloride gegenüber dem Chloroform bei Körpertemperatur gasförmig sind und deshalb außerordentlich schnell in chemisch unverändertem Zustand wieder den Körper verlassen. Auch das Dichloren wurde seiner Giftigkeit wegen abgelehnt. Als einzige Ausnahme wären unter den neueren Narkosemitteln gewisse Bromverbindungen zu nennen, und zwar einerseits Abkömmlinge der Barbitursäure, wie Noctal und das Pernocton, andererseits das Avertin, ein Tribromäthylalkohol. Diese Mittel werden vom Körper zu unschädlichen Abbauprodukten zerschlagen und eliminiert. Ferner hat es sich herausgestellt, daß der Tribromäthylalkohol in vieler Beziehung, und zwar vor allen Dingen bezüglich der Organschädigung, nicht mit dem Chloroform oder ähnlichen Körpern direkt verglichen werden kann, weil er als Alkohol sich trotz starker narkotischer Wirksamkeit als überraschend harmlos erwiesen hat.

Es ist bekannt, daß die Einführung von Halogenen sehr häufig und geradezu gesetzmäßig eine Verstärkung der narkotischen Wirksamkeit hervorruft. Diese war es ja auch, welche derartige Versuche veranlaßt hat. Sichtet man kritisch den Enderfolg, so kann man bemerken, daß diejenigen Halogenverbindungen, welche lange Verweildauer auf Grund ihrer physikalisch-chemischen Eigenschaften im Organismus haben, besonders schädlich gewirkt haben. Dies kann als Zeichen aufgefaßt werden, daß nicht etwa Zwischenprodukte oder Abbauprodukte solcher chemischer Individuen es sind, welche die Störungen und Schädigungen im Organismus hervorrufen, wie man vielfach geglaubt hat, sondern daß es wahrscheinlich die Moleküle selbst sind, welche sie verursacht haben.

Als weitere Regel hat man erkannt, daß eine zeitliche Abkürzung der Vergiftungsdauer angestrebt werden muß. Die durchschnittliche Dauer einer Lokalanästhesie erstreckt sich auf 1—2 Stunden. Wir haben bei der Leitungsanästhesie durch Konzentrationsänderungen und Änderungen der Gesamtmenge, vor allen Dingen Auswahl des Mittels, es heutzutage in der Hand, die Dauer der örtlichen Vergiftung zu beeinflussen und sie zum mindesten auf 3—4 Stunden zu erhöhen. Ja, es gibt sogar Präparate für die Zwecke der Daueranästhesie. Bei der Inhalationsnarkose hat man es weitgehend in der Hand, die Narkosezeit zu begrenzen. Ein gewisser Übelstand ist es aber, daß man die Abflutungszeit nicht beherrscht. Im Durchschnitt hängt sie ab von den Leistungen der Atmung, des Kreislaufes und vom Entgiftungs- und Ausscheidungsvermögen der Organe, Leber und Niere. Man sieht also, daß die Abflutung unserer direkten Führung entgleitet. Die praktische Erfahrung hat gezeigt, daß dies ganz besonders bei gefährdeten Fällen der Fall ist, bei denjenigen nämlich, bei welchen die Stoffwechselorgane, Kreislauf und Atemleistung, stark in Mitleidenschaft gezogen und insuffizient geworden sind. Bei verschleppter Ausscheidung aber haben wir es mit einer verlängerten Vergiftungszeit zu tun und deswegen auch mit einer erhöhten Schädigung des Patienten. Im besonderen entgleitet uns die Beherrschung der Narkosedauer bei allen Depotverfahren, seien es iv. oder rectale Methoden. Löwe hat seinerzeit mit Recht hervorgehoben, daß es von pharmakologischer Seite nicht die Anflutung ist, welche die Hauptsorge auf dem Gebiete der Narkose darstellt, sondern die Elimination, auf welche man besonders zu achten hat. Daß dieses Problem wegen der Kumulationsgefahren bei Schlafmitteln besondere Berücksichtigung fand, ist ohne weiteres begreiflich. Erst in jüngerer Zeit hat man auch von klinischer Seite angefangen, die Bedeutung der Exhalation und Eliminationsdauer der Narkotica für Prognose und Gefährdung des Patienten zu erkennen.

Da bei allen insuffizienten Patienten die Vergiftungsdauer möglichst abgekürzt werden muß, treten die steuerbaren allgemeinnarkotischen Verfahren in den Vordergrund des Interesses. Dem Vergleich der Narkosekurven entsprechend stehen hier die Gasnarkotica natürlich an erster Stelle, weil die Abflutung nur 10—15 Minuten dauert, die Vergiftungszeit demnach nicht nennenswert die Narkosezeit überschreitet.

Mit zunehmender Dauer jeder Narkose nimmt nicht nur die Narkoseempfindlichkeit, wie weiter vorne dargelegt wurde, zu, sondern es vermindert sich die allgemeine Resistenz des Organismus. Außerdem schreitet die Anreicherung des Organismus mit narkotischen Substanzen auch in der 2., 3. und 4. Stunde ständig allmählich fort und führt zu derartigen Sättigungsgraden, daß die Elimination, welche an sich schon um ein Vielfaches die Anreicherung zeitlich überschreitet, nunmehr Ausmaße annimmt, die ohne schwere Schädigung des Stoffwechsels, Kreislaufes und der Atmung nicht mehr ertragen werden. Ist man zu langen Eingriffen ausnahmsweise gezwungen — darunter verstehen wir Operationen über $1^1/_2$ Stunden Dauer, so verlohnt es sich, möglichst Kombinationsverfahren in Anwendung zu bringen, Leitungsanästhesie plus Gas, oder, wenn ausschließlich in Allgemeinnarkose operiert werden soll, wenigstens die Unterhaltung der Narkose bei möglichst niedrigen Prozenten und mit irgendeinem Gasnarkoticum durchzuführen. Es gelingt sehr leicht, bei Anwendung von Lachgas—Äther die Initialphase der Operation mit größeren Mengen Äther durchzuführen, dann aber die Unterhaltung mit reiner Lachgasnarkose zu bewältigen.

Endlich haben wir zu fordern, daß prinzipiell eine Belastung der Organe mit Entgiftungsmechanismen und Eliminationsvorgängen eingeschränkt werden soll. Die Praxis hat zwar schon die meisten derjenigen Mittel ausgeschieden, deren Elimination durch den Organismus Schwierigkeiten bereitet hat und es blieben nur solche übrig, welche entweder in chemisch unverändertem Zustand ausgeschieden werden oder aber als unschädliche, meist körpereigene Abbausubstanzen im Urin erscheinen. Zu den ersteren gehören die Gasnarkotica und Inhalationsnarkotica, an deren Zersetzung im Organismus wir nicht glauben, und die unverändert den Körper auf dem Luftwege durch die Lunge wieder verlassen. Zu den letzteren gehören die Barbitursäureabkömmlinge, das Pernocton und Endormnatrium, welche bis auf Reste in ungefährliche Abbaustoffe zerlegt und durch die Nieren ausgeschieden werden, ferner das Avertinmolekül, welches durch Paarung an die Glukuronsäure entgiftet im Urin erscheint. Die Elimination der Gase auf dem Wege der Lunge geht rasch und ohne Schaden vor sich. Dagegen führen Entgiftung und Ausscheidung der Narkotica durch Leber und Niere oft zu Überlastungen, die einerseits vorhandene Leber- und Nierenerkrankungen verschlimmern, andererseits die Abflutung verzögern, so daß schon oft eine Erholung ausblieb und der Kranke, ohne erwacht zu sein, entschlief.

C. Die spezielle Indikation der Allgemeinnarkose nach operativen Regionen.

Wie sich die allgemeinen Prinzipien der Indikation zur Schmerzbekämpfung nun auf die verschiedenen Operationsgebiete auswirken, sei im folgenden kurz zusammengefaßt. Dabei muß zugegeben werden, daß die Angaben nur einen knappen Ausschnitt nach dem heutigen Stand der Dinge darstellen, da unsere Erfahrungen zu fließendem Wechsel der Anschauungen Veranlassung geben.

Was zunächst die *Region des Kopfes* anbetrifft, so steht für sämtliche Eingriffe aller Art, insbesondere auch derjenigen der Neurochirurgie, die Lokalanästhesie an erster Stelle. Dies rührt von den außerordentlich günstigen, anatomischen Bedingungen her, zum Teil auch von der Schmerzlosigkeit der Hirnhäute und der Hirnsubstanz selbst. Fast alle Nervenstämme, Ganglien usw. sind im Bereich des Kopfes leicht und sicher zu treffen und unschwer auszuschalten. Andererseits stört stets die Verwendung von Atemschlauch, Atembeutel und Maske im Bereich des Gesichtes, wenn hier oder auch im Schädelgebiet operiert werden soll. Bei gewissen plastischen Operationen ist es allerdings mißlich, durch Infiltrationen die Formen des Gesichtes zu entstellen. Dann kommen Allgemeinnarkosen und zwar außer Depotnarkosen Insufflations- oder endotracheale Verfahren in Frage. Neuerdings entstand durch die Einführung des Pernocton, Endormnatrium und vor allen Dingen durch die rectale Avertinnarkose die Streitfrage, ob ihr Verwendungsbereich sich ganz besonders auf das Kopf- und Halsgebiet erstrecke. Viele, vor allen Dingen Laryngologen, Rhinologen und Otologen haben sich der rectalen Methode bedient, um Stirnhöhlen-, Kieferhöhlen-, Rachen- oder Ohrenoperationen durchzuführen.

Bei Eingriffen im Halsgebiet oder Nasenrachenraum hat es sich aber doch im Laufe der Zeit gezeigt, daß das lang anhaltende Fehlen der Schluckreflexe, Rachenreflexe prognostisch die Fälle recht ungünstig beeinflußt, daß leicht Schleim und Blut verschluckt wird, so daß es zu Lungenkomplikationen, besonders Schluckpneumonien kommen kann und daß recht häufig sich Zwischenfälle unangenehmer Art während der operativen Eingriffe ereigneten. So erwünscht es gewesen wäre, gerade bei Operationen im Gebiete des Kopfes eine psychische Ausschaltung unserer Patienten zu erlangen, mußte doch die Narkose der Lokalanästhesie wieder weichen. Von amerikanischer Seite hat man für Neurochirurgie einen sehr leichten Avertinschlaf mit Gasnarkose kombiniert mit günstigen Resultaten verwendet; in Deutschland ziehen wir es vor, heute die Lokalanästhesie mit einem Operationsschlafmittel zu kombinieren. Allerdings muß der Patient bei Vornahme der örtlichen Betäubung möglichst in noch so wachem Zustand sein, daß der Operateur über die Ausdehnung und Zuverlässigkeit seiner Anästhesie orientiert ist.

An Stelle des früher viel verwandten Scopolamin sind Barbitursäuren getreten, da sie auf die Atemzentren weniger schädlichen Einfluß haben. Die Verwendung anästhetischer Mittel ist bei entzündlichen Erkrankungen im Gebiet des Kiefers, des Gesichtes, der Weichteile des Schädels genau so kontraindiziert wie andernorts. Handelt es sich um einfache Absceßspaltungen, Extraktionen u. dgl., so genügt ein kurzer Rausch mit Chloräthyl oder Solästhin unter allen Vorsichtsmaßregeln oder die Endormrauschnarkose, welche wir sehr schätzen gelernt haben. Die Gasnarkotica fallen im Gesichts- und Kopfbereich vielfach aus, weil die Abdichtung der Masken und die Dosierung unzuverlässig wird.

Andererseits wurde von seiten der Zahnärzte und der Laryngologen immer wieder versucht, die Technik der Lachgasnarkose für zahnärztliche Zwecke und für Tonsillektomien brauchbar zu gestalten, dies mit Erfolg in Amerika von seiten der Berufsanästhesisten, mit negativem Erfolg in Deutschland. Man

erinnere sich, daß die Lachgasnarkose ursprünglich ausschließlich für zahnärztliche Zwecke verwendet wurde und die Anästhesisten jenseits des Meeres
auf 100jährige Tradition und Erfahrung zurückblicken können. Es werden
hierzu isolierte Nasenmasken mit einem Mundergänzungsstück verwendet und
die Dosierung des Gemisches den besonderen Verhältnissen angepaßt. Außerdem besitzt z. B. das McKesson-Gerät einen regulierbaren Überlauf, der ein
Abströmen gewisser Gasmengen über den Rand der Narkosemaske hinweg
garantiert und auf diese Weise Undichtigkeiten ausgleicht. Es gelingt auf diese
Art, für längere Behandlungen Patienten analgetisch zu machen und gelegentlich sogar zur Selbststeuerung der Lachgasnarkose bei ausschließlicher Nasen-
atmung zu veranlassen, ähnlich wie dies Hotz vom Chloräthylrausch berichtet
hat. Die Lachgasnarkose ist in der amerikanischen Zahnheilkunde unent-
behrlich geworden und erspart dem Patienten mehr Schmerzen und Zeit, als
die ausschließliche Verwendung der Lokalanästhesie. Die mangelhaften Erfolge
in Deutschland auf dem speziellen Gebiete der Zahnheilkunde liegen einerseits
am Mangel geeigneter Apparaturen, andererseits an mangelnder Ausbildung
und Erfahrung. Das Fehlen der Spezialisten macht sich bemerkbar. Genau
dasselbe gilt für das Gebiet der Laryngologie, für Tonsillektomien und andere
kleine Operationen im Nasenrachenraum und Munde, welche nur in den englischen Ländern in größerem Maßstab unter Lachgas oder Äthylen durchgeführt
worden sind.

Eine besondere Rolle spielen die iv. und die rectalen Narkoseverfahren bei
all denjenigen Operationen im Bereiche des Kopfes, für welche Thermokauter
oder Elektrokoagulation verwendet werden soll, also ganz besonders für Tumoren
maligner Art. Zwar hat es sich als durchaus möglich erwiesen, im lokalanäsche-
sierten Bereich elektrisch zu schneiden und zu brennen, aber es ist diese Methode
immer mit einer psychisch starken Beunruhigung des Patienten verbunden,
so daß man es für wünschenswert halten muß, den Patienten dieser Heilmethode
während des Schlafzustandes zu unterwerfen. Von den Gasnarkotica kommt
allenfalls für periphere Elektrokoagulation nur das Lachgas in Frage, weil hier
keine Explosionsgefahr besteht. Die übrigen Gasnarkotica, vor allen Dingen
auch die Äthernarkose, dürfen nicht verwendet werden, denn es kann zu sehr
gefährlichen Explosionen kommen (vgl. auch das Kapitel über Explosionsgefahr). Bevorzugt wurde früher die Avertin-Rectalnarkose, heute jedoch
nimmt man Evipannarkose.

Die operativen Eingriffe in der *Halsregion* können nicht ohne weiteres mit
denjenigen am Kopf verglichen werden, denn es liegen in vielfacher Beziehung
besondere Verhältnisse vor. Was zunächst die oberen Regionen anbetrifft,
operative Eingriffe am Kehlkopf, Bronchokopie, Ösophagoskopie, so kommt
die Lokalanästhesie der Schleimhäute oder auch Allgemeinnarkose in Frage.
Meines Wissens wird in der Hauptsache heute von laryngologischer Seite die
Bronchokopie und Ösophagoskopie sowie auch Laryngoskopie zu diagnostischen
Zwecken in Oberflächenanästhesie, zu operativen unter Avertin ausgeführt,
doch scheint es auf Grund der Kombination von mechanischer Atembehinderung
und der durch Avertin hervorgerufenen Atemdrosselung häufig zu Komplikationen gekommen zu sein, so daß eine rückläufige Bewegung in der wahl-
losen Verwendung des Avertin eingesetzt hat. Manche verwenden wieder
Ätherinsufflation.

Von chirurgischer Seite gilt die Region des Halses als eine Domäne örtlicher
Betäubung (König, Lundgreen, Sise, Renneke u. v. a.). Tatsächlich ist die
Region des Halses auffallend schlecht sensibel versorgt. Ein paar leicht zu
treffende Nervenfasern in geringer Tiefe, in der Mitte des Hinterrandes des
Sternocleidomastoideus austretend, auszuschalten genügt, um große Bezirke bis

unter das Schlüsselbein und bis zum Kieferrand gefühllos zu machen. Die Infiltration der Struma von der Mittellinie aus ist nicht zweckmäßig, dagegen die tiefe Blockade am großen Zungenbein vorne. Seitliche Cervicalanästhesie 2—4 wird im Ausland noch viel angewendet, gilt in Deutschland der Gefahren wegen als Kunstfehler. Auch die tieferliegenden Organe sind schlecht sensibel versorgt, so daß man durchweg schon bei mäßiger Technik noch vollen Erfolg haben kann. Unter Umständen läßt sich durch eine Injektion an den Laryngeus sup. die Anästhesie vervollkommnen, denn bei ausschließlicher Halshautanästhesie empfinden die Patienten bei der Arbeit an einer Struma Strangulationsgefühle (DE COUREY). Da es nun sehr darauf ankommt, gerade im Halsbereich bei Operationen in der Nähe des Nervus recurrens Prüfungen der Stimme intra operationem vornehmen zu können, so ist die Verwendung von Narkosen von vornherein unzweckmäßig. Die Leistungsziffer für die Lokalanästhesie ist weit höher als wie diejenige der Äthernarkose, hauptsächlich infolge des Fehlens von Lungenkomplikationen. Die Differenz der Mortalität beträgt tatsächlich etwa 2:7%, so daß dem Chirurgen keine Wahl mehr übrig bleibt, es sei denn, daß Ausnahmeverhältnisse vorliegen. LUNDGREEN hatte unter Äther in seinem Vergleichsmaterial 6 Todesfälle und unter Lokalanästhesie nur 1 Kollaps.

Solche Ausnahmeverhältnisse gelten für psychisch erregte Kranke, insbesondere für den Basedowpatienten. Hier, wie weiter vorne ausgeführt wurde, gilt der Grundsatz, daß ein depressives Allgemeinnarkoticum, z. B. Avertin gestattet ist, da der Kreislauf sich in hoch erregtem Zustand befindet. Die psychische Schonung würde es an sich stets wünschenswert erscheinen lassen, Strumaoperationen oder andere Eingriffe im Gebiete des Halses unter Ausschaltung des Bewußtseins vorzunehmen, denn jeder Eingriff in der Halsregion bei zurückgebeugtem Kopf in der Nähe der Luftröhre ist unangenehm und ruft Angstgefühl hervor. Es hat sich jedoch als zuverlässiger herausgestellt, durch medikamentöse Vorbehandlung die Aufnahmefähigkeit der Patienten zu dämpfen, als zur Narkose überzugehen. Kommt es einmal während der Operation zur Beunruhigung des Patienten, welche den Verlauf stört, so helfe man sich am besten mit einigen Kubikzentimetern Endormnatrium iv. Der Äther ist stets kontraindiziert, Lachgas dagegen als einzige Methode gestattet (McKESSON, GILLETTE, FISCHEL, DE COUREY u. a.). Äthylen und Narcylen erzeugen entsprechend ihren besonderen Kreislaufwirkungen vermehrte Blutung, welche man gerade bei den blutreichen Strumaoperationen nicht gebrauchen kann, es sei denn, man verwende sie als Zusatz zu Avertin (HEYMANN, KÖNIG). Die Ergänzung einer Lokalanästhesie durch Lachgas beläßt die Möglichkeit, jederzeit den Patienten in ganz kurzer Zeit soweit wach werden zu lassen, daß er phonieren kann. Man hat hierzu des öfteren nur 50% N_2O zur Analgesie verwendet (HANLEG). Dieser Vorteil fällt selbstverständlich bei Verwendung des Avertins ganz weg. Im übrigen gehen die Meinungen über die Brauchbarkeit des Avertins beim Basedow sehr auseinander, zweifellos kann man damit den Eingriff verheimlichen, aber die Dosierung ist viel schwerer als in normalen Fällen.

Eingriffe in entzündlichen Gebieten am Halse fallen unter den Bereich der Allgemeinnarkose jeder Art. Für kürzere Eingriffe muß man sich selbstverständlich mit einem Gasnarkoticum oder Chloräthyl begnügen und schwere Inhalationsnarkotica vermeiden.

Der gesamte Bereich des *Thorax* zerfällt in zwei Regionen, nämlich in diejenigen Gebiete, welche innerhalb des Mittelfelles und der Pleura liegen und zum engeren Shockbereich gehören, und diejenigen Regionen, welche außerhalb dieser Zone liegen. Was zunächst die peripheren Eingriffe betrifft, so können kleinere Eingriffe am Schlüsselbein, am Brustkorb und auch vor allen Dingen die Neurochirurgie des Rückenmarks durchweg mit bestem Erfolg und absolut zuverlässig in Lokalanästhesie ausgeführt werden. Man wird aber zur Verwendung der Lokalanästhesie nur schreiten, wenn es sich um nicht entzündliche Prozesse handelt. Es treten nämlich die sensiblen Hautäste der Brust durch die Muskeln hindurch in ihre Bezirke ein und sind schwer zu treffen. So ist man zu infiltrativem Vorgehen oft gezwungen, und das erheischt große Mengen (3—400 ccm und mehr für eine [WISCHNEWSKY 4—600] Mammaamputation). Die paravertebrale Leitungsanästhesie oder Injektion der Intercostalnerven am Angulus ist nur beim Mageren zuverlässig, die vielen Einstiche sind unangenehm. Außerdem ist sehr oft die Schmerzausschaltung des Rippenperiostes und der Pleura nicht erreichbar (FAERMANN). Es macht die Ausschaltung größerer Thoraxwandgebiete bei dicken Menschen durch Lokalanästhesie erhebliche Schwierigkeiten. Deshalb ist eine Ergänzung durch Injektionsmittel, wie Endorm, stets dringend erwünscht, sofern der Eingriff nicht in Gasnarkose oder Äthersauerstoff durchgeführt werden kann, denn es sind für derartige Eingriffe große Schlaftiefen nicht erforderlich. Für die Mammaamputationen haben viele Operateure das Avertin als Idealmethode bezeichnet. In der Tat kann ein derartiger Standpunkt befürwortet werden, da geringe Dosierung ausreicht und es sich gewöhnlich um Patientinnen in relativ gutem Zustand handelt. Sie ist vor allen Dingen im Fall notwendiger Elektrokoagulation indiziert.

Ganz anders liegen die Dinge jedoch für operative Eingriffe im Mediastinum und an den Lungen. Für raumbeengende Eingriffe im Sinne der Thorakoplastik (besonders 1. Akt) kann man die Lokalanästhesie verwenden. Aber nur derjenige, welcher große Übung und Erfahrung hierin besitzt, wird wirklich günstige Resultate erzielen. Da es sich hier meistens um Patienten mit eingeengter Atemoberfläche und geschädigter Ventilationsleistung mit gefährdeter Sauerstoffversorgung und stets drohender Azidose handelt, so dürfen von vornherein weder stark auf die Atmung wirkende Vorbereitungsmittel, wie Scopolamin und Morphin, verwendet werden, noch die Avertinrectalnarkose Anwendung finden. Unter diesem Gesichtspunkte ist jedes Verfahren indiziert, welches die zentrale Atemregulation schont und genügend Sauerstoffversorgung zuläßt. Dies zeigt die Tendenz zur örtlichen Betäubung und die Grenze des Anwendungsbereiches für reine Lachgasnarkose. Erst neuerdings wurde auf das Narcylen für die Thoraxchirurgie hingewiesen, eine Methode, welche die REHNsche Klinik lange Zeit sogar mit Überdruck angewendet hat, aber wieder wegen erhöhter Blutung und dem dadurch bedingten Zeitverlust außer anderen Nachteilen aufgab. Auf Grund all dieser Erfahrungen erscheint es uns am besten, unter Lachgaseinleitung den Übergang zur reinen Äther-Sauerstoffnarkose zu vollziehen, damit unter allen Umständen der Sauerstoffbedarf bei der vorliegenden reduzierten Ventilation sichergestellt wird. Ferner darf und braucht für alle Eingriffe an der Lunge und im Mittelfell niemals der 1. Abschnitt des Toleranzstadiums überschritten werden, während welchem der Äther noch leicht analeptisch auf die Atmung wirkt. Ich glaube, daß diese Einstellung nicht nur der SAUERBRUCHschen Schule, sondern auch derjenigen der Berufsanästhesisten entspricht. Da man manchmal gezwungen ist, die intrathorakalen Eingriffe gegebenenfalls unter Überdruck durchführen zu müssen (Ausnahmen hiervon bilden z. B. alle diejenigen Fälle, bei welchen viscerales und parietales Pleurablatt verklebt und schwielig sind), so ist es besser, sich von vornherein auf Allgemeinnarkose einzustellen, als den Versuch zu machen, ausschließlich mit lokalanästhetischen Methoden durchzukommen.

Überdruckatmung ist auch für den gesunden Patienten relativ unangenehm und anstrengend. Deswegen übertreibe man sie nicht und verwende lediglich die minimal notwendigen Druckwerte (vgl. hierzu das Kapitel über Überdruck im technischen Teil). Als besonders wichtigen Trick erwähne ich aus eigener Erfahrung, daß vor Eröffnung der Pleura schon das gesamte Atemsystem durch Einschalten des Exspirationsventils verschlossen wird und ein Mindestüberdruckwert von 2 ccm Wasser im System hergestellt wird. Da die elastischen Kräfte der Lunge im allgemeinen durch 2 ccm Wasser genügend ausgeglichen werden, kommt es unter dieser Vorsichtsmaßregel niemals zum überraschenden Kollabieren der Lunge, was späterhin das sehr unangenehme Aufblähen der Lunge beim Zunähen des Thorax mit hohen Druckwerten von 20—22 ccm Wassersäule überflüssig macht. Durchschnittlich genügen für große intrathorakale Eingriffe 5 ccm Wasserüberdruck vollkommen, wenn man nur dafür gesorgt hat, daß das periphere Atemsystem und der Atembeutel wirklich dicht sind. Viel Sauerstoff zu geben ist oberstes Prinzip, und Gasersparnis in derartig verantwortlichen Fällen ein großer Fehler. Die Anwendung von Lachgas empfiehlt sich in dieser Phase zur Unterhaltung insofern nicht, als die narkotische Wirksamkeit erst bei 80—85% einsetzt und diese Sauerstoffgrenze für die beabsichtigten Zwecke zu niedrig, also zu gefährlich ist. Außerdem verwendet man oft unter Überdrucknarkose Gesamtgasmengen von 10, 12 und mehr Litern pro Minute, welches eine starke Verschwendung des teuren Lachgases bedeuten würde. Wichtig ist ferner für alle intrathorakalen Eingriffe, daß der Patient vor Beginn des operativen Eingriffes in genügende Schlaftiefe gebracht wird und dann erst die eigentliche Überdruckapparatur angeschlossen wird, es sei denn, man verfüge über ein modernes Gasnarkosegerät (s. die großen Universalapparate, z. B. unser Freiburger Modell), welches jederzeit Übergang zu Überdruck ohne weiteres gestattet. Der Narkotiseur muß sich mit dem Überdruckapparat unter den neuen Verhältnissen einige Minuten eingespielt haben, um einen ruhigen und sicheren Narkoseverlauf ohne zu starke Hyperventilation garantieren zu können.

Herzoperationen, die Naht des Herzstiches, Operationen der Concretio pericardii oder der Perikarditis dürften wohl von niemand bisher in örtlicher Betäubung durchgeführt worden sein. Der TRENDELENBURGsche Eingriff wird sich wahrscheinlich immer unter Ausnutzung der Bewußtlosigkeit der Patienten durchführen lassen. Da es sich hier oft um Notoperationen handelt, die höchste Beschleunigung erfordern, so müssen rasch wirksame Mittel, also Gasnarkotica und Chloräthyl oder Solästhin angewendet werden, welche außerdem den Übergang in die Äthernarkose ermöglichen. Avertin kommt nicht in Frage, aber es könnte vielleicht Endorm verwendungsmöglich werden.

Auch im Gebiet der *Bauchhöhle* muß man zweckmäßigerweise zwischen denjenigen Eingriffen unterscheiden, welche in der Peripherie oder innerhalb des engeren Shockbereiches stattfinden; und zwar verstehen wir alles, was innerhalb des Peritoneums liegt, als Shockbereich, weil es Erfahrungstatsache ist, daß bei allen Eingriffen in der Bauchhöhle der Shock am leichtesten entsteht. Außer den nervösen Komponenten, nämlich Reizung der Vagusendigungen im Gebiet der Bauchhöhle, die sich zentral auf das Vasomotorenzentrum auswirken, kommen sicherlich auch rein mechanische Ursachen in Frage. Man weiß z. B., daß Gefäßerweiterungen in den berührten Geweben entstehen, die auf benachbarte Regionen übergreifen. Im Gebiete der Bauchhöhle ist der Gefäßtonus, und zwar insbesondere der Venentonus, als Resultante einer zentral gesteuerten Spannung der Gefäßwände und des normalen, abdominellen Innendruckes durch Spannung der Bauchdecken anzusehen. Fällt der letztere weg, dann müssen gesetzmäßig mit der Zeit die feinen Gefäße der Bauchhöhle erschlaffen und allmählich mit Blut vollaufen. Derartige Beobachtungen sind ohne weiteres am Tier und Mensch zu machen und führen, wenn nicht Abhilfe geschieht, allmählich zur Anschoppung des Splanchnicusgebietes und schließlich zum

Versagen des Kreislaufes. Wir erblicken in der Erfahrungstatsache, daß es günstig ist, die Bauchhöhle abzutamponieren, möglichst in situ den Eingriff vorzunehmen, und eine Eventeration zu vermeiden, einen klinischen Beweis für die Richtigkeit unserer Vorstellungen (vgl. hierzu E. REHN). Auf alle Fälle gilt es, die Ausbildung des operativen Shocks, so wie er bei jedem längeren abdominellen Eingriff droht, durch allgemeinnarkotische oder anästhetische Verfahren möglichst hintanzuhalten und nicht noch zu verstärken.

Nun muß man im Gebiet des Abdomens, wie schon weiter vorne angeführt wurde, bezüglich Prognose und Gefahr den Oberbauch vom Unterbauch trennen. Vergleichsmöglichkeiten über die Gefährdung derartiger Patienten haben nur die Chirurgen, und es können deshalb sowohl statistische wie klinische Angaben von seiten der Gynäkologen nicht ohne weiteres mitverwendet werden.

Vom chirurgischen Standpunkt aus ist die Anästhesie der Unterbauchregion bis zum Nabel nicht nur leicht, sondern auch ohne besondere Gefahren durchführbar; es sei denn, man habe die Aufgabe, große raumverdrängende Tumoren zu entfernen. Hierbei hat sich nämlich, ähnlich wie bei raschem Ablassen von intraabdominellen Cysten oder von Ascites gezeigt, daß plötzliche mechanische Druckentlastung eingreifenderer Art direkt eine Kreislaufkatastrophe einleiten kann. Deshalb ist es uns auch nicht verwunderlich, daß bei Kaiserschnitten unter Lumbalanästhesie häufiger als nach anderen Verfahren Kreislaufschädigungen und Todesfälle eingetreten sind.

Unter dem Gesichtspunkt dieser Kreislaufzwischenfälle wäre es selbstverständlich am zweckmäßigsten, man wählte grundsätzlich Methoden, welche analeptische Wirkungen auf den Kreislauf und die Atmung ausüben, das sind die Gasnarkotica. Es wäre ihnen auch ein Vorzug vor allen Methoden der Leitungsanästhesie und örtlichen Betäubung zu geben, wenn die abdominelle Entspannung ausreichte; das aber ist nicht der Fall. Nur in Ausnahmefällen gelingt es, unter Lachgas, Äthylen oder Narcylen bei empfindlichen Frauen das Stadium II 2 zu erreichen, welches als erforderliches Minimum für die Durchführbarkeit eines derartigen Eingriffes angesehen werden kann. Dieser Mangel führte im Laufe der letzten Jahre dazu, daß man unter Ausschaltung aller stark depressiv wirkenden Narkotica abdominelle Operationen entweder in Leitungsanästhesie, Splanchnicusanästhesie und Rectusblockade, oder zum mindesten kombiniert, unter lokaler Ausschaltung der Bauchdeckenspannung und Schmerzausschaltung des Operationsbezirkes, durch Gasnarkose durchführte. Das letztere Verfahren gilt als die Methode der Wahl für alle hoch gefährdeten Patienten mit großer Narkoseempfindlichkeit und erhöhter Shockbereitschaft. Wir dürften hierin in Übereinstimmung mit FINSTERER, HABERER und SCHMIEDEN stehen, von welchen der erstere sich besonders über die Frage der Schmerzbetäubung bei Operationen im Oberbauchgebiet geäußert hat. Es besteht kein Zweifel, daß die Entwicklung abdomineller Anästhesie in Richtung der Ätherersparnis sich bewegt, trotzdem an vielen Kliniken die Äthernarkose noch immer als die Methode der Wahl angesehen wird. Extra- und intraabdominelle örtliche Verfahren für alle Eingriffe im Oberbauch, Paravertebral- und Splanchnicusanästhesie in Kombination mit Gasen (McKESSON, FINSTERER) werden von den besonders Erfahrenen bevorzugt, insbesondere auf Grund der allgemeinen Kreislauflabilität dieser Kranken und der Tatsache, daß die postoperative Pneumonie im Gebiet des Oberbauches unter Allgemeinnarkose weitaus am häufigsten vorkommt und die schlechteste Prognose erzielt.

Was die leichter beherrschbare Unterbauchregion anbetrifft, so werden fast alle Eingriffe der Bauchwand, wie Hernien, Verletzungen, in örtlicher Anästhesie durchgeführt. Sollte einmal noch geringer Schmerz vom Patienten geäußert werden, so läßt sich durch Lachgas Analgesie erzeugen. Intra-

abdominelle Eingriffe bis zur Nabelhöhe sind entweder in Hypogastricus-
anästhesie, in Paravertebralanästhesie, sacraler Anästhesie oder in Lumbalanästhesie, oder auch nur in regionaler Anästhesie ohne weiteres glatt und mit
dem Vorteil vollkommener Entspannung der Muskulatur durchzuführen. Hierunter fallen selbstverständlich auch alle Eingriffe am Urogenitalapparat weiblichen und männlichen Geschlechts. Diese Verfahren dürfen stets durchgeführt
werden, wenn der Kreislauf des Patienten einigermaßen in Ordnung ist; dagegen besteht eine strenge Kontraindikation der Lumbalanästhesie im Shock.

Die extraperitoneal gelegenen Nieren gehören unseren Erfahrungen nach
nicht zum engeren Shockbereich und können in idealer Weise durch Spinalanästhesie (bis zu D 10), allenfalls bis zu D 7, oder aber in Paravertebralanästhesie (D 11 und 12 und L 1 und 2) ohne weiteres operiert werden. Der riesige
Vorteil einer totalen Entspannung der Bauchdecken ist so evident, daß ich von
der Verwendung der Allgemeinnarkose für Nierenoperationen fast völlig abgekommen bin. Der allmähliche Übergang zu dem Verfahren der Leitungsanästhesie und örtlichen Betäubung dürfte sich ganz allgemein auch in den
urologischen Spezialkliniken vollzogen haben. Allgemeinnarkose kommt nur
in Ausnahmefällen, bei unbedingt erforderlicher psychischer Schonung und bei
entzündlichen Prozessen in Frage, so z. B. bei der kurzdauernden Eröffnung
des paranephritischen Abscesses.

Man hat auch das Avertin vielfach für die abdominelle Chirurgie zu verwenden gesucht. Einige gebrauchen dieses Mittel auch heute noch ohne Bedenken fast ausschließlich für abdominelle Eingriffe. Wir lehnen eine derartige
Einseitigkeit ab. Da das Avertin als ein stark kreislaufdepressives Mittel angesehen werden muß, bleibt seine Anwendung einer strengen Indikation vor-
behalten. Vollnarkosen sind der Gefahren wegen niemals anzuraten. Dagegen läßt sich wohl mit der Basisnarkose ein relativer Zustand der Entspannung erreichen, der dann durch ein steuerbares Gasnarkoticum oder Äther
ergänzt werden kann. Für den Patienten hat zweifellos ein derartiges Verfahren
den Vorteil der psychischen Schonung. Andererseits machen sich bei längeren
Operationen und vor allen Dingen in der postoperativen Phase doch häufig
die Schattenseiten des Avertins bemerkbar, so daß wir den Eindruck haben,
daß seine Verwendung in Zukunft weiter eingeschränkt werden wird. Der Vorteil, die Narkosetiefen je nach den Erfordernissen steuern zu können, ist so
wesentlich, daß gerade die hervorragenden Abdominalchirurgen es alle vorgezogen haben, nur die Phasen notwendiger Entspannung am Anfang und
Ende der Operation mit tiefer Äthernarkose durchzuführen, für die Unterhaltung aber mit minimalen Äthergaben im Gasgemisch, oder mit Gas allein
auszukommen.

Neuerdings wurde vielfach für Operationen bis in Höhe des Zwerchfelles
von der Spinalanästhesie (PITKIN, JONES u. a.) mit leichteren Lösungen Gebrauch gemacht. Das Ideal stellt die segmentäre Anästhesie dar, welche durch
KIRSCHNER neuerdings unter Durchführung besonderer Technik erreicht worden
ist. Die segmentäre Anästhesie hat gegenüber der gewöhnlichen Spinalanästhesie den großen Vorteil, die großen Gefäßbezirke der unteren Extremitäten
intakt zu lassen, d. h. von der Kreislaufregulation und der Thermoregulation
nicht auszuschalten. Dieser Vorteil wird durch einige technische Nachteile
erkauft, welche die allgemeine Einführung des Verfahrens bisher verhindert
haben. Eine idealere Bauchdeckenentspannung als bei der hohen Spinalanästhesie gibt es nicht. Sie wird im Durchschnitt nur bei Schlaftiefen des
4. Abschnittes des Toleranzstadiums, bei den Inhalationsnarkotica und dem
Avertin erreicht. Das sind Stadien, welche auf die Dauer nicht innegehalten
werden dürfen und zum Tode führen. Insofern gewährt die höhere Spinal.

anästhesie dem Operateur die allergrößten Vorteile für die Durchführbarkeit der Operation, verkürzt die Operationszeit, aber auf Kosten der Kreislaufverhältnisse, denn sie bedeutet einen schweren Eingriff in dessen Regulation. Stets haben wir die Patienten blaß werden sehen wie nach der Splanchnicusanästhesie, oft hat man durch Vaguserregung Übelkeit, Nausea und Erbrechen erlebt und die Blutdruckwerte stark fallen sehen. Deswegen muß auch dieses ideale Verfahren auf Grund des Allgemeinzustandes unserer Patienten leider erhebliche Einschränkungen erfahren und kann nicht bei hochgefährdeten Patienten verwendet werden, für die wir uns eine bessere Anästhesierungsmethode so sehr gewünscht hatten. Immerhin bleibt sie die Methode der Wahl für große Bauchbrüche und ist meines Erachtens ausbaufähig.

Man sieht also, daß gerade für die operativen Eingriffe der Bauchregionen die Verhältnisse der Indikation sich nicht nur am verantwortungsvollsten und schwierigsten gestalten, sondern daß wir auch über keine Idealmethode verfügen und deshalb auf geschickte Kombinationen angewiesen sind.

Was endlich die *Extremitätenchirurgie* anbetrifft, so stellt diese Gruppe von Operationen im Durchschnitt an den Patienten keine allzu großen Anforderungen. Derartige Belastungen werden relativ leicht in jedem Alter ertragen, und deshalb ist die Wahl irgendeiner Methode eher von der regionalen Durchführbarkeit oder besonderen Wünschen des Operateurs beeinflußt, als von der Sorge um den Patienten erfüllt. Das ist kein Schaden, denn im Grunde genommen ist es fast gleichgültig, in welcher Art von Betäubung derartige Eingriffe an den Extremitäten durchgeführt werden. Die meisten lassen sich in örtlicher Betäubung oder in Plexusanästhesie an der oberen Extremität, in Lumbalanästhesie an der unteren Extremität durchführen. Da man für Operationen in der Peripherie keine großen Entspannungsgrade braucht und schon im 1. Abschnitt des Toleranzstadiums die periphere, quergestreifte Muskulatur genügend schlaff geworden ist, so genügen die Gasnarkotica vollkommen in weitaus den meisten Fällen und verdienen den Vorzug. Auch die Verwendung des Avertins für Basisnarkose kann hier ohne weiteres und ohne Einschränkung zugegeben werden. Die Entspannung ist sogar vielfach besser (bei Männern) als unter reiner Gasnarkose, was manchmal zum wesentlichen Vorteil gereicht. Bei all denjenigen Eingriffen, bei denen Entspannung der Muskulatur eine wichtige Rolle spielt, wie Einrenkung von Gelenken, Korrekturen von Frakturen, Operationen am Meniscus und Gelenkbändern, wird man gut daran tun, Leitungsanästhesie, vor allen Dingen im Gebiet der unteren Extremitäten Lumbalanästhesie zu verwenden, weil auf diese Weise die Widerstände der großen Muskelgruppen in idealer Weise überwunden werden.

Für die vielen Eingriffe in infektiösem Gebiet kommen die Rauschnarkotica Chloräthyl, Solästhin in Frage, weil es sich meistens um kurzdauernde Incisionen mit folgender Drainage handelt. Allerdings sollte das Chloräthyl der schlechten Statistik wegen allmählich durch Gas ersetzt werden. Ein guter Teil seines Anwendungsbereiches ist schon dem Endormnatrium zugefallen.

Die Verwendung der Lokalanästhesie für alle entzündlichen Prozesse lehnen wir ab, trotzdem USADEL vor einiger Zeit an Hand von 1000 poliklinischen Fällen relativ günstige statistische Ergebnisse erzielt hat und trotzdem die meisten Lokalanästhetica gleichzeitig desinfizierende Wirkungen besitzen.

Bleibt noch die Erwähnung des Sondergebietes der *Gynäkologie und Geburtshilfe,* welch letztere spezielle Anforderungen insofern an den Arzt stellt, als hier eine Analgesie mit völliger Amnesie über Stunden hinweg erreicht werden soll, ohne daß durch die Methode die Wehentätigkeit der Mutter beeinträchtigt wird, oder gar das Kind in seinen Lebenskräften geschädigt wird. Um diesen Zweck zu erreichen, hat man fast alle Narkoseverfahren, insbesondere die Gasnarkose mit Narcylen, Äthylen und Lachgas versucht. Daß heute der Dämmerschlaf verschiedener Form, vor allen Dingen mit Scopolamin, Narkofin, Pernocton die Hauptrolle spielt und gelegentlich Vertiefungen des narkotischen Zustandes mit Gas, Chloräthyl oder Äther zumeist beim Einschneiden des Kopfes durchgeführt werden, ist bekannt und entspricht den praktischen Erfordernissen. In England und auch in Amerika ist man vielfach zur Selbststeuerung des Dämmerschlafes mit Gasnarkotica übergegangen. Die Patientinnen verabfolgen beim Herannahen einer Wehe sich selbst das Gas und setzen beim Nachlassen der Schmerzen unter Analgesie die Maske ab, oder aber es sperrt sich durch die sinkende Hand der einschlafenden Frau von selbst die Gaszufuhr ab. Daß für diese Methode natürlich Sonderapparaturen erforderlich sind, dürfte ohne weiteres einleuchten. Die Wendungen erfordern ausgiebige Entspannung, daher Vollnarkose. Sie wird meist mit Äther durchgeführt; leider hört man aber auch, daß es heute noch große Kliniken gibt, die sich immer noch nicht das Chloroform abgewöhnen können. Avertin scheint sich in der Geburtshilfe wegen Verschmutzungsgefahr der Genitalregionen und wegen starker Atemdepression, welche zur Asphyxie des Kindes geführt hat, nicht bewährt zu haben. Vielleicht wird sich für die kleinen geburtshilflichen Eingriffe das Endormnatrium ein besonderes Anwendungsgebiet erobern.

D. Narkose — Therapie.

Die Geschichte der Narkose beginnt mit therapeutischen Versuchen durch Narkotica. Im historischen Abschnitt ist zu lesen, daß die Inhalation von Ätherdämpfen seinerzeit verwendet wurde, um allerhand Krankheiten der Lunge und das Asthma zu bekämpfen. Später kam die Kohlensäure und das Lachgas hinzu, von welch letzterem man sehr bald die betäubenden Eigenschaften kennen gelernt hatte. Auch heute noch wird die Allgemeinnarkose häufig zu rein therapeutischen Zwecken verwendet, und zwar stets dann, wenn krampfartige Zustände durch irgendwelche Vergiftung vorliegen. Wir haben den Antagonismus der Lokalanästhetica und der Allgemeinnarkotica hervorgehoben und betont, daß sie wechselseitig Verwendung finden können. So ist es unter Umständen notwendig, daß Krämpfe, welche durch plötzliche Überdosierung mit lokalanästhetischen Mitteln vorkommen dadurch, daß versehentlich iv. injiziert wurde, durch Narkotica bekämpft werden. Man wird sich im allgemeinen allerdings mit höheren Dosen Hypnotica begnügen, ehe man zu stärkeren Mitteln oder zu dem Magnesiumsulfat übergeht. Die Einleitung der Narkose wird auch stets durchgeführt, wenn Krämpfe durch Pilzvergiftungen entstanden sind.

Von jeher haben die Narkotica eine besonders wichtige Rolle beim Wundstarrkrampf gespielt. Inhalationsnarkotica hat man allerdings zur Vermeidung der Krampferschöpfung niemals verwendet. Dagegen ist die Behandlung mit Magnesiumsulfat-Pantopongemischen oder Magnesiumsulfat allein auch heute noch eines der Hauptmittel, um den Erschöpfungstod durch Tetanus zu vermeiden. Gewöhnlich wird Magnesiumsulfat abwechselnd mit Chloralhydrat oder ähnlichen Mitteln angewendet. Erst neuerdings ist man dazu übergegangen, Avertindauernarkose durchzuführen, und zwar so, daß in den Pausen zwischen 2 Narkosen der Patient Nahrung erhält. In dieser Weise sind im Verlaufe der letzten Jahre eine größere Anzahl von Patienten behandelt worden und außerordentlich große Mengen — über 100 g — insgesamt verwendet worden, ohne daß mit Sicherheit ausgesagt werden könnte, daß dieses Behandlungsverfahren einen wirklichen Vorzug vor den bisher bekannten Methoden verdient. Ich muß gestehen, auf Grund meiner Erfahrungen, diesen Eindruck nicht zu haben.

Die in der Freiburger Klinik mit Avertinnarkose behandelten Tetanusfälle sind sämtlich gestorben. Im Gegenteil hatten wir des öfteren das Empfinden, es habe sich nach der Avertinnarkose der Zustand der Kranken verschlechtert, anstatt verbessert, trotzdem man mit der Dosierung vorsichtig war und die Avertinnarkose als solche keinen sichtbar nennenswerten Schaden am Kreislauf und der Atmung hervorgerufen hat.

Dauernarkosen finden außerdem reichliche Anwendung auf dem Gebiet der Psychiatrie, bei Vorliegen von Geistesstörungen maniakalischer Art, die mit bedrohlichen motorischen Unruhezuständen einhergehen. Auch sie werden im allgemeinen mit Barbitursäurepräparaten und Alkaloiden durchgeführt. Man hat aber auch in den letzten Jahren die Avertinnarkose versucht, ohne daß sie meines Wissens sich hier einen dauernden Platz erobert hat.

Ergänzend sei an die Spezialbehandlung mit Sauerstoff allein oder mit Sauerstoff-Kohlensäuregemischen erinnert, da die Applikation dieser Gase mit Dosimetern und Maschinen erfolgt, wie sie für die Gasnarkosen konstruiert worden sind. In Amerika haben sich viele Anästhesisten die speziellen Behandlungsmethoden mit Sauerstoff und Kohlensäure zu eigen gemacht und unterstützen nicht nur die Kollegen in den großen Krankenhäusern, sondern auch in der Hauspraxis. Als Vorkämpfer der Sauerstofftherapie gilt EVANS-Buffalo. Er verwendet O_2 nicht nur bei Herzkranken, bei Pneumonie und ähnlichen Zuständen, sondern schlechterdings bei fast allen Schwächezuständen des Kreislaufs und der Atmung, aber auch bei Rekonvaleszenten, schlecht heilenden Wunden und anderem mehr.

Literatur.

₁ Narkoseempfindlichkeit.

v. BRANDIS: Dtsch. Z. Chir. **239**, H. 5/6, 262 (1933).
CANNON: Traumatic Shock. London: Appleton & Co. 1923. — CORNING-KLAPP: Zit. nach HOFMANN.
ESSEN: Arch. f. exper. Path. **159**, H. 3, 388 (1931).
FRIEDEMANN u. ELKELER: Z. exper. Med. **1931**, 80. Dtsch. med. Wschr. **1931**, Nr 46; **1932**, Nr 24.
HOFMANN u. SAUERBRUCH: Münch. med. Wschr. **67**, 1065 (1920).
PULEWKA: Arch. f. exper. Path. **119**, H. 3/4.
REHN u. KILLIAN: Dtsch. med. Wschr. **1926**, Nr 38.
TIEFFENAU, LÉVY and BROUN: Bull. Soc. Thér. **1930**, No 7.

Indikation.

ABBOTT, W. R. (Chicago): Curr. Res. Anaesth. a. Analg. 8, 1, 28. — ABUREL, M.: Presse méd. **1930**, No 30, 506. — Anaesthetics in MIDWIFERY: Sipmons Apologia, Brit. med. J. **29**, Nr 36, 147 (1930). — ALLGEYER: Curr. Res. Anaesth. a. Analg. 4, Nr 6, 347 (1925). — ASCHER, K. W.: Schmerz, Narkose u. Anästh. 1, H. 3 (1928).
BARNEY: Surg. Chir. N. Amer. Boston 2, Nr 4, 1093 (1922). Ref. Z.org. Chir. **20**, 45. — BARNEY, DELLINGER and SHEDDEN: J. of Urol. **20**, Nr 6, 491 (1923). — BARSONY, E.: Schmerz, Narkose u. Anästh. 2, H. 3 (1929). — BLOMFIELD, J.: Lancet, 7. Jan. **1928**, Nr 5445, 53. — BÖNHEIM, ERICH: Z. Stomat. **25**, H. 6, 586 (1927). — BOTSFORD, MARY: Proc. roy. Soc. Med. **19**, Nr 12, sect. of anaesth., 13. Juli **1926**, 51—57. — BOUČEK: Brologické listy (tschech.) 11, Nr 2, 89 (1925). — BOURNE, ALECK E. and J. H. BOURNE: Brit. med. J. **1930**, Nr 3628, 87. — BOWLER, J. O. (Hannover): Curr. Res. Anaesth. a. Analg. 8, 2 (1928). — BOYLE: J. Obstetr. **31**, Nr 2, 264 (1924). Curr. Res. Anaesth. a. Analg. **9**, 95 (1930).
CASSEGRAIN, O. C. (New Orleans): Curr. Res. Anaesth. a. Analg. 7, H. 5 (1928). — CATHELIN: Arch. franco-belg. Chir. **26**, No 7, 670 (1923). — CIŽEK, JAROMIR (Prag): Prakticky lék. **1930**, Nr 11, 382. — CROTTI: Amer. J. Surg. **35**, Nr 1, Suppl. of Anaesth. (1921).
DAHRMANN: Z. Laryng. usw. **14**, H. 3, 192 (1926). Ind. Anaesth. Tonsillekt., Bd. 35, S. 384. — DAVIS, C. H. (Milwaukee): Curr. Res. Anaesth. a. Analg. 7, H. 3 (1928). — DAVIS, CARL HENRY: Amer. J. Obstetr. **14**, Nr 6 (1927). — DENK: Arch. klin. Chir. **116**, H. 2, 332 (1921). — DUCHANGE, ROGER (Paris): Semaine dent. 8, No 3, 54—57; No 4,

71—75; No 5, 95—103; No 6, 115—117 (1926). — Dufourmantel: Straßbourg méd. 1, 17 (1926). Ref. Z.org. Chir. 35, 384.

Elschnig: Schmerz 1, H. 1/2 (1928). — Erlacher: Wien. klin. Wschr. 39, Nr 4, 98 (1926). — Erlemann: Zahnärztl. Rdsch. 1928, Nr 9, 336. — Ewing, M. Q. (Amory): Curr. Res. Anaesth. a. Analg. 7, H. 2 (1928).

Faermann, J.: Nov. chir. Arch. (russ.) 17, 371—375 (1929). — Featherstone, H. W. (Birmingham): Curr. Res. Anaesth. a. Analg. 10, 20 (1931). — Feinblatt: Narkose u. Analg. 4, Nr 6, 342 (1925). — Feldmann, A. J. u. M. F. Ivanitzky: Z. Hals- usw. Heilk. 19, 353—361 (1927). — Finsterer: Med. Klin. 16, Nr 25, 643 u. Nr 26, 673 (1920); Wien. med. Wschr. 73, Nr 12/13, 583 (1923). Brit. med. J. 1926, Nr 3423, 290 u. 299. Schmerz 1, H. 1/2 (1928). — Fischel, E. (St. Louis): Curr. Res. Anaesth. a. Analg. 6, 2 (1927). — Fischer, Guido: Fortschr. Zahnheilk. 4, H. 1 (1928). — Fitz: Amer. J. Surg. 36, Nr 4, 46 (1922). — Flagg, P. J.: Dent. Digest 35, Nr 2, 99 (1929). — Frankenstein (Köln): Dtsch. med. Wschr. 1930, 1216. — Frigyesi, J. (Budapest): Orvisképzés (ung.) 1931, Nr 1.

Gasteiger: Klin. Mbl. Augenheilk. 83, 342 (1929). — Gauss, C. J.: Brit. J. Anaesth. 6, Nr 3, 139f. — Gazzolo: Rev. méd. lat.-amer. 11, No 125, 871 (1926). — George, H. Ewell (Madison): Amer. J. Surg. 4, Nr 2 (1928). — Gilette, N. W. (Toledo): Curr. Res. Anaesth. a. Analg. 7, H. 3 (1928). — Goland, B.: Kazan. med. Ž. 1928, Nr 2, 235—237. Gremme, A.: Zbl. Gynäk. 1930, Nr 25, 1550. — Griffith, F. W. (Asheville): Curr. Res. Anaesth. a. Analg. 6, 4 (1927). — Gwathmey: Amer. J. Surg. 35, Nr 1, Suppl. of anaesth. (1921).

Halban, Josef: Wien, klin. Wschr. 1929, Nr. 20, 682—684.— Hanley, T. R. (Toronto): Curr. Res. Anaesth. a. Analg. 7, H 3 (1928). — Harms, B. H. (Omaha): Curr. Res. Anaesth. a. Analg. 7, 2 (1928). — Hauberisser: Fortschr. Jheilk. 2, Lief. 1, 77 (1926). — Heim, K. (Leipzig): Mschr. Geburtsh. 84, H. 1, 45. — Heine, P. E.: Zbl. Gynäk. 1931, Nr 2, 100. — Henry, C. K. P. (Montreal): Curr. Res. Anaesth. a. Analg. 6, 3 (1927). — Henry, S. Dunning (New York): Dent. Items. 48, Nr 4, 264 (1926). — Hinterstoisser: Zbl. Chir. 49, Nr 40, 1469 (1922). — Hirsch, Caesar: Practitioner 118, No 6, 375 (1927). — Hirsch, Caesar (Stuttgart): Dtsch. med. Wschr. 1929, 353. Sitzgsber. Arch. Ohr- usw. Heilk. 121, 155. — Holzer (Füssen): Münch. med. Wschr. 1929, 496. — Honigmann: Zbl. Chir. 49, Nr 41, 1497 (1922). — Hume, W. J. (Louisville): Curr. Res. Anaesth. a. Analg. 7, H. 5 (1928). — Hüssy, Paul: Schmerz 1, 132 (1928). — Hutcheson, J. Morrison (Richmond): Curr. Res. Anaesth. a. Analg. 6, 2 (1927).

Jaschke, Rud. Th.: Schmerz 1, 322 (1928). — Jones: Amer. J. Surg. 38, Nr 7, 60—70 (1924). — Jones, J. Emrys: Brit. dent. J. 50, Nr 2, 65 (1929). — Jordan: Z. orthop. Chir. 46, H. 2, 274 (1924). — Joslin, E. P. (Boston): Curr. Res. Anaesth. a. Analg. 8, H. 1 (1929). Juingbluth: Brazil. méd. 1, No 13, 159 (1922).

Kast, M. B. (Indianapolis): Curr. Res. Anaesth. a. Analg. 6, 6 (1927). — Kazda: Wien. klin. Wschr. 39, Nr 7, 189 (1926). — McKesson, E. J. (Toledo): Amer. J. Surg. 7, Nr 2, 187 (1929). Curr. Res. Anaesth. a. Analg. 7, H. 1 (1929). J. amer. dent. Assoc. 16, Nr 1, 18 (1929). — Killian, H.: Dtsch. med. Wschr. 1931, 271. — Klein, W. P. (Mainz): Münch. med. Wschr. 1929, Nr 27, 1124. — Kneucker, Alfred: Zahnärztl. Rdsch. 1, 45/56 (1929). König, Fritz: Med. Klin. 19, Nr 7, 195 (1923). — König, Fritz u. Ernst Stahnke (Würzburg): Ther. Gegenw. 70, 250—255 (1929). 1929, Nr 6, 250. — Kortum (Kassel): Dtsch. zahnärztl. Wschr. 1928, Nr 23.

Lashbrook, E. F. (Jowa City): Curr. Res. Anaesth. a. Analg. 8, H. 1 (1929). — Le Count and Singer: J. amer. med. Assoc. 84, Nr 5, 358 (1925). Ref. Z.org. Chir. 31, 421. Le Lorier et Touvet: Presse méd. 1930, No 91, 1544. — Ley, Rauscher: Z. Stomat. 23, H. 6, 546 (1925). — Lidwill: Med. J. Austral. 2, Nr 25, 698 (1925). — Liebermann, L. v.: Klin. Mbl. Augenheilk. 81, 847 (1928). — Likes, E. of Lamar (Colorado): Brit. J. 5, 3 (1928). Curr. Res. Anaesth. a. Analg. 8, 1 (1928). — Lingmann: Zahnärztl. Rdsch. 1929, Nr 15. — Lowsley: N. Y. State J. Med. 25, Nr 20, 893 (1925). — Lundgreen: Arch. klin. Chir. 147, H. 3, 542. Sv. Läkartidn. 24, Nr 15, 473.

Macrea, D.: Curr. Res. Anaesth. a. Analg. 7, 2 (1928). — Maiditsch, L.: Über Erfahrungen mit verschiedenen Betäubungsarten. Chirurgische Klinik Graz. — Malherbe: Presse méd. 32, No 87, 553 (1924). — Marshall: Guys Hosp. Rep. 75, Nr 1, 98—111 (1925). McMechan: Illinois med. J. 40, Nr 5, 376 (1921). — Meyer, H. (Freiburg): Klin. Mbl. Augenheilk. 82, 309 (1929). — Meyer, Willy: Arch. Surg. 14, Nr 2, Nr 1, 432 (1927). — Miller, A. H. (Providence): Curr. Res. Anaesth. a. Analg. 6, 1 (1927). — Miller, F. P.: Curr. Res. Anaesth. a. Analg. 7, Nr 3 (1928). — Mount, W. B.: Curr. Res. Anaesth. a. Analg. 8, Nr 6, 346. — Mühsam, Eduard: Schmerz, Narkose u. Anästh. 4, 149 (1931). — Münch (Würzburg): Schmerz 1, H. 3 (1928).

Northcutt (Covington): Curr. Res. Anaesth. a. Analg. 7, H. 3 (1928).

Ostrčil, A. (Prag): Schmerz 1/2 (1928).

Painless, Childbirth: Lancet, 17. März 1928, Nr 5455, 559. — Pascual: Rev. méd. Sevilla 43, H. 2, 1 (1924). — Peyser: Arch. Gynäk. 122, H. 1/2, 118 (1924). — Piy, Figueras:

Rev. méd. Barcelona **6**, No 32, 110 (1926). — PORTEN, v. D.: Dtsch. med. Wschr. **51**, Nr 6, 234 (1925). — PRIBRAM, E.: Klin. Wschr. **1927**, H. 27, 1282.

RABINOWITSCH: Curr. Res. Anaesth. a. Analg. 4, Nr 5, 267 (1925). — RAESCHKE: Klin. Wschr. **1928**, 1014, 1015. — RAHM, H. u. M. HAAS (Breslau): Zbl. Chir. **1930**, Nr 6, 322. — RAINE, F. and J. L. YATES (Milwaukee): Curr. Res. Anaesth. a. Analg. 7, 2 (1928). — REHN, E.: Dtsch. med. Wschr. **1928**, Nr 48. — REHN-KILLIAN: Dtsch. med. Wschr. **52**, Nr 38, 1585 (1926). — REISKY, OLOF (Trebnitz, Schlesien): Korresp.bl. Zahnärzte **1929**, H. 5/6. — RENNEKER: Amer. J. Surg. 2, Nr 5, 431 (1927). — ROMINGER, E. (Kiel): Schmerz 1, H. 3 (1928). — Ross, M. A. (Jowa City): Curr. Res. Anaesth. a. Analg. **6**, H. 2 (1927). — ROUSSIEL: J. de Chir. 17, Nr 5, 449 (1921).

SALAS, ASENCIOS M.: Crón. méd. **46**, No 790 (1929). — SCHMIEDEN u. SEBENING (Frankfurt): Dtsch. med. Wschr. **1927**, Nr 49, 2962/64. — SCHMIDT, GEORG: Münch. med. Wschr. **69**, Nr 19, 697 (1922). — SCHWARZ: Arch. klin. Chir. **153**, 386. — SELLHEIM: Schmerz 3, H. 10, 349. Zbl. Gynäk. **1930**, Nr 33, 2050. — SHERILL, J. G. (Louisville): Curr. Res. Anaesth. a. Analg. **7**, H. 6 (1928). — SHIPWAY: Clin. J. **1920**, Nr 1322, 333. — SINGTON: Brit. med. J. **1923**, Nr 3279, 801. Ref. Z.org. Chir. **25**, 314. Proc. roy. Soc. Med. 19. SINGTON, BIRT and HIGGINS: Proc. roy. Soc. Med. **29**, Nr 3. — SISE: Surg. etc. **41**, Nr 1. 57 (1925). Curr. Res. Anaesth. a. Analg. 4, Nr 5, 287 (1925). — SISE, LINCOLN F.: Anesthesia and Analgesia, Okt. 1925. — Sitzung der ärztlichen Vereine Frankfurt. Münch. med. Wschr. **1928**, 713. — Sitzungsbericht der Kgl. Gesellschaft für Medizin. Lancet, 10. März **1928**, Nr 5454, 498. — SMETH: Le Scalpel 75, Nr 7, 15 (1922). Ref. Z.org. Chir. **25**, 74. SOMMER, K.: Zbl. Gynäk. **1930**, Nr 38, 2370. — SUDECK: Bruns' Beitr. **137**, H. 3, 493 (1926). — STANDER, H. J. (Baltimore): Studies in Anesth., Anoxemia, Anhydremia and Eclampsia, with certain deductions concerning the treatment of eclampsia (John Hopkins Hospital und Universität). — STEGEMANN, H. (Dortmund): Chirurg 1, 159—162 (1929). — STEINMETZ (New York): Urologic Rev. **35**, H. 1. — STENDER, O. u. C. AMSLER (Riga): Arch. f. exper. Path. **144**, 190 (1929). — STRASSMANN, E.: Med. Welt **1930**, Nr 41, 1470; Nr 42, 1505. — SZÉKELY, J.: Zbl. Gynäk. **1931**, Nr 12, 1151.

TALKOVSKIJ, V.: Z.org. Chir. **40**, H. 2, 79 (1927). — THOMSEN, H. T. (Edinburgh): Curr. Res. Anaesth. a. Analg. 7, H. 5 (1928). — THOST, A.: Arch. Ohren- usw. Heilk. **120** 211—213 (1929). — TIMOFEEV, A.: Kazan. med. ž. **1928**, 1013—1023. Zbl. Gynäk. **1928**, Nr 33, 2116—2119. Vrač. Delo (russ.) **11**, 1498, 1500 (1928).

WARSCHOWSKY, F. A.: Med. Welt **1930**, Nr 28, 998. — WEBSTER: Canad. med. Assoc. J. **16**, Nr 8, 947 (1926). Ref. Z.org. Chir. **36**, 780. — WEIBEL, W.: Wien. Klin. Wschr. **1928**, Nr 45, 1555—1557. — WEISSBLATT: Z. Stomat. **1929 II**, 7. — WISCHNEWSKY (Kasan): Zbl. Chir. **1929**, Nr 21, 1286. — WISCHNEWSKY, A. W.: Zbl. Chir. **1928**, Nr 24, 1475. — WOOD, PAUL M. (New York): Amer. J. Surg. **6**, Nr 6, 765 (1929, Juni).

YATES, J. L. and F. RAINE: Ann. Surg. 87, Nr 1, 123 (1928).

ZELLER: Jber. ärztl. Fortbildg 11, 3, 6. Dez. 1920.

VII. Spezialtechnik der Narkose. Narkosegeräte.

A. Insufflationsmethoden.

Von der Insufflationsnarkose kennt man vielerlei Arten:

1. Die orale Insufflation, bei welcher das Narkosegemisch in den Mund geleitet wird und die Maske in Fortfall kommt. Sie findet in abgeänderter Form auch bei der sog. „sterilen" Narkose Anwendung.

2. Die nasale Insufflation, ausgeführt mit spezieller Nasenkanüle, an der 2 Gummischläuche fixiert werden, welche durch die Nasenlöcher in den Nasenrachenraum heruntergeführt werden.

3. Die pharyngeale Insufflation, bei der ein oder zwei Gummirohre, entweder mit oder ohne Abdichtung des Rachens, durch Mund oder Nase hinter den Kehldeckel vorgeschoben werden (sog. KUHNsche Tubage).

4. Die intratracheale oder endotracheale Narkose, von welcher heute nicht nur klinisch, sondern auch besonders experimentell sehr viel Gebrauch gemacht wird.

Daß im Prinzip jedes inhalationsfähige Gasgemisch mit Solästhin, Äther für Insufflationszwecke verwendet werden kann, ist ohne weiteres klar, doch hat man praktisch beim Menschen meistens nur den Äther verwendet, da er sich nach GWATHMEY weitaus am besten bewährt hat. Die Anwendung von Gasen, wie Lachgas und Äthylen für die Insufflationsnarkose ist schwierig, weil das zuführende System nicht abgedichtet werden kann und daher die an sich schwachen narkotischen Kräfte dieser Mittel nicht voll zur Wirkung kommen können. Ein Versuch mit Narcylen zur Insufflation ist mir nicht bekannt. Die Verwendung des Chloroforms für Insufflationszwecke ist nicht genügend ausgearbeitet und gefährlich. Das Gebiet derjenigen operativen Eingriffe, für welche die Insufflationsmethode in Frage kommt, erfordert keinen tiefen Schlaf, so daß man mit Äther allein sehr wohl auskommen kann.

Was zunächst die orale Insufflationsmethode anbelangt, so gehört hierzu eine Vorrichtung, welche gestattet, Luft oder Sauerstoff, mit mehr oder weniger Äther gesättigt, direkt in den Mund einzuleiten. FEAKE unterscheidet zwei Methoden:

1. Die Verwendung von hoch konzentrierten aber kleinen Mengen Ätherdampfes, die am besten dadurch erzeugt werden, daß man Luft oder Sauerstoff durch Äther hindurch sprudeln läßt;

2. die Verwendung von großen Sauerstoff- oder Luftmengen mit niedrigen Ätherkonzentrationen, so wie sie dem CONNELschen Anästhetometer entströmen. In Deutschland pflegt man im allgemeinen variabel hoch konzentrierte gessättigte Äther-Luft- oder Äther-Sauerstoffgemische zu verwenden, deren Dosierung dadurch bewerkstelligt wird, daß die Zufuhrmenge willkürlich geändert werden kann. Der für diesen Zweck bei weitem bekannteste und beliebteste Apparat ist der BRAUNsche, ein Gebläse für Handbetrieb, welches Luft über Äther bzw. Chloroform hinweg treibt, die dann in den Mund oder in den Pharynx des Patienten geleitet wird. Derselbe Apparat ist auch mit Fußpumpe oder Motorpumpe in Deutschland sowohl wie in Amerika bekannt und wird vielfach auch für normale Narkose verwendet. Häufig dagegen benutzt man heutzutage eine Sauerstoffbombe, deren Strom durch eine Ätherflasche geleitet

wird. Das Narkosegemisch kann nach Menge in der Zeiteinheit durch einen
Hahnen reguliert werden.

Für die nasale Methode verwendet man mit Vorliebe Gummikatheter mit
weicher Spitze, welche durch beide Nasenlöcher oder den Nasenrachenraum
geschoben werden. Ein metallenes Zweiwegestück ist entsprechend dem Nasenrücken so gebogen, daß es, vor der Stirne liegend, sich in die Nasenlöcher krümmt.
Über die beiden Enden dieses Zweiwegestückes werden die Gummikatheter
gestülpt. Jede größere Firma in Amerika, England und Deutschland fertigt
solche Zweiwegestücke an; sie sind teils frei beweglich, teils am Kopf zu befestigen.
Nach Angabe kann jeder Instrumentenmacher in einfachster Weise ein solches
Instrument zurecht machen. Da bei dieser Methode die Inspiration von Blut
und Speichel nicht verhindert ist, kommt sie im
allgemeinen nur bei hängendem Kopf, z. B. für
die Operation der Gaumenspalte in Frage.

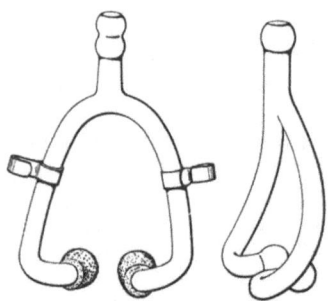

Für die intrapharyngeale Insufflation werden
genau dieselben Narkosegemische verwendet.
Hier unterscheidet man wiederum zwei verschiedene Methoden im engeren Sinne. Es
kommt nämlich darauf an, ob der Patient das
Narkosegemisch durch Tubus einatmet und auch
rückatmet oder ob man sich lediglich darauf
beschränkt, hoch konzentrierte Dämpfe mit
dünnen Röhren in die Gegend des Larynx zu

Abb. 89. Spezialnasenkanüle für die
nasale Insufflationsmethode.

leiten. In ersterem Falle ist nach MELTZER die
Einführung eines größeren Tubus in den Rachen
erforderlich, der entweder den Nasenweg noch frei läßt oder in welchem eine
regelrechte Hin- und Heratmung stattfindet. Im 2. Falle dagegen verwendet
man einen dünnen Gummitubus, der nur zur Insufflation in die Pharyngeal-
gegend dient und an welchem vorbei die Exspirationsluft streicht.

Die sog. Tubage nach KUHN-SCHLECHTENDAHL, auch „pulmonale Narkose"
genannt, entstand aus der Intubation nach O'DWYR und STOCKUM (1902). Nach
der historischen Darstellung von WATERS, GUEDELL, ROVESTINE geht die
Erfindung der Intubation schon auf das Jahr 1791 und den Arzt JAMES CURRAY
zurück. Als Vorläufer der KUHNschen Tubage wäre die pharyngeale Intubations-
narkose nach TRENDELENBURG anzusehen, die er während seiner Assistentenzeit
bei LANGENBECK erfand (1869). Eine gute Abbildung der TRENDELENBURG-
Tamponkanüle mit Vorrichtung zur Tropfnarkose befindet sich in dem MÜLLER-
schen Narkosebuch. TRENDELENBURG hat allerdings sein Rohr durch eine
offene Tracheotomiewunde in Höhe des Ringknorpels eingeführt.

Das Instrumentarium KUHNs zum Zwecke der pharyngealen Insufflation
besteht aus einem metallischen Pharyngealkatheter größeren Kalibers mit
abgerundeter Spitze und mit Mandrain zum blinden Einführen hinter dem
Kehldeckel zwischen die Stimmbänder (Abb. siehe in dem Handbuch von
BRUNN). Ein kleiner Wulst oberhalb des unteren Endes dieses Katheters kommt
genau in die Gegend der Taschenbänder zu liegen und dient quasi als Abschluß.
Die Kanüle selbst wird durch eine Metallklammer mit besonderem Gummizug
in einem Mundwinkel, gewöhnlich im linken, festgehalten. Im eigentlichen
Sinne handelt es sich bei der KUHNschen Tubage schon um eine intratracheale
Narkose, aber das zuführende Rohr wird nur eben durch die Stimmritzen, und
nicht tiefer hinab bis zur Bifurkation, fortgeführt. Es scheint, daß diese Methode
zum Teil als offene Insufflationsmethode durchgeführt worden ist; meist aber
wohl in der Weise, daß durch den KUHNschen Katheter hin und her geatmet
wurde. In diesem Falle kann der Rachen durch Gase vollkommen abgedichtet

werden, damit die Gefahr der Aspiration im Mund- und Nasengebiet verhindert werde. KUHN selbst hat in 50 Fällen, die er mit seiner Methode narkotisierte, Erfolg gehabt. Das Verfahren ist von einigen anderen Autoren, wie KÖHLER, KÖLLE, LOTSCH, G. KILLIAN nachgeahmt worden, hat sich aber trotzdem — zum mindesten auf dem Gebiete der Chirurgie — nicht einbürgern können. Ich habe seinerzeit von meinem Vater früher öfters die KUHNsche Tubage für Rachen- und Naseneingriffe verwenden sehen und stets einen sehr guten Eindruck davon gehabt. Die Ursache, daß die KUHNsche Tubage in Vergessenheit geriet, liegt in der Schwierigkeit der blinden Einführung des Tubus und in der Tatsache, daß die Methode durch die eigentliche endotracheale Narkose heute überholt ist.

Die Durchführung einer pharyngealen Insufflationsnarkose erfordert Reflexlosigkeit des Rachens. Deswegen ist es erforderlich, vor Beginn der Insufflation durch normale Anflutung erst einmal Entspannung und Fehlen der Rachenreflexe zu erreichen. Man bringe zunächst einmal mit Äther den Patienten in das Toleranzstadium, führe den Insufflationskatheter bzw. den Pharynxtubus ein, dichte den Rachen ab und unterhalte die Narkose dann durch Insufflation.

Die intratracheale Narkose geht eigentlich auf Versuche von VOLHARD des Jahres 1908 zurück, um beim Tier durch künstliche Ventilation von der Trachea aus ohne Ventilationsbewegungen die Sauerstoffversorgung zu gewährleisten. Tatsächlich gelang es, die Tiere durch künstlichen Sauerstoffstrom von der Trachea aus ohne Ventilationsbewegungen 1—1$^1/_2$ Stunden am Leben zu erhalten. Wenn man diesen Sauerstoffstrom rhythmisch verabreicht, entsteht eine Art Ventilation der Lungenalveolen. Es gelang auf diese Weise, trotz zentralem Atemstillstand, die Tiere 9 Stunden am Leben zu erhalten. Die intratracheale Narkose aber zur praktischen Bedeutung gebracht zu haben, ist das Verdienst von MELTZER und AUER (1909). Es war diesen Autoren ebenfalls aufgefallen, daß man Tiere durch einen gleichmäßigen Sauerstoffstrom, der in die Gegend der Bifurkation direkt geleitet worden war, für längere Zeit ohne Atembewegungen am Leben erhalten kann. Angeblich haben sie auch gefunden, daß die Sauerstoffsättigung des Hämoglobin im apnoischen Zustand unter O_2-Insufflation noch ausreiche. HIRSCHMANN fand jedoch bei der kritischen Nachprüfung der Versuche im Zustand der Apnoe im linken Herzen ausgesprochen sauerstoffarmes Blut und Kohlensäureanreicherung. Der Insufflationsstrom gelangte nicht bis in die Alveolen tieferer Lungenteile, so wie dies DUBOIS-RAYMOND und SCHLESINGER schon früher bemerkt hatten, sondern der Sauerstoffstrom kehrte an der Katheterspitze um und floß neben dem Katheter wieder zurück. Nur spontane Atmung unter diesen Bedingungen oder der intermittierende Sauerstoffstrom erzielten bei Apnoe eine ausreichende Durchlüftung.

MELTZER und AUER haben ihrem Sauerstoffstrom später Äther hinzugefügt. Es gelang ihnen leicht, unter dieser endotrachealen Narkose zu operieren. Ja, es zeigte sich, daß man beide Pleurahöhlen bei genügenden Insufflationsdruck eröffnen konnte, ohne daß Lungenkollaps auftrat. Der Originalapparat von MELTZER und AUER besteht aus einem Gebläse, einer Ätherwaschflasche und dem Intratrachealtubus, ferner einem Nebenanschluß zu einem Manometer, um den Insufflationsdruck zu kontrollieren. Eine Skizze des Gerätes findet sich in dem Handbuch der Narkose von GWATHMEY. ELSBERG und CARREL haben für ihre Tierexperimente (1910) ausschließlich von dieser Methode Gebrauch gemacht. In vielen Laboratorien hat sich heute die tracheale Insufflation eingebürgert.

ELSBERG war meines Wissens der erste, welcher die intratracheale Narkose für den Menschen in Anwendung brachte. Erst später erfolgten Mitteilungen

von NORDMANN, SCHLESINGER, FISCHER, EHRENFRIED, LATER und BOOTHBY.
Bei dieser Methode wird der Sauerstoff oder die mit Äther gesättigte Luft
durch einen sehr schmalen Tubus bis zur Bifurkation geführt, so daß noch
genügend Raum zwischen ihm und der Trachealwand für den Rückstrom der
Gase übrig blieb. Dadurch, daß man die Sauerstoffquelle von der Region des
Mundes nach der Bifurkation verlegte, wurde viel toter Raum der Mundhöhle,
der Nasenhöhle, des Rachens und der Trachea gespart, für dessen Überwindung
ein großer Teil unserer muskulären Atemkräfte Verwendung findet. Insofern
ist die Sauerstoffversorgung unter diesen Verhältnissen günstig, denn sie beansprucht eine geringere Atemkraft. Dagegen fällt die Vorwärmung und Anfeuchtung des Inspirationsgemisches weg; ein Nachteil, der durch Vorrichtungen
der Apparatur ausgeschaltet werden muß.

Auch für die intratracheale Narkose ist es natürlich unbedingt erforderlich,
zunächst den Patienten in Schlafzustand zu versetzen, so daß die Rachenreflexe
ausbleiben. Dann erst legt man den Tubus ein und geht zur eigentlichen Insufflation über. Auf die richtige Wahl des Tubus, von dem es unzählige Modelle

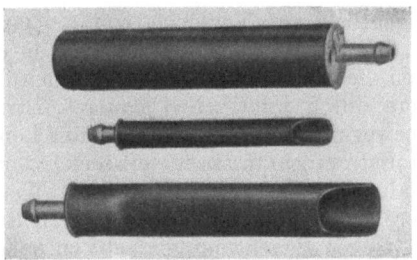

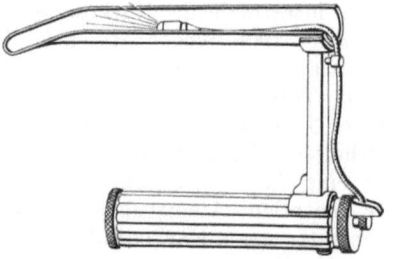

Abb. 90. MELTZERscher Gummitubus für die   Abb. 91. Laryngoskop für Intratracheal-
          pharyngeale Narkose.   narkose.

heute gibt, kommt es sehr an. Jede größere Narkosefirma verfügt über eine
Auswahl geeigneter Katheter und über das zugehörige Insufflationsbesteck.
Ich nenne vor allem KING-London, welcher die Modelle von MAGILL und DE
CAUX sowie einiger anderer englischer Anästhesisten herstellt. Im Durchschnitt
kommt ein Katheter vom Kaliber 22/24 CHARRIÈRE in Anwendung. Der Durchmesser des verwendeten Katheters soll bei dieser Art der Insufflation weniger
als den halben Durchmesser der Glottis betragen. Nach FLAGG markiert man sich
am besten den 26. Zentimeter von der Spitze ab, weil das diejenige Länge ist,
bis zu welcher im Durchschnitt der Tubus beim Erwachsenen vorgeschoben
werden darf. Der Katheter weicht gewöhnlich bei dem 26. Zentimeter in den
rechten Bronchus ab, und man fühlt hier zunächst einen Widerstand, der die
Gewißheit gibt, daß man sich in der Trachea und nicht im Oesophagus befindet.
Trifft man auf diesen Widerstand, so ist der Katheter um 2 cm zur Vermeidung
von Atemstörungen zurück zu ziehen.

GWATHMEY gibt in seinem Buch an, es sei vorgekommen, daß bei Einführung
des Tubus durch den Rachen noch Würg- und Hustenreflexe entstehen; man solle
sich aber nicht abhalten lassen, das Verfahren durchzuführen, denn bei liegendem
Katheter beruhigen sich die Patienten sofort wieder. Gute Fixation des Katheters
außerhalb des Mundes ist erforderlich. Die Einführung desselben bei fehlenden Rachenreflexen im Toleranzstadium geschieht nicht blind, sondern mit
dem Laryngoskop. In England verwendet man meistens das Modell von JACK-
SON, welches dem Laryngoskop von KILLIAN nachgebildet wurde. Die Einführung geschieht im Liegen mit rekliniertem Kopf, nach der von dem Laryngologen beschriebenen Technik, die sich der Anfänger am besten zeigen läßt. Unter

Sicht des Auges wird der Larynxspatel zwischen die Stimmlippen geschoben, das Laryngoskop dann gedreht, so daß die Stimmlippen klaffen und der Tubus hindurch geführt werden kann. Instrumente zum blinden Einführen des Tubus sind von EHRENFELD, KÖTTEN, BOOTHBY u. a. beschrieben, aber heute zu verwerfen. Das Einführen des Laryngoskops und Einlegen des Tubus macht keine Schwierigkeiten; es ist leicht zu erlernen.

Liegt der Tubus, so wird er an ein Insufflationsgerät angeschlossen. Hierfür sind zahlreiche Modelle beschrieben worden. Wir finden in dem GWATHMEYschen Handbuch Abbildungen des Gerätes von ELSBERG, FISCHER,

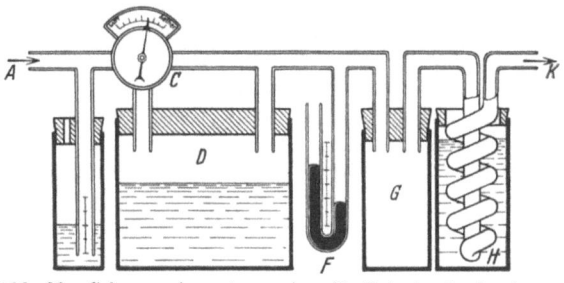

Abb. 92. Schema einer Apparatur für Intratrachealnarkose nach KAY.

EHRENFRIED und in dem FLAGGschen Buch eine schöne Abbildung des viel verwendeten Apparates nach CONNEL. Diese Modelle stellen aber nur eine kleine Sammlung der im Laufe der Zeit beschriebenen Apparaturen dar. Sie haben alle die für die intratracheale Insufflation wichtigen Vorrichtungen. Das sind 1. eine Druckquelle, meist eine Sauerstoff- oder Luftbombe oder aber eine Luftpumpe, die heutzutage vielfach elektrisch betrieben wird; 2. eine Ätherflasche verschiedener Konstruktion mit Vorwärmung, weil die Vorwärmung durch die oberen Luftwege wegfällt; 3. ein Manometer zur Kontrolle des Druckes; denn Insufflationen müssen stets nach diese Methode unter geringem Überdruck geführt werden, damit in dem Zwischenspalt zwischen Tubus und Trachealwand keine Aspiration stattfindet (WATKINS).

Im Durchschnitt werden 20 mm Hg für die normale Operation, 30 mm für intrathorakale Operation angewendet. Im Tierexperiment ergab sich, daß bei offenem Thorax durch Insufflation mit 7 mm Hg Überdruck die Lungen mäßig gebläht, mit 40—50 mm Hg dagegen vollkommen gebläht werden können.

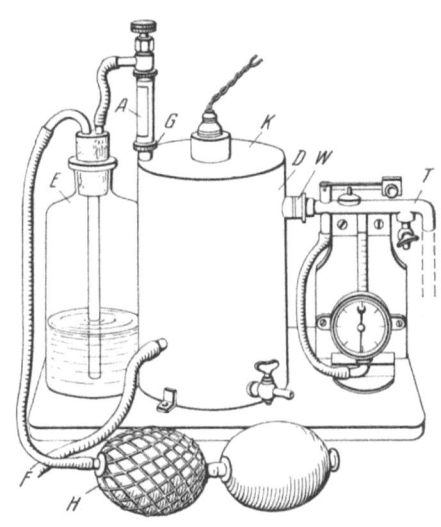

Abb. 93. Kleiner Äther-Insufflationsapparat für die Zwecke der Intratrachealnarkose nach MAGILL.

Der heute in den englischen Ländern am meisten gebrauchte Apparat ist derjenige von MAGILL.

Nun haben sich aber im Laufe der Jahre eine Reihe von Nachteilen der intratrachealen Insufflation mit Überdruck bemerkbar gemacht und zwar entstand bei Larynxspasmus oder anderem Abschluß des Rückflusses eine Überdehnung der Alveolen und Zerreißung kleiner Alveolenwände, Blutungen und Lungenrupturen (LUKE). Vor allen Dingen finden wir in vielen Berichten die Entstehung von Luftemphysem, außerdem kann es durch zu hohe Werte von Überdruck bei geschlossenem Thorax sehr leicht zu einer übermäßigen Kompression der Lungencapillaren kommen, zur Erschwerung des Kreislaufes und

zur Cyanose. Deswegen haben sich Bestrebungen durchgesetzt, die endotracheale Narkose nicht als Überdrucknarkose durchzuführen, sondern nach
dem Prinzip der to and fro Atmung ohne Überdruck, d. h. unter Verwendung
eines möglichst großen Tubus, der die Trachea fast gänzlich ausfüllt. Die
letztere Methode hat außerdem den Vorteil, daß die Aspirationsgefahr erheblich
vermindert ist. Infolgedessen hat man nicht nur größere Gummituben für die
Zwecke der Insufflation hergestellt, sondern auch Modelle, welche einen pneumatischen Wulst zur Abdichtung der Trachea besitzen, verwendet. Es sei
hier ein Tubus nach WATERS abgebildet, der die Konstruktion dieses Modells
mit dem pneumatischen Abdichtungswulst erkennen läßt. Der pneumatische Wulst
wird, wie man sieht, durch einen besonderen kleinen Zuführungsschlauch auf-

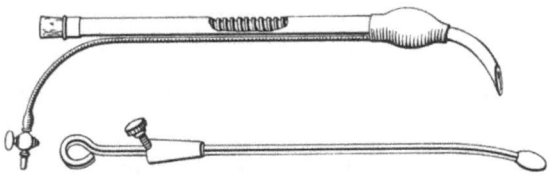

geblasen. Allerdings scheint
es manchmal vorzukommen,
daß kleinere Verletzungen
der Schleimhaut der oberen
Luftwege bei intratrachealer Narkose mit großen Tubis
vorkommen.

Abb. 94. Intratrachealtubus mit pneumatischem Wulst nach
WATERS (hergestellt von KING).

Es sind auch von einigen
Autoren Doppelkatheter zur
intratrachealen Narkose verwendet worden, deren eine Seite für den Inspi-
rationsstrom und deren andere Seite für die Exspiration diente.

Nicht nur mit Äther ist die intratracheale Narkose durchgeführt worden,
sondern auch mit Stickoxydul-Sauerstoff nach Scopolamin-Morphin-Vorberei-
tung (H. GRAVE). Allerdings geschieht die Einleitung in diesen Fällen mit Äther
und nur die Fortführung und Unterhaltung der Narkose mit Lachgas. Die
Einführung des Katheters vollzog sich bei diesem Verfahren im Moment einer
tiefen Inspiration; eine Technik, die von mehreren Seiten als vorteilhaft gepriesen wird. Bis heute ist nur Lachgas und Äthylen (GRIFFITS) verwendet
worden, nicht dagegen das Narcylen (auch von LÖWENTHAL).

Eine Abart dieser beschriebenen Methoden ist die sog. krikothyreoidale
Insufflation nach ROSENTHAL. Sie wird nach Vornahme eines 3—4 mm langen
kleinen Einschnittes über dem Ringknorpel ausgeführt. Ein Troikart mit
entsprechender Gummikanüle wird in die Trachea vorgeführt. Es handelt sich
also um eine Methode, die dem TRENDELENBURGschen Verfahren nachgebildet
wurde, die sich aber nicht eingebürgert hat. ROWBOTHAM führte mehrfach die
intratracheale Narkose in der Weise aus, daß er den Trachealschlauch erst durch
die Nase in den Pharynx einführte und von dort aus mit dem Laryngoskop
in die Trachea weiterleitete. Das ist eine Methode, die auch von ZAAYER empfohlen worden ist.

Was nun die Statistik der intrachealen Narkose anlangt, so liegt der größte
Bericht aus dem Generalhospital in Montreale von STEWART vor, der in einem
einzigen Jahr 3272 Narkosen, darunter 680 intratracheale Äthernarkosen,
durchführte; die Erfolge waren gute. Als Kontraindikation nennt er die chronische
Tracheitis. Merkwürdigerweise behauptet STEWART, daß für Operationen
im Oberbauchgebiet die Shockgefahr und die Mortalität gesunken sei und daß
auch Übelkeit und Erbrechen gefehlt hätten. Vielleicht erklären sich diese
letzteren Angaben daraus, daß die Nervenreceptoren im Gebiet der oberen Luftwege bei endotrachealer Narkose nicht so stark in Mitleidenschaft gezogen
werden wie bei der Tropfnarkose. STEWART verwandte die Methode mit dickem
Tubus, so daß möglichst keine Luft zwischen Katheterwand und Trachealwand
passieren konnte. In 49 dieser Fälle hat er intratracheale Gasnarkose mit Erfolg
ausgeführt. GWATHMEY berichtet in seinem Buch über 500 erfolgreiche intra-

tracheale Narkosen, die alle störungslos verlaufen sind; ferner haben wir Angaben über 1400 derartige Narkosen von Robinson, speziell für Eingriffe im Kopf-Halsgebiet bei Stenosen und Cyanosen, bei mechanischen Asphyxien und Diphtherie. Hewer veröffentlichte eine Reihe von 3500 Narkosen, darunter 1100 Oberbauchoperationen, mit der endotrachealen Methode, teilweise unter Verwendung des Lachgases, mit durchaus günstigen Resultaten. Shipway, einer der bekanntesten englischen Anästhesisten, führte 407 intratracheale Ätherinsufflationsnarkosen für Operationen im Gebiet des Mundes und Halses erfolgreich aus. Stadler verwandte die Methode bei Krampfzuständen der Atemmuskulatur.

Wir können uns auf Grund dieser Berichte des Eindrucks nicht erwehren, daß das bisher festzustellende Vorurteil gegen dieses Verfahren in Deutschland heute ungerechtfertigt ist und daß man von der intratrachealen Narkose in geeigneten Fällen, vor allen Dingen bei Vorliegen mechanischer Asphyxie, Gebrauch machen sollte.

B. Überdruck- und Unterdrucknarkose.

Die Entwicklung der Thoraxchirurgie machte es notwendig, einen Druckausgleich zwischen dem im Thoraxinnern herrschenden Unterdruck und dem normalen Atmosphärendruck der Außenwelt zu erzielen, denn jedes Eröffnen des Brustkorbes beim Warmblüter führt unverzüglich zum Kollabieren der Lungen. Nach Sauerbruch ist die Entwicklung der Überdrucknarkose von der Beobachtung Tuffier-Hallions (1895) ausgegangen, daß die Lunge bei einem Überdruck von 10 ccm Wasser von der Trachea aus nach Eröffnen des Thorax sich nicht vermöge ihrer elastischen Kräfte retrahieren könne, sondern gebläht bleibe. Meines Wissens jedoch reicht die Kenntnis über die Druckdifferenz zwischen Thoraxinnen- und Außendruck und die Vermeidung des Lungenkollapses von seiten der Physiologen, insbesondere von Ludwig, bis etwa in das Jahr 1850 zurück. Es scheint mir, daß auch schon vor Tuffier und Hallion mehrfach in den physiologischen Laboratorien bei experimentellen Arbeiten am Tier von der Überdruckmethode zur künstlichen Beatmung Gebrauch gemacht worden ist. Insofern müssen wir bekennen, daß die Unter- oder Überdruckanwendung zur Vermeidung des Lungenkollapses keine chirurgische Erfindung darstellt, sondern lediglich eine Übertragung der am Tier gewonnenen Erfahrungen auf den Menschen. Es ist das historische Verdienst Sauerbruchs und seiner Schule, diesen mit großen Gefahren verbundenen, ersten Versuch am Menschen gewagt zu haben. Nachdem nun seit 1895 für experimentelle Arbeiten an der Lunge zur Vermeidung des Pneumothorax künstliche Beatmung unter Überdruck verwendet worden war (Quenu und Longuet, Northrup, Fell, Matas u. v. a.), wußte man, daß zum Ausgleich etwa eine Druckdifferenz von 7—10 ccm Wasser erforderlich sei.

Sauerbruch erhielt offenbar seine unmittelbare Anregung, die Thoraxchirurgie durch das Druckdifferenzverfahren zu ermöglichen, aus den Arbeiten von Mikulicz über den Pneumothorax (1904). Zwei Gefahren waren es, welche das Leben derartiger Patienten bedrohten: 1. das Zusammensinken der Lungen; infolgedessen eine zu große Verringerung der Atemoberfläche und Überlastung des rechten Herzens; 2. das nach der Eröffnung einer Thoraxseite leicht eintretende mediastinale Flattern, welches die Kreislaufverhältnisse im Gebiet des Herzens und der herznahen großen Gefäße ungünstig beeinflußt.

Im Verlauf der Untersuchungen zeigte sich, daß eine geringe Differenz der erforderlichen Kräfte zwischen dem Unterdruck- und dem Überdruckverfahren besteht, um den Lungenkollaps zu vermeiden. Man benötigt nämlich bei der Anwendung von Unterdruck geringere Druckdifferenzen als bei dem Überdruckverfahren, um die Lungen in geblähtem Zustand zu erhalten. Der Unterschied erklärt sich zwanglos aus rein mechanischen Verhältnissen. Unterdruck nämlich wirkt sich auf die Pleura visceralis, d. h. auf eine große Fläche der Lungen aus, deren Summationssaugkraft sich schließlich bis in die Hilusgegend erstreckt. Die Abnahme der Saugwirkung nach der Mitte der Lungen hin ist relativ gering. Umgekehrt aber findet bei Überdruck ein erhebliches Druckgefälle von dem Gebiet der Trachea bis in die entferntesten Lungenteile statt, so daß ein Überschuß an Kräften angewendet werden muß, um die Lungen vollkommen zur Entfaltung zu bringen, als es der normalen Druckdifferenz entspricht.

SAUERBRUCH verwandte zunächst im klinischen Betrieb eine Unterdruckkammer, in welcher sich der Patient, der Operateur und seine Assistenten befanden. Der Kopf des Patienten ragte nach außen in die normale Atmosphäre unter Abdichtung der Halspartie und es konnte von dort aus die Narkose gesteuert werden. Eine derartige Einrichtung, der Ausbau einer sog. Unterdruckkammer (oder sinngemäß Überdruckkammer), war nicht nur umständlich und kostspielig, dazu relativ unzuverlässig, sondern sie hatte auch eine räumlich unangenehme Beengung der Ärzte zur Folge. Allerdings bleibt die Tatsache bestehen, daß auf Grund unserer eben dargelegten theoretischen Erörterungen das Unterdruckverfahren physiologischer ist; dies aber auch noch aus anderen Gründen. Die Füllung der Vorhöfe nämlich wird durch den im Thoraxinnern herrschenden Unterdruck während der Inspirationsphase erheblich erleichtert; ein Vorgang, welcher nur in Frage kommt, sofern im Thoraxgebiet wirklich Saugkräfte vorwalten. Bei Überdruck dagegen kommt es bei geschlossenem Thorax zu einer Erschwerung des kleinen Kreislaufes, ja es kann sogar zu einer Unterbrechung des Capillarstromes, zu einer Widerstandserhöhung in den Lungen, dementsprechend zu einer Erhöhung des pulmonalen Druckes kommen, welche eine Überlastung des rechten Herzens bedeutet (NISSEN). Mit Sicherheit lassen sich derartige Zustände bei geschlossenem Thorax und Überdruckatmung experimentell und auch klinisch feststellen. Demgegenüber wird berichtet, daß bei eröffnetem Thorax und normal geblähter Lunge eine derartige Erschwerung des kleinen Kreislaufes nicht stattfindet, was nicht ganz zutreffen dürfte, da wir ja für die Blähung der Lungen unter Überdruck erheblich höhere Druckwerte als beim Unterdruckverfahren notwendig haben.

Bei der normalen Unterdruckmethode nach SAUERBRUCH, deren Entwicklung und Apparatur in dem großen Buch von SAUERBRUCH über die Thoraxchirurgie genauestens geschildert ist, handelte es sich noch um eine Trennung von Narkose und Unterdruckverfahren. Die Inhalationsnarkose wurde unter normalen Verhältnissen und bei normalem Druck ausgeführt. Das Absaugen einer bestimmten Luftmenge aus der Unterdruckkammer spielte sich getrennt hiervon ab. Die Umständlichkeit der Methode zwang dann allgemein, die Unterdruckmethode zu verlassen und zum Überdruckverfahren überzugehen. Nunmehr erst wurde der Narkosevorgang als solcher mit dem Überdruckverfahren kombiniert. Zwar gab es auch in dieser Hinsicht in den Laboratorien der Physiologen und Pharmakologen Vorbilder, aber am Menschen war bisher der Versuch einer Überdrucknarkose noch nicht gemacht worden. Die Überdrucknarkose hat sich ihrer technischen Einfachheit wegen bis heute erhalten, und es entstanden eine Reihe von Spezialapparaten. Beide Verfahren sind seinerzeit in der Breslauer Klinik von SAUERBRUCH und späterhin von PETERSEN und BRAUER entwickelt worden. Außer den Überdruckmodellen von BRAUER kennen wir aus der damaligen Zeit Apparate von ENGELKEN, SCHÖNEMAKER,

STEINMANN, ROTH-DRÄGER, TIEGEL-HEHNLE und JEHN-BRUNNER. Diejenigen, welche das Prinzip des Verfahrens verstanden hatten, stellten sich im Felde provisorische Überdruckein-
richtungen her. Darunter be-
finden sich viele namhafte
Chirurgen, wie LANDOIS, REHN,
BURKARDT, JEHN u. a.

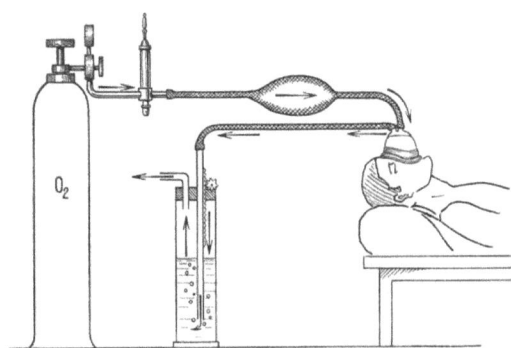

Sämtliche Überdruckma-
schinen beruhen auf demselben
Prinzip. Zu dem Zwecke der
Narkose sowohl wie zur Vermeidung des Lungenkollapses
ist eine Gaskraftquelle erforderlich, welche die nötigen
Überdruckwerte zu leisten imstande ist. Ventilationsappa-
rate nach offenem System sind

Abb. 95. Schema einer Überdrucknarkose mit Wasserventil.

verlassen, desgleichen finden Luftpumpen oder Luftbomben keinen Gebrauch mehr. Heute ist ausschließlich die Sauerstoffbombe als Gas- und Druckquelle in Verwendung. Das gesamte Atemsystem mit dem sehr wichtigen Atembeutel wird dadurch unter Überdruck gesetzt, daß auf der Ausatmungsseite
ein regulierbares Ausatmungs-
ventil angebracht ist. Man be-
trachte hierzu das Schema. Im
Durchschnitt beträgt bei allen
Maschinen der reduzierte Sauer-
stoffgebrauchsdruck etwa 3 Atmosphären. Es ergibt sich daraus,
daß der maximal für die Lungen-
blähung bei offenem Thorax erforderliche Überdruck von etwa
20—25 ccm Wassersäule durch den
Sauerstoffstrom glatt überwunden
wird und daß auf diese Weise die
in den Gasstrom eingeschaltete
Lunge je nach Maßstab des
Widerstandes, den das Exspirationsventil leistet, bei offenem
Thorax gebläht wird. Da aber bei
derartigen Narkosen mit gewissen
Undichtigkeiten des Röhrensy-
stems und der Narkosemaske
gerechnet werden muß, so pflegt
man von vornherein diese Narkose
nicht so sparsam wie die Gasnarkose durchzuführen, sondern
größere Gasquanten zur Anwendung zu bringen. Während näm-

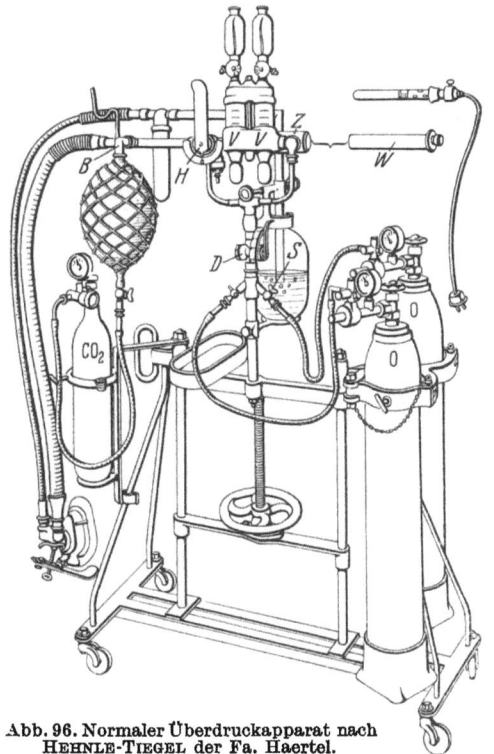

Abb. 96. Normaler Überdruckapparat nach
HEHNLE-TIEGEL der Fa. Haertel.

lich die durchschnittliche Gebrauchsmenge bei der Gasnarkose 3—4 Minuten-
liter nicht nennenswert überschreiten soll, so führen wir durchschnittlich die
Überdrucknarkose, sei sie mit Gas oder mit Äther-Sauerstoff geleistet, mit
8—10 Litern durch. Zum Aufblähen der Lungen kann sogar ein erheblich höherer

Wert erforderlich sein; 40 Liter pro Minute, so wie sie von der SAUERBRUCH-schen Schule offenbar gefordert wurden, haben wir allerdings praktisch niemals notwendig gehabt. Wenn man sich genügend Zeit nimmt, so lassen sich mit relativ niedrigen Überdruckwerten die Lungen so aufblähen, wie es zum Wundschluß erforderlich ist.

Wie das Überdruckventil konstruiert ist, bleibt gänzlich gleichgültig. Das in Europa, vor allen Dingen in Deutschland, am meisten verwendete Modell nach TIEGEL-HEHNLE besitzt ein regulierbares Wasserventil, welches daraus besteht, daß das Ende des Exspirationsrohres verschieden tief in einen Wasserbehälter eingetaucht werden kann. Dieses Wasserventil ist überaus zuverlässig und besitzt die große Annehmlichkeit, durch jeden Exspirationsstoß während der Operation im Überdruckgefäß ein Geräusch entstehen zu lassen, so daß die Atmung des Patienten ständig kontrolliert werden kann. Verschwindet während des Verlaufes der Narkose das Atemgeräusch, dann weiß der Operateur und Narkotiseur sofort, daß sein Gassystem undicht geworden ist, oder daß die Sauerstoffquelle zu versagen beginnt. Diese Gründe haben mich veranlaßt, auch an meinem Modell auf das Wasserventil nicht zu verzichten. Die metallischen Ventile, wie sie in Amerika üblich sind und auch von den Drägerwerken konstruiert wurden, besitzen demgegenüber den außerordentlichen Vorteil, keine größeren Konstruktionen und Gewichte erforderlich zu machen, ja selbst in der Narkosemaske angebracht werden zu können. Dies vereinfacht natürlich eine Überdruckapparatur außerordentlich. Wir finden derartige Ausatmungsventile an den McKESSON-Apparaten, an der Überdruckmaske von BRUNS und an dem Spezialapparat der Roth-Drägerwerke. Die Überdruckapparatur ist bei allen diesen Modellen durch eine verstellbare Federspannung reguliert. Bei den meisten ist die Federspannung nach Wasserdruck geeicht.

Genau wie bei der intratrachealen Narkose darf man eine Überdrucknarkose nicht von vornherein mit Überdruckwerten beginnen, sondern es muß der Patient erst bis zum Toleranzstadium narkotisiert werden. Ist die Entspannung nach irgendeinem Verfahren erreicht, geht man auf den Überdruck über bzw. gewöhnt den Patienten an einen minimalen Überdruckwert von 1—2 ccm Wasser. Diese vorbeugende Maßnahme hat sich uns außerordentlich bewährt, denn es kann bei dem Ablösen der Pleura bzw. des Periosts von den Rippen immer einmal versehentlich zu einer Eröffnung des Thorax und zum plötzlichen Kollabieren einer Lungenhälfte kommen. Diese von vornherein zu vermeiden, muß das Bestreben des Narkotiseurs sein. Eine kollabierte Lunge zu entfalten, erfordert hohe Druckwerte, ist ungünstig und nicht immer ganz einfach. Eine von vornherein entfaltete Lunge in der Entfaltung bei geöffnetem Thorax zu halten, macht keine allzu großen Schwierigkeiten. Meinen praktischen Erfahrungen nach genügen schon minimale Druckwerte von 2—5 ccm Wasser Überdruck, um bei eröffnetem Thorax das gefahrvolle Zusammensinken der Lungen auf lange Zeit hinaus zu vermeiden. Man bedenke, daß mit der Entstehung von cyanotischen Phasen durch Kollaps der Lungen die Prognose des Falles außerordentlich sinkt. Ist ein Kollaps der Lungen vorgekommen und die Entfaltung vor allen Dingen gegen Ende der Operation erforderlich, so müssen Überdruckwerte von 10—20 ccm Wasser vorübergehend zur Anwendung kommen, denn es soll sich beim Wundschluß die Pleura visceralis an die Thoraxwand dicht anlegen. Nach den Angaben von SAUERBRUCH gelangen offenbar in seiner Klinik etwas höhere Überdruckwerte zur Anwendung. So z.B. verwendet man 2—5 mm Hg bei der Rippenspaltung, 5—7 mm Hg bei der Eröffnung des Thorax, 3—5 mm Hg bei Operationen an der Lunge, welche in halb retrahiertem Zustande vorgenommen werden. Endlich bei Wundschluß, um die beiden Pleurablätter aneinander zu lassen, 7—9 mm Hg. Da in Wirklichkeit individuelle Verschiedenheiten vorkommen, so soll sich der Narkotiseur während des Gesamtverlaufes der Narkose über den Blähungszustand der Lunge unterrichten lassen, damit weder ein Kollabieren noch ein Überblähen der Alveolen eintreten kann.

Unbedingtes Erfordernis für den glatten Verlauf und die Durchführbarkeit einer Überdrucknarkose ist nicht nur eine pneumatisch dicht anliegende Narkosemaske, sondern ein elastischer Atembeutel, der wohl die entscheidende Rolle bei diesem Narkoseverfahren spielt. Wenn nämlich dieser Beutel nicht elastisch genug ausgebildet ist, dann atmet der Patient aus dem prallen Beutel Gasmengen bei der Inspiration ab, welches zu raschem Druckabfall führt. Umgekehrt atmet der Kranke bei der Exspiration gegen den Überdruck an, so daß die Druckwerte im Atembeutel steil ansteigen. Die unangenehmen Druckschwankungen betragen bei annähernd starrem Atembeutel meiner Erfahrung nach mindestens 8—10 ccm Wasser, eher mehr. Bei einem hochelastischen Atembeutel, welcher etwa 3 Liter Inhalt faßt, dagegen nur höchstens 3—4 ccm Wasser. Die hochelastische Gummihaut folgt den Gasmengen und hält den Innendruck bei Inspiration und Exspiration annähernd konstant. Darauf kommt es in der Hauptsache an.

Mit welchen Gasen oder Dämpfen man für die Überdrucknarkose arbeitet, ist im Prinzip gänzlich gleichgültig. Da aber die Operationen im Bereich des Thorax im allgemeinen keinen tiefen Schlaf erforderlich machen, dieser sogar gefährlich werden kann; da es sich ferner zumeist um Fälle handelt, bei denen die

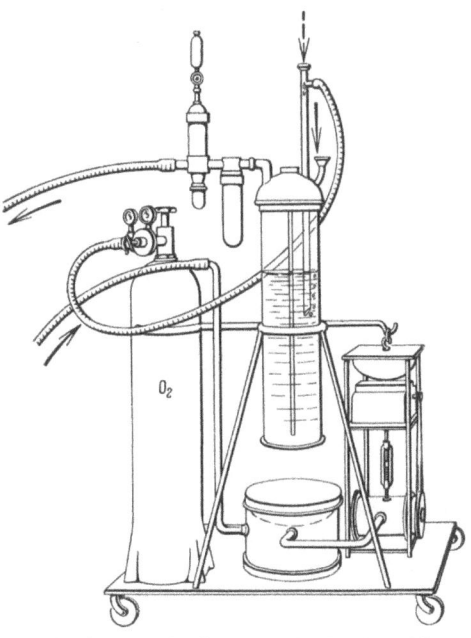

Abb. 97. Unterdruckapparat der Fa. Haertel.

Lungen erkrankt sind, so suche man sich mit dem 1. Abschnitt des Toleranzstadiums zu begnügen und verwende entweder die Gasnarkotica allein, oder die Sauerstoff-Äthernarkose. Mit der Gasnarkose allein, insbesondere mit Äthylen und auch mit Narcylen, kann man ohne weiteres Eingriffe im Thorax bewältigen. Aber es darf niemals hierfür ein Thermokauter in Anwendung kommen. Demgegenüber hat die Lachgasnarkose den Nachteil, daß die Sauerstoffprozente niedrig gehalten werden müssen; ein Umstand, der gerade für diejenigen Kranken, für welche die Überdrucknarkose meist erforderlich wird, kontraindiziert ist. Am besten ist es, man narkotisiert den Patienten zunächst mit Äther an, geht dann auf eine milde Äther-Sauerstoffnarkose über, weil sie die Verwendung von hohen Sauerstoffprozenten ermöglicht.

Der früher als Spezial-Überdruck-Narkoseapparat allgemein verbreitete TIEGEL-HEHNLE-Apparat und ähnliche Konstruktionen sind durch die modernen Gasmaschinen überholt und unnötig geworden. Denn die meisten dieser Modelle gestatten ohne weiteres die Herstellung von Überdruck. An meinem eigenen Modell für vier Gase haben wir eine besondere Überdruckeinrichtung mit Wasserventil angebracht, welche die Bedienung gegenüber den früheren Konstruktionen erleichtert. An dem Freiburger Narkoseapparat ist nämlich weder das

Exspirationsrohr noch der Wasserbehälter beweglich; beide sind fix montiert. Dagegen wird der Wasserspiegel durch regulierbaren Gasdruck in der gewünschten Weise gehoben oder gesenkt.

Natürlich gelingt es auch durch Insufflationsmethoden, insbesondere die endotracheale moderne Methode mit Abdichtung der Trachea, ohne weiteres Überdrucknarkosen durchzuführen (s. den vorigen Abschnitt), es hat sich aber bis heute dieses Verfahren, zum mindesten in Deutschland, nicht eingebürgert.

Der Indikationsbereich der Überdrucknarkose ist im Laufe der Zeit ziemlich groß geworden. Nicht nur für sämtliche Eingriffe im Thoraxgebiet kommt die Anwendung von Überdrucknarkose oder die Applikation von Sauerstoff unter Überdruck in Frage, sondern auch bei Trachealstenosen, bei venöser Luftembolie, bei traumatischem Pneumothorax und auch, wie die praktische Erfahrung lehrte, nach großem Blutverlust (JEHN).

Neuerdings ist von der SAUERBRUCHschen Klinik in Berlin wiederum auf das alte Unterdruckverfahren zurückgegriffen worden, diesmal aber nicht zum Zwecke der Vermeidung des Lungenkollapses, sondern um künstliche Anämie der Hirnregionen bei operativen Eingriffen am Cerebrum zu erzeugen. Man hat hierfür ein Modell von G. HAERTEL verwendet, dessen Prinzip im Schema erkennbar wird. An Stelle der Druckquelle spielt nunmehr eine elektrisch betriebene Sauganlage die Hauptrolle. Selbstverständlich sind die elastischen Teile des Überdruckapparates, vor allem der Atembeutel, verschwunden und an ihre Stelle starre Röhren sowie eine mit Gummimembranen überzogene stabile Trommel getreten. Das bewegliche Steigrohr in dem hermetisch verschlossenen Unterdruckgefäß findet gegenüber der Unterdruckapparatur nun umgekehrte Anwendung, indem nämlich die Gase durch Saugwirkung abströmen. Der Unterdruck in dem Atmungssystem wird durch die Eintauchtiefe des Steigrohres reguliert. Das Verfahren ist, von NISSEN seinerzeit experimentell geprüft, beschrieben worden, hat sich jedoch meines Wissens bisher nicht eingebürgert. Die Hirnanämie, welche zweifellos durch Unterdruck bei geschlossenem Thorax entsteht, führt zu einer ziemlich erheblichen Beeinflussung des kleinen Kreislaufes durch Überfüllung.

Literatur.

Insufflations- und Überdrucknarkose.

BLANLUET: Presse méd. 1911.

CARREL, A.: Berl. klin. Wschr. 1910, 565. Med. Rec. 77, 491 (1910). J. amer. med. Assoc. 54, 28 (1910). — COTTON and BOOTHBY: Surg. etc. 13, 572 (1911).

DIRK: Ref. Zbl. Chir. 1906, 783. — DOWD, CH.: Surg. etc. 13, 221 (1911).

EHRENFRIED, A.: Boston med. J. 164, 532 (1911). — EISENBREY, A. B.: Surg. etc. 15, 715 (1912). — ELSBERG, C. A.: Berl. klin. Wschr. 1910, 957. Med. Rec. 77, 493 (1910). Ann. Surg., Febr. 1911, Juni 1911, Dez. 1911.

FISCHER, H.: Surg. etc. 13, 566 (1911). — FLAGG, P. J.: Curr. Res. Anaesth. a. Analg. 8, Nr 6, 327.

GREEN, F. W. (Melbourne): Med. J. Austral. 1, Nr 17, 598 (1927). Curr. Res. Anaesth. a. Analg. 7, H. 4 (1928). — GRIFFITHS, H. R.: Curr. Res. Anaesth. a. Analg. 8, Nr 6, 387. — GUEDEL, A. E. (and R. M. WATERS: Curr. Res. Anaesth. a. Analg. 7, H. 4 (1928).

HARGRAVE, RALPH: Anästhesisten-Kongr., Juni 1928. — HEWER: Brit. med. J. 1926, Nr 3423, 298. — HIRSCHMANN: Bruns' Beitr. 137, H. 2, 248 (1926).

JELINEK, J.: Ref. Zbl. Chir. 1908, 1187.

KAVANAGH: California State J. Med. 20, Nr 12, 425 (1922). — KELLY, R. E.: Brit. med. J., 20. Juli 1912 II. — KÖHLER: Münch. med. Wschr. 1910, 2339. — KÖLLE: Dtsch. Z. Chir. 109, 98 (1911). — KRUG: Wien. med. Wschr. 1902, Nr 7. — KUHN, F.: Wien. klin. Rdsch. 1900, Nr 28. Zbl. Chir. 1901, Nr 52. Fortschr. Med. 1902, Nr 4. Münch. med. Wschr. 1902, Nr 35. Dtsch. med. Wschr. 1902, 539. Ther. Mh., Sept. 1903. Berl. klin. Wschr. 1903, Nr 17. Dtsch. Z. Chir. 76 II, 148 (1905); 78, 467 (1905). Mschr. Ohrenheilk. 1905, 367. Ther. Gegenw. 1905. Zbl. Chir. 1906, 241; 1908, 788. Münch. med. Wschr. 1910, Nr 37. Zbl. Chir. 1912, 73.

LILIENTHAL, H.: Surg. etc. **13**, 221 (1911). — LILIENTHAL, H. u. C. A. ELSBERG: Berl. klin. Wschr. **1910**, 958. — LOEWENTHAL, L. S.: Curr. Res. Anaesth. a. Analg. **9**, 207 (1930). — LOTSCH: Deutsch. med. Wschr. **1909**, 300. Charité Ann. **33**, 4.

MAHLER, L.: Mschr. Ohrenheilk. **1909**. — MELTZER, J.: Med. Rec., 19. März **1910**. Berl. klin. Wschr. **1910**, 566. Trans. amer. Surg. Assoc. **29**, 217 (1911). Surg. etc. **13**, 220 (1911). J. amer. med. Assoc. **57** (1911). — MELTZER and AUER: J. of exper. Med. **11**, 622 (1909). Med. Rec. **77**, 487 (1910). — MENNELL: Proc. roy. Soc. Med. **17**, Nr 12, 48 (1924). — MILLER: J. amer. med. Assoc. **79**, Nr 6, 441 (1922).

NISSEN: 54. Chirurgen-Kongr. Berlin 1930. — NORDMANN: Arch. klin. Chir. **92**, 946 (1910). Berl. Ges. Chir., 11. Nov. **1912**.

PECK: Ann. Surg., Juli **1912**.

QUINBY, W. C.: Surg. etc., Nov. **1910**.

RINGEL: Ref. Zbl. Chir. **1911**, 425. — ROBINSON, S.: Surg. etc. **14**, 462 (1912). — ROSENTHAL Paris méd. **11**, No 30, 86 (1921). — ROWBOTHAM: Lancet **211**, Nr 12, 583 (1926).

SAUERBRUCH: Thoraxchirurgie, Bd. 1. Berlin: Julius Springer 1933. — SCHLECHTEN-DAHL, E.: Münch. med. Wschr. **1902**, Nr 6, 229. — SCHLESINGER: Arch. klin. Chir. **1911**, 95. — STADLER: Ther. Mh. **1912**, H. 9. — STEWART, C. C.: Curr. Res. Anaesth. a. Analg. **6**, 5 (1928).

TIEGEL: Beitr. klin. Chir. **64**, H. 2; **68**, H. 2. — TRUMPP: Münch. med. Wschr. **1902**, Nr 10, 413.

UNGER: Freie Ver.igg Chir. Berlin, 11. Juli **1910**. Ref. Zbl. Chir. **1910**, 158. Berl. Ges. f. Chir., 11. Nov. 1912. Ref. Münch. med. Wschr. **1912**, 2648. — UNGER, E. u. M. BETTMANN: Berl. klin. Wschr. **1910**, 959.

VOLHARD, F.: Münch. med. Wschr. **1908**, Nr 5, 209.

WATERS, GUEDEL ROVESTINE: Curr. Res. Anaesth. a. Analg. **12**, Nr 5, 196 (1933). — WATKINS: Med. J. Austral. **2**, Nr 2, 48 (1926). — WEAVER: Med. J. Austral. **1**, Nr 21, 506 (1924). — WEIDLICH, J.: Prag. med. Wschr. **1905**. — DE WITTSTETTEN: N. Y. med. J. 18. Juli **1908**.

C. Narkosegerät.

1. Technische Einzelheiten.

Es besteht nicht die Absicht, in diesem Kapitel eine Art Katalog aller technischen Einzelheiten auf dem Gebiete der Narkose zu geben. Die einzelnen Firmen in Deutschland, die Drägerwerke in Lübeck, Haertel in Berlin, Stiefenhofer in München, Fischer in Freiburg und andere; in Amerika die McKesson-werke in Toledo, die Heidbrinkwerke in Minneapolis, Foreggerwerke in New York, King in London sind jederzeit bereit, den Interessenten ihre Druckschriften mit unzähligen Abbildungen über alle ihre Modelle von Narkoseapparaten und Narkosezubehör zur Verfügung zu stellen. Hier soll lediglich eine Besprechung des technisch Wesentlichen und Prinzipiellen stattfinden, die es demjenigen, welcher das Umgehen mit Narkoseapparaten lernen muß, leicht macht, sich in der vorliegenden Konstruktion zurecht zu finden. Es liegt dabei auf der Hand, daß alle Narkoseverfahren, welche auf iv. Injektion oder der Einverleibung von narkotisch wirksamen Substanzen per os oder per rectum basieren, nur wenig Hilfsmittel außer den Kanülen, Spritzen, Darmverschluß-stücken und anderem brauchen, deren Beschreibung hier unnötig ist. Die Technik der Inhalations- und Gasnarkose erfordert dagegen Dosiermaschinen und allerhand Einrichtungen zur Regulierung der Atmung, Einrichtungen für Überdruck, mit welchen der Lernende bekannt gemacht werden muß.

Gastanks. Bei jeglicher Verwendung von Gas zu therapeutischen Zwecken im Sinne der Narkose oder Inhalation wird in zivilisierten Staaten von Gasen in Bomben Gebrauch gemacht. Die Herstellung, der Vertrieb von derartigen Bomben, die Erkenntlichmachung für die betreffende Gasart, die Sicherung gegen Unfälle und Verwechslungen sind durch Reichsvorschriften jeweils bis in alle Einzelheiten festgelegt. Praktisch das Wichtigste ist die Differenzierung der Gewinde. Es darf also den Lernenden nicht überraschen, daß er einen Kohlensäureanschluß nicht für eine Narcylenbombe oder Stickoxydulbombe verwenden kann. Die Gewinde haben alle verschiedene Größe und sind unabänderlich dem Techniker vorgeschrieben. Es entstehen daraus praktisch nicht nur große Belastungen, sondern auch Unkosten, denn man ist gezwungen, so viele Anschlüsse bzw. Ventile anzuschaffen, wie man Gasarten gebrauchen will. Viele der von den Fabriken zum Teil nach Reichsvorschrift mit Feuer-löschzug gesandten Gasarten haben einen bestimmten Anstrich der Bombe. So ist z. B. in Deutschland die vorgeschriebene Farbe für das Narcylen weiß, für Kohlensäure rot, für den Sauerstoff blau, für Lachgas grau, Carbogen grau mit blauem Ring. In Amerika sind andere Farben eingeführt, dort haben

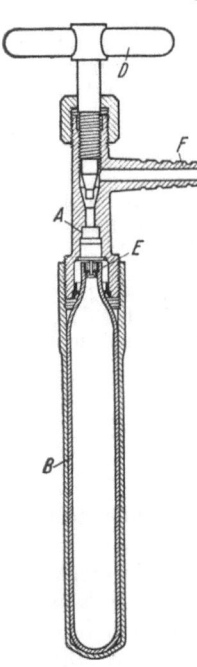

Äthylenbomben z. B. grüne Farbe. Auch müssen die Bomben die vorschriftsmäßigen Bezeichnungen am Kopf tragen, und ebenso den staatlichen Prüfungsvermerk für Überdruck besitzen. Viele Verschlüsse lassen zu wünschen übrig. Der Transport von deutschem Lachgas z. B. nach Niederländisch-Indien scheitert in der Hauptsache an Undichtigkeiten der Bomben. Im allgemeinen ist es leicht, den locker gewordenen Verschluß des Haupthahnens der Bombe durch Anziehen der Muttern zu dichten. Sollte dies nicht gelingen, so halte ich den Empfänger für berechtigt, die Bombe dem Werk zurückzuschicken und Ersatz zu verlangen, denn er wird unnötigerweise beim Gebrauch riesige Mengen an Gas unbenützt verlieren. Die Bomben kommen in den verschiedensten Größen und von verschiedenem Inhalt pro Gasart in den Handel. Während das Lachgas, der Sauer-stoff, der Stickstoff, die Kohlensäure in reinem kompri-mierten Zustand oder in flüssigem Zustand sich in den Bomben befinden, so ist das Narcylen (gereinigtes Ace-tylen) in Aceton gelöst in einer porösen Masse aus Gründen der Betriebssicherheit im Innern der Bombe aufgespeichert. Dies beansprucht Raum; die Narcylenbomben sind des-halb bei geringem Inhalt schon unverhältnismäßig groß und schwer. Aus der Acetonlösung gast jeweils das Acetylen im Bedarfsfalle bei Öffnen des Hahnens ab. Im Gegensatz hierzu ist in Amerika das Äthylen in komprimierter Form nicht nur in großen Bomben, sondern auch in den üblichen kleinen und kleinsten Bomben für den Gebrauch erhältlich.

Abb. 98.
Kleine Gasbombe für Koffergeräte.

Es ist klar, daß dieser Umstand die Acetylenapparatur außerordentlich belastet, schwer beweglich und unförmig macht, sofern man nicht praktischer-weise von einer Trennung der Gasakkumulatoren von dem Dosierapparat Gebrauch machen will, worunter der Amerikaner das „Piping-System" versteht.

Vom Lachgas, welches in Deutschland von den I. G.-Farbenwerken her-gestellt und neuerdings durch Stiefenhofer in München vertrieben wird, gibt es nur eine Sorte mittelgroßer Bomben; dagegen sind die verschiedensten Größen kleiner und großer Bomben von Sauerstoff und Kohlensäure ohne weiteres erhältlich.

Eine neuartige Bereitung von Sauerstoff für Inhalation und Narkose stellt das sog. Naszogenverfahren der Inhabadgesellschaft in Berlin dar. Das Ver-fahren stellt eine Sauerstoffversorgung aus einem Brikett oder einer Sauer-stoffkonserve dar, welche ich für Narkosezwecke schon verwendet habe; die Dinge sind aber noch in der Entwicklung begriffen.

Reduzierventile. Wie erwähnt, haben in Deutschland die verschiedenen Bomben nach Reichsvorschrift verschiedene Anschlußgewinde. Man kann aus diesen Gründen in Deutschland keinen universellen Anschluß an die Narkoseapparate verwenden. Bei den amerikanischen Narkoseapparaten dagegen, z. B. bei den FOREGGER-Modellen, ist der Kopf der verschiedensten Gasbomben gleichartig ausgebildet, sie können direkt an jeden Dosimeter dicht angeschraubt werden. Die Verwendung kleiner Bomben macht Reduzierventile unnötig. Eine drehbare Schraube genügt, um minimale Strommengen von dem hohen Atmosphärendruck abfließen zu lassen. Der einzige Nachteil ist bei der Billigkeit des Verfahrens, ständig den Dosimeter während des Gebrauches in Beobachtung halten zu müssen, da ja der Druck vor dem Hahnen sich allmählich mit dem Leeren der Bombe vermindert, der Hahnen also bei Verwendung ein und derselben Literzahl pro Minute allmählich geöffnet werden muß. Die Drägerkonstruktionen machen im allgemeinen von diesem Prinzip Gebrauch. Ein Metallschlangenrohr, das elastisch genug ist, wird direkt an das Gewinde der Bombe angeschlossen und führt zu einem Reduzierventil, das gleichzeitig als Dosiervorrichtung ausgebildet ist. In dieser Röhre herrscht also derselbe

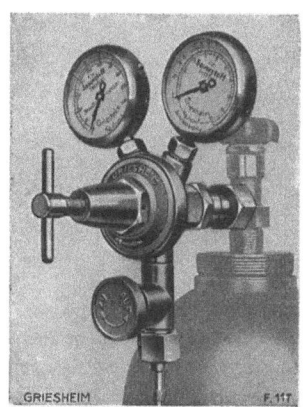

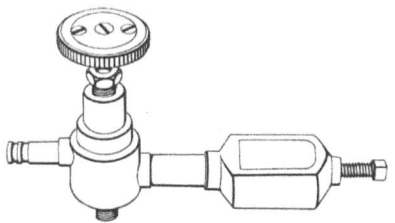

Abb. 99. Normaler Anschlußhahnen ohne Reduzierventil nach FOREGGER.

Abb. 100. Griesheimer Reduzierventil.

hohe Atmosphärendruck wie in der Bombe. Darin könnte man ein Gefahrenmoment erblicken. De facto aber hat sich in der Praxis beim Gebrauch der Drägerapparatur meines Wissens kein Nachteil herausgestellt. Die meisten Gasapparate erfordern die Reduzierung des Bombendruckes auf einen niedrigen Atmosphärendruck von etwa 1—3, manchmal auch 6 Atmosphären. Im allgemeinen genügt 1 Atmosphäre, um die Widerstände einer langen dünnen Druckschlauchleitung (von etwa 6—7 m) zu überwinden.

Als Beispiel einer derartigen Reduzierventilkonstruktion sei das Instrument der *Griesheimer Werke* angeführt. Äußerlich kann man an diesem Reduzierventil 1. den Anschluß an die Bombe mit der Überwurfmutter unterscheiden, dann ein Mittelstück mit drehbarem Haupthahnen, ferner zwei Zeigeruhren oberhalb, einen Hahnen zum Öffnen des Gasabflusses unterhalb, mit dem Schlauchansatz. Das Ventil hat den Zweck, ein Gas von beliebigem Druck, im allgemeinen 100—150 Atmosphären, selbsttätig auf geringeren Druck etwa von 1 Atmosphäre zu vermindern und diesen Druck während des Gebrauches zu halten. Bei der vorliegenden Konstruktion bleibt der Minderdruck von etwa 1 Atmosphäre nur dann konstant, wenn der Druck in der Bombe, d. h. der Vordruck, und die Entnahme auf der Minderdruckseite nicht verändert werden.

Bei unveränderter Einstellung des Ventils steigt der Minderdruck bei verminderter Gasentnahme und fällt bei vermehrter Gasentnahme. Die Ursachen dieser Veränderung beruhen auf der Veränderung des Flächendruckes, die sich im Innern des Ventils auf den sog. Drosselventilkegel sowie die Spannung der Einstellfeder auswirken. Auf technische Einzelheiten der Konstruktion kann nicht eingegangen werden. Die verschiedensten Modelle sind in den Narkoseländern ersonnen worden, sie sind sich alle ähnlich.

Viele Firmen verwenden zur Regulierung des reduzierten Gasstromes sog.
Reiber mit Kücken. Um den Querschnitt des Durchflusses in gewünschtem
Maße verändern zu können, sind seitlich im Kücken an der Durchbohrungs-
stelle Schlitze angebracht, die sich in der Drehungsrichtung allmählich
verjüngen. Einem derartigen Hahnen

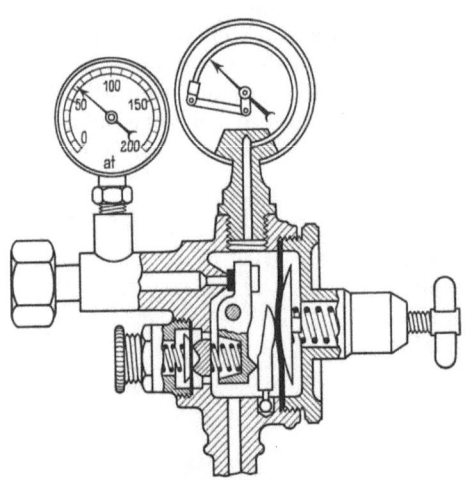

sieht man an der Hebelstellung sofort an, ob er sich in geöffnetem
oder in geschlossenem Zustand befindet, ja sogar wird derjenige,
welcher den Apparat einigermaßen
kennt, aus der Hebelstellung einen
Schluß auf den Grad der Öffnungen
bzw. den Grad des Gasstromes
ziehen können, das ist außerordentlich praktisch. Als Nachteil
dieser Hähnen ist dagegen zu erwähnen, daß die Abdichtung schwieriger ist als bei den Nadelventilen.
Zunächst muß die Abdichtungsfläche
des Hahnens relativ groß sein, ferner
müssen diese Hähne außerordentlich sorgfältig eingeschliffen sein, nur
Spuren von Gleitmitteln (etwa Pa-
raffinöl) sind gestattet. Das Kücken

Abb. 101.
Querschnitt des Griesheimer Reduzierventiles.

muß unter gleichmäßigem Druck dauernd in sein Gehäuse gepreßt werden,
eine Forderung, die am leichtesten durch Einschaltung einer Feder erreicht
wird. Gelegentlich der Verwendung von 2 Gasen, z. B. $O_2 + N_2O$, macht man

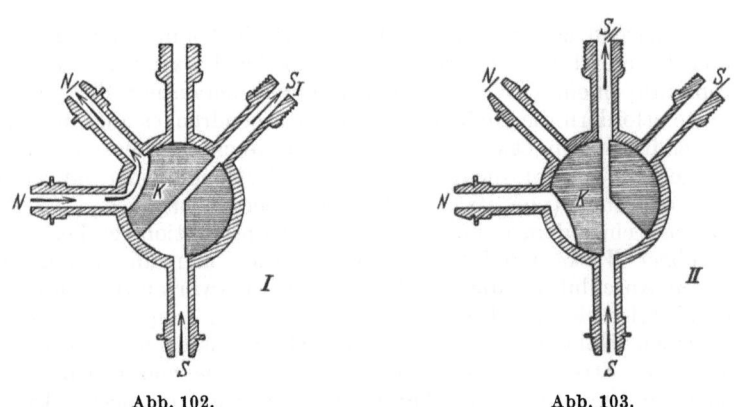

Abb. 102.   Abb. 103.
Abb. 102 und 103. Mehrwegehahnen für Spezialzwecke der Gasnarkose (nach HAERTEL).

von Mischhähnen oder Wechselhähnen Gebrauch. Es gibt unzählige Konstruktionen, die alle mehr oder weniger vom gleichen Prinzip Gebrauch machen.
So hat z. B. die Firma Haertel eine Reihe von Hähnen geschützt, die besonderen
Zwecken ihrer Apparatur dienen, die also in verschiedenen Stellungen durch
entsprechende Bohrungen gewünschte Gaswege eröffnen. Die beigefügte Zeichnung zeigt einen derartigen Hahnen, wie er für den Haertelschen Lachgasapparat gebraucht wird. Ein solcher Hahnen muß natürlich ebenfalls allen
Dichtigkeitsansprüchen gerecht werden. Die Konstruktion ist nicht immer
ganz leicht, doch sind die Hähne durchaus zuverlässig, wenn der Schliff

sorgfältig ausgeführt ist; so ist ein Übertritt von dem einen in den anderen Kanal nicht zu befürchten, es dürfen deshalb ruhig Narcylen, Sauerstoff und Stickoxydul an einem solchen Stellhahnen gemeinschaftlich Verwendung finden.

Manchmal macht man auch von solchen Reibern Gebrauch, um 2 Gase prozentual in bestimmtem Verhältnis zu mischen. Wie ohne weiteres ersichtlich ist, läßt sich das durchführen, wenn die Konstruktion des Reibers so gestaltet ist, daß durch Drehung des Stöpsels der Zufluß des einen Gases synchron geschlossen wird, wenn der Zufluß des 2. Gases gleichzeitig geöffnet wird. Es kommt dabei darauf an, daß die Querschnitte von beiden Hahnen gleichartige Formen besitzen, daß ferner das Kücken genau auf die Zuflußstellen der Gase eingepaßt ist.

Ist die erste Vorbedingung, die saubere Arbeit des Hahnens bezüglich der Stromquerschnitte und der Kongruenz zwischen den Öffnungen und dem Stöpsel erfüllt, so hängt die Richtigkeit der Messung und Genauigkeit der prozentualen Dosierung von der Gleichheit der Druckwerte beider Gasarten und ihrer Konstanz in dem Rohrsystem vor dem Mischhahnen ab. Hierbei stößt man nun auf große Schwierigkeiten. Es kann zwar, was noch später unter dem Kapitel der Dosimeter erörtert werden wird, durch Reduzierventile vor dem Mischhahnen einigermaßen konstanter Druckwert

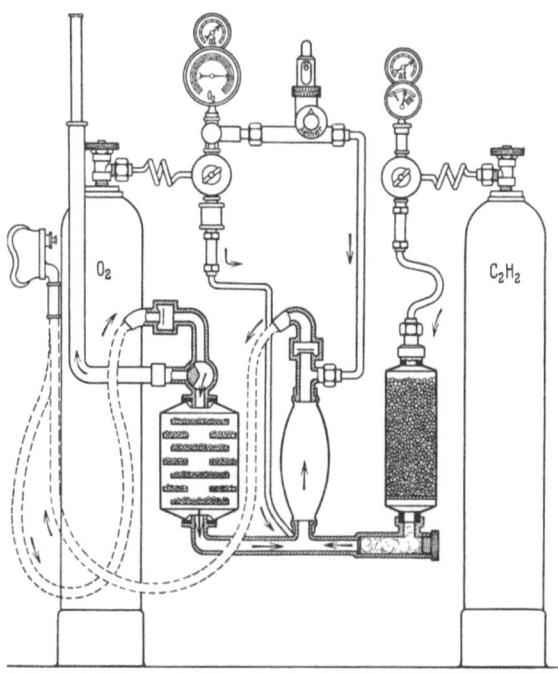

Abb. 104. Schema des Narcylenapparates von DRÄGER. In der Mitte der Atembeutel, rechts der Aceton-Absorptionsfilter aus aktiver Kohle, links der Kohlensäure-Absorptionsfilter.

für beide Systeme hergestellt werden, aber es ist nicht möglich, diese Drucke zu erhalten, wenn die Prozentzahlen bei Entnahme der Gase abgeändert werden. Gesetzmäßig wird sich nämlich in denjenigen Systemen, in welchen der Gasabfluß vermehrt wird, der Vordruck vermindern und in denjenigem System, in welchem der Gasabfluß vermindert wird, der Vordruck sich erhöhen.

Mit derartigen Mischhähnen ist zunächst nur die prozentuale Verhältniszahl zweier Gase zu ändern. Damit läßt sich aber noch nicht die Literzahl des Gemisches pro Minute variieren. Soll dies erreicht werden, so bedarf es technisch weiterer Einrichtungen (s. unter Dosiereinrichtungen).

Filter. Nach dem Verlassen der Bombe gelangen die Gase im allgemeinen durch Röhrensysteme oder durch Schlauchsysteme zum Dosimeter. Sind längere Strecken, z. B. 6—7 m, zum Verwendungsplatz zu durchlaufen, so wird für die Überwindung des Röhrenwiderstandes naturgemäß ein höherer Gebrauchsdruck, zum mindesten 1—3 Atmosphären, erforderlich sein. Im allgemeinen sei als Regel für alle Apparate erwähnt, daß man nicht mit möglichst hohen, sondern möglichst niedrigen Druckwerten aus sicherheitstechnischen Gründen sowohl wie aus Gründen erleichterter feiner Regulierung arbeiten soll. Es gibt aber Ausnahmen; der „Nargraph"-Apparat z. B. benötigt 6 Atü.

Die Gase kommen nicht immer aus der Bombe in einem Zustand, der ohne weiteres die Verwendung erwünscht erscheinen läßt. Sauerstoff und Äthylen sowie die Kohlensäure können ungefiltert verwendet werden. Dagegen muß das Narcylen und gegebenenfalls das Lachgas einer Reinigungsprozedur unterworfen werden. Das Lachgas ist nämlich nicht immer wasserfrei. Nötigenfalls, um Störungen zu vermeiden, kann das Lachgas durch eine Kammer geführt werden, in der sich Flüssigkeitsmengen niederschlagen können, bevor das Gas die lange Schlauchleitung oder Metalleitung durchläuft.

Bei dem Narcylen besteht die große Unannehmlichkeit, daß geringe Mengen Aceton (des Lösungsmittels) mit abdunsten und in die Apparatur hineingeraten. Man führt daher unvermeidlich dem Patienten gewisse Mengen Aceton bei der Narcylennarkose zu. Zwar ist meines Wissens noch nie ein Nachteil von dieser Beimengung in Erscheinung getreten, aber es ist doch wünschenswert, das Narcylen von diesem Beikörper zu befreien. Das kann zum Teil dadurch geschehen, daß das Gas durch Wasservorlagen geschickt wird. In dieser Weise wurde bei dem ersten Narcylenapparat nach GAUSS-WIELAND (Drägerwerke) die Reinigung vorgenommen. Ist das vorhandene Wasser mit Aceton gesättigt, dann muß es ersetzt werden. Die zweite Methode, die heutzutage ausschließlich Anwendung findet, besteht in der Zwischenschaltung einer größeren Patrone mit aktiver Kohle. Hierin bleiben große Mengen des Aceton hängen. Die aktive Kohle kann regeneriert werden, es genügt, wenn die vorhandenen Acetonmengen durch Luftstrom wieder herausgeblasen werden. An dem jetzigen Drägerapparat für Narcylennarkose ist eine derartige Patrone für die Aufnahme von aktiver Kohle festmontiert. Wir haben diese dagegen bei den getrennten Systemen, also den Gaspatronen außerhalb des Raumes, direkt hinter das Reduzierventil geschaltet. Einige Male ist es mir vorgekommen, daß bei plötzlichem Öffnen des Reduzierventils das Narcylen sehr rasch in die Kohlepatrone einschoß und diese sich durch die erhöhte Reibung erwärmte. Man kann diese Erwärmung, die vielleicht einmal gefährlich werden könnte, ohne weiteres durch eine gewisse Vorsicht bei der Öffnung des Reduzierventiles vermeiden.

Es versteht sich von selbst, daß die ganzen Anschlüsse sowohl die Reduzierventile wie derartige Reinigungspatronen auf ihre Dichtigkeit geprüft werden müssen. Dies gilt in erster Linie von dem Narcylen, denn Undichtigkeiten des Narcylensystems können einmal zum Unheil führen; es ist genügend hierüber in der technischen Literatur mitgeteilt. Manche Werke fügen in ihre Gasleitungen Reinigungsfilter ein; sie sind nicht unbedingt erforderlich. In den Reduzierventilansätzen sind ja an sich schon Reinigungsfilter vorhanden, welche verhindern sollen, daß Verunreinigungen in die abführenden Systeme hineingeraten. In neueren Schläuchen sind im allgemeinen reichlich Staubpartikelchen enthalten. Es ist daher gut, neue Schläuche erst gründlich durchzublasen, bevor sie an ein Dosimeter angeschlossen werden, denn der Staub kann sich in die feinen Düsen setzen und die physikalischen Bedingungen des Dosimeters dadurch ändern, was falsche Messungen zur Folge hat.

Dosimeter. Das Kernstück einer jeden Gasapparatur bildet das sog. Dosimeter oder Manometer. Dieses Instrument ermöglicht die genaue Messung der Strommenge in der Zeiteinheit als Funktion des Druckes in dem Röhrensystem oder nach dem Prinzip der Differentialmanometer.

Bei einem gewöhnlichen Manometer wird der Strom je nach dem Druck, der in der Höhe des Manometers herrscht, abgelesen. Man stelle sich also einmal vor, daß in einem gewöhnlichen Gasrohr an irgend einer Stelle ein Manometer mit Zeiger angebracht sei. Dieser Manometer zeigt 4 Liter entsprechend einem Druck von 1 Atmosphäre an. Wird nun der Abfluß nach der Peripherie verringert oder gar geschlossen, so würde in diesem Fall in der Röhre sich das

Gas stauen. Der Manometer würde somit einen höheren Druckwert, d. h. also eine höhere Literaturzahl pro Minute, anzeigen. Diese Stauung würde soweit gehen, bis in dem ganzen Röhrensystem derjenige Druck herrscht, welcher in der Gasquelle oder dem Reduzierventil (auf der Minderdruckweite) herrscht. Es würde also dieser Manometer anstatt 4 Liter und 1 Atmosphäre etwa 10 Liter und 3 Atmosphären anzeigen, trotzdem in dem vorliegenden Falle überhaupt kein Gasstrom mehr läuft. Das Manometer zeigt also falsch an. Demgegenüber würde sich ein Diffe-

rentialmanometer fol-
gendermaßen verhal-
ten: Jeder Differential-
manometer leitet von
2 Entnahmestellen den
Druck in 2 benachbarte
Kammern, die in ent-
gegengesetzter Rich-
tung sich auf eine Mem-
bran oder Flüssigkeits-
säule auswirken. Es
entsteht auf diese Weise
eine Druckdifferenz, und
zwar ist der Ausschlag
der Membran oder der
Flüssigkeitssäule ab-
hängig von der Rich-
tung des Stromes. Der-
jenige Teil, welcher der
Gasquelle näher liegt,
wird zu dem entfern-
teren einen gewissen
Überdruck besitzen und
die Membran oder
Flüssigkeitssäule in ent-

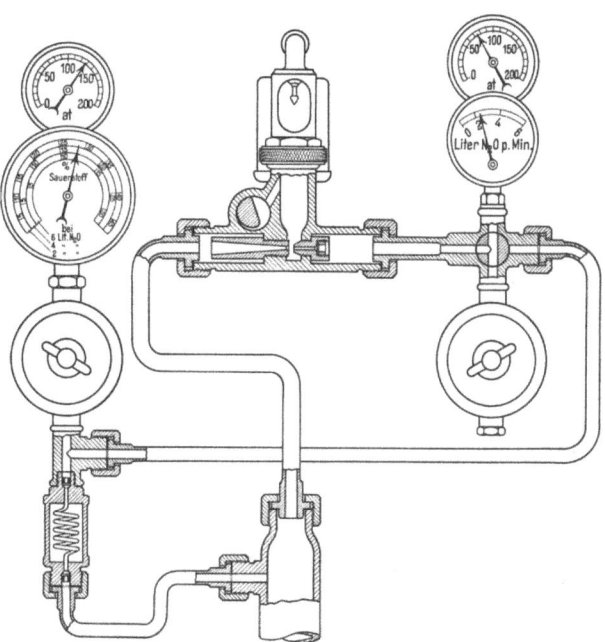

Abb. 105. Äthertropfvorrichtung und Dosiervorrichtung des Dräger-
Lachgasapparates.

sprechendem Sinne beeinflussen. Sinngemäß kann dieses Prinzip umgekehrt bei Saugleitungen Anwendung finden. Denkt man sich nun in dem oben beschriebenen Falle ein Differentialmanometer angewendet, das wiederum einen 4-Literstrom pro Minute anzeigt und verschließt nunmehr das Abflußrohr, so wird für den Bruchteil einer Sekunde in dem Differentialmanometer eine Steigerung der Literzahl angezeigt. Sowie aber Druckausgleich in dem ganzen System erzielt ist und der Strom de facto sistiert, wird die Flüssigkeitssäule oder der Zeiger des Differentialmanometers auf 0 springen und den richtigen Wert anzeigen. Alle Differentialmanometer messen also ausschließlich den Gasstrom. Alle gewöhnlichen Manometer messen demgegenüber nur den Gasdruck. Aus diesen Gründen erhellt die Überlegenheit des Differentialprinzips; man kann andere Manometer für die Zwecke der Dosierung von Gasen zu Narkosezwecken nicht empfehlen oder nur unter ganz bestimmten konstrikten Bedingungen verwenden.

Das Dosierprinzip der Drägermaschinen ist voll und ganz auf den Reduzierventilen der Drägerwerke aufgebaut. Wie im vorangegangenen Abschnitt über die Reduzierventile schon erwähnt worden ist, reguliert Dräger den Gasstrom dadurch, daß er den Knebel des Reduzierventiles bewegt. Der Finimeter, welcher am Reduzierventil den Reduktionsdruck anzeigt, besitzt dann keine Skala mehr in Atmosphären, sondern eine besonders geeichte Skala in Litern pro Minute. Es wird einfach der reduzierte Druck in Litern pro Minute abgelesen. Diese

Dosimeter finden für Sauerstoff sowohl wie für Lachgas ihre Anwendung, desgleichen für Narcylen. Bei der Lachgasapparatur ist aus Zweckmäßigkeitsgründen der Finimeter, wie die Skizze zeigt, erheblich vergrößert worden. Man
hat außerdem die Skala so geeicht, daß zu bestimmten Literzahlen Lachgas
die zugehörigen Prozente Sauerstoff abgelesen werden können. Es sind also
für die Gesamtliterzahl 2, 4 und 6 Liter Lachgas besondere Skalen angebracht,
an denen die Zeigerstellung für 15—30% Sauerstoff markiert ist. Das erleichtert
selbstverständlich dem Narkotiseur außerordentlich die Einstellung der gewünschten Konzentration. Bei der Verwendung von 2 Gasen allein läßt sich eine derartige Einrichtung durchführen. Sie hat sich praktisch als durchaus brauchbar
erwiesen, trotzdem nur Manometer und kein Differentialmanometer an der

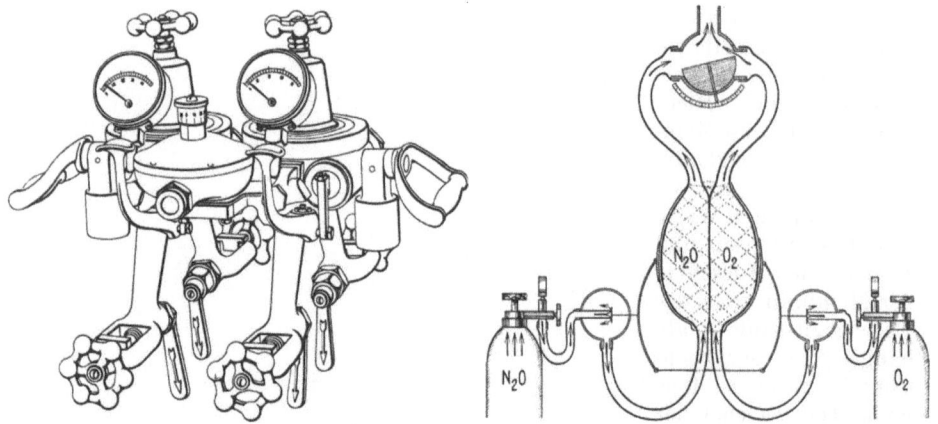

Abb. 106. Dosiervorrichtung der HEIDBRINCK-
Maschine nach dem Prinzip der Reduzierventile.

Abb. 107. Schema der Dosiervorrichtung
nach MCKESSON.

Apparatur vorhanden sind. Sofern aber mehrere Gase an einem Modell dargereicht werden sollen, entstehen bei einer derartigen Anlage Schwierigkeiten
und Meßfehler.

Die HEIDBRINCK-Maschine ist meines Wissens die einzige, welche ebenfalls ihre
Manometer mit Prozenteinteilung versehen hat. Die Dosierung dieser Maschine
soll auch nicht ganz genau sein, trotzdem leistet sie Gutes.

Das Dosiersystem der MCKESSON-Maschinen ist ursprünglich auf einem
automatischen Sparsystem aufgebaut. MCKESSON ging davon aus, durch die
Inspiration selbst aus 2 Beuteln (Lachgas und Sauerstoff), vom Patienten ein
regulierbares Gemisch entnehmen zu lassen. Erstes Erfordernis hierzu war die
Konstruktion eines automatischen Ventils, das die Entnahme der nötigen
Gasmenge aus den Vorratsatembeuteln ohne allzu große Inspirationshemmung
gestattete. Durch Hebelarme, welche die Vorratsbeutel berühren und je nach
der Füllung derselben bewegt werden, wird der Nachfluß von Frischgas aus
den Bomben selbsttätig reguliert. Zur Mischung der Gase dient ein Mischhahnen, wie er weiter vorn beschrieben worden ist. Zum Druckausgleich vor den
Mischhahnen sind die beiden Atembeutel in ein gemeinschaftliches Netz gespannt. Offenbar hat sich aber gezeigt, daß die Reduzierventile genau genug
den Niederdruck halten, denn am neuesten Modell dieser Firma, dem Nargraph,
fehlt dieser Druckausgleich. Die Inspiration des Patienten (natürlich durch
ein großkalibriges Atemrohr) wirkt sich nun zunächst auf den Mischhahnen aus,
die Saugwirkung verteilt sich je nach Stellung des Hahnens auf beide Atembeutel.
Bei einer Einstellung von 20—80% Sauerstoff zu N_2O würde sich also $^1/_5$ des

Saugmomentes auf das Sauerstoffsystem auswirken, $^4/_5$ dagegen auf das Lach-
gassystem verteilen. Diese Konstruktion ist im Prinzip sehr einfach, benötigt
aber raffinierte technische Durchbildung, sie hat den Vorteil, daß die Gasmengen pro Minute oder Atemzug vom Patienten selbsttätig, je nach Bedarf,
reguliert werden, der Narkotiseur also nur auf die prozentuale Dosierung zu
achten hat. Andererseits bestehen Bedenken, ob ein so komplizierter Ventil-
mechanismus überhaupt erforderlich ist. Es sei hier bemerkt, daß ähnliche
Ventilkonstruktionen schon lange auch in Deutschland existieren, ohne aber
narkosetechnische Verwertung gefunden zu haben.

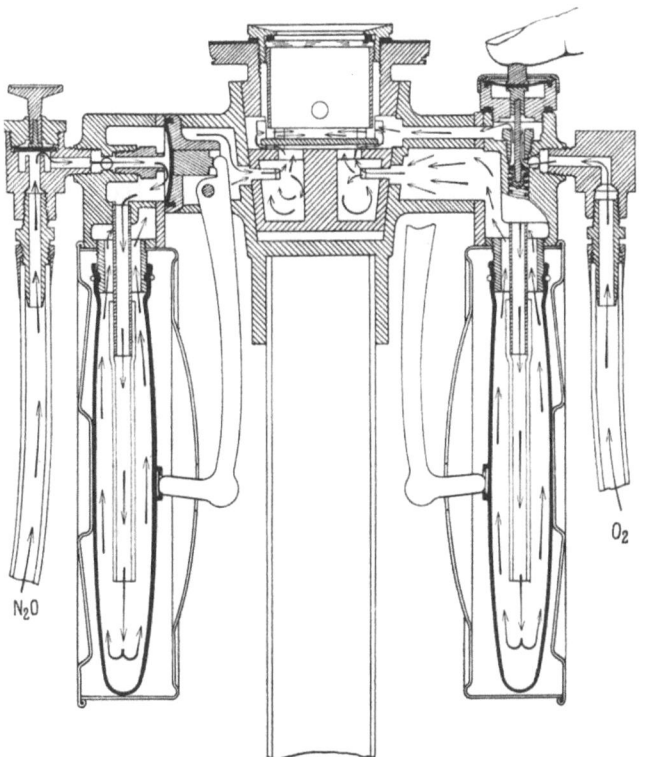

Abb. 108. Schema der Dosiervorrichtung des Nargraphapparates von McKesson.

Neuerdings hat in Deutschland die Dosiereinrichtung des Lachgasapparates
der I. G. von sich reden gemacht. Während die meisten Systeme von dem
Prinzip der Regulierung des Vordruckes Gebrauch machen, bei Konstanterhaltung
der physikalischen Bedingungen des Dosimeters, so wird bei dem I. G.-Dosi-
meter im Gegensatz hierzu der Vordruck durch Reduzierventile allein konstant
erhalten und in zweierlei Weise der Querschnitt der Düsen verändert. Ein um
einen Drehpunkt beweglicher Hebelarm hat Verbindungen zu 2 Nadelventilen,
die entweder beide gleichzeitig geöffnet werden oder geschlossen werden können,
zur Vermehrung der Gesamtliterzahl pro Minute. Dies wird einfach dadurch
erreicht, daß der Hebel um seinen Drehpunkt in der einen oder anderen Richtung gedreht wird. Es können nun aber im Innern des Hebels die Ansatzpunkte
der beiden Zugstangen in Beziehung zur Drehachse verändert werden, also
die Radien verändert werden, und zwar vermindert sich gesetzmäßig stets ein
Radius im selben Verhältnis, wie der zweite sich vermehrt. Diese Vorrichtung

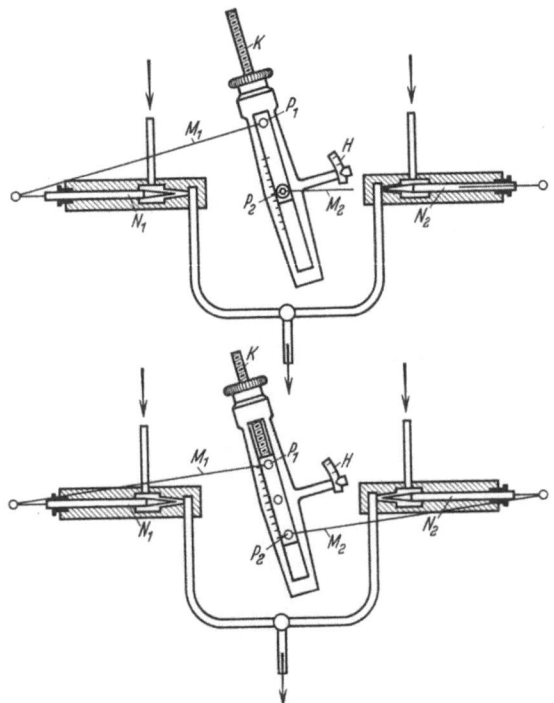

Abb. 109. Schema der Dosiervorrichtung des
I. G.-Lachgasapparates der Fa. Stiefenhofer.

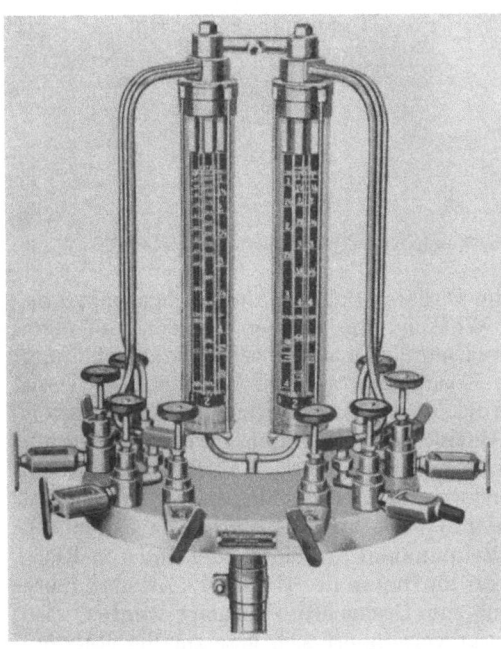

Abb. 110. Meßflaschen der FOREGGER-Maschine.

ermöglicht es, die Ventile auf beiden Seiten so in ihren Querschnitten zu verändern, daß bestimmte Prozentverhältnisse eingestellt werden können. Es dürfte auch dem Laien an dieser Dosiervorrichtung auffallen, daß zur Erreichung der genannten Zwecke eine außerordentlich feine Einschleifung der Düsen und Nadelventile erforderlich ist und daß die Abmessungen dieser feinen Nadelventile genau zueinander abgestimmt sein müssen. Die Nachteile einer solchen Dosierung sind offensichtlich. Treten nämlich Schwankungen im Druckbereich vor diesem Dosimeter auf, welche bei jeder Entnahme von Gas, bei jeder Neueinstellung, ferner bei dem Leerlaufen einer Bombe vorkommen, so mißt die geeichte Skala falsch. Die geforderten Reduzierdrucke von 0,7 Atmosphäre bei Lachgas und 0,6 Atmosphäre bei Sauerstoff bleiben nicht erhalten. Für einen Druckausgleich wie beim McKESSON-Apparat ist nicht gesorgt. Unachtsamkeiten des Narkotiseurs und Fehler an Reduzierventilen machen bei dieser Apparatur sofort die Dosierung, welche ausschließlich nach Prozenten erfolgt, unrichtig. Dasselbe verursachen etwaige geringe Partikelchen, welche sich in eines der Düsensysteme klemmen. Fehler in der Montierung der Zugstangen, kleine Veränderungen wirken sich im gleichen Sinne aus, jedesmal, ohne daß dem Narkotiseur die Möglichkeit gegeben ist die Änderung direkt zu erkennen. Er wird sie erst an der Wirkung während der Narkose entdecken (Erwachen des Patienten oder Asphyxie). Da Todesfälle vorgekommen sind, hat man das Mischgefäß dieser Apparatur als Wassersprudelflasche zur Kontrolle mit geeichtem Steigrohr ausgestaltet und somit ein Mittel in der Hand, die Dosierung zu kontrollieren. Damit ist die Sicherheit dieses Modells erheblich verbessert worden.

Weitaus am zuverlässigsten für die Zwecke der Narkose sind die Differential-manometer, seien es Differentialwasser-manometer, Quecksilbermanometer, Aneroid-manometer oder Stromwaagen. Es gibt deren eine große Anzahl für die verschie-densten Zwecke. Die einfachste Form eines Wassermanometers pro Narkosi stellt die GWATHMEY-Dosierungsvorrichtung dar. Wie die Abbildung zeigt, handelt es sich um nichts anderes als um eine Wasserflasche, in die ein Rohr eintaucht, das seitlich ver-schiedene Bohrungen besitzt. Je nach dem Druck in dem Rohrsystem wird das Gas

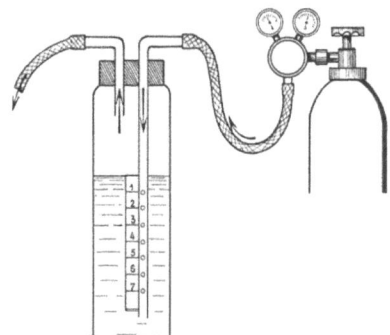

Abb. 111. Schema der Dosierung nach GWATHMEY.

aus einer verschiedenen Anzahl von Löchern des Steigrohres sprudeln; ent-sprechend der Eichung kann ein Rückschluß auf die Literzahl pro Minute vor-genommen werden. Diese Dosierungsmethode ist zwar relativ zuverlässig, aber

für die Gasnarkose meines Er-achtens nicht genau genug und deshalb im großen und ganzen ver-lassen. Man darf von diesem Sy-stem überall da Gebrauch machen, wo es auf genaue Innehaltung des notwendigen Sauerstoffpartial-druckes nicht sehr ankommt.

FOREGGER-New York hat diese Meßmethode erheblich verbessert. Das Prinzip seiner Meßflasche be-ruht darauf, daß an zwei ver-schiedenen Stellen der Rohrlei-tung der Druck abgeleitet und nach dem Prinzip des Differential-manometers auf eine Wassersäule mit Schwimmer zur Auswirkung gebracht wird. Die Konstruktion ist einfach und handlich, die Funk-tion erstaunlich gut, die Dosier-flasche FOREGGERs arbeitet außer-ordentlich zuverlässig. Als ein-ziger Nachteil muß die Möglichkeit

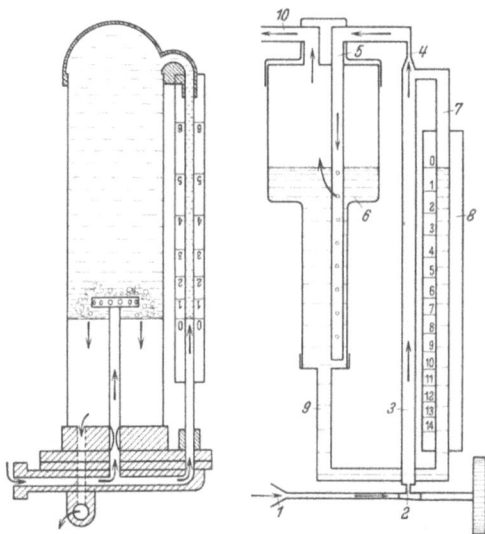

Abb. 112. Schema der Dosierflasche unseres Freiburger Modelles (Fa. Rombach).

Abb. 113. Schema der Do-siervorrichtung des Narkose-apparates nach FRANKEN der Fa. Fischer.

erwähnt werden, daß durch zu große Strommengen Wasser in das Abfluß-gebiet getrieben wird und zweitens, daß die Skala fix und nicht, entsprechend dem Wasserstand, veränderlich ist.

FOREGGER hat für die Verwendung von 4 Gasen an seinen Apparaten ein gemeinschaftliches Gefäß und Skala konstruiert, in welche 4 Steigrohre mit Schwimmern einmünden.

HAERTEL hat auf meine Veranlassung hin eine der FOREGGER-Flasche ähnliche Meßflasche an seinen Lachgasapparaten in Verwendung. An meinem Narkose-apparat ist das Steigrohr nach außen verlegt worden, damit die Meßskala jeweils vor Beginn der Narkose auf den Wasserspiegel reguliert werden kann. Meine Meßflasche hat außerdem aus sicherheitstechnischen Gründen, und zwar zur Kontrolle der Gasströme, direkt hinter der Düse ein Steigrohr, welches mit einer Sprudelbüchse im Hauptzylinder eintaucht. Es werden auf diese Weise nicht nur die strömenden Gasmengen sichtbar, sondern die trockenen Gase mit Feuchtigkeit gesättigt, was zur Erhöhung der Leitfähigkeit beiträgt.

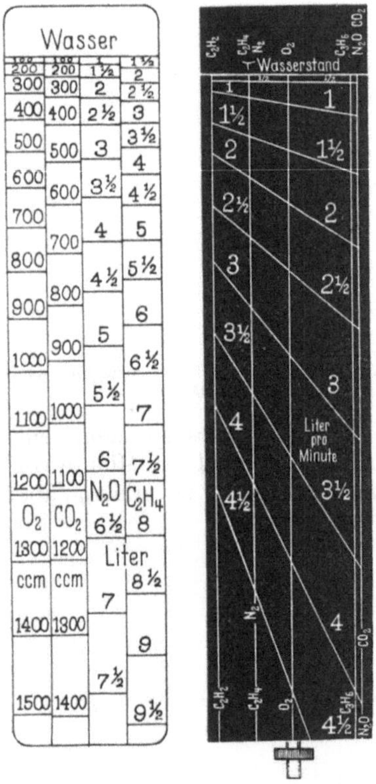

Auch der von FRANKEN angegebene Narkoseapparat enthält eine ähnliche Dosiervorrichtung. Es ist hier das Steigrohr elastisch montiert, räumlich weit von dem Hauptzylinder entfernt. Die beigefügte Skizze zeigt die Differenzen. Alle diese Wassermanometer arbeiten zur vollkommenen Zufriedenheit.

Eichung. Die Eichung der Meßinstrumente geschieht nach Zeiteinheit mit der Gasuhr. Die Berücksichtigung der in den Operationssälen herrschenden durchschnittlichen Temperatur und eines durchschnittlichen Barometerdruckes ist nicht unwichtig, weil die Gase bekanntlich außerordentlich stark auf physikalische Veränderungen reagieren. Es ist unbedingtes Erfordernis, jedes Dosimeter mit derjenigen Gasart, für die es bestimmt ist, zu eichen. Selbstverständlich kann man ein und dasselbe Instrument auf verschiedene Gasarten eichen, aber eine Sauerstoffskala z. B. ist für die Ablesung anderer Gase gänzlich unbrauchbar. FOREGGER hat sich bei Ausarbeitung der Dosierung seiner Meßflaschen eingehend mit diesen Differenzen beschäftigt und wertvolle Angaben hierfür

Abb. 114. Meßskalen für verschiedene Gase und Dosimeter der FOREGGER-Maschinen.

gemacht. Die Durchflußmengen ändern sich nämlich bei den verschiedenen Gasen entsprechend ihrer Molekulargröße oder Dichte. Es werden also durch ein und dieselbe Düse, durch ein und denselben Vordruck bei gleichbleibendem Barometerstand und gleichbleibender Temperatur von verschiedenen Gasen in der Zeiteinheit verschiedene Litermengen hindurchströmen. Die Originaltabelle von FOREGGER gibt hierüber Aufschluß. Von einem großmoleküligen Gas werden während der Zeiteinheit erheblich weniger Liter durch die Düse fließen, als von einem kleinmoleküligen Gas. Diese Gesetzmäßigkeit ist natürlich keine Besonderheit der Gase, sondern hat auf dem ganzen Gebiet der Physik Geltung. Dem Praktiker werden die Verhältnisse am ehesten verständlich, wenn er daran denkt, wieviel wohl durch einen Trichter mit enger Öffnung in einer Minute von Öl, von Wasser und von Sirup fließen würde. Selbstverständlich kommt

Nach Gas ccm	O_2 ccm	
4500	500	= 90 : 10%
4000	1000	= 80 : 20%
3500	1500	= 70 : 30%
3000	2000	= 60 : 40%
2500	2500	= 50 : 50%
2000	3000	= 40 : 60%
1500	3500	= 30 : 70%
1000	4000	= 20 : 80%
500	4500	= 10 : 90%

Mischungsverhältnis zweier Gase nach Prozenten gemessen im Kubikzentimeter pro Minute-Strom und einer durchschnittlichen Gebrauchsmenge von 5 Liter pro Narkose-Minute.

es bei derartigen Flüssigkeiten nicht nur auf die Molekulargröße, sondern auch auf die Viscosität an, die sicher im Bereich der Gase eine ebenso große Rolle spielt, aber noch wenig erforscht ist.

Bei all denjenigen Dosimetern, welche keine Prozentskaleneinteilung besitzen, ist es erforderlich, daß der Narkotiseur selbst entsprechend seiner Literzahl pro Minute die gewünschten Gemische herstellt. Das hat sich praktisch überraschenderweise nicht als Nachteil, sondern als Vorteil erwiesen. Denn der Narkotiseur ist dann um so mehr gezwungen, seine Narkose nach dem Zustand des Patienten zu steuern und nicht sich allein auf die Maschine und deren Skala zu verlassen (ein großer Fehler des Anfängers). Die Errechnung der Prozente bei Verwendung von 2 Gasen ist ohne jede Schwierigkeit durchführbar. Da man bei einer Narcylennarkose z. B. als Standardmischung 50% betrachten darf, so ist bei der Einstellung dieses Wertes praktisch nicht die geringste Schwierigkeit. Es werden einfach je nach der gewünschten Gesamtliterzahl 2:2 oder 3:3 Liter des Nährgases und des Narkoticums gemischt. Für die Lachgasnarkose gilt als Standardeinstellung 20:80% Sauerstoff zu Lachgas, was einem Verhältnis 1:4 entspricht. Man wird also am praktischsten die Narkose mit 1 Liter Sauerstoff und 4 Liter Lachgas beginnen und sich dann vorsichtig an die untere Sauerstoffgrenze herantasten, sei es durch Verminderung der Sauerstoffliterzahl, sei es durch Vermehrung der Lachgasliterzahl. Eine langwierige Rechnerei ist hierzu überhaupt nicht erforderlich.

Mischkammern. Bei vielen Apparaten, vor allen Dingen deutschen Konstruktionen, sind besondere Mischkammern vorgesehen, worin die Gase gut durchmengt werden sollen, nachdem sie die Dosimeter verlassen haben. Diese Mischkammern haben aber noch eine weitere Bedeutung, nämlich die Kontrolle der Gaszufuhr. Insofern sind meistens die Gasleitungen in der Mischkammer in Wasser geleitet, so daß man die entstehenden Gase sprudeln sieht und einen Anhaltspunkt über die Menge, die in der Zeiteinheit hindurchströmt, gewinnen kann. Vom sicherheitstechnischen Standpunkt aus halten wir eine derartige Vorrichtung für eine unerläßliche Notwendigkeit, zum mindesten für die Lachgasnarkose. An meinem eigenen Modell ist diese Kontrolle dadurch ermöglicht, daß jedes einzelne Dosimeter selbst eine Sprudeldüse besitzt und man so nach der Steighöhe der Luftblasen die Strommenge beurteilen kann. Ein kleiner Nachteil ist mit dieser Einrichtung verbunden. Dadurch nämlich, daß die Sprudelbüchse oder das Ende des Steigrohres unter den Wasserspiegel taucht, muß beim Durchströmen der Gase ein kleiner Wasserwiderstand überwunden werden. Bei der Entnahme größerer Litermengen spielt das natürlich keine Rolle, aber nach Abstellen des Stromes geht dann der Schwimmer nicht wieder völlig in die Nullage zurück, wenn nicht eine winzige Nebenöffnung in dem Steigrohr angebracht ist, welche den Druck völlig zum Ausgleich bringt.

Die meisten Konstrukteure wissen nicht, daß die Mischflasche oder Sprudelflasche auch in sicherheitstechnischer Beziehung von Bedeutung ist. Trockene Gase können sich elektrisch aufladen, wenn sie durch schmale Düsen unter hohem Druck gepreßt werden. Feuchte Gase dagegen sind in viel höherem Grade leitfähig und machen das Innere der Rohre leitfähig, vor allen Dingen auch Teile, welche normalerweise Isolatoren darstellen, also z. B. das Innere von Gummischläuchen. Auch aus diesen Gründen wird von uns das Durchsprudeln von Gasen durch Wasser hinter dem Dosimeter oder im Dosimeter für eine notwendige Maßnahme gehalten. Es ist mir kein einziger amerikanischer Apparat mit Ausnahme der „Safety-Maschine" und des FOREGGER-Modells bekannt, bei dem diese Sicherheitsvorrichtung angebracht wäre. Die Anzahl der Äthylenexplosionen in Amerika ist nicht unerheblich.

Äthervorrichtungen. Verfolgt man nun die Gase auf ihrem Weg zum Patienten weiter, so stößt man zunächst auf die mannigfaltigen Vorrichtungen, welche die Zugabe von Äther ermöglichen. Im allgemeinen lassen sich technisch drei Systeme voneinander unterscheiden. Das einfachste System stellt nichts anderes als eine Nachbildung der gewöhnlichen Äthertropfnarkose dar. Es handelt sich um verschiedene Konstruktionen, welche aus einem Reservoir (es soll eine *dunkel gefärbte* kalibrierte Flasche sein) durch Öffnen eines Hahnens verschiedene Mengen Äther durch ein feines Rohr mit Spitze in einen Verdunstungsraum herabfallen lassen. Als Beispiel sei die HAERTELsche Tropfvorrichtung erwähnt (s. Abb. 96, S. 347). Man sieht deutlich die Tropfen von der Spitze der Nadel in die mit Blechrippen versehene Verdunstungskammer hinabfallen. Durch diese Verdunstungskammer gleiten die Gasmengen hindurch und nehmen auf ihrem Weg zur Narkosemaske die Ätherdämpfe mit. Diese Methode erfordert viele Dichtungen, Verschraubungen, ist aber völlig zuverlässig und gestattet durch Regulieren der Tropfenzahl in der Zeiteinheit eine ausreichende Dosierung. Sie kehrt in unzähligen Varianten bei allen Firmen, welche sich mit der Herstellung von Narkoseapparaten beschäftigen, wieder. Die Abkühlung der Verdunstungskammern ist erheblich.

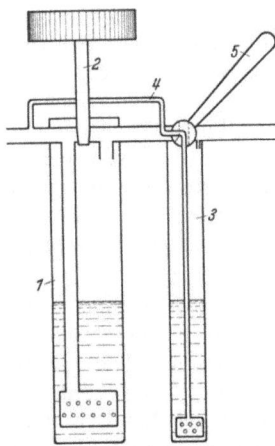

Abb. 115. Sprudelflasche für Äther und Chloroform des Narkoseapparates nach FRANKEN.

Eine Abart der Tropfmethode stellt die Saugmethode dar, wie sie fast durchweg an den Apparaten der Firma Dräger angebracht ist (s. Schema S. 357). Aus einer Ätherflasche mit seitlichem Ansatz wird der Äther angesaugt dadurch, daß in den Gasstrom eine Saugvorrichtung eingebaut ist, die durch den Strom der Gase selbst getätigt wird. Die angesaugten Äthermengen tropfen dann ebenfalls von einer Spitze in die Verdunstungskammer, d. h. in die Gase herab und werden zur Maske mitgerissen. Während bei der gewöhnlichen Tropfmethode die Ätherzufuhr direkt reguliert wird, so wird in diesem Falle die Ätherzufuhr durch Regulierung der Saugwirkung eingestellt. Diese Vorrichtung der Drägerwerke ist im Verhältnis zu allen anderen recht kompliziert, aber sie arbeitet zuverlässig.

Die weitaus einfachste und in Amerika durchweg gebrauchte Äthervorrichtung ist die Sprudelflasche. Es gibt deren unzählige Modelle. In Deutschland stellen nach amerikanischem Vorbild nur die Firmen Fischer und Rombach, beide Freiburg, eine derartige Sprudelflasche her. Bei der Konstruktion solcher Sprudelflaschen ist man von dem Prinzip der Waschflasche ausgegangen. Die Gase werden von dem Hauptstrom durch entsprechenden Hahnen abgezweigt und gelangen, je nach Einstellung des betreffenden Hahnens, durch ein Steigrohr in den flüssigen Äther, sprudeln durch ihn und reißen die nötigen Ätherdämpfe mit. Hier wird also die Ätherzufuhr dadurch dosiert, daß man einen Teil des Hauptgasstromes, der durch den Äther fließt, variiert. Natürlich gibt es unzählige verschiedene Hähne, welche die Ableitung der Gase in den Äther ermöglichen. Um ein Beispiel herauszugreifen, sei die einfache Ätherflasche nach FOREGGER hier erwähnt. Sie besteht aus einem Zylinder, der graduiert ist und den Äther aufnimmt. Dieser Zylinder ist luftdicht verschraubbar mit einem Metallkopf, in den die Gase hineinmünden. Senkrecht eingelassen ist ein drehbares Steigrohr, an dessen unterem Ende eine Sprudeldüse sich befindet. Im oberen Ende ist dieses Steigrohr massiv und durch entsprechende Bohrung so ausgebildet, daß durch Drehung nunmehr ein Teil der Gase in das

Innere des Steigrohres geleitet werden kann und entsprechende Mengen von dem direkten Durchfluß ohne Ätherpassage abgehalten werden.

In Amerika und England kann man bei einigen Ätherflaschen, je nach Bedarf, die Gase auch nur über den flüssigen Äther hinweggleiten lassen, so daß eine sehr milde Dosierung gewährleistet wird. Die günstigen Erfahrungen hiermit haben mich veranlaßt, an meinem Modell diese Einrichtung zu übernehmen.

Vorwärmung. Aus dem allgemeinen Teil dieses Buches geht zur Genüge hervor, daß der Partialdruck eines Gases mit der narkotischen Wirkung aufs engste zu tun hat. Dieser Partialdruck hängt vom Barometerstand und vor allem der Temperatur ab. Mit steigender Temperatur steigt, wie die Tabellen beweisen, der Partialdruck des Äthers außerordentlich an. Rein empirisch wurde von den Chirurgen gefunden, daß die Vorwärmung des Äthers seine narkotische Wirkung bis zu einem gewissen Grad verbessert. Theoretisch läßt sich das ganz allein durch die Erhöhung des Partialdruckes erklären. Die Erwärmung des Äthers auf etwa 30—35° ist dementsprechend von Vorteil. Hierzu gibt es mannigfaltige Vorrichtungen. Im allgemeinen wird durch eine elektrische Glühlampe der Äther selbst, oder wenigstens die ätherenthaltenden Gase, angewärmt. Man kann dasselbe erreichen durch die Verwendung von warmem Wasser; denn es ist unpraktisch, elektrische Leitungen an Apparate zu schalten, welche Sauerstoff, Narcylen oder Äthylen enthalten. Es könnte auf diese Weise einmal Unheil entstehen. Man kann, abgesehen von der Verwendung von Elektrizität oder Warmwasser, auch die Äthergase durch Heizpatronen vorwärmen. In Deutschland wird von der Vorwärmung des Äthers im allgemeinen nicht viel Gebrauch gemacht. Auch in Amerika sah ich selten solche Vorrichtungen, dagegen scheinen sie im Bereich des britischen Imperiums allgemein üblich zu sein, besonders für die Zwecke der intratrachealen Insufflation.

Atembeutel. Der Atembeutel an Narkoseapparaten ist einer der wichtigsten Teile im Gesamtsystem, weil aus ihm der Patient das narkotische Gas erhält und weil diese Stelle im Gassystem elastisch ausgebildet sein muß. Im allgemeinen besteht der Atembeutel aus Gummi, und zwar nach Möglichkeit aus relativ elastischem, dünnem Gummi. Die Elastizität hat für die Überdrucknarkose ganz besondere Bedeutung. Starre gasdichte Beutel sind hierfür ungeeignet. Die Elastizität des Atembeutels, welche stets erstrebenswert ist, bestimmt das Material, aus welchem er zu sein hat. Wenige Fabriken verwenden ein gummiertes Leinen. Bei dem sog. Ombrédanne-Apparat ist der Atembeutel aus Goldschlägerhaut. Man hat diese beiden letzteren Materialien gewählt, weil nämlich der Äther Gummi löst, die Elastizität des Gummis herabsetzt und ihn in geringem Umfange zum Quellen bringt. Dadurch wird der Gummi mit der Zeit rissig und spröde. Es bleibt deshalb nichts anderes übrig, als von Zeit zu Zeit die Atembeutel und alle anderen an einem Narkoseapparat befindlichen Gummiteile zu ersetzen. Goldschlägerhaut wird gar nicht durch Äther angegriffen, ist völlig resistent, und gummiertes Leinen ist wesentlich resistenter als Vollgummi, aber ohne jede Elastizität. Neuerdings gibt es brauchbare leitfähige Gummisorten, die für die normale, nicht aber für Überdrucknarkose, geeignet sind.

Es erhebt sich nun zunächst die wichtige Frage, an welcher Stelle der unentbehrliche Atembeutel am Narkoseapparat zu sitzen hat. Viele Firmen, vor allen Dingen Foregger, haben sich mit diesem Problem beschäftigt und kamen zu folgendem Resultat: Der Atembeutel muß der Atemwiderstände wegen so nahe wie möglich der Narkosemaske sitzen. Diese Erkenntnis haben auch wir uns längst zu eigen gemacht, denn sie bringt den außerordentlich großen Vorteil, daß die zuführenden Gasleitungen dann dünnkalibrig, leicht und biegsam gewählt werden können. Sitzt der Atembeutel dagegen an der Apparatur selbst, wie leider bei den meisten deutschen Modellen, so muß der Patient die ganze Strecke von dem Narkoseapparat bis zur Apparatur durchatmen, und es entsteht eine sog. Röhrenatmung mit erhöhten Widerständen und vermehrtem totem Raum, wenn nicht Kreisatmungsvorrichtung mit entsprechenden Ventilen vorgesehen ist. Es wird also stets zweckmäßig sein, bei allen denjenigen Apparaten, welche nur über Rückatmung verfügen, den Atembeutel unbedingt so nahe wie möglich an die Maske heranzubringen.

Bei all denjenigen Apparaten, welche über Kreisatmung verfügen, kann der Atembeutel am Apparat selbst montiert werden. Dies aber zwingt dazu, die Inspirations- und die Exparationsleitung großkalibrig, mit einer inneren Lichtung von 18—20 mm, zu bauen, was für den Narkotiseur große Nachteile besitzt.

Durchschnittlich soll ein Atembeutel 2—3 Liter fassen, und er soll bei der Beatmung in mittlerer Füllung erhalten werden. Man muß bei dem Beginn der Narkose stets danach trachten, ihn vor Aufsetzen der Maske halb voll zu bekommen, kann evtl. den Patienten dazu veranlassen, ihn durch einen tiefen Atemzug selbst aufzufüllen, damit in den ersten Augenblicken auf keinen Fall Atemnot durch Leere des Atembeutels entsteht. Die Größe des Atembeutels wird bestimmt durch die Größe des normalen Respirationsvolumens, unter Berücksichtigung von Hyperventilation, wie sie in der Exzitation sich ereignen kann. Es soll durchschnittlich der Respirationsanteil normalerweise $\frac{1}{6}$—$\frac{1}{10}$ des Atembeutels betragen. Wenn man nun Rückatmung anwendet, so werden die Verhältnisse um so günstiger, weil dann etwa $\frac{1}{3}$ bis die Hälfte der exspirierten Gase wieder in den Atembeutel zurückfließen.

Im allgemeinen verfügen die Narkoseapparate nur über einen Atembeutel, und zwar einen Inspirationsatembeutel. Dieser ist auch unerläßlich notwendig. Die McKesson-Modelle sind die einzigen, welche über zwei Inspirationsatembeutel verfügen, aus denen der Patient die Gase getrennt abatmet. Bei meinem Zweibeutelsystem, das noch zu beschreiben sein wird, ist nicht nur ein Inspirationsbeutel, sondern auch ein Exspirationsbeutel in Anwendung, zum Zwecke der Verminderung der Widerstände im Exspirationssystem. Wenn man derartige zwei Beutel verwendet, so ist es vorteilhaft, den Inspirationsbeutel möglichst dünn und elastisch zu wählen, um ihn für Überdruckzwecke geeignet zu machen. Der Exspirationsbeutel dagegen kann etwas stärker sein.

Rückatmung. Das Prinzip der Rückatmung ist von Gatsch im Jahre 1911 in Amerika eingeführt worden. Bis zu dem damaligen Zeitpunkt war der Gasverbrauch bei Lachgasnarkose aller Art außergewöhnlich hoch, und zwar kam das dadurch, daß die gesamten exspirierten Gase vom Patienten ins Freie ausgeatmet wurden. Es gingen auf diese Weise nicht nur große Mengen Lachgas, sondern auch große Mengen Sauerstoff unbenutzt verloren. Planmäßig und bewußt wurde von dem Prinzip der Rückatmung erst durch diesen Autor Gebrauch gemacht, und zwar zu dem ausschließlichen Zwecke der Ersparnis von Gasen. Erst viel später erkannte man, daß die Rückatmung Gelegenheit gäbe, die Kohlensäureprozente in dem Inspirationsbeutel zu erhöhen und Hyperventilation zu erzielen. Beinahe alle amerikanischen Apparate machen von dem Prinzip der Rückatmung allein Gebrauch. Die Kohlensäureabsorption in Form der Kreisatmung ist erst im letzten Jahre drüben von uns angeregt und versucht worden.

Das Prinzip der Rückatmung besteht darin, daß der Patient aus dem Atembeutel direkt inspiriert und einen Teil der Luft durch das regulierbare Exspirationsventil ins Freie ausatmet, den Rest aber in den Inspirationsbeutel exspiriert. Es ergibt sich daraus die Notwendigkeit, daß die Mengen, welche ins

Freie ausgeatmet werden sollen, durch eine entsprechende technische Vorrichtung, d. h. einen Drehschieber eingestellt werden müssen. Diese Vorrichtung gibt gleichzeitig dem Narkotiseur Gelegenheit, den Verlauf der Narkose wesentlich zu beeinflussen, denn er kann je nach Belieben die Ventilation steigern.

McKESSON erfand 1912 die fraktionierte Rückatmung. Durch Verwendung eines halbstarren Gefäßes, dessen oberer Teil einen geeichten Zylinder darstellt, kann die Gesamtatmung und Rückatmung jedes Patienten gemessen und genau reguliert werden. Die Rückatmungsgemische sind von ROMBERGER chemisch analysiert worden. Ein Gemisch von 40% Äthylen, 40% N_2O + 20% O_2 veränderte sich nach 10 Minuten Narkose in 32% N_2O, 56% Äthylen und 72% O_2 + Spuren CO_2.

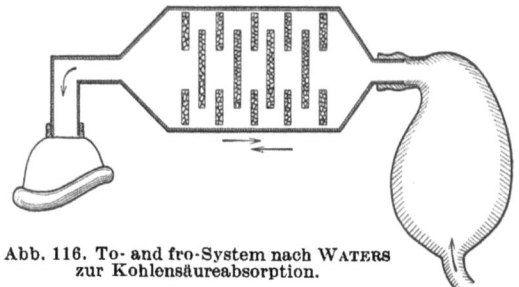

Abb. 116. To- and fro-System nach WATERS zur Kohlensäureabsorption.

RALPH WATERS war es, der im Jahre 1924 zum erstenmal in Amerika von Kohlensäureabsorptionsmitteln bei der Rückatmung Gebrauch machte. Er schaltete zwischen die Narkosemaske und den Atembeutel einen Ätznatronfilter ein, durch welchen der Patient in beiden Richtungen hindurch atmet. Das ergab den großen Vorteil, daß von dem Patienten ein gewisser Gasvorrat, der sich in großen Gummiballen befindet, leer geatmet wird. Durch die Hin- und Heratmung verändern sich allerdings mit der Zeit die Zusammensetzungen der Gase in dem Gasreservoir. Es muß deshalb vom Narkotiseur auf die Dauer die Verminderung der Sauerstoffanteile beachtet werden. Das Verfahren hat aber den großen Vorteil, von einem Gasapparat eine bestimmte Gasmenge beziehen zu können und dann einen Patienten für kürzere Zeit ohne Gasapparat unter Gasnarkose halten zu können. Es ist dies ein wichtiger Vorteil bei dem Transport des Patienten aus dem Vorbereitungsraum in den Operationssaal. Die „to and fro"-Atmung von WATERS hat Imitationen hervorgerufen. Das Originalmodell baut FOREGGER in New York, Nachbildungen bauen die Heidbrinckwerke in Minneapolis.

Kreisatmung. Eine to and fro-Atmung wurde in Deutschland meines Wissens nur selten verwendet. Hier hat man sich gleich einen Schritt weiter gewagt und die Kreisatmung eingeführt. Die Firma Dräger war es, welche zum ersten Male bei Narkoseapparaten von diesem Prinzip Gebrauch gemacht hat. Unter Kreisatmung versteht man ein ringförmiges Atemsystem, dessen Gasstromrichtung durch zwei Ventile gesteuert wird und in dessen Kreislauf 1. der Atembeutel mit Frischgaszufuhr, 2. die Kohlensäureabsorptionspatrone und 3. die Narkosemaske einzufügen sind. Gewöhnlich sind die Apparaturen so eingerichtet, daß es möglich ist, die Kohlensäureabsorptionspatrone nach Belieben einzuschalten und das Abströmen der Exspirationsgase durch eine Auspuffklappe zu regeln. Man sieht hier, daß sowohl Sauerstoffzufuhr wie die Narkosegaszufuhr in den Atembeutel enden. Am oberen Ende des Atembeutels, der in diesem Falle an der Apparatur montiert ist, sitzt das Inspirationsatemventil. Von ihm geht der Inspirationsschlauch zur Narkosemaske, und der Patient atmet dann durch den Exspirationsschlauch, durch das Exspirationsventil und einen Dreiwegehahnen, der entweder durch eine Art Kamin die Gase ins Freie läßt, oder aber die Exspirationsgase in die auswechselbare Kohlensäureabsorptionspatrone schiebt. Nach Passieren derselben mengen sich die gereinigten Gase wieder mit dem Frischgas im Atembeutel. Im Durchschnitt benötigt man bei der Verwendung von Kreisatmung 2 Liter Gasgemisch pro Minute. Die Ersparnis von Gasmengen durch die Kreisatmung ist also eine nicht übertrieben große. Sie wird erkauft durch eine Reihe technischer Einrichtungen und vor allem durch die Kohlensäureabsorptionspatronen, welche stets etwa nach 6—8 Narkosestunden ersetzt werden müssen. Was die Kostenfrage anbetrifft, so geht hieraus hervor, daß die Ersparnis an Frischgas etwa aufgewogen wird durch den Mehrverbrauch an Absorptionspatronen, wenigstens in Deutschland.

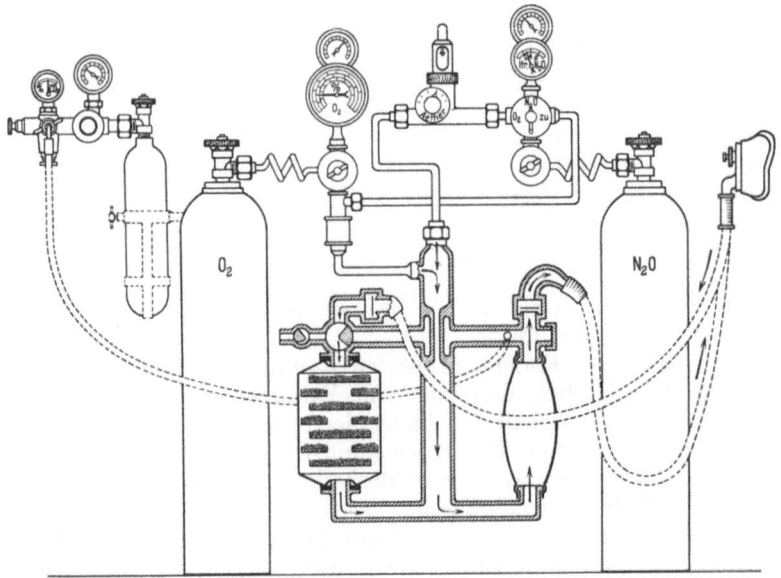

Abb. 117. Gesamtschema des Dräger-Lachgasapparates, welches die Anlage der Kreisatmung gut erkennen läßt.

Die Absorptionspatronen sind allgemein aus Blech gebaut, haben oben und unten Öffnungen, welche gasdicht in die entsprechenden Ansätze an der Narkosemaschine passen. Die Leistung ist nach Querschnitt bzw. nach Menge des Absorptionsmittels verschieden groß. Im Innern liegt das körnige Material auf Drahtrosten, so daß die Atemwiderstände auf das geringste Maß reduziert sind. Die Füllung besteht neuerdings fast bei allen Patronen anstatt aus Ätzkali aus Ätznatron und zwar auf Grund der Erwärmungsverhältnisse. Es hat sich nämlich gezeigt, daß bei voller Belastung die Ätzkalipatrone heißer wird als die Ätznatronpatronen. DRÄGER gibt für seine Modelle an, daß die Kalipatrone etwa 100—120°, die Natronpatrone dagegen bloß 80° bei voller Belastung erreiche. Dieser Umstand ist aus sicherheitstechnischen Gründen nicht ganz ohne Belang, weil die Entzündungstemperaturen von Äthergemischen niedrig liegen.

Ventile. Die Steuerung des Atemstromes geschieht durch Ventile. Alle Ventile an einem Atemsystem bilden ein Atemhindernis. Man muß deshalb bestrebt sein, die Konstruktion derselben so zu gestalten, daß die Atemwiderstände so gering wie möglich ausfallen. DRÄGER verwendet als Ventil eine kleine mit Feder angedrückte Glimmerscheibe. In Amerika verwendete FOREGGER sog. Lippenventile, bestehend aus ganz dünnen Gummischläuchen, die bei der Inspiration zusammenfallen und den Strom sperren. HAERTEL verwendet Wasserventile in der üblichen Konstruktion, die zweifellos leicht und sicher funk-

tionieren. Aber man kann auch mit einem gewöhnlichen Lamellenventil viel
erreichen, wie die englischen Narkosemasken beweisen. Bei dieser Konstruktion
wird einfach ein elastisches Gummiblatt durchgebogen. Die Konstruktion muß
hierfür lediglich so eingerichtet werden, daß schon bei ganz geringem Anhub
der Lamelle ein breiter Rahmen zum Abstrom zur Verfügung steht. Es soll
also ein derartiges Lamellenventil niemals die ganze Lichtung des Rohres aus-
füllen. Die Gummilamellen müssen oft gewechselt werden, denn sie leiden
unter der Äthereinwirkung.

Atemschläuche. Es wurde im vorangegangenen
schon erwähnt, welche Schwierigkeiten dem Narkotiseur durch die Atemschläuche entstehen können.
Im allgemeinen sind dieselben aus Metall, und zwar
bestehen sie aus Metallspiralen, die mit Gummi-
dichtung versehen sind. Ganzmetallschläuche sind
dichter, haltbarer, aber nicht so elastisch. Der
Metallschlauch hat den Nachteil, nach gewisser Zeit
undicht zu werden und dann nicht repariert werden
zu können. Das Einsetzen dichter Anschlußstücke
ist schwierig. Man ist bei Undichtigkeiten gezwungen,
jeweils den ganzen Schlauch den Fabriken ein-
zuschicken. Geflochtene Schläuche aus Metall sind
nicht so elastisch wie Metallspiralschläuche. Gummischläuche sind gegenüber Metallschläuchen elastischer, vor allen Dingen zuverlässig gasdicht, aber
auch sie müssen von Zeit zu Zeit ersetzt werden,
denn ihre Haltbarkeit leidet unter den Narkose-
dämpfen. Gasdruckleitungen, d. h. Zuleitungen zu
dem eigentlichen Atemsystem, können dünnkalibrig
sein. 4—5 mm Lichtung genügt vollkommen. Es
hängt die lichte Weite der Röhre von der Konstruktion des Modells selbst ab. Bei Kreisatmung

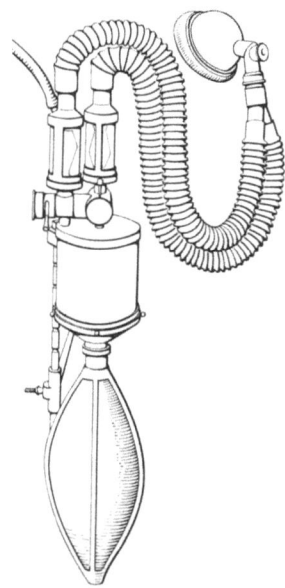

Abb. 118. Kreisatmungsvorrichtung nach FOREGGER mit
Lippenventilen.

kann nicht unter 18 mm gegangen werden, sofern nicht von dem Prinzip meines
Zweibeutelsystems Gebrauch gemacht wird. Die Kreisatmung ohne Exspirationsbeutel zwingt zu schweren Schläuchen, die meistens soviel Gewicht und
Eigenelastizität, vor allen Dingen Drehmoment haben, daß es die größten
Schwierigkeiten macht, die Narkosemaske in günstiger Stellung auf dem Gesicht des Patienten zu fixieren. Das ist der wesentlichste Grund, der es erstrebenswert macht, die zuführenden Gasleitungen so leicht und so kleinkalibrig
wie möglich zu gestalten. Bei der Rückatmung ist das Problem längst gelöst.
Bei der Kreisatmung wird man stets weite Röhren verwenden müssen, wenn
der oder die Atembeutel am Apparat selbst und nicht peripher sitzen.

Zweibeutelsystem. Diese Konstruktion des peripheren Atemsystems geschah
nicht nur aus dem Grunde, die Gasleitungen leichter und kleinkalibrig gestalten
zu können, sondern auch um die Abgase unter Verminderung der Rohrwiderstände
absaugen lassen zu können. Wie das Bild zeigt, führen enge Schläuche zu den
beiden Gasbeuteln. Wird nur Rückatmung bezweckt, so kann der Querschnitt
dieser Zu- und Ableitungen 8—12 mm Durchmesser betragen. Bei Kreisatmung
ist mindestens 18 mm erforderlich. Die Gase nehmen aus dem Inspirationsbeutel durch den einen Schenkel des sog. H-Stückes, in dem das Inspirations-
ventil sitzt, ihren Weg durch den einen Schenkel der „Schleudermaske" in die
Lungen des Patienten. Bei der Ausatmung kann ein Teil durch das Exspirationsventil der Maske selbst abgeleitet werden. Ist dieses geschlossen, so gelangen
die Gase durch den zweiten Schenkel der Schleudermaske in den Drehschieber

des H-Stückes und werden, je nach dessen Stellung, durch die Exspirationsventile in den Inspirationsbeutel oder in den Exspirationsbeutel geleitet. Im
Exspirationsbeutel sammeln sich die Abgase. Er ist ge-
eignet, plötzlich zuströmende große Mengen Exspirationsgase aufzufangen und vermöge seiner Eigenelastizität
den Überschuß allmählich durch die Rohrleitungen nach
außen zu drücken.

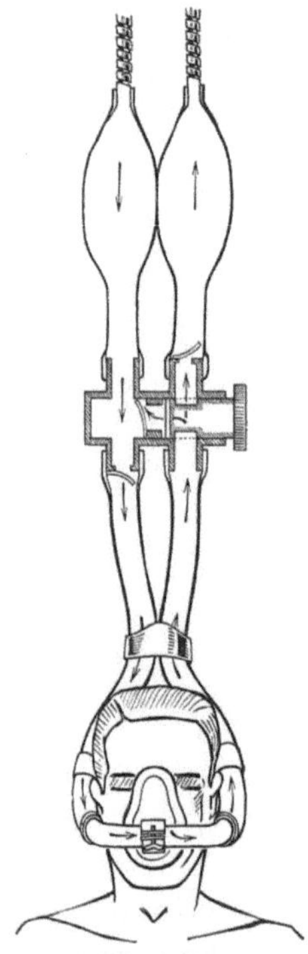

Ist ein Wasserventil zur Überdruckbildung dem Ende
der Exspirationsleitung vorgeschaltet, so stauen sich
zunächst die Abgase in dem Exspirationsbeutel, bis genügend Druck vorhanden ist, um die Widerstände der
Leitung zu überwinden. Es hat sich erwiesen, daß das
Einschalten des Exspirationsbeutels die Exspiration des
Patienten erleichtert.

Narkosemasken. Es gibt eine ungeheure Fülle von
Modellen an Narkosemasken. Früher waren diese ausschließlich aus Blech gestanzt und mit einem Exspirationsventil versehen. Diese Masken wurden für Inhalations-
zwecke und auch für Narkosezwecke, z. B. bei Sauerstoff-Äthernarkose, nach dem halboffenen System
verwendet. Sie können überall da gebraucht werden, wo
es auf einen dichten Maskensitz nicht ankommt. Für
jede Art von Gasnarkose sind sie gänzlich unbrauchbar.
Hierfür sind ausschließlich Gummimasken oder stabile
Masken mit pneumatischem Gummiwulst verwendbar.
STIEFENHOFER stellt eine Maskenart mit Gloriaschwäm-
men anstatt Luft her. Da die Gesichtsformen außerordentlich verschieden sind, hat man unbedingt verschiedenartige Modelle, vor allen Dingen für Kinder,
für Erwachsene und für alte Personen mit eingefallenen
Wangen notwendig. Diese Masken müssen so konstruiert
sein, daß sie rasch an einem Kopfstück ausgewechselt
werden können. Es ist daher zweckmäßig, wenn dies
Kopfstück diejenigen Teile trägt, welche für alle Narkosen gleichbleibend notwendig sind, d. h. die Luftklappen und die Ventile. Die Masken werden dann
zum Teil aufgeschraubt, zum Teil konisch nur aufgesteckt. Man achte bei der
Auswahl stets darauf, daß
der Einschnitt für die Nase
gut ausgebildet ist, dicht
abschließt, und ferner die
Gegend der Mundwinkel,
besonders bei den einge-
fallenen Kieferpartien alter
Menschen, noch ausrei-
chend und dicht bedeckt ist.
Metallmasken mit Gummi-
wulst haben den Nachteil,
sehr starr zu sein. Masken,
welche ganz aus Gummi

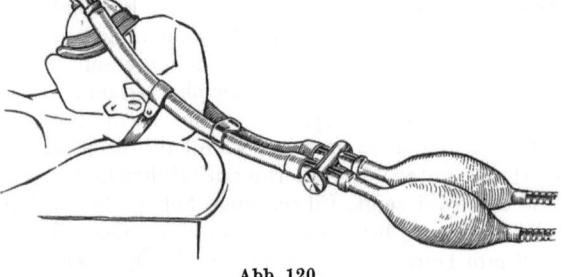

Abb. 119.
Schema des Zweibeutel-
systems mit H-Stück,
welches die Anlage der
Ventile erkennen läßt.

Abb. 120.
Zweibeutelsystem mit Schleudermaske bei richtigem Sitz.

hergestellt sind, haben den Vorteil einer gewissen Elastizität, sind aber weniger
haltbar. In Amerika hat FOREGGER durchsichtige Masken aus celluloidartiger Substanz hergestellt, die auf meine Veranlassung in Deutschland nunmehr Kirchner &
Wilhelm in Stuttgart, ihrer großen Zweckmäßigkeit wegen, fabriziert. Eine Haupt-

gefahr der Narkose ist die Aspiration, bei der durchsichtigen Maske übersieht man die Partien des Mundes. Daraus ergeben sich die großen Vorzüge. Diese Celluloidmasken sind halbstarr und mit aufblasbarem auswechselbarem Gummirand versehen. Es ist uns gelungen, von der Industrie die pneumatischen Ränder so geformt zu erhalten, wie die Durchschnittsgesichtsform es verlangt. Die Klarmaske mit dem neuen pneumatischen Rand ist nunmehr ideal, sie hat unsere Narkoseresultate erheblich verbessert.

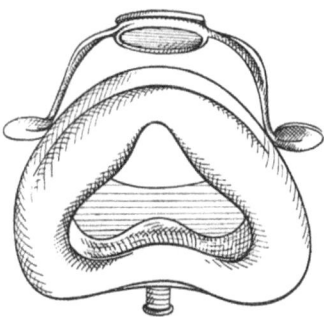

Abb. 121. Klarmaske mit pneumatischem Gummirand der Fa. Kirchner & Wilhelm, welche die richtigen Formen zur Anpassung an das Patientengesicht hat.

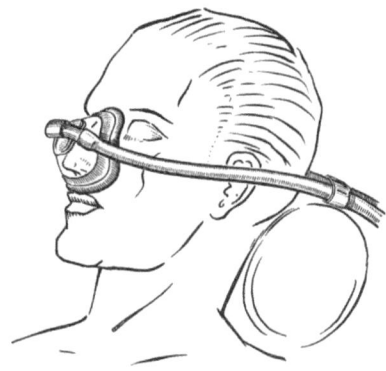

Abb. 122. Schema einer Nasenmaske für zahnärztliche Zwecke.

Es gibt für die Kopfstücke, an denen die Masken befestigt sind, unzählige Varianten. So hat man z. B. versucht, die Äthertropfeinrichtung direkt mit dem Kopfstück zu verbinden. Das zeitigt zweifellos den Vorteil, daß der Äther möglichst nahe am Gesicht des Patienten ist, andererseits wird das Gewicht der Maske unangenehm erhöht. In den verschiedensten Formen sind die Einmündungen der Atemschläuche oder die Befestigung der Atembeutel vorgenommen worden. Desgleichen sind die Frischluftzufuhrklappen und die Exspirations- und Inspirationsventile variiert worden. Als besonders eigenartige Konstruktion sei ein Schema der

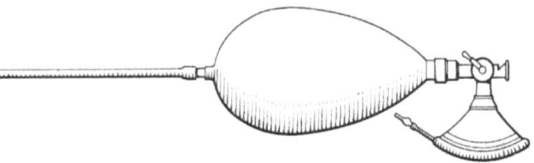

Abb. 123. Englisches Modell eines Spezialhahnens zur Regulierung der Rückatmung.

englischen Maske von King in London hier wiedergegeben, mit einem Drehbügel, der drei Einstellungen ermöglicht. In dem Drehstück sind Gummilamellenventile, die sich vorzüglich bewähren. Dieses Kernstück mit Maske ist am FRANKENschen Apparat verwendet worden.

Die Hauptsorge ist ein guter Maskensitz, also die Fixierung der Maske im Gesicht. Während viele der amerikanischen Konstrukteure von vornherein auf eine Fixierung durch Bandagen verzichtet haben, so hat man in Deutschland immer wieder versucht, durch allerhand Vorrichtungen, besondere Gestelle mit Zügeln u. dgl., die Maske fest an den Kopf zu fixieren. Fast alle diese Vorrichtungen haben den großen Nachteil, daß gleichzeitig der Kiefer mit nach hinten gedrückt und dadurch die Verlegung der Atemwege geradezu unterstützt wird. Der Narkotiseur ist dann zur Befreiung des Kiefers nicht nur gezwungen, den Eigenwiderstand des Patienten, sondern auch noch die elastischen Kräfte der Bandagen zu überwinden, manchmal eine sehr unangenehme, die Finger ermüdende und störende Beschäftigung.

In Amerika verwendet man die Lachgasnarkose sehr viel in zahnärztlichen Betrieben und gestaltete dort eine außerordentlich zweckmäßige Form der Nasenmaske aus, die in der Abbildung wiedergegeben ist. Soviel mir bekannt ist, stellen diese Nasenmasken mit Mundergänzungsstück fast alle Firmen drüben her. Demgegenüber haben wir in Deutschland kaum eine Firma, die sich mit derartigen Modellen eingehend befaßt hat. Es handelt sich, wie man sieht, darum, daß der Zuführungsschlauch geteilt ist und die Maske, durch Anziehen der Schläuche mit einem Schieber, hinter dem Kopf von selbst bei sitzender Stellung hält. Diese Nasenmasken sind im allgemeinen nur mit einem Gummilamellenrand, nicht aber mit einem pneumatischen Wulst versehen. Das genügt vollkommen.

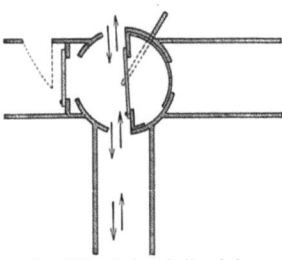

Abb. 124. Frischluftzufuhr.

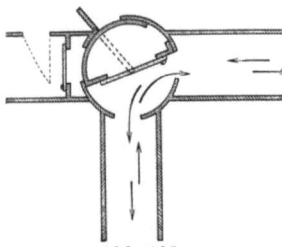

Abb. 125.
Komplette Rückatmung.

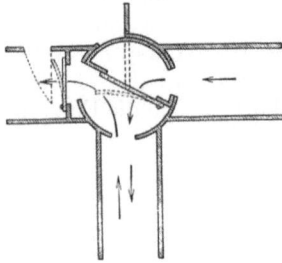

Abb. 126.
Komplette Durchatmung.

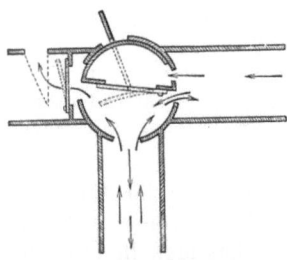

Abb. 127. Partielle Durchatmung.
Abb. 124—127. Querschnitt durch den englischen Dreiwegehahnen zur Regulierung der Rückatmung.

Diesen Gedanken weiter folgend wurde seinerzeit von mir die Schleudermaske konstruiert. Sie kann als Nasenmaske genau so, wie als Gesichtsmaske verwendet werden. Das Wesentliche dieser neuen Konstruktion besteht darin, daß das Kernstück der Maske, an dem das Exspirationsventil sitzt, einen drehbaren und in beliebiger Stellung fixierbaren Krümmer besitzt, in den von beiden Seiten die Atemschläuche einmünden. Bei Rückatmung können die Atemschläuche sehr dünnkalibrig gewählt werden. Bei dem Zweibeutelsystem, zum Zwecke der Entfernung von Abgasen, oder bei Kreisatmung muß das Kaliber etwa 12—14 mm pro Schlauch betragen. Eine einzige Bandage zieht an den Ohren vorbei, unter dem Hinterkopf durch und hält am liegenden Patienten die an beiden Schläfen anliegenden Atemschläuche fest. Die elastischen Kräfte und der durch den Schieber hergestellte Zug an den Atemschläuchen genügen, um diese Masken in den meisten Fällen, ohne fremde Hilfe am Gesicht dicht festzuhalten. Man kann damit vollkommen freihändig narkotisieren. Dadurch nun, daß die Maske mit dem Krümmer drehbar ist, kann der Druck des Gummirandes der Maske auf das Gesicht vollkommen gleichmäßig gestaltet werden und ein übermäßiges Herabziehen des Unterkiefers vermieden werden. Auch bei diesem Modell sind die einzelnen Masken neuerdings durchsichtig, durch Conus fixiert und auswechselbar.

Entfernung der Abgase. Die wenigsten Apparate sind so eingerichtet, daß die Abgase aus dem Operationssaal entfernt werden können. An amerikanischen Apparaten habe ich eine derartige Einrichtung niemals angetroffen. An den deutschen Apparaten findet man gelegentlich eine Kohlenabsorptionspatrone nachgeschaltet, welche geeignet sein soll, Äthermengen und übelriechende Abgase zu desodorieren. Die Aussage, daß derartige aktive Kohlepatronen

unbegrenzt leistungsfähig seien, ist ein Märchen. Im Gegenteil, unseren Erfahrungen nach sinkt die Leistung relativ rasch. Es wurde deshalb vorgezogen,
an meinem Apparat die Saugleitung, die in einem Operationssaal nie fehlen
sollte, direkt in den Gesamtrahmen der Narkoseleitungen mit einzubauen und
sie zur Entfernung übelriechen-
der Narkosegase mit zu verwenden. Die Saugleitung liegt
bei unserem Apparat nach dem
Pipingsystem im Innern des
Mantelrohres und führt zum
Narkosedosimeter. Hier im
Innern desselben teilt sie sich.
Der eine Schenkel gelangt in
das Überdruckgefäß, in dem
sich die Narkosegase ansam-
meln. Der zweite Ast ist
durch besonderen Hahnen ver-

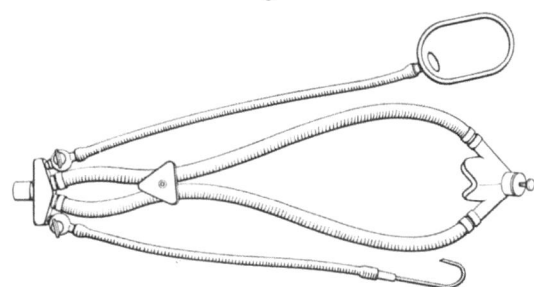

Abb. 128. Maskenbesteck für zahnärztliche Zwecke nach
McKesson; bestehend aus Nasenmaske, Mundergänzungsstück und Saugdüse.

schlossen und bildet den Anschluß an die Marrésche Flasche, die zur Entfernung von Flüssigkeiten aus dem Operationsfeld dient.

Das Absaugen der Abgase ist vor allem bei der Äthylen- und bei der Narcylennarkose dringend erwünscht. Die Vorrichtungen hierzu müssen berücksichtigen,
daß die Narkoseabgase explosible Sauer-
stoffgemische darstellen. Zwar ist unter
einer bestimmten Grenze, in Prozenten
ausgedrückt etwa unter 3—5%, die Möglichkeit zu einer Explosion nicht mehr gegeben, aber es enthalten eben meistens die
Abgase höhere Prozente. Zum Absaugen
von Flüssigkeiten aus dem Operationsfeld
verwendet man gewöhnlich Pumpen. Die
abgesaugte Luft geht direkt durch den
Zylinder. Derartige Pumpen als Saug-
apparat zu verwenden, ist für die genannten Zwecke verboten, denn im Innern
des Zylinders sind Öldämpfe vorhanden,
die zu Ölsauerstoffexplosionen führen können. Außerdem fließen die schwereren
Abgase eventuell über den Motor der
Pumpe herab und können Unheil anrichten.
Man ist deshalb auf Wasserstrahlpumpen
angewiesen, oder muß einen Injektor verwenden. In diesem letzten Falle kommt
nicht die Saug-, sondern die Druckseite
einer Elektropumpe zur Anwendung.

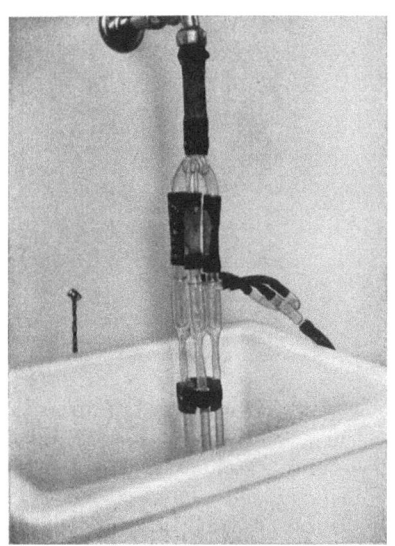

Abb. 129.
Drillingspumpe der Fa. Kramer-Freiburg.

Man kann also weitab von der Pumpe bleiben, und die Abgase wandern niemals
durch den Zylinder der Pumpe. Die Konstruktion eines Injektors ist etwa die
gleiche, wie die Wasserstrahlpumpe. Die Saugkräfte sind natürlich lange nicht
so stark, wie die direkten Saugkräfte einer Pumpe. Außerdem machen In-
jektoren im allgemeinen starke Geräusche, die bei der Anlage berücksichtigt
werden müssen. Da man nun ein- und dieselbe Vorrichtung für die Entfernung
der Abgase und für die Entfernung von Flüssigkeiten aus dem Operationsfeld
verwenden will, ist es das Beste, man stellt ein Wasserstrahlpumpen-Aggregat
her, das ausweichende Kraft besitzt, um beiden Zwecken gerecht zu werden.

Man muß von einer Saugpumpe zur Entfernung von Blut und Eiter die Saug-
leistung von 60—70 mm Hg in 20 bis 30 Sekunden verlangen und die Rohrlängen
berücksichtigen. Für die Entfernung von Abgasen braucht man etwa eine
Leistung von 40 Liter in der Minute, weniger ist nicht ratsam. Die Saugleitung für die Abgase ist zweckmäßigerweise etwas größer gewählt als diejenige
für Flüssigkeiten, welche mit 0,5 cm innerer Lichtung ausreichend groß sein
dürfte. Wir haben zu diesen Zwecken die Drillingspumpe konstruiert, welche
auch viel in Laboratorien verwendet wird (Firma Kramer-Freiburg).

Zur Entfernung von Ätherdämpfen ist von WIELOCH ein Apparat konstruiert worden, der von Braun in Melsungen hergestellt wird. Es handelt sich um
einen Ventilator, der unter den Operationstisch gestellt wird und die über dem
Gesicht niederfallenden Ätherdämpfe aufsaugt. Durch die Absaugvorrichtung
an den Narkoseapparaten dürfte diese Einrichtung überflüssig werden, sie kommt
nur bei Äthertropfnarkosen in Frage.

2. Kleine Narkoseapparate zur Verbesserung der Inhalationsnarkose.

Die kleinen Narkoseapparate sind aus den einfachen Narkosemasken für die
Inhalationsnarkose mit Äther und Chloroform hervorgegangen. Diese ursprünglichen Äthermasken bestanden in der Regel aus einem Drahtgestell, über welches
sterile Kompressen gezogen werden können,
auf die das Narkoticum aufgeträufelt wird.
Die alte JUILLARDsche Maske und ähnliche
Konstruktionen von v. ESSMARCH, SKINNER
sind heute verlassen. Nur noch die
SCHIMMELBUSCH-Maske findet in der Hauptsache Verwendung. Man kann nun zwei
Entwicklungsreihen bei der Konstruktion
der kleinen Narkoseapparate für Äther
beobachten: die einen haben das Reservoir
des Äthers mit der Maske selbst vereinigt,
Regulatoren eingebaut und Atembeutel
angebracht. Diese Entwicklung nimmt
ihren Ausgangspunkt im Grunde genommen von dem WANSCHERschen ein-

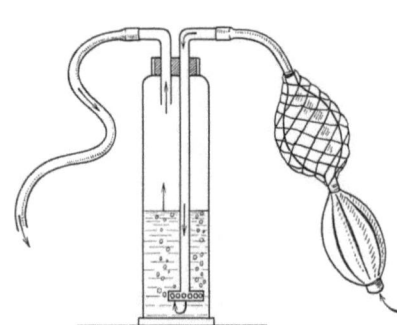

Abb. 130. Einfache Äther-Sprudelflasche
mit Handgebläse.

fachen Narkoseapparat, führte zu dem bekannten CLOVERschen Gerät, von
welchem eine Abart nach SHEPPARD existiert, und endete mit dem heutigen
OMBRÉDANNEschen Narkoseapparat. Auf Abbildungen der ersteren Konstruktionen verzichte ich und verweise auf das Narkosebuch von MÜLLER. Man
dürfte bei Betrachtung der dort reproduzierten Bilder erstaunt sein, welche
Ähnlichkeit mit dem OMBRÉDANNEschen Apparat vorhanden ist, so daß man
der Meinung Ausdruck geben darf, daß OMBRÉDANNE nicht der eigentliche
Erfinder eines neuen Apparates gewesen ist, sondern daß er lediglich vorhandene
Konstruktionen variiert hat. Dies gilt vor allen Dingen für die Anwendung
der Rückatmung, welche als eine Besonderheit des OMBRÉDANNEschen Apparates gepriesen wurde.

Die zweite Entwicklungsrichtung hat es vermieden, das Ätherreservoir in
irgendeiner Form mit der Maske zu vereinigen, um diese nicht unnötig mit Gewicht zu belasten; sondern es wird der Maske ein mit Äther gesättigtes Gemisch
durch Schlauch zugeführt. Es entstand zunächst der Chloroformapparat nach
JUNKER, bestehend aus einer Narkosemaske, einer Sprudelflasche, die durch
ein Luftgebläse mit der Hand betrieben wurde. Die Modelle von FRIEDRICH

und SCHÖNEMANN sind fast gleichartig und fanden in dem bekannten kleinen Narkoseapparat von HEINRICH BRAUN ihre konstruktive Vollendung. Ursprünglich waren die genannten Apparate ausschließlich für die Zwecke der Chloroformnarkose gedacht, bei welcher man gezwungen war, auf die Dosierung ganz besonders zu achten. Später hat man die Sprudelflaschen aber auch für die Äthernarkose verwendet, bei dem BRAUNschen Narkoseapparat sind 2 Flaschen für beide Mittel montiert. Es ist klar, daß diese Geräte für die Zwecke der verschiedensten Insufflationsnarkosen verwendet werden können.

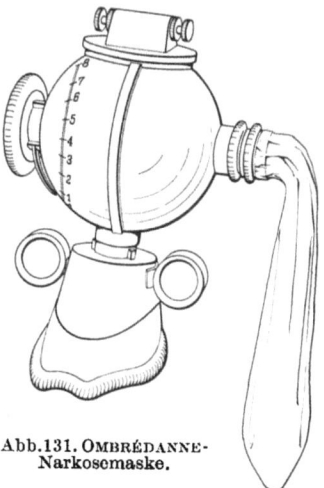

Abb. 131. OMBRÉDANNE-Narkosemaske.

Während die Entwicklung der Maskenapparate durch die Konstruktion des OMBRÉDANNE-schen Apparates wohl für lange Zeit einen gewissen Abschluß erreicht haben dürfte, sind aus den Insufflationsgeräten die eigentlichen Narkosemaschinen entstanden, dadurch nämlich, daß man das Handgebläse durch andere Luft- oder Sauerstoffquellen ersetzt hat. Zunächst verwandte man den BRAUNSCHEN Apparat mit einer Fußpumpe, hat aber dann sehr bald das System der Pumpen vollkommen verlassen und Sauerstoffbomben mit regulierbarem Sauerstoffstrom (durchschnittlich 4 Liter in der Minute) verwendet. Hieraus entstanden die zahlreichen

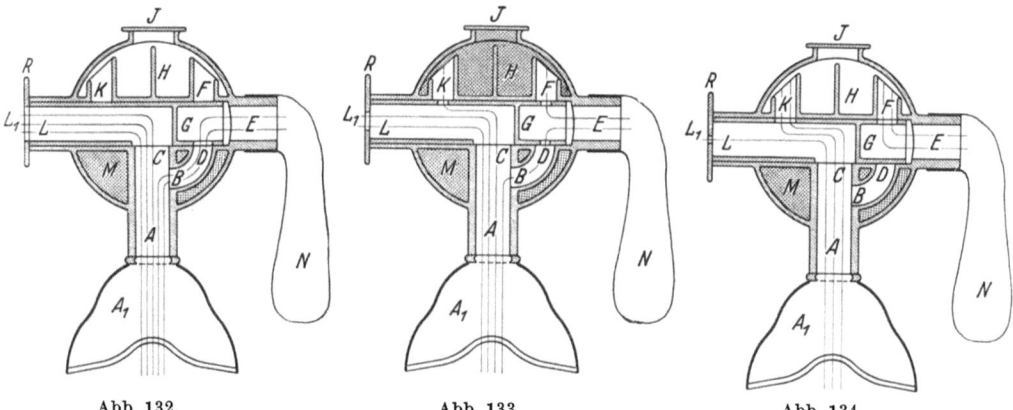

Abb. 132.   Abb. 133.   Abb. 134.

Abb. 132—134. Schematische Darstellung der verschiedenen Einstellungen bei der Narkosemaske von OMBRÉDANNE.

Zeigerstellung 0 bis 1 (Abb. 132). Frischluftschlitz ganz offen. Direkte Kommunikation mit der Maske (A₁) und auf dem Umwege des Seitenkanals (BD) mit dem Atembeutel (N). Die Narkoticumkammern (M) sind noch ausgeschaltet. Demnach bekommt der Patient viel Frischluft, wenig Pendelluft, kein Narkoticum (Rückatmung ohne Narkose).

Zeigerstellung 2: erste Stufe der Frischluftklappe (L₁) fast ganz geschlossen. Seitenkanal (BD) um 2 mm gedrosselt. Fenster (K) und (F) zu den Narkoticumkammern (M) um 3 mm weiter geöffnet. (Jenseits Stellung 1: Beginn der Narkose mit Rückatmung.)

Zeigerstellung 2 bis 6 (Abb. 133, mittlere Stellung): stetige Verkleinerung der zweiten Frischluftstufe, die bei 6 völlig geschlossen ist. Stetige Verengerung des Seitenkanals (BD), der bei 6 nur noch 3 mm offen ist. Gleichzeitig weitere Öffnung der Fenster (K) und (F), die bei 6 zu dreiviertel offen sind. Das Gemisch setzt sich zusammen aus: 1. Frischluft. 2. Narkoticumdämpfe aus dem Atmungsbeutel, die bei der Passage durch die Narkoticumkammern stetig angereichert werden. 3. Narkoticumhaltige Pendelluft auf dem Wege des Seitenkanales (BD) ohne Anreicherung durch Passieren der Narkoticumkammern (M). (Vertiefung der Narkose mit Rückatmung.)

Zeigerstellung 7 bis 8 (Abb. 134): dritte Frischluftstufe nur noch wenig offen. Seitenkanal (BD) ganz geschlossen. Narkoticumfenster (K) und (F) maximal geöffnet. Das Gemisch setzt sich zusammen aus: 1. Wenig Frischluft. 2. Narkoticumdämpfe aus dem Atmungsbeutel, die bei der Passage durch die Narkoticumkammern stetig angereichert werden. (Größte Narkoticumgabe.)

Konstruktionen verschiedenster Ätherapparate, vom Typus des ROTH-DRÄGER-schen und STIEFENHOFERschen Apparates. Er besteht aus dem Gastank, dem Reduzierventil, einer Verdunstungskammer, in dem das betreffende Narkoticum dosiert hereintropft, aus Atembeutel und Atemmaske, mit Exspirationsventil.

    Schon die gewöhnlichen Äthermasken haben mit partieller Rückatmung gearbeitet. Diese ist auch bei dem DRÄGER-Apparat in Anwendung, trotzdem hiervon niemals etwas erwähnt wurde. Die Einführung des Sauerstoffes als Nährgas an Stelle der Luft im Narkosebetriebe hat sich als eine sehr segensreiche Einrichtung herausgestellt, deren Bedeutung damals, gelegentlich der Einführung des ROTH-DRÄGERschen Narkoseapparates, durchaus noch nicht erkannt war. Seinerzeit wollte man lediglich dafür sorgen, daß der Patient reichlich

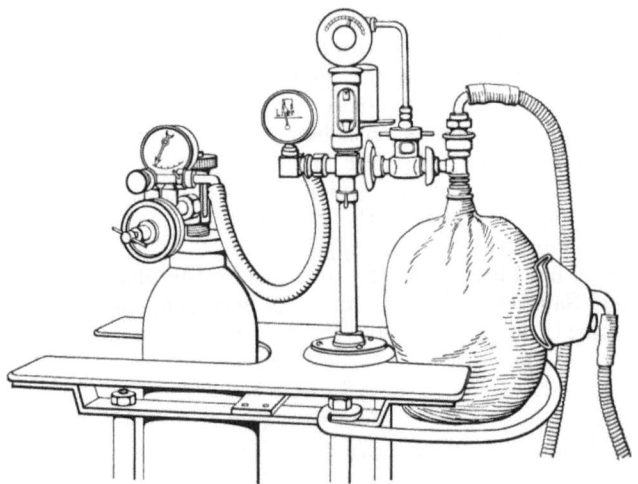

Abb. 135. Schematische Zeichnung des einfachen Äther-Sauerstoffapparates nach DRÄGER.

mit Sauerstoff versehen sei. Heute wissen wir, daß hierdurch vermehrte Milchsäurebildung in den Geweben verhindert werden kann und daß reichliche Sauerstoffgabe nicht nur ein Sättigungsdefizit des Hämoglobins ausgleicht, sondern daß eine Azidosis verhindert bzw. vermindert wird.

    Unter den kleinen Narkoseapparaten, die zum Teil heute auch schon mit Lachgas- und Kohlensäurezufuhr versehen sind, spielen einige wenige eine praktisch wichtige Rolle, auf deren Beschreibung ich mich hier beschränken will.

    Was zunächst den OMBRÉDANNE-Apparat anbetrifft, der in Deutschland zum Modeartikel geworden war, aber zum großen Teil wieder in den Vorratskammern verschwand, so besteht er aus einem kugligen Gehäuse, an dessen unterem Ende eine recht schlechte Narkosemaske angebracht ist und dessen Hauptkammer Filzstücke enthält, welche das Äther- oder Narkosegemisch aufsaugen und allmählich während der Benutzung abgeben. Quer durch die Kugel verläuft ein sehr sinnreich konstruiertes Röhrenventil, das einerseits in einen Stellhebel, andererseits in den Atembeutel mündet. Die Konstruktion des Gerätes ist aus den nebenstehenden Bildern ohne weiteres im Schema zu sehen. Es wird erkennbar, daß bei den verschiedenen Zeigerstellungen gleichzeitig mit ein- und derselben Drehung die Frischluftzufuhr, die Rückatmung und die Ätherzufuhr reguliert wird. Das Optimum der Verteilung, bzw. die Größe der entsprechenden Bohrung, sind empirisch gefunden worden. Bei einiger Erfahrung gelingt es, mit dem Apparat vorzügliche Narkosen, vor allen Dingen eine sehr ruhige Anflutung zu bewerkstelligen. Der Fehler des Gerätes liegt in dem Umstand, daß die Rückatmung mit der Sauerstoffzufuhr einerseits und vor allen Dingen mit der Ätherzufuhr gekuppelt ist, so daß automatisch mit Zunahme der Ätherdosierung eine erhöhte Rückatmung und eine verminderte Sauerstoffzufuhr entsteht. Zwar haben die Analysen von FOHL und EITEL seinerzeit bei mittlerer Dosierung einen durchschnittlichen Gehalt an 15,67% Sauerstoff und 4,3% Kohlensäure in der Pendelluft des Atembeutels ergeben, aber bei empfindlichen Menschen ist es eben doch oft zu Cyanosen und zum Atemstillstand gekommen, ja sogar zu Todesfällen, die zum größten Teil leider verschwiegen worden sind. Es empfiehlt sich deshalb in allen Fällen, das OMBRÉDANNE-Gerät mit seinem Maskenteil nicht für längere Zeit den Gesichtsformen des Patienten anliegen zu lassen, sondern immer wieder kurze Frischluftpausen durch Lüften der Maske einzuschalten.

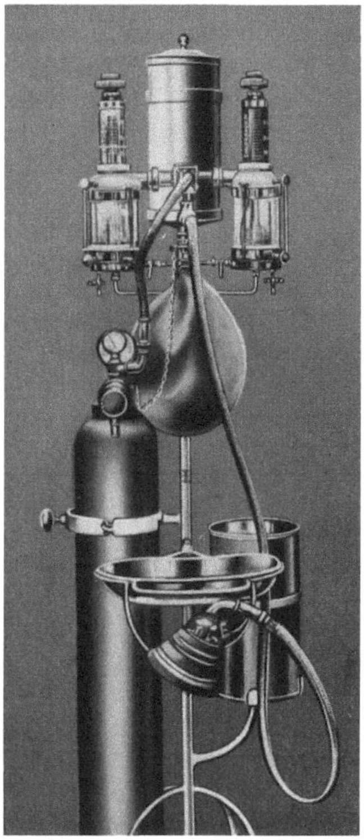

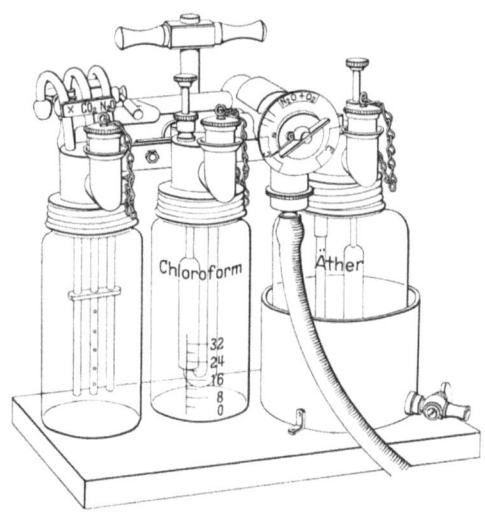

Abb. 136. Äther-Sauerstoff-Narkoseapparat von STIEFENHOFER.

Abb. 137. Kleiner Narkoseapparat für O_2, N_2O und CO_2. Äther und Chloroform nach WEBBER (KING).

Von den neueren Konstruktionen kleiner Ätherapparate, die besonders in den englischen Ländern für die Zwecke der gewöhnlichen Narkose oder der intratrachealen Narkose Verwendung finden, seien die Geräte von WEBBER und von MAGILL erwähnt.

Der kleine, sehr handliche Apparat von WEBBER besteht aus 3 Flaschen. In die erste Sprudelflasche tauchen 3 Steigrohre, von denen nur das mittlere durch seitliche Bohrungen im Sinne der GWATHMEYSCHEN Dosierflasche versehen ist; dagegen die Sauerstoff- und die Lachgasleitung gleichartige Rohre ohne Bohrungen besitzen und deshalb annähernd gleichartige Gasmengen in der Zeiteinheit durchlassen. Die volumetrische Dosierung der beiden Gase für die Zwecke der Narkose geschieht dann durch einen besonderen Mischhahn. Die Gase geraten je nach Einstellung in die 2. Flasche, wo Chloroform und in eine 3. Flasche, wo Ätherdämpfe mitgerissen werden. Die Ätherflasche steht in einem Behälter mit warmem Wasser und wird vorgewärmt. Zwischen Äther- und Chloroformflasche sieht man den Mischhahn für Sauerstoff und Lachgas, in welchem die beiden Gase je nach den Erfordernissen in einfachster Weise prozentual gemischt werden können.

Ganz ähnlich ist der sehr handliche Apparat von MAGILL konstruiert, welcher ebenfalls über Dosierungsvorrichtung für Lachgas, Sauerstoff und Kohlensäure verfügt, welche die Mischung mit Chloroform und vorgewärmtem Äther gestattet, die Dosierung des Äthers aber durch sichtbare Tropfvorrichtung kontrollieren läßt.

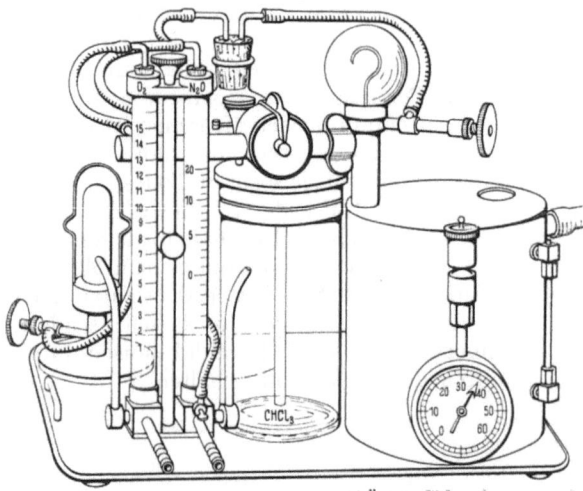

Für die Zwecke der intratrachealen Narkose ist ein geringer Überdruck erforderlich. Es sind deshalb die meisten dieser Apparate gleich mit einem Quecksilbermanometer mit Sicherheitsventil und Sicherheitsflasche zum Auffangen übersprudelnder Quecksilberteilchen ausgerüstet.

Abb. 138. Kleiner Lachgas-Sauerstoff-Äther-Chloroform- und Kohlensäureapparat nach MAGILL (Fa. King-London).

Anhang.

Für die Kohlensäuretherapie, insbesondere zur Behandlung von Pneumonien oder Lungenkomplikationen nach operativen Eingriffen hat man kleine Spezialapparate hergestellt. Da es sich hierbei um nichts anderes als Gasdosiervorrichtungen, so wie sie an den Narkoseapparaten verwendet werden, handelt, seien hier zwei dieser Modelle gezeigt.

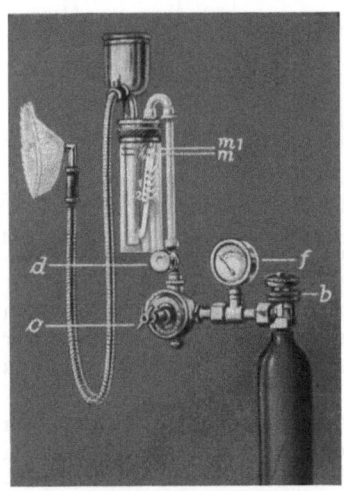

Das erste ist eine nach FRANKEN von Fischer-Freiburg hergestellte Dosiermaschine für Kohlensäure allein. Es handelt sich um eine Meßflasche, die der GWATHMEYschen Flasche nachgebildet ist, die aber einen Überlauf als Sicherheitsventil besitzt. Mit ihr kann man den Kohlensäurestrom pro Minute regulieren und ihn in eine Gazemaske leiten, woraus der Patient bei der Inspiration das Kohlensäurequantum mit Luft selbst mischt.

Das zweite Modell ist eine in Amerika sehr beliebte Konstruktion von FOREGGER-New York, welche eine genauere Dosierung des Sauerstoff und der Kohlensäure gestattet. Wie man sieht, ist eine kleine Meßflasche für einen Bereich bis zu 6 oder 8 Liter an den großen

Abb. 139. Kohlensäure-Dosiergerät nach FRANKEN der Fa. Stiefenhofer.

Sauerstofftank angeschlossen und ein empfindliches Dosimeter bis zu $1^{1}/_{2}$ oder 2 Liter an der kleinen Kohlensäurebombe angebracht. Beide Gasströme werden durch einen Gummischlauch vereinigt und dann dem Patienten als genau prozentual dosiertes Gemisch zugeführt.

Bei dem FRANKENschen Modell kommen demnach relativ hohe Prozente, die relativ ungenau dosiert sind, zur Anwendung, während bei dem FOREGGER-

Modell man in der Lage ist, ein 5—10%iges Kohlensäure-Sauerstoff-Gemisch genau einzustellen und inhalieren zu lassen.

3. Die großen Narkosemaschinen.

Ohne auf die Mannigfaltigkeit der vorhandenen Konstruktionen eingehen zu wollen, seien im folgenden kurz einige Apparate als typische Vertreter ihrer Art gezeigt.

Für den praktischen Arzt und den praktischen Anästhesisten in Amerika sind die kleinen transportablen Gasapparate am geeignetsten. Beinahe jede

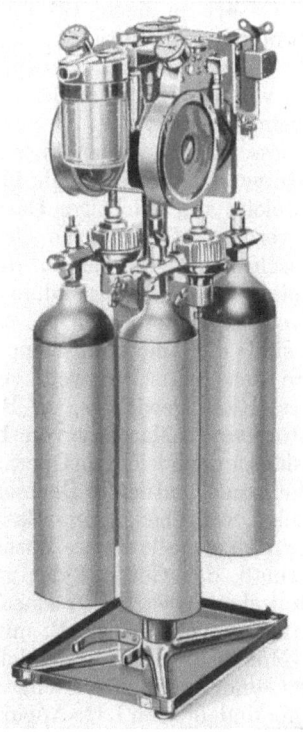

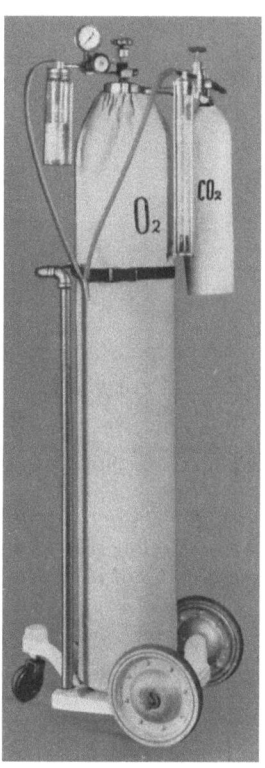

Abb. 140. Kleiner Nargraph-Kofferapparat von McKesson.

Abb. 141. Kohlensäure-Sauerstoffgerät nach Foregger.

Firma baut ein derartiges im Koffer transportables Modell. Eines der schönsten unter ihnen ist das neue McKesson-Modell, welches mit einigen Griffen montiert werden kann und das aus kleinen Bomben gespeist wird. Auch das Foregger-Modell ist, wie die Abbildung zeigt, ungemein handlich und mit einer gemeinschaftlichen Dosierflasche nach Gwathmey oder mit der Foregger Metricbottle für 4 Gase, ferner einer Äthersprudelflasche ausgerüstet. In England stellt King ein ähnliches Gerät her. In Deutschland gibt es meines Wissens nur einen transportablen Apparat von Haertel, der aber, was Handlichkeit und Leichtigkeit anbetrifft, nicht an das amerikanische Modell heranreicht.

Das klinische Durchschnittsmodell, in Deutschland sowohl wie in Amerika, besteht aus einem transportablen Apparat, Dosimeter und Gasbomben zugleich.

Während nun aber in Amerika im Durchschnitt kleine Gasbomben in Verwendung sind und die fahrbaren Apparate von HEIDBRINCK, von FOREGGER und McKESSON leicht beweglich sind, so sehen fast alle deutschen Apparate schwer

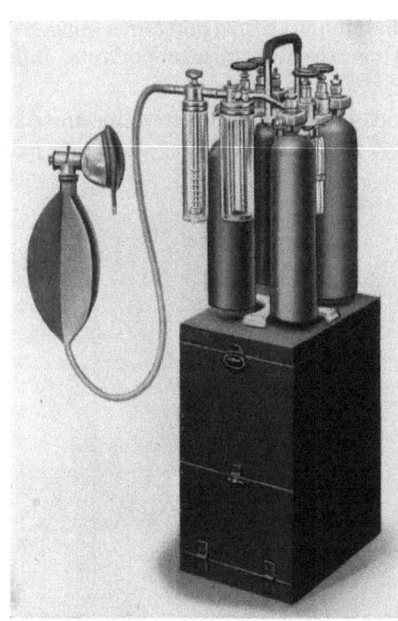

und unförmig aus. Die ältere Tradition auf dem Gebiete der Narkosetechnik hat in Amerika die Entwicklung einer großen Anzahl vorzüglicher Maschinen hervorgerufen, mit denen die deutschen Erzeugnisse noch immer nicht konkurrieren können. Um nun genügend Gasvorrat in den Apparaten selbst zu haben, sind die meisten Firmen dazu übergegangen, von jeder Gasart je nach Bedarf zwei kleine Bomben zu montieren, so daß, wie z. B. an dem FOREGGER-Apparat, ein Kranz von 6—8 Flaschen den eigentlichen Dosimeter umgibt.

Alle diese Firmen haben aber auch größere Universalnarkosemodelle im Gebrauch, welche aus mächtigen Gastanks gespeist werden. Das enorme Gewicht dieser Flaschen zwingt dazu, auf die Beweglichkeit der Gestelle besondere Sorgfalt zu verwenden. Auch in dieser Beziehung sind die amerikanischen Konstrukteure den deutschen weit voraus. Trotz des Riesengewichtes, z. B. der LUNDY-ROCHESTER-Maschine von HEID-BRINCK, sind sie doch leicht im Operations-

Abb. 142. Kleiner Kofferapparat von FOREGGER mit GWATHMEY-Dosierung.

saal zu verschieben und absolut standsicher. Wir kennen eigentlich in Deutschland das mittlere Modell mit kleinen Gasflaschen nicht, weil eben kleine Gastanks in Deutschland nicht in Betrieb sind. So kommt es, daß fast alle unsere Maschinen

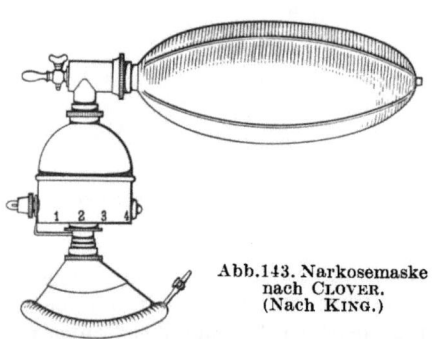

das Ausmaß, das Gewicht der großen amerikanischen beweglichen Maschinen besitzen. Man vergleiche z. B. mit dem LUNDY-Modell die DRÄGER-Modelle für Narcylen und auch für Lachgas, die HAERTEL-Modelle, den I. G.-Apparat für Lachgas oder die Überdruckapparate von STIEFENHOFER und von HAERTEL. Schon bei dem äußeren Aspekt wird die Gleichartigkeit des Volumens, die Kompliziertheit der technischen Anordnung bei ausgesprochener Mangelhaftigkeit des Fahrgestelles auffallen. Während die

Abb.143. Narkosemaske nach CLOVER. (Nach KING.)

amerikanischen Maschinen vorbildlich in Architektur und Übersichtlichkeit sind, ist der Eindruck der deutschen Maschine fast immer verwirrend. Während ferner die amerikanischen Konstrukteure auf die Ausbildung des peripheren Atemsystems großen Wert gelegt haben, sieht man bei den deutschen durchweg unförmige schwere Atemschläuche und schlechte Atemmasken. Alles Nachteile, welche leicht zu beheben sind und sicher in kurzem überwunden sein werden.

Jede Firma hat ihre charakteristische Konstruktion. So gelten jenseits des Meeres die McKesson-Werke als Spezialfirma für Lachgasapparate. Ihre

Maschinen sind charakterisiert durch die Dosiervorrichtung. McKesson ging von einer Art Sparbeutel bei der Konstruktion aus. Der Patient atmet aus einem Inspirationsbeutel, der durch seine Spannung automatisch die Nachfüllung reguliert. Durch Zusammenfügen zweier derartiger Systeme für Sauerstoff und Lachgas, unter Druckausgleich der Atembeutel und Hinzufügen eines Mischhahns, entstand sein Lachgasapparat. Außer der Ätherflasche finden wir noch als typisches Merkmal seiner Konstruktion stets den Rückatmungszylinder, welcher eine fraktionierte Rückatmung gestattet. Man kann mit dieser Vorrichtung nicht nur sofort die normale Atemgröße des Patienten messen, sondern die Rückatmung nach Volumen genau einstellen.

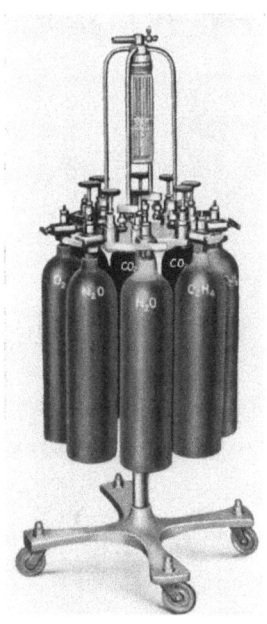

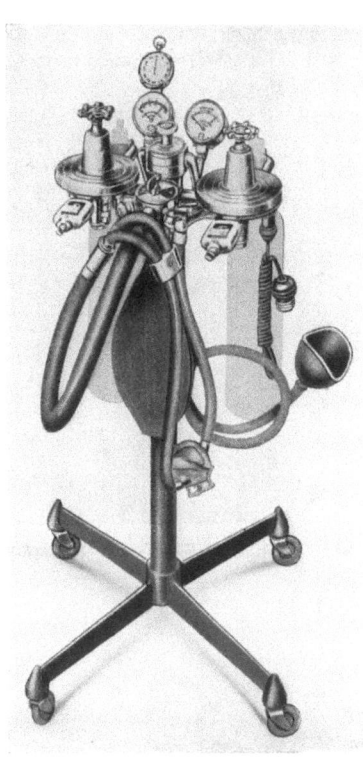

Abb. 144. Klinik-Narkoseapparat mittlerer Größe von Foregger mit Gwathmey-Dosierung.

Abb. 145. Kleinerer Heidbrinck-Apparat für zahnärztliche Zwecke.

McKesson hat vor kurzem einen neuen Weg in der Narkosetechnik durch Schaffung des sog. „Nargraph"-Apparates beschritten. Diese Maschine beschreibt automatisch in Prozenten die Rückatmungsgröße und die verwendeten Sauerstoffanteile auf einem Papierstreifen, und es ist auch möglich, hierauf halb automatisch den Blutdruck des Patienten während der Narkose mit zu registrieren. An diesem neuen Modell, das offenbar in Amerika sich großer Beliebtheit erfreut, sieht man die für den McKesson-Apparat typischen zwei Gummibeutel nicht mehr; sie sind in zwei metallische Büchsen eingelassen. Das Prinzip der Maschine ist aber genau dasselbe geblieben wie früher; Inspiration und Exspiration regulieren automatisch den Gasstrom. Für eine gute Narkose sind zwar diese neuen Vorrichtungen nicht unbedingt erforderlich, aber sie erleichtern dem amerikanischen, viel beschäftigten Anästhesisten die Kontrolle über seine Arbeit. Es ist zweifellos recht angenehm, nach der Narkose ein automatisch registriertes Protokoll über die Vorgänge zu besitzen. Diese Kontrolle ist besonders für die Ausbildung junger Anästhesisten angenehm. Die Chirurgische

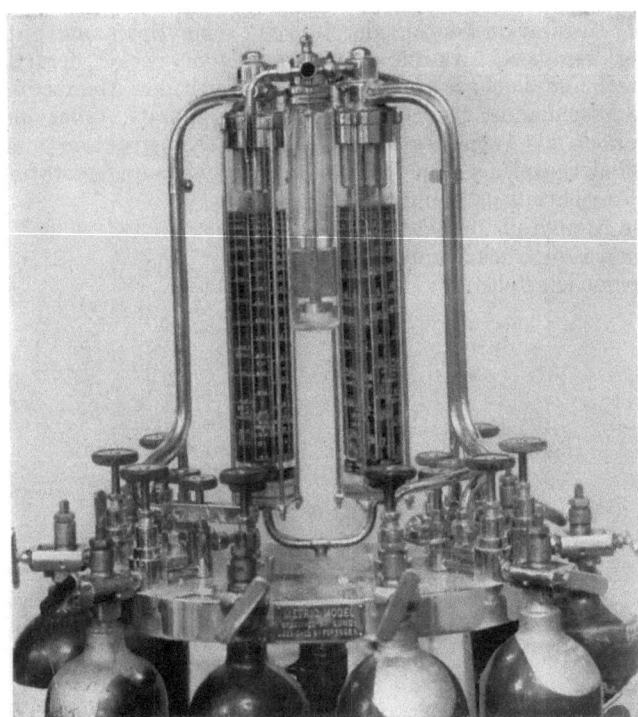

Abb. 146. Kopf einer FOREGGER-Maschine mit 2 Viergasmeßflaschen.

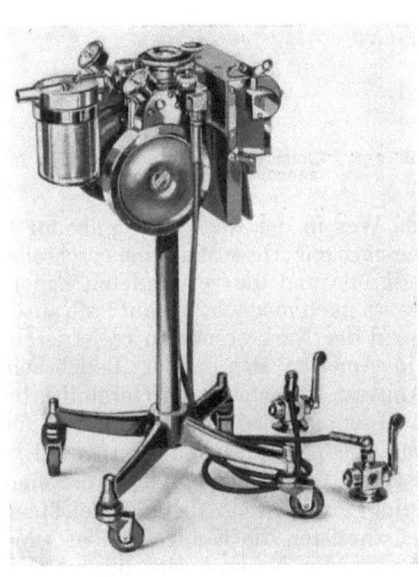

Abb. 147. Nargraphapparat von McKESSON
für chirurgische Zwecke.

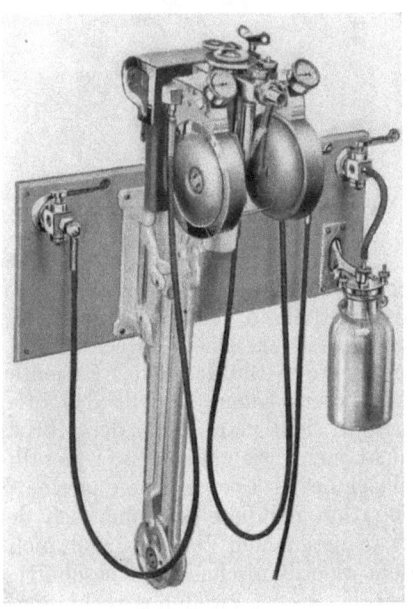

Abb. 148. Nargraphapparat von McKESSON
für zahnärztliche Zwecke.

Universitätsklinik Freiburg dürfte wohl die einzige deutsche Klinik sein, welche einen derartigen Nargraph-Apparat besitzt und täglich im operativen Betrieb verwendet. Die Erfahrungen sind durchaus gute.

Das Charakteristische der HEIDBRINCK-Maschinen ist die Dosiervorrichtung. Ähnlich wie bei den DRÄGER-Modellen wird der Gasstrom durch ein Reduzierventil eingestellt. An jedem Reduzierventil befindet sich eine Skala, welche

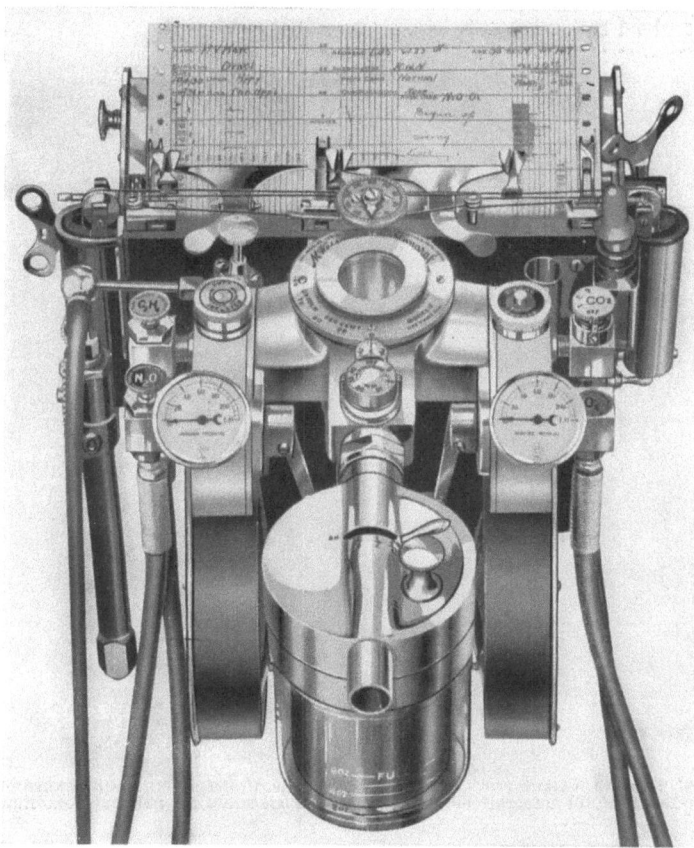

Abb. 149. Kopf der Nargraphmaschine von MCKESSON. Vorne in der Mitte die Ätherflasche. Dahinter die grobe und feine Einteilung für Sauerstoff und der Gasüberlaufhahnen. Rechts und links die Atemtrommeln mit ihren Manometern und hinten oben sichtbar der Papierstreifen, auf welchem Sauerstoffprozente und Rückatmung automatisch, der Blutdruck halb automatisch geschrieben wird.

die Einstellung nach Prozenten gestattet. Es sind zwar Bedenken aufgetaucht, daß bei Einstellung von mehr als 2 Gasen die prozentualen Mengenverhältnisse auch wirklich stimmen. Dessen ungeachtet habe ich mit den HEIDBRINCK-Maschinen vorzügliche Narkosen ausführen sehen.

Die Foregger-Werke in New York bauen sämtliche GWATHMEY-Maschinen. Sie besitzen eine äußerst einfache und übersichtliche Dosiervorrichtung, bestehend aus einem Rohr mit Durchbohrungen in verschiedenem Abstand vom Wasserspiegel. Wir haben schon erwähnt, daß diese Dosiervorrichtung zwar relativ roh ist und daß sie durch die vorzügliche Meßflasche von FOREGGER ersetzt wurde. Diese „Metric-bottle", wie sie drüben genannt wird, hat im Laufe der Zeit Variationen erfahren. Während wir im allgemeinen für jedes Gas eine besondere

Meßflasche bevorzugen, hat FOREGGER für seine großen Maschinen meistens gemeinsame Flaschen für 4 Gase in Gebrauch. Das bedeutet zweifellos eine erhebliche Ersparnis an Gas und Raum, aber ich finde doch, die Übersichtlichkeit während des Narkosebetriebes leidet etwas darunter. Die FOREGGER-Apparate sind außerordentlich beliebt, handlich und arbeiten vorzüglich.

Unter den deutschen Firmen nehmen die Dräger-Werke die erste Stelle ein. Die Bauweise der Maschinen dieser Firma ist außerordentlich solide, aber gleichzeitig schwer.

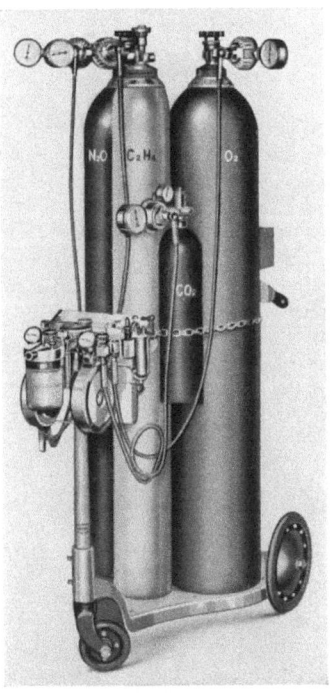

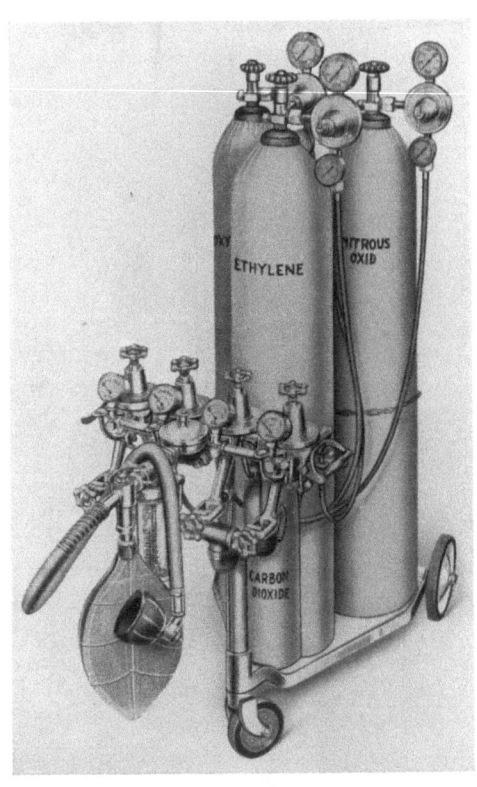

Abb. 150. Schwere NARGRAPH-McKESSON-Maschine für chirurgische Zwecke.

Abb. 151. Die große LUNDY-ROCHESTER-Maschine von HEIDBRINCK für chirurgische Zwecke.

Im Prinzip ist die Architektur der Apparate relativ einfach, aber die Übersichtlichkeit und technische Durchbildung der amerikanischen Vorbilder ist doch nicht erreicht. DRÄGER hat seine Apparate mit besonderer patentierter Äthervorrichtung, welche durch Saugwirkung in Betrieb gesetzt wird, versehen. Ferner besitzen die meisten Apparate Kreisatmung. Bis heute haben sich nur die Spezialapparate für Sauerstoff-Lachgas-Narkose, Sauerstoff-Narcylen-Narkose durchgesetzt, dagegen sind Kombinationsmaschinen für mehrere Narkosearten nicht zur Verbreitung gekommen. Neuerdings haben die alten Modelle ein Kohlensäure-Zusatzgerät erhalten, und einige Spezialapparate sind für die Erfordernisse der Überdrucknarkose eingerichtet worden. Es sei nebenbei erwähnt, daß DRÄGER besonders große Erfahrungen in Rettungsgerät besitzt und einen Pulmotor mit automatischer Atemregulierung baut.

Die Firma Georg Haertel-Berlin ist die einzige deutsche Spezialfirma für Narkosegeräte. Sie baute in der Hauptsache früher den HEHNLE-TIEGELschen Überdruckapparat, der seinerzeit ein großer klinischer Erfolg war. Die Abbildung dieses Gerätes siehe im Abschnitt über Überdrucknarkose. Der Apparat wurde gespeist aus 2 Sauerstoffflaschen, in deren Mitte gewöhnlich der Wasserbehälter zur Erzeugung des Überdrucks montiert war. HAERTEL hat sich nun leider von der nicht sehr glücklichen Grundarchitektur seiner Maschinen nie mehr loslösen können, und daher kommt es, daß seine neueren Gasapparaturen einen behelfsmäßigen provisorischen Eindruck machen. An den neuen HAERTEL-Geräten geschieht auf meine Veranlassung hin die Dosierung

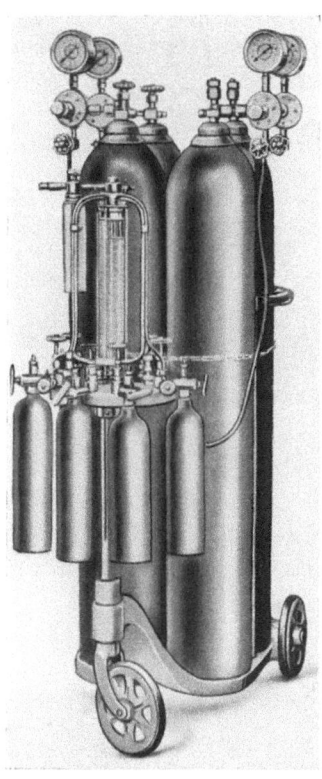

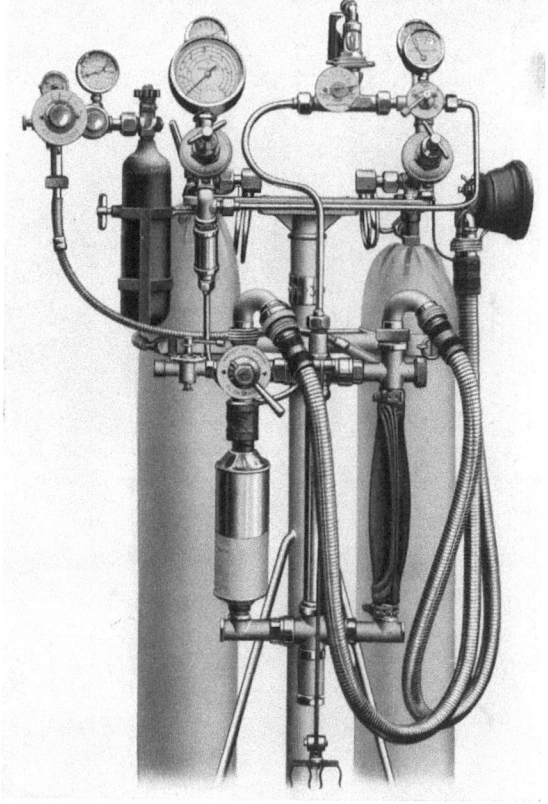

Abb. 152. Schwere FOREGGER-Maschine mit Meßflasche.

Abb. 153. Lachgasapparat der Drägerwerke für chirurgische Zwecke.

mit einer Meßflasche, welche der FOREGGER-Flasche nachgebildet worden ist. Die HAERTEL-Apparate besitzen zum Teil eine besondere Mischkammer, eine Äthervorrichtung nach dem Tropfsystem, Wasserventile zur Steuerung des Gasstromes und außerdem zum Teil eine Bimssteinbüchse zur Aufnahme von Kalilauge, welche die Kohlensäure absobieren soll. Manche Konstruktionen von HAERTEL sind so reich an Sondereinrichtungen geworden, daß es auch dem Fachmann schwer fällt, sich rasch an diesen Modellen zurecht zu finden. Außer den Überdruck-Spezial-Apparaten baut HAERTEL nur Lachgas-Narkose-Apparate, zum Teil mit Kohlensäure-Zusatzgerät. Meines Wissens ist er auch der einzige, der einen Kofferapparat in Deutschland herausgebracht hat.

Neuerdings hat die Firma Stiefenhofer den Lachgasapparat der I. G.-Farbwerke übernommen, welcher durch eine eigenartige Dosiervorrichtung ausgezeichnet ist. Auch dieser überaus schwere und unförmig wirkende Apparat ist mit Kreisatmung und Überdruckvorrichtung und zum Teil mit Kohlensäure-Zusatzgerät und einer Mischkammer, die gleichzeitig zur Kontrolle des Gasstromes dient, ausgerüstet. Der Äther wird durch eine Tropfvorrichtung zugegeben und kann vorgewärmt werden. STIEFENHOFER stellt auch gewöhnliche Sauerstoff-Äther-Apparate, darunter das bekannte JEHN-BRUNNERsche Modell für Überdrucknarkose, welches sich für die Thoraxchirurgie gut bewährt hat, her.

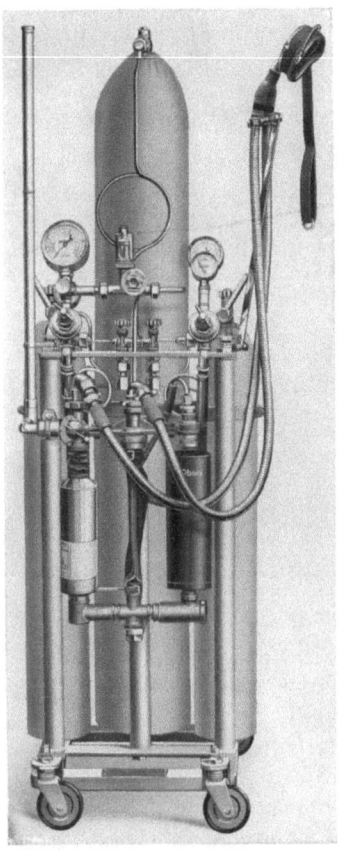

Abb. 154. Schwere Narcylenmaschine der Drägerwerke.

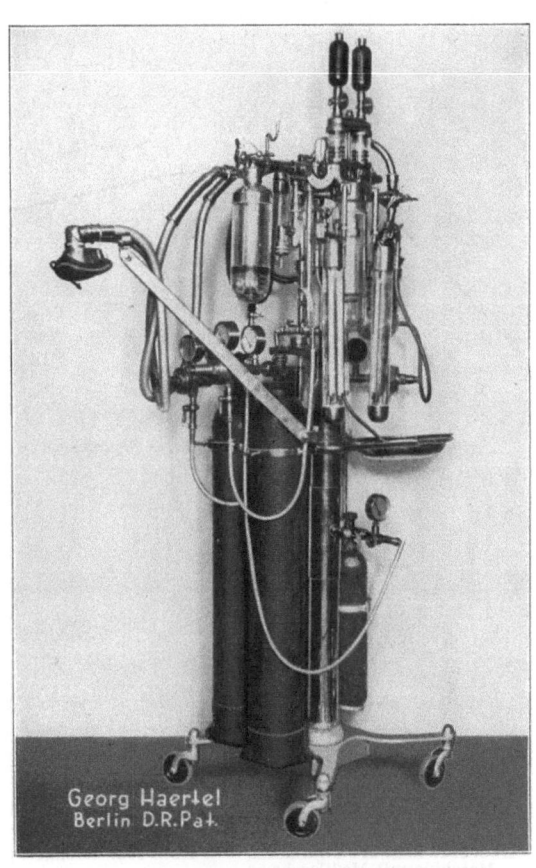

Abb. 155. Das neueste HAERTEL-Modell für Lachgas, Sauerstoff, Äther mit Überdruckeinrichtung und Kohlensäurezusatz.

Die Überdruckvorrichtung dieses Gerätes ist ähnlich wie bei dem Modell der Firma Haertel ausgeführt.

Auch die Firma Fischer-Freiburg/Br. hat einen Gasapparat nach FRANKEN herausgebracht, der ebenfalls eine Gasdosierung nach dem Prinzip des Wasser-Differential-Manometers besitzt. Während aber bei den FOREGGER- und bei den HAERTEL-Modellen die gesamte Dosierung in einer Flasche geschieht und das Steigrohr im Innern dieser Flasche liegt, so ist bei dem FRANKENschen Apparat das Steigrohr räumlich von dem Hauptzylinder getrennt; eine Konstruktion, welche wahrscheinlich noch geändert werden wird. Der Apparat besitzt 3—4 Dosimeter. Die Gasbomben sind in der Dosiermaschine beweglich auf einem Fahrgestell angeordnet, und der Äther wird nach dem Sprudelsystem hinzugefügt. An dieser Maschine ist auch Chloroformzusatz vorgesehen.

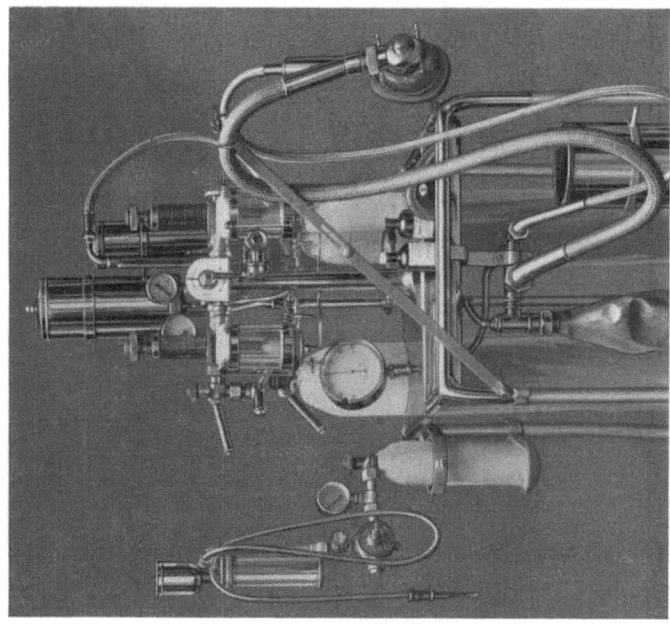

Abb. 157. Äther-Sauerstoff-Überdruckapparat nach JEHN-BRUNNER mit Kohlensäurezusatz nach FRANKEN von STIEFENHOFER.

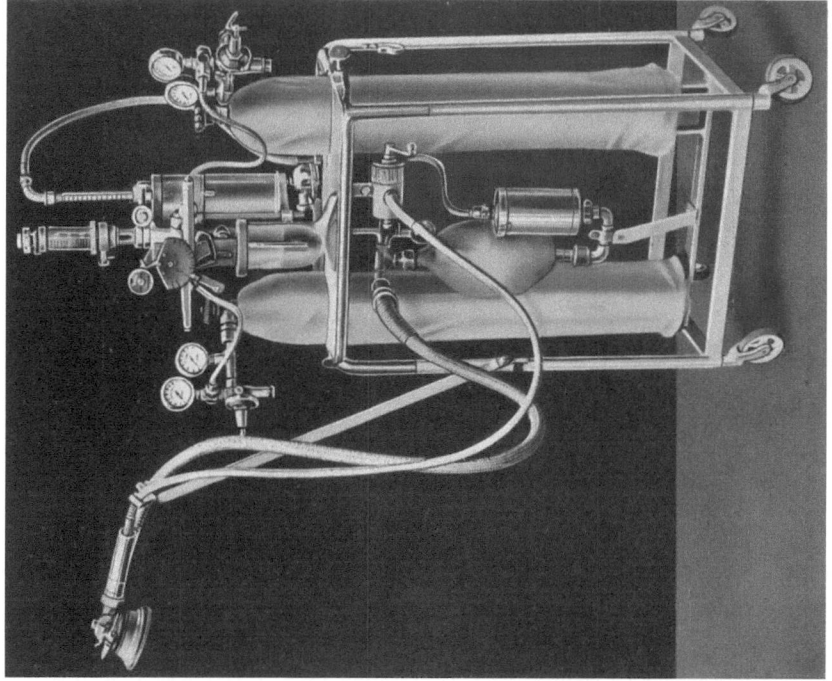

Abb. 156. Der Lachgas-I.G.-Apparat von STIEFENHOFER.

Ich habe mit Absicht einige kritische Bemerkungen zu unseren deutschen Konstruktionen gemacht, um zu zeigen, daß hier unbedingt weiter gearbeitet werden muß, um die konstruktive Vollendung amerikanischer Vorbilder zu erreichen.

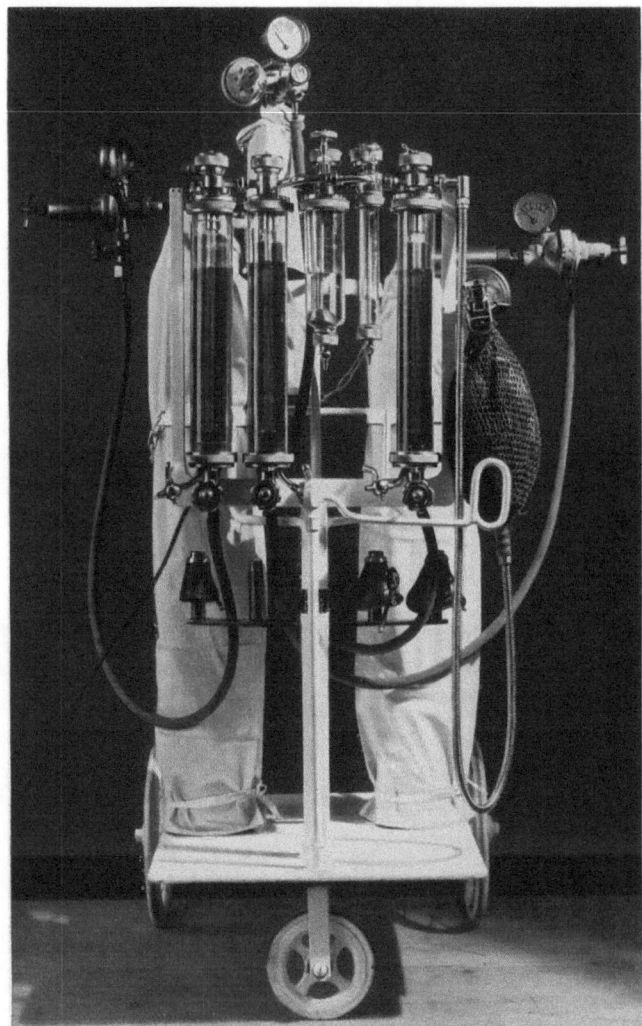

Abb. 158. Der FRANKENsche Gas-Narkoseapparat von Fischer.

Piping-System.

Sehr bald hat man in Amerika eingesehen, daß es vorteilhaft sei, die Gasbatterien von dem Narkose-Dosimeter räumlich zu trennen. Dies wird in Amerika als „Piping-System" bezeichnet. Die Gasbomben sind nach Möglichkeit außerhalb des Operationsraumes bei guter Durchlüftungsvorrichtung untergebracht, und von den Reduzierventilen führen entweder Schläuche oder direkte eingebaute metallische Leitungen zu Zapfstellen im Operationssaal in der Nähe des Operationstisches an diejenige Stelle, wo der Dosierapparat angeschlossen werden soll. Ich füge zur Illustration, wieweit man in dieser Hinsicht in Amerika gekommen ist, drei Zeichnungen der Firma McKesson hinzu, aus denen eine solche Anlage für chirurgische Zwecke oder für zahnärztliche Zwecke ersichtlich wird.

Wir haben bei dem Neubau der Freiburger Chirurgischen Universitätsklinik zum ersten Male in Deutschland ebenfalls eine richtige Narkosenanlage fix eingebaut. Ein

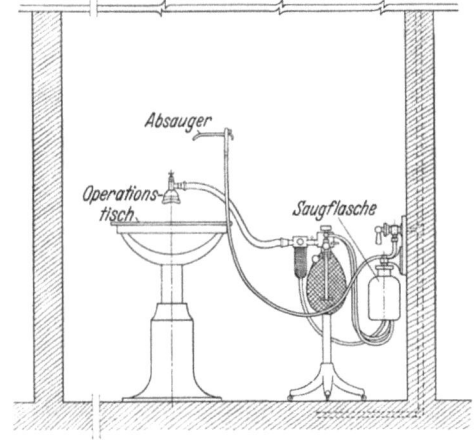

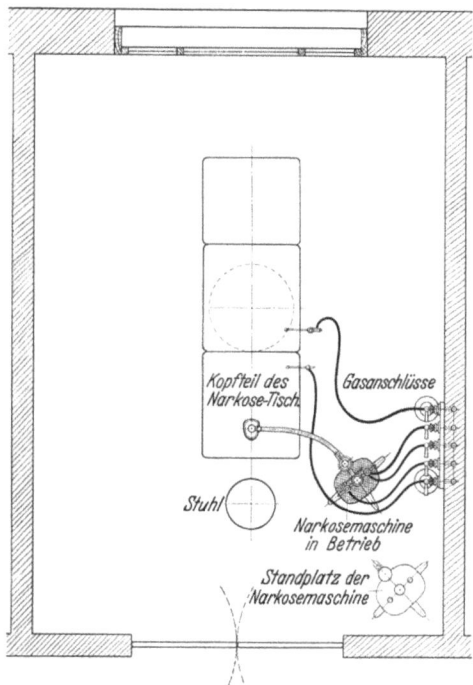

Abb. 159.   Abb. 160.

Abb. 159 und 160. Situationsplan einer eingebauten Narkoseanlage nach McKesson.

kleiner Nebenraum des großen Operationssaales enthält die Gastanks mit ihren Reduzierventilen und die Drillingspumpe als Saugquelle. Ein unter

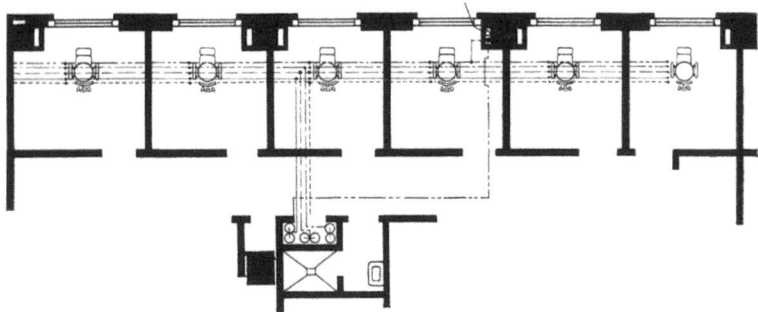

Abb. 161. Narkoseanlage für eine Zahnklinik nach McKesson.

dem Fußboden liegender Kanal birgt sämtliche Zu- und Abflußschläuche der verschiedenen Gasarten und der Saugvorrichtung. Man sieht auf dem beigefügten Bild, an welcher Stelle des Operationsraumes diese Schläuche aus dem Fußboden in ein Zweiwegstück gelangen und sich auf zwei gleichartige Narkosemaschinen verteilen. In den metallischen MENDTEL-Röhren liegen also Zuführungsschläuche für Sauerstoff, Lachgas, Narcylen, Kohlensäure und die

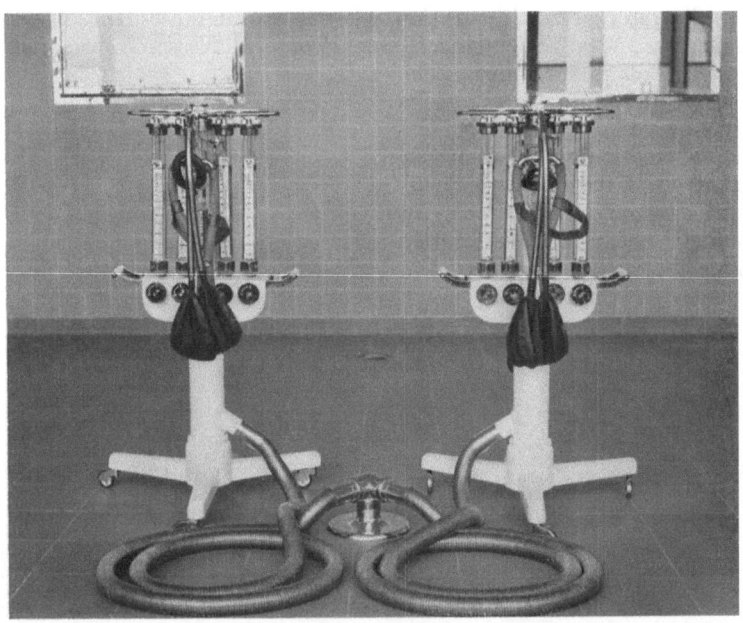

Abb. 162. Narkoseanlage der Freiburger Universitätsklinik mit Gasmaschinen nach KILLIAN.

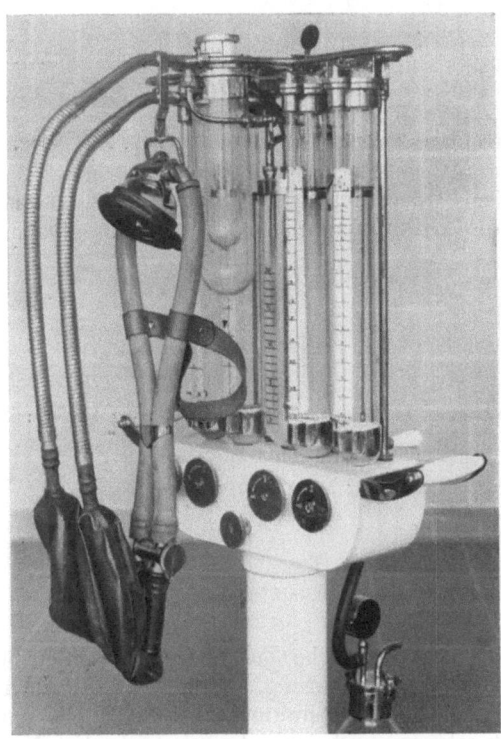

Abb. 163. Dosiergerät nach KILLIAN für alle Gas- und
Inhalationsnarkosen, mit Überdruckeinrichtung,
Ventilations- und Saugeinrichtung.

Saugleitung. Die Maschine stellt lediglich den Dosimeter dar. Sie ist von der Firma Romberg-Freiburg nach meinen Angaben gebaut und gestattet sämtliche Gasnarkosearten, Ätherzusatz unter Äthervorwärmung und Überdruck. Ferner gestattet sie, die Abgase sowie Flüssigkeiten aus dem Operationsfeld unter Wahrung völliger Reinlichkeit zu entfernen. Wie man auf dem Bilde erkennt, ist die Maschine mit dem Zweibeutelsystem ausgerüstet und besitzt auch, wie alle amerikanischen Apparate, einen Sauerstoffbypas. Die Einstellung der Überdruckvorrichtung geschieht mit Wasserventil, welches durch Gasdruck reguliert werden kann.

Es ist zu hoffen, daß bei anderen Klinikneubauten in Deutschland in ähnlicher Weise vorgegangen wird.

Literatur.

Narkosegerät.

BALLY: Boston med. J. 185, Nr 5, 147 (1921). — BECKER: Dtsch. Z. Chir. 192, H. 1/5, 345 (1925). — BERGMANN: Dtsch. med. Wschr. 1927, 2124. — BLEZARD: Canad. med. Assoc. J. 16, Nr 7, 794 (1926). — BREYER: Münch. med. Wschr. 70, Nr 15, 470 (1923). — BROWN, EASSON (Toronto): Anesthesia and Analgesia, Aug. 1924. — BUSCHMANN, WALTER: Dtsch. Z. Chir. 201, 60 (1927).

CLEMENS: Dtsch. med. Wschr. 50, Nr 43, 1473 (1924).

DAVIS, GRIFFITH: Amer. J. Surg. 35, Nr 4, anesth. suppl., 37 (1921). — DIXON: Med. J. Austral. 1, Nr 20, 521 (1922).

ECKER, MORRIS: Amer. med. Assoc., 28. Febr. 1925, 84, 673. — EICHELTER: Zbl. Chir. 51, Nr 20, 1049 (1924).

FAURE, J. L.: Bull. Soc. nat. Chir. Paris 1930, No 24, 1011. — FORBES, S. B.: Curr. Res. Anaesth. a. Analg. 8, Nr 6, 365. — FORREGGER, R. V.: Anesthesia and Analgesia, Okt. 1927. Curr. Res. Anaesth. a. Analg. 6, H. 5 (1927); 8, H. 1 (1929). — FRANKEN, H.: Schmerz, Narkose u. Anästh. 1931, 41.

GREEN: Med. J. of Austral. 1, Nr 17, 598 (1927). — GULECKE, N.: Zbl. Chir. 1930, Nr 17, 1048.

HARDING, L. W.: Curr. Res. Anaesth. a. Analg. 7, H. 2 (1928). — HAUBERRISSER, E.: Fortschr. Zahnheilk. 6, Lief. 1 (1930). — HÖLSCHER, F.: Zbl. Chir. 54, Nr 25, 1558 (1927); 55, Nr 19, 1161 (1928). Dtsch. med. Wschr. 1929, 794. — HENLE: Zbl. Chir. 53, Nr 1, 17 (1926). — HORTON: Indian med. Gaz. 57, Nr 12, 455 (1922).

JABLONOWSKI: Dtsch. med. Wschr. 53, Nr 14, 582 (1927). — JEHN, W. u. A. BRUNNER: Dtsch. Z. Chir. 201, 344 (1927).

KALLIUS, H. U.: Zbl. Chir. 55, Nr 7, 408 u. 409 (1928). — KAVANAGH: California State J. Med. 20, Nr 12, 425 (1922). — KELLING: Zbl. Chir. 52, Nr 29, 1586 (1925). — KILLIAN, H.: Klin. Wschr. 9, Nr 16, 744-748 (1930).

LAESECKE, M.: Zbl. Chir. 1928, Nr 24, 1478. — LAROCQUE, C.: Curr. Res. Anaesth. a. Analg. 6, H. 3 (1927). — LITTIG, A.: Wisconsin med. J., Mai 1929. Curr. Res. Anaesth. a. Analg. 9, 82 (1930). — LUTEMBACHER, R.: Z.org. Chir. 40, H. 11, 641 (1928).

MACKENZIE: Lancet 212, Nr 4, 163 (1927). — McKESSON: Brit. med. J. 1930, Nr 3496, 1028. — MENNELL: Proc. roy. Soc. Med. 17, Nr 12, 48 (1924).

PALMER: California State J. Med. 22, Nr 1, 24 (1924). — PATHES: Zbl. Chir. 52, Nr 16, (1925). — PFLEIDERER, A.: Schmerz, Narkose u. Anästh. 1931, 145.

RITTER: Zbl. Chir. 50, Nr 36, 1390 (1923). — ROLLAND: Bull. méd. 38, Nr 36, 960 (1924).

SALZER: J. med. Assoc. 68, Nr 5, 315 (1927). — SCHMIDT: Zbl. Chir. 52, Nr 34, 1884 (1925). Schmerz, Narkose u. Anästh. 1929, 65. — SILK: Amer. J. Surg. 34, Nr 7, 82 (1920).

VEGA: Amer. J. Surg. 37, Nr 7, 80 (1923). — VETRI: Policlinico, sez. prat. 28, H. 3, 77 (1921).

WATERS: Lancet 204, Nr 17, 843 (1923). — WEDERHAKE: Münch. med. Wschr. 68, Nr 1, 9—10 (1921). — WIELOCH: Zbl. Gynäk. 49, Nr. 49, 2768 (1925).

Siehe weitere Literatur im laufenden Text der Curr. Res. Anaesth. a. Analg. Die angegebenen Firmen senden gerne ihre illustrierten Kataloge.

D. Anhang: Die Narkose in sicherheitstechnischer Beziehung.

1. Die Explosionsgefahr.

Fast alle Narkotica, insbesondere die gasförmigen und die dampfförmigen erzeugen mit Luft oder Sauerstoff explosible Gemische, die zu Unheil Anlaß gegeben haben. Weitaus am explosionsgefährlichsten von allen Mitteln ist das Narcylen, hervorgerufen durch die dreifache Bindung im Molekül. Was zunächst die Gasnarkotica anlangt, so scheidet das Lachgas auch im Sauerstoffgemisch aus; es ist nicht explosionsgefährlich, was als besonderer Vorteil der Gasmischung gilt. Dagegen verhält sich das Lachgas im Gemisch mit Kohlenwasserstoffen genau so wie der Sauerstoff. Es kann also ein Narcylen-Lachgasgemisch ohne weiteres genau so explodieren wie ein Narcylen-Luftgemisch, jedoch nimmt die Rasanz der Explosion eines Gemisches von diesen 3 Gasen durch die Anwesenheit von Lachgas nicht zu. Das sicherheitstechnische Problem bezüglich des Schutzes vor Explosionen ist praktisch von außerordentlicher Bedeutung geworden, seitdem Narkoseapparate und Diathermieapparate in den Operationsräumen in Gebrauch sind. Es kommt darauf an, die initiale Funkenbildung oder die Entflammung direkt zu vermeiden.

In allen unseren Fällen, vornehmlich bei Gemischen von Kohlensäure und Luft oder Sauerstoff haben wir es mit Oxydationsvorgängen unter Wärmeentwicklung zu tun. Während diese nun im allgemeinen langsam vor sich gehen, können sie in der Reihe der niederen Kohlenwasserstoffe, einen initialen Impuls vorausgesetzt, stürmisch und rasant verlaufen, also äußerst heftiger Natur sein. Die Sensibilität solcher Gemische hängt ganz von der prozentualen Zusammensetzung der beiden Gase oder Dämpfe ab, so daß man stets obere und untere Grenzen feststellen kann, innerhalb deren sich der Oxydationsprozeß anstatt im Sinne einer raschen Verbrennung zu einer mehr oder weniger heftigen Explosion steigert; nach BERL, einem der genauesten Kenner des ganzen Fragekomplexes bestehen jedoch für jeden einzelnen Stoff keine absolut festen Grenzen. Die Explosionsgrenzen sind durchaus veränderlich mit Temperatur, mit Druck, Gefäßgröße, Gefäßmaterial und Zündstärke. Ferner ist stets der äußere Umstand, unter welchem die Explosion zustande kam und im Experiment die Technik von großem Einfluß auf die resultierenden Zahlenwerte.

In der Praxis hat man bei Gasgemischen, deren prozentuale Zusammensetzung innerhalb der Explosionsgrenzen liegen, vor allen Dingen die Vermeidung des Initialpulses zu beobachten. Außer einer äußeren Zündung durch Flamme, durch Hitze usw. kann es infolge statischer Aufladungen des Gerätes an irgendeiner Stelle zur Mikrofunkenbildung kommen, die das Gemisch zur Explosion bringt. Nach DIXON sollen zwar absolut trockene Gase niemals explodieren, eine Beobachtung, welche höchstenfalls, wenn sie richtig ist, theoretischen Wert besitzt, aber praktisch wertlos ist, da wir es ja niemals mit absolut trockenen Gasen und Gasgemischen zu tun haben. Ob andererseits erhöhter Feuchtigkeitsgehalt, sofern das Verspritzen von Flüssigkeit nicht selbst Träger statischer Einheiten ist, Einfluß auf die Explosionsgrenzen ausübt, war nicht bekannt, bis wir in eigenen Untersuchungen doch mit ziemlicher Wahrscheinlichkeit ein positives Resultat erhielten. Dieser Umstand war damals auch praktisch schon in Erscheinung getreten dadurch, daß der sog. SEAFTY-Apparat für Äthylen von LUCKHARDT, der entgegen anderen Modellen das Gas durch eine Wasservorlage sprudeln läßt, niemals Explosionen gezeigt hat. Auf alle Fälle macht die Anfeuchtung unserer Narkosegase die inneren Teile der Apparatur leitfähiger und verhindert auf diese Weise statische Aufladungen, die wir am meisten fürchten gelernt haben.

Es gilt deshalb heute der oberste Grundsatz, zur Vermeidung aller Explosionsgefahren beim Narkosebetrieb nicht nur die offene Flamme, den Thermokauter bei Verwendung von explosiblen Gasarten und Äther zu vermeiden (die offene Flamme ist ja auch bei Chloroform und Chloräthyl wegen Phosgenbildung verboten), sondern alle Teile unserer Apparaturen miteinander leitend zu verbinden. Dieser Grundsatz gilt ganz besonders auch für die fahrbaren Apparaturen, die meistens auf Gummirädern laufen und in irgendeiner Weise geerdet werden müssen, ferner für die peripheren Atemsysteme, die sehr oft aus Gummiteilen bestehen und in welche Gummiatembeutel eingeschaltet sind, welche ebenfalls leitend miteinander verbunden gehören. Allerdings trifft für die letztere Region einer Apparatur stets der günstige Umstand zu, daß die Ausatmungsluft genügend Feuchtigkeit besitzt, um die Oberfläche feucht d. h. leitend zu machen.

Was nun die Explosionsgrenze für die verschiedenen Gasarten betrifft, so haben KILLIAN, BERGEL und BREUSCH sich bemüht, reihenweise im Eudio-

meter die Explosionsgrenzen für Äthylen, Narcylen, Propylen, Allen, Isobutylen, N-Butylen und Butadien festzustellen. Aus der entsprechenden
Tabelle, die hier wiedergegeben ist, sieht man ohne weiteres den prozentualen
Bereich im Luft- und Sauer-
stoffgemisch, woraus sofort
die besondere Gefährlichkeit
des Narcylen hervorgeht.
Letzteres steht weitaus an
der Spitze mit einer Zone
von etwa 3—40% im Luft-
gemisch und 3—95% im
Sauerstoffgemisch. Ein Teil
dieses Explosionsbereiches
zeichnet sich aber sowohl
beim Narcylen, wie bei allen
übrigen Gasen durch Ruß-
abscheidung aus, welche
immer ein Zeichen schwacher
Kraftentfaltung bei gelb-
licher Flamme ist. Im eigentlichen operativen Explo-
sionsbereich im Sauerstoff-
gebiet dagegen sind die Explosionen bei allen Gasen
ziemlich heftig mit leuch-
tender Flamme ausgefallen,
und beim Narcylen waren
sie so rasant, daß die Eudio-
meter zerschlagen wurden.
In der genannten Arbeit (es
würde zu weit führen, hier
sämtliche Zahlen und Werte
wiederzugeben) sind alle bisher gefundenen Zahlen und
Werte zusammengetragen.
Unsere Tabelle über die Explosionsgrenze der Gasnarkotica reiht sich schön in
die Gesamtübersicht aus den
„Critical Tables“, die hier
ebenfalls reproduziert werden sollen, ein. Für das
Narcylen bzw. Acetylen,
welches technisch außer-
ordentliche Verwendung zu
Schweißzwecken und Be-
leuchtungszwecken gefun-
den hat, sei auf das Buch
von RIMARSKI „Das Acety-

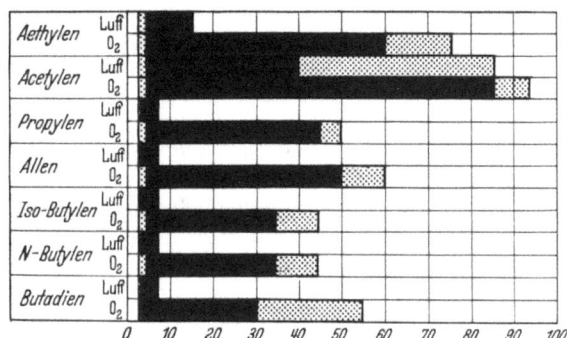

Abb. 164. Explosionsgrenzen der höheren Gasnarkotica, nach
BERGEL, BREUSCH, KILLIAN.

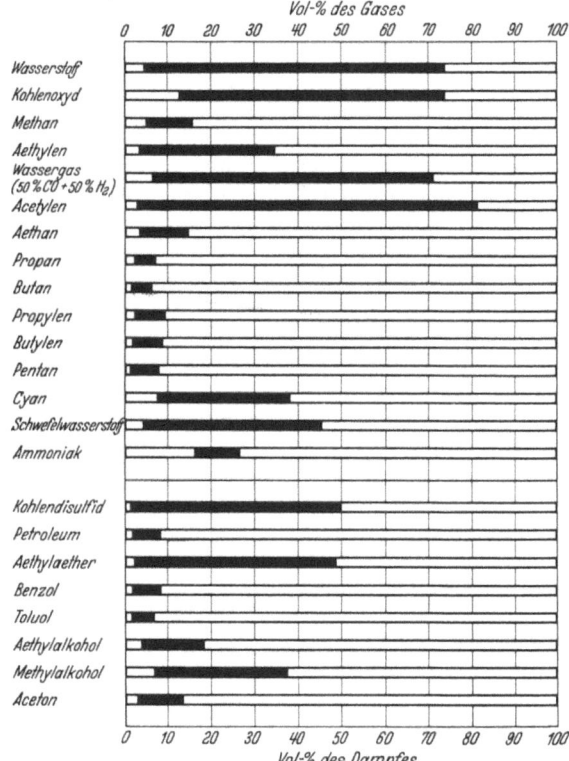

Abb. 165. Explosionsgrenzen der Kohlenwasserstoffreihe.
Zusammenstellung aus dem Critical tables.

len“ in sicherheitstechnischer Beziehung hingewiesen. RIMARSKI hat sich auch an
den Untersuchungsarbeiten über die vorgekommenen Acetylenexplosionen in
Deutschland maßgebend beteiligt (s. auch bei GAUSS). Angaben über das Acetylen
stammen von LE CHATELLIER, TERRES, EITNER, VOGEL, BERL, WHITE, THORTON,

BURREL und GAUGER, ferner BOHN und TOWNEND. Die Werte stimmen im großen und ganzen mit unseren Zahlen gut überein. Es sei nur darauf hingewiesen, daß große Unterschiede bestehen, in welcher Richtung sich die Explosionswelle verbreitet. So fand z. B. WHITE eine Grenze von 2,6—71% für Acetylen-Luftgemisch bei Fortpflanzung der Explosionswelle nach aufwärts, 2,6—68,5% bei horizontaler und 2,8—63,5% bei Fortpflanzung der Explosionswelle nach abwärts. Diese Unterschiede gelten natürlich auch sinngemäß für andere Gasarten, woraus zur Genüge hervorgeht, daß nur Mittelwerte Gültigkeit haben.

Wir erfahren aus Untersuchungen von DIXON und COWARD, daß die Entzündungstemperatur für ein Acetylen-Sauerstoffgemisch bei 416—440 liegt, für Luftgemisch bei 406—440°. MEYER-MÜNCH fanden für Acetylen-Luftgemisch höhere Werte, nämlich 500—515°. Diese Entzündungstemperatur wird außerordentlich stark durch Hinzufügen von Ätherdämpfen deprimiert. Nach WHITE explodierte ein reines Äther-Sauerstoffgemisch bei 179°. RIMARSKI stellte eine Entzündungstemperatur für 50—80% Acetylen-Äther-Sauerstoffgemisch von nur 216° fest. Eine Entzündungstemperatur für Narcylen-Sauerstoff fand er bei 352°, VIESEL bei 386, und bei katalytischer Entzündung bei 360°. BOHN und TOWNEND machen hierzu noch die Angabe, daß Acetylen im Luftgemisch zwischen 45—55% bei 335°, bei 20% 400° und 10% bei 500° entflamme. Es besteht also kein Zweifel, daß Zufügen von Äther zu derartigen Gasgemischen, insbesondere, wenn Sauerstoff anstatt Luft verwendet wurde, die Gefahr der Entflammung bzw. Explosion außerordentlich erhöht. Die in den Natrium- oder Kaliabsorptionspatronen, wie sie zur Rückatmung bzw. Kreisatmung verwendet werden, entstehenden Temperaturen reichen bis zu 80—100° bei Vollbelastung. Ich kann mich des Eindruckes nicht erwehren, daß hier aus sicherheitstechnischen Gründen ein gewisser Gefahrmodus besteht.

Für Äthylen liegen die Verhältnisse nicht so ungünstig. Die Explosionsergebnisse stammen von BROWN, TERRES, GLOVES, EITNER, WHITE u. a. Sie stimmen ebenfalls mit unseren Werten relativ gut überein.

MEYER und FREYER geben eine Entzündungstemperatur für Äthylen-Sauerstoffgemisch von 606—650° im offenen und 530—500° im geschlossenen Gefäß an. DIXON und CONRAD fanden nur 500—519° für Äthylen-Sauerstoffgemisch und 542—547° für Äthylen-Luftgemisch. BOHN und TOWNEND geben eine Entflammungstemperatur des 4,5—6,5%igen Luftgemisches mit 487° an.

Von BOHN und TERRES erfahren wir, daß bei Verbrennung oder Explosion von Äthylengemischen und ähnlichen Gasen (Serienuntersuchungen) die Restgase mehr oder weniger große Mengen Kohlenoxyd, Kohlensäure, Stickstoff, Sauerstoff und verschiedene Kohlenwasserstoffe enthalten. Auf die BERLschen Untersuchungen mit der sog. interferometrischen Bestimmung im strömenden Gas sei besonders hingewiesen.

Diese beiden Gase sind die wichtigsten für den praktischen Gebrauch. Bei Propylen liegt die Explosionsgrenze im Luftgemisch zwischen 2,5 und 7,5% über Wasser und Quecksilber. Hohe Feuchtigkeitswerte scheinen, wie beim Äthylen, die Grenzen zu beeinflussen und zwar in einengendem Sinne. Im Sauerstoffgemisch liegen die Grenzen zwischen 2,5 und 7,5%, für Isobutylen fanden wir eine schmale Explosionszone schon unterhalb 10%. Im Sauerstoffgemisch reichte sie von etwa 2,5—45%. Ähnlich liegen die Zahlen für das N-Butylen im Luftgemisch von 2,5—7% und im Sauerstoffgemisch von 2,5—40%. Das Allen enthält 2 Doppelbindungen im Molekül. Seine Explosionsgrenze im Luftgemisch betrug 3,7—7,5% und im Sauerstoffgemisch von 2,5—6%. Der Einfluß der Doppelbindungen macht sich deutlich bemerkbar.

Beim Butadien liegen die Grenzen für das Luftgemisch zwischen 2,5—7,5% und für das Sauerstoffgemisch zwischen 2,5—5,5%. Außerdem fand bei den

Explosionen in verschiedenem Maße eine Verminderung oder Vermehrung der Restgase statt. So, um nur ein Beispiel zu nennen, fanden wir beim normalen Butylen zwischen 20 und 40% eine Vermehrung, darunter eine Volumenverminderung der Restgase. Beim Allen bis zu 30% eine Volumenvermehrung, darunter eine Volumenverminderung der Restgase.

Auf Grund einiger Explosionsunfälle mit Narcylen haben eingehende Untersuchungen von GAUSS, WIENECKE und RIMARSKI über die Entstehungsursachen und die Gefahren der Narcylennarkose in sicherheitstechnischer Beziehung stattgefunden (vgl. auch die Arbeiten von SCHMIDT und den Bericht von DÖDERLEIN). Als Ursache konnte die Entstehung von zu hoher Wärme oder die Zündung durch statische Aufladung und Funkenbildung in Frage kommen. Nach den Angaben von RIMARSKI und VOGEL sowie den Untersuchungen der Schüler von GAUSS kann es als unmöglich gelten, daß in Flaschen aufbewahrtes Narcylen zur Explosion kommt. Bekanntlich befindet es sich hierin nicht als freies Gas, sondern in Aceton gelöst und in einer porösen Masse im Innern der Bombe aufbewahrt. Direkte Entzündungsversuche sind negativ ausgefallen. Nur an undichten Stellen eines Narcylen-Systemes herrscht die Gefahr der Entflammung oder Entzündung, weil hier die prozentualen Gemische hoch genug sind. In dem Münchener Fall ging die Narcylenexplosion von einem Pantostaten aus, der fehlerhafterweise verwendet worden war. Bei der Barnebecker Explosion hat es sich wahrscheinlich um Funkenbildung durch verölte Sauerstoffdüsen gehandelt. Hier dürfte es sich also wahrscheinlich um eine der berüchtigten Sauerstoffexplosionen gehandelt haben, wie sie in der technischen Literatur häufig beschrieben worden sind. SCHMIDT berichtet, es sei einmal vorgekommen, daß ein herabfallender Glassplitter von einer Kanüle sich statisch aufgeladen und durch Mikrofunkenbildung eine Narcylenexplosion erzielt habe.

In Deutschland ist nur ein einziger Todesfall durch Explosion des Narcylen zu beklagen, und zwar erlitt ihn ein Assistent, der zu therapeutischen Zwecken lange Zeit mit Narcylen narkotisiert worden war. Die Explosion führte zur Lungenzerreißung mit tödlichem Ausgang. Die in technischen Betrieben vorgekommenen Unglücksfälle mit Acetylen beruhen fast alle auf dem Undichtwerden einer Bombe.

Unter Berücksichtigung der Explosionsgrenzen für Narcylen hat man sich für die Frage interessiert, wie hoch denn das Narcylengemisch etwa in den Operationssälen ansteigt, denn bekanntlich wurde bisher das exhalierte Gas einfach in den Operationssälen abgelassen. Es ergab sich bei den Analysen, daß nur am Kopf des Patienten eine Konzentration von 0,8—1% Narcylen vorhanden ist und daß schon in der Nähe einer Undichtigkeit des Systems eine derartige Entmischung eintritt, daß in wenigen Zentimetern Abstand keine Explosionsmöglichkeit im Luftgemisch mehr besteht. Inselbildungen konnten nicht nachgewiesen werden. Das dürfte meines Erachtens allerdings mit den günstigen Ventilationsverhältnissen in derjenigen Klinik zusammenhängen, in welcher diese Untersuchungen vorgenommen worden sind, denn auch das Narcylen ist schwerer als die Luft und muß sich zu Boden senken, genau so wie das Äthylen oder wie Ätherdämpfe.

Ein Bersten der Narcylenflaschen durch Überdruck kommt nicht in Frage, denn der Binnendruck dieser Bomben ist relativ niedrig. Ein Bersten kann eher bei den Äthylenbomben entstehen, denn dieses Gas wird nicht in Aceton gelöst, sondern in hoch komprimiertem Zustand aufbewahrt. Ein Platzen von Äthylenbomben soll im Ausland vorgekommen sein.

Man hat daran gedacht, die Entflammungs- und Explosionswelle zu unterbrechen. An der Apparatur selbst, z. B. an einem DRÄGER-Grät, dürfte allerdings eine derartige Unterbrechung nicht gelingen. In den Röhren pflanzen sich

die Explosionswellen fort, aber ein Zurückschlagen der Flamme über den Sparbeutel hinaus in die Bombe ist niemals beobachtet worden. Dies wird auch
von sachverständiger Seite für gänzlich ausgeschlossen gehalten. Deshalb hat
es sich bei allen vorgekommenen Explosionen mit Äthylen oder Narcylen stets
nur um ein Zerreißen des Atembeutels, der Rückatmungspatrone und der an-
schließenden Röhrensysteme gehandelt.

Von amerikanischer Seite haben sich HORNER und CHANEY mit dem Problem,
die viel schwächere Äthylen-Explosionswelle zu unterbrechen, befaßt. Auf dem
7. Anästhesistenkongreß demonstrierten sie eine Vorrichtung, um die Druck-
welle abzubremsen und die Entflammung durch ein Drahtgitter abzustoppen.
Derartige Vorrichtungen kommen natürlich für Narcylen nicht in Frage, weil
die Vehemenz der Narcylenexplosionen viel zu stark ist.

Auch in Amerika sind die Mehrzahl der Äthylenexplosionen, über die uns
POE und LUCKHARDT berichten, harmlos verlaufen. ALLEN und MURRAY hatten
unter 2700 Äthylennarkosen 2 Explosionen, die keinen Schaden anrichteten.
Dagegen findet sich in der Arbeit von HEWER, C. LANGTON ein Bericht über
eine Äthylenexplosion, die drei Menschenleben gekostet hat. Sie entstand
durch Verwendung eines Thermokauters. Da die Äthylenexplosionsgrenzen
günstiger für die praktische Anwendung dieses Gases sind als bei Narcylen,
so ist die Entstehung einer Explosion nur in unmittelbarer Nähe der Maske
und bei Inselbildung möglich. Daß die Gesamtzahl der Explosionen mit Narcylen
in Amerika erheblich höher als in Deutschland ist, liegt ausschließlich daran,
daß das Äthylen drüben wirklich ausgiebige klinische Verwendung findet,
während die Narcylenanwendung in Deutschland fast vollkommen verlassen
worden ist. Feuchtigkeit der Luft im Operationssaal bzw. Feuchtigkeit der
Gase haben nach LUNDY die Explosionsgefahr erheblich gebessert; eine Beobachtung, welche mit unseren eigenen Versuchen vollkommen übereinstimmt.

Zur Verminderung der Explosionsgefahr bei der Äthylennarkose hat man
komplizierte Entlüftungsanlagen ersonnen. Vor der Verwendung von Gummi-
kissen, welche durch Reibung statische Elektrizität erzeugen können, wird
gewarnt (LEWIS und BOEHM). Die Benutzung von Elektrokoagulationsinstru-
menten, von offenen Flammen, Pantostat u. dgl. ist strengstens verboten.

Außer den Explosionen mit derartigen Wasserstoffen im Luft- oder Sauerstoffgemisch ist es aber auch schon in zahlreichen Fällen zu Bränden und Explosionen von Ätherdämpfen gekommen. Dies aber meist nur, wenn große
Unvorsichtigkeiten während der Operation vorkamen; wenn man z. B. den elektrischen Schneideapparat in die Nähe der Maske abstellte, Äthergase hinein
gerieten, oder man das heiße Eisen in Anwendung brachte. Ätherbrände sind ein
alltägliches Ereignis in den Laboratorien. Die Temperatur der rot leuchtenden
Äthergase ist nicht hoch, und es pflegen im allgemeinen die Ätherbrände harmlos
zu verlaufen. Es ist leicht, die Flamme zu ersticken. Anders liegen die Dinge,
wenn die Ätherdämpfe mit reinem Sauerstoff gemischt sind. Dann kommt es
nicht zu einer Entflammung, sondern zu einer Explosion, die ziemlich rasant
verläuft. Jedoch sind auch die Unglücke durch Äther-Sauerstoff bei Verwendung
von Apparaten im allgemeinen harmlos verlaufen. Wir haben vor Jahren hier in
der Chirurgischen Klinik durch unglücklichen Zufall bei der Diathermie eine
solche Äther-Sauerstoffexplosion und Ätherbrand bei Verwendung eines DRÄGER-
Apparates erlebt, die schlimm aussah, aber vollkommeu harmlos verlief. Es sind
in der älteren Literatur eine größere Anzahl von Ätherexplosionen beschrieben,
die aus der neueren Literatur durch Fälle von PRYBRILL, BUCK und HERB
ergänzt werden können. Auch Inselbildungen sind durch Entstehung der schweren
Ätherdämpfe schon vorgekommen. Sie haben bei Berührung mit elektrischen
Kontakten der Lichtleitung oder mit anderer initialer Funkenbildung zu

Explosionen geführt. JOHNSTONE erwähnt, daß die Ätherdämpfe explosibler als die Äthylenabgase seien; das trifft zweifellos zu, aber nur dann, wenn der Äther mit Sauerstoff gemischt ist. Lachgas selbst gilt als nicht explosibel. Diese Tatsache ist aber hinfällig, wenn es sich um eine Ölsauerstoffexplosion bei der Lachgasnarkose handelt, oder wenn z. B. das Stickoxydulgemisch mit Ätherdämpfen gesättigt ist. Nach JOHNSTONE sollen angeblich im Jahre etwa 100 Explosionen in Amerika stattfinden. Diese Zahl erscheint sehr hoch; in der Literatur ist auf alle Fälle von derartig vielen Explosionen nichts berichtet. Allerdings wissen wir aus Mitteilungen von LUCKHARDT und MCMECHAN, daß in mehreren Gebieten der U.S.A. die Verwendung von Äthylen bei Explosionen genau so unterbunden worden ist, wie seinerzeit im Gebiete Hamburgs die Verwendung von Narcylen, und daß es viel Mühe kostete, das Vertrauen zu dieser vorzüglichen Narkosemethode wieder zu erwecken. Es besteht kein Zweifel, daß wir der Rasanz der Narcylenexplosionen wegen aus sicherheitstechnischen Gründen gezwungen wären, das Narcylen gänzlich zu verlassen, wenn in Deutschland Äthylen pro narcosi hergestellt werden könnte. Bisher war das der hohen Herstellungskosten wegen unmöglich.

Die Beimengung von Kohlensäure in niedrigen Prozenten hat im allgemeinen wenig Einfluß auf die Explosionsgrenze. Dagegen hat sich bei Verwendung von mindestens 10% an aufwärts doch eine Zunahme des Sicherheitsfaktors geltend gemacht.

Auch Chloroformdampfentzündungen sind vorgekommen. So berichtet PINSON (1931) über zwei derartige Fälle. Chloroform an sich ist bekanntlich nicht explosibel. Dagegen ist es wohl möglich, daß eine Mischung von Chloroform und Äther, oder von Chloroform und Alkohol mit Luft und Sauerstoff abbrennt oder explodiert. In einem der Fälle von PINSON wurde die Explosion durch Thermokauter hervorgerufen. Das kann sehr unangenehm sein, weil außer dem Explosionsschaden auch noch Phosgen entsteht, welches bekanntlich enorm giftig ist.

2. Praktische Vorschriften.

Zur Erhöhung der Sicherheit bei der Verwendung von Narkoseapparaten gelten folgende Bedienungs- und Wartungsvorschriften. Kein Teil eines Narkoseapparates, in welchem reiner Sauerstoff, Narkosegase oder Äther verwendet werden, darf fettige Teile enthalten. Deswegen müssen alle Dichtungen aus fettlosem Material d. h. aus Fiber oder ähnlichen Stoffen hergestellt sein. Lederringe, die immer noch Spuren von Ölen oder ähnlichen Stoffen enthalten, sind verboten. Kein Gewinde und kein Hahnen der Apparatur darf eingefettet werden. Diejenigen Personen, welche mit der Pflege der Maschinen betraut sind, haben darauf zu achten, daß sie bei der Montage und bei der Reinigung der Apparatur keine wichtigen Teile mit fettigen Händen berühren.

Besondere Vorsicht muß an denjenigen Stellen walten, wo trockene Gase durch feine Düsen passieren, weil es hier am ersten durch Verspritzen von Material oder durch statische Aufladung zu Funkenbildung kommt. Das Einschalten von Entladungsbüchsen, wie Raschischringe, hat sich bewährt. Wichtiger ist das Anfeuchten der verwendeten Gase und die Leitfähigkeit der gesamten Apparatur. Abgesehen davon, daß alle Teile der Gasapparatur miteinander verbunden sein müssen und die Maschine geerdet sein soll, dürfen auch im Falle der Äthylen- und Narcylenverwendung bestimmte Metallarten in reinem, blankem Zustand bei der Konstruktion keine Verwendung finden. So ist z. B. die Anwendung von reinem Silber und vor allen Dingen reinem Kupfer für Acetylenapparate aus sicherheitstechnischen Gründen streng verboten, denn es können sich sonst hoch explosible Verbindungen bilden. Bei Herstellung derartiger

Geräte sollen ferner Lötstellen vermeiden werden und nach Möglichkeit die gesamte Apparatur nur aus gleichartigem Material bestehen. Die Verwendung von Bronze, welche ja viel Kupfer enthält, hat bis jetzt noch niemals zu Gefahr Anlaß gegeben.

Literatur.
Die Explosionen.

ALLEN u. MURRAY: Surg. etc. **44**, Nr 5, 650 (1927). — AMSEL, M.: J. amer. dent. Assoc. **8**, Nr 1, 33 (1926).

BERL: Z. Elektrochem. **30**, 35 (1924). — BONE u. TOWNEND: Int. Crit. Tables **2**, 172.

CHRISTIANSEN, J.: Curr. Res. Anaesth. a. Analg. **7**, H. 4 (1928). — CLAUSEN, R. J.: Brit. med. J. **1930**, Nr 3618, 862.

DIXON u. COWARD: J. chem. Soc. **95** I, 514.

FIESEL: Carbid und Acetylen, 1920. S. 97.

GAUSS: Zbl. Gynäk. **49**, Nr 23, 1218 (1925). — GUTHRIE, B.: Internat. J. Acad. Surg. **40**, Nr 2, 55 (1927).

HERB, J. C.: J. amer. med. Assoc. **85**, Nr 23, 17, 88 (1925). Curr. Res. Anaesth. a. Analg. **6**, H. 6 (1927). — HERNER, A. T. u. B. CLYDE, GARDENIER: Anästhesistenkongr., Juni 1928. — HEWER, C. (Langton): Lancet **208**, Nr 4, 173 (1925). — HORNOR, A. P. u. C. B. GARDENIER: Curr. Res. Anaesth. a. Analg. **7**, H. 2 (1928).

JOHNSTONE, G. A.: Curr. Res. Anaesth. a. Analg. **6**, H. 4 (1927). — JONES, G. W. u. R. E. KENNEDY: Curr. Res. Anaesth. a. Analg. **9**, 6 (1930).

KILLIAN, BERGEL, BREUSCH: Narkose u. Anästh. **1929**, H. 1/2. — KRUKENBERG: Münch. med. Wschr. **1910**, Nr 4, 192.

LAESECKE: Zbl. Chir. **53**, Nr 47, 2960 (1926). — LEWIS, W. B. and E. F. BOEHM: Amer. J. Surg., Juni **1928**, Nr 6, 605. — LILLIES: Med. J. Austral. **1**, Nr 17, 601 (1927). — LOTHEISSEN: Zbl. Chir. **54**, Nr 9, 514 (1927). — LUCKHARDT u. DEAN LEWIS: J. amer. med. Assoc. **81**, Nr 22 (1923). — LUNDY: Med. J. a. Rec. **124**, Nr 2, 87 (1926).

MEYER u. FREYER: Hoppe-Seylers Z. **11**, 28 (1893). — MEYER u. MÜNCH: B. 1930, **26**, 2421. — MURRAY: N. Y. a. Phil. med. J., 27. Juni **1903**. Ref. Zbl. Chir. **1903**, 1380.

PINSON: Brit. med. J. **1930**, Nr 3634, 312. — POE, J. G.: Curr. Res. Anaesth. a. Analg. **7**, H. 5 (1928). — PRYBRILL: Z. Krk.hauswes. **23**, H. 10, 267 (1927).

RIMARSKI: Münch. med. Wschr. **72**, Nr 10, 386 (1925).

SCHMIDT, H.: Münch. med. Wschr. **72**, Nr 21, 841 (1925). Dtsch. med. Wschr. **53**, Nr 6, 236 (1927). — SEEMANN, G. G.: Curr. Res. Anaesth. a. Analg. **7**, H. 4 (1928).

VOGEL, J. H.: Das Acetylen. Leipzig: Otto Spamer 1923.

WIENECKE: Münch. med. Wschr. **73**, Nr 2, 60 (1926). — WIENECKE, H. u. K. SCHROEDER: Dtsch. med. Wschr. **1928**, 556.

Sachverzeichnis.

Kohlensäureabgabe 101, 102.
Kohlensäureabsorption 367.
Kohlensäuredosiergerät nach
FOREGGER 378.
— nach FRANKEN 378.
Kohlensäureempfindlichkeit
des Atemzentrums 69, 70.
Kohlensäuregehalt im Blut 99,
100, 101, 130.
Kohlensäureinhalation 252.
Kohlensäurekapazität des
Blutes 130.
Kohlensäure-Sauerstoff-
behandlung 336.
Koma und Säurevergiftung
275.
— Uränicum 270, 275.
Kombinationen verschiedener
Narkoseverfahren 191, 262.
Komplementablenkung 98.
Komplikationen während der
Narkose 239.
— postnarkotische 254.
— Verhältnis zu Todesfällen
264.
Konstitutionsformel der Gas-
narkotica 29.
Konzentration der Narkotica
in der Hirnsubstanz 31.
Konzentrationen und ihre Be-
deutung 22.
Konzentrationsvermögen der
Nieren 113.
Körperfette und ihre Bedeu-
tung für die Narkose 33.
Körpertemperatur und ihre
Bedeutung für die Narkose
(s. auch Kaltblüter- und
Warmblüternarkose) 36.
Krämpfe 256.
— klonische 256.
Kranzgefäße, Arteriosklerose
der 266.
KRATSCHMER-HOLMGREEN-
Reflex 181.
Kreatininausscheidung 118,
119, 121.
Kreisatmung 367.
Kreislauf, Bekämpfung von
Zwischenfällen 246, 248.
— und Narkose 79, 211.
— Voruntersuchung 157.
Kreislauf- und Wärmeregula-
tion 106.
Kreislaufdepression 216.
Kreislaufkatastrophen 215.
Kreislaufkollaps 212.
Kreislaufveränderungen und
Atmung 209.
Kreislaufverhältnisse der
Lunge 282.
— und Narkoseempfindlich-
keit 311.
Kretinismus 317.
Krikothyreoidale Insufflation
344.

Kryoskopie des Blutes 110.
KUHNsche Tubage 340.
Kumulation der Wirkungen
319.
Künstliche Atmung 241.

Lachgas 5.
— Abflutung 54.
— Apparat der I. G. 387.
— Dosierung 178.
Lachgasnarkose, Geschichte 7.
— Mortalität 295.
— Schema der Symptome
237.
— Wirkung verschiedener Ge-
mische 238.
Lachgasverwendungsbereich
175.
Lagerung und Narkose 209,
242.
Lähmungen, hysterische post-
narkotische 302.
— postnarkotische 301.
Lähmungsphase der Narkose
26.
Läppchennekrose der Leber
128.
Laryngoskop für Intra-
trachealnarkose 342.
Leber 126.
Leberatrophie, akute gelbe
128, 129, 275.
Leberdegeneration 128.
— und Spättod 274.
Lebererkrankungen vor der
Narkose 127, 322, 323.
Leberfunktionsproben 158.
Leberfunktionsstörungen und
Narkose 127.
Leberglykogen und Narkose
135, 140.
Lebernekrose 128.
Leberschädigung, Entstehung
129.
Leberveränderungen nach
Narkose 126, 274.
Leberverfettung 128.
LEHNDERTZ-Koeffizient 96.
Leukocytose nach Narkose 94.
Lichtreaktion 229, 231.
Lidflattern 256.
Lidreflex 226, 228.
Lipämie 97.
Lipasegehalt des Blutes 98.
Lipoide des Gehirns 97, 144.
Lipoidhüllen, ihre Bedeutung
für die Narkose 47 (vgl.
auch 41).
Lipoidtheorie nach MAYER-
OVERTON 58.
Lippenschädigungen 255, 240.
Lobelin 241.
Lokalanästhesie 15.
Löslichkeitsverhältnisse der
Narkotica 37, 39.

Lungen, Voruntersuchung
157.
Lungenatelektase 283.
Lungengewebe, Schädigung
279.
Lungencapillaren 77, 78.
Lungenkollaps, massiver 284.
Lungenkomplikationen, Ge-
schlechtsunterschiede
278.
— Gruppierung 277.
— klimatische Bedingungen
278.
— postnarkotische 277.
— Prophylaxe 251.
— Statistik 286.
— Ursachen 278.
— nach verschiedenartigen
Operationen 287, 288.
— nach verschiedenen Nar-
koseverfahren 288, 289.
Lungenödem 245.
Luxationen nach Narkosen
256.

Magenatonie 149, 250, 270.
Magen-Darmtractus und Nar-
kose 147, 149.
Magenschädigungen nach
Narkose 250.
Magenschleimhaut, Schädi-
gung 255.
Magnesiumnarkose 95.
Magnesiumspiegel im Blut 95.
Magnesiumsulfat zur Vor-
bereitung 164, 165.
Maskenbesteck für zahnärzt-
liche Zwecke 373.
Massenwirkung 31.
Mechanische Vorbereitung ·
159.
Medikamentöse Vorbereitung
zur Narkose 162.
Melancholie 194.
Meningitis 321.
Methämoglobinbildung 99.
Methanlöslichkeit 37.
Methoden, Verteilung auf das
klinische Material 260.
Methylglyoxal 141.
Milchsäurebelastung 249.
Milchsäurebildung 136.
Milchsäuregehalt der Musku-
latur 136.
Milchsäureresynthese 120.
Milchsäurespiegel im Blut 120,
133, 136, 141.
Milchsäurevergiftung 141.
Milz und Narkose 145.
Minutenvolumen und Narkose
86.
Mischhähnen 354.
Mischkammern 363.
Mißbrauch der Narkotica 194.
— von Rauschgiften 321.

VERLAG VON JULIUS SPRINGER / BERLIN UND WIEN

Chirurgische Indikationen. Für Ärzte und Studierende. Von Professor Dr. **Karl Reschke,** Oberarzt der Chirurgischen Universitätsklinik Greifswald. Erster (Allgemeiner) Teil. VIII, 357 Seiten. 1932. RM 22.—, gebunden RM 24.—

Spezielle chirurgische Diagnostik. Für Studierende und Ärzte. Bearbeitet von Dr. **F. de Quervain,** o. ö. Prof. der Chirurgie und Direktor der Chirurgischen Universitätsklinik in Bern. Neunte, vollständig neubearbeitete Auflage. Mit 833 Abbildungen im Text und 6 Tafeln. XVI, 916 Seiten. 1931. RM 75.—, gebunden RM 78.60*

Chirurgische Operationslehre. Ein Lehrbuch für Studierende und Ärzte. Von Professor Dr. **O. Kleinschmidt,** Direktor der Chirurgischen Abteilung des Städtischen Krankenhauses in Wiesbaden. Mit 705 zum Teil farbigen Abbildungen. XVII, 1269 Seiten. 1927. Gebunden RM 57.—*

Lehrbuch der Chirurgie. Von **C. Garrè †** und **A. Borchard.** Siebente Auflage, neu bearbeitet von Professor Dr. **A. Borchard,** Geh. Medizinalrat, Berlin-Charlottenburg, und Professor Dr. **R. Stich,** Direktor der Chirurgischen Universitätsklinik Göttingen. Mit 528 zum Teil farbigen Abbildungen. XII, 748 Seiten. 1933. RM 42.—, gebunden RM 44.—

(W) **Lehrbuch der Chirurgie. A. von Eiselsberg** gewidmet von seinen Schülern. Bearbeitet von B. Breitner, Wien, P. Clairmont, Zürich, R. Demel, Wien, W. Denk, Graz, O. Frisch, Wien, W. Goldschmidt, Wien, H. v. Haberer, Düsseldorf, G. Hofer, Wien, Th. Hryntschak, Wien, O. Marburg, Wien, H. Neumann, Wien, H. Pichler, Wien, E. Ranzi, Innsbruck, H. Rubritius, Wien, L. Schönbauer, Wien, M. Sgalitzer, Wien, F. Starlinger, Wien, P. Walzel, Wien, A. Winkelbauer, Wien. Herausgegeben von **P. Clairmont,** Zürich, **W. Denk,** Graz, **H. v. Haberer,** Düsseldorf, **E. Ranzi,** Innsbruck. Redigiert von W. Denk, Graz. Zwei Bände. Mit 389 und 298 Abbildungen. XIV, 869 und XIV, 658 Seiten. 1930. RM 66.—, gebunden RM 69.80

Allgemeine und spezielle Elektrochirurgie. Von Dr. med. **Hans v. Seemen,** Privatdozent für Chirurgie an der Universität München, Oberarzt an der Klinik Lexer. Mit einem Beitrag **Elektrochirurgie der Geschwülste in Verbindung mit Strahlenbehandlung.** Von Dr. med. Otto Schürch, Privatdozent für Chirurgie an der Universität Zürich, Oberarzt an der Klinik Clairmont. Mit 347 zum Teil farbigen Abbildungen. IX, 474 Seiten. 1932. RM 62.—, gebunden RM 66.80

Röntgendiagnostik in der Chirurgie und ihren Grenzgebieten. Von Dr. **Hermann Meyer,** Privatdozent für Chirurgie an der Universität Göttingen. Mit 655 Abbildungen. XII, 610 Seiten. 1927. RM 48.—*

(W) **Die Bluttransfusion.** Von Privatdozent Dr. **B. Breitner,** I. Assistent der I. Chirurgischen Universitätsklinik in Wien. („Abhandlungen aus dem Gesamtgebiet der Medizin.") Mit 24 Textabbildungen. IV, 114 Seiten. 1926. RM 6.90
Für Abonnenten der „Wiener Klinischen Wochenschrift" ermäßigt sich der Bezugspreis um 10%.

Die Bluttransfusion in Theorie und Praxis. Von Dr. med. **Hans Wildegans,** a. o. Professor für Chirurgie an der Universität Berlin, Direktor des Kreiskrankenhauses in Nowawes. Mit 36 Abbildungen. IV, 157 Seiten. 1933. RM 9.60

Diätetik bei chirurgischen Erkrankungen. Kurzgefaßte theoretische und praktische Anleitung zur Ernährung chirurgisch Kranker. Von Dr. **F. W. Lapp** und Dr. **H. Neuffer,** Krankenhaus der Stadt Wien. Mit 7 Abbildungen. X, 158 Seiten. 1932. RM 9.—, gebunden RM 9.90

---

* Auf die Preise der vor dem 1. Juli 1931 erschienenen Bücher des Verlages Julius Springer in Berlin wird ein Notnachlaß von 10% gewährt. (W) = *Verlag von Julius Springer-Wien.*

VERLAG VON JULIUS SPRINGER / BERLIN UND WIEN

Ⓦ **Schmerzverhütung.** Zwölf Vorlesungen von Dr. **Fritz Starlinger,** Assistent an der Klinik Eiselsberg und Privatdozent für Chirurgie an der Universität Wien. VI, 105 Seiten. 1931.　　　　　　　　　　　　　　　　　　RM 6.60

Die Vorbereitung zu chirurgischen Eingriffen. Von Dr. med. **Joh. Volkmann,** Privatdozent, Oberarzt der Chirurgischen Universitätsklinik zu Halle a. d. S. Mit 12 Abbildungen. X, 238 Seiten. 1926.　　RM 12.—; gebunden RM 13.20*

Die Vor- und Nachbehandlung bei chirurgischen Eingriffen. Ein kurzer Leitfaden. Von Dr. **M. Behrend,** Chefarzt des Kreiskrankenhauses in Frauendorf bei Stettin. Zweite Auflage. Mit 5 Abbildungen. VIII, 115 Seiten. 1929.　　　　　　　　　　　　　　　　　　　　　　　　RM 4.80*

Ⓦ **Die paravertebrale Injektion.** Anatomie und Technik, Begründung und Anwendung. Von Dr. **Felix Mandl,** Assistent der II. Chirurgischen Universitätsklinik in Wien. ⟨„Abhandlungen aus dem Gesamtgebiet der Medizin."⟩ Mit 8 Textabbildungen. IV, 116 Seiten. 1926.　　　　　　　　　　　　　　　　　　　RM 6.60

Für Abonnenten der „Wiener Klinischen Wochenschrift" ermäßigt sich der Bezugspreis um 10%.

Lehrbuch der Lokalanästhesie für Studierende und Ärzte. Von Professor Dr. **Georg Hirschel,** Heidelberg ⟨St. Josephshaus⟩. Dritte, veränderte und ergänzte Auflage. Mit 112 Abbildungen im Text. VI, 164 Seiten. 1923.　RM 6.—*

Schmerzlose Operationen. Örtliche Betäubung mit indifferenten Flüssigkeiten. Psychophysik des natürlichen und künstlichen Schlafes. Von Professor Dr. **C. L. Schleich.** Fünfte, verbesserte und vermehrte Auflage. Mit 33 Abbildungen im Text. XII, 333 Seiten. 1906.　　　　　　　　　　　　　　RM 6.—*

Physikalisch-chemische Probleme in der Chirurgie. Von Dr. **C. Häbler,** Privatdozent für Chirurgie, Würzburg. Mit 62 Abbildungen. VIII, 275 Seiten. 1930.　　　　　　　　　　　　　　　　　　　　　　　RM 19.60*

Das Versagen des Kreislaufes, dynamische und energetische Ursachen. Von Professor Dr. **Hans Eppinger,** Direktor der Mediz. Universitätsklinik in Freiburg i. Br., Dr. **Franz Kisch,** Dr. **Heinrich Schwarz.** Mit 56 Abbildungen. V, 238 Seiten. 1927.　　　　　　　　　　　　　　　　RM 16.50*

Lehrbuch des Stoffwechsels und der Stoffwechselkrankheiten. Von Dr. med. et phil. **S. J. Thannhauser,** o. ö. Professor der Medizin, Direktor der Medizinischen Klinik der Medizinischen Akademie Düsseldorf. Mit 94 teils farbigen Abbildungen im Text. XX, 741 Seiten. 1929. RM 56.80; gebunden RM 59.80*

Grundlagen der allgemeinen und speziellen Arzneiverordnung. Von Professor **Paul Trendelenburg †,** Berlin. Dritte, verbesserte Auflage. IV, 285 Seiten. 1931.　　　　　　　　　　　　　　Gebunden RM 17.50

---

* *Auf die Preise der vor dem 1. Juli 1931 erschienenen Bücher des Verlages Julius Springer in Berlin wird ein Notnachlaß von 10% gewährt.* Ⓦ *Verlag von Julius Springer in Wien.*

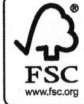

MIX
Papier aus verantwortungsvollen Quellen
Paper from responsible sources
FSC® C105338

If you have any concerns about our products,
you can contact us on
ProductSafety@springernature.com

In case Publisher is established outside the EU,
the EU authorized representative is:
Springer Nature Customer Service Center GmbH
Europaplatz 3, 69115 Heidelberg, Germany

Printed by Libri Plureos GmbH
in Hamburg, Germany